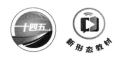

国家卫生健康委员会
"十四五"规划新形态教材

全国高等学校教材

供临床、预防、口腔、护理、检验、影

医学心理学与
精神病学

第 5 版

主　　编	刘传新　杨世昌
副 主 编	刘可智　王艳郁　董再全

数字负责人	陈　敏	
编　　者	王　昕	兰州大学第二医院
（以姓氏笔画为序）	王艳郁	潍坊医学院
	白　燕	昆明医科大学第一附属医院
	乔　娟	徐州医科大学附属徐州东方医院
	刘可智	西南医科大学附属医院
	刘传新	济宁医学院
	孙正海	齐齐哈尔医学院
	李　瑛	首都医科大学附属北京儿童医院
	杨世昌	新乡医学院第二附属医院
	张小芊	北京市石景山区五里坨医院
	张云淑	河北省精神卫生中心（河北大学第六临床医学院）
	张旺信	山东第一医科大学
	陈　敏	济宁医学院
	郁缪宇	广西医科大学第二附属医院
	罗家明	川北医学院
	赵久波	南方医科大学
	钱丽菊	济宁医学院附属山东省戴庄医院
	黄明金	四川省精神卫生中心（绵阳市第三人民医院）
	龚元东	山东大学附属精神卫生中心
	董再全	四川大学华西医院
学 术 秘 书	段熙明　王　言	

人民卫生出版社
·北京·

图书在版编目（CIP）数据

医学心理学与精神病学 / 刘传新，杨世昌主编 .
5 版 . -- 北京：人民卫生出版社，2025. 6. --（全国高
等学历继续教育"十四五"规划教材）. -- ISBN 978-7
-117-37559-7

I. R395. 1；R749

中国国家版本馆 CIP 数据核字第 2025NT9339 号

医学心理学与精神病学
Yixue Xinlixue yu Jingshenbingxue
第 5 版

主　　编	刘传新　杨世昌
出版发行	人民卫生出版社（中继线 010-59780011）
地　　址	北京市朝阳区潘家园南里 19 号
邮　　编	100021
E - mail	pmph @ pmph.com
购书热线	010-59787592　010-59787584　010-65264830
印　　刷	三河市宏达印刷有限公司
经　　销	新华书店
开　　本	787×1092　1/16　印张：36
字　　数	847 千字
版　　次	2001 年 7 月第 1 版　2025 年 6 月第 5 版
印　　次	2025 年 6 月第 1 次印刷
标准书号	ISBN 978-7-117-37559-7
定　　价	89.00 元

打击盗版举报电话	010-59787491	E-mail	WQ @ pmph.com
质量问题联系电话	010-59787234	E-mail	zhiliang @ pmph.com
数字融合服务电话	4001118166	E-mail	zengzhi @ pmph.com

出版说明

为了深入贯彻党的二十大和二十届三中全会精神，实施科教兴国战略、人才强国战略、创新驱动发展战略，落实《教育部办公厅关于加强高等学历继续教育教材建设与管理的通知》《教育部关于推进新时代普通高等学校学历继续教育改革的实施意见》等相关文件精神，充分发挥教育、科技、人才在推进中国式现代化中的基础性、战略性支撑作用，加强系列化、多样化和立体化教材建设，在对上版教材深入调研和充分论证的基础上，人民卫生出版社组织全国相关领域专家对"全国高等学历继续教育规划教材"进行第五轮修订，包含临床医学专业和护理学专业（专科起点升本科）。

本套教材自1999年出版以来，为促进高等教育大众化、普及化和教育公平，推动经济社会发展和学习型社会建设作出了重要贡献。根据国家教材委员会发布的《关于首届全国教材建设奖奖励的决定》，教材在第四轮修订中有12种获得"职业教育与继续教育类"教材建设奖（1种荣获"全国优秀教材特等奖"，3种荣获"全国优秀教材一等奖"，8种荣获"全国优秀教材二等奖"），从众多参评教材中脱颖而出，得到了专家的广泛认可。

本轮修订和编写的特点如下：

1. 坚持国家级规划教材顶层设计、全程规划、全程质控和"三基、五性、三特定"的编写原则。

2. 教材体现了高等学历继续教育的专业培养目标和专业特点。坚持了高等学历继续教育的非零起点性、学历需求性、职业需求性、模式多样性的特点，贴近了高等学历继续教育的教学实际，适应了高等学历继续教育的社会需要，满足了高等学历继续教育的岗位胜任力需求，达到了教师好教、学生好学、实践好用的"三好"教材目标。

3. 贯彻落实教育部提出的以"课程思政"为目标的课堂教学改革号召，结合各学科专业的特色和优势，生动有效地融入相应思政元素，把思想政治教育贯穿人才培养体系。

4. 将"学习目标"分类细化，学习重点更加明确；章末新增"选择题"，与本章重点难点高度契合，引导读者与时俱进，不断提升个人技能，助力通过结业考试。

5. 服务教育强国建设，贯彻教育数字化的精神，落实教育部新形态教材建设的要求，配备在线课程等数字内容。以实用性、应用型课程为主，支持自学自测、随学随练，满足交互式学习需求，服务多种教学模式。同时，为提高移动阅读体验，特赠阅电子教材。

本轮修订是在构建服务全民终身学习教育体系、培养和建设一支满足人民群众健康需求和适应新时代医疗要求的医护队伍的背景下组织编写的，力求把握新发展阶段，贯彻新发展理念，服务构建新发展格局，为党育人，为国育才，落实立德树人根本任务，遵循医学继续教育规律，适应在职学习特点，推动高等学历医学继续教育规范、有序、健康发展，为促进经济社会发展和人的全面发展提供有力支撑。

新形态教材简介

　　本套教材是利用现代信息技术及二维码，将纸书内容与数字资源进行深度融合的新形态教材，每本教材均配有数字资源和电子教材，读者可以扫描书中二维码获取。

　　1. 数字资源包含但不限于PPT课件、在线课程、自测题等。

　　2. 电子教材是纸质教材的电子阅读版本，其内容及排版与纸质教材保持一致，支持多终端浏览，具有目录导航、全文检索功能，方便与纸质教材配合使用，可实现随时随地阅读。

获取数字资源与电子教材的步骤

❶ 扫描封底**红标**二维码，获取图书"使用说明"。

❷ 揭开红标，扫描**绿标**激活码，注册/登录人卫账号获取数字资源与电子教材。

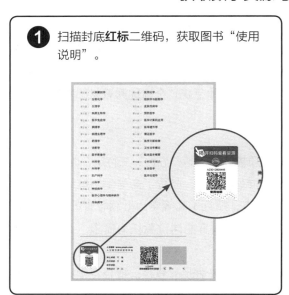

❸ 扫描书内二维码或封底绿标激活码随时查看数字资源和电子教材。

❹ 登录 zengzhi.ipmph.com 或下载应用体验更多功能和服务。

扫描下载应用

客户服务热线 400-111-8166

前　言

医学心理学和精神病学这两个学科在医学教育中起着重要的作用，都涉及对心理障碍和心理健康的研究、预防和治疗。虽然二者研究方法和理论框架有所差异，但涉及的很多内容存在联系和交叉融合。心理因素在精神疾病的发展和治疗中起着重要作用，精神医学的发展受益于医学心理学的研究成果；医学心理学也可以借鉴精神医学的临床经验和治疗方法；通过相互合作和交流，两个学科可以为人类的心身健康作出重要贡献。鉴于此，我们将这两个学科整合为一本教材编写。

本次修订围绕高等学历继续教育临床医学专业学生培养目标，在传承第四版教材优秀编写成果的基础上，突出"三基、五性、三特定"的编写原则，在确保科学性、系统性和逻辑性的前提下，将医学心理学及精神病学的基础理论、基本知识和基本技能整体优化，并与临床专业人才培养目标、执业医师资格考试等相关内容和要求紧密结合。

本版教材共25章，充分发挥前版教材的体系优势，基本内容遵循第四版框架，优化了部分章节顺序，主要体现了从基础知识到临床应用与实践技能、从正常心理到异常心理的逻辑。教材还配备课程等数字资源，方便读者在线学习。

本书在编写过程中得到了各位专家、编委的支持和帮助，在此表示衷心的感谢！由于编者水平所限，本书难免有不足之处，望各位专家和读者批评指正。

刘传新　杨世昌

2025 年 2 月

目 录

第一章 # 绪论

学习目标

知识目标	掌握	医学心理学和精神病学的概念、学科界定、相关学科及其研究方法。
	熟悉	新的医学模式的特点及其产生的时代特征。
	了解	我国的精神心理卫生现状。
能力目标		1. 能初步运用"生物-心理-社会"的综合医学模式分析判断临床问题。
		2. 了解学科的常用研究方法并能在临床上适当运用。
素质目标		1. 对学科产生专业兴趣,激发学习热情。
		2. 在临床工作中认识到心理社会因素在疾病诊疗过程中起到的作用,了解"生物-心理-社会"医学模式对医疗产生的影响。

医学心理学(medical psychology)与精神病学(psychiatry)是两个不同但又有交叉的学科。从学科属性上说,心理学是从哲学中分出来的一门学科,其应用范围广泛,应用于医学领域中,被称为医学心理学;精神病学是在医学领域中研究精神疾病的学科。二者的共同点在于均研究心理社会因素与健康的关系。二者仍然有较大的区别,一是医学心理学侧重于一般心理社会因素与躯体疾病的关系,精神病学侧重于重性精神疾病的诊断、治疗和预防;二是医学心理学较注重采用心理学研究方法,精神病学除心理学方法外,还特别重视生物医学研究方法。鉴于此,根据高等学历继续教育学生的特点,我们将这两门学科的教材整合为一本进行编写,有助于学生对这两门学科知识点进行总体把握和全面了解。全书分为医学心理学和精神病学两大部分,分别从基础知识、临床相关问题、专业技能等方面进行讲解。

第一节 概述

一、医学心理学

医学心理学是研究心理因素在人体健康和疾病及其相互转化过程中的作用及其规律,并利用心理学的理论、方法和技术对疾病的预防、诊断、治疗和康复等方面的心理问题进行研究的科学。它是近代从心理学中发展起来的一个分支，是医学和心理学相结合而产生的一门交叉学科，是自然科学和社会科学相结合的边缘学科，既是医学的基础学科，也是它的应用学科，兼有心理学和医学的特点，研究和解决人类在健康或疾病，以及二者相互转化过程中的一切心理问题；它既关注心理社会因素在健康和疾病中的作用，也重视解决医学领域中有关健康和疾病的心理或行为问题。医学心理学的任务是将心理学的知识和方法应用于医疗实践，探讨和解决医学领域中的各种心理学问题，并通过对医疗实际课题的探讨推动心理学基础理论研究。因此，医学心理学不仅涉及几乎所有的心理学分支学科，如基础心理学、生理心理学、健康心理学、异常心理学、神经心理学及临床心理学等，也涉及基础医学（如神经解剖学、神经生理学、病理生理学）、临床医学（如内科学、外科学、妇产科学、儿科学、耳鼻咽喉科学、皮肤科学、神经病学、精神病学等）、预防医学和康复医学的有关知识和技能，还涉及人类学、社会学、生态学等人文社会科学领域的广泛知识，如语言、交际、习俗、居住、婚姻、家庭等方面社会文化背景及相关的心理学问题。

医学心理学是顺应生物–心理–社会医学模式（biopsychosocial medical model）的出现和发展，逐渐形成的一门新兴的医学教育课程，是正在形成中的一门跨多领域的学科。医学心理学的研究范围广泛，几乎所有医学领域都有医学心理学研究的内容，具有知识面宽、理论性强和对象广泛等特点。

二、精神病学

精神病学是在临床医学学科分支下的二级学科，是研究精神疾病的病因、发病机制、临床表现、诊断、治疗、预后和预防的科学。精神疾病（mental disease）是指严重的精神障碍，病人的认知、情感、意志、人格等心理现象及行为均可出现持久的、明显的异常；不能正常地学习、工作、生活；行为动作难以被一般人理解；在病态心理的支配下，有自杀或攻击、伤害他人的行为特征。

精神病学不仅研究各种精神疾病、神经症、心身疾病或伴随躯体疾病的精神障碍的诊治，还研究适应障碍、人格障碍、性心理障碍，以及儿童智力、能力或品行发育障碍的预防、矫正和处置问题。精神病学在理论上涉及自然科学、心理科学和社会科学的若干分支，在实践上已发展到与心理卫生相结合的阶段。随着学科发展，除医学心理学外，精神病学还需结合医学社会学、行为医学、行为科学和心身医学、精神卫生等学科。

相关链接 |

精神医学

近年来，精神病学在研究内容上与医学心理学、精神卫生学的交叉愈来愈多，因而一些学者主张使用"精神医学"这一概念。他们认为精神医学融医学心理学和精神病学为一体，是研究心理社会因素在人类健康中的作用规律和各种精神健康问题的病因、临床特点及诊疗方法的一门学科。精神医学主要的研究范围包括：① 精神病学基础，包括心理学基础知识和临床医学基础知识；② 精神病学的基本理论，包括心理应激、心理防御、心理社会因素与健康、精神障碍的病因和分类等；③ 精神病学的临床表现，包括精神分裂症、心境障碍、神经症、人格障碍、心身疾病、精神活性物质导致的精神障碍等症状特点；④ 精神病学的诊疗技术，包括针对各种精神障碍的临床诊断、治疗及预防的应用技术，也包括有关心身疾病的诊疗技术，如心理诊断、心理咨询、心理治疗、精神药物的合理应用及精神疾病的常用治疗方法。

第二节　医学心理学与精神病学的相关学科

医学心理学与精神病学在医学领域应用过程中，与其他学科结合、交叉，形成了许多相关学科。由于医学心理学和精神病学均以人的心理、精神活动为研究对象，所以有一些学科是二者共同的相关学科（图1-1）。

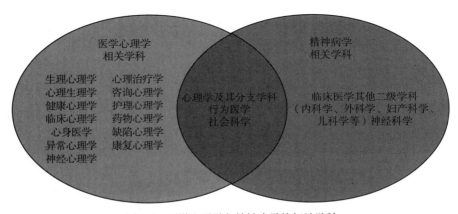

图1-1　医学心理学与精神病学的相关学科

一、医学心理学与精神病学共同的相关学科

1. 心理学及其分支学科　虽然精神病学隶属于临床医学，但一般认为它和医学心理学一样，基础学科包括心理学（psychology）。医学心理学与精神病学在心理学及其分支学科各有侧重，医学心理学更重视对正常人的心理活动及其规律的研究，而精神病学则以异常的心理活动为主要研究内容。医学心理学的研究成果对认识精神疾病的病因、诊断和治疗有重要的意义，精神病学的发展反过来也对医学心理学有重要的借鉴意义。

2. 行为医学（behavioral medicine）　是行为科学和生物医学的交叉学科。其主要任务是研究健康、疾病的行为基础，以及生物医学的知识、技术，并将它们应用于疾病的诊断、治疗和预防、康复。有学者建议神经症、功能性躯体不适、人格特征突出与人格障碍、心身疾病等由行为医学来研究。

3. 社会科学（sociology）　随着医学模式的转变，人们对心理现象、精神障碍等社会学方面的认识越来越深入。研究结果表明，社会科学领域的社会学、人类学、文化人类学、经济学和社会心理学都与心理障碍、精神疾病的发生、发展有着密切的联系。

二、医学心理学相关学科

与医学心理学相关的学科包括医学心理学的交叉学科、医学心理学的分支学科、医学心理学的相似学科，以及与医学心理学有一定联系的独立学科。具体包括：

1. 生理心理学（physiological psychology） 研究心理现象的生理机制，主要内容包括神经系统的结构和功能、内分泌系统的作用，以及本能、动机、情绪、睡眠、学习和记忆等心理和行为的生理机制。

2. 心理生理学（psychophysiology） 研究心理变化和行为活动如何影响生理活动及其产生机制的一门学科。该学科的研究成果为心身中介机制提供了基本理论依据，因而是医学心理学的一个重要的基础分支学科。

3. 健康心理学（health psychology） 是把心理学的知识应用于预防医学，研究维持心身健康的原则和措施，以保持和促进心身健康，从而达到预防疾病的目的的学科。它侧重于应用心理学知识与技术来增进心身健康和预防各种疾病。

4. 临床心理学（clinical psychology） 是根据心理学的知识和技术，解决人们心理问题的应用心理学科。该学科研究的重点是借助心理测验对病人的心理和行为进行评估，并通过心理咨询与治疗等手段调整和解决个体的心理问题，改变和改善病人的行为方式，以最大限度地发挥个体潜能。

5. 心身医学（psychosomatic medicine） 是研究心身疾病的病因、发病机制、诊断、治疗和预防，研究生物、心理和社会因素相互作用对人类健康和疾病影响的学科。随着信息化社会的到来，高新技术的飞速发展及其在社会各个领域的广泛应用，人们的心理应激越来越剧烈，心身疾病的发病率越来越高，这一学科的研究范畴也在不断扩大，已成为医学心理学的一个重要分支。

6. 异常心理学（abnormal psychology） 又称病理心理学（pathological psychology），是研究异常心理活动与病态行为的原因、发病机制及演变规律的学科。一方面，异常心理学的研究成果是某些医学心理学理论的重要来源；另一方面，异常心理学研究的多种异常心理又是医学心理咨询、诊断、治疗等的服务内容。因而一般认为它是医学心理学的基础分支学科。

7. 神经心理学（neuropsychology） 研究大脑与心理活动关系的学科，如各种心理活动的大脑机制问题，包括实验神经心理学和临床神经心理学。当前的神经心理学采用无创脑结构与功能检测手段，如功能磁共振、事件相关电位等方法，研究脑结构及功能与外在行为的关系，为医学心理学提供神经科学的理论支持。

8. 心理治疗学（psychotherapeutics） 是指在心理学理论指导下，应用多种技术治疗各种心理行为障碍的学科，也是医学心理学重要的分支学科。

9. 咨询心理学（counseling psychology） 是研究心理咨询理论、咨询过程和咨询方法等的学科；主要是对人们在处理教育、婚姻、家庭、职业和生活习惯等方面的心理问题进行干预，同时也对心身疾病、变态心理、神经症和精神疾病恢复期的病人及其家属进行疾病的诊断、治疗和康复等方面的指导。

10. 护理心理学（nursing psychology） 研究护理工作中的心理学问题，即应用心理学原理去指导护理工作、强化心理护理、提高护理质量，是医学心理学的应用分支学科。

11. 药物心理学（pharmacopsychology） 是研究药物在应用过程中，对心理活动和行为的影响规律以及影响药物效应的心理因素，是提高药物疗效的心理学分支学科。

12. 缺陷心理学（defect psychology）和康复心理学（rehabilitation psychology） 缺陷心理学研究生理缺陷者或心理缺陷者的心理学问题，通过指导和训练，使缺陷者在生理功能或心理功能方面得到部分补偿。康复心理学研究解决伤残、慢性病病人和老年人存在的心理行为问题，促使他们适应生活和工作，适应社会环境，尽可能降低其残疾的程度，回归社会生活。

三、精神病学相关学科

精神病学作为临床医学的分支学科，与临床医学的其他分支学科有着密切的关系。

1. 临床医学其他二级学科 临床医学（clinical medicine）的其他二级学科包括内科学、外科学、妇产科学、儿科学等，它们在学科地位上与精神病学是平行的，均与精神病学有密切的关系。许多躯体疾病可伴有精神症状或以精神症状为首发症状，如感染性疾病、内分泌疾病等；而一些精神疾病又可导致躯体疾病。

2. 神经科学（neuroscience） 主要包括神经解剖学、神经生理学、神经生物学、神经生物化学、神经病理学、精神药理学以及脑影像技术等，这些学科的研究成果是精神病学生物学基础知识的主要来源。临床神经病学与精神病学更是有着密切的联系，许多罹患神经疾病的病人可表现出多种多样的精神病性症状，精神病性症状又是许多疾病的首发症状。随着时间的推移和科技的进步，这两个学科逐步分开，但近年来，神经科学与精神病学又出现了交叉，有力地促进了对精神疾病病因的研究和认识。

第三节　医学模式的转变

医学模式（medical model）又称医学观，是指医学的主导思想，是人们考虑和研究医学问题时所遵循的总原则和出发点，即人们从总体上认识健康和疾病及其相互转化的哲学观点，包括健康观、疾病观、诊断观、治疗观等，它影响着某一时期整个医学工作的思维及行为方式，从而使医学带有一定倾向性、习惯化的风格和特征。在医学发展的历史中，出现了多种医学模式，本节只讨论近代存在的两种医学模式。

一、生物医学模式

1. 生物医学模式的定义 随着科学的进步，人们对疾病病因的认识也在变化。自然科学冲破中世纪宗教统治后，各个领域不断取得进展，西方医学广泛采用物理学、化学等学科的先进理论和技术，对人体进行逐步研究后，也得到了飞速的发展。19世纪以来，随着哈维（Harvey W）实验生理学和魏尔啸（Virchow RC）细胞病理学的出现，解剖学、生理学、微生物学和免疫学等生物科学体系的形成，以及外科方面消毒和麻醉技术的发展，人们逐渐产生了一种观念，即人体只不过是一部精密的机器，疾病则是某一部件出现故障，医生的工作就是对机器进行维修，于是生物医学模式诞生了。生物医学模式（biomedical model）是建立在经典的西方医学基础上，尤其是细菌论基础上的医学模式，该模式认为：任何疾病都必须而且可以在器官、细胞和生物大分子上找到可测量的形态、理化变化及特定原因，即利用自然科学实证加推理的认识论和方法论来认识疾病和健康。

2. 生物医学模式的贡献　生物医学模式对现代西方医学的发展和人类健康事业产生过巨大的推动作用，特别是在针对急慢性传染病的疫苗接种预防和寄生虫病的治疗方面，使其发病率、病死率大幅度下降。在临床医学方面，借助细胞病理学手段对一些器质性疾病作出定性诊断，无菌操作、麻醉剂和抗菌药物的联合应用，减轻了手术痛苦，有效地防止了伤口感染，提高了治愈率。目前，基因工程等生物技术正在飞速发展之中，会在疾病的诊断和治疗中发挥更大的作用。

3. 生物医学模式的缺陷　生物医学模式更重视疾病的生物学因素，并用该理论来解释、诊断、治疗和预防疾病以及制订健康保健制度，把人看作单纯的生物或是一种生物机器，只注重人的生物学指标测量，忽视病人的心理、行为和社会属性。这种模式受到"自然科学还原论"和"心身二元论"的影响，有较大的片面性和局限性：① 在病因的探讨上，仅仅从生物学的角度去研究人的健康和疾病，只注重人的生物属性，忽视了人的社会属性；② 在临床上，只注重人的生物功能，而忽视了人心理功能及心理社会因素的致病作用；③ 在实际工作中，只重视局部器官，而忽视人的整体性和系统性；④ 在科学研究中，较多地着眼于躯体的生物活动过程，很少注意行为和心理过程；⑤ 在临床思维上，思维的形式往往是"不是……就是……（不是病，就是健康）"。因而，对某些功能性或心因性疾病，生物医学模式无法得出正确的解释和满意的治疗效果，不能阐明人类健康和疾病的全部本质。近几十年来，由于人们生存环境的变化，心理问题的增多，生物医学模式更是受到了挑战。

二、生物-心理-社会医学模式

由于生物医学模式的局限性，人们逐步认识到它已不足以阐明人类健康和疾病的全部本质，疾病的治疗也不能单凭药物或手术。人们对于健康的需求已不再停留在身体上无病，更追求心身的和谐状态。1977年美国精神病学家、内科学教授恩格尔在《科学》杂志上发表论文《需要一种新的医学模式—对生物医学的挑战》，对这一新医学模式做了深刻分析和有力说明。他呼吁修改或摒弃生物医学模式，建立一种在系统论和整体观之上的生物-心理-社会医学模式，在医疗实践中把人看成是一个多层次的、完整的连续体，也就是在健康和疾病问题上，要同时考虑生物的、心理和行为的以及社会的各种因素的综合作用。他的这一建议立即得到世界卫生组织

（WHO）的赞同。于是，综合生物、心理、社会诸因素的新型医学模式——生物–心理–社会医学模式成为当代占主导地位的医学模式。该医学模式强调人同时有生理活动和心理活动，心身是相互联系的；人生活在社会环境中，人不仅是自然人，也是社会人；心理因素在人类调节和适应的功能活动中具有能动作用。

　　医学具有自然科学和社会科学的双重属性。随着社会的发展，人类与生态环境的关系越来越密切，自然科学、社会科学的诸多领域以及人类活动的诸多方面都与生态学发生着越来越密切的联系，医学的社会学属性日益突出。近年来，有学者在生物–心理–社会医学模式中，引入生态要素，形成生物–心理–社会–生态医学模式（biopsychosocioecological medical model），作为生物–心理–社会医学模式的补充。这一模式，为从生态学角度研究、认识和解决医学问题提供了理论依据，也使人类开始考虑可能会影响生态环境的活动对人类健康和疾病的影响。

🔔 **问题与思考**

《黄帝内经·灵枢》与生物节律

　　《黄帝内经·灵枢》简称《灵枢》，是一部中医理论著作。《灵枢·邪客》说："人与天地相应也。"《灵枢·岁露》亦说："人与天地相参也，与日月相应也。"以上内容表述了人的生命活动规律与自然界的变化是息息相关的。

　　2017年诺贝尔生理学或医学奖由美国科学家杰弗里·C·霍尔（Jeffrey C. Hall）、迈克尔·罗斯巴什（Michael Rosbash）和迈克尔·W·杨（Michael W. Young）获得，该奖项表彰他们"发现控制生物节律的分子机制"。生物节律是众多生物（包括植物甚至细菌）都有的现象，是生物适应外界环境而进化的结果。地球24小时自转周期所产生的昼夜变化对生命活动具有重要影响，为此，众多生物进化出相应的生命活动内在节律。这一研究结果科学地证实了祖国传统医学的整体观。

　　请将祖国传统医学的整体观与现代医学的"生物–心理–社会"医学模式进行比较。

第四节　医学心理学与精神病学研究方法

　　医学心理学与精神病学都是以心理学理论为基础，但在研究方法上，二者却有较大的区别，医学心理学更多地采用心理学的研究方法，而精神病学则主要采用生物医学的研究方法。

一、医学心理学研究方法

　　医学心理学的研究常涉及心理学、生物学、社会学等多学科的有关因素和变量，加上许多心理现象的定量难度很大、本身带有一定的主观性，要科学客观地认识心理社会因素对健康、疾病及两者之间相互关系的影响，必须重视和了解医学心理学的研究方法并加以应用，以解决临床工作中遇到的疑难问题。

　　医学心理学研究方法分为观察法、调查法和实验法；根据研究对象的多少，分为个案研究法和抽样研究法；根据研究问题的时间特点，分为纵向研究和横向研究等。

（一）观察法

观察法（observational method）是指研究者通过对研究对象科学地、有目的地直接观察和分析，研究个体或团体的行为活动，了解事实、发现问题，从而探讨心理行为变化规律的一种方法。

1. 自然观察法（naturalistic observation）　是在不加任何人为干涉的自然情境中对研究对象进行观察、记录和分析，从而解释某种行为变化规律的方法。

2. 控制观察法（controlled observation）　是指在预先设置的观察情境和条件下进行观察的方法，其结果带有一定的规律性和必然性。

此外，还有主观观察和客观观察、日常观察和临床观察、直接观察和间接观察等。进行观察时可在实验室设监控录像，或在隔墙上装单向玻璃，也可用照相、录音、录像等方法，以控制观察者主观因素引起的偏差。

观察法的优点是可以取得受试者不愿意或者不能够报告的行为数据。缺点是观察的质量很大程度上依赖于观察者的能力，以及观察活动本身也可能影响被观察者的行为表现，使结果失真。

（二）调查法

调查法（survey method）是通过晤谈或问卷等方式，让受试者自由表达其态度或意见，获得资料，并加以分析研究，来了解客观事实的一种方法。

1. 晤谈法（interview method）　是指通过与受试者面对面会谈，了解其心理信息，同时观察其在交谈时的行为反应，以补充和验证所获得的资料，进行分析研究的方法。晤谈法是一种专门的技术，是医学心理学工作者与当事人交流信息、沟通感情、建立信任和实施治疗所必备的技能，是医学心理学最基本的、最重要的方法。

晤谈法的原则：① 必须保持一种不加任何是非评判的诚恳态度，只有如此才能使当事人敞开心扉，无所顾忌地把内心世界摆在工作者面前，一旦出现是非善恶的评价，谈话气氛会立即改变；② 真诚地、专心致志地聆听当事人的叙述，领会其思想、感情和意图，比说更重要；③ 晤谈中要注意使用技巧来控制话题的方向和当事人的情感，随机应变，以达到谈话的目的；④ 在当事人对某一事物进行反应时，要注意区别其情绪状态和真实行为是否一致，力求获得真实的资料，帮助当事人正确认识和对待自己。

2. 问卷法（questionnaire method）　是指根据研究问题的需要，事先设计问题，面对面、问卷邮寄或利用互联网技术发放电子问卷，让受试者填写，然后对问卷内容进行统计和分析的方法。

该方法的优点是简便易行，不受时间和空间的限制，也不需要特殊的仪器设备，调查获得的信息量大。尤其是在互联网技术飞速发展的今天，将调查问卷电子化后经由专门调查平台发放至网络终端，可实现精准问卷投放、自动评分、统计和初步分析。缺点是结果的可信度受受试者影响大，如果受试者持不合作态度，则会降低效度。

观察法和调查法都存在某些缺陷，只能了解事实是什么，而不能回答事实发生的原因，所以常常需用其他方法加以补充。

（三）实验法

实验法（experimental method）是在实验室内或自然环境下收集数据，研究一定情境中某种因素（因变量）和可操纵因素（自变量）之间因果关系的方法。自变量为设想的原因事件，因变量是可测量的反应，假定它因自变量的变化而变化。在实验室内进行研究，能够比较容易地控制影响实验结果（因变量）的其他因素，便于有计划地操纵自变量的变化，观察因变量随之改变的情形，以分析和研究其中的规律，称为实验室实验（laboratory experiment）。在临床工作、学习等自然情景中，对研究对象的某些自变量进行操作，观察其反应，以分析和研究其中的规律，称为现场实验（field experiment）。最简单的实验设计通常将受试者分为两组，分别是实验组和对照组，两组除自变量不同外，其余因素都应保持一致。实验法在具体操作时，要严格按照实验设计的基本原则进行分组、抽样，对获得的数据进行统计学处理，是医学心理学研究中最为严谨的方法。

（四）个案研究法和抽样研究法

1. 个案研究法（case study method） 是以某个人或某一团体（如家庭、工作单位等）作为研究对象的一种方法；包括收集受试者的历史背景、测验材料、调查访问结果，以及有关人员作出的评定和情况介绍。因为个案研究多半需要纵向追踪受试者生活经历等背景资料，所以又称为个案史法。

个案研究法的不足是缺乏代表性，属于非控制性观察，易受研究者自我偏好的影响，易将有联系的事件推论为因果关系，因而在得出整体推论时应特别慎重。

2. 抽样研究法（sampling study method） 是指在科学抽样的基础上，针对某一问题进行的研究。抽样研究法的关键是所抽取的样本要具有代表性。

（五）纵向研究和横向研究

纵向研究是指对同一个或同一批对象在一段时间内进行连续研究，探讨某一问题的发展规律。纵向研究可分为回顾性研究（retrospective study）和前瞻性研究（prospective study），前者是向后看，即看其历史，以发现某一个人或某一类人健康和疾病的共同生理心理特点；后者是向前看，即观察未来，以探讨某种心理特点或生活事件与心理障碍的关系。

横向研究是指在同一时间内对相匹配的实验组和对照组就有关变量进行对比研究，或者对相同背景的几组受试者分别给予不同的刺激（如心理干预），对各组受试者之间反应的差异作出分析研究。其最关键的因素是要控制好不同组受试者之间的匹配性问题。

（六）相关研究法

相关研究法（correlation study method）是考察两个变量或多个变量间是否相关的一种研究方法与统计技术。相关研究法为研究者提供一个量化指标，用以评估并详细说明两个或多个变量之间的关联程度，并用相关系数（r）说明变量间的关联程度。相关系数的绝对值越接近于1.00，说明两个变量关联程度越大；越接近于0.00，说明两个变量关联程度越小。如果相关系数为正值，则为正相关；相关系数为负值，则为负相关；相关系数为0，则为无相关。

相关研究法的优点是可以显示变量间的共变关系，从而提示研究者注意各种现象间可能存在的因果关系。缺点是研究结果往往取决于其选用相关研究法的前提条件是否得到了满足，并且无法确定因果关系的方向；既不能指明因果关系，也不能直接得到变量间因果关系的推论。

医学心理学的研究对象是具有心理活动并受社会因素制约的人，除了可观察到的外显行为外，还涉及内隐行为。可以看出，上述方法多带有明显的主观因素，也不易控制有关因素和变量；加之不同的心理学家对心理本质的认识不同、强调的侧重点不同，在此基础上形成的理论也较多，不同理论指导下形成的方法也不同。因此，上述研究方法的分类只是相对的，仅是为了使我们了解某些研究方法的概况，便于帮助我们理解医学心理学研究工作的复杂性。在实际工作中，往往综合使用几种方法。另外，还要注意各种方法都有优缺点，各有其适宜对象，应根据问题的性质以及研究者的主客观条件巧妙地选择最恰当的方法。

在应用上述方法进行研究后，对结果的表述应尽可能采用量化的方法。医学心理学常用的量化方法有：① 描述，即对研究对象的特征进行语言记载；② 序量化，是指在现象学观察的基础上，由受试者或主试者对心理现象进行等级评估；③ 间接定量，是指采用问卷和评定量表对心理现象进行定量分析；④ 直接定量，是指对某些心理、物理变量做直接测定。

（七）神经影像学技术

神经影像学技术包括结构影像学和功能影像学技术。结构影像学技术包括超声、X线、CT和MRI等，功能影像学技术有单光子发射计算机体层摄影（SPECT）、正电子发射体层成像（PET）以及功能磁共振成像（fMRI）等。

随着结构影像技术及功能影像学技术的发展，研究人员不仅可以观察到脑结构形态学的改变，还能通过测量脑局部血流、物质代谢及受体的功能状态，了解大脑的功能。神经影像学技术为更好地研究和解释人类心理行为异常的生物学病因提供了有价值的研究手段，同时也逐步被应用于心理行为的评估与诊断。

二、精神病学研究方法

精神病学有许多研究方法，可以应用于心身疾病的调查和研究或其他临床学科。

（一）精神病学临床研究步骤

临床研究是分析问题和解决问题的过程。产生高质量证据的临床研究大致分为三步：① 提出好的临床问题，形成恰当的研究假设；② 选择适宜的假设检验方法，制订研究计划和实施方案；③ 严格按方案执行，合理分析和解读研究结果。

（二）精神病学临床问题的细化

临床问题可源于以病人为中心的临床实践的任何方面，包括疾病的发作频率、诊断、治疗、预后、危险因素、预防和经济学评价等。

临床上一般采用PICOS模式，即将精神科临床问题分解为病人或疾病类型（P）、干预（I）、比较（C）、感兴趣的结局（O）、问题类型和研究类型（S），形成一个较好且能够回答的临床问题。

（三）精神病学临床研究方法分类

医学心理学的多种具体研究方法，在精神病学中也是适用的。但由于精神病学是一门临床学科，其与医学心理学研究内容还是有很大的不同，二者在研究方法方面也有很大的差异。

精神病学临床研究的主要对象是精神疾病病人，研究的内容不仅包括各类精神疾病的流行病学、发病原因及其机制，还包括疾病诊断、疗效、预后及新药研究与临床评价。整体而言，精神病学临床研究可分为原始研究和二次研究，原始研究又分为观察性研究（根据事先有无专门设计的对照组分为描述性研究与分析性研究）和试验性研究。

1. 观察性研究（observational study） 即非随机化对比研究。其主要特点为：研究对象的各种特征是客观存在的，研究者不能随机分配研究因素。观察性研究是依靠全面、客观的描述或精心设计的方案对人群特征进行分析、比较、归纳、判断，以揭示症状之间的内在联系。如通过对精神疾病病人子女寄养和非寄养的观察，研究遗传因素在精神疾病病人发病过程中的作用，这类型的研究即属于观察性研究。观察性研究较易实施且不存在医学伦理学问题，但研究存在多种偏倚，可能会影响研究结果的真实性。

2. 试验性研究（experimental study） 指研究者能够人为给予干预措施的研究，它的设计对应于实验设计。试验性研究可以分为随机研究和非随机研究。随机研究是将人群随机分为试验组（如给予新药）和对照组（如给予安慰剂）。由于研究者随机分配研究对象的暴露因素，故研究结论可靠，可论证因果关系假说。试验性研究的优点在于能够较好地控制非处理因素（即混杂因素）的影响，避免人为造成的偏倚；其缺点为小样本时，不能保证非处理因素在组间有较好的均衡性和可比性。

目前，关于精神科临床研究的认识包括：① 以病人为中心的临床研究可直接用于指导临床实践；② 系统性的人群研究证据的可靠性通常优于非系统性的病例观察和个人经验；③ 不同种类的研究设计适用于不同问题的研究，提供证据的质量也各不相同；④ 多数学者认为，对于同一种设计类型的原始证据，综合多个高质量原始研究结果的系统综述的证据质量高于单个小样本的原始研究；⑤ 设计类型相同的临床研究所提供的证据质量也存在差异，这主要是由于研究设计和实施质量造成的。

（四）新技术在精神疾病临床研究中的应用

随着科技水平的不断提高，新技术越来越多地被应用于精神疾病临床研究中。近年来在精神疾病临床研究中应用最广、发展最快的几种技术如下：

1. 分子生物学技术 人类基因组计划开启了人类探索自身奥秘的新纪元，遗传图谱的绘制、基因鉴定、基因的功能分析等为鉴定不同个体间基因组差异奠定了坚实的基础。基因测序技术为精神疾病遗传关联研究提供了技术支持。研究发现，包括精神分裂症、心境障碍、孤独症等在内的多种精神疾病具有遗传学发病基础，且均为多基因遗传。基因组学、转录组学和蛋白组学与生物信息学的融合促进了人类对精神疾病病因、病理机制及其诊断的深入研究。

2. 神经影像学技术 神经影像学技术在精神疾病研究领域的应用改变了过去对某些精神疾

病是功能性障碍的认识。MRI研究发现多种精神疾病病人存在大脑皮质结构的异常，提示这些疾病的发生与其器质性的改变有关。fMRI是一种能实时跟踪信号的改变研究脑功能的非介入技术，具有非常好的空间分辨率和时间分辨率，已经成为最广泛使用的脑功能研究手段。PET是直接对脑功能造影的介入性技术，通过记录γ射线在大脑中的位置分布，可以测量区域脑代谢率和区域脑血流的改变，以此反映大脑的功能活动变化。应用PET技术，可以测定脑内多巴胺等多种受体，从分子水平上揭示疾病的本质。因此，PET在精神分裂症、抑郁症、毒品成瘾等的病理机制研究和临床药物研究中具有其他方法所不能比拟的优势。

3. 神经电生理技术　事件相关电位（event related potential，ERP）被誉为"观察脑高级功能的窗口"。ERP是指凡是外加一种特定的刺激，在给予刺激或撤销刺激时，在脑区所引起的电位变化。它侧重于研究认知过程的神经机制，其优势是具有很高的时间分辨率（毫秒）。ERP在精神疾病的病理机制和诊断方面已经取得了一定进展。fMRI和ERP的结合成为目前认知神经科学研究的尖端探索技术，对阐释精神疾病脑结构和功能变化具有极高的价值。

第五节　医学心理学与精神病学的发展历史、现状与趋势

医学心理学与精神病学都经历了漫长的发展历史，特别是19世纪后获得了较快的发展，目前都已成为体系较为完整的、独立的学科。

一、医学心理学的发展历史、现状与趋势

医学心理学的诞生可追溯到1852年德国的洛采（Lotze BH）出版的第一本相关著作《医学心理学》。此后近100年的时间里，与医学心理学相关的大事件不断出现。1890年，美国的卡特尔（Cattell RB）首先提出了"心理测验"这一术语。1896年，冯特（Wundt W）的学生韦特默（Wertheiruer L）在宾夕法尼亚大学建立了第一所以治疗"问题儿童"为主的心理诊疗所，并首先采用"临床心理学"一词。至此，医学心理学步入了逐步发展壮大的阶段。1908年，耶鲁大学的学生比尔斯（Beers CW）出版《一颗失而复得的心》，开创了心理卫生运动的先河。20世纪50年代以来，医学心理学有了长足的进步。1977年，美国成立了"行为医学研究组"；1978年，"健康心理学"作为医学心理学一个新的分支诞生。

（一）我国医学心理学的历史

19世纪末至20世纪初西方心理学的传播对我国心理学的形成产生了重要的影响，医学心理学也是在心理学逐渐成熟的过程中形成的。

1889年，颜永京翻译出版了美国海文（Haven J）的《心灵学》，这是我国最早翻译的一本心理学书籍。1907年，王国维重译并出版了丹麦心理学家霍夫丁（Hoffding H）的《心理学概论》。1917年，陈大齐等在北京大学哲学系建立了全国第一个心理学实验室，并出版了我国第一本大学心理学教材《心理学大纲》，标志着我国现代科学心理学的开端。1921年，在南京成立了中华心

理学会，1922年创办了《心理》杂志，后来又创建了心理研究所。20世纪30年代，心理测验技术传入我国，但在医学上应用较少。1937年，根据当时的需要，中国心理学会在南京成立，不久因战争工作被迫停滞。

1949年后，中国的心理学进入了新的历史时期。1951年12月7日，中国科学院心理研究所正式成立。1955年中国心理学会恢复。1958年，中国科学院的心理学工作者同临床医生一起，对许多久治不愈的神经症病人开展了以心理治疗为主的综合快速治疗，并在短期内取得了良好效果。20世纪60年代初，制订了"地方性克汀病智力分级的初步方案"，作为克汀病患儿智力鉴定量表，为防治克汀病作出了贡献。

20世纪70年代末，我国老一代医学心理学专家根据医学教育的实际，为顺应医学模式转变的需要，在推动心理科学与医学相结合产生医学心理学这一门新生的学科方面作出了开创性贡献。1976年末，医学心理学的工作如雨后春笋般地在全国各地陆续开展起来。1978年12月在保定召开了中国心理学会第二届学术会议，1979年6月在北京举行了医学心理学学术座谈会，会议酝酿成立医学心理学专业委员会，并于1979年11月在天津举行的中国心理学会第三届学术会议上正式成立了医学心理学专业委员会，标志着我国医学心理学步入了崭新的发展阶段。从此，在中国心理学会的领导、组织和推动下，医学心理学事业在全国范围内得到蓬勃的发展。1985年成立了中国心理卫生协会，1990年成立了中华医学会行为医学学会，1993年成立了中华医学会心身医学学会。全国性的医学心理学学术会议先后举行，专业性刊物陆续创刊，相继有《中国心理卫生杂志》（1987年）、《中国行为医学杂志》（1992年）、《中国临床心理学杂志》（1993年）和《健康心理学杂志》（1993年）等。

20世纪80年代中期，卫生部将医学心理学纳入了医学生的必修课程，使医学心理学课程建设步入了快速、规范发展的轨道。目前，各医学院校均成立了医学心理学教研室，开展医学心理学教学、科研及临床实践工作。同时，引进和修订了一大批国际著名心理测验，如韦氏智力量表、明尼苏达多相人格问卷等量表，并广泛应用。心理治疗与咨询方法研究也得到了广泛的重视，国际上主要流派的心理治疗方法相继在我国广泛应用，并逐步本土化；具有我国特色的心理治疗方法，如道家认知疗法也开始应用于临床。

（二）我国医学心理学的现状及发展趋势

经过三十多年的发展，医学心理学已广泛渗透到基础医学、临床医学及预防医学等各领域，许多大型综合性医院建立了心理门诊，配备了专职临床心理医生，心理测验、心理诊断和心理治疗技术的应用有了较大的发展，有效地解决了临床各科及健康领域的心理问题。目前，全国相应的专业刊物已有十余种，我国医学心理学科研工作者也越来越多地在国际权威学术期刊上发表重要科研成果，许多心理障碍、心身疾病等的研究都取得了很有价值的成果。中国心理学工作者参加国际交流、发表论文的数量逐年增多，国际影响日益增加。2004年第28届国际心理学大会在我国召开，标志着我国医学心理学科研工作获得了较大的成果。

随着科学技术的迅速发展，云计算、大数据、移动互联网已成为时代三大主题。科学领域、经济领域及社会生活的方方面面，呈现出海量数据特征。在海量数据中认真挖掘，加以科学地分析利用，将具有极高的社会价值。为了顺应时代发展，满足社会对大数据人才的热切需求，中国科学院心理研究所已开设"大数据心理学"专业课程研修班，培养具备完备的专业知识和扎实的大数据处理能力及管理能力的高级复合型人才。医学心理学事业呈现出一派欣欣向荣的局面和良好的发展态势。

1. **队伍人数快速增长**　招收和培养医学心理学专业本科生的高等院校已经有近百所，培养模式主要有两种。一种按心理学科本科生培养模式进行培养（应用心理学专业医学心理学方向），教学内容侧重于心理学知识和技能，学制4年，毕业时授予理学学士学位；另一种按医学本科生培养模式进行培养（临床医学专业医学心理学方向），教学内容侧重于医学知识和技能，兼顾医学心理学知识和技能的训练，学制5年，毕业时授予医学学士学位。硕士和博士的培养数量也在不断增加，医学心理学专业方向研究生的培养，为我国医学心理学学科的发展培养了一大批高素质的学术人才，也是将来医学心理学工作者职业化发展的主要途径。在专业队伍人数快速增长的同时，学历层次和教学质量也得到了进一步提高。

2. **工作范围逐步扩大**　随着健康观念的进步，医学心理学家的工作范围不断扩大。在健康领域中，医学心理学家将广泛参与到旨在促进人们心身健康、减少损害健康的心理社会因素的工作中，以提高人们特别是各级各类学校学生的心理健康。在医学领域，医学心理学家的工作范围不但包括临床医学的各个学科，还将扩大到基础医学、预防医学等学科，产生越来越大的影响。

3. **心理评估日渐成熟**　除应用经过标准化的国外测验工具外，具有我国自主知识产权的、适用于临床的心理测验和计算机辅助的心理测验数量大幅增加，标志着我国心理评估方法、技术和手段日渐成熟，完全可满足临床工作的需要。

4. **早期干预成效明显**　对慢性非传染性疾病、与人类生活方式关系密切的艾滋病、成瘾行为等疾病的危险人群开展全方位多层次的、有针对性的早期干预，不仅会促进病人康复，还会降低疾病发生率。

二、精神病学的发展历史、现状与趋势

精神病学的发展历史源远流长，早在公元前5世纪—公元前4世纪，朴素唯物主义已有萌芽。17世纪以后，科学技术取得了很大的进步，医学也逐渐摆脱了神学的束缚。18世纪法国大革命后，社会结构发生了根本性的变化，皮奈尔（Pinel P）是第一个被任命为"疯人院"院长的医生。他去掉了精神病人身上的铁链和枷锁，把"疯人院"变成了医院，从而使医生有可能观察研究精神疾病的症状，使当时法国的精神病学有了显著发展。随着自然科学的发展，特别是基础医学如大脑解剖学、生理学和病理学的发展以及临床资料的积累，到19世纪中叶，人们得出精神疾病是由于脑部病变所致的结论，如德国格里辛格（Griesinger W）在1845年所发表的专著中，引用当代大脑生理和病理解剖的科学资料，论述了所谓的精神失常是一种脑病的观点。

19世纪末至20世纪初期是精神病学发展史上一个重要时期。德国克雷丕林（Kraepelin E）以

临床观察为基础，以病因学为依据，提出了临床疾病分类学原则。20世纪以来，许多精神病学家对精神疾病的病因、发病机制分别从大脑解剖学、生理学和心理学等不同角度进行了大量的研究和探讨，以阐明精神现象的实质和精神病理现象的发生机制，形成了精神病学中的各种学派，如弗洛伊德（Freud S）创建的精神分析学派、雅斯贝尔斯（Jaspers K）为代表的精神疾病现象学派、迈耶（Meyer A）的精神生物学派等。

（一）我国精神病学的发展历史

我国医学典籍《黄帝内经》把人的精神活动归之于"心神"，"心神"不仅主持人的精神活动，而且统管五脏六腑。《素问·阴阳应象大论》云"人有五脏化五气，以生喜怒悲忧恐"，即五志。后世在"五志"的基础上，发展成为喜怒悲思忧恐惊七情学说，这是对精神和躯体功能关系的十分精辟的论述。

精神病学作为医学的一个学科，在我国的发展较晚。1840年后，随着西方医学的传入，广州（1898年）、北京（1906年）、沈阳（1919年）、苏州（1923年）、大连（1932年）、上海（1935年）、成都（1944年）、南京（1947年）等地先后设立精神疾病医疗和收容机构。1949年以前全国精神疾病床位仅有1 000余张，只有沈阳、北京、大连、上海、成都、长沙和南京等地的少数医学院校开设了精神病学课程。

新中国成立以后，全国精神疾病防治工作有了较快发展，精神病学学科以及医疗、教学和科研工作发展迅速。1958年，全国建立了62所精神病院，在大多数医学院校开展了精神病学教学工作，并于1960年出版了高等医学院校教材《精神病学》。1954年中华医学会成立了神经精神病学分会，同年发行刊物《中华神经精神科杂志》。1958年6月，卫生部在南京召开了第一次全国精神疾病防治工作会议，会议提出精神疾病防治工作的方针，即中西医结合、药物治疗和精神治疗、工娱治疗相结合；并制订了精神疾病分类草案与精神疾病疗效四级评价意见；这次会议对我国精神病学专业的发展起到了重要的推动作用。1962年在全国制订的"十二年科技规划"中将常见病精神分裂症和神经衰弱列为国家重点项目，推动了精神疾病专业研究工作的开展。

20世纪80年代以来，我国工业化和社会经济改革不断深入，社会对精神卫生的需求日益增多。为适应这一新形势的要求，1985年中国心理卫生协会重建，协会的会刊《中国心理卫生杂志》于1987年开始在国内发行。1986年10月卫生部、民政部和公安部联合召开了全国第二次精神卫生工作会议，会议提出了20世纪80年代后期亟须解决的问题，如推广社区精神卫生服务机构，在综合性医院设立精神科、心理咨询与治疗门诊等。

（二）我国精神病学的现状及发展趋势

自20世纪80年代以来，我国精神病学取得的主要进展可概括为以下几个方面：

1. 专业队伍迅速发展　随着学科建设和师资队伍的发展，国内若干重点医科大学的精神病学教学和研究单位，相继培养了一大批精神卫生专业的本科、硕士和博士毕业生，充实了精神卫生的各个领域。我国精神病学专业队伍无论在数量上还是在质量上都取得了迅速的发展。

2. 服务范围明显扩大　与医学模式转变以及社会经济发展、健康状况和需求转变相适应，精神病学的研究和实践基本实现了"四个过渡"：由单纯的治疗型向预防、治疗、康复、培训和回归社会五位一体型过渡；由单纯的药物治疗向药物、心理、物理、外科等多种疗法过渡；由封闭管理方式向半开放和部分全开放管理方式过渡；由单纯为重性精神病人服务扩大到为全体公民各种心理和行为问题服务的精神卫生过渡。

3. 诊断标准日趋成熟　建立了我国的精神疾病分类系统，并制订了各种精神疾病的诊断标准。至2001年4月，中华医学会已出版了《中国精神障碍分类与诊断标准》第3版（CCMD-3），既与世界卫生组织国际疾病分类（ICD）-10和美国精神病学会的《精神障碍诊断与统计手册》第5版（DSM-5）保持一定的兼容性，又反映了中国精神病学的现状和中国文化的特点。

4. 学科建设成效显著　1994年成立了独立的中华医学会精神科学会（原为与神经病学联合的中华医学会神经精神科学会），并建立了多个专业学组，出版了多种学术性杂志和精神病学专著，学术会刊《中华精神科杂志》由《中华神经精神科杂志》中分出，与读者见面。

5. 评定量表不断完善　精神疾病的临床评定量表在基础研究和临床工作中的作用越来越大。观察个体情绪、行为等临床表现，并将此印象数量化，用于评估的标准化程序的版本就称为量表。这种根据个人的判断，用数字化的方式评估行为的方式，使得精神病理现象的记录更加规范、快速和简便，并且使临床研究更具有客观性、可比性和可重复性。

评定量表的标准主要体现在信度和效度两个方面。我国已引进和编制了多种临床量表，在引进量表时注意到了文化背景差异带来的问题，进行了大量的修正。在未来发展中，应自制更多的、更具有中国文化特点的临床量表。

6. 治疗手段初显特色　随着世界各国对精神病学药物研究的重视，可供选择的抗精神病药物不断增多，副作用不断减轻，服用方法也愈简化。非药物治疗手段也取得很大进步，如心理治疗的广泛运用、生活技能训练等方法的引进，以及改良电休克治疗应用等。除传统的门诊和住院治疗外，很多地区已开展了会诊联络精神病学实践，有中国特色的心理治疗手段也正在探索和发展中。精神疾病的社区康复，也在部分地区开展。

7. 科学研究全面展开　我国已建立了一批初具规模的生物精神病学实验室，并在某些项目的研究方面取得了可喜的成绩。多次进行的大规模精神疾病流行病学研究（包括对饮酒和吸毒的流行病学调查）、应激及其中介机制的研究、若干跨文化精神病学研究（如恐缩症、神经衰弱与慢性疲劳综合征等）已在国际上产生了一定的影响。今后临床药理学研究的重点包括如何减少药物相互作用、注意疗效与不良反应的叠加和抵消作用、指导正确合理用药以及植物药物的开发。

8. 对外交流逐渐扩大　我国的精神病学专家已在不同层次上与国际组织、国外相关机构建立了密切联系；国内国外学者双向互动交流日趋频繁，WHO在我国建立了多个合作研究和培训中心；许多国际性和地区性精神病学专题会议在我国举行。

三、心理卫生工作的发展

党的二十大报告中指出"重视心理健康和精神卫生"，对新时代做好心理健康和精神卫生工作提出了明确要求。目前，我国的心理卫生工作已日益受到政府和公众的重视，呈现快速发展的良好局面。近年来，心理健康和精神卫生工作已纳入全国深化改革和社会综合治理范畴，设立了国家心理健康和精神卫生防治中心，开展社会心理服务体系建设试点，探索覆盖全人群的社会心理服务模式和工作机制。

心理卫生又称精神卫生（mental health），是指为促进和维护人类心理健康、预防精神疾病，所采取的各种预防保健措施、原则方法等。心理卫生是实现心理健康状态的手段和途径，心理健康则是心理卫生的目的。随着经济发展和人们生活水平的不断提高，以及心理卫生知识的普及，注重精神卫生、提高心理健康水平已逐渐成为现代人的自觉行为。

一般认为，心理卫生可分为两类，即心理健康的促进和精神障碍的预防。心理健康的促进指创造良好的心理、社会环境，提高并保持人们的心理健康水平及适应社会的能力，使其更好地生活、学习和工作，更有效地服务社会。精神障碍的预防是指研究精神疾病的危险因素，创造防治精神疾病的环境，对精神疾病病人采取有效的措施，改善他们的处境，以促进康复，减少复发；同时也包括对精神疾病病人的管理与监护，充分发挥社会支持系统的作用等措施。

心理卫生的发展趋势有以下几个方面：① 把病人置于家庭和社区中进行治疗和处理，广泛开展社区精神卫生工作和家庭治疗；② 重视儿童和青少年发育的心理卫生服务工作；③ 对病情严重或难以治愈的病人收住院治疗；④ 积极培训专业人员，健全各级防治机构，形成防治网络。

目前，我国正在积极探索社区日间照料中心与分级诊疗体系，也是顺应心理卫生发展趋势的有益尝试。

（刘传新）

学习小结

本章介绍了医学心理学和精神病学的学科界定、医学模式的转变、医学心理学和精神病学的相关学科、医学心理学和精神病学的临床研究方法等内容。

通过本章的学习，我们掌握了医学心理学、精神病学的概念以及当前的医学模式；熟悉了医学心理学和精神病学的研究方法和相关学科；了解了医学心理学和精神病学的历史与现状、心理卫生工作的兴起与发展，以及医学心理学与精神病学未来的发展趋势。

复习参考题

一、选择题

1. 除心理学方法外，精神病学还特别重视的研究方法是
   - A. 生物医学
   - B. 哲学
   - C. 社会科学
   - D. 历史学
   - E. 人文科学

2. 生物医学模式的缺陷不包括
   - A. 忽视病人的心理、行为和社会性
   - B. 只注重人的生物学指标的测量
   - C. 对某些功能性或心因性疾病，无法得出正确的解释
   - D. 使急慢性传染病的发病率、病死率大幅度下降
   - E. 不能阐明人类健康和疾病的全部本质

3. 以某个人或某一团体，作为研究对象的研究方法是
   - A. 观察法
   - B. 实验法
   - C. 横向研究
   - D. 调查法
   - E. 个案研究法

4. 1852年出版的《医学心理学》的作者是德国的
   - A. 韦特默
   - B. 卡特尔
   - C. 洛采
   - D. 海文
   - E. 格里辛格

5. 外加一种特定的刺激，在给予刺激或撤销刺激时，记录脑区所引起的电位变化，这种研究技术是
   - A. ERP
   - B. PET
   - C. MRI
   - D. fMRI
   - E. CT

答案：1. A 2. D 3. E 4. C 5. A

二、简答题

1. 医学心理学和精神病学的区别有哪些？
2. 医学心理学和精神病学的研究方法有哪些？
3. 2017—2022年世界精神卫生日的主题分别是："共享健康资源，共建和谐家庭""健康心理，快乐人生""心理健康社会和谐，我行动""弘扬抗疫精神，护佑心理健康""青春之心灵，青春之少年""营造良好环境，共助心理健康"，结合近年世界精神卫生日的主题变化，谈谈我国的心理卫生事业应如何发展？

第二章

心理活动基础及异常心理

学习目标

知识目标	掌握 心理过程和个性品质的基本概念和特征。 熟悉 正常的心理活动过程；异常心理的判断标准和表现。 了解 心理现象的脑基础、社会学基础以及与精神活动的关系。
能力目标	1. 能够正确识别来访者/病人的异常心理现象。 2. 能够有效地将基础心理学和临床实践进行结合。
素质目标	1. 通过本章学习，对物质和心理的关联有进一步认知，坚定历史唯物主义世界观。 2. 能够以客观、准确的视角看待各类社会心理现象。

本章在介绍心理现象及其生物学、社会学基础之后，着重对心理现象的各个方面及其异常表现进行论述。通过本章的学习，我们将更好地了解心、脑之间的关系以及各种心理现象之间的区别和联系。

第一节 心理现象和精神活动概述

一、心理现象及其实质

（一）心理现象

心理现象（mental phenomenon）是心理活动的表现形式，一般把心理现象分为心理过程和人格。

1. 心理过程 包括认知过程、情感过程和意志过程。

认知过程是人获得信息及对信息进行加工和处理的过程，也就是人为了弄清楚客观事物的性质和规律而存在的心理现象，包括感觉、知觉、记忆、想象和思维等。

每个人时刻都在产生着各种心理现象，如我们听到声音、看到光亮、嗅到气味、尝到滋味，以及摸到物体的软、硬、凉、热等，这就是人的心理现象——感觉；在这些感觉的基础上，人能辨认出发出声音或发出光亮或发出气味的是什么东西，根据能摸到的软、硬、凉、热辨认出是什么物体等，这些就是人的另一种心理现象——知觉。当感觉和知觉的事物不在眼前时，人在必要的时候，还能够把这些事物辨认出来或想起来，这也是人的心理现象——记忆。人不仅能记忆事物，还能想出自己从未见到过的事物，这种心理现象称为想象。凭借人所特有的语言，通过分析、综合，人可以认识事物的本质以及事物之间的联系和规律，这是人的高级心理现象——思维。

人在认识客观事物时，并非无动于衷，常常会产生满意或不满意、愉快或不愉快等态度体验，这种体验在心理学上称作情绪和情感。产生态度、体验的过程就是情感过程。

人不仅能认识客观事物，对它产生一定的态度体验，还能根据对客观事物及其规律的认识确定行动目的，拟定计划、步骤，克服各种困难，最后把计划付诸行动，这种自觉地确定目标并力求实现的心理过程，称为意志过程。

认知过程、情感过程和意志过程，三者既有区别又有联系：人的认知过程和意志过程往往伴随着一定的情绪和情感活动；意志过程又总是以一定的认知活动为前提；而人的情绪、情感和意志活动又促进了人的认知的发展。

2. 人格　心理过程是人们共同具有的心理活动。但是，由于每个人的先天素质和后天环境不同，心理过程在产生时又总是带有个人的特征，从而形成了不同的人格。人格心理结构主要包括人格倾向性和人格心理特征两个方面。人格倾向性是指一个人所具有的意识倾向，也就是人对客观事物的稳定态度。它是人从事活动的基本动力，决定着人的行为方向，其中主要包括需要、动机、兴趣、理想和信念。人格心理特征是一个人身上经常表现出来的本质的、稳定的心理特点。如在行为表现方面，有的人活泼好动，有的人沉默寡言，有的人热情友善，有的人冷漠无情，这些都是气质和性格方面的差异。能力、气质和性格统称为人格心理特征。

3. 心理过程和人格的关系　人的心理过程和人格是相互密切联系的。一方面，人格是通过心理过程形成的；另一方面，已经形成的人格又会制约心理过程的进行，并在心理过程中得到表现，从而对心理过程产生重要影响，使之带有个人的色彩。

（二）心理的实质

对于心理现象的理解是人类认识史上重大的原则问题。心理的实质是什么？唯心论与唯物论的理解是根本对立的。唯心主义观点认为，心理是独立于人体之外或暂时寄居在人体内的虚无缥缈的灵魂，他们把心理看作是不依赖于物质而存在的不可捉摸的东西。但是，辩证唯物论观点认为，心理是脑的功能，是对客观现实主观能动的反映。

1. 心理是脑的功能　没有脑的心理或没有脑的思维是不存在的。正常发育的大脑为心理的发展提供了物质基础。

（1）心理是物质发展到一定阶段才产生的。也就是说，有了脑这样的物质结构才使人拥有产生复杂心理活动的功能。心理现象随着神经系统的产生而出现，又随着神经系统的不断发展和完善，由初级不断发展到高级。从物种发生来说，神经系统出现，心理现象发生；神经系统发展，心理现象随之丰富；神经系统发展到人脑的水平，心理现象就表现得高级、复杂。从个体的发展来看，心理的发生和发展是以脑的发育为物质基础的。

（2）脑是心理活动的器官。人类曾把心脏看作产生心理的器官。《孟子》中写道"心之官则思"，即思维是"心"的功能。"脑"只指头颅内含的生理物质部分。亚里士多德（Aristotle）曾认为脑是冷却血液的器官，心脏才主宰心理活动。直至1861年，法国医生布洛卡（Broca PP）通过对失语症病人的临床解剖，在大脑左半球发现了语言中枢，才确定脑是人类心理发生的器官。人们为了获得这一正确的认识经历了几千年，目前通过人们生活经验、临床事实以及从心理发生和发展过程、脑解剖、生理的大量资料，这一观点得到了证明。

（3）心理是在反射活动中实现的。反射是有机体与环境相互作用的基本形式。脑在反射中起非常复杂的联系转换作用，即整合（integration）作用；既可同时接受各种刺激，还受过去所经历过的刺激的影响，加之反馈的作用，使在反射的中间环节产生的心理变得极为复杂。

2. 心理是对客观现实主观能动的反映

（1）心理的内容来自客观现实：人对客观现实的反映，不限于现在的事物，还涉及过去经历的事物，而且后者又会影响前者。人还可以想象出从来没有见过的事物，如各种幻想和发明创造，乃至离奇古怪的东西。心理的内容虽然可以远远超过面临的客观现实，但总受所处时代的局限，归根到底不能脱离客观现实。客观现实是心理活动的源泉，没有客观实践活动，就没有心理。

（2）心理的反映具有主观能动性：心理的反映不是镜子似的机械反映，而是能动的反映。心理的主动性最突出的表现是反映的选择性，这种选择性主要来自人的社会需要，即人可以根据需要选择反映的对象。动物的选择性是由它的生物性决定的；人的选择性不只取决于生物性，人生活在一定的社会环境中，更主要的是取决于人的社会需要。正是这种社会需要才使人心理的主动性上升为主观能动性。心理的主观能动性体现在通过心理活动不仅能认识事物的外部现象，还能认识到事物的本质和事物之间的内在联系，并用这种认识来指导人的实践活动，改造客观世界。

二、心理的生物学基础

（一）神经系统的构成

神经系统（nervous system）是心理活动的主要物质基础。人的一切心理活动，都要通过神经系统的活动来实现。神经系统是由神经元（neuron）构成的复杂的功能系统，而神经元之间的联系是通过突触（synapse）连接进行的。神经系统分为中枢神经系统（central nervous system）和周围神经系统（peripheral nervous system）。中枢神经系统包括脊髓和脑。周围神经系统包括脊神经、脑神经和自主神经三个组成部分。

（二）脑的结构与功能

1. 脑的结构　人脑包括延脑、脑桥、中脑、间脑、小脑和大脑，通常把延脑、脑桥、中脑称为脑干。脑干既是大脑、小脑与脊髓相联系的重要通道，又是许多重要脏器的神经中枢。在脑干各段的广大区域，有一种由白质和灰质交织混杂的结构，叫网状结构。它和中枢神经系统的各个部分有双向的联系，对躯体运动和内脏活动起调节作用。网状结构按功能可分为上行系统和下行系统。上行系统又称上行激活系统，它控制着机体的觉醒或意识状态，与保持大脑的兴奋性、维持注意状态等有密切的关系。上行系统受到损伤，动物将陷入持续的昏迷状态，不能对刺激作出反应。下行系统又称下行激活系统，它对肌肉紧张具有调节控制作用。

大脑是中枢神经系统中最大的结构。人的大脑两半球特别发达，每个大脑半球表面覆盖着面积很大的灰质，称为大脑皮质。在大脑半球内侧面有一个穹窿形的脑回，因其位于大脑与间脑交替处的边缘，故称为边缘叶。边缘叶与附近皮质及有关皮质下组织结构形成一个统一的功能系统，称为边缘系统。这些结构包括扣带回、海马、附近的大脑皮质，以及丘脑、下丘脑、中脑内侧被盖等。从进化的观点看，边缘系统比脑干、丘脑和下丘脑、小脑出现得更晚些。边缘系统与动物的本能活动有关。动物的喂食、攻击、逃避危险、配偶活动等，可能由边缘系统支配。边缘系统（特别是海马）在记忆功能中有重要作用。

2. 大脑皮质及其功能　大脑皮质是脑的最高级部位，是心理活动最重要的器官。大脑半球表面有三条重要的沟裂：外侧沟、中央裂、顶枕裂。这三条沟裂将大脑皮质划分为四个叶：额叶、顶叶、枕叶、颞叶。大脑各部位互相配合形成一个整体，同时，各部位在功能上又有不同的分工，形成了重要的中枢。研究表明，可以把大脑皮质分成几个功能区域。

（1）初级感觉区：包括视觉区、听觉区和躯体感觉区，它们分别接受来自眼的光刺激、耳的声音刺激、皮肤表面和内脏的各种刺激。视觉区位于顶枕裂后面的枕叶内，听觉区在颞叶，躯体感觉区位于中央后回和旁中央小叶后部。

（2）初级运动区：位于额叶中央前回和旁中央小叶的前部。它的主要功能是发出动作指令，支配和调节身体在空间中的位置、姿势及身体各部分的运动。

（3）言语区：大多数人的言语区主要定位在大脑左半球，它由发达的脑区所组成。言语区包括言语运动区（在额叶下回后方紧靠中央前回的下部）、言语听觉中枢（位于颞叶的颞上回的后方）、言语视觉中枢（位于顶枕叶交界处）。

（4）联合区：人类的大脑皮质除了有明显的不同功能区域外，还有范围很广、具有整合或联合功能的脑区，称联合区。它不接受任何感受系统的直接输入，从这个脑区发出的纤维也很少直接投射到脊髓支配身体各部分的运动。联合区是大脑皮质上发展比较晚的一些脑区。

3. 大脑两半球的单侧优势　虽然大脑两半球非常相似，但实际上大脑两半球在结构和功能上都有明显的差异。从功能上说，在正常情况下，大脑两半球是协同活动的，进入大脑任何一侧的信息会迅速地通过胼胝体传达到另一侧，做出统一的反应。割裂脑研究表明，大脑两半球可能还具有不同的功能。语言功能主要定位在左半球，负责言语、阅读、书写、数学运算和逻辑推理等。而知觉物体的空间关系、情绪、欣赏音乐和艺术等则定位于右半球。大脑两半球的功能存在一侧优势，但不是绝对分离的。人的许多认知功能是由大脑左、右两半球协同活动的结果。

（三）脑功能学说

1. 定位说　脑功能定位说开始于加尔和斯柏兹姆提出的颅相学。加尔检查了颅骨的外部特征，并将这些特征与行为的某些方面联系起来。真正的定位说开始于对失语症病人的临床研究。1825年，波伊劳德提出语言定位于大脑额叶。由于人们都用右手书写、绘画，所以波伊劳德认为，对这些行为的控制可能来自左半球。20世纪40—50年代，加拿大医生潘菲尔德用电刺激法研究颞叶时发现，微弱的电刺激能使病人回忆起童年的一些事情，这说明记忆可能定位在颞叶。

2. 整体说　19世纪中叶，弗罗伦斯用鸡和鸽子进行了一系列实验，采用局部毁损法切除动物脑的一部分，然后观察动物的行为表现。结果发现，在切除大脑皮质后，动物开始很少运动，但随着时间的推移，动物能康复到接近正常的情况。根据这些发现，他认为不存在皮质功能的定位；功能的丧失与皮质切除的大小有关，而与特定的部位无关；如果所有皮质都被切除，那么各种智力活动都会丧失；如果有足够的组织被保留下来，所有的功能都会恢复。因此，他强调脑功能的整体性。

20世纪初，拉什利采取脑毁损技术用白鼠进行了一系列走迷宫实验，结果发现，在大脑损伤之后，动物的习惯形成出现了很大障碍，这种障碍与脑损伤的部位无关，而与损伤面积的大小有密切的关系。拉什利引申出了两条重要的原理：均势原理和总体活动原理。按照均势原理，大脑皮质的各个部位几乎以均等的程度对学习发生作用；按照总体活动原理，大脑是以总体发挥作用的，学习活动的效率与大脑受伤面积的大小成反比，而与受到损伤的部位无关。

3. 功能系统说　鲁利亚（Luria）根据大量的临床观察和对病人的训练，批评了关于大脑功能狭隘定位的观点，指出传统理论把人的心理活动分析为某些分割的功能、把这些功能与大脑某一严格限定的部位联系起来的局限性。他认为脑的一定部位的损伤，往往不是导致某一孤立的心理功能的丧失，而是引起某种综合征，即引起一系列过程的障碍。某种心理功能障碍，除受脑的损伤部位的直接影响外，还受到其他脑区的影响。根据这些研究，鲁利亚认为脑是一个动态的结构，是一个复杂的动态功能系统。在功能系统的个别环节受到损伤时，高级心理功能确实会受到影响。从这个意义上说，大脑皮质的功能定位是一种动态的和系统的功能定位。

相关链接 | 　　　　　　　　　　**脑与精神活动**

　　大脑是精神活动的物质基础，其包含了约1 000亿个神经细胞和更多的神经胶质细胞，这些神经细胞种类繁多并有复杂的联系。

　　脑解剖学的复杂性还表现为单个的神经元可能是多个环路的一部分。脑就是通过不同环路以各种复杂的方式处理信息。如从视网膜接收的信息通过初级处理后，在几个环路上分别同时处理不同的内容，一个环路分析是何种物体，另一个环路分析物体所在的位置，还有环路分析其颜色、形状等，最后，脑对不同环路所处理的信息进行整合，并结合与之有关的触觉、听觉体验、既往经历、记忆等，形成一个完整的知觉体验。

根据大脑半球的功能定位，不同部位损害会出现相应的精神活动异常。例如，额前区病变时会出现精神障碍，两侧受累时更为明显，表现为淡漠、记忆和智力减退、行动迟缓，严重者可有行为幼稚、情绪欣快等。颞叶不同区域受损可出现相应的精神异常。如钩回、内嗅区和岛阈的皮质区损害，则引起"钩回发作"，即由幻嗅、幻觉先兆开始，出现以时间记忆改变为特征的梦境样状态，也可有视物变大或变小。

脑的神经化学也与精神活动密切相关。脑内的神经递质有100多种，神经递质只有与相应的受体结合，方能产生生物效应。研究表明，几乎所有的递质均能与多种受体相结合，从而产生不同的生物效应。

在整个生命过程中，基因与环境（学习内容、经验积累、外界刺激等）的互相作用，使大脑处于不断地构筑与变化之中，因而，不管是躯体治疗还是心理治疗都可能作用于大脑，并使之改变而发生治疗作用。

三、心理的社会学基础

当人诞生于社会时，就需要借助其他人来使自己存活，并开始实现自我价值。随着人类社会历史发展到一定阶段，人们共同劳动和相互交往所需要的语言和意识的产生，人类心理的发展便得到了质的飞跃，这也是人区别于动物的标识。

（一）人的社会化

人的社会化是个体通过有意（受教育）、无意（潜移默化）的社会学习，了解角色行为的社会期待和行为规范，并内化为自身行为，最终融入社会的过程。社会化的作用是使个体行为与社会规范取得一致。这样，人们就能够保持正常的社会生活和心身发展乃至心理健康。当个体社会化进程发生偏差，就会引起个体对社会的适应不良，甚至造成心理障碍。人从出生直至生命结束，整个一生都是社会化的过程。其中，家庭、学校、社会文化是影响个体社会化的重要因素。社会化进程不可能将人们塑造成意识雷同、行为整齐划一，而只能在共性基础上形成个体差异。

关于个体社会化过程，美国著名心理学家埃里克森发展了弗洛伊德的理论，提出社会发展理论。他认为儿童发展不是弗洛伊德的心理–性发展阶段，而是心理–社会阶段，此外他还强调人的发展是一生都在进行，而不是像弗洛伊德认为的"基本人格形成于5岁之内"。他将人的一生分为八个阶段，在每个阶段，个体的人都面临并克服新的挑战。每个阶段都建立在成功完成较早的阶段任务的基础之上。如果未能成功完成各阶段的挑战，则会在将来引起问题。

人的社会化的过程与个体人格形成的过程是同步和不可分割的，也可以说是社会角色获得、社会态度形成的过程，而人格、态度、角色行为等均是在后天环境的影响下完成的。人们生活在同一社会环境中，这种教育在共同社会化中形成的共性就导致了"民族性""国民性"的表现。社会化是发生在个体与社会的交往过程中，所以多种社会因素都对它发生影响，而这些因素有利有弊，都在个体的人格形成过程中起相当的作用，从而也就涉及心理健康问题。

（二）社会实践制约着人的心理发展水平

人的各种心理活动都是在后天社会环境中形成和发展起来的，社会生活实践影响和制约着个体心理发展的水平。在实践活动中，活动的目标任务、信息等都时刻作用于个体，影响着每个人的内心世界，进而形成与之相适应的心理发展水平。我们常常说人的年龄分为"生物学年龄"和"心理年龄"。同一生物学年龄的个体，在生物、智力、道德和社会发展方面的表现可各不相同，究其缘由，很可能是其社会实践的水平不尽相同。

四、异常心理现象

异常心理是指人的心理过程和/或个性心理特征发生异常，包括认知、情感、意志行为以及人格等方面表现异常。心理学范畴内，区分正常心理与异常心理的原则有"主观世界与客观世界的统一性原则、心理活动的内在协调性原则和人格的相对稳定性原则"，称之为"病与非病三原则"，违背了上述原则的心理现象就是异常心理。举例来说，主观听到了有人说话，客观上也确实有人在说话，这符合主观世界与客观世界的统一性原则；如果有人凭空听到了客观上不存在的人声，那就违背了该原则，属于异常心理。

也有心理学家将异常心理的标准定义为行为、思维和感受符合下列一项或多项：在某一特定社会环境中不太常见，反常；给个体造成痛苦；干扰社会或职业功能；具有危险性。

第二节　认知过程

认知过程（cognitive process）是对客观世界的认识和察觉，包括感觉、知觉、记忆、思维、注意等心理活动。

一、感知觉及其障碍

（一）概述

感觉（sensation）是人脑对当前直接作用于感觉器官的客观事物个别属性的反映，如物体的大小、形状、颜色、软硬、声音、气味等这些个别属性，直接作用于人的眼、耳、鼻、舌、身等相应的感觉器官而产生感觉。我们感觉到的绿色、臭味、坚硬、高大等属于感觉。

知觉（perception）是当前直接作用于感觉器官的客观事物的整体及其外部相互关系在人脑中的反映；或者是同一事物的各种不同属性反映到脑中进行综合，并结合以往的经验，在脑中形成的整体印象。任何事物的整体，都是由许多个别属性按照一定的关系综合构成的。例如，香蕉就是由它特殊的外形、特有的表皮、特殊的味道、特殊的果肉等多种特征综合而成。人对香蕉的知觉就是脑对各个感觉器官感受到的这些个别特征及其关系的整体反映。

感觉是知觉的基础，但知觉并不是感觉的简单总和。除各种感觉外，知觉的形成还需要借助经验和知识的帮助。感觉来自客观刺激的物理特性和感觉器官的生理活动，而知觉则是以生理机制为基础的心理活动；感觉反映的是客观事物的个别属性，知觉反映的是客观事物的整体与综合；感觉是单一分析器的活动，而知觉是多种分析器协同活动、分析综合的结果；感觉的产生决定于客观事物的特性，相同的客观刺激会引起相同的感觉，而知觉在很大程度上与知觉者的态度、知识经验有关，具有一定的倾向性，即面对同样的客观刺激，不同人所产生的知觉会有所不同。由于事物的个别属性和整体不可分，所以感觉和知觉也不可分；没有纯粹的感觉，也没有纯粹的知觉，一般合称感知觉。

（二）感觉的特性

1. 感受性与感觉阈限　感受性（receptivity）就是感觉器官对刺激的敏感程度。绝对感受性是指能够感受最小刺激量的能力。绝对感觉阈限是指刚刚能引起某种感觉的最小刺激量。绝对感受性与绝对感觉阈限的大小成反比，即绝对感觉阈限越小，绝对感受性越大。差别感受性（differential sensitivity）是指对两个同类刺激物间的刺激差别量的感觉能力。感受最小差别量的能力称为差别感受性。刚刚能引起差别感受的最小差别量称为差别阈限。有研究表明，人的不同感觉的差别阈限是不同的。一般来说，质量感觉的差别阈限为0.02，视觉为0.01，听觉为0.1，味觉和嗅觉均为0.23，压觉为0.05。

2. 感觉的适应　感受性可由刺激物的持续作用而发生改变的现象称适应现象。适应可以使感受性提高或降低。由明亮的地方突然进入暗室，起初什么也看不见，过一会就能看见，这时视觉器官感受性提高了，这种感受性逐渐增强的过程称暗适应。从暗室突然走出来，光亮刺眼，什么也看不见，过一会又看清了，这时视觉感受性降低了，这叫明适应。在不同的感觉中，感觉适应的表现和速度各不相同。

3. 感觉的相互作用　在一定条件下，各种不同的感觉都可能发生相互作用，从而使感受性发生变化，如噪声刺激会提高对蓝绿色的感受性，而降低对红橙色的感受性。同一感受器接受不同的刺激也可使感受性发生变化，如一块灰色小方块放在白色背景上会显得更暗些。

4. 感受性的补偿和发展　人的各种感受性都是在生活实践中发展起来的，当某种感觉受损或缺失后，其他感觉会予以补偿。不同感觉之间之所以能够相互补偿，是因为在一定条件下不同形式的能量可以相互转换。例如盲人虽然视觉受损，但其听觉可能特别灵敏。

5. 感觉的对比　是指当同一感官受到不同刺激的作用时，其感觉会发生变化。感觉的对比可以分为同时对比和继时对比两种。例如，同样两个灰色小方块，一个放在白色背景上，一个放在黑色背景上，结果在白色背景上的小方块看起来比黑色背景上的小方块要暗得多，称为同时对比。例如，先吃糖，再吃水果，对水果的甜味感觉就会下降，称为继时对比。

6. 联觉　本来是一种通道的刺激能引起该通道的感觉，现在还是这种刺激却同时引起了另一种通道的感觉。例如听到美妙的音乐能感觉到暖意，或者看到美食能感受到美味等。

（三）知觉的特性

1. 知觉的选择性　人们在一定时间内，总是根据自己及周围环境的需要，有选择地把某一事物作为知觉的对象，而其他周围的事物作为知觉的背景，这就是知觉的选择性。

2. 知觉的整体性　是指人根据已有的知识经验把直接作用于感官的客观事物的多种属性整合

为统一整体的组织加工过程。

3. 知觉的理解性　指人以知识经验为基础，对感知的事物加工处理，并用词语加以概括、赋予说明的组织加工过程。人们的知识越丰富，对事物的知觉就越深、越精确。

4. 知觉的恒常性　是指当知觉的条件改变后，知觉的映像仍然保持不变。知觉的恒常性以经验、知识、对比为基础。例如，同一个人站在离观察者不同的距离处，其投射到视网膜上的视像大小相差很大，但仍会被看成一样大小。

（四）感觉障碍

1. 感觉过敏（hyperesthesia）　是对外界一般强度的刺激感受性增高，感觉阈值降低，多出现令病人不舒服的感觉，如感到阳光特别刺眼，声音特别刺耳、难以忍受。可见于神经症性障碍、转换性障碍等。

2. 感觉减退（hypoesthesia）　是对外界一般刺激的感受性降低，感觉阈值升高，严重时达到感觉缺失（anesthesia）的程度，见于神经系统疾病、抑郁状态、木僵状态及催眠状态。感觉缺失最常见于转换性障碍。

3. 感觉倒错（paraesthesia）　对外界刺激产生与正常感觉相反的感觉。如对冷的刺激产生烫感，或对轻的皮肤接触感到痛感。多见于转换性障碍。

4. 内感性不适（senestopathia）　是躯体内部（如肠道、关节、皮下）产生的各种不舒适和/或难以忍受的异样感觉，性质难以描述，没有明确的局部定位，因而有别于内脏幻觉。多见于躯体形式障碍、抑郁障碍和精神分裂症。

（五）知觉障碍

1. 错觉（illusion）　指对客观事物歪曲的知觉体验。正常人在不良感知条件（如光线暗淡）和特殊心理状态（如恐惧、紧张及期待等）下可能产生错觉，经验证后可以认识并纠正。病理性错觉常在意识障碍时出现，带有恐怖色彩。"杯弓蛇影""草木皆兵"、谵妄病人把输液塑料管看成一条蛇等都是错觉。精神病人的错觉按各种不同的器官，可分为错听、错视、错嗅、错味、错触及内感性错觉，临床上以错听和错视多见。

2. 幻觉（hallucination）　指没有现实刺激作用于感觉器官时出现的虚幻的知觉体验。根据其所涉及的器官不同，幻觉可分为幻听、幻视、幻嗅、幻味、幻触及内脏性幻觉。

（1）幻听（auditory hallucination）：最常见。非言语性幻听属原始性幻听，如机器声、鸟叫声、流水声等，多见于脑局灶性病变。最多见的是言语性幻听，常具有诊断意义。病人常得意扬扬或恼怒不安，侧耳倾听、与空对话或破口大骂，甚至自杀、冲动毁物。幻听可见于多种精神障碍，其中评论性幻听、议论性幻听和命令性幻听为精神分裂症的重要症状，重性抑郁病人、脑外伤性精神障碍、精神活性物质所致精神障碍也常出现幻听。

（2）幻视（visual hallucination）：为常见的幻觉。在意识障碍时，幻视多生动鲜明，具有恐怖色彩，多见于器质性病变或精神活性物质所致精神障碍。在意识清晰时出现的幻视见于精神分裂症。

（3）幻嗅（olfactory hallucination）：病人闻到一些难闻的气味，如腐烂尸体的气味、烧焦物品的气味等，常继发被害妄想。单一出现的幻嗅需考虑颞叶损害或颞叶癫痫。

（4）幻味（gustatory hallucination）：病人尝到食物内有某种特殊的怪味，易继发被害妄想，多见于精神分裂症。

（5）幻触（tactile hallucination）：病人感到皮肤或黏膜上有某种异常的感觉，如针刺感、通电感、虫爬感等。可卡因中毒者可出现蚁爬感伴被害妄想；女性精神分裂症病人可出现性交感和性高潮感伴妄想性解释。

（6）内脏性幻觉（visceral hallucination）：产生于身体内部固定位置的特殊幻觉，病人能明确描述其性质、内容和部位，如感到肠扭转、肝破裂、肺内有虫等，多见于精神分裂症。和内感性不适的区别是，内脏性幻觉形成了具有综合属性的知觉体验，而不是仅有个别属性的感觉。

按幻觉的性质可分为真性幻觉和假性幻觉。真性幻觉（genuine hallucination）：病人体验到幻觉来自客观空间，幻觉形象鲜明、清晰生动，被认为是通过感觉器官而获得的，会向外界"投射"。假性幻觉（pseudo hallucination）：病人体验到幻觉产生于自己的主观空间如脑内等，幻觉形象不够鲜明生动、轮廓不清晰，被认为不是通过感觉器官而获得的，不向外界"投射"。

二、记忆及其障碍

（一）概述

记忆（memory）是人脑对经历过的事物的识记、保持、再认和重现（回忆），是一种积极能动的心理活动。人脑不仅对外界信息的摄入有选择，且对信息的处理是动态变化的，包括编码、加工和贮存。输入到脑海中的信息只有经过编码才能被记住，只有将输入的信息汇入已有知识结构时才能在人脑中得到巩固。

（二）记忆的过程

记忆的过程就是对信息识记、保持、再认与再现的过程。

1. 识记（memorization） 是指反复认识某种事物并在人脑中留下映象，获得和巩固个体经验的过程，是外界信息输入大脑并进行编码的过程。

识记可分为无意识记和有意识记。无意识记是事先没有识记的目的和任务，却在大脑中留下了映象。凡是对人有重要意义的、与人的需要和兴趣密切联系、引起较强情绪反应的事物容易被无意识记。无意识记具有偶然性和片面性的特点。有意识记是事先有识记的目的和计划，并经过一定的意志努力，运用一定的方法的识记。根据材料的性质可把有意识记分为机械识记和意义识记。机械识记是依靠材料外部联系，采取机械重复的方法所进行的识记，如死记硬背英文单词。意义识记是在对材料充分理解的基础上，自觉地依据材料内在联系所进行的识记，如理解了公式、定义后再把它记住。一般而言，意义识记比机械识记迅速、持久。

2. 保持（retention） 是对识记的进一步巩固，把信息在大脑中编码和贮存。保持是一种动态的过程，常发生质和量的变化。信息的保持是发展变化的，其中也经历着信息加工的过程。

3. 再认（recognition）与再现（reproduction） 是记忆的两种表现形式，都以识记为前提，是检验保持的指标，也是提取信息的过程。再认是过去经历过的事物再度出现时仍能认识。再现又称回忆，是人们过去经历过的事物不在眼前或未重新出现时，在脑中重现的过程（回想起来）。

（三）记忆障碍

1. 记忆增强（hypermnesia） 病理性记忆增强，对病前不能记忆且不重要的事也能回忆起来。常见于躁狂症和偏执状态病人。

2. 记忆减退（hypomnesia） 指记忆的四个基本过程普遍减退。最常见于脑器质障碍，如痴呆病人，也可见于正常老年人。

3. 遗忘（amnesia） 指部分或全部地不能够回忆以往的经验，是一种记忆的丧失。表现为顺行性遗忘、逆行性遗忘、进行性遗忘和界限性遗忘等。前两类多见于脑损伤，进行性遗忘主要见于痴呆，界限性遗忘指对生活中某一特定阶段的经历完全遗忘，一般与强烈的应激性或创伤性事件有关，见于分离性（转换性）障碍。

4. 错构（paramnesia） 是一种记忆的错误，病人对过去曾经历过的事件，在发生的地点、情节，特别是在时间上出现错误回忆，却对此坚信不疑。多见于老年性痴呆、动脉硬化性痴呆、颅脑外伤性痴呆和慢性酒精中毒性精神障碍。

5. 虚构（confabulation） 指由于遗忘，病人以想象的、未曾亲身经历的事件来填补自身经历的记忆缺损。病人把另一时间发生的事件或从来与本人无关的事件说成是某一时间发生的事件。病人也不能记住自己虚构的内容，故其叙述的内容常发生变化，且易受暗示的影响。多见于各种原因引起的痴呆。当虚构与近事遗忘、定向障碍同时出现时，称作科尔萨科夫综合征（Korsakoff syndrome），又称遗忘综合征，多见于慢性酒精中毒性精神障碍、颅脑外伤所致精神障碍及其他脑器质性精神障碍。

三、思维及其障碍

（一）概述

思维（thinking）是人脑对客观事物间接性、概括性认知过程，是人类认知活动的最高形式，通常借助概念、表象、动作等形式，在感性认识的基础上认识事物的一般的和本质的特征以及规律性联系。间接性和概括性是思维过程的主要特征。思维的间接性就是通过其他事物的媒介，借助已有的知识经验，去认识事物共同的本质属性或非本质属性，去预见和推动事物发展的进程，如医生通过望、闻、问、切或视、触、叩、听（嗅）等手段能诊断病情。思维的概括性是在已有知识经验的基础上，舍去各个事物的个别特点，抽出其共同特点，从而得出新的结论。例如我们把肝脏、胃、肠的共同特点抽取出来，它们都具有消化食物的功能，所以统一归入消化系统。间接性是从一般到特殊，概括性是从特殊到一般；两者密切联系、互为条件，是同一过程的两个不同方面。

（二）思维过程

思维过程是对由感知获得的材料在大脑中进行分析、比较、综合、抽象、概括、推理、判断的过程。分析是在大脑中把事物的整体分析为各个部分，或从整体中区分出个别特征。综合则是在大脑中把事物的各个部分或不同特征、不同方面结合起来，了解它们之间的联系。比较是在分析综合的基础上，把事物加以对比，找出事物之间异同点及其关系的思维操作活动。抽象是从事物许多特征中找出共同本质的特征，舍弃非本质特征的思维过程。概括是把各类事物的一般共性加以综合并推广到同类的一切其他事物的思维过程。思维具有连贯性、目的性、逻辑性和实践性等特征。

（三）思维的分类

1. 根据思维的方式分类

（1）动作思维：是凭借直接感知，并在实际操作的过程中进行的思维。临床医疗中的各种操作都是动作思维的表现。

（2）形象思维：是凭借事物的形象（表象），并按照描述逻辑的规律而进行的一种思维。艺术家、文学家及设计师更多地运用形象思维。

（3）抽象思维：是指以抽象的概念、判断和推理作为思维的基本形式，以分析、综合、比较、抽象、概括和具体化作为思维的基本过程，来揭露事物的本质特征和规律性联系的思维过程。科学家发现客观规律都需要通过抽象思维活动，医生诊断疾病的思维也属于抽象思维。

2. 根据思维的指向性分类

（1）求同思维：又称聚合思维，是指把问题所提供的各种信息聚合起来，朝着同一方向、一定范围，得出一个正确答案或一个最优的解决方案的思维活动。

（2）求异思维：又称发散思维，是指从一个目标出发，沿着各种不同的途径去思考，探求多种答案的思维，其主要特征是求异和创新。

3. 根据思维的创新程度分类

（1）习惯性思维：又称常规思维，是经验证明行之有效的程序化思维，是按照现成的方案或程序，用惯常的方法、固定的模式来解决问题的思维方式。如有经验的医生书写病历。

（2）创造性思维：又称创新思维，是在大脑中重新组织已有的知识经验，沿着新的思路寻求新的成果，有创造想象参加的思维。科研人员进行的科学实验设计，就是创造性思维活动的过程。

（四）思维的基本形式

1. 概念 是事物的共同、本质特征在人脑中的反映。通常人们用词语来标志事物的概念。概念包括内涵与外延两个部分，两者呈反比关系。

2. 判断 是概念之间联系或关系在人脑中的反映。判断主要有肯定与否定之分、直接与间接之分、相对与绝对之分。

3. 推理 是一种间接判断，它是判断和判断之间的联系和关系的反映，其主要有归纳推理和演绎推理两种基本形式。

（五）思维障碍

如前所述，思维具有连贯性、目的性、逻辑性和实践性的特征，即正常思维具有现实目的，具有共同的基本逻辑规律，以及"可理解性"。思维障碍是指思维的过程或内容发生异常，违背了思维的基本特征。思维障碍的临床表现多样，主要分为思维形式障碍和思维内容障碍。

1. 思维形式障碍

（1）思维奔逸（flight of thought）：指思维联想速度加快、数量增多、内容丰富生动，表现为说话滔滔不绝、口若悬河、出口成章。病人自诉脑子反应特别快，特别灵活，好像机器加了"润滑油"，会感到"舌头跟不上思想的速度"。说话的主题极易随环境而改变时称为随境转移，按某些句子在意义上的相近而转换主题时称意联，按某些词汇的表面毗连而转换主题时称音联。多见于躁狂发作。

（2）思维迟缓（inhibition of thought）：指思维联想速度减慢、数量减少和困难，表现为言语减少，语速缓慢，语声微弱，反应迟钝。病人自觉脑子变笨，像"生了锈的机器，运转不了"。常见于抑郁障碍。

（3）思维贫乏（poverty of thought）：指思维内容空洞，概念与词汇贫乏，表现为沉默寡言、语词空洞单调或词穷句短，对问题以"不知道""没什么""还可以"等简单作答。病人体验到脑子空洞无物，"没什么可想的""没什么可说的"，并对此漠然处之。常见于精神分裂症、脑器质性精神障碍及智力发育障碍。

（4）病理性赘述（circumstantiality）：指思维过程中主题转换带有黏滞性，停滞不前，迂回曲折，过分关注问题的细枝末节，做不必要的、过分详尽的叙述，以致使问题的主要内容被掩盖。多见于脑器质性精神障碍。

（5）思维散漫（looseness of thought）：指思维联想的目的性、连贯性和逻辑性障碍，表现为联想松弛，内容散漫，缺乏主题，对问题的叙述不中肯、不切题，以致使别人感到与之交谈困难，弄不清其谈话的主题和用意。严重时可发展成思维破裂。

（6）思维破裂（splitting of thought）：病人在意识清楚的情况下，思维联想过程破裂，缺乏内在意义上的连贯性和应有的逻辑性，表现为病人的言语或书写虽在结构和语法上正确，但主题与主题之间，甚至语句之间，缺乏内在意义上的联系，使人根本听不懂，也无法理解。如在意识障碍的背景下出现与思维破裂相似的表现，称为思维不连贯。

（7）思维中断（thought blocking）：病人无意识障碍，又无明显外界干扰等原因，思维过程突然中断，表现为病人说话时突然停顿，片刻之后又重新说话，但内容不再是原来的话题。这种思维中断并不受病人意愿支配，可伴有明显的不自主感。若病人有当时的思维被某种外力抽走的感觉，则称为思维被夺。多见于精神分裂症。

（8）思维插入（thought insertion）和强制性思维（forced thought）：思维插入指病人体验到有某种思维不是属于自己的，不受病人意愿的支配，被外力强行塞入其大脑内。若病人体验到大脑中强制性涌现大量毫无意义的思维内容，称为强制性思维。往往突然出现，迅速消失。多见于精神分裂症。

（9）思维扩散（diffusion of thought）和思维被广播（thought broadcasting）：病人感到自己的思想一出现便被他人知晓，毫无隐私可言，为思维扩散。如果病人认为自己的思想是通过广播而扩散出去的，为思维被广播。常为精神分裂症的重要症状。

（10）病理性象征性思维（pathologic symbolic thinking）：病人以一些具体的概念、行为和动作来表达某些抽象的、特殊的概念，若不经其本人解释，任何人都无法理解。如某女病人不断用头撞击汽车轮胎，表示要"投胎"（重新做人）。常见于精神分裂症。

（11）语词新作（neologism）：病人自创一些文字、图形或符号，并赋予特殊的概念。多见于精神分裂症。

（12）逻辑倒错性思维（paralogic thinking）：病人的思维缺乏逻辑性，既无前提也无根据，或因果倒置，推理离奇古怪，不可理解。多见于精神分裂症。

临床上还可以见到其他表现的思维形式障碍，如持续言语、重复言语、刻板言语、模仿言语等。

2. 思维内容障碍　思维内容障碍主要指妄想（delusion）。妄想是一种在病理基础上产生的歪曲信念，病态的推理和判断。病人的信念内容与事实不符，没有客观现实基础，但其对此坚信不疑；内容均涉及本人，总是与个人利害有关；具有个人独特性；因文化背景和个人经历不同而有所差异，但常有时代色彩。

妄想有多种分类，按病理起源可分为原发性妄想和继发性妄想。原发性妄想（primary delusion）突然出现，内容不可理解，但很快确信，迅速发展，与当时处境、既往经历等无关，也不是继发于其他异常心理活动的病态信念；包括突发妄想、妄想知觉、妄想心境等，是精神分裂症的特征性症状。继发性妄想（secondary delusion）常继发于其他病理心理基础上，也可在某些妄想基础上产生；见于多种精神疾病。临床常见的妄想包括：

（1）被害妄想（delusion of persecution）：是最常见的妄想。病人坚信自己被迫害，迫害的手段主要有跟踪、监视、下毒、诽谤等。病人受妄想的支配可出现拒食、逃跑、控告、自卫、自伤、伤人等行为。

（2）关系妄想（delusion of reference）：病人将周围环境一些实际与其无关的事物都认为与自己有关，如把别人说的话、报纸上的文章、不相识者的举动等，都认为与自己有一定的关系。常与被害妄想交织在一起。

（3）嫉妒妄想（delusion of jealousy）：病人无中生有地坚信自己的配偶对自己不忠诚，另有所爱。为此，病人跟踪、监视配偶的日常生活，检查配偶的日常生活用品，甚至暴力拷问私通情人的证据。可见于精神分裂症、老年性痴呆及偏执性精神病等。

（4）钟情妄想（delusion of being loved）：病人坚信自己被异性所钟情，即使遭到对方的严词拒绝也毫不质疑，反而认为对方是在考验自己对爱情的忠诚度，对方多数是比自己地位高的异性。

（5）内心被揭露感（delusion of being revealed）：又称被洞悉妄想。病人认为其内心的想法及自己的私密活动，在自己没有说出来的情况下就被别人所获悉。虽然病人说不出是如何被人探知的，但确信已经尽人皆知，甚至搞得满城风雨，所有人都在议论自己。

（6）物理影响妄想（delusion of physical influence）：又称为被控制感。病人认为自己的思想、情感和意志行为都受到外界某种力量的影响，如受到电波、超声波或特殊的先进仪器的控制而不能自主。

（7）夸大妄想（delusion of grandeur）：病人认为自己具有非凡的才智、至高无上的权利和地位，拥有大量的财富和发明创造，或是名人后裔。可见于躁狂症、精神分裂症、脑器质性精神障碍病人。

（8）非血统妄想（delusion of nonconsanguinity）：病人坚信自己不是具有血缘关系的父母亲所生，自己的亲生父母另有其人，且多为名人。有的病人坚信自己是历史著名人物的后裔，不相信任何证明目前亲生关系的证据。多见于精神分裂症。

（9）罪恶妄想（delusion of guilt）：又称自罪妄想。病人毫无根据地坚信自己犯了严重的错误或不可饶恕的罪行，应受到严惩，认为自己罪大恶极，死有余辜，以致坐以待毙，或者拒食、自杀。多见于重性抑郁。

（10）疑病妄想（hypochondriacal delusion）：病人毫无根据地坚信自己患了某种严重的躯体疾病或不治之症，为此到处求医，即便反复地详细检查，无法证实其患有疾病，都不能纠正其信念。多见于精神分裂症、重性抑郁等。

（11）被窃妄想（delusion of being stolen）：病人毫无根据地认为自己的东西被人偷窃了。该症状多见于脑器质性精神障碍如老年痴呆。

四、注意及其障碍

（一）概述

注意（attention）是心理活动对某种事物的指向和集中。注意并不是独立的心理活动过程，而是伴随其他心理过程并在其中起指向作用的心理活动。注意具有多种功能：① 选择功能，即选择有意义的、符合需要的，且与当前活动相一致的事物，避开非本质的、附加的、与之相竞争的事物；② 保持功能，即注意对象或内容能在意识中保持；③ 对活动进行调节与监督。

（二）注意的种类

一般而言，将注意分为无意注意、有意注意和有意后注意三种。

1. 无意注意 指由外界刺激引起的，没有预先目的，也不需任何意志努力的不由自主的注意。它主要与外界事物的特征，如刺激强度、新异性、活动性、对比差异性及其变化等有关。如人们听到尖锐的哨声，就会自然地去倾听。

2. 有意注意 指自觉的、有预定目的并需要意志努力的注意。它与意志活动、与周围环境的主动适应活动紧密联系，与个人的思想、情感、兴趣和既往经验有关。如在听课时，即使听到别人讲有趣的故事，由于服从学习的要求，也必须克服干扰而主动地强制自己去注意听课，而不注意别人的讲话。

3. 有意后注意 指有目的但无须意志努力的注意。这是有意注意之后出现的一种注意。它服从于一定任务，开始需要意志努力参加，等熟悉后就不用意志努力特别去注意了。如学骑自行车，开始时骑在车上特别注意，慢慢学会了，熟练了，就不需特别注意了，只需要在人多、交通复杂的情况下注意就行。有意后注意对完成长期任务有积极的意义，关键是要对活动本身产生直接兴趣。

（三）注意的基本品质

1. **注意的广度**　指同一时间内所注意的对象的数量。被知觉对象的特点、个人的活动性质和知识经验等影响注意广度。如文化水平高的人阅读时的注意范围广。

2. **注意的稳定性**　是指注意长时间地保持在某种事物或某种活动上。影响注意稳定性的因素有主体状态和对象特点，如所从事的活动内容丰富、形式多变，主体的态度积极、兴趣浓厚，注意就稳定。但人的感受性不能长时间地保持固定状态，而是在间歇地加强和减弱，这是注意的起伏现象。与注意的稳定相反的状态是注意的分散，即注意离开当前应当完成的任务，而被无关刺激所吸引。

3. **注意的分配**　是指在同一时间内把注意指向不同的对象或活动上，例如一边注意听课，一边注意记笔记。同时进行的几种活动中有一些活动是比较熟练的，或对注意分配能力长期训练可以获得较好的注意分配，如飞行员能够眼观六路、耳听八方等。

4. **注意的转移**　是根据新的任务，主动地把注意从一个对象转移到另一个对象上。其注意转移的快慢和难易往往取决于原来注意的紧张度，以及引起注意转移的新事物（新活动）的性质。

每个人注意的广度、稳定性、分配和转移都有差异，这与大脑皮质的动能状态有关。正常人通过有意识的训练，可改善注意的品质，提高注意能力。

（四）注意的影响因素

影响注意的客观原因：① 刺激物的新异性，新颖、奇怪、陌生的对象易引起无意注意；② 刺激物的强度，绝对强度和相对强度较强时都易影响无意注意，在阈限范围内，刺激物越强（如强声、强光等）越易引起无意注意；③ 刺激物的对比关系（对象与背景差异）明显易引起无意注意；④ 刺激物的活动性或变化性，如活动的直观教具、活动的广告等易引起人们的无意注意。

影响注意的主观原因：① 凡适合人的需要的刺激，如小孩子上街碰到好吃、好玩的东西，易引起无意注意；② 凡引起人直接兴趣的刺激（即直接有趣的活动与对象），易被人注意；③ 心境愉快、身体健康，人就乐于注意外界事物，过分忧愁和焦虑则会降低好奇心；④ 特有的知识经验（即和自己有关联的刺激）等都有助于无意注意。

（五）注意障碍

临床上可把注意障碍大致分为三方面：① 注意程度方面的障碍，包括注意增强、注意减弱；② 注意稳定性方面的障碍，包括注意转移、注意涣散和注意固定；③ 注意集中性方面的障碍，包括注意狭窄、注意缓慢。

1. **注意增强（hyperprosexia）**　为主动注意的增强，有两种情况：一种是注意指向外在的某些事物，如被害妄想者对周围的一切现象特别关注和警惕；另一种是指向病人本身的某些生理活动，如疑病观念者对自身细微的生理变化过分关注。

2. **注意减退（hypoprosexia）**　为主动及被动注意的兴奋性减弱，或注意难以在较长时间内集中于某一事物，同一时间内所能掌握的客体的范围显著地缩小，注意的稳定性也显著下降。见于疲劳状态、神经衰弱、脑器质性精神障碍以及伴有意识障碍的疾病。

3. 注意转移（transference of attention） 为被动注意的兴奋性增强，表现为注意不能保持恰当的范围和足够的稳定性，很容易受外界环境的影响而发生注意对象不断转换的现象。如躁狂症病人的注意易受周围环境中的新现象所吸引而转移，以致不断改变话题和活动内容。

4. 注意涣散（divergence of attention） 为主动注意明显减弱，即注意不集中，表现为病人不能把注意集中于某一事物并保持相当长的时间，以致注意很容易分散。可见于神经衰弱和精神分裂症。

5. 注意固定（fixation of attention） 牢固地专注于某一观念或事物，不容易转移。如抑郁病人的整个思想为轻生念头所控制、孤独症患儿专注于单一的玩具。

6. 注意狭窄（narrowing of attention） 指注意范围显著缩小，当集中注意于某一事物时，不能再注意与之有关的其他事物。多见于意识障碍和痴呆病人。

7. 注意缓慢（blunting of attention） 指病人注意兴奋性的集中困难和缓慢。如病人回答第一个问题完全正常，但对后续问题回答得缓慢，这主要是由于注意的兴奋性缓慢和联想过程的缓慢。多见于抑郁症。

第三节　情绪和情感过程

一、概述

情绪（emotion）和情感（affection）是人对客观事物的态度体验和伴随的心身变化。它具有主观体验、外部表现和生理变化。人在认识世界和改造世界的活动中，对待客观事物的态度总是以带有某些特殊色彩的体验的形式表现出来。例如，职务升迁会使人感到愉快，丧失工作会给人带来痛苦。喜、怒、哀、乐等就是情绪和情感的不同表现形式。

客观事物本身并不直接决定情绪和情感。需要是情绪和情感产生的基础。凡是符合人的需要就会引起积极肯定的情绪和情感，如喜悦、快乐、热爱等；反之，则会引起消极否定的情绪和情感，如愤怒、悲伤、憎恨等。与人的需要不发生关系的事物或对人毫无意义的事物，人对其就无所谓情绪或情感。由于人们社会生活环境的复杂性和个体需要的多样性，现实生活中，人的情绪和情感具有复杂性和矛盾性，正如通常所说的"百感交集、啼笑皆非"等。

人的心身健康和各种心理活动都是在一定的情绪和情感的调节和控制下进行的。

在心理学上，情绪与情感是两个不同的概念，既有区别又有联系：

1. 情绪与情感的区别　第一，情绪与个体的生理需要紧密联系，是人和动物共有的一种态度反映；而情感则与个体的社会性需要紧密联系，受社会环境和社会条件的制约。第二，情绪具有情境性和不稳定性，随着情境变化而变化；而情感具有稳定性和长期性。第三，情绪比情感强烈，具有明显的冲动性和外显行为；情感具有内隐性和深刻性，如深沉的爱，往往深深地埋藏在内心深处。

2. 情绪与情感的联系　情绪依赖于情感，人的各种情绪表现受已经形成的情感的制约；情感也依赖于情绪，人的情感总是在各种不断变化着的情绪中得到体现。从某种意义上说，情绪是情感的外在表现，情感是情绪的内在本质。

二、情绪和情感的内容

（一）情绪和情感的内部体验

不同的情绪和情感发生时，内心的体验是不同的。如喜悦时人觉得快乐、舒适；悲伤时人感到难受、痛苦。这种体验是主观的，只有本人才能感受到，不经当事人的陈述，别人无法真正了解其感受。

情绪和情感在性质、强度和紧张度上存在着对立状态，具体表现为：

1. **性质** 人在需要是否得到满足时表现出肯定与否定的情绪和情感。肯定的情绪和情感能够提高人的活动效率，调动积极性；否定的情绪和情感则降低人的活动效率，削弱积极性。

2. **强度** 情绪和情感的强弱不同，存在着量的差异。强度决定于引起情绪和情感的事件对人的意义，同时也与个人的动机和目标能否实现有关。

3. **紧张度** 紧张的体验通常是与活动的紧要关头或具有决定性意义的时刻相联系的，如重大比赛期间，当事人处于高度紧张状态。应激事件过后，紧张状态逐渐消失，随之可体验到心身的轻松。过度紧张状态持续的时间太久或频率太高会影响个体的心身健康。

（二）情绪和情感的外部表现

与情绪状态相联系的身体各部分的动作变化称为表情动作（emotional expression）。它可分为面部表情、身段表情和言语表情，是了解情绪和情感的主观体验的客观指标之一。表情动作具有生物学根源，基本情绪的外部表现如喜、怒、悲、惧等表情是通见于全人类的，是通用的表达心理和交流心理的符号，是和语言平行的交流手段。在不同民族、不同国度中，人的表情也存在着社会文化性差异。

1. **面部表情** 是指通过眼睛、嘴和颜面肌肉的变化来表现人们的情绪状态。其中眼睛是最能表达情绪的面部器官。实验证明，喜悦与颧大肌、痛苦与皱眉肌、忧伤与降口角肌有特殊的关系。

2. **身段表情** 又称体态表情，是通过身体的不同姿态和手、足、躯干的动作来反映一个人的情绪。如欢乐时手舞足蹈、愤怒时咬牙握拳、沉痛时肃立低头等。

3. **言语表情** 是指通过言语的声调、节奏、音域、速度等方面的变化，以及转折、口误等，所表现出的情绪和情感。如激动时尖声快语、悲哀时慢声细语等。

（三）情绪和情感的生理变化

与情绪有关的生理反应是由内分泌系统和自主神经系统所控制的，诸如伴随情绪发生的心率加快、血压升高、瞳孔扩张、呼吸加速、脸色变化等。

三、情绪和情感的类别

（一）基本的情绪形式

人类的情绪复杂多样，描写情绪的词汇有几百种，目前尚无统一分类。快乐、悲哀、愤怒、恐惧是与需要有关的最基本的原始情绪，爱、憎等是与社会因素有关的基本情感。

1. 快乐 是愿望得以实现、紧张解除时产生的情绪体验。快乐程度可以从满意、愉快到异常欢乐、大喜、狂喜。

2. 悲哀 悲哀与失去所盼望、追求的东西和目的有关。悲哀强度依赖于失去事物的价值。悲哀程度可以从遗憾、失望到难过、悲伤、哀痛。

3. 愤怒 由于目的和愿望不能达到，一再遭受挫折，内心紧张逐渐积累而产生的情绪体验。它可以从轻微不满、生气、愤怒到大怒、暴怒。

4. 恐惧 是面临或预感危险而又缺乏应对能力时产生的情绪体验。引起恐惧的关键因素是缺乏处理、摆脱可怕的情境或事物的力量和能力。

（二）情绪状态

情绪状态是指特定时间内，情绪活动在强度、紧张水平和持续时间上的综合表现，可分为心境、激情和应激三种情绪状态。

1. 心境（mood） 是一种比较持久而微弱的、具有渲染性的一种情绪状态。心境的特点是弥散性，不具有特定指向。所谓"人逢喜事精神爽""感时花溅泪，恨别鸟惊心"，指的就是心境。心境持续时间的长短是根据人格特征以及外界事物的主客观因素所决定的。产生心境的原因多种多样，如个人的身体健康状况如何、工作顺利与否、人际关系的融洽与否等。心境对个体的生活和健康有很大的影响，如积极乐观的心境能够提高工作效率和增强战胜困难的信心，消极沮丧的心境则能降低工作效率，甚至导致人格改变。

2. 激情（intense emotion） 是一种迅速、时间短暂、猛烈且暴发性的情绪状态。激情通常由生活中意想不到的重大事件、对立意向冲突、过度的抑制或兴奋等因素引起。当个体处于激情状态时，机体的生理心理机制发生强烈的内部变化和明显的外部行为表现，个体的认知范围缩小，理解判断力和自我控制能力下降，人的心身健康将受到很大的影响。

3. 应激（stress） 是机体受到巨大的精神或躯体压力所作出的适应性的情绪反应。人们遇到突然发生的意外事件或某种意外危险时，机体可能产生一系列的情绪反应，同时也伴随强烈的生理变化。加拿大学者塞里（SelyE. H）把这种变化称为适应综合征，并指出个体的应激状态包括警觉期、抵抗期和衰竭期三个阶段。研究表明，个体应激水平的高低与其认知评价、人格特征、既往经历和社会支持等因素紧密相关。

（三）社会性情感

社会性情感起因于社会文化因素，是人类特有的心理现象之一，调节着人们的社会行为。

1. 道德感 是人们根据一定的道德标准，在评价他人或自身言行时所产生的主观情感体验。人的一切言行受一定的社会道德规范和行为准则的约束，如个体遵循此准则将会产生幸福感、荣誉感等体验，反之则产生内疚、自责等体验。道德属于社会历史范畴，不同时代、不同民族、不同阶级会有不同的道德评价标准。

2. 理智感 是个体在智力活动过程中，在认知、评价客观事物时所产生的情感体验。理智感对人们学习科学知识、认识事物发展的客观规律具有动力作用，如对科学知识的探索欲，对解决问题的迟疑、惊讶等。

3. 美感 是指人根据个人的审美标准对客观事物、人的行为和艺术作品予以评价时产生的情感体验。美感具有倾向性、直觉性和愉快体验三个特征。受人格差异和评价标准的影响，审美观和审美能力存在个体差异，产生的美感也不同。

相关链接 | **情绪的相关理论**

　　随着科学的进步，学者们对情绪的本质及其生理机制进行了大量的研究，提出了各种观点和学说，其中具有代表性的有以下几种。

1. 情绪的感知学说　又称詹姆斯-朗格情绪理论。美国心理学家詹姆斯（James W）提出的情绪发生理论，强调情绪的产生是自主神经系统活动的产物，人体内生理唤起的感知就是情绪。"情绪只是一种状态的感觉，其原因纯粹是身体的……身体的变化直接跟随着对现实事物的知觉的产生，当身体变化发生时，我们对这一变化的感觉即是情绪"，即情绪是对身体变化的知觉。他认为，人并不是因为愁了才哭，而是因为哭了才愁。

丹麦生理学家朗格认为，情绪是内脏活动的结果。他强调了血压系统的变化与情绪发生的关系，认为"血管运动的混乱、血管宽度的改变以及与此同时各个器官中血液量的改变，乃是激情的真正的最初原因"。因为饮酒能引起血管的活动，血管在自主神经系统的调控下，血管舒张，则产生愉快的情绪体验；反之，血管收缩，则产生恐怖的情绪体验，故情绪决定于血管受神经支配的状态、血管容积的改变。

该理论最先认识到了情绪与机体变化的直接关系，强调了自主神经系统在情绪产生中的作用，但忽视了中枢神经系统的调节控制作用，存在一定的片面性。

2. 情绪的丘脑理论　美国生理心理学家坎农（Cannon WB）于20世纪30年代提出了丘脑理论，得到巴德（Bard P）的支持和发展，故又称坎农-巴德情绪理论。

该理论认为，全身的唤起本身就是情绪，即生理唤起和情绪感知是同时发生的。情绪并非外周变化的必然结果，情绪产生的机制不在周围神经系统，而在中枢神经系统的丘脑。情绪过程是大脑皮质对丘脑的抑制解除后丘脑功能亢进的结果。所有的情绪过程都遵循同样的活动链条，即外界刺激引起感觉器官的神经冲动，通过传入神经传到丘脑，再由丘脑同时向上向下发出神经冲动，向上反馈至大脑皮质，产生情绪体验，向下激活交感神经系统，引起一系列生理变化。

丘脑理论是对情绪理论的发展，但是忽视了大脑皮质对情绪产生的作用。

3. 情绪的认知理论　20世纪60年代，美国心理学家沙赫特（Schachter S）和辛格（Singer J）通过肾上腺素实验提出，情绪的产生是由刺激因素、生理因素和认知因素协同活动的结果，其中认知因素在情绪产生中起着关键作用。

他们认为，情绪是在认识加工过程中产生的，特别是在当前的认识评价与原来的内部模式不一致时产生的。其基本观点是，生理唤醒与认知评价之间的密切联系和相互作用决定着情绪，情绪状态是以交感神经系统的普遍唤醒为其特征的。

阿诺德（Arnold MB）提出了情绪的认知评价学说，认为刺激情境并不直接决定情绪的性质，从刺激的出现到情绪的产生之间有一个对刺激情境的估量、评价过程。这种认知评价过程往往以过去的经验和情境刺激对个体的作用为依据。她强调这种评价过程发生于生理反应、情绪体验和行为变化之前，评估常以直觉和自然评估为主，以经过考虑的价值判断作为补充。不同个体处于同一刺激情境，由于评价不同会产生不同的情绪反应。

4. 情绪脑机制的有关理论　心理是大脑的功能，情绪的产生和调节依赖于中枢神经系统复杂的生物学机制。坎农的丘脑理论之后，心理学家和生理学家开展了许多关于中枢神经系统功能与情绪发生和调节关系的研究，认为脑的网状结构和边缘系统的功能特点与情绪和情感有密切关系。

林斯利（Lindsley DB）在神经生理学研究基础上，提出了以网状结构为核心的情绪激活学说。他认为，脑干上行激活系统接受来自外周和内脏的各种感觉冲动，经过下丘脑的整合之后，再弥漫地投射到大脑，从而激活大脑皮质，调节睡眠、觉醒和情绪状态。

帕佩兹（Papez JW）和麦克林（Maclean）提出了情绪边缘系统学说。他们认为，边缘系统与情绪的自主神经系统反应和情绪体验密切相关，大脑的边缘皮质、海马、丘脑和下丘脑等结构在情绪体验和情绪表现中具有重要作用。帕佩兹提出的情绪环路学说认为，情绪过程开始于海马，当海马受到刺激，冲动通过穹窿传到下丘脑的乳头体，再到达丘脑前核，传到大脑皮质的扣带回，最后回到海马和杏仁核，完成全部环路。研究证实，情绪环路远比最初想象的更加复杂，杏仁核和隔区也应包括在其中。麦克林根据对癫痫病人边缘系统的研究构建了一个更为扩大的情绪行为脑模型，把人脑视为三层系统，第一层是最老、最深的脑干，第二层是与情绪和情感有密切联系的边缘系统，第三层是特别复杂的大脑皮质。麦克林的模型强调了边缘系统在情绪活动中的重要作用，同时说明了多种高等动物情绪反应所包含的共同的脑结构、这些结构及其功能在物种演化中的发展过程。从进化的观点看，边缘系统的出现给脑干所实现的行为增加了更多的适应性，即它可以受到情感和情绪的策动，更有效地适应各种情境刺激。

四、情绪的功能及其对心身健康的影响

（一）情绪的功能

1. **情绪具有适应功能**　情绪是有机体生存、发展和适应环境的重要手段，并随着物种的进化而不断趋向复杂。有机体通过情绪所引起的一系列生理和心理反应来调节其身体能量和状态，以使自身处于一定的活动状态，适应周围环境的变化。

2. **情绪具有信号功能**　情绪能够传递信息、满足需要、沟通思想。在日常生活中，人们往往通过面部表情、身段表情和言语表情来表达自己的情绪和情感。中国传统医学中的望、闻、问、切也包括对病人表情的观察。表情既是思想的信号，又是言语交流的重要补充手段，在信息交流中起着重要作用。

3. **情绪具有动机功能**　情绪可以驱动有机体从事活动，调节个体的行为，提高活动效率。个体内驱力是激活有机体活动的动力，情绪对内驱力的发动和制止起到放大和增强的作用。情绪还能增强人们对客观世界的兴趣，起着驱动人们去探索客观事物的动机作用。

4. **情绪具有组织功能**　情绪调节和影响着个体的行为，积极的情绪对活动起着协调和促进的

作用，消极的情绪对行为具有干扰和阻碍的作用，且其作用的大小与情绪状态的强度有关。

（二）情绪对心身健康的影响

情绪和情感是人的精神活动的重要组成部分，与个体的生理机制和外显行为紧密相关，直接影响到心身健康。正性情绪如乐观、开朗、心情舒畅等有利于人的心理和生理两方面的健康；负性情绪如焦虑、抑郁、悲伤、苦闷等常常会损害人正常的生理功能和心理反应，降低机体的抵抗力，严重时可导致心身疾病；而心身疾病也常常导致各种情绪障碍。情绪研究在临床医学中具有重要的理论和实际意义，它涉及不良情绪对各种疾病过程的影响，以及如何改善病人的情绪反应等问题。

根据情绪认知理论，对客观事物的认知评价方式决定了个体情绪的性质和程度。改变和调整自身错误的认知评价方式、调整行为的目标、适应或协调环境、使用适当的心理应对策略，可有效地改变个体的情绪状态，保持良好稳定的情绪。

五、情感障碍

情绪和情感在精神医学中常作为同义词。情感障碍通常表现为三种形式，即情感性质的改变、情感波动性的改变和情感协调性的改变，其中情感性质的改变包括情感高涨、情感低落、焦虑和恐惧，情感波动性的改变包括情感淡漠、情感脆弱和易激惹，情感协调性的改变包括情感倒错、矛盾情感和情感幼稚。

（一）情感性质的改变

1. 情感高涨（elation） 指情感活动明显增加，表现为不同程度的病态喜悦，总是兴高采烈，似乎没有发愁的事情，对任何事情都感兴趣，语言高昂，眉飞色舞，喜笑颜开，表情丰富，伴有言辞夸大、言语和活动显著增多等。病人主观上充满幸福感和欣快感，自我感觉良好，自信心膨胀，有无所不能感等。高涨的情感和周围环境具有一定联系，其乐观的情绪具有一定感染力，常见于躁狂发作。与环境不相协调、不易为人理解的自得其乐，多见于脑器质性疾病。

2. 情感低落（depression） 病人表现为情绪消沉，忧心忡忡，愁眉苦脸，唉声叹气，对事情总是予以悲观评价；病人主观上感到心情沮丧，无论什么事情都难以令自己高兴起来，对任何事情都不感兴趣，伴有自我评价过低、丧失自信心、悲观失望等。多见于抑郁发作。

3. 焦虑（anxiety） 是指在缺乏相应的客观因素情况下，病人表现为顾虑重重、紧张、恐惧或烦躁不安，以至搓手顿足，似有大祸临头，惶惶不可终日，伴有心悸、出汗、手抖、尿频等自主神经功能紊乱症状。若病人体验到莫名其妙的紧张害怕，没有具体的害怕对象和内容，且紧张的出现难以预料，似乎随时可能发生，称为"自由浮动性焦虑"；若担心的内容有具体的指向，例如过度担心考试考不好的后果，称为"预期焦虑"；病人运动不安、坐立不宁、来回走动、搓手顿足，伴有肌肉紧张、震颤，以及自主神经功能紊乱，如口干、颜面潮红、出汗、心悸、呼吸急促、胸闷、尿频尿急等，则称为"躯体焦虑"。

惊恐发作常在无明显诱因下突然出现，历时短暂，病人极度恐慌不安，甚至体验到濒死感，伴明显的自主神经亢进症状，如心悸、胸闷、呼吸困难、出汗等，临床上易误诊为心脏病发作。

多见于焦虑症、恐惧症。

4. 恐惧（fear） 对外界事物产生超出正常范围的恐惧，虽然自知不必如此害怕，但仍然无法抗拒这种恐惧感，同时伴有明显的自主神经功能紊乱，以及强烈的回避意向和行为。恐惧的对象常为日常事物，如尖锐物品、小动物、高处、幽闭或开阔的空间等。病人不仅在面临恐惧对象时害怕得让人难以理解，在想到或旁人提到这些事物时，也可表现出不同程度的恐惧感。恐惧与焦虑的区别在于前者具有明确的害怕对象而后者没有。

（二）情感波动性的改变

1. 情感淡漠（apathy） 指对外界刺激缺乏相应的情感反应，即使对与自身有密切利害关系的事情也是如此。病人对周围发生的事物漠不关心，面部表情呆板，内心体验贫乏，如听到亲人的亡故也无动于衷，或被旁人辱骂也无所谓。可见于单纯型及慢性精神分裂症。

2. 易激惹（irritability） 急剧而短暂的情感波动，表现为微小刺激就产生强烈的情感反应，多为激动、不满、愤怒、发脾气等。可见于认知功能障碍、躁狂发作、人格障碍、焦虑症或甲状腺功能亢进所致精神障碍等多种疾病。

3. 情感脆弱（emotional fragility） 一般在细微的外界刺激甚至并无明显的外因影响下，病人的情感容易引起波动，反应迅速，有时也较强烈，常因无关紧要的事件而感动得伤心流泪或兴奋激动，无法克制。多见于分离障碍、脑血管疾病所致精神障碍等。

（三）情感协调性的改变

1. 情感倒错（parathymia） 指情感反应与外界刺激的性质完全相反，情感表现与其内心体验或处境不相协调。如听到亲人逝世的消息后表现出愉快，面带微笑地讲述自己悲惨的遭遇等。主要见于精神分裂症。

2. 矛盾情感（ambivalent feeling） 指同一病人对同一事物同时产生两种相互对立的情感体验，如病人对其亲人既爱又恨、既喜欢又讨厌，但病人对此既不自觉又不能加以分析、判断，并无焦虑和痛苦体验。多见于精神分裂症。

3. 情感幼稚 指成人的情感反应如同小孩，变得幼稚，缺乏理性控制，反应迅速而强烈，没有节制和遮掩。见于分离障碍或痴呆病人。

第四节 意志过程

意志（will）是人们自觉地确定目标，并根据目标来支配、调节自己的行动，克服各种困难以实现目标的心理过程。人在认识客观现实的同时，会产生一定的愿望和动机，在其激励和推动下，确立各种行为目标，然后选择合适的方法和手段，支配自己行动，克服可能遇到的各种困难，从而最终实现目标，这就是意志过程。意志集中地体现出人的意识的能动性，并可调节人的认识活动和情绪。意志是在认知过程的基础上产生的，和情感有着密切的联系，对情绪起着调节和控制的作用。

一、意志行动的基本特征

（一）意志具有明确的目的

目的是行动的方向和结果，能够自觉地确立目的是人的行为的首要特征。但从根本上讲，动物的行为不能达到自觉意识的水平，只能消极适应环境，所以动物没有意志。在行动之前，人类对行动的目的和结果就以意识的形式存在于人的大脑之中，并能以这个目的来调节和支配自己的行动。意志集中地体现了人的心理活动的自觉能动性。

（二）意志具有调节行动的作用

意志对行动的调节作用，不仅在于推动人去采取达到预定目的的行动，还在于制止不符合预定目的的行动，使人的行动按目的自觉地认识客观世界、适应客观世界、改造客观世界。人的内脏活动也可在一定程度上受意志的调节与支配。

（三）意志与克服困难相联系

意志行动是有自觉目的的行动，目的的确立与实现的过程中总会遇到各种各样的困难，因此，战胜和克服困难的过程，也就是意志行动的过程。

（四）意志以随意运动为基础

人的随意运动是受主观意识调节的，具有一定目的方向性的运动，是在生活实践过程中逐渐学习获得的动作，是意志行动的必要组成部分。有了随意运动，人就可根据目的去组织、支配和调节一系列最基本的动作，组成复杂的行动，从而实现预定的目的。

意志行动的这四个基本特征是互相关联的。目的是意志行动的前提，克服困难是意志行动的核心，随意动作则是意志行动的基础。

二、意志行动的心理过程

意志行动的心理过程包括两部分，分别是采取决定阶段和执行决定阶段。采取决定阶段是意志行动的准备阶段，它预先决定行动的方向和结果，规定行动的轨道；执行决定阶段是意志行动的完成阶段，它使内心世界的目的、计划付诸实施。

（一）采取决定阶段

采取决定有一个过程，包括动机斗争、目的确定和方法及策略的选择等环节。

1. 动机斗争与目的确定　人的行动总是由一定的动机引起的，并指向一定的目的。动机是激励人去行动的原因，目的是期望在行动中所要达到的结果。动机是由人的需要而产生的，而需要是人的意志行动的内在因素。在简单的意志行动中，行动的目标单一、明确，通过习惯性的行为方式就能实现，动机几乎直接过渡到行动。而在较复杂的意志行动中，其动机非常复杂多样，往往会遇到动机的冲突，需要经过动机斗争的过程，权衡利弊，评价得失。当某种动机通过斗争居于支配行动的主导地位时，目的也就确定下来，动机斗争才宣告结束。

2. 方法及策略的选择　目的确定后，还需要选择达到目的的行动方式和方法，制订行动计划，这是解决意志行动的决策步骤。实现意志行动往往需要对各种方式、方法和方案进行分析比较，周密思考，权衡利弊而加以抉择，拟定符合实际、切实可靠的行动计划。

（二）执行决定阶段

执行决定是意志行动实现的关键阶段。无论行动的动机多高尚，行动的目的多美好，行动的手段多完善，如果不付诸实际行动，这一切都将失去意义，不可能达成意志行动的实现。

执行决定是意志行动、情感体验和认知活动协同作用的过程。人在行动中必然伴随着种种积极的和消极的情感体验。人要想使自己的行动始终瞄准预定目的的实现，就要有认知活动的积极参与，这样才能随时对行动进行自我调节。

执行决定是克服各种困难的过程。人在按预定的目的去执行决定的过程中，必然要遇到各种主观或客观困难，需要作出必要的意志努力。这是由于：第一，与既定目的不符的各种动机还可能重新出现，引诱人的行动脱离预定的轨道，或可能产生新的动机、目标和方法，干扰行动过程。第二，行动中会出现意料之外的新情况、新问题，而个人可能又缺乏应对新情况、新问题的现成手段，这会造成行动的踌躇或徘徊。第三，执行行动中，需要克服来自外部的困难。第四，积极而有效的行动，要求克服人的人格中原有的消极品质，忍受由行动或行动环境带来的种种不愉快的体验。

三、意志品质

意志品质是指一个人在实践过程中所形成的比较明确的、稳定的意志特点。评价意志品质的优劣主要是看其意志活动的社会价值；判断意志力的强弱，则是看其意志表现程度。意志品质主要体现在自觉性、果断性、自制性和坚韧性。

（一）意志的自觉性

指一个人在行动中具有明确的目的性，并能充分地意识到行动的社会意义，使自己的行动服从社会要求的品质。它贯穿于意志行动的始终，是产生坚强意志的源泉。具有意志自觉性的人能够自觉地、独立地、主动地控制和调节自己的行动，不易受外界的影响，也不拒绝有益的意见。与自觉性相反的品质是动摇性和独断性，前者缺乏独立精神和创造精神，缺乏信心和主见，盲从他人的意见，屈从环境的影响；后者不管自己的愿望、目的是否合理，一味固执己见，拒绝别人的批评、劝告。

（二）意志的果断性

指人具有明辨是非，迅速而合理地采取决定、实现决定的品质。它是以勇敢和深思熟虑为前提，是个人的学识、机智的有机结合。与果断性相反的品质是优柔寡断和草率决定，前者常常在各种动机与目的之间摇摆不定，遇事患得患失，担心后果；后者懒于思考而轻举妄动，为了摆脱选择时产生的紧张状态，不考虑主客观条件和后果，贸然抉择，凭一时冲动行事。

（三）意志的自制性

指人能够自觉、灵活地控制自己的情绪，约束自己言行的品质。自制性强的人善于控制自己的情绪与冲动行为，克服不利因素，使自己去执行决定。与自制性相反的品质是任性和怯懦，前者对自己的行动不加约束，任凭其兴趣驱使；后者在行动中畏缩不前，或因情况变化而慌张失措。

（四）意志的坚韧性

指人在意志行动中坚持决定，以充沛的精力和坚韧的毅力，百折不挠地克服一切困难，实现预定目的的品质。具有坚韧性的人善于抵制不符合行动目的的主客观诱因的干扰，不计较个人得失，也不半途而废，能顺利完成各项工作。与坚韧性相反的品质是顽固执拗和动摇性，前者对自己行动缺乏正确估计，不能客观分析外界情况，一意孤行；后者不能长久地控制自己的行动，易出现虎头蛇尾、见异思迁、朝秦暮楚等现象。

四、意志行为障碍

（一）意志障碍

1. 意志增强（hyperbulia） 指意志活动增多。往往与其他精神活动密切相关，在病态情感或妄想的支配下，病人持续坚持某些行为，表现出极大的顽固性，如有嫉妒妄想者坚信配偶有外遇，而长期对配偶进行跟踪、监视、检查等。

2. 意志减退（hypobulia） 指意志活动减少。病人表现出动机不足，积极主动性及进取心降低，对周围一切事物都兴趣索然，不愿活动，严重时连日常生活也懒于料理。常与情感淡漠或情感低落有关，见于抑郁症、精神分裂症。

3. 意志缺乏（abulia） 指意志活动缺乏。病人对任何活动都缺乏动机和要求，生活被动，需别人督促和协助，严重时没有本能的要求，行为孤僻、退缩，常与其思维贫乏、情感淡漠同时出现。主要见于精神分裂症、痴呆病人。

4. 意志倒错（parabulia） 指病人的意志要求违背一般常理或为常人所不能接受，以致病人的某些活动或行为使人难以理解。例如，病人伤害自己的身体，吃正常人不能吃、不敢吃或厌恶的东西，如肥皂、大便、泥土等。这些行为可以在幻觉和妄想的支配下产生，病人对此作出荒谬的解释。多见于精神分裂症。

5. 矛盾意志（ambivalence） 病人对同一事物同时产生两种相互对立的、矛盾的意志活动，但病人对此毫无知觉，也从不自动地加以纠正。多见于精神分裂症。

（二）行为障碍

1. 精神运动性兴奋（psychomotor excitement） 指精神活动的全面增强或脱抑制，动作和行为增加。分为以下两种：

（1）协调性精神运动性兴奋：指病人动作和行为的增加与思维、情感活动协调一致，并和环境相联系，其行为是有目的的，可理解的，整个精神活动是协调的。多见于躁狂症。

（2）不协调性精神运动性兴奋：指病人言语、动作和行为的增多与思维、情感不相协调，其动作单调杂乱，无动机及目的性，使人难以理解，整个精神活动是不协调的，与外界环境也不相称。可见于紧张型精神分裂症、青春型精神分裂症、器质性病变导致的意识障碍等。

2. 精神运动性抑制（psychomotor inhibition） 指行为动作和言语活动的减少。分为以下三种：

（1）木僵（stupor）：指行为动作和言语活动的完全抑制或减少，常缄默不语，保持一个固定的姿势。轻度木僵者表现为问之不答、唤之不动、表情呆滞，但在无人时能自动进食，能解大小便，又称作亚木僵状态。可见于严重抑郁症、反应性精神障碍、脑器质性精神障碍和精神分裂症。严重时病人不语、不动、不食，面部表情固定，不主动排便，对刺激缺乏反应。最严重的达到蜡样屈曲（waxy flexibility），表现为丧失任何随意动作，肢体任人摆布，并保持摆布后的任何姿势不变，即使是不舒服的姿势，也较长时间地似蜡像一样维持不动，对任何刺激都没有反应，甚至没有防御反射以致身体受损。病人可因长时间不闭目而角膜溃疡，不吞咽唾液而口腔溃疡，不排尿而膀胱破裂。如将病人头部抬高似枕着枕头的姿势，病人可维持很长时间，称之为"空气枕头"，此类病人意识清楚，病愈后能回忆。

（2）违拗症（negativism）：病人对于指令和要求都不予执行，且表现出抗拒及相反的行为。若病人的行为反应与别人的要求完全相反时称作主动违拗（active negativism），如要求病人向前走时他反而向后退行。若病人对医生的要求都加以拒绝而不作出行为反应，称作被动违拗（passive negativism）。多见于精神分裂症。

（3）缄默症（mutism）：病人缄默不语，不用言语回答问题，但有时用手势或以纸笔表达意思。常见于精神分裂症和分离障碍。

3. 刻板动作（stereotyped act） 指病人机械刻板地反复重复某一单调的动作，这个动作并没有什么指向性和意义，常与刻板言语同时出现。多见于精神分裂症。

4. 模仿动作（echopraxia） 病人毫无目的、毫无意义地模仿别人的动作或表情，常与模仿言语同时存在。多见于精神分裂症。

5. 持续动作（perseveration） 当周围人又向病人提出新的要求后，病人依然重复地做刚才所做的动作，常与持续言语同时出现。

6. 作态（mannerism） 指病人表现出与其年龄和处境不相符的幼稚愚蠢行为，做出古怪的、愚蠢的、幼稚的、做作的动作、姿势、步态与表情，如做怪相、扮鬼脸、怪腔怪调地说话等，给人以故意装腔作势感。多见于精神分裂症。

7. 强迫性动作（compulsive act） 这是一种违反本人意愿，反复纠缠出现的动作，病人清楚地知道，做这些动作完全没有必要，努力设法摆脱，但徒劳无益，为此感到非常痛苦，有迫切的治疗要求。这类症状往往继发于强迫思维，常见于强迫症，也可见于精神分裂症早期。

8. 冲动与攻击行为（impulsive and aggressive acts） 冲动行为常突然出现，与处境或心理社会诱因不相称，行为前毫无准备，未加思考，也没有任何意识的抵抗和选择；行为难以令人理解。广义的攻击行为包括有目的、有意图地或试图对他人或自身，或其他目标进行伤害、破坏性言语或行为。可见于多种精神障碍。

9. 自伤（self-injury）与自杀（suicide） 是指向自身的攻击行为。自杀指在观念上有想死的意念和用行动结束自己生命的决心，并采取了导致死亡的行为。多见于抑郁障碍，精神分裂症病人在命令性幻听或妄想的支配下也会出现。自伤是指没有结束生命企图的自我伤害行为，常见于人格障碍、精神分裂症和智力低下者等。情绪不稳定型人格障碍（冲动性或边缘型人格障碍）病人常因情绪转换无常、冲动出现自伤行为；反社会型人格障碍有时会不惜自伤、自残来达到威慑对方的目的；表演型（癔症型）人格障碍病人可通过自伤达到引起关注、免除责任等获益目的；精神分裂症病人常在幻觉、妄想的支配下发生自伤；智力低下病人的自伤可能是幼稚的模仿行为，或在旁人的引诱、唆使下出现。

近年来，关于非自杀性自伤（nonsuicidal self-injury，NSSI）的报道逐渐增多。NSSI 是指在无自杀意图的情况下，直接、故意、反复地伤害自己的身体，且不会导致死亡的行为，其目的包括情感调节、自我惩罚、寻求关注及寻求刺激等。

第五节　意识

一、意识的概念

意识（consciousness）是指个体对周围事物和自身的觉察。个体对外在的客观事物的主观体验称为环境意识；个体对自身的存在、感受、体验、状态和活动的觉察，并把自身和外在世界区别开来，称为自我意识。从神经科学来讲，意识代表了人或动物对外界环境状态的反应性：昏迷或有反应，睡眠或唤醒，清醒或警觉。就人类而言，意识是指人们对环境的反应和判断状况，是一种觉醒状态下的觉知，包括对客体的觉知和把自己与其他个体相区别的觉知。马克思把意识规定为我与非我的关系，也可以说意识是人类所特有的个体与环境关系的一种特殊反映形式。意识是精神活动的基础和先决条件，只有在清醒的意识状态下才有认知、记忆、思维等高级神经活动。

意识最重要的特征是具有主动性和连续性。由于这种特征，一个人既往的经验和现在的经验就能结合在一起，使人们能够利用既往的记忆对现时输入信息作出最佳判断和最佳行为决策，正是因为人们能通过意识对现时不在眼前的情景和可能发生的情况作出预测或预见，才能计划未来的行动。

意识离不开客观现实。意识之所以能很好地反映客观现实，是与大脑皮质细胞能否获得最适宜兴奋有密切关系的。意识状态的清晰度、范围及对其内容的分析和判断，对临床上确定意识状态是否处于正常或产生了意识障碍是有重要意义的。在正常时，意识活动有其一定的范围界限，人们只能意识到同一时间内所作用于他的许多事物中某些有限的部分。由于新的印象不断地充实意识的内容，因而其内容不仅是非常复杂的，而且是经常改变的。

另外，意识还存在一般性变化，如觉醒、惊奇、愤怒、警觉等。意识状态的变化与个体身体功能的周期性变化密切相关，包括人体的基本生理活动、过程和心理状态的周期性变化，即人体的生物节律（biological rhythm）。

意识的解剖基础包括网状结构与大脑皮质两大部分。其中，网状结构分布于中枢神经系统的各个水平，下自脊髓，上至中脑、丘脑，并以脑桥、中脑的网状结构最重要，直接与觉醒和睡眠有关；大脑皮质的适宜兴奋状态能够使意识反映的内容很清晰，不至于产生歪曲反应。

二、觉醒与睡眠

觉醒与睡眠都是生理活动所必需的过程，只有在觉醒状态下，人体才能进行劳动和其他活动；而睡眠可以使人体的精力和体力得到恢复，从而保持良好的觉醒状态。觉醒和睡眠的周期性交替进行是一种生物节律，都是正常的生理活动。有人认为，在脑干尾端存在能引起睡眠和脑电波同步化的睡眠中枢，其活动向上传导可作用于大脑皮质（有人称之为上行抑制系统），并与上行激活系统的作用相对抗，从而调节着睡眠与觉醒的相互转化。经大量的刺激和破坏性实验证明，下丘脑的视交叉上核或第三脑室侧壁与睡眠密切相关，当这些部位病变时，将出现持续性昏睡，出现觉醒与睡眠周期缺失的非生理性睡眠现象。

与觉醒相比，睡眠时发生了许多生理变化，表现为：嗅、听、视、触等感觉功能暂时减退；骨骼肌反射运动和肌肉紧张减弱；伴有一系列自主神经功能的改变，如血压下降、心率减慢、瞳孔缩小、尿量减少、体温下降、代谢率减低、呼吸变慢、胃液分泌增多而唾液分泌减少、泌汗功能增强等。

（一）觉醒状态的维持

觉醒状态的维持是脑干网状结构上行激活系统的作用。动物实验证明，用电刺激中脑网状结构能唤醒动物，脑电图呈现去同步化快波。觉醒状态包括脑电觉醒与行为觉醒，维持这两种状态的机制不同。脑电觉醒是指动物的脑电图由睡眠时的同步化慢波转变为觉醒时的去同步化快波，从脑桥蓝斑核前部发出的上行去甲肾上腺素能系统与维持大脑皮质觉醒状态的电活动有关。行为觉醒是由中脑-黑质-纹状体多巴胺能系统所控制。

（二）睡眠及其分期

研究显示，人在安静和休息状态时，脑电活动以α节律为主。α波的频率相对较低，每秒8~13个周期，波幅稍大。当警觉和高度注意时，α波变为低电压，并被β波所取代。β波的相对频率较高，每秒14~30个周期，波幅较小。从清醒转入睡眠时，脑电则由去同步化的电活动转为同步化，电活动变慢，波幅增高，形成δ节律。

应用脑电图记录研究睡眠是最常用的手段。根据脑电图发生的一系列变化可把睡眠分为以下几期：

1. **非快速眼动睡眠（non-rapid eye movement sleep，NREM sleep）** 又称慢波睡眠（slow wave sleep，SWS）。此相可分为：Ⅰ期，病人处于嗜睡状态，脑电节律变慢，α指数减少，并逐步转变为低电位的α波；眼球有轻微游动，若给轻微刺激，α波又可出现。Ⅱ期，进入浅睡状态，脑电图中出现短暂性13~15Hz的规律性低电位活动，而后再现短促的高电位慢波，还可在颅顶部记录到尖波和慢波。个体较难被唤醒。Ⅲ期，深睡期，脑电图上出现高电位δ波，自额叶向中央回扩散，各导联中占20%~30%。Ⅳ期，深睡，高电位δ波占50%以上。个体的肌肉进一步放松，身体功能的各项指标变慢，有时发生梦游、梦呓、遗尿等。

2. **快速眼动睡眠（rapid eye movement sleep，REM sleep）** 又称快波睡眠（fast wave sleep，FWS）。此相的脑电图与非快速眼动睡眠的Ⅰ期相似，但对环境刺激的阈值很高。进入此相时，脑电活动迅速改变，δ波消失，高频率、低波幅的脑电波出现，与个体在清醒状态时的脑电活动很相似。睡眠者的眼球开始快速做左右上下移动，心律和血压变得不规则，呼吸变得急促，如同清醒状态或恐惧时的反应，而肌肉则依然松软，并且通常伴随栩栩如生的梦境。

正常睡眠中，非快速眼动睡眠从Ⅰ期至Ⅳ期循环之后再进入Ⅱ期，然后再进入快速眼动睡眠，如此循环为一个周期。每个周期一般持续90分钟，每晚有4~6个周期。健康成年人快速眼动睡眠占20%~25%，儿童较长。睡眠所需时间因人而异。一般来说，儿童需要睡眠时间长，随年龄增长而缩短。

三、意识障碍

处于觉醒状态的正常人总是能够清晰地觉察自身状况和周围环境，称为意识清晰。从觉醒到昏迷，意识清晰的程度可有不同程度的下降。由于意识清晰度下降，各种心理活动不能正常进行，包括注意涣散，不能正确识记和保持、理解、判断，不能正确定向，语言表达、情绪和行为控制能力也受到损害，称为意识障碍（disturbance of consciousness）。

意识障碍可分为环境意识障碍和自我意识障碍。环境意识障碍包括意识清晰度降低、意识范围缩小及意识内容改变，自我意识障碍包括人格解体、交替人格等。

（一）环境意识障碍

1. 嗜睡（drowsiness） 意识清晰度水平轻微降低。病人在安静环境下多处于睡眠状态，受刺激后可立即转醒，并能进行正常的交谈，但内容简单，一旦刺激消失便又进入睡眠状态。

2. 混浊（confusion） 意识清晰度轻度受损。病人反应迟钝、思维缓慢，注意、记忆、理解均存在困难，有周围环境定向障碍，能回答简单问题，对复杂问题茫然不知所措。吞咽、角膜对光反射尚存在，也可出现原始动作如吸吮、伸舌、强握和病理反射等。

3. 昏睡（sopor） 意识清晰度水平明显降低，环境意识及自我意识均丧失。病人对一般刺激没有反应，只有强痛刺激才能引起防御性反射，如用手指压病人眶上缘内侧时，可引起面肌防御反射。角膜、睫毛等反射减弱，对光反射、吞咽反射仍存在。深反射亢进，病理反射阳性。可出现不自主运动及震颤。

4. 昏迷（coma） 意识完全丧失。痛觉反应和随意运动消失，任何刺激均不能引起反应，吞咽反射、防御反射，甚至对光反射均消失，可出现病理反射。

5. 朦胧状态（twilight state） 指病人的意识范围缩窄，并伴有意识清晰度的降低。病人在狭窄的意识范围内，可有部分正常的感知体验和行为，但对除此之外的事物难以正确感知、判断和评价。表现为联想困难、表情呆板或迷惘，有定向障碍，片段的幻觉、错觉、妄想以及相应的行为，也可有焦虑或欣快的情绪。常忽然发生，突然中止，反复发作，持续数分钟至数小时，事后遗忘或部分遗忘。多见于癫痫性精神障碍、颅脑外伤、脑缺氧及分离障碍。

6. 觉醒游行症（ambulatory automatism） 是意识朦胧状态的一种特殊形式，以不具有幻觉、妄想为临床特点，病人在意识障碍中可执行某种无目的性的，且与处境不相适应的，甚至没有意义的动作。常突然开始，持续短暂，又突然消失，清醒后丧失回忆。临床上较多见的有梦游症（somnambulism）和神游症（fugue），也可见于癫痫、分离障碍等。

7. **谵妄（delirium）** 又称急性脑病综合征，是指在意识清晰度降低的同时，出现大量的错觉、幻觉，以幻视多见，内容多为生动而鲜明的形象性的情境，如见到昆虫、猛兽等，内容常具有恐怖性，病人常产生紧张、恐惧情绪反应，出现不协调性精神运动性兴奋；思维不连贯，理解困难，有时出现片段妄想。定向力全部或部分丧失，多数病人可保存自我定向力而丧失周围环境定向力。谵妄状态往往昼轻夜重。持续数小时至数日，意识恢复后可有部分遗忘或全部遗忘。以躯体疾病所致精神障碍及中毒所致精神障碍较多见。

8. **梦样状态（oneiroid state）** 指在意识清晰程度降低的同时伴有梦样体验。病人完全沉湎于幻觉、幻想中，与外界失去联系，但外表好像清醒，对其幻觉内容过后并不完全遗忘。持续数日或数月。常见于感染中毒性精神障碍和癫痫性精神障碍。

（二）自我意识障碍

1. **人格解体（depersonalization）** 指的是对个体的思维、情感、感觉、躯体或行动的不真实的、分离的或作为旁观者的体验（例如感知的改变、时间感的扭曲、自我感的不真实或丧失、情感和/或躯体的麻木）。

2. **交替人格（alternating personality）** 指的是存在两个或更多不同的人格状态为特征的身份瓦解，在某些文化中可能被描述为一种附体体验。多见于分离障碍，也见于精神分裂症。

第六节　人格

一、人格概述

（一）人格的概念

人格（personality），也有人称之为个性（individuality），源于拉丁语"面具（persona）"。严格地讲，人格与个性是有一定区别的。人格强调人的整体性，而个性着重强调人的独特性，强调人与人之间的差异。日常生活中人们常说的人格，如"你不要侮辱他的人格"等，带有法律和社会伦理道德的意味，并不是心理学中人格的概念。

人格是十分复杂的心理现象，许多心理学者从自己的理论观点及研究侧重点分别提出人格的定义，目前尚无统一的、确切的、能为大家共同接受的定义。现代心理学一般认为，人格是指一个人总的精神面貌，即一个人在一定社会条件下形成的、具有一定倾向的、比较稳定的心理特征的总和。

（二）人格的特征

一般认为人格普遍具有以下特征：

1. **自然性与社会性**　人格是在先天的自然素质的基础上，通过后天的学习、教育与环境的作用逐渐形成起来的。人与生俱来的感知器官、运动器官、神经系统和大脑在结构与功能上的一系列特点，是人格形成的物质基础与前提条件。但人格并非单纯的自然产物，它总是被深深地打上社会的烙印，即个体社会化的结果。初生婴儿作为一个自然的实体，还谈不上人格。

人格是在个体的生活过程中逐渐形成的，受社会文化、教育和教养环境的影响。马克思曾说：“'特殊的人格'的本质不是人的胡子、血液、抽象的肉体本性，而是人的社会特质。”“人的本质并不是单个人所固有的抽象物，实际上，它是一切社会关系的总和。”可见，人格是自然性与社会性的统一。

2. 稳定性与可塑性　人格的稳定性是指个体的人格特征具有跨时间和空间的一致性。个体在生活中短暂的、偶然的表现，不能认为是一个人的人格特征。例如，某人在某个场合偶然表现出对他人冷淡，缺乏关心，不能以此断定这个人具有自私、冷酷的人格特征。只有一贯的、在绝大多数情境下都表现出来的心理现象才是人格的反映。

人格不是一成不变的。随着社会现实和生活条件、教育条件的变化，年龄的增长，主观的努力等，人格可能会发生某种程度的改变。特别是经历重大生活事件或挫折的个体，其人格往往会发生明显的改变，这就是人格的可塑性。因此，人格既具有相对的稳定性，又有一定的可塑性。

3. 独特性与共同性　人格的独特性是指人与人之间的心理和行为各不相同，即个体间差异。构成人格的各种因素在每个人身上的侧重点和组合方式是不同的，如每个人在认识、情感、意志、能力、气质、性格等方面各表现出独特的一面。有的人知觉事物细致、全面，善于分析；有的人知觉事物粗略，善于概括；有的人情感丰富、细腻；有的人则情感冷淡、麻木等。如同世界上很难找到两片完全相同的叶子一样，也很难找到两个人格完全相同的人。强调人格的独特性，并不排除人格的共同性。人格的共同性是指某一群体、某个阶级或某个民族在一定的群体环境、生活环境、自然环境中形成的共同的典型的心理特点。因为人格具有独特性和共同性，所以每个人形成了各自的复杂的心理面貌。另外，人格心理学家也发现了人格具有“个体内差异”的证据，即同一个人在不同的情境下会表现出不同的行为模式。

4. 整体性　人格是由许多心理特征组成的，这些特征之间相互影响、相互制约且组成个体复杂的人格结构体系，使人的内心世界、个体动机与外显行为之间保持和谐一致，否则将会导致人格的病态表现。

（三）人格心理结构

人格心理可分为既相互联系又有区别的三个子系统。

1. 人格倾向性（personality inclination）　是人格中的动力结构，推动人进行活动的动力系统，是决定社会个体发展方向的潜在力量，构成了人格结构中最活跃的因素，主要包括需要、动机、兴趣、理想、信念与世界观等心理成分。需要是人格倾向性的源泉，在需要的推动下人格才逐渐形成和发展；动机建立在各种需要之上推动人进行活动并使活动朝着一定目的前进；信念、世界观居于人格倾向性的最高层次，决定着一个人总的人格倾向。

2. 人格心理特征（psychological characteristics of personality）　是人格中的特征结构，是人的多种心理特征的一种独特的组合，它集中反映了一个人精神面貌的稳定的类型差异，主要表现在能力、气质和性格几个方面。气质是一个人生来具有的心理活动的动力特征，即在个体行为上表现出来的心理过程的强度、速度、稳定性及心理活动的指向性等特点。性格是个体在其先天素质的基础上通过后天生活过程中与社会环境的相互作用而形成的，是一个人对现实的稳定的态度和习惯化了的行为方式，更具有社会性。能力标志着人在完成某项活动时潜在可能性上的特征。能力总是和人的某种活动联系并表现在活动中，是保证活动取得成功的基本条件。

人格倾向性和人格心理特征之间相互联系、相互制约，从而构成一个有机的整体。人格对心理活动有积极的引导作用，使心理活动有目的、有选择地对客观现实进行反映。人格差异通常是指人们在人格倾向性和人格心理特征方面的差异。

3. 自我调节系统（self-regulating system） 又称自我意识（self-consciousness），是自我调节系统的核心。自我意识包含个体对自己作为客体和主体存在的各方面的意识，是一个多维度、多层次的心理系统，包括自我认知、自我体验和自我控制三个子系统。这三个子系统不是截然分开的，而是紧密联系着构成个性结构中的自我调节系统，对个性中的各种心理成分进行调节和控制，以保证个性的和谐、完整和统一。

（四）影响人格形成和发展的因素

人格不是与生俱来的，而是在个体生物遗传的基础上，在一定的社会环境影响下，通过社会实践活动逐渐形成和发展起来的。人格形成和发展经历了一个漫长而复杂的过程。国内外研究已表明，人格的形成主要受遗传、环境和个体素质的影响，环境因素对于"生物学危险因素和素质因素是否会导致精神障碍的发生"起着扳机作用。

1. 生物因素 是人格形成和发展的基础，包括个体遗传的和非遗传的生物特点。基因、神经、内分泌系统的特性、体态、体质、容貌，都可能影响人格的形成和发展。生物因素仅仅为人格的形成和发展提供了某种可能，要把这种可能性变成现实性，必须通过环境因素的作用。

2. 环境因素 是人格形成和发展的决定因素，指环绕在人周围、影响人心身发展的一切外部条件的综合。它包括自然环境和社会环境，自然环境对人格的形成与发展有一定的影响，起决定作用的是社会环境。社会环境包括家庭、学校教育、人际关系、社会文化、社会制度及意识形态等，影响着人格的形成与发展，其中家庭中父母行为和教养方式对早期儿童人格的形成有重大影响。

3. 实践活动决定人格形成与发展的方向和水平 人参与实践活动并形成各种社会关系，接受社会环境的作用，逐渐形成自己的人格，这是一个积极能动的过程。不同的实践活动要求不同的人格特点，同时又塑造和发展了人格。

4. 自我教育 个人的主观能动性在人格形成与发展过程中起着积极的作用。环境因素及一切外来的影响都必须通过个体的自我调节才能起作用。

相关链接 | **人格的大五模式**

近年来，研究者们在人格描述模式上形成了共识，通过词汇学的方法，研究发现大约有五种特质可涵盖人格描述的所有方面，提出了人格的大五模式（the big five model），可以通过NEO-PI-R量表来评定，该量表包括以下五种人格因素：

1. 外倾性（extraversion） 好交际对不好交际，爱娱乐对严肃，感情丰富对含蓄。表现出热情、社交、果断、活跃、冒险、乐观等特点。

2. 神经质或情绪稳定性（neuroticism） 烦恼对平静，不安全感对安全感，自怜对自我满意，包括焦虑、敌对、压抑、自我意识、冲动、脆弱等特质。

3. 开放性（openness） 富于想象对务实，寻求变化对遵守惯例，自主对顺从。具有想象、审美、情感丰富、求异、创造、智慧等特征。

4. 随和性（agreeableness） 热心对无情，信赖对怀疑，乐于助人对不合作。包括信任、利他、直率、谦虚、移情等品质。

5. 尽责性（conscientiousness） 有序对无序，谨慎细心对粗心大意，自律对意志薄弱。包括胜任、公正、条理、尽职、成就、自律、谨慎、克制等特点。

二、需要

（一）需要的概念

需要（need）是个体对内外环境的客观需求在大脑中的反映，是个体心理活动和行为的基本动力。需要是生命活动的普遍现象。

（二）需要的分类

人类的需要十分复杂，多种多样。按不同的起源，需要可以分为生理需要和社会文化需要。前者是人与动物所共有的，是有机体维持和延续其种族生存所必需的条件反映，其特点是由有机体的生理机制决定和产生的，主要作用是维持个体生理状况的平衡，如饮食、睡眠、性等；后者是指个体在社会实践活动中形成和发展起来的各种条件的反映，其特点是由社会生活环境的条件所决定，其弹性伸缩较大，具有连续性，包括生产劳动、人际交往、文化艺术和社会道德规范及行为规则等。按不同的指向对象，需要也可分为物质需要和精神需要。

（三）需要层次理论

美国人本主义心理学家马斯洛（Maslow AH）提出了需要层次理论，将人类的主要需要归结为由低级到高级、呈金字塔状的五个层次（图2-2）。需要是按层次发展的，当较低层次的需要得到满足时，将会向更高一级的层次发展，各层次的需要相互依赖、彼此重叠，呈波浪式发展。

1. 生理的需要 是人类生存必不可少的需要，具有自我和种族保存的意义，位于多层次需要构成的"金字塔"图式的底部，包括衣、食、住、行及延续种族的需要等。当一个人的生理需要被控制时，其他需要均会被推到次要的地位。

2. 安全的需要 当生理的需要得到一定程度满足后，随之产生安全的需要，包括生命安全、财产安全、职业安全、劳动安全、环境安全和心理安全等，以求免除威胁和侵犯。

3. 归属和爱的需要 人总是在一定的社会环境和群体中发展的。归属和爱的需要包括接受他人的爱和给予他人爱；从属于某一个组织或某一种团体，并在其中发挥作用，得到承认；希望同伴之间保持友谊和融洽的关系，希望得到亲友的爱等。归属和爱的需要缺失会抑制人的健康成长，影响人的发展潜力。

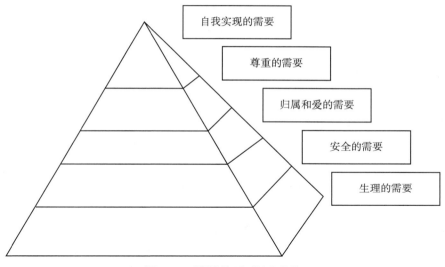

图2-2　马斯洛的需要层次理论

4. 尊重的需要　是个体对自身价值的认同，包含自尊、自重，或要求被他人尊重。每个人在社会中都会需要自己获得一定的认同，得到他人的尊重，从而产生自信、自强的心理体验，否则会产生自卑、虚弱和无能的感受。

5. 自我实现的需要　指个人的潜能得到充分地发挥，实现自身的价值。它是需要的最高层次、人生追求的最高目标，位于金字塔的顶端。对于多数人来说，自我实现的需要是个体追求并为之奋斗终身的目标，但只有少数人能够达到真正的自我实现。

马斯洛认为，这五种需要是人与生俱来的最基本的需要，构成了不同的等级或水平，并成为激励和指引个体行为的力量。需要的层次越低，力量越强。随着需要层次的上升，力量则相应减弱。在高级需要出现之前，必须先满足较低级的需要。低级需要得到适当的满足之后，它的激励作用就会降低，其优势地位将不再保持下去，高层次的需要会取代它成为推动行为的主要动力。例如，当一个人饥肠辘辘，为自己的生存感到恐惧时，他是不会追求归属和爱的需要的。但它们之间的关系并非固定不变，而是一种相互作用的关系，有时可以同时存在，只是其中一种需要起到主导作用而已。

在从动物到人的进化中，高级需要出现得较晚。所有生物都需要食物与水分，只有人类才有自我实现的需要。在个体发展过程中，高级需要也出现得较晚。例如，婴儿期主要有生理的需要和安全的需要，成人时自我实现的需要才更加突出。低级需要直接关系到个体的生存，必须立即得到满足；高级需要不是维持个体生存所必需的，可以延迟满足，但高级需要的满足能使人健康、长寿、精力旺盛。高级需要比低级需要复杂，其满足必须具备较好的外部条件，如社会条件、经济条件和政治条件等。

马斯洛的需要层次理论的积极性在于他揭示了人的需要存在着不同的层次，重视人的自我价值和内在潜能的实现。虽然马斯洛也认识到个人生活环境对需要层次的发展有影响，但他忽视了社会因素对人的成长起着决定性的影响，忽视了人的多种需要往往是同时存在、互相制约的。个体对需要的追求也表现出不同的情况，有人对自尊的需要超过了对爱的需要和归属的需要，他们只有在感到非常自信并觉得有价值时，才会追求爱与归属的需要。

相关链接 | **马斯洛的生平**

马斯洛（1908—1970年）出生于纽约，是美国社会心理学家、人格理论家和比较心理学家，人本主义心理学的主要发起者和理论家，心理学第三势力的奠基者；1926年入康奈尔大学，3年后转至威斯康星大学攻读心理学，在著名心理学家哈洛的指导下1934年获得博士学位，之后留校任教。1935年任哥伦比亚大学桑代克学习心理学研究助理，1937年任纽约布鲁克林学院副教授，1951年任布兰迪斯大学心理学教授兼系主任，1969年离任，成为加利福尼亚劳格林慈善基金会第一任常驻评议员。第二次世界大战后转到布兰迪斯大学，开始对健康人格或自我实现者的心理特征进行研究。马斯洛曾任美国人格与社会心理学会主席和美国心理学会主席（1967年），是《人本主义心理学杂志》的首任编辑之一。著名哲学家尼采有一句警世格言——成为你自己！马斯洛在自己漫长的生命历程中，不仅将毕生精力致力于此，更以独特的人格魅力证明了这一思想，成功地树立了一个具有开创性的形象。《纽约时报》评论说："马斯洛心理学是人类了解自己过程中的一块里程碑。"还有学者这样评价他："正是由于马斯洛的存在，做人才被看成是一件有希望的好事情。在这个纷乱动荡的世界里，他看到了光明与前途，他把这一切与我们一起分享。"如果说弗洛伊德为我们提供了心理学病态的一半，那么马斯洛则将健康的那一半补充完整。

三、动机和挫折

（一）动机的概念

动机（motivation）是激励并维持个体的活动，以满足某些需要、达到目标的内在心理动力。动机是在需要的基础上产生，同时也受到信念、价值观、道德理念和个体差异等因素的制约。当人意识到自己的需要时，它就会推动人们去寻找满足需要的对象，从而产生了动机。此外，内驱力、情绪和各种诱因都可以激发动机。在人的一生中，影响动机的各种因素总在不断地发生变化。

动机有三大功能：一是始发功能，激发一个人开始进行某种活动；二是指引功能，使行动朝着预定的对象或目标进行；三是激励功能，不同性质、不同强度的动机会对行动产生程度不同的激励作用。

（二）动机的分类

人类的动机由于个体的差异和复杂的社会生活环境等因素的影响，表现得十分复杂。根据起源，动机可分为生理动机和社会动机；根据动机影响范围和持续时间长短，可分为长远动机和短暂动机；根据动机在动机体系中的作用，可分为主导动机和辅助动机；根据引起动机的原因，可分为外部动机和内部动机。

（三）动机冲突

动机反映了一个人主观的、内在的心理状态。实际生活中，常常同时存在着多种动机，其性质和强度可能非常相似或者相互矛盾，使人一时难以取舍，这就形成了动机冲突（motivational conflict）。动机冲突有以下四种基本形式：双趋冲突、双避冲突、趋避冲突和多重趋避冲突。

1. 双趋冲突 是指两个目标同时出现，并对个体具有同样的吸引力，但由于实际条件的限制，个体无法同时实现两个愿望时，在心理上出现的难以取舍的斗争。例如，"鱼，我所欲也；熊掌，亦我所欲也"，而鱼和熊掌不能兼得的情况下，就会出现双趋冲突。

2. 双避冲突 是指同时出现两件可能危及个体的事件，但由于条件的限制，个体只能回避其中之一，即个体只有忍受其中一个不利因素，才能避开另一个不利因素。"前有悬崖，后有追兵"的处境就是双避冲突的最好写照。

3. 趋避冲突 是指对于同一事物既有亲近或实现它的愿望，又有避开或不让其发生的愿望。对于个体而言，亲近是为了满足某种需要，而回避是由于该事物的不利因素对自身所造成的负面影响或危害。即个体对某事物既想趋其利，又想避其害，因而面临着最终是接近还是回避的抉择。例如，既喜欢吃甜食，又害怕因此而发胖。

4. 多重趋避冲突 是指个体遇到多个目标，每个目标对自己都有利有弊，反复权衡拿不定主意而产生的冲突。例如在择业过程中，有多个就业单位可供选择，每个单位各有优劣，难以抉择。

（四）挫折

1. 挫折（frustration）的概念 动机受到干扰阻滞、被迫暂时放弃或完全受阻所导致的需要不能满足的情绪状态，称为挫折。它是动机受到干扰、需要不能满足而产生的情绪反应，如紧张、烦闷等。挫折的后果有利有弊：从积极方面看，可以使人"越挫越勇"；从消极方面看，可能使人"一蹶不振"。

2. 挫折产生的原因 挫折产生的原因多种多样，归纳起来主要有客观原因和主观原因。

（1）客观原因：自然因素，如恶劣的气候、地震、海啸等。社会因素，如社会动荡、宗教迫害等。家庭因素，如父母凶恶残暴或者溺爱等。学校因素，如师生关系紧张等。

（2）主观原因：生理因素，如个体的智力水平、容貌等的限制。心理因素，如自负、自卑、内向、意志力薄弱等。

3. 影响挫折的因素 人们对挫折感受的程度也因个体差异和主观认知而不同。主要影响因素包括3方面。一是抱负水平：个人抱负水平过高，难以达到目标或低于自己期望值而易产生挫折感；二是个人承受能力：个体心理承受能力的高低不同，会导致其对挫折的感受程度也不同；三是外部因素：个体能够获得的自然、社会环境以及社会支持越多，其感受到的挫折感也会越低。

四、能力

（一）能力的概念

能力（ability）是指人顺利完成某种活动所必备的心理特征。顺利地完成某种活动往往需要有多种能力的完备结合。在完成某种活动中，各种能力独特地结合称为才能。

（二）能力的分类

能力通常可划分为一般能力和特殊能力。

1. 一般能力　又称普通能力，是指大多数活动所共同需要的能力，它是人所共有的最基本的能力，在许多基本活动中表现出来，适用的范围广泛，符合多种活动的要求。一般能力和认识活动密切联系着，并保证人们比较容易和有效地掌握知识。例如，观察力、记忆力、判断理解力、抽象概括能力、想象力、注意力等都是一般能力。这部分能力为每个人从事各种活动所必备，是发展其他方面的能力的基础。一般能力的综合体现就是通常所说的智力。智力测验主要就是检测和评价个体的一般能力，从而推测该个体从事某项专门活动的能力。

2. 特殊能力　又称专门能力，是指为完成某项专门活动所必不可少的能力。如数学能力、音乐能力、绘画能力、体育能力、写作能力等都属于特殊能力，都是在一般能力的基础上发展起来的。人们顺利地完成一种活动，既需要一般能力，也需要与该活动有关的特殊能力。一般能力和特殊能力有机地联系着，一般能力的发展为特殊能力的发展创造了条件，特殊能力的发展也同时会促进一般能力的发展。

（三）能力的形成和发展的相关因素

1. 先天素质　是指个体天生具有的某些解剖和生理特性，主要是神经系统特别是脑的特性以及感觉和运动器官的特性。先天素质是能力形成和发展的自然基础和前提。

2. 营养状况　营养不良，特别是儿童时期的营养不良，会影响神经系统特别是中枢神经系统的发育，从而影响个体心理功能的发展，影响能力的形成和发展。

3. 早期经验　在个体成长的过程中，儿童期十分重要。儿童期智力发展的速度是不均衡的，通常早期阶段有着很快的变化，而且对以后的发展有着很大影响，甚至有可能在一定程度上制约个体一生能力的发展水平。

4. 兴趣、爱好　能力的发展与兴趣及爱好有着密切关系。对某种活动具有强烈而稳定的兴趣和爱好，往往标志着与该活动有关的能力的发展水平。能力和爱好是相互制约的，爱好吸引个体去从事某项活动，活动又促进能力的发展，能力发展了，就能更顺利地从事某项活动，也就进一步发展了这方面的爱好。

5. 知识、技能　知识、技能与能力也有密切关系。能力的发展是在掌握和运用知识、技能的过程中完成的，离开了学习和训练，能力就不可能得到发展。同时，能力在一定程度上决定着个体在对知识、技能的掌握上可能取得的成就。

6. 社会历史因素　社会历史因素对能力的影响体现在两方面，首先，人类社会的不断进步和生产力的不断发展，使得人类从事实践的领域不断扩大，新能力因而随之产生，旧的能力也获得了新的内容；其次，由于社会制度、文化观念、生活环境等因素的影响，也可限制个体某些能力的发展。

五、气质

（一）气质的概念

气质（temperament）一词来源于拉丁语，原意是掺和、混合，按比例将作料调和在一起。现代心理学中，气质是指不依活动目的和内容为转移的典型的、稳定的人格心理特征，主要表现在人的心理活动的动力方面，如心理活动过程的速度、稳定性、强度和指向性的特征，也就是人们通常所说的性情、秉性和脾气。它与人的生物学素质有关，并具有个人独特的色彩。气质不涉及心理活动的方向和内容，就一个人活动的社会价值和成就来说，气质无好坏之分，任何气质都有其积极和消极方面。

（二）气质类型及其生理基础

关于气质类型有多种学说。早在公元前5世纪，希波克拉底就按照人的四种体液（血液、黏液、黄胆汁和黑胆汁）的多少来区分和命名气质，提出多血质、胆汁质、黏液质和抑郁质四种气质类型。虽然体液学说缺乏严谨的科学依据，但在日常生活中确实可见到这四种气质类型的人，此后，心理学家在此基础上进行了研究和完善，该气质类型仍沿用至今。

我国古代的思想家孔子从类似气质的角度把人分为"中行""狂""狷"三类。他认为"狂者进取，狷者有所不为"，意思是说，"狂者"对客观事物的态度是积极进取的，言行比较激烈，表现于外；而"狷者"言行比较拘谨。我国传统医学中阴阳五行学说按阴阳的强弱把人分为太阴、少阴、太阳、少阳、阴阳和平五种类型，根据五行法则把人分为"金形""木形""水形""火形"和"土形"，各型有不同的肤色、体形和气质特点。

巴甫洛夫根据条件反射的实验研究提出了高级神经活动类型学说。该学说认为，高等动物大脑皮质神经活动的基本过程为兴奋和抑制过程，具有强度、均衡性和灵活性三种基本特性，这三种特性在个体之间存在着差异，其不同的组合就构成了高级神经活动的四种类型：① 不可遏制型，兴奋过程强于抑制过程，是强而不平衡的类型；② 活泼型，强而平衡、灵活型，其特点是热情活泼，反应迅捷；③ 安静型，强而平衡，但不灵活型，其特点是较易于形成条件反射，但不容易改变，行动缓慢；④ 抑制型，兴奋与抑制过程都很弱，持续和较强的刺激都能引起该型精力的迅速消耗。

巴甫洛夫的高级神经活动类型学说阐明了人的气质类型的生理基础，验证了不同气质类型的个体在解剖和生理机制上的差异，从一定意义上阐明了气质是高级神经活动类型在人的外显行为和活动中的表现。但并不是所有的人都可按照四种传统气质类型来划分，只有少数人是四种气质类型的典型代表，多数人是介于各类型之间的中间类型。因此，在判断某个人的气质时，并非一定要把他划归为某种类型，主要是观察和测定构成他的气质类型的各种心理特性以及构成。

六、性格

（一）性格的概念

性格（character）是个人对客观现实稳定的态度及与之相适应的习惯化的行为方式。它是一个人的心理面貌本质属性的独特结合，是个体之间差异的一个主要方面。个体在社会生活过程中受到各种客观事物和信息的影响，在这些影响作用下，不断地丰富和充实了人的内心世界，产生了相应的认知、情感和意志活动，逐渐形成了自己特有的性格。性格是人生经历的反映，伴随环境和实践的重大变化，性格也可能发生相应的变化，所以性格既具有稳定性又具有可塑性。

（二）性格的特征

1. **性格的态度特征**　主要表现在对各种社会关系的处理上。一是对社会、集体、他人的态度，如爱集体、善交际、有礼貌等；二是对工作、学习、生活的态度，如勤劳、认真、懒惰、马虎等；三是对自己的态度，如自信、大方、羞怯等。其中对社会、集体、他人的态度起主导作用，影响和决定了其他两个方面。

2. **性格的情绪特征**　一是情绪活动的强度，表现为一个人受情绪感染和支配的程度，以及情绪受意志控制的态度；二是情绪的稳定性，表现为一个人情绪起伏和波动的程度；三是情绪的持久性，表现为情绪被激发后持续时间的长短；四是主导心境，是对现实态度形成的稳定而持久的主要情绪状态。

3. **性格的意志特征**　是个体对自己行为自觉调整和控制的水平特点，表现在意志品质的自觉性、果断性、自制性和坚韧性四个方面。

4. **性格的理智特征**　是指人们在感知觉、记忆、思维和想象等认知过程中表现出来的个别差异。如主动观察型具有主动性和独立性，不易受环境因素影响；被动观察型容易受环境因素的影响和制约等。

（三）性格的类型

心理学家从各自的理论观点提出了多种性格类型分类法，但迄今尚未达成共识。主要观点有以下几种。

1. **内倾型与外倾型**　荣格（Jung CG）按力比多的活动方向把人的性格分为外倾型和内倾型。前者心理活动倾向于外部，活泼开朗，活动能力强，容易适应环境的变化；后者处世谨慎，深思熟虑，交际面窄，适应环境能力差。

2. **场独立型和场依存型学说**　威特金（Witkin HA）根据人的信息加工方式的不同将人的性格分成场依存型和场独立型。场依存型者倾向于以外在参照物作为信息加工的依据，他们易受环境或附加物的干扰，常不加批评地接受别人的意见，应对应激能力差；场独立型者不易受外来事物的干扰，更习惯于利用内在参照即自己的认识，他们具有独立判断事物、发现问题、解决问题的能力，应对应激能力强。

3. **行为类型学说**　是美国心脏病学家弗里德曼（Friedman，M）通过对临床心脏病的研究提出的性格类型学说，将人的性格分为A型、B型和中间型三种类型。

（四）性格与气质的关系

1. **区别**　从形成过程看，气质是与生俱来的心理活动的动力特征，受到先天遗传素质的影响，反映了个体生理机制，尤其是高级神经活动类型的特性；而性格是在后天的社会环境中逐渐形成、发展起来的。从表现形式看，气质形成的早，不易变化；而性格形成的晚，虽具稳定性，但比气质变化快。

2. **联系**　气质影响着性格的动态方面以及性格形成的速度。

七、人格障碍

人格障碍（personality disorder）指的是个体的人格模式，包括看待自身、他人或事件的方式，情绪体验和表达，人际功能和/或冲动控制，明显偏离所处的文化模式。按照定义，人格障碍是思维、感受和行为的持久模式，具有跨时间的相对稳定性，在成年早期就明显表现出特定的人格特征。人格障碍具体包括偏执型人格障碍、分裂型人格障碍、表演型人格障碍和边缘型人格障碍等类型。

（董再全）

学习小结

本章介绍了心理现象和心理的实质、心理的脑基础、社会学基础以及与精神活动的关系；正常的心理活动过程，包括认知过程、情感过程、意志过程，以及意识和人格的概念、特性、分类等。

通过本章的学习，我们掌握了心理的实质，即心理是脑的功能、心理是对客观现实主观能动的反映；熟悉了心理的脑基础、社会学基础以及与精神活动的关系，知觉障碍、思维障碍、记忆障碍、智力障碍、情感障碍和自知力的定义、表现形式、临床意义，以及某些症状之间的区别，为进一步学习医学心理学与精神病学的知识和方法打下基础。

复习参考题

一、选择题

1. 心理现象一般分为
   A. 心理障碍和心理正常
   B. 心理过程和人格
   C. 心理气质和心理能力
   D. 心理素质和个性特征
   E. 心理过程和心理能力
2. 以下属于知觉体验的是
   A. 闻到水果的气味
   B. 感觉到疼痛
   C. 听到响声
   D. 看到红旗
   E. 尝到甜味
3. 以下不属于思维形式障碍的是
   A. 思维破裂

B. 思维奔逸
C. 思维迟缓
D. 语词新作
E. 妄想

4. 根据材料内部联系，经过领会，揭示事物意义的识记是
   A. 有意识记
   B. 无意识记
   C. 意义识记
   D. 机械识记
   E. 直接识记
5. 医生通过观察、诊脉、听诊能诊断病情，主要依据的思维特性是
   A. 直接性

B. 间接性

C. 广阔性

D. 概括性

二、简答题

1. 人的心理现象包括哪些范围？

2. 心理过程包括哪些结构成分？

3. 什么是感觉、知觉？二者有何区别与联系？

4. 知觉的基本特性有哪些？

5. 简述人类思维的特点及其分类。

6. 简述情绪和情感的区别与联系。

7. 简述意志行动的特征及其联系。

8. 简述人格倾向性的心理成分及其作用。

9. 简述气质与性格的区别与联系。

10. 异常心理的判别标准是什么？

第三章　　**人的发展与心理健康**

学习目标		
知识目标	掌握	不同发展阶段的心理特点。
	熟悉	心理健康的概念与标准。
	了解	不同发展阶段心理问题与应对原则。
能力目标		1. 能利用发展心理学的相关知识理解不同年龄段的行为特点。
		2. 结合不同年龄段心理特点，理解该年龄段多发心理问题及精神疾病的防治。
素质目标		1. 通过学习本章知识，了解自身心理发展规律，提高学习效率。
		2. 关注和思考当前"一老一小"的社会热点问题。

　　人的发展是一个很宽泛的概念，涉及自然科学、社会科学、人文科学等多学科。随着人类的发展，社会文明的进步，人的发展目标也更强调崭新的、全面的层次，即强调"人的全面发展"。社会学家认为，全面发展是人的一切属性的全面发展，包括人的智力、体力、思想、情操、道德、审美能力和文化修养等，是人类进入文明时代后产生的一种美好向往。在自然科学领域，人的全面发展强调的是人与自然环境的相互作用和良性互动。在医学领域，则体现为心身全面健康理念的形成，注重生命周期的阶段性特征，推动疾病防治工作的科学化、普及化，以及健康服务的个性化和可及性。

第一节　概念

一、心理发展阶段划分

关于个体心理发展阶段的划分，不同的理论流派有不同的划分方法。

（一）精神分析流派

埃里克森认为，人的自我意识发展持续一生，他把自我意识的形成和发展过程划分为八个阶段，这八个阶段的顺序是由遗传决定的，但是每一阶段能否顺利度过却是由环境决定的，这个理论可称为心理社会阶段理论。

1. 婴儿期（0~2岁） 基本信任与不信任的心理冲突。

2. 儿童期（2~4岁） 自主与害羞和怀疑的冲突。

3. 学龄初期（4~7岁） 主动与内疚的冲突。

4. 学龄期（7~12岁） 勤奋与自卑的冲突。

5. 青春期（12~18岁） 自我同一性与角色混乱的冲突。

6. 成年早期（18~25岁） 亲密与孤独的冲突。

7. 成年期（25~50岁） 生育与自我专注的冲突。

8. 成熟期（50岁以上） 自我调整与绝望期的冲突。

（二）皮亚杰流派

瑞士心理学家皮亚杰认为：在个体从出生到成熟的发展过程中，认知结构在与环境的相互作用中不断重构，从而表现出不同阶段。他把儿童思维的发展分为以下四个阶段：

1. 感知运动阶段（0~2岁）

2. 前运算阶段（2~7岁） 前运算阶段又划分为两个阶段，即前概念或象征思维阶段（2~4岁）和直觉思维阶段（4~7岁）。

3. 具体运算阶段（7~12岁）

4. 形式运算阶段（12~15岁）

后来，该流派的心理学家又在研究的基础上提出了"辩证运算阶段"，作为补充，描述个体进入成年后的心理发展特点。

可以看到，虽然不同的理论对个体发展阶段有不同的划分，但也存在较多的相似性，说明不同的理论流派虽然观察的侧重点不一，但个体发展的本质规律有章可循。因此，综合个体生理、心理、社会角色等多种因素，目前我国较为普遍的发展阶段划分为：胎儿期（母孕期）、婴儿期（0~2岁，含新生儿期，即出生后至28日）、幼儿期（3~5岁）、儿童期（6~11岁）、青春期（12~17岁）、青年期（18~34岁，又称成年前期）、中年期（35~59岁，又称成年中期）、老年期（60岁及以上，又称成年晚期）。

二、健康与心理健康

（一）健康

健康是个体从事一切活动的基础，2016年中共中央、国务院印发《"健康中国2030"规划纲要》，发出建设健康中国的号召。

《辞海》中健康的概念是"人体各器官系统发育良好、功能正常、体质健壮、精力充沛并具有良好劳动效能的状态。通常用人体测量、体格检查和各种生理指标来衡量"。这种提法比传统的"健康就是没有疾病"的观点要完善，也提出了"劳动效能"这一概念，但仍未把人看作社会人、文明人，仅仅当作生物有机体来对待。此种对健康的认识，是生物医学模式时代被公认的。

关于健康和疾病的概念，《不列颠简明百科全书》的定义：健康，是使个体能长时期地适应环境的身体、情绪、精神及社交方面的能力。疾病，是产生症状或体征的异常生理或心理状态，是人体在致病因素的影响下，器官组织的形态、功能偏离正常标准的状态。健康可用可测量的数值（如身高、体重、体温、脉搏、血压、视力等）来衡量，但其标准很难掌握。这一概念虽然提到心理因素，但在测量和疾病分类方面没有具体内容，是从生物医学模式向生物－心理－社会医学模式过渡的产物。

1946年WHO提出了健康概念：健康不仅是没有疾病和身体的虚弱现象，而是一种在身体上、心理上和社会上的完满状态。1990年WHO对健康做了新的阐述：在躯体健康、心理健康、社会适应良好和道德健康四个方面皆健全。道德健康的内容是指不能损坏他人的利益来满足自己的需要，能按照社会认可的行为道德来约束自己及支配自己的思维和行动，具有辨别真伪、善恶、荣辱等是非观念的能力。事实上，要对健康作出确切的定义很难。因为，即使没有明显的疾病，人对健康或不健康的感觉也具有很强的主观性。毫无疑问，自觉身体健康，不等于身体没有病。心理健康是身体健康的精神支柱，身体健康又是心理健康的物质基础。良好的情绪状态可以使生理功能处于最佳状态，反之则会降低或破坏某种功能而引起疾病。身体状况的改变可能带来相应的心理问题，生理上的缺陷、疾病，特别是痼疾，往往会使人产生烦恼、焦躁、忧虑、抑郁等不良情绪，导致各种不正常的心理状态。作为心身统一体的人，身体和心理是紧密依存的两个方面。

（二）心理健康

心理健康（mental health）是相对而言的，绝对的心理健康不存在，人们都处在较健康和极不健康的两端连续线中间的某一点上，而且人的心理健康状态是动态变化的，而非静止不动的。随着现代生活方式的变化，工作节奏的加快，生活压力和各种竞争的加剧，各种人为或自然灾难频发，各种心理危机和心理健康相关问题已经是医务工作者和全社会迫切需要重视和解决的问题。2012年通过的《中华人民共和国精神卫生法》，不仅是我国首次从法律保障层面规范了精神障碍病人的治疗、保障了精神障碍病人的权益，更重要的是促进了精神障碍病人康复，提升了全民的心理健康水平。

心理健康标准是心理健康概念的具体化。WHO提出的心理健康标准：① 身体、智力、情绪十分调和；② 适应环境，人际关系中彼此能谦让；③ 有幸福感；④ 在工作和职业中，能充分发挥自己的能力，过着有效率的生活。美国学者坎布斯认为，一个心理健康、人格健全的人应达到以下4个标准：① 积极的自我观念；② 恰当地认同他人；③ 面对和接受现实；④ 主观经验丰富。

美国心理学家马斯洛提出判断心理健康的10条标准：① 充分的安全感；② 充分了解自己，并对自己的能力做适当评估；③ 生活目标切合实际；④ 与现实环境保持接触；⑤ 能保持人格的完整与和谐；⑥ 具有从经验中学习的能力；⑦ 能保持良好的人际关系；⑧ 适度地情绪表达与控制；⑨ 在不违背社会规范的前提下，能适当地满足个人的基本需求；⑩ 在不违背团体的要求下，能做有限度的人格发挥。

我国黄希庭教授等曾提出判断心理健康的5条标准：① 个人的心理特点是否符合相应的心理发展的年龄特征；② 能否坚持正常的学习和工作；③ 有无和谐的人际关系；④ 个人能否与社会协调一致；⑤ 有没有完整的人格。

2009年中国心理卫生协会在《中国人心理健康状况与促进策略研究》中叙述的中国人心理健康标准与评价要素分别表现在自我意识、基本能力、情绪、人际关系和环境适应五个方面：① 认识自我，感受安全。评价要素为自我认识、自我接纳、有安全感。② 自我学习，生活自立。评价要素为生活能力、学习能力、解决问题能力。③ 情绪稳定，反应适度。评价要素为情绪稳定、情绪控制、情绪积极。④ 人际和谐，接纳他人。评价要素为人际交往能力、人际满足、接纳他人。⑤ 适应环境，应对挫折。评价要素为行为符合年龄与环境、接受现实、合理应对。

衡量人的生理健康可以用比较客观和具体的形态、生理功能的各项指标。而衡量心理健康则不同，一方面心理健康与不健康是一个动态的过程，难以划出明确的界线；另一方面，判断心理健康与否受主观因素影响较多，不同的研究者由于社会背景、学科特点、立场观点和个人偏好等方面的因素所作出的判断并不完全统一。

综上所述，心理健康可定义为：以积极的、有效的心理活动，平稳的、和谐的心理状态，对当前和发展着的社会和自然环境以及自我环境具有良好的适应能力。

相关链接 | 中国国民心理健康发展报告

自2019年开始，中国科学院心理研究所开始发布《中国国民心理健康发展报告》。该报告基于全国各地的抽样调查，对了解我国国民心理健康、制定心理健康服务相关政策有重要意义。《中国国民心理健康发展报告（2021—2022）》分为成年人与青少年两个部分，于2023年2月发布。本次调查共采集青少年与成年人样本逾19万份，总报告抽取代表性成年人核心样本6 859份，覆盖31个省、自治区、直辖市。东部地区占47%，中部地区占24.4%，西部地区占23.9%，东北地区占4.7%；男性占42.5%，女性占57.5%；平均年龄36岁；城镇户口占66.6%，农村户口占33.4%。结果显示，超80%成年人自评心理健康状况良好，成年人抑郁风险（指测评工具中相应分数达到一定分值，不能与抑郁症等同）检出率为10.6%。随着年龄的增长和月收入的增加，心理健康状况水平更高。

不同职业群体呈现各有特征的心理健康状况：管理人员心理健康状况最好，无业/失业人员心理健康状况最差。工作时间的变化、工作倦怠、朋友支持、婚恋关系、运动与午睡均对心理健康存在显著的积极或消极影响。心理健康服务的便利性、满意度均显著上升。基于本次调查，未来需继续提高心理健康服务的可及性和规范性，推动心理体检普遍开展，关注低收入群体、无业/失业群体、青年群体的心理健康状况，关注职业人群工作倦怠问题，加强对健康生活方式的倡导与支持。

参加调查的青少年中有14.8%存在不同程度的抑郁风险，其中，4.0%的青少年抑郁得分较高，属于重度抑郁风险群体，10.8%为轻度抑郁风险群体，需进行有效干预和及时调整，以免进一步加重而出现更严重的症状。进一步从个人因素、家庭因素和社会环境因素对青少年心理健康的影响因素进行的分析表明，内在状态不佳，如低生命意义感、高空虚感，与青少年抑郁、孤独和手机成瘾相关；更充足的睡眠和运动量有助于降低青少年的抑郁、孤独和手机成瘾发生率。结合调查结果，该报告提出进一步完善青少年心理健康筛查和监测机制；着力加强西部地区及农村地区青少年的心理健康工作；加强对高风险群体心理健康的精准预防和干预工作；进一步保障青少年获得足够的睡眠和运动，倡导青少年健康使用手机、降低手机成瘾风险的相关对策和建议。

第二节　不同年龄阶段的心理健康

本节按照临床医学分类方法，描述不同时期心理发展特点和成长过程中应注意的问题。

一、胎儿期

20世纪40年代在世界范围兴起的婴儿精神医学，明确强调心理健康应该从孕期开始。胎儿期即孕期，是指从受孕到出生这段时间。

（一）胎儿期心理发展特点

胎儿生长发育迅速，大量的科学实验证实，在胎儿的内脏器官形成后，胎儿的视觉、听觉、味觉、触觉的感知能力开始发育，在妊娠末期已具有初步的听觉记忆能力和听觉分析能力，可接受言语、音乐等外界刺激并获得经验，该经验能被保持到出生后并对其行为产生明显的影响。

（二）胎儿期心理发展需要注意的问题

1. 孕期营养　营养对孕妇本身以及胎儿的生长发育非常重要。妊娠期母体和胎儿体重迅速增加，如果营养供应不足，不仅孕妇容易患病，胎儿的发育也会受到影响，造成先天不足。孕妇应补充足够的蛋白质、维生素和矿物质，营养要全面、均衡。

2. 避免影响胎儿发育的不良环境因素　各类不良因素可能会影响胎儿神经系统发育，导致胎儿出现神经发育性障碍。常见的不良因素：病毒、细菌等病原体，X线、重金属、药物等理化因素，以及外伤、碰撞等直接伤害。

3. 孕妇自身的情绪　孕妇情绪保持平稳愉快，有助于胎儿心身发育。如果孕妇情绪忧虑、烦躁，则会影响胎儿心身健康。研究表明，孕妇情绪过度紧张，可使肾上腺髓质激素和肾上腺皮质激素分泌增加，前者会影响胎儿脑的发育，后者会影响胎儿上颌骨发育，影响出生后智力水平，或造成腭裂、唇裂畸形。另外，不良情绪还会增加孕妇发生难产和子痫的概率。

二、婴儿期

婴儿期指0~2岁的时期，是儿童生理发育和心理发展最迅速的时期。其中出生后到28日这一阶段因其特殊性与重要性，又被称为"新生儿期"。

（一）新生儿期心理发展特点

新生儿期一般是指出生后到28日，此阶段个体实现了从"寄居（母体）生活"到"独立生活"的转变，个体的生理发展和心理行为发展都处于非常迅速的阶段，具有巨大的发展潜能，此阶段主要特点包括：

1. 新生儿的机体反射　反射指的是机体对特定刺激所作出的自动化的反应。新生儿最重要的反射行为包括觅食反射、吸吮反射、游泳反射、眨眼反射、收缩反射、巴宾斯基反射、拥抱反射、抓握反射等。反射使得新生儿适应周围的环境，是新生儿身体健康的指标。但是，这些反射会随着新生儿的发展而逐渐消失。

2. 新生儿的生活状态 包括睡眠、清醒和啼哭。新生儿大部分时间都在睡觉，保持清醒的时间不长，而后随着大脑的发育，睡眠和清醒状态会发生变化。啼哭是新生儿和人交往的最初方式，新生儿通过不同声调的哭声来表达饥饿、身体不适或撒娇，通过哭声吸引大人对自己的注意。

3. 新生儿的感知觉发展 新生儿的感觉功能按照一定的顺序发展，触觉系统发育最早，随后是听觉和视觉的发展。4~5个月的胎儿已经能对视觉刺激作出灵敏的反应，但是新生儿出生后的视力有限，视野狭小。新生儿听觉发展比视觉好，不仅能听见声音，而且还能区分声音的频率、强度和持续时间。此外，新生儿的味觉发育良好，对几种基本味道很敏感，并表现出对味道的偏爱；嗅觉也发育成熟，能分辨出多种气味，具有初步的嗅觉感知能力。

（二）婴儿期（28日~2岁）心理发展特点

婴儿行为动作的发展改变着婴儿与周围环境的关系，对心理发展具有促进作用。在这一时期，婴儿不仅能理解成人的言语，也能够运用言语和非言语信息（如手势、哭声的语调和速度等）同成人进行交流；词的概括作用和对行为的调节作用也开始发展。具体表现：① 在知觉发展方面，开始产生初步的空间知觉，出现了有意注意的萌芽。② 在记忆发展方面，婴儿的记忆以无意识记为主，有意识记开始萌芽。③ 在思维和想象发展方面，婴儿期思维的主要特点是知觉行动性，即只有在对物体的直接感知、直接活动中才能进行思维，而脱离了当前物体的直接感知，停止了直接活动，便无法进行思维。④ 在情绪发展方面，婴儿出生时就会表现出满足、兴趣和痛苦，这些情绪反应是遗传本能，尚无表达情绪的作用；在出生后5~6周，婴儿的情绪逐步分化，逐渐开始了情绪的表达。⑤ 在社会性发展方面，主要表现在婴儿的依恋和婴儿的同伴交往两个方面。

依恋是婴儿与主要抚养者（通常是母亲）之间最初的社会性联结，是情感社会化的重要标志。通常表现为婴儿将微笑、咿呀学语等行为更多地指向母亲，最喜欢和母亲在一起，遇到陌生人时恐惧等。依恋对婴儿整个心理发展具有极其重要的作用，婴儿是否与母亲形成依恋及依恋的性质，直接影响着婴儿的情绪和情感、社会性行为、人格和人际交往的基本态度，对个体的心理健康有重要影响。

依恋理论最初由英国精神分析师约翰·鲍尔比（John Bowlby）提出。鲍尔比发现，在如何评价依恋对象的可亲近性以及面临威胁时如何调整自己的依恋行为方面，婴儿存在着个体差异。鲍尔比的同事玛丽·爱因斯沃斯（Mary Ainsworth）利用"陌生情境的技术"对不同婴儿与父母的依恋关系进行观察，区分出三种依恋关系类型，即安全型、矛盾型和回避型。安全型依恋的婴儿表现出舒适、安全的总体特征，占婴儿的大多数，当父母离开房间时婴儿变得心烦意乱，但当父亲或母亲返回时，婴儿主动寻找父母，并很容易在父母的安慰下平静下来。矛盾型依恋的婴儿最初会不安，在分离后变得极为痛苦，当重新与父母团聚时，这些婴儿难以平静下来，并经常出现相互矛盾的行为，显示出他们既想得到安慰，又想"惩罚"擅离职守的父母；矛盾型依恋的婴儿对母亲有较多的身体接近或接触，与陌生人交往少、不友好。回避型依恋的婴儿不会因分离而过于痛苦，并在重聚时主动回避与父母的接触，有时会把自己的注意力转向玩实验室地板上的物体；回避型依恋婴儿的人际关系趋于冷淡、疏远。

（三）婴儿期成长过程中应注意的问题

1. 母乳喂养与营养　母乳营养全面、适合婴儿消化吸收、含有多种抗体和必需氨基酸，是保证婴儿智力和身体发育的重要营养来源。母乳喂养可增加母亲与婴儿在视、听、触摸、语言和情感的沟通，使婴儿获得安全感和满足感。新生儿大脑正在快速发育之中，除必需的营养外，充足的睡眠是保证大脑发育和心理健康的重要条件。

2. 建立安全的依恋关系　鉴于依恋对婴儿的重要意义，帮助婴儿建立安全型依恋关系、减少分离焦虑是婴儿期心理卫生的重要内容。具体方法包括：玩捉迷藏游戏；在安全的环境下，与婴儿保持适当的距离，观察婴儿的行为；在必须分离时，可以给婴儿一两件柔软的玩具或小毯子，让婴儿将依恋感转移到物品上。

3. 给予适宜的信息刺激　适宜的信息刺激能促进婴儿运动、感觉器官和智力的发展。因此，应有意识地为婴儿提供适量视、听、触觉刺激，并结合游戏活动，增强体力，促进大脑发育，以利于儿童的创造性、社会性和认知能力的发展。

三、幼儿期

幼儿期是指3~5岁的时期，是儿童生理与心理发展非常迅速的时期，将为个体进入学习阶段做好心身准备，因此又称学龄前期。

（一）幼儿期心理发展特点

幼儿的心理健康十分重要，若教养不当或遭遇心理创伤，会对其人格发展产生难以估量的影响。幼儿期也是许多心理功能发生与形成的关键期。

1. 运动技能的发展　在生理发育的基础上，幼儿能较好地控制自己的身体和动作，大运动技能和精细运动技能得到发展。

2. 语言功能发展　随着语言和心理的发展，幼儿已经能使用各类词汇自由与人交谈，言语表达逐渐由连贯性言语取代情境性言语，从对话言语发展为独白言语。另外，幼儿对周围世界充满了好奇，喜欢提问，喜欢探索周围的事物，通过与他人的互动、与周围人的交往逐渐发展其智力。幼儿在行为及人格的塑造方面，会受到外界环境的强烈影响。

3. 游戏与社会性发展　游戏是幼儿期的主导活动，对幼儿的社会发展、心理健康具有重要意义。首先，游戏可以促进幼儿生理的发展，特别是体育类型的游戏，往往伴随着大量的动作，这些动作可以锻炼幼儿的肢体，促进幼儿大动作和精细动作的发展。其次，游戏可以满足幼儿的心理需要。一方面，与成人相比，幼儿受心身发展水平的制约，有很多成人的活动，幼儿无法直接参加。游戏却提供了一个让幼儿可以模仿、"参与"这些成人活动的机会，满足了幼儿的心理需要。另一方面，游戏也满足了幼儿控制环境、体现自主性的心理需要。游戏有助于幼儿解决一些情绪问题，在试验性的、没有恐惧的情境中学习应对焦虑和各种冲突。另外，游戏具有社会性的特点，可以促进幼儿的社会性发展。两人以上参与的游戏中，往往需要幼儿彼此合作和协商，因此自然地提升了幼儿与人交往的能力，促进其亲社会行为的发展。

（二）幼儿期成长过程中应注意的问题

1. 加强语言交流　在这个时期，父母应尽可能多地给予幼儿言语交往的机会，并通过歌谣和讲故事等来丰富幼儿的知识。让他们在游戏和生活中多听、多看，把看到和听到的事物重复地讲、想、说，从而促进儿童对社会和自然界的认识以及对生活的热爱。

2. 对幼儿的独立愿望因势利导　如学习舞蹈、钢琴、体操、绘画等技能，掌握穿衣戴帽、系鞋带、扣纽扣等自我服务技能。

3. 正面引导与树立榜样　要按照每个孩子的人格特点，充分利用亲子之间的情感交流，正面的言语和行为榜样影响幼儿行为及人格的发展，起到潜移默化的作用。幼儿在与成人和同伴的交往中自我意识逐渐发展，会形成初步的自我评价，如认为自己是漂亮的、聪明的、强有力的，或是丑陋的、笨拙的、无能的等。这一发展时期人格心理特征雏形的初步形成，使其出现了一定的对人、对事的态度和一整套的行为习惯。同时，幼儿的社会化行为开始建立，并形成了初步的社会认知。在培养幼儿自我意识的过程中，成人对幼儿的评价在其自我意识的发展中起着重大的作用。因此，家长要善于对儿童做适当的评价，要善于引导儿童初步地评价他人或自己的内心品质，评价他人或自己的道德行为，这对提高幼儿的自我意识水平和道德评价能力是有帮助的。但引导时必须注意结合幼儿的认知水平，兼顾形象性、情绪性和可接受性，注意为其自我意识的形成和发展创设良好的情境，避免空洞地说教。

4. 树立良好的是非观念　幼儿期形成性别化、审美感知、道德情感与认知、对他人心理的洞察，对游戏规则、家庭成员之间关系的理解与掌握等，标志着幼儿开始慢慢融入社会。家庭气氛、父母的言谈举止对幼儿心理发展有重要影响，幼儿评判是非对错常常以父母或老师的言行作为标准。正确对待幼儿的无理取闹和过失，应很好地讲明道理，不能无原则地适应或哄劝，否则会对哭闹行为起到强化作用。

5. 幼儿期常见的神经发育障碍　在幼儿期，神经发育障碍中相对严重的疾病（如智力发育障碍、孤独症），会表现出问题解决（智力发育障碍）、社交与语言（孤独症）等功能缺损而容易被发现。幼儿园教师或家长，应注意幼儿与其他同龄幼儿各方面能力的横向比较，及时转介至专业机构进行评估及针对性的康复训练。

四、儿童期

儿童期（6~11岁），又称学龄期。进入儿童期后，学校的学习生活成为主导活动，促进了儿童心理过程和社会性的全面发展。

（一）儿童期心理发展特点

1. 认知能力的发展　思维方面，儿童期逻辑思维迅速发展，以形象逻辑思维为主，在发展过程中完成从形象逻辑思维向抽象逻辑思维的过渡。记忆方面，有意识记超过无意识记成为记忆的主要形式；意义记忆（一种理解识记）在记忆活动中逐渐占主导地位；抽象记忆的发展速度逐渐超过形象记忆的发展速度。注意力方面，选择性主动注意有较大的发展，无意注意仍在发挥作用。

2. 语言的发展 ① 口头言语运用能力的发展，主要表现在对自己见解的表达、会话策略的运用、会话含义的理解和对会话活动的维持上；② 书面言语中读写能力的发展，主要表现为在识字和阅读能力提高的基础上，写作能力经过训练逐渐发展；③ 逐步理解和把握言语与非言语信息，如眼神、手势的关系，与成人沟通和交流的综合运用能力逐步提升。

3. 自我意识的发展 由于儿童期的认知发展出现了反省思维，儿童开始学会站在别人的立场思考问题，学会体谅父母的劳动和辛苦。同时由于学校经常用社会比较的方式来评价学生的学习成绩和表现等，促使儿童学会用"社会比较"的方式来思考自身，能够自发地、仔细地将自己的各种特征与同伴的相关特征进行比较，从而认识自己的长处和短处。随着社会认识能力的提高，儿童自我控制的能力也显著提高。

4. 情感和社会性的发展 儿童对成人权威的认知发生转变，从盲目地服从转向批评性地思考；亲子关系从家长控制阶段转变到家长与孩子共同控制阶段。在同伴关系上，随着年龄的增长，临时性和不稳定的同伴关系逐渐发展为紧密和亲密的同伴关系，交往的范围逐渐扩大。此阶段儿童高级的社会情感得到较大发展，理智感、荣誉感、友谊感、美感、责任感有明显体现。他们对道德概念的集中表现从直观的、具体的、肤浅的认识到较抽象、深刻的认识，对道德行为的评价从只注意行为的后果过渡到较全面地考虑动机和后果的统一。

（二）儿童期成长过程中应注意的问题

1. 避免极端教育方式 对待孩子采取封建式家长作风，管教和约束过严，或者动辄打骂，要求孩子绝对服从，其结果是伤害了儿童的自尊心，限制了儿童独立性和创造性地发展，并可能引起行为和人格的异常变化。还有些家长对孩子百依百顺，迁就溺爱，过分娇宠，结果造成儿童对家长的过分依赖，胸无大志，遇到困难就退缩；不能接受挫折或者对挫折的耐受力差，较容易发生焦虑、强迫性神经症或其他精神疾病。以上两种教育方式都不利于儿童心身健康的发展，都不符合儿童心理健康卫生的原则。

2. 注重培养正确的学习动机和态度 儿童进入幼儿园和学校后，便开始了以集体为单位的学习形式，这是儿童心理发展的转折时期。在这一时期要注重培养他们正确的学习动机和态度，以鼓励的方式引导他们对学习产生兴趣，把学习变为自觉的、有兴趣的、积极的行动。在学校里，教学方针的实施、教学目的的贯彻、学校风气的影响、教师的教育影响、同学之间的相互帮助和学习，均有利于儿童人际交往能力的发展。同时，儿童适当地参加一些集体活动不仅有利于儿童的心理发展，还利于友谊和责任心的发展，培养热爱劳动、助人为乐的高尚情操。

3. 此阶段儿童常见的心理问题 这一时期的儿童容易出现入学适应困难、恐惧学校环境等问题。家长和教师务必保持警觉心态，既要尽早地发现儿童的不良心理及行为，又要分清正常发展与异常表现的差异，正确引导，逐步调整。心理卫生工作者要做到关注孩子的正常需求，在具体案例中尽可能客观地从儿童和监护人双方查找原因，根据儿童心理学的知识，作出正确判断，采取正确的处理措施。在此期间，一些常见的神经发育障碍，如特殊学习障碍、注意缺陷多动障碍也会因为在儿童的学习中有明显困难、成绩表现不佳而被发现。家长或教师应了解相关发育障碍的常见表现，及时转介至专业机构。

五、青春期

青春期（12~17岁） 青春期是心身发展走向成熟的关键时期，是为成年打下基础的时期，包括身体基础和心理基础。此阶段的基础打得越牢实，将来所能取得的成就可能也越大。青春期也是创造力最旺盛的时期，很多伟大的发明创造的想法都在这个年龄段萌发。另一方面，青春期由于个体心身发展很快，而快速的发展使这一阶段的心身状况稳定性变差，因此这一时期也是容易出现各类心理问题及精神疾病的"暴风骤雨、疾风怒涛"时期。

（一）青春期心理发展特点

1. 生理发育及第二性征发育 此时期身高、体重增长速度减缓，肌肉快速增长；性器官发育，第二性征出现；大脑发育完善，智力发展接近或达到成人水平。

2. 认知水平由较低水平向较高水平发展成熟 青春期是一个人的认知水平由较低水平向较高水平发展成熟的时期，思维形式由幼儿时期的直观形象思维发展到抽象思维、逻辑思维；青春期也是记忆力发展的最佳时期，智力发展到一个新的水平。

3. 情绪和情感在青春期不断分化和成熟 青春期的情绪反应快而强烈，但不够持久、深刻，表现为变幻莫测、动荡不安，带有明显的两极性，时而热情洋溢、激动振奋，时而消沉郁闷、愤怒生气，很难保持持久而稳定的心境。

4. 青春期的人格特征 处于似成熟非成熟、想独立又独立不了的阶段，自我学业意识、自我体验意识、自我成就意识、"成人感"都在猛烈增加。少年社会化发展体现在品德发展和人际交往发展中，他们的品德发展由初中生的动荡性、不稳定性发展到高中生道德认识的稳定性、自觉性以及道德情感的成熟性等。此阶段是少年初涉社会、学习交往的重要时期。当社会化过程基本完成、自我意识基本确立时，各种心理品质就基本上稳定了，人格也就形成了。

5. 性心理逐渐成熟 伴随着生理上的急剧变化，青春期心理上的突出变化是开始出现性欲以及与此相关联的一系列复杂的内心情感体验，并产生了追求异性的需要。由于对异性的好奇、吸引及性欲的产生，他们渴望了解性知识，在了解性知识的过程中逐渐形成了男性或女性的概念，形成了性别认同和性别角色；通过学习、认识、教育和与异性的接触，不断地形成、修正和完善恋爱观、婚姻观等重要的性观念。

（二）青春期成长过程中应注意的问题

1. 常见心理问题的预防与干预 这一时期常见的心理问题主要是学习问题、恋爱与性心理问题。解决好学习问题能为以后的工作和事业打下良好基础，解决好恋爱与性心理问题能为以后的家庭和婚姻的幸福打下基础。学习和适应问题在临床上较多见。青春期阶段要经历从小学、中学到大学的转换，所以，很可能出现各种与学习相关的问题，以及不同程度的人际或环境的适应问题，还可能导致某些临床心身症状（如失眠、食欲缺乏、头痛、注意集中困难、记忆减退），或一些心理反应（如自我评价降低、人际不信任、敏感多疑、易怒或过度自我表现），或一些行为问题（如不合群、退缩、冲动伤人、抽烟饮酒、过早恋爱）。青春期常遇到的心理问题还包括考试焦虑、自我否定、社交恐惧以及各种适应问题等。对此需要甄别情况，通过心理咨询、学校心理辅导等形式，进行恰当处理。近年来，随着手机、网络的普及，手机过度使用、游戏成瘾成为影响青春期学习及心身健康的重要因素之一。青春期的心理问题一旦出现，要及时解决，以免积少成多，妨碍学习，影响心身健康。

2. 精神疾病早发现、早治疗　由于神经系统、内分泌系统均处于快速发展时期，青春期也是抑郁障碍、精神分裂症等各类精神疾病起病的第一个高峰年龄。此类疾病涉及生物学因素，需要结合药物治疗、物理治疗等手段进行干预，甚至一些疾病（如精神分裂症）必须以药物为主维持治疗。一旦发现有上述疾病的迹象，应及时就诊，积极治疗。

六、青年期

青年期（18~34岁）又称成年初期，是个体毕生发展过程中从少年走向成人的时期。在此期间，个体的身体功能与心理能力均达到一生中的顶峰，是人生中最有朝气并富于幻想、好胜心最强的时期，是从心理上构建人生价值的时期。

（一）青年期心理发展特点

1. 人体各组织器官的生长发育趋于成熟　青年期身体内部各系统功能指标趋于平衡，个体的健康、力量、精力、耐力在此期间都达到了巅峰状态。

2. 智力发展达到高峰　青年期的个体观察力和记忆力发展达到了高峰，特别是逻辑记忆力的发展尤为突出。个体已具有较为稳定的知识结构和思维结构，他们更加理性、更加尊重科学技术，求知欲强，力求跟上时代发展趋势。这个时期是个体创造性思维的重要表现时期。

3. 情感体验进入最丰富的时期　青年期个体的友谊与爱情发展占主导地位。同时其情感的内容也越发深刻且带有明显的倾向性。青年人不断接受新鲜事物，情绪出现强烈但不稳定的特征，有时出现明显的两极性，例如，既可以表现出对事物的不在乎、冷漠，也可以表现为充满激情、积极关注。随着年龄的增长，青年人自我控制能力不断提高。

4. 意志力充分发展　表现在自觉性与主动性增强，遇事常常愿意主动钻研，而不希望依靠外力。随着知识增加与经验丰富，行为的果断性也有所增强，动机斗争过程逐渐内隐、快捷。

5. 自我意识强烈，富有挑战精神　青年期人格会受到内外因素的影响而发生变化，但已相对稳定。其一，自我意识趋于成熟。一方面能对自身进行自我评价、自我批评和自我教育，做到自尊、自爱、自强、自立；另一方面也懂得尊重他人的需要，评价他人的能力也趋于成熟。其二，人生观、道德观已初步形成。其表现为对自然、社会、人生和恋爱等都有了比较系统而稳定的看法，对自然现象的科学解释、对社会发展的基本了解、对人生的认识与择偶标准的逐步确定表明其社会化的进程已大大加快。其三，能力提高，兴趣、性格趋于稳定。青年人各种能力发展不一，但观察力、记忆力、思维力、注意力等先后达到高峰。兴趣基本稳定，持久性在提高。性格已初步定型，以后的改变将比较小。

（二）青年期心理问题的调适

在青年人的心身发展过程中，常见社会适应问题、情绪问题和与性相关的问题等，采取适当的方法来维护青年人的心理健康发展是必要的。

1. 帮助青年人正确地认识自己　帮助青年人了解自己的长处与不足，学会辩证的思维，对现实用客观的标准去衡量；帮助青年人确定切合实际的奋斗目标，避免产生不必要的心理挫折和失败感，正确对待失败和挫折，并能从中汲取教训和经验；鼓励青年人多与朋友及家人交流沟通，不断开发自我，增强信心，提高社会交往能力。

2. 避免过高的自我及他人期望　对自己及他人的期望值不要过高，凡事量力而行。如果目标在自己的能力范围之内，心情自然就会舒畅。在不安与焦虑时，找朋友诉说或找心理医生咨询，甚至可以一个人面对墙壁倾诉胸中的郁闷，把想说的说出来，心情就会平静许多。多回忆积极向上、愉快的生活体验，也有助于克服不良情绪；或者用新的工作、新的行动，转移不良情绪。

3. 塑造正确的性心理与健康的性行为　在与性相关的问题上，对性有正确的认知与态度是性心理健康的首要问题。要接受性冲动的自然性与合理性，越是不能接受、越压抑、越矛盾，性冲动会表现得越强烈甚至表现为病态。应帮助青年人正确处理性意识发展，处理好性欲和性冲动与现实生活之间的矛盾；增强他们的意志力、自尊心和自信心，提高他们自身的心理调节能力，同时鼓励他们多参加有益的、形式多样的文体活动，使心理活动的指向性更加多样化、趣味化、高雅化，促进心身健康；要引导青年人养成良好的生活方式，注意性器官的清洁卫生，及时治疗各种心身疾病。

七、中年期

中年期（35~59岁）又称成年中期，是个体最为成熟的时期。中年人正值壮年向衰老过渡，而在社会、家庭中，又处于一个承上启下、继往开来的中坚地位；既承担工作和事业上的重担，又肩负赡养老人、抚育儿女的重任，从而成为负荷最大的人群。此期生理功能逐渐衰退，特别是在中年后期（50~65岁），心血管系统、呼吸系统、内分泌系统等各系统的功能开始减退。这个时期是生命过程由生长、发育、成熟到逐渐衰老的转折期，也是各种主要疾病易发生的时期。此外，人的精力和记忆力都自觉不如以往，有时自感工作效率不佳，注意力不集中。由于渐感力不从心而产生的一种大好时光即将流逝的紧迫感，自觉或不自觉地加班加点，致使原来已遭耗损的心身受到更大的伤害。中年期复杂而被忽视的性生理和性心理的改变，也往往会给中年人带来苦恼。所以，中年期的心理卫生问题相当突出。

（一）中年期心理发展特点

总体来讲，进入中年期，"稳定"是这一时期心理发展的主要特点。

1. 知识的积累和思维能力大幅提升　经过青年期的学习，中年期个体的知识积累，善于联想，善于分析并作出理智的判断，具有对社会经验和各种知识进行思考的洞察力，具有独立解决复杂问题的能力。成人智力发展的最高境界就是创造力的不断发展。

2. 情绪更稳定 较青年人更善于控制自己的情绪，较少有冲动性，情绪具有较好的稳定性。

3. 自我认知稳定 对自己的才能和所处社会地位有正确的认识，善于决定自己的言行，有所为和有所不为。对既定目标，勇往直前，遇到挫折不气馁；同时也能理智地调整目标并选择实现目标的途径。

4. 社会关系稳定 进入中年期，个体通常以自己独特的方式建立稳定的社会关系，并顺利完成自己追求的人生目标。

中年人肩负着巨大的社会责任，面临着极大的工作压力。社会的迅速发展、竞争的日趋激烈使一些中年人感到跟不上形势发展。工作不顺利、人际关系变动、昔日的下级成为顶头上司、婚姻出现裂痕或其他问题、事业上的挫折和生活上的困扰、教育子女不尽如人意产生的失败感、没有掌握过硬的技能去应对"竞争""新岗位"等问题，自卑、缺乏勇气、缺乏信心、嫉妒，甚至焦虑、抑郁等油然而生，给中年人以后的生活和心理带来负面影响。同时，在家庭内，他们不仅要抚养子女，帮助子女成长、成才，还要照顾年迈多病的父母。在社会和家庭双重重大责任下，许多中年人常常陷入中年危机之中。

相关链接　　　　　　　　　　　**中　年　危　机**

中年危机（midlife crisis），最早由奥地利心理学家荣格（Jung）提出，也被称为"男人四十综合征"。从广义上讲，它是指人生这个阶段可能经历的事业、健康、家庭婚姻等各种关卡和危机。研究表明，"中年危机"是各种因素共同作用的结果，它的产生有着复杂的心理根源。大约有40种最常见的重大变故可直接引发"中年危机"，包括亲人去世、婚姻破裂和工作改变等。"中年危机"的产生也与对生命的态度息息相关。在40~50岁的某段时间里，中年人不再把年龄看作是从出生到现在活了多少年，而是看作自己还有多少年生命。他们对时间产生了一种真正的紧迫感，而这种紧迫感在不同的人身上会造成不同的后果，或极度沮丧，或更加努力地工作。

由于人在中年期的变化并不是一夜之间出现的，因此要想顺利地度过中年期也要花费数年的时间。克服"中年危机"的建议：① 正视危机，寻求帮助；② 探索、接受和分享感受，让自己不断地反思生活；③ 设定新的目标，培养新的兴趣和习惯；④ 多花时间与伴侣沟通，重新点燃关系；⑤ 多与孩子沟通，增进家庭和谐。

（二）中年期心理问题的调适

面对诸多的社会心理压力，中年人应学会如下心理调适方法：

1. 扩大关注的范围 要不断提醒自己工作固然重要，但它不是生活的全部。除了工作之外，还要关注家人的感受、朋友关系、业余爱好以及工作以外的社会活动等，要注意生活目标的多样性，给自己创造缓解压力的平台。

2. 留出私人时间 多做自己感兴趣和有意义的事情，增加心理上对外界事务的主控感。

3. 善于分配时间 抓住重点，把握好工作进展的轻重缓急，有序推进。

4. 树立正确的得失和成败观　为此必须清晰地区分哪些事情是自己能力所及的，哪些事情是自己鞭长莫及的，要有自知之明。对于那些鞭长莫及的事情要冷静地予以接受。对于成功和失败都要泰然处之，既不过分地渴求成功，也不过分地苛责失败。世界上没有永远的胜利者，也不存在永远的失败者。每个追求目标的过程，既有成功的希望，也包含失败的可能，因此要坦然接受成功和失败。

5. 不要求全责备　在中年这个特定的发展时期，几十个社会角色集于一身，而这些角色之间又常常发生矛盾冲突，使许多中年人陷入力不从心、困惑、焦虑的境地。究其原因，痛苦的根源在于他们想将事事都做得优秀，但这是不可能的。所以，中年人要想缓解自己的压力，就要学会欣赏和鼓励自己，多为自己已经获得的成功喝彩。

6. 学会倾诉　包括哭出来、说出来、写出来，让负面的情绪能量有发泄的出口。如有了心理压力，可以向人倾诉，让自己与问题之间保持距离，确保自己尽可能冷静地分析问题、客观地处理问题。

7. 科学健身　适当地运动可以调节工作、生活的节奏，缓解不良情绪。饮食上，注意补充足够的蛋白质、维生素和微量元素等，低钠饮食，忌高脂食品，多食牛奶、新鲜蔬菜。防止肥胖，及时治疗躯体疾病等。

另外，中年人要在事业上有所作为，需要一个安定、和睦的家庭做后盾。家庭是一个人心身调养、避开社会风浪的港湾。但是，婚姻问题常会成为影响中年人心理健康的重要因素。另外，家庭中父母与子女关系的不协调也是中年人常常遇到的困惑之一。营造良好家庭氛围的做法包括：① 要增进夫妻间的沟通交流，即使是多年夫妻，也要互相沟通，消除误会。促进建立"夫妻认同感"，"夫妻认同感"的建立会让夫妻双方在感情与行为上表现出较高的同一性。沟通最好的方式就是多听善说、学会赞美和欣赏对方、学会点头、学会微笑，这些既是处理婚姻问题的良药，也是处理好日常人际关系的"法宝"。② 培养良好的子女养育方式，"孩子是父母的镜子"，父母是孩子的第一任老师。父母的言传身教就是孩子最好的榜样。要想培养高质量的后代，父母要有良好的教育与修养，不过度保护，也不放纵姑息，采取一致的态度与处理问题的口径，同时也要调整好自己的情绪和保持适度的期望值。

八、老年期

老年期又称成年晚期，指60岁至死亡这一阶段。随着时代的进步和生活水平的不断提高，以及卫生保健工作的发展，人们的寿命随之增长，人口结构中老年人的比例亦随之增加。进入老年期，生理、心理、社会诸方面都会出现一系列变化。老年人的生理功能处于程度不等的全面衰退状态。各大系统的衰退使身体抵御外界刺激的能力下降，自我修复的能力也减退，身体容易患上多种疾病，患病后的治疗康复变得比较困难。

（一）老年期心理发展特点

老年人的视觉、听觉、味觉、嗅觉能力减退，皮肤的冷、热、触、痛觉下降，听力下降会影响与外界的交流，给生活带来不便。老年人的近期记忆保持效果差，远期记忆保持效果较好，对往事的回忆准确而生动。随着年龄的增高，智力出现了发展与衰退两种对立的倾向。老年人在情绪上趋向不稳定，常表现为易兴奋、易激惹、喜欢唠叨，常与人争论，情绪激动后恢复平静需要较长时间；常感到寂寞、孤独、郁闷；人格上容易多疑，办事固执，刻板，缺少灵活性；有些老年人变得以自我为中心、不合群、懒散、保守。

退休和社会角色的变化，会使老年人产生一些心理和躯体的反应，主要表现如下：

1. 权威心理 退休是一个人社会角色的转变，从一线变为二线，从上级变为"闲人"，从命令指挥别人到被人指挥等，这种转变令不少老年人不适应。

2. 失落、伤感情绪 退休对已习惯长期工作的老年人会产生巨大影响，老年人易产生失落感、无用感等，子女离家（或称"空巢现象"）、亲友离别、丧偶等情况会导致某些老年人性格改变，变得忧伤、孤独无助、缺乏安全感，有的甚至出现焦虑不安、悲观失望、心情抑郁等不良情绪，尤其是独居的老年人这种心理变化更加明显。

3. 恐惧心理 老年期最大的恐惧是面对死亡。老年人常常患有一种或多种慢性病，晚年生活有痛苦和不便，因为体弱多病，常会想到与"死"有关的问题，并不得不做好随时迎接死亡的准备。特别是对于某些患有癌症等难以治愈疾病的老年人，常表现出惊恐、焦虑、不知所措。患病后没有经济来源或医疗保障不足，缺乏亲人照顾，使老年人对战胜疾病失去信心、对未来失去希望。一些老年人盲目追捧各类医药广告，"对号入座"服药后又觉没有效果，给脆弱的身体添加心理负担。

4. 多疑心理 由于老年人的认识能力下降，常不能正确认识外界事物与自己的关系。在自我价值感的丧失与较高的自尊心交织影响下，老人常过分关注家庭成员或其他人对自己的看法，对晚辈间的谈话、做事易起疑心。

（二）老年期心理问题的调适

针对老年人的心理生理特点和特殊心理问题，以下的生活方式和处事态度可有助于老年人重新体验人生的丰富多彩。

1. 防治躯体疾病 老年人比年轻人易患躯体疾病，特别是高血压、动脉粥样硬化、慢性支气管炎、肺源性心脏病、恶性肿瘤等。这类疾病严重影响老年人的健康，预防和积极治疗是保持晚年情绪愉快、延长寿命的重要方式。要及时或定期检查身体，早发现、早治疗；不吸烟，少饮酒，粗细粮混合，荤素搭配，不偏食和食量适当。

2. 接受现实，保持情绪乐观 要承认现实，充分认识到生老病死的自然规律是不可抗拒的。对于进入老年期以后躯体的生理和心理各方面趋于衰退的变化，在思想上要有所准备，承认现实并能够正确对待、泰然处之。在退休前，做好思想上的准备，安排好退休后的生活，使生活内容丰富多彩。到了晚年，有些老年人觉得对社会、人民已作出了贡献，不负此生，得以安心欢愉。也有些老年人，哀叹"少壮不努力，老大徒伤悲"，不胜唏嘘，对未来忧心忡忡，惶惶不可终日，对身体不利。他们需要心理治疗，需要被鼓舞、支持，激发乐观愉快的情绪，以使胸襟开阔、思想开放、心理放松，以更高的境界面对未来。

3. 坚持学习，老有所为 活到老、学到老，坚持学习，可使自己紧跟时代的"车轮"，使自己放宽眼界，仍然生活在集体之中。将学习所得，加上自己过去的知识和经验，用于社会活动，做些有益于集体、公众的事，使生活过得有意义。

坚持学习，进行脑力锻炼，可提高老年人的记忆力和智力，是延缓衰老的重要措施。可以根据自己的实际情况和具体条件，在单位以及家庭做一些力所能及的事情，把自己尚存的潜能发挥出来。老年人经验多、阅历深，在社会生活的各个领域仍可以继续发挥作用，这样不仅有益于社会，也有益于自己心身健康，使内心世界充实，克服或减少老朽感、颓废感和空虚感。

4. 培养兴趣爱好，丰富生活 有些老年人兴趣与爱好越来越少，会产生"活着无意义"的悲观情绪。如何把闲暇的时间安排得丰富多彩，是老年人心理卫生的一个重要问题。到户外和公园进行一些自己喜欢的体育活动，如散步、慢跑或打太极拳等，可以呼吸新鲜空气，增进血液循环，既有益于身体健康，心理上也可以得到一种轻松愉快、青春焕发的感受。老年人还可以通过养鸟、养鱼、种花等来增添生活的乐趣，使自己精神有所寄托。

5. 保持良好的人际关系 一方面，老年人应有自知之明，不要倚老卖老、发号施令，要实事求是，承认"弱者"的地位；另一方面，家庭中其他人应该理解老年人的心态，充分体谅他们各种能力的衰退现象以及当前的处境与心情，更多地给予安慰、体贴和照顾，让他们轻松愉快地安度晚年。

当老年人对于某一事的看法同别人不一致时，对原则性的重要问题，要心平气和地分析和讨论以达成一致；不能达成一致者，也应求同存异，而不应因此影响人际关系。对非原则性的小事，则应谦虚，多尊重别人的意见。"助人为快乐之本"，保持良好的人际关系，互敬互助，心情舒畅，有益于心理健康。

总之，老年人要懂得"动、静、乐、寿"的道理。动是指运动，体育锻炼是保持心理健康的重要方式，老年人的运动不能剧烈，要因人而异；静就是安静；乐就是乐观；动、静、乐结合，才能健康长寿。

相关链接 |

中国人口老龄化

人口老龄化是指总人口中因年轻人口数量减少、年长人口数量增加而导致的老年人口比例相应增长的动态过程。国际上通常把60岁及以上的人口占总人口比例达到10%，或65岁及以上人口占总人口比例达到7%，作为国家或地区进入老龄化社会的标准。根据第七次全国人口普查结果，截至2020年，我国60岁及以上人口为26 402万人，占总人口的18.7%。其中，65岁及以上人口为19 064万人，占总人口的13.5%。80岁及以上人口占总人口的2.54%，比2010年提高了0.98个百分点，占60岁及以上老年人口的13.56%，比2010年上升了1.74个百分点，高龄化趋势明显。

随着年龄的增加，人群的患病率通常也会上升。2022年，中国65岁及以上老年人患病率为71.1%，比2008年提高了6.5%。老年人慢性病患病率上升到60%以上，老年人的健康状况日益严重。增龄伴随的认知、运动、感觉功能下降，以及营养、心理等健康问题日益突出，78%以上的老年人患有一种以上慢性病，失能老年人数量将持续增加。相比老年人的健康需求，与健康老龄化相关的机构、队伍、服务和政策支持不足。老年健康促进专业机构缺乏，老年期重点疾病防控力量薄弱；老年医疗卫生机构发展不充分，康复医院、护理院、安宁疗护中心数量严重不足，存在较大的城乡、区域差距；医疗卫生机构的老年人友善程度不高，老年人就医体验有待改善；老年医学及相关学科发展相对滞后，老年综合评估、老年综合征管理和多学科诊疗等老年健康服务基础薄弱；老年健康服务人员尤其是基层人员缺乏，老年人居家医疗以及失能老年人照护服务能力亟待加强；医养结合服务供给不足，居家、社区医养结合发展不充分；老年健康保障机制尚不完善，稳定的长期照护费用支付机制尚未全面建立。

　　未来应积极开展老年人心理关爱服务。完善精神障碍类疾病早期预防及干预机制，扩大老年人心理关爱行动覆盖范围，针对神经认知障碍（各类痴呆）、抑郁症、焦虑症等老年人常见精神障碍，开展心理健康状况评估、早期识别和随访管理，为老年人特别是有特殊困难的老年人提供心理辅导、情绪纾解、悲伤抚慰等心理关怀服务。鼓励设置心理学相关专业的院校、心理咨询机构等开通老年人心理援助热线，为老年人提供心理健康服务。加强全国社会心理服务体系建设试点地区的基层社会心理服务平台建设，提升老年人心理健康服务能力，完善老年人心理健康服务网络。

（黄明金）

学习小结

　　本章介绍了人的发展与生命周期的关系；健康与心理健康的关系；胎儿期、婴儿期、幼儿期、儿童期、青春期、青年期、中年期及老年期的心理发展特点、各个时期中可能遇到的心理发展问题及其应对方式。

　　通过本章的学习，我们掌握了人的发展与生命周期的基本概念和关系、健康和心理健康的基本概念，熟悉和了解了人的一生中每个发展阶段所特有的心理发展任务及相应的心理健康特征，以及各个时期出现的问题的应对措施，保持和促进个体的心理健康。

复习参考题

一、选择题

1. 发展心理学所研究的是
　　A. 个体从出生到成熟到衰老的生命过程中各阶段的心理特点和规律
　　B. 个体从出生到成人各阶段的心理特点和规律
　　C. 个体从出生到成熟到衰老的生命过程中各阶段的人格变化
　　D. 中小学儿童的心理特点和规律
　　E. 个体从出生到死亡的人格变化

2. 不同的理论对个体发展的阶段有不同的划分年龄，我国对于儿童期较为普遍的划分标准为
   A. 3~5 岁
   B. 6~11 岁
   C. 12~17 岁
   D. 18~34 岁
   E. 34~59 岁

3. 1990 年 WHO 对健康作出新的阐述，认为健康包括
   A. 躯体健康、行为健康、社会适应良好、道德健康
   B. 躯体健康、心理健康、智力正常、道德健康
   C. 躯体健康、心理健康、社会适应良好、道德健康
   D. 身体强壮、心理健康、社会适应良好、精神饱满
   E. 躯体健康、心理健康、社会适应良好、自我实现

4. 美国心理学家埃里克森提出了人格的社会发展理论，他认为人的自我意识发展持续一生，可以把自我意识的形成和发展过程分为八个阶段，每个阶段都有一个特殊冲突，冲突的顺利解决是人格健康发展的前提。存在自我同一性和角色混乱冲突的阶段是
   A. 儿童期
   B. 学龄期
   C. 青春期
   D. 成年早期
   E. 成年期

5. 关于心理健康的说法不正确的是
   A. 心理健康是相对的，没有绝对的心理健康
   B. 可以用比较客观和具体的指标衡量心理健康
   C. 心理健康状态是动态变化的
   D. 衡量心理健康的主观因素比较多，因此不同的研究者所作出的判断并不完全统一
   E. 心理健康与心理不健康之间难以划分出明显的界线

   答案：1. A　2. B　3. C　4. C　5. B

二、简答题

1. 皮亚杰流派认为个体心理发展包含哪几个阶段？
2. 简述新生儿感知觉发展的基本特点。
3. 青少年期心理发展的矛盾和特点有哪些？
4. 简述中年期如何调适心理问题。
5. 简述老年期心理适应的具体策略。

第四章

主要理论流派

学习目标

知识目标	掌握	精神分析理论心理结构和人格结构理论的内容；经典条件反射理论、操作性条件反射理论与社会学习理论；人本主义理论、马斯洛需要理论及罗杰斯自我论的要点。
	熟悉	认知与情绪的关系、心理生物学的理论发展史、中医心理学的发展史。
	了解	精神分析理论简史、社会学习理论、人本主义理论述评、认知心理学、心理生物学各研究领域的相关理论和技术。
能力目标		1. 能初步运用主要的心理学流派理论分析判断临床心理问题。 2. 采用心理学主要理论分析个体解决日常生活问题中的可能机制。
素质目标		1. 激发对心理学专业的兴趣，提高学习和运用心理学的兴趣。 2. 在临床工作中认识到各种心理学理论在疾病发生、发展、转归中的可能的机制，进一步感悟心理学理论的价值。

　　心理学家为揭示心理活动及其机制，提出了众多的心理学理论，以期回答人类心理活动的基本问题，包括理解心理和行为的本质、解释人格是如何形成和发展的、异常心理与不良行为的原因以及如何进行干预及治疗等。由于各理论形成和发展的背景差异，不同的理论对正常与异常心理活动存在不同的理解。

第一节　精神分析理论

　　精神分析理论（psychoanalytic theory）又称心理动力学理论，由奥地利精神科医生弗洛伊德（Freud S）于19世纪末创立。他认为，人类受无意识的动机和冲突驱动，早期经验塑造了人格。弗洛伊德的精神分析理论内容十分丰富，使心理治疗领域第一次有了自己完整的理论体系和方法。作为一名治疗精神疾病的医生，弗洛伊德创立了一个涉及人类心理结构和功能的学说，其影响不仅仅局限于临床心理学领域，对整个心理科学乃至西方人文科学的各个领域均有广泛而深远的影响，是现代心理学的奠基石。

一、主要的理论内容

弗洛伊德通过分析有情绪困扰的病人的生活经历，从与病人谈话和自己的深入观察中，倚重"自由联想"和"梦的分析"等方法，对许多心理和病理现象进行了分析和推理，形成了精神分析理论，主要理论体系如下。

（一）本能论

本能论是精神分析理论的重要组成部分，也是其人格理论的动力学基础。弗洛伊德认为本能是生命和生活中的原始冲动和基本要求，是需要被满足和表达的，是人活动产生的内驱力，它的根源是个体内部的需要和冲动，一旦引发兴奋或紧张状态，它将驱使个体采取行动以释放或消除这种紧张。弗洛伊德认为心理活动的能量来源于本能，本能的能量能够推动个体进行各种心理活动，是个体维持生存和发展的心理内在动力。人最基本的本能有两类，即生的本能和死亡本能，或性驱力和攻击驱力，其本质上是一个事物的两个方面。

1. 生的本能　即性驱力，包括性本能与自我本能，其目的是保持种族的繁衍与个体的生存。弗洛伊德是泛性论者，他认为"性欲"是一个广义的概念，是指人们一切追求快乐的欲望，除直接的性活动外，还包括皮肤的接触、黏膜的刺激性及快乐的情感。性本能冲动是人一切心理活动的内在动力，当这种能量积聚到一定程度就会造成个体的紧张，就要寻求途径释放能量。性本能是驱动人行为乃至创造的一种潜在因素，而自我本能则驱使个体保护自己避免伤害。

2. 死亡本能　即攻击驱力。弗洛伊德在后期提出了死亡本能，即个体可能存在着某种侵略、破坏或自我毁灭的本能，可以激发人回到有生命之前的无机状态中，是能量释放的耗尽。弗洛伊德认为"所有生命的最终目标都是死亡"，死亡本能派生出攻击、破坏、战争等一切毁灭行为，当它转向个体内部时，会导致个体的自责，甚至自残、自杀；而当它转向外部世界时，则会导致对他人的仇恨、攻击和谋杀等。

（二）潜意识理论

弗洛伊德提出潜意识理论是精神分析理论的基石。他将心理活动分为意识、潜意识和前意识三个层次，认为各种心理活动，包括思维、欲望、幻想、判断、情感、决定等，是在不同的意识层次里发生和进行的。

1. 意识（consciousness）　是心理活动中与现实联系的、人能直接感知到的心理活动部分，属于心理结构的表层，它感知着外界的现实环境和刺激，用语言来反映和概括事物的理性内容。它调节控制着进入意识的各种印象，压抑着心理活动中那些原始的兽性本能和欲望，只有合乎社会规范和道德标准的各种观念才能进入意识领域。意识使个体保持对环境和自我状态的知觉，对适应有重要的作用。

2. 潜意识（unconsciousness）　又称无意识，是指个体无法直接感知到的心理活动部分，代表着人类更深层、更隐秘、更原始、更根本的心理能量。这部分的内容主要是不被外部现实、道德、理智所接受的各种本能冲动、需求和欲望，或明显导致精神痛苦的过去事件。潜意识是整个心理活动中最具动力性的部分，是一切动机和意图的源泉。按照弗洛伊德的观点，潜意识几乎是各种精神活动的原动力，它包括原始冲动和各种本能，主要是性本能，以及同本能有关的各种欲望，如已经被意识遗忘了的童年时期不愉快的经历、心理上的创伤等。由于潜意识具有原始性、动物性和野蛮性，不被社会理性容许，所以被压抑在意识阈下，但并未被消灭。它无时不在暗中活动，要求直接或间接地满足。

3. 前意识（preconscious） 即下意识，介于意识与潜意识之间，是调节意识和潜意识的中介机制。主要包括目前未被注意到或不在意识之中，但通过自己集中注意或经过提醒又能被带到意识区域的心理活动部分。前意识担负着"检察官"的角色，其功能是在意识和潜意识之间从事警戒任务，严密防范以阻止潜意识的本能和欲望随便进入意识之中。绝大部分充满本能冲动的潜意识被它控制，不可能变成前意识，更不可能进入意识。前意识的存在保持了个体对欲望和需求的控制，使其尽可能按照现实要求和道德准则来调节，成为意识和潜意识之间的缓冲地带。

弗洛伊德把这些不同的意识层次比作海中冰山，冰山的绝大部分隐匿在海水之下，类似于潜意识；露出水面、极易被发现的部分仅仅是冰山很小的一块，类似于意识；在海平面上时隐时现的部分则类似于前意识。由此可见，潜意识的心理过程占据了心理活动的绝大部分，这是精神分析所要探讨的主要领域。

弗洛伊德认为，由于行为动机中有许多是无意识的，因而机体常常并不知道自己行为的真正原因。心理障碍的发生就是由于压抑在潜意识中的心理矛盾和心理冲突造成了疾病焦虑和内疚，导致心理症状乃至躯体症状的发生。因此，潜意识对心身健康有着决定性的影响。心理咨询与治疗就是帮助求助者发现潜意识中的心理冲突和矛盾，最终力求转变求助者人格或思维方式。

（三）人格结构理论

弗洛伊德在1923年提出了人格结构学说，提出人格由本我、自我和超我三部分构成，并共同表现出其人格特征。

1. 本我（id） 又称原我，存在于潜意识深处，是与生俱来的生物性的本能冲动，是一切心理能量之源泉，是人格中最原始的部分。它包含生存所需要的基本欲望、本能冲动和生命力等，其中性本能对人格发展尤为重要。本我的作用是满足先天的动物本能，而且必须立刻满足，是人格活动的"能量库"，犹如"火山下的岩浆"。本我遵循的是"趋利避害原则"或者"快乐原则（唯乐原则）"，它不理会社会道德和外在的行为规范，唯一的要求是追求快乐、规避痛苦。本我具有要求即刻被满足的倾向，往往不看条件、不问时机、不计后果地寻求本能欲望的即时满足和紧张的立即释放。本我追求个体的舒适、逃避痛苦并维持生存及繁殖，具备初级思维过程。其特点：① 对事物评价以欲望为标准，不考虑逻辑关系；② 没有时间、空间概念；③ 直接行动以表示需求和情感；④ 情感水平分化低，非爱即恨，没有整合功能。本我的心理过程是人类非理性心理活动的部分，即不遵循现实的逻辑思维和推理，可以超越时空的限制，不顾后果，任意地否认，这表现在人类的梦、游戏和幻想甚至艺术创作中。在婴儿及儿童的行为中体现出更多本我的表现。随着人格的发展及社会化的过程，本我的活动逐渐在自我的管理和控制之下。

2. 自我（ego） 是个体在现实环境中由本我分化、发展而产生的现实化的本能，代表着理性和审慎，是人格中意识和理性部分，功能是运用现实手段满足本能，是自己可意识到的执行思考、感觉、判断、记忆的部分。自我的大部分存在于意识之中，小部分位于潜意识中。自我是人格中最为重要的部分，自我的发育及功能决定着个体心理健康的水平。一方面，自我的动力来自本我，是本我的各种本能、冲动和欲望得以实现的执行者；另一方面，它又在超我的要求（监督）下，要顺应外在的环境现实，采取社会所允许的方式指导行为，保护个体的安全。自我遵循着"现实原则"，并具有次级思维过程，调节和控制"本我"的活动。其特点：① 评价事物以客观现实为依据；② 遵循逻辑思维，考虑因果关系；③ 通过语言表达思想、进行交流；④ 情感分化细致，有整合功能。因此，自我可以说是人格的执行部门，它设法在外部环境许可的情况下适当满足本我的欲望，同时接受超我的监督与指示，延迟转移或缓慢释放本我的能量，起着重要协调作用，使两者保持平衡。但有时不免"左右为难"，出现心理冲突。自我的另一项功能是现实检验能力，以区分自我与非我的界限，能够区别外部客观现实与内部主观愿望或者想象的能力。心理治疗的条件之一就是病人需有自我的存在。如精神分裂症丧失了现实检验能力，神经症病人因为内心冲突导致现实检验能力减弱。所以自我的功能通过对环境的良好适应体现着心理健康的水平，也是判断人格成熟水平的重要标志。

3. 超我（superego） 即能进行自我批判和道德控制的理想化了的自我，是人格结构中最具理性的部分。类似于良心与道德，具有良知、理性等含义，是人格的最高形式和最文明的部分，大部分属于意识层次。超我是在长期的社会生活过程中，将社会的规范以及道德观念等内化的结果。它主要包括两个方面：一方面是平常人们所说的良心，代表着社会道德对个体行为的惩罚和规范作用；另一方面是理想自我，确定道德行为的标准。超我是人格中的监控机构，主要职责是指导自我以道德良心自居，去限制、压抑本我的本能冲动，不断监督和批评自我。其特点是能按照社会法律、规范、伦理、习俗来辨明是非，分清善恶，因而能对个体动机行为进行监督管制，使人格达到社会要求的完善程度。超我遵循"道德原则"或称"至善原则"行事。超我是儿童在生长发育过程中，社会尤其是父母给予的赏罚活动中形成的，是父母作为爱的角色和纪律的角色的赏罚权威的内化。因而，超我是社会道德权威在内心的再现，通过耻辱感和自豪感来左右自我的决定。儿童从他人那里了解到社会对自己的要求，并最终将这些要求以超我的形式内化于人格之中。

综上所述，本我追求本能欲望的满足，是求生存的动力，但不顾现实；超我监督和控制主体按社会的规范和道德行事，以维持正常的人际关系和社会秩序；自我对上要按超我的要求控制本我，对下要汲取本我的力量，并通过调节适当满足本我的欲望，对外要适应现实环境，对内要保持心理平衡。弗洛伊德认为人格是由本我、自我和超我三部分交互作用构成，是在企图满足潜意识的本能欲望和努力达到社会道德标准两者之间长期冲突的相互作用中发展和形成的。如果三者间能达到动态平衡，个体就会保持心身健康，成为一个发展正常、适应良好的人；如果三者间平衡失调或彼此长期冲突，则会导致个体社会适应不良，产生各种精神障碍和病态行为。

（四）性心理发展理论

性心理发展理论又称人格发展理论，弗洛伊德通过分析动机和导致病人压抑的事件，认为发展是一个冲突的过程：人具有性和攻击本能，人格的发展实际上是性心理发展的过程。父母对儿童出生头几年中这些性和攻击欲望的控制对个体人格、行为发展起着重要作用。

弗洛伊德认为个体性心理的发展主要是性欲的投注和转移，因而提出了性心理发展理论，认为性心理发展分五个阶段：口腔期、肛欲期、性器期、潜伏期和生殖期（表4-1）。性本能在每个阶段都起着重要作用。在心理发展的各阶段，儿童都被迫处理由内驱力和社会环境强加的限制之间的冲突。性的压抑、欲望不能满足和冲突不能解决是日后产生人格障碍或心理疾病的根本原因。弗洛伊德认为成人人格的基本组成部分在前三个发展阶段已基本形成，所以儿童的早期环境、早期经历对其成年后的人格形成起着非常重要的作用。在性心理发展的每一个阶段，父母都应该与儿童保持一致，对性欲的过分满足或不能满足都可以引起儿童沉迷于受鼓励或不受鼓励的活动。弗洛伊德认为，在每一个时期都可能发生人格三部分的冲突，解决得不好就可能产生人格障碍或发展为心理疾病。许多成年变态心理、心理冲突都可以追溯到其早年的创伤性经历和压抑的情结。

▼ 表4-1　弗洛伊德性心理发展的五个阶段

阶段	年龄	主要描述
口腔期	出生~1岁	性本能在口腔部位的刺激中得到快感。喂食让婴儿依赖母亲，以获得安全感。如过度满足，则会形成"口腔性格"，表现为过度依赖、嫉妒等人格特征
肛欲期	1~3岁	从控制自身大小便中得到快感以满足性本能。大小便训练可引起父母与儿童之间的冲突。如因上厕所受到惩罚，会出现所谓"肛门性格"，日后易产生"强迫症"
性器期	3~6岁	又称"生殖器崇拜期"。愉快来自性器官的刺激。儿童对异性父母有乱伦的愿望，即产生恋母情结或恋父情结。冲突引发焦虑，会导致儿童内化性别角色的特征及其与之竞争的同性父母的道德标准
潜伏期	6~11岁	相对平静的时期，儿童的性力从自己的身体转移到外界的各种活动中，自我和超我不断得以发展
生殖期	12岁以后	青春期到来唤起了性冲动。形成了以生殖器为主要来源的性快感区，必须学会以社会认可的方式表达性冲动。发展健康，就能完成社会化过程，形成独立、健全的人格

（五）心理防御机制

"防御"一词最早源于1894年弗洛伊德《防御性神经精神病》一书，书中提出了九种心理防御机制。1936年弗洛伊德的女儿安娜在《自我与防御机制》一书中发展了心理防御机制的理论，目前有十余种防御机制被提出。

心理防御机制（mental defense mechanism）是精神分析理论中的一个基本概念，是一个人为了保护自我、避免精神上的痛苦、缓解矛盾冲突、达到心理平衡而表现的心理反应体系。由于本我、自我、超我三者经常处于矛盾冲突之中，于是产生了应对矛盾的防御机制——心理防御机制。这一机制使本我得到一定的表现而不触犯超我，使行为表现被现实所接受，不引起自我的焦虑反应和心理矛盾，或不使心理矛盾激化。因此，心理防御机制也被称为"自我防御机制"。

心理防御机制的意义：积极的意义在于能够使主体在遭受困难与挫折后减轻或免除精神压力，恢复心理平衡，甚至激发主体的主观能动性，激励主体以顽强的毅力克服困难，战胜挫折。消极的意义在于使主体可能因压力的缓解而自足，或出现退缩甚至恐惧而导致心理疾病，会产生现实性焦虑、神经症性焦虑等各种焦虑反应。弗洛伊德认为防御机制是在潜意识中进行的，是一种"无意识"过程。

常见的心理防御机制有否认、隔离、压抑、反向形成、合理化、升华、幽默、补偿等多种形式。所有的心理防御机制都是保护自我免于焦虑的，普遍存在于个体之中，每个人或多或少都有一些防御行为，适当使用对个人有益却对社会无害，然而使用不当则容易导致病态心理甚至罹患精神障碍。

（六）梦的解析

弗洛伊德的精神分析理论是由潜意识理论、人格结构理论、性心理发展理论、心理防御机制以及梦的解析五大支柱构建起来的庞大体系。其中，梦的解析（dream analysis）是了解潜意识活动的一项重要途径。

弗洛伊德从1895年开始就深刻地批判和分析了自己的梦境，并在其1900年出版的《梦的解析》一书中详细论述了关于梦的学说。他认为梦是一种精神过程，是通向潜意识的一条捷径，因而将梦作为一种可以窥测心理奥秘的窗口来对待。通过对梦的解析，把梦的"显象"还原为它的隐意，进而发现潜意识中的动机和愿望。他认为梦是一种合理而富有深刻含义的心理现象，梦是受到压抑的愿望的伪装的满足。梦之所以改头换面表现出来是因为"在每个心灵当中，都有两种精神力量，其中一种力构成梦所表示的愿望，另一种力则作为检察官对这个梦的愿望发生作用，而迫使梦发生歪曲"。梦的这番化装、变形被称为"梦的工作"。梦与神经症的症状都是潜意识欲望的替代性满足，它们之间有着共同的机制。由此，弗洛伊德认为梦是潜意识欲望的隐晦地或曲折地表达。梦的工作有4种方式：凝缩、移置、象征化、润饰。因此，机体可以通过梦的解析了解潜意识，从而为诊断、治疗神经症提供有价值的信息。

二、精神分析理论评述

精神分析理论可以说是最早的系统揭示人类心理及行为的心理学体系，它对理解人类的心理现象及其规律有重要的贡献。这一理论对心理学、精神病学，甚至哲学、艺术和宗教都有广泛的影响，是现代心理治疗的奠基石，但引起的评论和争议也是最多的。不了解精神分析理论就难以展现心理活动的全貌、构建科学心理学完整的理论框架，就难以把握现代医学模式发展的历史轨迹。

作为精神病学家，弗洛伊德创立的精神分析理论主要依赖于他对心理障碍尤其是神经症的研究。因此，精神分析理论的主要贡献在病理心理学领域。在当时的背景下，它不仅消除了心理障碍的神秘感和超自然解释，还开创了全新的研究领域，尤其是开创了以精神分析治疗为代表的深层次的心理治疗。弗洛伊德提出的系统的人格结构理论对人性的解释也是划时代的。精神分析治疗也是19世纪三大心理治疗流派之一。建立在精神分析理论之上的精神病理学，将正常与异常看成是相互连续谱，既可以解释正常心理活动，又可以解释异常的心理现象。

精神分析理论的主要特点：① 从产生条件看，是在精神疾病治疗实践中发展起来的；② 从研究对象看，主要是研究治疗精神失常的人；③ 从研究内容看，注重探讨潜意识、情欲、动机及人格等更深层次的内容；④ 从研究方法看，主要运用临床观察法。

精神分析理论的局限性：① 精神分析理论形成依据的是临床观察和个案研究，更多地依赖演绎推断，所观察的样本量较小而且局限，大多数观点缺乏客观、科学的实验验证和数据支持；② 精神分析理论的构建依赖于推理，对潜意识的解释存在任意性；③ 弗洛伊德的研究对象是病人，但却形成了关于儿童心理发展和关于正常心理的理论，样本的代表性受到质疑；④ 弗洛伊德的研究受文化环境的严格限制，形成的理论带有明显的文化偏见和泛性色彩；⑤ 弗洛伊德对心理现象做还原论和决定论的解释，将高级心理活动简单地归结为低级的生物物理运动，在人性问题上持悲观的看法。

相关链接 | **精神分析理论的创始人——弗洛伊德**

在心理学史的重要人物当中，恐怕没有哪位心理学家会像弗洛伊德一样既备受吹捧而又惨遭诋毁，他既被认为是伟大的科学家和学派领袖，又被斥责为搞假科学的骗子。但他的崇拜者和批评者却一致认为他对心理学的影响、对心理治疗的影响以及对西方人看待自己生活方式的影响，要比科学史上其他影响大得多。

弗洛伊德（1856—1939年）是奥地利维也纳的精神科医生。弗洛伊德4岁时全家迁往维也纳，之后一生大部分岁月在此度过。他读书时成绩优异，精通多国语言。1873年，弗洛伊德进入维也纳大学攻读医学，1876年作为研究生进入布鲁克教授的生理学研究室。1881年以优异成绩获得学位，成为医生，主攻神经病学，陆续发表相关论文。

1886年，他发布《关于男性歇斯底里》报告，但外界反应冷淡。1891年，最初的著作《对失语症的认识》出版。1895年，他与布罗伊尔合作发表《歇斯底里研究》，这被看成是弗洛伊德精神分析学的处女作。1900年《梦的解析》出版，但在当时，这本书并没有受到重视。1905年，《性学三论》发表，这本书探讨了儿童性心理的发展和精神变态机制的联系，真正开始为世人所重视。

弗洛伊德一生共发表了94篇论文和23本著作，不断阐述和宣传他的精神分析理论。他在《日常生活的心理病理学》中提出，日常生活中的一切失误都是由无意识动机所支配的；在《图腾与禁忌》中用俄狄浦斯情结来解释人类的原始文化；在《精神分析引论》中则用讲演稿的形式对精神分析理论全面地总结与介绍。20世纪20年代以后，弗洛伊德的思想和观点出现了一些变化和发展，在《自我和本我》《抑制、症状和焦虑》等著作中他提出了将心理划分为"本我""自我"和"超我"三个互动的部分。在《超越唯乐原则》中提出了"生的本能"和"死亡本能"的概念，在《文明及其缺陷》等著作中弗洛伊德用文明与本能的冲突来揭示人类文明发展的原始动力。弗洛伊德同时是一位天才著作家，1930年荣获歌德文学奖。

第二节 行为学习理论

20世纪20年代，美国心理学家华生（Watson JB）（行为主义之父），创建了行为主义心理学，又称行为学派，带来了心理学历史上一次方法论的革命，尤其对心理学的应用工作方面有深远的影响。华生声称："给我一打健康的婴儿，并在我设置的特定环境中教育他们，任意挑选其中的一个婴儿，不管他的才能、嗜好、性格和神经类型等种种因素如何，我都可以把他训练成我所选定的任何专家、医生、律师、艺术家、商人乃至乞丐或小偷。"

行为学习理论建立在巴甫洛夫经典条件反射理论基础上，并受桑代克（Thorndike EL）的"尝试错误"学习理论的启发。该理论否认传统心理学以主观体验到的知觉或意识为研究对象的做法，认为心理学要成为一门科学，必须摒弃意识、意象等主观的东西，只研究所观察到的并能客观地加以测量的刺激和反应——行为。该理论认为所有行为都是外部环境因素引起的，强调个体行为的习得性，认为人类的行为都是后天习得的，环境决定了一个人的行为模式，正常和病态行为包括外显行为及其伴随的心身反应形式，都可通过学习过程而形成。因此，学习是支配行为和影响心身健康的重要因素。通过对行为学习各环节的干预，可以纠正问题行为，进而治疗和预防疾病。

一、主要的理论内容

（一）巴甫洛夫的经典条件反射理论

经典条件反射（classical conditioned reflex）又称反应性条件反射，是某一中性环境刺激（无关刺激）通过反复与非条件刺激（unconditioned stimulus）相结合的强化，最终成为条件刺激（conditioned stimulus），引起了原本只有非条件刺激才能引起的行为反应及条件反射（conditioned reflex）的过程，也就是初级条件反射的形成。

1. 实验与解释　经典条件反射理论是20世纪初俄国生理学家巴甫洛夫在研究消化的生理过程中通过实验发现而创立的，是目前公认的解释人和动物学习各种行为的最基本的生理机制理论。他用食物作为非条件刺激，用铃声作为条件刺激（无关刺激），条件刺激与非条件刺激反复结合，使狗产生唾液分泌反应。食物作为非条件刺激所引起唾液分泌的反射过程称为非条件反射（unconditioned reflex）。条件反射是在非条件反射基础上经过学习而获得的，称为习得性行为（learned behavior），是在大脑皮质中建立的暂时神经联系。当食物（非条件刺激）和与唾液分泌无关的中性刺激（如铃声）总是同时出现（强化），经过一定时间的结合以后，铃声成为食物的信号，转化为条件刺激，此时，铃声引起唾液分泌的反射过程称为条件反射。这种条件反射过程不受个体随意操作和控制，属于反应性的行为，又称经典条件作用（classical conditioning）（图4-1）。经典条件反射就是某一中性环境刺激在反复与非条件刺激相结合的强化过程中，最终成为条件刺激，引起了原本只有非条件刺激才能引起的行为反应。

2. 经典条件反射的规律　① 强化（reinforcement），是指环境刺激对个体行为产生促进的过程；② 泛化（generalization），指在条件反射形成过程中，某些与条件刺激相近似的刺激也可引起条件反射的效果，其主要机制是大脑皮质内兴奋过程的扩散；③ 消退（extinction），是指当非条件刺激长期不与条件刺激结合时，已经建立起来的条件反射消失的现象。

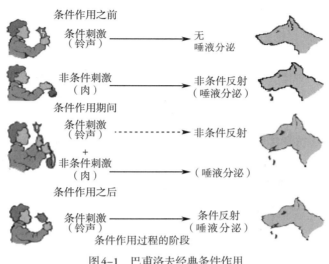

条件作用之前

条件刺激 ⟶ 无
（铃声） 唾液分泌

非条件刺激 ⟶ 非条件反射
（肉） （唾液分泌）

条件作用期间

条件刺激 ┄┄⟶ 非条件反射
（铃声）
+
非条件刺激 ⟶ （唾液分泌）
（肉）

条件作用之后

条件刺激 ⟶ 条件反射
（铃声） （唾液分泌）

条件作用过程的阶段

图4-1 巴甫洛夫经典条件作用

3. 经典条件反射理论的意义　经典条件反射理论强调环境刺激（S）对行为反应（R）的影响。任何环境刺激，都可以通过经典条件作用机制影响行为（包括内脏活动、心理活动和社会行为）。据此，许多正常或异常行为可以通过经典条件作用而获得。行为疗法中的系统脱敏疗法，则是通过建立条件反射性的松弛反应，以帮助病人克服习得的紧张行为反应症状。相反，厌恶疗法则是同时施加不愉快的刺激，来帮助病人减少或终止某些重复性的不良行为。

（二）华生的早期行为主义观点

1. 关于心理学的研究对象　华生认为，心理学作为一门自然科学，只能应用客观观察的方法来进行研究，而只有行为才是可以直接观察并进行科学研究的对象。他建立了刺激-反应模式：R=f（S），认为查明了环境刺激与行为反应之间的规律性关系，就能达到预测并控制人类行为的目的。

2. 关于个体行为的形成　华生认为行为是可以通过学习和训练加以控制的，行为就是个体用于适应环境刺激的各种躯体反应的组合，有的表现在外表，有的隐藏在内部。行为主义的基本假设就是：有关人类发展的结论应该以可观察的外显行为为基础，习得的外部刺激和可观察的反应（习惯）之间的良好连接是人类发展的基石。发展就是个体独特的环境所塑造的行为改变的连续过程。因此他认为：父母对儿童的发展负有很大责任。在他眼里，环境决定了一个人的行为模式，无论是正常的行为还是病态的行为，都是经过学习而获得的，也可以通过学习而更改、增加或消除。

（三）斯金纳的操作条件反射理论

操作条件反射理论以操作条件反射（operant conditioning）为基础，建立了操作行为主义，其理论强调了外部刺激在控制人类行为中的重要作用，也被称为极端的行为主义，由美国心理学家斯金纳（Skinner BF）于20世纪30年代创立。

操作条件反射理论多数来自斯金纳的实验。实验是在他设计的一种动物实验仪器（即著名的"斯金纳箱"）中进行。实验表明：如果当行为反应（R）（如按压杠杆或回避行为）出现后总能获得某种结果（食物或撤销电击），个体就可以逐渐学会这一行为，这就是操作条件反射。由于操作条件反射是借助对工具操作的学习而形成，又称工具操作条件作用。在操作条件反射的实验中，行为反应后的结果刺激既可是积极、轻松愉快的，也可是消极、痛苦的。这些刺激可以从无到有，逐渐增强；也可以从有到无，逐渐减弱。

根据操作条件反射中个体行为之后的刺激性质及行为变化规律的不同，可将操作条件反射分为以下几种情况。① 正性强化：正性强化是指个体某一行为的结果导致了积极刺激的增加，从而使该行为增强；② 负性强化：是指个体某一行为的结果导致了消极刺激的减少，从而使该行为增强；③ 消退：是指行为的结果导致了原有的积极刺激减少，从而使行为反应减弱；④ 惩罚：是指行为的结果导致了消极刺激的增加或正性强化物的减少，从而使该行为反应减弱。惩罚同样有正性惩罚和负性惩罚。

操作条件反射的关键在于及时给行为提供强化，强化反过来提高了同一行为再次出现的可能性。人类许多正常的或异常的行为反应、各种习惯或症状，都可以因操作条件反射而形成或改变。斯金纳认为人类的发展方向取决于外部刺激（强化物和惩罚物），因此，斯金纳的学习理论被称为环境决定论。

（四）班杜拉的社会学习理论

班杜拉（Bandura A）是一位新行为主义心理学家，与传统的行为主义心理学家不同，他特别强调环境中的社会因素对人类行为的影响，他的关于社会因素对行为影响的一系列论述，构成了社会学习理论的主要内容。班杜拉在其提出的社会学习理论中强调学习的认知方面。班杜拉认为，对动物来说，操作条件反射是一个很重要的学习形式，然而人与动物不同，人类有认知功能，是积极的信息加工者，能够思考行为与结果之间的关系，因此人更多地受事件后果的影响。

观察学习是班杜拉理论的核心部分。观察学习是通过观察他人（即榜样）的行为而进行的简单学习，又称替代性学习。如果没有认知加工，观察学习就不可能出现。观察学习包含三种类型：① 直接观察学习，是人们对示范行为的简单模仿；② 抽象性观察学习，是观察到行为中含有的规则或原理，在以后的情景中可表现类似行为；③ 创造性观察学习，指观察者将各个不同的原型的特点组合，产生一个不同于个别原型特点的新模式。

班杜拉认为观察学习包括四个相关联的心理过程：① 注意过程，即集中注意观察所要模仿的行为示范；② 保持过程，指把观察得到的信息进行编码并储存在记忆中的活动；③ 动作再现过程，即通过自己的运用再现被模仿的行为；④ 动机确立过程，是决定模仿行为是否实际实施的制约因素，这一过程会影响前面三种过程。

影响观察学习的因素很多，一般说来，高傲的、敌对的、攻击性的行为最容易被模仿，受到奖赏的行为比受到惩罚的行为更易被模仿。人类的许多行为可以通过观察学习形成，疾病角色行为的形成与观察学习有一定关系。

班杜拉用相互决定论的概念来描述关于人类发展的观点，进一步说明了个体、行为、环境之间的关系是双向的或者交互的，环境影响发展，个体也可以用自己的行为影响环境（图4-2）。

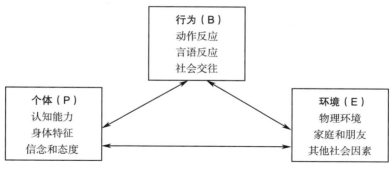

图4-2　班杜拉：个体、行为、环境之间的关系

班杜拉还提出了自我调节论，进一步强调了心理的主观能动性，表明人具有理性认知的能力，自我调节就是自我强化的过程。此外，班杜拉提出自我效能是个人对于能够成功操作行为以产生确定成果的确信。在其1986年出版的《思想与行为的社会基础：一种社会认知理论》中，定义了自我效能是"对行为操作能力的知觉和有关恪守自我生成能力的信念"，说明了自我生成能力是最根本的能力，人们可以因此对技能进行判断，也可以对自己的思想加以评价、改变。

（五）米勒的内脏操作条件反射

内脏操作条件反射是操作条件反射的又一种类型。1967年，美国心理学家米勒（Miller NE）进行了内脏学习实验，他首先用箭毒排除了任何随意肌反应，然后以刺激脑的"愉快中枢"作为奖赏办法，使动物的心率和肠收缩发生了预期的变化。米勒还训练动物成功地控制血压及其他内脏平滑肌运动和腺体分泌，证实了内脏反应也可以通过操作性学习加以改变。他的实验又称内脏操作条件反射（visceral operant conditioning reflex）。之后其他研究者的研究进一步证明，借助表象、想象也能使心率、血压等发生变化。

米勒内脏操作条件反射理论对于医学心理学的意义在于，心身症状往往是习得的，因而人类也可以通过内脏学习学会有意识地调节和控制各种内脏活动。目前广泛应用的生物反馈疗法就是根据这一原理，将人体的各种生理变化信息转变为视听信号，使被治疗者通过学习达到一定限度地自我控制心率、血压、皮肤温度、胃肠蠕动、脑电波、腺体分泌等几乎所有的内脏反应，从而达到防病治病的目的。

二、行为学习理论评述

与精神分析理论相比，行为学习理论的明显特点是注重客观地观察和测量。通过实验研究，行为学习理论总结出个体获得新行为的基本学习方式是条件作用和观察学习。行为学习理论对外显行为的直接原因的强调具有重要的临床和实践应用价值。例如，很多问题行为现在可以很快用行为矫正技术加以控制。行为学习理论可以解释和解决许多有关健康和疾病的问题。行为学习理论强调儿童早期的行为习惯的训练。某些疾病的发生可以是"错误的习得性行为"的结果。行为主义认为，许多病症就是由这类学习过程而形成的。某些内脏功能的异常以及相当多的病态体征，也可能是错误的习得性行为。

行为学习理论的意义：① 某些适应不良行为可以用行为学习理论来解释，这些解释大多数有实验依据，这有助于消除人们对异常行为的偏见；② 行为主义观点的形成是基于严格控制的心理实验所发现的事实，而不只是依据推理，因此，与精神分析理论相比，行为学习理论更客观；③ 行为学习理论为心理障碍的治疗提供了有效的方法。

行为学习理论的局限性表现在两个方面：一是对行为、发展的解释过于简单化。行为观点简化了人性，将人性简化为一些小的、可测量的单位，忽视人性、意识和主观能动性，忽视对心理现象的深入研究，也忽视了生物因素的重要影响。二是环境决定论，行为学习理论家坚持刺激–反应模式，认为多数行为是两种条件作用的结果，一个人做什么和不做什么，不取决于自由意志，而取决于环境中的刺激。然而，影响个体发展的环境是一系列社会系统（如家庭、社区和文化）之间相互作用，并与个体以复杂的方式相互作用，这在实验室的人为环境中不可以实施。

第三节　人本主义理论

人本主义理论是继精神分析和行为学习理论后兴起的心理学理论学派，是美国当代心理学主要流派之一，由马斯洛和罗杰斯于20世纪50—60年代创立，被认为是心理学的第三势力（third force）。

人本主义理论取向是以现象学和存在主义为基础，重视研究本性、动机、潜能，关注价值和尊严，反对行为学习理论的机械决定论和精神分析理论的生物还原论。因而这个学派的代表人物更多地从哲学和人文的角度关心人类的前途和人性的价值，主张心理学的研究要从人的角度而不是从方法的角度出发，更多地尊重个性特点。其中马斯洛强调自我实现的人性论，即主张人性本善，指出潜能具有建设性地成长和实现的倾向。罗杰斯认为每个人都有与生俱来的、积极的、乐观的人性观。

一、主要的理论内容
（一）马斯洛的需要层次理论
马斯洛的动机理论是他对心理学、组织行为学以及其他人文社会科学影响最大的理论之一。马斯洛认为，需要是人内心世界核心的东西，一切意志和认识都受其统摄。以人为本就要抓住人本性的基本需要进行研究，他认为人类价值体系存在两类不同的需要。一类是沿生物谱系上升方向逐渐变弱的本能或冲动，称为低级需要或生理需要；另一类是随生物进化而逐渐显现的潜能或需要，称为高级需要。他把需要按其强度不同分成了五个层次，即生理的需要、安全的需要、归属和爱的需要、尊重的需要、自我实现的需要。

自我实现是人本主义理论的核心。马斯洛认为自我实现是一个人力求变成他能变成的样子。包含两方面含义：一个是完美人性的实现，另一个是个人潜能或特性的实现。据此，马斯洛概括出一些自我实现者的人格特征，作为成熟、健康的模式，如能认清现实并保持与现实的良好关系，以问题为中心的态度，能接受自然、他人和自己，自主而不依赖于环境，富有创造性等，并提出了一些通向自我实现的途径。马斯洛后期将自我实现分为两个类型：① 健康型自我实现；② 超越型自我实现。

（二）罗杰斯的自我论

同马斯洛一样，罗杰斯认为人类趋向于实现自然倾向，其人格发展观主要来源于他25年的临床实践经验，由于他格外强调主观经验和自我实现的潜能，因此，该理论又被称为人格的自我理论，通常被命名为以人为中心（person centered）的人格理论。以此理论发展而来的心理治疗方法通常被称为病人中心疗法（patient centered therapy）。

罗杰斯强调现象学观点，他认为每个人都以一种独特的方式来看待世界，人们对自己和世界的知觉构成个人现象场，就是指一个人内心世界或经验世界。这种理论的实际应用总结为以下三点：① 通过自己身体内部的参照系统，取得文化知识；② 用别人的观察来核对主观知识以取得客观知识；③ 每个人都有自己认识世界的独特方式，这些认识构成个人的现象场，个人现象场虽然是个隐秘世界，但通过上述方法仍能达到正确地理解。罗杰斯相信人的本性基本上是诚实的、善良的、可以信赖的，而某些"恶"的特性则是防御的结果而并非出自本性。在他看来，虽然人们生活的客观现实世界可能一样，但是每个人的主观经验世界即现象场都是独一无二的，因此相同的刺激对不同的人具有不同的意义，而不同的人对同样的刺激作出的反应也不一样。所有人都生活在自己的内心世界中，正是这种内心世界而非客观世界决定着个体的行为。

以此为出发点，罗杰斯将个体与环境长期交互作用中形成的自我（ego）分成两个子系统：一是主体自我（subjective self），即个体的真实自我，指行为和经验的主体，是行动者和观察者；二是客体自我（objective self），又称自我概念（self-concept），即个体对自己知觉和意识无偏见的反映及自我的客观观察与评价，也就是个体的真实经验，或者说是个人现象场中与个人自身相联系的那部分知觉及其附着的意义。例如，胃是个体的一部分，除非它功能失调，引起关注，否则它就不可能成为自我概念的一部分。这两者始终处于相互联系、相互作用的关系中。

罗杰斯把自我看作原始的结构术语，认为个体都在设法实现自己的能力和目标，这便是自我实现。同时，每个人在生活中由于别人评价、追求别人的爱和关怀，而逐渐形成自我概念。以此延伸出理想自我（ideal self）的概念，即个体对希望自己是一个什么样的人的自我看法，它通常是积极的，包含人们渴望拥有的那些品质。健康的人格应该使机体自我与理想自我概念保持一致，即实现能力和目标的机体自我得到别人积极评价，得到爱和关怀。机体自我与理想自我概念不一致表明人格不协调和不健康，可导致焦虑、混乱等心理障碍。

罗杰斯的自我论有两个主要概念：自我观念、自我实现。自我观念包括：① 个人对自己的了解和看法；② 自我观念是主观的，个人对自己的看法未必与自己所具备的客观条件相符合；③ 个人以自我观念为依据衡量自己处事待物经验；④ 自我观念可随个人经验的增多而改变。由自我观念可发展形成高级的"社会我"和"理想我"。前者是一种相信别人对自己看法的自我观念；后者是一种自己希望做什么样的人的自我观念。"理想我"与"社会我"并不总是一致的，两者越接近，个人适应越是良好，生活也越幸福。两者相差很远甚至相互矛盾，个人就会适应不良，引起焦虑、苦恼。

自我实现就是充分地、完善地发挥自己的潜在能力，是"个人奋力实现与保护自己的自我结构"，是人格发展的主要动力。这种倾向是与生俱来的，以"性本善"为出发点和目标。具体地说，就是指个体希望能不断地生存、成长、发展与完善自我，并在这一过程中，不断地体验到快乐、满足和幸福感。罗杰斯认为人是"积极主动的、自我实现和自我指导的"。根据这一点，他主张心理治疗和心理咨询中起主导作用的是当事人自己。另外，罗杰斯认为人类除了生而具有的自我实现的动机外，还有两种习得性动机，分别是"别人关心的需求"和"自我关心的需求"。前者是指每一个人需要他人对自己的热情、尊重、喜爱和接纳的态度；后者指个人对自己的评价的需要。

总的来说，罗杰斯既重视自我与自我概念的一致性，又强调实现倾向的动力作用。

二、人本主义理论评述

人本主义理论为心理学研究提供了一个全新的视角，即关注个体的需要和自我实现的人生价值，关注潜能并为潜能的开发提供条件。在病理心理学领域，人本主义理论为心理咨询和治疗提供了重要的、有价值的观点，包括真诚、同情和积极关注、关心来访者的心理成长。人本主义理论对人性的看法是积极的。所以，人本主义理论学派主张不能仅依靠一般调查统计、平均数字推出结论，而应重视个案的研究，由特殊到一般，由个体到整体，从而归纳出一般的结论。

马斯洛的理论至今仍然是研究者感兴趣的话题。需要层次的框架在组织人类大部分已知事实上具有很大灵活性，并极有实用性，遗憾的是，马斯洛的语言常常使他理论中重要部分意义含糊不清和不连贯，而且理论的简约性方面也欠佳。

罗杰斯的理论引起了心理治疗领域的很多研究，他是仅有的用几个"假设"的框架阐述自己理论的理论家之一，并能够经受证伪的考验。以人为中心理论可以扩展到相对广泛的心理学领域中。对心理治疗师来说，此理论对解决来访者时间问题的作用也是明确的，并且简约，有较强的内在一致性和可操作性。

对人本主义理论的批评主要集中在方法学上，即人本主义理论所提供的心理治疗方法缺乏可操作性，理念多于技术。此外，人本主义理论对来访者的心理问题的判断和探究方法也缺乏客观性和准确性。对此马斯洛也有所意识，他认为："人本主义理论并不是一个学派，不是心理学的终极，而是过渡的心理学"，是为"更高层次的心理学"做准备。

第四节　认知理论

20世纪50—60年代，随着后工业社会科技革命迅速发展，有关认知因素的研究日益受到重视，特别是计算机科学等相关学科的发展，在心理学界掀起了研究认知过程的热潮。1967年，美国心理学家奈瑟尔（Neisser U）出版《认知心理学》，标志着认知心理学的诞生。20世纪70年代以后，认知心理学成为美国和整个西方心理学的主流，在心理学研究和理论中占据核心位置，是现代心理学的一种新运动和新方向。

认知心理学的主要理论基础是信息加工理论，又称信息加工心理学。认知理论研究高级心理过程，主要是认知过程，如注意、知觉、表象、记忆、思维和言语等。认知理论的核心是人们将与外部环境发生关系的经历主动地转入思维的过程。认知心理学通过学习活动理解智能本质以及思维，了解人是如何获得客观环境中的信息，即信息是如何作为知识得以再现和转换，如何被储存，以及如何被用于指导心理和行为的。

认知心理学强调了意识在行为上的重要作用，强调了主动性，重视各心理过程之间的联系与制约，基本上博采了几大学派的长处。认知心理学反对行为学习理论流派简单机械的"刺激-反应"公式，认为认知有决定行为的重要作用；它也反对精神分析理论流派的潜意识决定论，强调理性和认识的重要性。

一、主要的理论内容
（一）认知理论的产生及发展简况

认知理论是在很多学者研究的基础上产生的。它与西方传统哲学有一定联系。其主要特点是强调知识的作用，认为知识是决定人类行为的主要因素。认知心理学继承了早期实验心理学的传统。德国心理学家冯特是现代实验心理学的奠基人，认知心理学对心理学的对象和方法的看法与他的观点很接近。格式塔心理学对认知心理学的影响很明显。它以知觉和高级心理过程的研究著称，强调格式塔的组织、结构等原则，反对行为学习理论把人看成是被动的刺激反应器。认知理论是反对行为学习理论的，但也受到它的一定影响，从行为学习理论那里接受了严格的实验方法、操作主义等。

瑞士学者皮亚杰（Piaget J）描述了认知结构（或者图式）是用来应对或解释某些经验的、有组织的思维或行为模式，任何年龄的儿童，都是基于先前的认知结构来理解周围世界的。机体总是依靠同化和顺应这两个相辅相成的过程来适应环境。同化（assimilation）是个体以自己现有的、能获得的或喜欢的思考方式去解释外部事物，并吸收成为自己的经验。顺应（accommodation）是个体发现了外部事物性质不同而注意到不同事物间的关系，并试图理解这些关系结构的属性。皮亚杰提出了认知发展的四个主要阶段：① 感知运动阶段（0~2岁）；② 前运算阶段（2~7岁）；③ 具体运算阶段（7~12岁）；④ 形式运算阶段（12~15岁）。这些阶段形成了皮亚杰的恒常发展序列，即人类的认知是按照特定顺序出现的发展序列。

美国心理学家奈瑟尔1967年出版的《认知心理学》一书，对认知心理学的发展具有标志性意义。20世纪70年代后，控制论、信息加工论、计算机科学对认知心理学的发展具有深远的影响。计算机科学与心理学相结合，产生了一门边缘学科——人工智能。信息加工论认为人类心理的发展是一个连续发展的符号加工系统，类似于电脑的信息输入、加工和转换输出（应答、推理和问题解决）。这无疑挑战了皮亚杰的理论。现代认知心理学的研究重心是人脑内部的信息加工过程，从心理物理研究转向心理内部机制的探讨，进一步借助认知神经科学的技术，从新的角度来理解人类的感觉、知觉、记忆、思维、决策以及情感等。

（二）认知的概念和主要特点

1. **认知的概念** 按信息加工论的观点，认知（cognition）是指信息被人接受之后再经过转换、简约、合成、储存、重建、再现和使用等信息加工的过程。包括：① 接受和评估信息的过程；② 产生应对和处理问题方法的过程；③ 预测和估计结果的过程。

阿尔福德（Alford P）和贝克（Beck AT）1997年把认知划分为三个层面：① 产生自动思维的前意识层面，或称自动层面；② 意识层面；③ 产生现实、恰当或理性思维的综合认知层面。后者通过信息加工的模式，对系统的行为作出预见，并分析这种行为与环境之间的关系。

认知是一种心理功能，包括内容和形式两方面，前者指认知活动所涉及的特殊事件，后者指认知活动的内在结构。认知理论对认知活动的研究涉及以下四个方面内容。

（1）认知过程：是个体认知活动的信息加工过程。认知心理学将认知过程看成一个由信息的获得、编码、贮存、提取和使用等一系列连续的认知操作阶段组成的按一定程序进行信息加工的系统。

（2）认知风格：又称认知方式，是个体习惯化的信息加工方式。认知风格是个体在长期的认知活动中形成的、稳定的心理倾向，表现为对一定的信息加工方式的偏爱。个体常常意识不到自己存在这种偏爱。

（3）认知策略：是指导认知活动的计划、方案、技巧或窍门。通常所说的"如何解决问题""如何保持注意""如何记忆"，指的都是认知策略。

（4）元认知（metacognition）：此概念是由美国心理学家弗拉维尔（Flavell JH）于1976年在其《认知发展》一书中提出，是指个体对自己的认知活动的认知。元认知由三种心理成分组成：① 元认知知识，主要包括个体对自己或他人认知活动的过程、结果等方面的知识；② 元认知体验，指伴随认知活动而产生的认知体验和情感体验；③ 元认知监控，指认知主体在认知过程中，以自己的认知活动为对象，进行自觉地监督、控制和调节。元认知监控是元认知最重要的心理成分。

2. **认知的主要特点**

（1）多维性：指同样的事物从不同角度看就会有不同的认识或看法。个体认知的产生总有一定的局限性和片面性。要真正认清事物的全貌和本质，必须认识到事物的整体性和在时空中的多维性，如"盲人摸象"的故事。

（2）相对性：许多事物都是由两个相对的部分组成的，很多心理实验都表明，在纷繁复杂的外界刺激中，人们大脑采集外来信息时，往往急切地抓住事物的一方面而忽视了另一方面。如成语中的"乐极生悲""塞翁失马，焉知非福"等便是古人对认知相对性的一种适当表达。

（3）联想性：人类的认知活动并不仅是感知觉的活动，而是包括了思维、想象等心理过程，同时也与智力及其既往经验有关，其中包含了想象和思维成分，而且渗入了情感因素，如俗语说"情人眼里出西施"。

（4）发展性：由于认知活动与个人认知结构、文化程度和所处的社会文化环境等因素有关，因此认知功能有其历史性或发展性的特点。因此通过适当的教育和知识培训，可以在一定程度上改变个体不良的认知。

（5）先占性：在日常生活中，认知过程经常会发生"先入为主"的现象或以"第一印象"来判断或解决问题，这便是认知的先占性。认知的先占性，在某些情况下是有益的，如人们通过检验认知的实践效果，"吃一堑，长一智"。但在另一些情况下则与心理障碍的形成有关，如恐惧症病人往往是"一朝被蛇咬，十年怕井绳"。一般来说，认知的先占性与个体的既往经历和人格特质有关。

（6）整合性：个体最终表现出对某一事物的整体认知或认识，往往是综合了有关感知、记忆、思维、理解、判断等心理过程之后获得的。一般人因为认知整合性的特点会经常自我修正一些认知的错误和偏见，学会自我调节。整合错误，往往形成认知错误和信念。

（三）现代认知心理学的特点

现代认知心理学是在传统认知理论的研究基础上，在新技术、新方法的直接参与下对人类认知的进一步探讨，其特点如下。

1. 强调知识对认知行为的决定作用　当人进行知觉活动时，作为外部世界内化了的有关知识单元或心理结构的图式被激活，使人产生内部知觉的期望，以指导感觉器官有目的地搜寻或接受外部环境输入的特殊信息。

2. 强调认知结构和历程的整体性　一方面揭示认知活动之间的相互影响，另一方面揭示认知历程中各种环境的影响。

3. 强调发生式系统　采用计算机语言来说明人在解决问题时的程序，在此系统中，一个条件序列产生一个活动序列；既对应一个问题解决的程序，又实现了认知历程的形式化。

4. 强调表征的重要性　表征指的是在心理活动中的表现和记载方式，又称心理表征，代表了外部世界存储在大脑中的信息。可以用形象、词语、概念等表现出来。

5. 强调揭示认知历程的内部心理机制　倡导信息处理的观点，立足于心理机制层面上来研究信息处理过程。

（四）认知与情绪和行为的关系

认知对情绪、行为具有重要的调节作用。近50年来心理学家做过众多实验研究，获得了很多实验证据。

美国社会心理学家斯坎特（Schachter S）的情绪两要素观点：生理唤醒（physiological arousal）产生了认知的解释；认知活动用以区分情绪。在有些情况下，认知先于唤醒；在另外的情况下，唤醒可能先出现，然后才去寻求认知解释。由于情绪的生理唤醒是模糊不清的，几种不同的情绪可有相同或相似的生理唤醒，所以，认知对生理唤醒进行标记，决定能产生哪一种情绪。斯坎特通过实验论证了情绪受到认知解释的调节这一观点。

情绪认知理论强调情绪的产生是外界刺激、机体的生理变化和认知过程三者之间相互作用的结果，而其中认知过程起决定作用。同时，情绪活动必须在认知活动的指导下，也就是说人在情绪活动中需要不断评估刺激事件和自身的关系，才能够了解环境中刺激事件的意义，并选择适当的、有价值的动作反应。因此，情绪是个体对环境事件知觉到有害或有益的反应。

一些实验结果也证明认知、情绪和行为之间的关系往往是相互的。如美国神经心理学家斯佩里1993年的实验观察发现，认知动因通过向下的认知因果作用调节行为，同时通过在行为中得到的感觉以及在处理这些刺激时情绪的加入，产生向上的激活，作用于认知部分。在个人动因的实验过程中，人们开动思维过程以达到所选择的目的。

将认知理论进一步延伸到心理治疗领域的重要代表人物是艾利斯（Ellis A）和贝克（Beck AT），他们分别提出了合理情绪疗法和认知转变法，是心理咨询与治疗中常用的两种方法，都属于认知疗法。

1. 合理情绪疗法（理性情绪疗法）　该疗法由艾利斯于20世纪60年代创立。他认为不良的情绪反应来自病态的信念和歪曲的认知。合理情绪疗法的目的是使病人非理性认识得以纠正，从而使那些不良情绪反应得以消除。艾利斯据此提出ABC认知理论，A指周围存在的某种激发事件（activating event），C是指情绪反应结果（consequence），然而C并不是A的直接结果，其中有中介因素"信念（belief，B）"，不同的B导致不同的C。改变了B因素就改变了情绪反应。个体用诘难法（dispute，D）去检测、修正B因素，最后得出效应（effect，E），即治疗效果。

合理情绪疗法的整个治疗过程可以分为4个阶段。① 心理诊断阶段：即找出问题之所在，尤其是要引导病人意识到自己的不合理信念，接受心理医生的解释。② 领悟阶段：在该阶段中引导病人进一步从理论上认识自己的情绪和行为主要是源于自己的不合理信念。不必怨天尤人，而应对自己负起责任。只有改变了不合理信念，才能改变生活不良状态。③ 修通阶段：即将前两阶段新认识到的问题通过运用与不合理信念辩论、合理情绪想象技术、认知作业和行为训练等方法逐步加以解决。④ 再教育阶段：帮助病人建立起新的思维和行为模式。

2. 认知转变法　贝克是认知转变法的重要代表人物。他认为，一个人的错误认知方式决定了他内心的体验和行为反应。因此纠正这类错误认知便成了心理治疗的根本任务。贝克认为，不良认知或认知缺陷并不是仅仅表现在一时一事上，个体可能经过长期的"预演"，在人格发展中形成了不良的认知结构。贝克把人们的认知歪曲归纳为五种表现形式：① 任意推断，作出毫无根据的结论；② 选择性概括，以偏概全；③ 过度引申，无限上纲；④ 夸大或缩小；⑤ 走极端思维，要么全对，要么全错。

贝克进一步提出了五种具体的认知疗法技术。

（1）识别自动化思维：由于这些思维已构成病人思维习惯的一部分，因此，在治疗过程中，治疗者首先要帮助病人学会发掘和识别这些自动化的思维过程。具体的技术包括提问、指导病人自我演示或模仿等。

（2）识别认知错误：典型的认知错误包括任意推断、过分概括化，"全或无"的思维等。这些错误相对于自动化思维更难以识别。因此，治疗者应听取并记录病人诉说的自动化思维，以及不同的情境和问题，然后要求病人归纳出一般规律，找出其共性。

（3）真实性检验：将病人自动化思维和错误观念视为一种假设，然后鼓励病人在严格设计的情境中对这一假设进行验证，让病人认识到他原有的观念是不符合实际的，并能自觉地加以改变。这是认知疗法的核心。

（4）去中心化：很多病人总感到自己是别人注意的中心，为此常常感到自己是无力、脆弱的，为消除其这一错误信念，可让病人记录周围反应，便会发现事实上并非如他们想象的那样。

（5）抑郁或焦虑水平的监控：多数抑郁和焦虑病人往往认为他们的抑郁或焦虑情绪会一直不变地持续下去，而实际上这些情绪常常有开始、高峰和消退的过程。鼓励病人对自己的抑郁或焦虑情绪自我监控，就可以使他们认识到这些情绪的波动特点，从而增强治疗信心。

认知疗法主要用于治疗抑郁症。现在逐渐扩大范围，可用于治疗神经性厌食、性功能障碍、酒瘾，以及社交恐怖、考试焦虑。

近年来，科学家采用神经科学技术，初步描画出功能性的神经回路，来揭示人类行为，如预见、目的、抱负、创造性、自我评价和自我实现等动因活动。但是，关于学习的神经回路研究却很少。我们需要明确：如何根据抽象性、新颖性和挑战性来设计最佳学习条件；如何激励学习者注意、加工和组织相关信息；以及以何种方式呈现信息最有效。此外，还需比较独立学习、合作学习与竞争学习三种情境，以确定哪一种最有效。最佳学习条件必须基于心理学原则来确立，而情绪因素在其中不可忽视。

相关链接 | **格拉瑟现实治疗理论**

美国心理治疗学家格拉瑟（Glasser W）的现实治疗理论建立在控制理论的基础上，假设人们可以对他们的生活、行为、感受和思想负责，依赖理智和逻辑能力，以问题为中心，以现实合理的途径求得问题的解决。它注意思维和行为，较少直接针对情感和情绪，强调现在和将来，不纠缠过去，重视"怎么办"，而不是"为什么"。该理论受多种心理治疗理论和技术的影响，是一种具有一定程度整合的治疗模式。格拉瑟强调了许多学派所忽视的责任问题，如他认为精神分析不是教人对自己负责，而是固守过去并因过去而总是指责别人。而现实治疗理论强调当事责任和力量；重视当前的行为，协助当事人拟定明确的行为改变计划并切实执行；以关怀和尊重为基础建立彼此的信任关系；强调当事人自身优点和潜能，帮助他发展成功认同经验。格拉瑟还强调力量、价值、潜能，强调自主性，主张人们应积极生活、更好地把握自己的人生，使生命更有意义，对心理治疗作出了宝贵的贡献。

二、认知理论评述

现代认知心理学把认识活动同计算机的信息加工模式进行对比，站在一个全新的角度来认识、了解人类的认知过程，目前已经成为当今心理学发展的主流。认知理论为心理障碍提供了新的理论解释，并得到了一些实证研究的支持，认知因素在心理障碍形成中的作用已得到各学派心理学家的认可。自20世纪50年代以来，认知理论学派不断为心理障碍提供新的治疗方法。对于指导个体心理发展和保持心理健康具有积极意义。在临床上，认知理论不仅运用于心理障碍的治疗，还被引入对各科病人的健康教育中，以增加病人对疾病的认识，改变病人对疾病的错误认知，从而改变他们对疾病的诊疗行为，提高依从性。

认知理论的局限性包括：① 研究方法不够科学，在理论形成过程中更多地依靠推理，尤其是早期的认知理论研究，如皮亚杰提出的认知发展四阶段，低估了婴幼儿的智力水平；② 认知因素与心理障碍之间的因果关系的推断缺乏科学依据，如信息加工理论，毕竟人为的实验室研究设计不能代替影响人类认知发展的各种复杂因素。

第五节　心理生物学理论

心理生物学理论是由生理学家和心理学家以生物学的理论和方法探索心身相互关系的规律和生理机制而逐渐形成的。心身医学的发展与心理生物学研究关系紧密，在整个心身医学中，该理论是目前心身相关研究的最前沿部分，也是今后医学心理学研究的一个重要方向。

一、主要的理论内容

心理生物学理论的研究内容主要涉及心理活动的生物学基础和心身作用的生物学机制两大方面，其中心身作用的机制与医学心理学的关系更为密切。不同时期的生理学家在这方面作出过许多重要的贡献，他们的研究成果为心理生物学的发展奠定了基础。

1. 心理活动的生物学基础　现代医学的主要观点认为脑是各种心理活动的生理基础，是心理活动和生理活动的统一体，健康是心理和生理的统一。一方面，大脑的发育及功能状态的维持等需要不断地有新鲜的氧和营养物质支持；另一方面，大脑对机体生理功能的各个系统也起到中枢调节的作用。正常的大脑结构与功能是心理活动的生理基础，一旦出现障碍，会对心理功能产生明显影响，出现一系列认知、情感和意识活动方面的障碍。

2. 心身作用的生物学机制　20世纪30年代，加拿大生理学家塞里提出了著名的应激（stress）适应假说，认为应激是机体对恐惧等各种有害因素进行抵御的一种非特异性反应，表现为一般适应综合征（general adaptation syndrome，GAS）。长期的压力可以导致各种心身疾病。

塞里在应激方面的开创性工作对后来医学心理学的发展产生了巨大的影响，目前，应激仍是医学心理学的重要研究内容。

美国心理学家沃尔夫（Wolff HG）是现代医学心理学中生物学研究方向的代表人物。他在1943年出版《人类胃功能》，详细描写了一个叫汤姆的胃瘘病人日常生活中各种精神因素对胃液分泌的影响，阐述了人类心理变量和生物学变量之间的关系，探讨了心理社会因素与生理因素相互作用对人类健康的影响。沃尔夫最大的贡献是在研究中对心理变量进行定量化，并客观地测量所观察到的生理和病理学变化。后继的许多研究者采用类似的方法对心身疾病的发生、发展、诊断、治疗和康复进行了大量心理生物学研究，并把研究成果用于临床实践。

二、心理生物学理论评述

大多数心理学家认为，对大脑的整体和细微结构进行综合研究是探讨心理活动尤其是异常心理活动本质的有效途径，也是心理科学和神经科学的前沿研究方向，其研究成果为心理障碍、心身疾病的发生、治疗和预防作出了巨大贡献。

各种心理因素都在一定程度上对机体正常的生理活动产生影响，其中情绪、人格心理特征、行为方式以及生活事件在心身疾病的发生、发展和康复中的作用尤为突出。不良的，特别是持久不良的情绪体验可以引起自主神经活动和内脏功能的失调，导致心身疾病。人格心理特征与心身疾病的关系也很密切，现已初步发现一些人格与某些疾病之间具有很高的相关性，如好斗的人格与高血压之间的高相关性等。许多行为方式也被证明与机体的健康有关，如 A 型行为模式（type A behavior pattern，TABP）与冠心病之间的高相关性等。

心理生物学理论的优点：① 由于采用了严格的实验设计、客观的测量手段和可靠的数理统计，因而能准确地揭示心身之间的相互关系；② 由于心理生物学研究更及时地采用各种新技术，研究更具有前沿性。其局限性表现在人类大脑的功能异常复杂，采用还原法研究单一结构或生化过程来推断复杂的心理功能，或把动物的研究结果简单地应用到人类，缺乏严谨性。现有的少数采用整合论的研究还未能提供令人信服的结果。另外，如果以整体医学模式的观点看待心理活动和心理障碍，则生物学因素只是影响个体心理活动的因素之一，若过分强调生物因素的作用，则不可能为心理活动的本质提供完整的、科学的解释。目前，许多心理生物学家正试图以整体和系统的研究方式对心身作用的生理机制进行多层次、综合性的研究，以便更全面、真实、准确地揭示心身相互作用的机制。

第六节　其他有关理论

一、社会学理论

社会学理论是从社会学或社会心理学理论和研究角度出发的，探讨社会（环境）变量和社会心理变量（心理社会因素）与心身健康的关系，包括病因、病程、治疗、康复和预防等方面的关系；涉及许多因素，如政治制度、经济状况、道德规范、宗教信仰、民族、民俗、家庭、人际交往，还包括人们的行为方式或生活习惯、社会适应等。

社会学理论的跨文化研究，重视不同群体的社会文化背景与群体健康关系的调查分析。不良的社会环境和不良的社会行为密切相关。对人类健康造成严重威胁的性病、艾滋病的广泛流行和传播，均与不良的性行为、性自由有着重要关系。吸毒、吸烟、酗酒、药物依赖等不良行为也会对人类健康产生危害。

此外，社会学理论还研究社会生活因素与健康的关系，主要涉及生活事件和社会支持等概念，也研究疾病的社会干预，如改善环境、开展社区和家庭治疗等。

二、中医学理论

中医学中的心理学思想非常丰富，重视心理现象是中医学基本属性的体现，这应从中医学的整体观念和辨证施治两个基本特点来看。整体观念是中医理论的重要特征，强调人与自然的统一，心身统一，如《黄帝内经》写道"形与神俱，乃成人，如形与神离，则骸独居而终"。因此，中医治病采用望、闻、问、切，辨证施治。其实质是针对个体心身特点及其疾病的反应状态而论治，重视个体心身差异，有针对性地选择治疗方法。

《黄帝内经》对心理活动过程作了精辟论述，在《灵枢·本神》中系统地阐述了精神活动产生的由来，"故生之来谓之精，两精相搏谓之神，随神往来谓之魂，并精而出入者谓之魄，所以任物者谓之心，心有所忆谓之意，意之所存谓之志，因志而存变谓之思，因思而远慕谓之虑，因虑而处物谓之智"。这些对思维过程的具体描述，与现代心理学所表达的认知活动有异曲同工之妙。《素问·阴阳应象大论》有"人有五脏化五气，以生喜怒悲忧恐"，喜、怒、悲、忧、恐等五志是对情感的具体描述。

中医重视心理环境因素对疾病的影响，把心理因素归为"七情"，把外界环境因素归为"六淫"。中医脏志学说认为"心志喜，肺志忧，脾志思，肝志怒，肾志恐"，并认为"七情"致病不同于"六淫"；认为"七情"为内伤，故《黄帝内经》中有"怒伤肝，喜伤心，思伤脾，忧伤肺，恐伤肾"的记载。中医诊治疾病重视内伤"七情"，也不忽视外感"六淫"和不内不外因素的作用，强调将两者结合起来研究，如"寻其类例，别其三因，或内外兼并，淫情交错，推其深浅，断其所因为病源"。

中医诊病四诊时也注重心理社会因素。如《黄帝内经》中有"凡欲诊病者，必问饮食居处。暴乐暴苦，始乐后苦，皆伤精气"。唐代孙思邈《千金翼方》中有"人乐而脉实，人苦而脉虚，性急而脉缓，性缓而脉躁，人壮而脉细，人羸而脉大，此皆为逆"的记载。

中医治病历来注重使用心理治疗。《黄帝内经》中有"精神进，志意治，故病可愈。今精坏神去，荣卫不可复收"；并记载有多种心理治疗的方法，如"告之以其败，语之以其善，导之以其所便，开之以其所苦"，属于开导式心理治疗；还有"怒伤肝，用悲胜怒，喜伤心，用恐胜喜"等属于以情胜情心理治疗。

中医重视精神养生，内容十分丰富，如四气调神（顺应春夏秋冬四时，调理精神，使之与大自然同步）、恬淡虚无（减少欲望，行为安和，心底平静）、和畅情志（不使情志过激为患，保持平和的情绪）、爱养神明（保养精神，合理用脑，劳心保健）、闲情逸致（琴棋书画等高雅情趣陶治自己）等，有着广泛的适应性，是我国传统的心理卫生方法。中医也非常重视预防，强调治未病，如"是故圣人不治已病治未病……夫病已成而后药之……不亦晚乎"。

《黄帝内经》心理学概念的论述说明了心理活动、情志与五脏的生理活动密切相关，脏腑病变可导致情绪改变，情志失调也可产生疾病，两者相互影响，相互反映，为后世医家诊断、治疗心理疾病提供了理论依据。

（杨世昌）

学习小结

本章介绍了医学心理学相关的主要理论流派。重点阐述了精神分析理论、行为学习理论、人本主义理论及认知理论的主要理论内容，同时评述各相关理论在心理学发展、实践中的意义和局限性。简单介绍心理生物学理论的同时，也简单介绍了我国中医的医学心理学思想，尝试探索心理咨询与治疗本土化。

通过本章的学习，学生加深了对主要理论流派在健康和疾病中的作用的理解，为后续章节学习上述理论流派在医学中的应用打下基础。

复习参考题

一、选择题

1. 精神分析心理结构理论把无法被个体感知的心理活动称为
   A. 催眠状态
   B. 潜意识
   C. 前意识
   D. 超意识
   E. 边缘意识

2. 精神分析把目前未被注意到或不在意识之中，通过自己集中注意或经过他提醒能被带到意识中的心理活动称为
   A. 超意识
   B. 回忆催眠
   C. 前意识
   D. 唤醒
   E. 边缘意识

3. 按照社会法律、规范、伦理、习俗来辨明是非，分清善恶，遵循至善原则的人格部分是
   A. 自我
   B. 本我
   C. 理想我
   D. 超我
   E. 理性我

4. 具有要求即刻被满足，遵循快乐原则的人格部分是
   A. 本我
   B. 自我
   C. 忘我
   D. 超我
   E. 理想我

5. 精神分析理论认为，各种精神障碍和病态行为的根源是
   A. 本我与超我关系的不协调
   B. 超我过高的要求是重要的原因
   C. 由于某些遗传因素所造成
   D. 自我无法调节本我与超我的矛盾
   E. 本我的能量过大

   答案：1. B 2. C 3. D 4. A 5. D

二、简答题

1. 简述精神分析的心理结构的主要内容。

2. 试分析行为学习理论、人本主义理论、认知理论的意义及局限。

第五章　　**心理应激**

05章

学习目标

知识目标	掌握	应激的定义和心理防御机制的定义以及种类；掌握认知评价过程，应对过程，应激的心理和生理反应过程。
	熟悉	应激理论及其临床意义。
	了解	生活事件、认知评价、应对方式、人格以及社会支持在应激中所起作用的研究。
能力目标		1. 能初步运用应激理论分析临床医学问题。
		2. 能使用应激的管理和应对技巧做好心理咨询工作。
素质目标		1. 运用心理应激的理论与方法，提高应对应激和耐受挫折的能力。
		2. 学会运用应激技巧及成熟的心理防御机制，促进自己心身健康。

　　应激（stress）是一个多学科研究的课题，半个多世纪以来不同领域的学者都曾从不同角度探讨过应激的概念，对此的界定，说法众多。有人曾将应激称为当代最混乱的概念之一，其实从另一个角度看，这说明了应激研究的活跃。近20年来，心理应激（psychological stress）作为心理社会因素对疾病的发生、发展病因学的研究正在向更深层进行。

第一节　概述

一、心理应激的概念

　　应激一词源于拉丁语的 stringer，原意为"紧紧地捆绑"，在现代英语中，stress 一词的含义是"压力""紧张"或"应力"，并被广泛应用于许多学科领域。现代医学心理学认为，应激是个体面临或察觉到（认知、评价）外界环境变化对个体造成威胁和挑战时作出的适应和应对的过程。可以从以下几方面理解应激的定义。

　　（一）应激是一种刺激物

　　这种刺激物是给个体造成压力的社会生活中的一些事件，其来源十分广泛，可以是躯体的、心理的、社会的和文化的，这些刺激物均构成心理应激源，引起个体的反应。

（二）应激是一种反应

应激是一种机体对环境需求的反应，是机体固有的、具有保护性和适应性功能的、整体的防卫反应，应激反应可以是生理的、心理的和行为的。

（三）应激是被察觉到的威胁或挑战

应激发生于个体面临无法应对或调节的需求之时。它的发生并不伴随特定的刺激或特定的反应，而是发生于个体察觉或评估到这种刺激具有某种威胁或挑战之时。这种估计来自对环境需求的情景以及个体处理这些需求的能力和评价。美国心理学家拉扎洛斯（Lazarus RS）对应激研究的贡献在于突出了认知评价这一心理中介因素的重要性。由于个体对情景的察觉和评估存在差异，因此个体对应激源作出的反应也就存在差异。

二、心理应激理论

自塞里把应激概念引入医学领域以来，许多心理、生理学家都提出了自己的学说来阐释应激。由关注应激刺激源或者应激反应，到关注应激过程和应激系统，经过了几代人的努力，目前，心理应激理论仍处于不断发展之中。

（一）生理应激理论

1929年生理学家坎农（Canon WB）发现，人体的每一部分（不论细胞、器官、系统）的功能活动都是在一定范围内波动，并通过各种自我调节机制，在变化着的内、外环境中保持着动态平衡，他将其称为稳态。这种稳态在遇到严重干扰性刺激时会出现应急（emergency）即"战斗或逃避（fight or flight）"反应。于是坎农提出应急学说，即个体在暴露于恶劣环境时出现战斗或逃避的反应，他认为个体这时处于应激状态下。坎农的工作已经涉及内外环境刺激与机体功能反应稳定的问题，是应激研究的起点。

1936年，加拿大生理学家塞里（Selye H）发现，给老鼠注射牛卵巢的粗制提取物，可引起肾上腺皮质增生，免疫功能受到抑制，胸腺、脾、淋巴结缩小及淋巴细胞和嗜酸性粒细胞减少，上消化道溃疡和出血等反应。注射其他组织提取液，也出现了类似结果。塞里把这一系列反应称为一般适应综合征（general adaptation syndrome，GAS）。塞里认为GAS与刺激的类型无关，而是机体通过刺激下丘脑-垂体-肾上腺轴所引起的生理变化，是机体对有害刺激作出的防御反应的普遍形式。GAS被分为以下三个生理阶段：

（1）警觉期（alarm stage）：是机体为了应对有害刺激而动员机体的整体防御能力，故又称动员阶段。以交感-肾上腺髓质系统兴奋为主，并伴有肾上腺皮质激素分泌增多，血压升高，脉搏与呼吸加快，心、脑、肺和骨骼肌血流量增加，以及血糖升高，应激激素增加，与坎农的"战斗或逃避"行为反应模式相似。警觉反应使机体处于最佳动员状态，有利于机体增强抵抗或逃避损伤，此期持续时间较短。

（2）阻抗期（resistance stage）：此期是警戒期的各种适应能力的延续。如有害刺激持续存在，机体通过提高体内的结构和功能水平以增强对应激源的抵抗程度来更好地适应。此时，以交感-肾上腺髓质系统兴奋为主的警觉反应将逐步消退，而表现出肾上腺皮质激素分泌增多为主的适应反应，体重恢复正常，肾上腺皮质变小，淋巴结恢复正常和激素水平保持恒定。此期间人体出现各种防御手段，使机体能适应已经改变了的环境，以避免受到损害。在大多数情况下，机体只要出现这两个阶段的变化，即可达到适应状态，机体功能即恢复正常。如果外界刺激过于强大或持续时间过久，即可进入第三期。

（3）衰竭期（exhaustion stage）：持续有害刺激之下或有害刺激过于严重，机体会丧失其抵抗能力而转入衰竭阶段。机体的适应能力是有限的，当较高的肾上腺皮质激素水平对循环、消化、免疫和身体其他系统产生显著效应时，将出现休克、消化性溃疡和对感染抵抗力下降，这些征象一旦不可逆转，将最终造成死亡。因此，应激是机体在受到各种内外环境因素刺激时所出现的非特异性全身反应。

塞里是第一个将外界刺激（应激）和疾病与健康联系起来的学者。他使人们对疾病的认识进一步扩展，将病因学的研究兴趣转入更广泛的领域。但塞里的研究仅限于动物实验，对动物的观察也仅限于生理变化方面，其观察指标局限在对器官水平的肉眼观察。因此塞里的应激概念被称作生理应激。

（二）心理应激理论

以马森（Mason JW）和拉扎洛斯为代表的学者对应激的研究不再局限于应激的生理方面，而是更多地关注应激对机体心理功能和健康、疾病的影响。对引起机体应激的刺激也不局限于生物方面，而是扩展到心理、社会方面。

马森研究发现，不同的应激源可使应激生理反应出现增强、降低或保持不变，而焦虑和恐惧等情绪诱发中枢神经系统有不同的反应。随着研究的深入，心理学家逐渐认识到从应激刺激的发生到应激反应的产生有许多中间的心理社会因素，如个人认知评价、应对方式等在应激中的意义。20世纪60年代，拉扎洛斯等人提出认知评价在应激中的重要性。他认为，心理应激是指人对外界有害物、威胁、挑战经认识评价后所产生的生理、心理和行为反应。他指出，应激的发生并不伴随特定的刺激或特定的反应，而是发生于个体察觉或评估到一种有威胁的情景之时。近十几年来，以福克曼（Folkman S）为首的研究者在拉扎洛斯的理论基础上，逐渐趋向于将心理应激看作是以认知评价因素为核心的过程，并从应激源、中介因素和应激反应三个方面及其相互关系来认识，即应激过程模型（图5-1）。

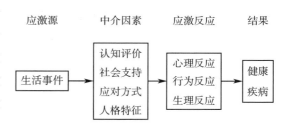

图5-1　应激过程模型

根据应激过程模型，心理应激可以看作为：个体在应激源的作用下，通过认知评价、应对方式、社会支持和人格特征等中介因素的影响，最终以心理反应、行为反应、生理反应表现出来的作用"过程"。

自1987年以来，姜乾金等人通过大量的有关应激因素之间相互关系的理论与实证研究，证明应激的有关因素之间不仅仅是单向地从因到果或从刺激到反应的过程，而是多因素相互作用的系统。例如，个体可以对应激刺激作出不同的认知评价，从而趋向于采用不同的应对方式和利用不同的社会支持，导致不同的应激反应；但反过来，应激反应也影响其应对方式、社会支持、认知评价，甚至生活事件。也就是说，认知评价、应对方式、社会支持甚至人格特征等作为过程论的中介因素，分别受其他各种因素的影响和制约。那么，应激其实是有关因素相互作用的系统，即"应激系统模型"。

根据"应激系统模型"，心理应激被定义为：个体的生活事件、认知评价、应对方式、社会支持、人格特征和心身反应等生物、心理、社会多因素构成相互作用的动态平衡"系统"，当由于某种原因导致系统失衡，就产生心理应激。该定义强调应激是多因素交互作用的、多轴向发展的系统（图5-2）。

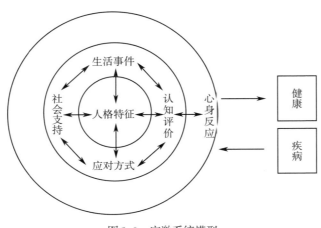

图5-2　应激系统模型

三、心理应激与临床医学

心理应激理论不仅为医学心理学研究提供了某种框架结构，而且在临床医学、预防医学和健康促进教育等领域具有多方面的理论与实际指导意义。

1. 在医学认识论方面　心理应激理论有助于从整体上认识人的健康问题。心理应激理论特别是"应激系统模型"，使人们认识到个体是生活在应激多因素的动态平衡之中。例如，心理社会因素与健康的关系，很大程度上可以看成是心理应激多因素作用过程与健康的关系，与现代人类死亡密切相关的不良行为方式如吸烟、酗酒、药物滥用、多食、少运动、肥胖及对社会压力不良反应等，均与心理应激因素有关。这种从整体上对健康和疾病的认识，有助于制定健康工作政策，也有助于医学模式的转变。

2. 在临床医学的病因学方面（心理病因学）　心理应激理论有助于我们认识疾病发生、发展过程中心理、社会和生物各应激因素的作用及其内在规律。目前，很多疾病的发生、发展都受到心理社会因素的影响。

3. 在临床医学的治疗学方面　可以从消除或降低各种应激因素的负面影响入手，达到治疗的目的，如应激干预模式或压力自我管理计划等。这些干预策略包括了应激系统的多个环节，如控制或回避生活事件、改变认知评价、改善社会支持、应对指导、松弛训练等。

4. 在预防方面　合理调整应激刺激和各有关中间因素的构成体系，可以使每个人在适宜的内外环境下健康成长或保持适应，如所谓的应激无害化或应对指导训练等。社会支持系统的建立、人格健全的促进等都可以看成是以应激理论为指导的心理保健措施。

🔔 **问题与思考**

使用应激过程模型分析原发性高血压形成的原因及治疗方法

原发性高血压是指原因不明的以体循环动脉压增高为主要表现的临床综合征，是最常见的心血管疾病。目前高血压的治疗主要采取改善饮食、减轻体重、运动以及使用降压药物等方法，尽管如此，许多高血压的治疗仍然难以达到较好的效果。请用心理应激理论中的应激过程模型探讨分析原发性高血压形成的原因及治疗方法。

第二节　生活事件

一、生活事件的概念

生活事件（life events）是指生活中面临的各种问题，是造成心理应激并可能进而损害躯体健康的主要刺激物，即应激源。目前在心理应激研究领域，生活事件或应激源包括了生物、心理、社会和文化等方面的刺激，人类很多疾病，尤其是心身疾病，常常由于生活事件引起的应激所诱发。在许多医学心理学文献中，有些学者往往将生活事件和应激源作为同义词来看。

二、生活事件的分类

（一）按事件的内容分类

1. 工作方面　即职业性应激源，指个体与工作岗位的要求不相适应。包括：① 工作条件，即不良的作业环境和恶劣的工作条件，如高温、噪声、空气污染等；② 工作性质，如要求超负荷、高度注意集中、付出情感、责任过多的岗位，或单调重复的流水线工作等；③ 工作本身，即超出工作者实际能力限制，致使本人不能适应工作要求；④ 组织方面，包括组织结构与氛围、职业人际关系、组织激励机制不完善、组织结构改革等。

2. 家庭方面　是日常生活中最常见的应激源，包括失恋、夫妻矛盾、外遇和离异，亲人病故、子女教养、老人照料、住房拥挤和家人关系紧张等。

3. 个人方面　包括个人的健康问题，以及自我实现和自尊等方面的因素给个人造成的心理威胁，如患病、心身不适、病情恶化、个人在事业和学业上的失败或挫折等。

4. 经济方面　贫困既是应激源，又会阻碍有效的应对，包括经济困难或变故、负债、失窃、亏损和失业等。

（二）按事件对个体的影响分类

1. 正性生活事件（positive life event）　亦称获得性或满足性事件，指个人认为对自己的心身健康具有积极作用的事件，如晋升、晋级、立功嘉奖、新婚等喜庆事件。

2. **负性生活事件（negative life event）** 多为丧失性事件，指个人认为对自己的心身健康产生消极作用的不愉快的事件。这些事件具有明显的厌恶性质，造成较明显而持久的消极情绪体验，如降职、失业、患病、离婚、亲人死亡等。

（三）按事件的属性分类

1. **客观事件（objective events）** 这是些不以人们的主观意志为转移的客观事件。这些事件由个体以外的因素引起，他人也能明显体验，如一些异乎寻常的重大变故情景和天灾人祸等。

2. **主观事件（subjective events）** 生活事件是个体主观因素与外界因素相互作用的产物。主观事件有时难以被其他人所体会和认同，实际上纯粹是个体的主观产物，与个体需求与欲望（生理与心理）、价值观、艰难选择与决策等因素有关。

三、生活事件研究

个体如果遭遇到的生活事件过大、过多、持续过久或生活变化过快，就可能造成相应的适应困难，造成过强过久的心理应激。中外历史上均有大量资料证明，生活事件可以导致个体患上疾病甚至死亡。当代的研究则进一步阐明了生活事件的质和量与健康和疾病的关系。

1. **生活事件的性质** 负性生活事件（如丧偶、家庭成员死亡等）对健康危害最大。有学者研究表明，不可预料、不可控制的负性生活事件对人威胁更大。但个体并非经常遭遇重大的生活事件，更多的是轻微而频繁的日常生活困扰。研究表明，日常困扰的频率与心身健康密切相关。频繁的困扰对近期日常情绪与躯体健康的预测优于重大生活事件；而重大生活事件可预测1~2年后的健康变化。因此，困扰可预测近期健康，而重大生活事件对人的健康有长远影响。

2. **生活事件致病机制研究** 关于生活事件如何导致机体发病的机制并不清楚，生活事件本身不是直接的致病因素。生活事件仅是引起疾病的危险因素，亲人病故、夫妻离异、遭遇挫折、遭遇（被人）歧视等事件，经大脑的认知评价后引起悲哀、抑郁、孤独等负性心理体验，进而导致一系列生理生化及免疫系统的改变。大量的研究表明，生活事件是通过各种中间环节包括身体的生理生化变化过程而影响健康并导致疾病的产生。整个作用过程会受到认知评价、应对方式、社会支持、人格特征等多因素的影响。近年来研究证明这些因素也会影响许多生活事件本身的发生、发展、性质和程度，甚至决定生活事件是否成为"应激源"导致应激反应。在应激系统模型作用下，目前许多研究正在探索生活事件是如何与其他多种应激有关因素相互作用、通过何种机制而影响健康和疾病的。

3. **生活事件的量化评估** 1967年，霍尔姆斯（Holmes T）和雷切尔（Rahe R）通过对5 000多人进行社会调查和实验所获得的资料，编制了社会再适应评定量表（social readjustment rating scale，SRRS）。量表共列出43种生活事件，用生活变化单位（life-change unit，LCU）进行计量评定（表5–1），用于检测事件对个体的心理刺激强度，表示个体适应不同事件时所需付出的努力大小，并按影响人们情绪的轻重程度划分等级，不同事件的LCU量值按次递减。如配偶死亡的心理刺激强度最高，为100 LCU；微小的违法行为是11 LCU，为最低分值。应用该量表可以评测不同个体在一段时间内所经历的生活事件，并以生活事件LCU来计量，累积LCU总量。霍尔姆斯研究发现，LCU与健康关系甚为密切，与疾病发生明显相关。若1年累积的生活事件小于150 LCU，提示第2年基本健康；1年累积超300 LCU，第2年有75%可能性患疾病；若得分在150~300 LCU，第2年有50%可能性患疾病。进一步研究发现，生活事件可能和疾病的过程和康复有关，对生活事件间接进行分析可以帮助预测疾病的进程。

▼ 表5-1　生活变化单位（LCU）评定生活事件

生活事件	LCU	生活事件	LCU
1. 配偶死亡	100	23. 子女离家	29
2. 离婚	73	24. 姻亲纠纷	29
3. 夫妇分居	65	25. 个人取得显著成就	28
4. 坐牢	63	26. 配偶参加或停止工作	26
5. 亲密家庭成员丧失	63	27. 入学或毕业	26
6. 个人受伤或患病	53	28. 生活条件变化	25
7. 结婚	50	29. 个人习惯的改变	24
8. 被解雇	47	30. 与上级矛盾	23
9. 复婚	45	31. 工作时间或条件变化	20
10. 退休	45	32. 迁居	20
11. 家庭成员健康变化	44	33. 转学	20
12. 妊娠	40	34. 消遣娱乐的变化	19
13. 性功能障碍	39	35. 宗教活动的变化	19
14. 增加新的家庭成员	39	36. 社会活动的变化	18
15. 业务上的再调整	39	37. 少量负债	17
16. 经济状态的变化	38	38. 睡眠习惯变异	16
17. 好友丧亡	37	39. 家庭人数变化	15
18. 改行	36	40. 饮食习惯变异	15
19. 夫妻多次吵架	35	41. 休假	13
20. 中等负债	31	42. 圣诞节	12
21. 取消赎回抵押品	30	43. 微小的违法行为	11
22. 所担负工作责任方面的变化	29		

SRRS 是对整个生活事件在整个人群中影响程度的评估，反映了对整个人群影响的平均水平。但量表指标简单，忽略了生活事件对个体的意义、个体的认知评价、事件本身对当事人情绪变化的影响及年龄、个体特异性等方面的问题。尽管存在争议，该量表还是为医学心理学、精神病学、心理卫生及心身医学的流行病学及病因学等方面的研究提供了一个客观的评价工具和重要的研究手段。

第三节　应激反应

一、应激反应的概念
应激反应（stress reaction）是个体因应激源所致的各种生物、心理、社会、行为方面的变化，常称为应激的心身反应（psychosomatic response）。应激反应包括心理反应和生理反应两方面，与此同时也会出现行为反应。

二、应激的心理行为反应
（一）应激的情绪反应
焦虑、愤怒、恐惧和抑郁是应激情境下的主要情绪反应，这些情绪反应又称情绪应激（emotion stress）。除此之外还有悲伤、内疚、孤独、羞耻等情绪和情感。

1. 焦虑　是应激反应中最常见的情绪反应，是预期发生危险或某种不良后果时的一种紧张和担心的状态。它是一种无明确对象、持续或发作性、强度多变，伴有紧张、害怕，以及心悸、多汗、肢体颤抖等交感神经激活的反应。在心理应激下，适度的焦虑可以提高人的警觉水平，以适当的方法应对应激源，从而帮助人适应环境。以考试焦虑为例，轻度焦虑会使学生集中注意力，提高记忆力，以便应对考试。但是，过度焦虑会产生不利影响，妨碍人准确地认识、分析和考察自己所面临的挑战与环境条件，难以作出理性的判断和决定。

2. 恐惧　是面临危险，即将受到伤害，企图摆脱已明确有特定危险的对象和情景时的情绪反应状态；通常个体缺乏战胜危险的信心和能力。轻度的恐惧有一定的积极意义，适度的危机感有助于促进积极的应对行为，例如，驶入危险地段的司机，由于害怕发生意外，才能更加注意行车安全。过度或持久的恐惧会对人产生严重不利影响，如毫无行为反应、坐以待毙、情绪失控（哭、喊、唱、跳、闹）等行为。恐惧时，交感神经兴奋，全身处于警觉状态，个体意识到危险的存在，也知道恐惧的原因，但个体因对战胜危险缺乏信心，随时准备逃避。

3. 愤怒　出现于一个人在追求某一目标的道路上遇到障碍、受到挫折的情境。如果一个人认为这一目标是值得追求的，而障碍是不合理的、恶意的或有人故意设置的，便会产生愤怒、愤恨和敌意。愤怒时交感神经兴奋，肾上腺素分泌增加，心率和呼吸加快、血压上升、肝糖原分解增强等，行为多具有攻击性。

4. 抑郁　包括一组心境低落的情绪状态，如悲观、悲哀、失望、绝望和无助等。表现为发愁、苦闷，对周围事物冷漠，郁郁寡欢，对生活失去乐趣，自信心下降，自我评估明显降低，严重时，悲观沮丧、绝望、有生不如死的感觉，易产生自杀的想法和行为。这种消极的情绪状态通常与"丧失（loss）"有关，丧失的是当事人所重视的或追求的东西。

这些负性情绪反应还可对个体其他心理功能和行为活动产生影响，例如使认知功能下降、注意范围狭窄、自我意识模糊、社会适应能力下降并影响个体的行为。

（二）应激的行为反应

1. 逃避与回避　逃避是指已经接触到应激源后而采取的远离应激源的行动；回避是指预知应激源将要出现，在未接触应激源之前就采取行动远离应激源。两者的目的都是为了摆脱情绪应激，排除紧张烦恼，避免受到更大的心身伤害。

2. 退化与依赖　是指当个体遭遇应激时，放弃成年人的应对方式而使用幼儿时期的方式应对环境变化或满足自己的欲望。退化常伴随依赖心理和行为，即个人解除意志和努力，放弃自己的责任与义务，完全依靠他人关心照顾。退化与依赖常见于慢性病病人、癌症和急危重症病人的康复期。

3. 敌对与攻击　敌对是内心有攻击的欲望但表现出来的是不友好、对抗、憎恨、谩骂等。攻击则是在应激刺激下将愤怒等情绪导向人或物，常伴有行为。攻击的对象可以是直接原因者，也可以是替代物，可以针对别人，也可以针对自己，如病人拒绝接受治疗，表现出自损自伤行为。

4. 固着与僵化　固着是指反复进行并无成效的动作和尝试。僵化是指一种以不变应万变、无意义的刻板、盲目重复的行为，如搓手、挠头、来回走动以及强迫行为。个体由于应激唤起过度，呈现肌肉运动的不协调，致使行为动作变形。

5. 物质滥用　指个体在心理冲突或应激状态下，用饮酒、吸烟、滥用毒品和药物来缓解紧张压力，逃避现实的行为反应方式。物质滥用有害心身健康，但这些不良行为能达到暂时麻痹自己、摆脱自我烦恼和困境的目的。

（三）应激的认知反应

个体在应激反应过程中，内稳态失衡，处于紧张状态，从而干扰和影响大脑认知功能，导致认知功能障碍。具体表现：意识模糊、意识范围狭小；注意力受损，表现为注意力集中困难、注意范围狭窄等；记忆、思维、想象力下降。此外，应激的负性情绪反应，如焦虑、抑郁，会导致自我意识障碍，如有些人会在应激反应中表现出自信心下降、自卑，破罐子破摔，也有人表现为骄横无礼等。严重者会导致自我评价丧失，否认自我价值。

三、应激的生理反应

在应激状态下，大脑皮质统一指挥和控制着人的各种活动。应激的生理反应主要是大脑通过自主神经系统、下丘脑-腺垂体-靶腺轴和免疫系统进行调节的，这些生理反应又通过反馈机制影响着神经系统、内分泌系统和免疫系统的功能，使机体尽可能从应激所造成的紊乱中恢复过来。

（一）应激的生理反应基础

1. 中枢神经系统的作用　神经心理学研究表明，一切心理活动都离不开以大脑皮质为中心的中枢神经系统。各种心理社会因素作为信息（刺激）传入，首先被大脑皮质觉察并认知评价而产生一定的情绪，而情绪对机体的生理功能产生影响。如果反应强烈而持久，就可能引起相应的病理改变。

应激的生理反应主要涉及两大系统：一是下丘脑室旁核-促肾上腺皮质激素释放素（PVN-CRH）系统；另一系统是蓝斑-去甲肾上腺素系统/交感神经系统（LC-NE/交感神经系统）。在系统中承上启下、协调相互关系的神经结构是与新皮质和边缘系统有密切联系的杏仁核。这两个系统激活交感-肾上腺髓质系统及下丘脑-垂体-肾上腺皮质系统，同时通过下丘脑-垂体系统激活其他激素系统（内源性阿片系统、甲状腺轴、性腺轴等）。

2. 神经内分泌的作用　情绪活动与神经内分泌有密切联系。应激源作用于人体时，中枢神经系统对应激信息接收、整合、传递至下丘脑。下丘脑通过兴奋交感-肾上腺髓质系统和垂体-肾上腺皮质系统，广泛影响体内各系统的功能，以利于机体进一步全面动员，更有效地适应外部刺激。长期持续的不良情绪体验和心理矛盾是通过两条途径来产生各种躯体反应的，其中下丘脑起了重要作用。

（1）大脑边缘系统-下丘脑-自主神经通路：即交感-肾上腺髓质系统的效应。情绪的直接中枢在边缘系统，而边缘系统与下丘脑有广泛的神经联系。长期的不良情绪可使下丘脑兴奋交感-肾上腺髓质系统，引起大量儿茶酚胺（肾上腺素、去甲肾上腺素）释放，以增加心脑、骨骼肌的血液供应，外周血管收缩，血压升高以及呼吸加速等。

（2）大脑边缘系统-下丘脑-垂体-肾上腺皮质通路：下丘脑可分泌多种神经激素。如分泌促肾上腺皮质激素释放素（CRH）作为一种化学信息兴奋垂体前叶-肾上腺皮质机制，使垂体前叶分泌促肾上腺皮质激素（ACTH），进而促进肾上腺皮质激素特别是糖皮质激素的合成与分泌，以利于机体产生相应的生理、行为变化。通过神经内分泌机制，心理社会因素引起的情绪反应经上述两条途径转变为躯体的生理反应。

3. 免疫系统的作用　心理神经免疫学（psychoneuroimmunology，PNI）将心理社会因素、神经内分泌系统和免疫系统用同一术语联接，表明心理、神经内分泌、免疫三个系统之间多重双向交流、相互调节，构成人体的神经-内分泌-免疫网络。应激的神经内分泌免疫调节是一种整体的反应，并因此从行为到分子水平上探讨脑、行为和免疫的相互作用及其内在机制，阐明心理社会因素的影响如何导致躯体疾病的发生。紧张刺激或情绪可通过下丘脑及由它控制分泌的激素影响免疫功能，如产生胸腺退化、影响T细胞的成熟，使细胞免疫功能降低；皮质类固醇的增高对巨噬细胞有抑制作用，降低吞噬功能，使病原迅速扩散，影响B细胞产生抗体，降低抵抗力而致病。

（二）应激的生理反应

目前研究显示有两个较成形的应激的生理反应模块。

1. 应急反应　坎农最早提出应急反应（emergency reaction）概念，是指个体在感受到威胁与挑战时机体发生的"战斗或逃避"反应。应急反应涉及的生理变化有：交感-肾上腺髓质系统激活，交感神经兴奋；心率加快，心肌收缩力增强，回心血量增加，心排血量增加，血压升高；呼吸频率加快，潮气量增加；脾脏缩小，脑和骨骼肌血流量增加，皮肤黏膜、消化道的小动脉收缩，血流量减少；脂肪动员为非酯化脂肪酸，肝糖原分解为葡萄糖；凝血时间缩短等。

2. 慢性应激状态下生理反应　慢性应激状态以环境中有应激源、伴有负性情绪、对环境控制的缺乏或个体认为没有应对的可能性为特征，例如经历丧亡（失去亲人，伴有负性情绪，无法改变失去亲人的事实），以及伤残、某些与工作有关的慢性应激等。

在伴有负性情绪而且个体认为没有应对可能性的应激反应中，下丘脑-垂体-肾上腺轴激活，极度警惕，运动抑制，交感神经系统激活，外周循环阻力增加，血压升高，但是心率和心排血量在副交感神经系统介导下减慢。

相关链接 | **心理神经免疫学**

　　心理神经免疫学由爱德尔（Ader R）（1981）命名，影响遍及全球。它之所以受人欢迎，是因为其将心理社会因素、神经内分泌系统及免疫系统以最简洁的词连接起来，无须进行解释就可一目了然，从而在科学领域中确立了地位。在这个领域中从事科学研究的学者很多。在学术思想起源方面，可追溯到坎农，他曾指出，常伴有应激而发出的负性情绪（如焦虑和抑郁）可能是影响免疫系统的主要因素。美国加利福尼亚州立大学神经精神及脑研究所的名誉退休教授韦纳博士在为《心身医学》杂志创刊60周年所写的社论中，将爱德尔及科恩关于条件反射、免疫的文章列为该杂志对心身医学有重大贡献的重要论文之一，认为此文的发表开创了这一领域。

第四节　认知评价

一、认知评价的概念

　　认知评价（cognitive appraisal）是个体从自己的角度对遭遇的应激源的性质、程度和可能的危害情况作出估计，同时也估计面临应激源时个体可动用的应对应激源的资源。对应激源和资源的认知评价直接影响个体的应对活动和心身反应，因而认知评价在应激过程中起主要作用。福克曼和拉扎洛斯将个体对生活事件的认知评价过程分为初级评价（primary appraisal）和次级评价（secondary appraisal）。初级评价是个体在某一事件发生时立即通过认知活动判断其是否与自己有利害关系；一旦得到有关系的判断，个体立会对事件能否改变即对个人的能力作出评估。伴随着次级评价，个体会同时进行相应的应对活动，如果次级评价事件可以改变，采用的往往是问题关注应对；如果次级评价为不可改变，则往往采取情绪关注应对。

二、认知评价的研究

（一）认知因素在应激中的作用

应激源是否引起个体应激反应，关键在于认知评价。由于人们的认知评价标准不同，以至于对同一件事可有不同的认知和评价，引起不同的应激反应。例如在动物园看见老虎和在森林中看见老虎会产生不同的情绪和行为，主要是个体对此事件的不同认知评价所导致的。当事件本身具有威胁性，但未被察觉或理解为积极意义时，不会产生现实性威胁的判断，不会进入应激状态。事件不具有威胁性或属于积极意义的事件，由于被错误判断为具有伤害性，也会产生应激反应。

认知评价本身也受其他有关因素的影响，如社会支持一定程度上可以改变个体的认知过程，人格特征会影响个体对某些事件的认知，特质性焦虑者有杯弓蛇影之感，容易错误地把没有威胁性的事物理解成威胁。具有乐观、豪爽性格的人，在遇到有威胁性的生活事件时，则会从积极角度看待情境。因此，在近年的许多病因学研究工作中，虽然仍将认知因素作为应激的关键性中间变量来看待，但同时考虑其他有关应激因素的综合作用，如社会支持、应对方式、人格特征等。

（二）认知因素的量化

认知评价在应激过程中的重要性与其量化研究程度之间并不相称。福克曼曾对认知评价活动进行过定量研究，但至今尚缺乏经典的用于对生活事件进行认知评价的测量工具。目前一些自我估分的生活事件量表，实际上已部分结合了个人认知评价因素，也可以在临床心理研究工作中采用。国内近年有不少研究采用问卷法或访谈法，让受试者对有关事件的认知特点一一作出等级评估，结果都证明认知评价在生活事件与疾病的关系中确实起着重要的中介作用。

第五节　应对方式

一、应对的概念

应对（coping）又称应付，是个体解决生活事件和处理应激情景的种种认知及行为努力。应对方式（coping style）又称应对策略（coping strategy），是个体在应激期间处理应激情境、保持心理平衡的一种手段。目前认为应对是个体为缓冲应激源的影响，应对心理压力或挫折，摆脱心理冲突引起的自身不平衡的紧张状态而产生的认知性适应行为过程；也可以说是个体为应对难题，有意识地采取认知和行为措施。

不同学者对应对有不同的理解。拉扎勒斯认为，应对是个体为实现被自己评价为超出自己能力资源范围的特定内外环境要求而作出的不断变化的认知和行为努力。其内涵有以下要点：① 应对是有目的的努力，这种努力包括不断地改变认知结构和行为，其目的是缓解和消除由应激源所引起的应激反应；② 应对与自主性适应行为不同，它的模式是应激源－认知评价－应激反应－应对，即是对心理应激的应对；③ 应对指向个体努力去处理什么；④ 应对中"处理"的含义主要包括降低、回避、忍受、接受应激的条件，也包括试图对环境加以控制等。

二、应对的分类

人类应对应激的方式非常多，从应对活动的主体看，应对涉及个体的心理活动（如认知评价）、行为操作（如回避）和躯体变化（如放松）；从应对活动和应激过程的关系看，应对涉及应激各个环节，包括生活事件、认知评价、社会支持和心身反应；从应对活动的指向性来看，有针对问题的应对和针对情绪的应对。因此应对的分类较为困难，大多数研究者是根据自己的研究结果对应对进行分类。

福克曼和拉扎勒斯提出，应对可分为情绪关注性应对和问题指向性应对。至今，多数关于应对的研究都运用这两个重要概念。情绪关注性应对是指改变个体对应激事件的反应即改变或减轻不良情绪的应对方式，包括宣泄、瑜伽等方式。问题指向性应对是指直接指向应激源的应对方式，包括事先应对和寻求社会支持。

（一）事先应对

由于应激的产生部分是因为环境需求（或挑战）与个体应对能力的不平衡，因此，提高人们的应对能力可以减轻应激反应。事先应对是指学会可以在未来应激情景中应用的技巧，主要指获得信息、制订计划并行动和自我监控。

1. 获得信息　指尽可能从多渠道掌握有关应激源的信息，从而建立起能符合应对应激需求的行为规则，为应对应激事件打下基础。

2. 制订计划并行动　个体预期可能遇到的需求及满足这些需求的反应，事先想象一个可能遇到的应激情景并认真审视此情景，预期可能出现的各种困难，为应对应激事件打下基础。

3. 自我监控　是指通过认知控制应激反应能力的过程。这一过程包括学会发现负性情绪、认知混乱等应激唤起的现象。一旦这些现象被发现或认知，个体就可以采取某些策略去降低应激反应。如个体可采用简单的放松技术或对应激情景进行重新评价来有效地减轻或阻断应激反应。

（二）寻求社会支持

社会支持可以有效降低或减轻个体的应激强度，使其增加对应激事件的容忍力。社会支持有三种形式：

1. 提供应激信息　当个体面临应激刺激时，认知功能下降，难以对应激事件作出恰当的判断。丰富的社会支持资源可以提供应对应激事件的信息并给予解决问题的具体指导。

2. 给予关怀与支持　研究指出，当应激事件不可避免时，提供情感、物质的支持和帮助可以使应激更易于忍受。这类支持有助于个体保持自尊。

3. 提供鼓励与保证　鼓励当事人认识到任何严重的事情都可过去，也都可以寻找到相对可行的解决办法；只要主观努力，可以管控应激，生活可以恢复到基本正常状态。

三、应对的研究

（一）应对在心身健康中的作用

应激源影响着个体的应激状态和后继的应对方式，反过来，采用不同的应对方式又会影响到个体的反应，继而影响到心身健康。研究发现，各种放松技术，如腹式呼吸、聆听音乐会明显降低个体的焦虑水平。解决问题、求助等积极应对方式与心理健康呈正相关，自责、幻想、回避等消极应对方式与心理健康呈负相关。使用结构方程、回归模型等统计学方法发现应激事件对心理健康有直接影响，也会通过人格、社会支持、自我效能感和自尊对心理健康产生间接影响。以癌症研究为例，许多资料证明，癌症的发生、发展明显受到包括应对因素在内的心理社会因素的影响。癌症本身作为一种严重的生活事件，对病人又起着心理应激源的作用，使癌症病人往往采用更多的应对策略，癌症的转归、预后、病人的生活质量、康复等也就明显地受病人的各种应对策略的影响。因此，通过对癌症病人应对活动特点、影响因素和作用规律的研究，不仅可以为制订和实施应对干预手段提供科学依据，还可以通过对癌症病人应对策略及其与应激有关因素相互关系的认识，从临床研究的角度揭示应对和应激过程的理论关系。

（二）应对的量化研究

测量是应对研究的重要组成部分，通过测量工具的使用，便于阐述应对与应激的强度和结果的关系。由于应对分类尚无统一的认识，因此应对的测量方法也有多种。目前，应对的测量工具有以下几种：① 我国肖计划等（1995）在参考福克曼等人的研究基础上，编制了应对方式问卷（WCQ）；② 加拿大学者邦德（Bond M）1983年编制的防御方式问卷（DSQ）；③ 我国学者姜乾金等人主持编制的特质应对方式问卷（TCSQ）；④ 我国学者解亚宁在国外应对方式量表基础上编制的简易应对方式问卷（SCSQ）；⑤ 由费范（Feifel H）等编制，沈晓红等人于2000年进行修订并专门应用于病人的医学应对问卷（MCMQ）。

（三）心理防御机制

1. 心理防御机制的概念 心理防御机制（mental defense mechanism）是弗洛伊德提出的一个概念，是自我为了对抗来自本能的冲动及其所诱发的焦虑，保护自身不受潜意识冲突困扰而形成的一些无意识的、自动起作用的心理手段；也可以说，是人为了应对心理压力、挫折、适应环境而使用的一种心理策略。这种策略是在不知不觉中被运用的，它能使人心安理得，可以减轻挫折、压力带来的紧张、不安、焦虑和痛苦，是精神上的一种自我保护方式。

2. 常见的心理防御机制

（1）压抑（repression）：是自我迫使社会道德规范不能接受的或具有威胁性的思想、欲望、情感或冲动进入潜意识、使之脱离意识的过程。就如人们常说："我真希望什么也没发生过。"大多数人都会忘掉自己的不愉快经历，这便是压抑的结果。癌症病人的心因性记忆缺失，也可看作压抑机制所致。压抑是一种最基本的防御机制。

（2）否认（denial）：是指个体拒绝感知和接受现实。被拒绝的东西是令个体过分难堪而不愿正视的事实，或在心理上有威胁或会引起冲突的事物。一个人不仅不承认事实，而且认为它根本不存在。例如许多人面对绝症或亲人死亡，就常会本能地说"这不是真的"，用"否定"来逃避巨大的伤痛。这种"眼不见为净"或"鸵鸟政策"可以暂时缓解病人的恐惧和悲哀，为他们提供时间以便逐渐适应严酷的事实，进入认可阶段。正常人有时也会利用否认机制。

（3）幻想（illusion）：个体遇到现实困难而无力处理时，便以幻想的方法，使自己脱离现实，在幻想中处理心理上的纷扰，让欲望得到满足。能力弱小的孩子常以此方式处理心理上的问题，如灰姑娘的故事、青少年的白日梦等都是对幻想机制的生动写照。但如果一个成年人经常用这种方式应对现实问题，则是人格不成熟甚至是精神疾病的表现。

（4）投射（projection）：又称"外投"，指将自己内心不被允许的观念、冲动或行为夸张性地归到他人或周围事物上，以免除自己内心的不安与痛苦。例如，一个对人经常怀有敌意的人会说别人都不友好。有的心理学家认为，精神病人的被害妄想，主要是病人本身有害人的意图，却"借口"别人要害自己。由于重性精神病人分不清现实与妄想，把妄想当成现实，形成精神病态，对妄想内容坚信不疑，所以心理学家认为投射机制是属于精神病性的防御机制。

（5）退化（regression）：是当人受到挫折无法应对时，放弃已学会的成熟的态度和行为模式，使用以往较幼稚的方式来满足自己的欲望。例如，一个成年男人听到自己妻子患重病的消息后，蹲在地上嚎啕大哭，表现出孩子似的行为。一个人之所以放弃已习得的技能不用而恢复不成熟的应对方式，是由于不这样做会引起内心痛苦和恐惧。成年癔症病人的"童样痴呆"，晚期精神分裂症病人完全脱离现实，终日蜷缩而卧，都可被看作是极端的退化。

（6）隔离（isolation）：是将不愉快的或痛苦的情感同事情分开，并将前者排斥到意识之外的心理防御机制。例如，一个受迫害的人平静地述说受害经历而忘掉了与之有关的痛苦体验，某些精神病人对于亲人死亡无动于衷，这都被看作隔离机制的极端情况。

（7）转移（displacement）：又称"置换"，指将对某一对象的情感转向其他对象的潜意识机制。例如，一位病人将对医生的愤怒转向护士或医疗器械，以便"安全地"疏泄内心的紧张。在心理治疗中发生于医患间的"移情"现象和日常生活中迁怒于"替罪羊"的行为，都属于转移机制。弗洛伊德认为，由于基本的内驱力不能变，而所指对象可变，所以转移机制是处理攻击和性冲动的最令人满意的便捷方法。

（8）转换（conversion）：是将精神上的痛苦、焦虑转换为躯体症状表现出来，从而避开了心理焦虑和痛苦。例如，一位心理冲突剧烈的病人，虽然身体无病，却出现心悸、气短和多汗等躯体症状。临床上常见的躯体症状有癔症性瘫痪、感觉缺失（失明、失聪）和心因性疼痛。这些躯体症状没有相应的疾病作为基础，而是由心理冲突转换而来，它可帮助病人摆脱自我的困境。

（9）反向作用（reaction formation）：是用"矫枉过正"的形式处理一些不被允许的念头和行为。例如一位病人对某医生一向无好感，但为了治疗又不能"得罪"医生，于是就表现出对医生恭维的样子。如"此地无银三百两"的民间故事，是这一机制的生动写照。

（10）合理化（rationalization）：又称"文饰作用"，是指创造一个可接受的借口，为不可接受的行为开脱。合理化所要达到的潜意识目的是，避免受挫时变得失望和为自我所不接受的行为寻找借口。一个人可能会以"我不稀罕"为借口，聊以自慰，将自己不具备或得不到的东西说成是自己不喜欢的坏东西的防御机制，称作"酸葡萄机制"。另一种情况正好相反，即把自己所拥有的一切都说成好的，称作"甜柠檬机制"。如孩子资质平庸，说他"傻人有傻福"。这种"塞翁失马，焉知非福""知足常乐"的自我安慰方法可以帮助人接受难以接受的现实，但过度使用也会妨碍人对远大目标的追求。此外，人们也常常以他人或环境为借口，或以必要性为自己的行为辩解。例如一个人可能为自己对别人的攻击行为开脱："他应当受到惩罚，是罪有应得！"或者说："我们必须教训他，否则……"合理化本来是一种潜意识机制，但日常生活中经常可以见到一些人有意或自觉地为自己的不良行为辩解的情况。

（11）升华（sublimation）：是将本能的欲望和冲动以比较崇高的、为社会所赞许的方式表达出来的心理防御机制。"孔子厄而著《春秋》，司马迁腐而《史记》出"，都可谓升华的范例。升华是人们适应环境最具积极意义的防御机制。

（12）幽默作用：是一种积极的、成熟的防御机制。人格比较成熟的人都懂得在适当的场合，运用合适的幽默打破窘境，改变困难局面。如苏格拉底有位性格暴躁的妻子，当妻子当着他学生的面大骂他，并将一桶水从他头上浇下时，苏格拉底却笑着说："我早知道，雷声过后必有大雨。"

第六节　社会支持

一、社会支持的概念

社会支持（social support）指来自社会各方面，包括父母、亲属、朋友、同事、伙伴等人，以及家庭、单位、党团、工会等组织，给予个体精神或物质上的帮助和支持的系统。社会支持一般是指个体在社会生活中获得的"可利用的外部资源"，具有减轻应激的作用。

社会支持所包含的内容相当广泛，目前大致可以将社会支持分为两类。客观支持，即实际社会支持，指一个人与社会所发生的客观的或实际的联系程度，例如得到物质上的直接援助和社会网络。这里的社会网络是指稳定的（如家庭、婚姻、朋友、同事等）或不稳定的（非正式团体、暂时性的交际等）社会联系的大小和获得程度。主观支持，即领悟社会支持，指个体感到在社会中被尊重、被支持和被理解的情绪体验和满意程度。其中领悟社会支持通过对支持的主观感知这一心理现实影响着人的行为和发展，更可能表现出对个体心理健康的增益性功能。社会支持能够缓解个体心理压力、消除个体心理障碍，在促进个体的心理健康方面起着重要作用。许多研究表明，个体感知到的支持程度与实际社会支持的效果是一致的。

二、社会支持的研究

（一）社会支持在应激中的意义

大量研究表明社会支持与应激事件引起的心身反应呈负相关，说明有支持性社会关系的人，能较好地处理应激，降低总体应激水平。社会支持对机体健康具有一定的保护作用，一个人拥有的社会支持越强大，越能较好地应对环境中的挑战。

有证据表明，幼年严重的情绪剥夺，可导致某些神经内分泌的变化，如促肾上腺皮质激素（ACTH）及生长激素不足等。动物实验也证明，社会支持与心身健康之间有肯定的联系。有人发现，在实验应激情境下，如果有同窝动物或动物母亲存在、有其他较弱小的动物存在，或有实验人员的安抚时，小白鼠胃溃疡、地鼠的高血压、山羊的实验性神经症和兔的动脉粥样硬化性心脏病的形成减少。相反，扰乱动物的社会关系，如模拟"社会隔离"，可导致动物行为的明显异常。

（二）社会支持量化的研究

社会支持涉及面广，除了采取多维的分类方式外，还形成了不同的社会支持量表。包括：① 社会支持评定量表（SSQ），主要测量个体的社会支持度；② 领悟社会支持量表（PSSS），由姜乾金根据布罗曼索（Blumenthal JA）等人（1987）报告的领悟社会支持量表修订；③ 社会支持调查表（SSI），由威尔科特斯（Wilcox BL）1982年编制。

第七节　人格与应激

一、人格与应激因素的关系

人格作为应激反应过程中的中介因素之一，与生活事件、认知评价、应对方式、社会支持和应激反应等因素之间存在显著性相关。

人格影响一个人对各种社会、心理、生物刺激物的质和量的评价，甚至决定生活事件的形成。许多资料证明，人格特征与生活事件量表得分之间特别是主观事件的频度以及负性事件的判断方面存在着相关性。

人格影响个体对外环境刺激、挑战、竞争的应对方式、适应能力及其效果。不同人格类型的个体在面对应激时表现出不同的应对策略。有研究发现，当面对无法控制的应激时，A 型行为模式（TABP）的人与 B 型行为模式（TBBP）的人相比，其应对行为更多地显示出缺乏灵活性和适应不良，是一种应激易感人格。也有研究显示，面临应激环境时，TABP 的人较 TBBP 的人更多地采用积极正视问题的应对行为，而不是默认。C 型行为模式（TCBP）的人的主要特征是克制愤怒，过分忍让、回避矛盾，焦虑、应激反应强等，属于癌症易感性行为模式。

人格影响与他人的人际关系，从而决定社会支持的数量与质量。人与人之间的支持是相互作用的过程。一个平时乐于助人、经常支持别人的人在自己遇到困难时，能比一个人格孤僻、不好交往、万事不求人的人获得更多的支持和帮助。

人格与应激反应的形成和程度有关。不同人格的人对同样的生活事件可以出现程度不同的心身反应。人格特征对心身疾病的发生起到特殊作用，并作为重要条件而引起某种疾病的发生与发展。

二、人格在心理病因学中的意义

人格既可以作为疾病的非特异性因素，在各种疾病中起作用，又可以成为某种疾病的重要条件，与某些疾病有特殊联系。

人格特征与疾病的关系，很难说是直接的因果关系。但人们早已认识到，人格、情绪、疾病三者之间存在联系。许多资料表明，特定的人格特征易导致特定的负性情绪反应，进而与精神症状和躯体症状发生联系。这说明情绪可能是人格特征与疾病之间的桥梁。在应激作用过程中，人格与各种应激因素存在广泛联系，人格特征通过与各因素间的交互作用，最终影响应激心身反应的性质和程度，并与个体的健康和疾病相联系。多因素分析结果表明，人格与认知评价、应对方式、社会支持等中介过程共同影响着应激结果，对心身疾病的发生、发展产生作用。

目前，关于人格与应激或疾病之间是否存在特异性的关系，尚有待进一步研究。

（张旺信）

学习小结

本章学习了心理应激的概念，心理应激理论，生活事件的概念及研究，应激的心理、生理和行为反应，认知评价的概念及过程，应对方式及心理防御机制。

通过本章的学习，我们掌握了心理应激的定义和心理防御机制的定义以及种类；掌握了认知评价过程、应对过程、应激的心理反应和生理反应过程；熟悉了心理应激理论及其临床意义。了解了生活事件、认知评价、应对方式、人格特征以及社会支持在应激中的作用，对认识心理社会因素在疾病发生、发展过程中的作用规律，以及维护个体心理社会因素的稳态，降低各种心理社会因素的不良影响，具有重要的理论和实践意义。

复习参考题

一、选择题

1. 如果1年内LCU超过150，但是小于300，预示着此人
   A. 今年75%的可能性患病
   B. 第2年75%的可能性患病
   C. 今年50%的可能性患病
   D. 第2年50%的可能性患病
   E. 第2年健康

2. 在应激系统模型中，起核心作用的是
   A. 认知评价
   B. 社会支持
   C. 应对
   D. 个性因素
   E. 生活事件

3. 某学生对一次考试失败引起的精神痛苦进行调整，其应对情绪的调整方式为
   A. 问题关注性应对
   B. 情绪关注性应对
   C. 过程应对
   D. 特质应对
   E. 联合应对

4. 人们适应环境最具积极意义的防御机制是
   A. 合理化
   B. 投射
   C. 升华
   D. 幽默
   E. 否认
5. 人格特征表现为克制愤怒，过分忍让、回避矛盾，焦虑、应激反应强的人容易罹患的疾病是
   A. 消化性溃疡
   B. 皮肤病
   C. 糖尿病
   D. 癌症
   E. 甲亢

答案：1. D 2. D 3. B 4. C 5. D

二、简答题

1. 简述认知评价过程。
2. 简述心理社会因素在原发性高血压发生和发展中的作用。
3. 综合日常生活和学习，试找出与自身密切相关的一些应激源。面对这些应激源，你是如何进行调节的？

第六章

心身疾病及相关障碍

学习目标

知识目标	掌握　心身疾病的概念、进展及其研究方法。
	熟悉　心身疾病及相关障碍的诊断与防治原则。
	了解　心身疾病及相关障碍的发病机制。
能力目标	1. 能初步运用生物–心理–社会的综合医学模式分析判断临床心身疾病及相关障碍。
	2. 了解心身医学理念发展并能在临床上适当运用。
素质目标	强化医学人文素养，培养共情和爱伤观念。

快节奏、高竞争的现代社会使越来越多的个体适应困难、心理紧张，进而影响到心身健康。本章从解析心身疾病的概念入手，主要介绍心身疾病的发病机制、诊断和防治原则、常见心身疾病以及若干临床心身问题，帮助学生认识心理社会因素在心身疾病或心身相关问题发生、发展中的作用规律，提高维护心身健康、防治心身疾病的理论知识水平和能力。

第一节　心身疾病

一、概述

心身疾病（psychosomatic disease），又称心理生理疾病（psychophysiological disease），广义的心身疾病是指心理社会因素在疾病发生、发展过程中起重要作用的躯体器质性疾病和功能性障碍；狭义的心身疾病侧重于强调心身疾病中的躯体器质性疾病，如原发性高血压、溃疡等。本章主要采用广义的心身疾病概念。

（一）心身医学与心身疾病

心理与躯体的关系于古希腊时期开始受到关注，我国古代中医文献中也有相关的描述。心身医学（psychosomatic medicine）由德国精神病学家亨罗斯（Heinroth JC）于1818年首次提出，心身医学强调从心身相关的观点，探讨心理社会因素与躯体健康和疾病的相互关系及防治，是现代医学科学体系中的重要组成部分，分别隶属于医学和心理学的分支。从"心身统一"的整体观和多元化角度认识健康和疾病、解决临床各类问题，已成为现代医学发展的一大趋势。心身医学正从一个医学的哲学理念走向临床实践，已经产生了心理肿瘤学、心理肾脏病学、精神神经内分泌学、心身胃肠病学、心理心脏病学、心理免疫学、心理皮肤病学等一系列跨学科的新学科，并提出了"心身医学整合诊疗模式"的新理念和新措施。

心身疾病是根据心身医学的理论观点所界定的一类疾病，是心身医学研究的核心，是临床工作的重要范畴。美国心理学家亚历山大（Alexander F）最早提出七种经典的心身疾病，即溃疡、溃疡性结肠炎、甲状腺功能亢进、局限性肠炎、类风湿关节炎、原发性高血压和支气管哮喘，并认为这些疾病与特定的心理冲突有关。临床医学中的心身疾病概念在不断发展变化。1952年，美国精神病学会的《精神障碍诊断与统计手册》（DSM）-Ⅰ将心身疾病设为单独的一类疾病；在DSM-Ⅱ（1986）中，心身疾病被"心理生理性自主神经与内脏反应"取代；在DSM-Ⅲ（1980）和DSM-Ⅲ-R（1987）中，列有"心理因素影响的躯体状况"，此种分类体系延续到DSM-Ⅳ，DSM-5则发展为"躯体症状及相关障碍"。世界卫生组织国际疾病分类（ICD）-10也将传统的心身疾病分别纳入"神经症性、应激相关的躯体形式障碍""伴有生理紊乱及躯体因素的行为综合征"及其他分类中。我国1958年颁布的精神疾病分类中设有心身疾病。1995年，《中国精神疾病分类与诊断标准》第2版修订版（CCMD-2-R）取消心身疾病分类，将心身相关内容并入"与心理因素有关的生理障碍""神经症性及与心理因素有关的精神障碍""儿童少年期精神障碍"中，此分类方式一直延续到CCMD-3。目前认为，心理社会因素在各种疾病发生中均有作用，心身疾病分布于机体各个系统及临床各科，种类甚多，很难完整地概括。

心身疾病的分类方法国内外意见不一，2019年2月，中华医学会心身医学分会在2019年第一次常委会上，对中国心身相关障碍进行了明确的分类：① 心身反应障碍；② 心身症状障碍（心身障碍）（包括纤维肌痛症、肠激惹综合征、过度换气综合征、不典型胸痛等）；③ 心身疾病；④ 心理因素相关生理障碍（进食障碍、睡眠障碍、性功能障碍）；⑤ 应激相关心身障碍（急性应激障碍、创伤后应激障碍、适应障碍、ICU综合征、癌症后心身障碍、尿毒症后心身障碍、职业心身耗竭）；⑥ 躯体症状及相关障碍；⑦ 与心身医学密切相关的精神障碍（抑郁障碍、焦虑障碍、强迫及相关障碍）；⑧ 躯体疾病所致精神障碍；⑨ 心身综合征。

在这一版的分类方案有几个新的特点：① 将心身反应改为心身反应障碍，心身反应障碍、心身症状障碍和心身疾病是一个连续谱，在一定的心理社会因素下可以相互转化，因而归为心身谱系障碍；② 明确心身症状障碍等同于传统的心身障碍；③ 单列应激相关心身障碍，纳入ICU综合征、癌症后心身障碍、尿毒症后心身障碍、职业心身耗竭等；④ 单列躯体症状及相关障碍；⑤ 纳入与心身医学密切相关的精神障碍，包括抑郁障碍、焦虑障碍、强迫及相关障碍；⑥ 纳入躯体疾病所致精神障碍，并将其分为2个亚型，躯体疾病所致的精神症状（如谵妄、卒中后抑郁症状障碍）和躯体疾病与精神障碍共病（如卒中后抑郁症）；⑦ 首次将3大类18个心身综合征纳入分类，它是在国际心身医学研究小组2017年修订的使用诊断标准的心身医学研究基础上，结合我国具体国情修订整合提出来的。

（二）心身疾病特征

1. 心理社会因素在疾病的发生发展过程中起重要作用。

2. 体格检查可发现器质性疾病或具有已知的病理生理过程，如呕吐、头痛等躯体性症状。

3. 心身疾病通常发生在自主神经支配的系统或器官。

4. 遗传和人格特征与心身疾病的发生有一定的关系，不同人格特征的个体对某些心身疾病的易感性不同。

5. 同样性质或强度的心理社会因素，对于一般人，只引起正常范围内的生理反应，而对心身疾病易感者，则引起明显的病理生理反应。

6. 心身疾病的综合治疗效果较好。

（三）心身疾病的流行病学及特点

1. **心身疾病的流行病学**　随着社会的进步与发展，社会竞争及生活压力增大，心身疾病的患病率逐年升高。由于各国对心身疾病界定的范围不同，心身疾病患病率的流行病学调查结果差异很大，目前研究不多，且缺乏大样本的流调资料。最常见的心身疾病是临床中患病率较高的内科慢性病。德国的调查显示新发心血管疾病与男性的慢性焦虑和女性的急性焦虑有关，也有研究发现抑郁共患躯体疾病的发生率为普通人群的2倍，与抑郁共患最多的躯体疾病为高血压与代谢障碍，睡眠障碍、偏头痛与癫痫在抑郁病人中的发生率为正常对照组的2~3倍，慢性病病人的焦虑发生率超过20%，视网膜疾病病人随访4年后其发生精神疾病（尤其是抑郁症）的概率明显增高。

2. **心身疾病的人群特征**　在世界范围内，不同民族、不同年龄、不同性别、不同职业和不同社会文化背景下的各类人群均有发病，其分布特征主要体现在以下4方面。① 社会文化特征：不同的社会文化背景下心身疾病患病率不同，一般认为，脑力劳动者高于体力劳动者，城市高于农村，工业化程度高的国家高于发展中国家。以冠心病为例，患病率最高的为美国，其次为芬兰、希腊及日本，最低为尼日利亚，这主要取决于种族差异、饮食习惯、人口的年龄组成、体力劳动者的多与少等社会文化因素的影响。② 性别特征：患病率总体女性高于男性，比例约为3：2；溃疡、冠心病和支气管哮喘的患病率男性大于女性。③ 年龄特征：65岁及以上及15岁以下的群体患病率最低；从青年期到中年期，患病率呈上升趋势；更年期或老年前期为患病率高峰期。④ 人格特征：某些心身疾病与特定的人格特征有关，如冠心病及高血压的典型人格特征为A型，癌症的典型人格特征为C型。

（四）中医心身医学相关理论

中医心身医学相关理论丰富而广泛，与心身相关的基本理论散见于中医各典籍之中，如《黄帝内经》认为"形"包括脏腑经络、气血津液等，"神"包括精神活动和躯体生理功能，即身与心；《管子·内业篇》中提出"忧郁生疾，疾困乃死"，与中医心身医学理念契合；《类经·针刺类》指出"形者神之体，神者形之用"，强调形神即心身的整体概念。中医学强调人的生理、心理与社会、环境的统一性，这与现代生物-心理-社会医学模式相契合。

1993年中华医学会心身医学分会成立，中医学者开展了大量用中医理论研究防治心身疾病的工作，提出了诸多理论和假说，如"体质气质说""本能说""心身相互作用层次论""情志疾病的特异说与非特异说"等。这些理论的发展为临床心身疾病的研究和防治提供了支撑和借鉴，中医心身医学成为中医学研究的重要领域之一。

二、心身疾病的发病机制

（一）心身疾病相关危险因素

心身疾病的病因与病理学基础比较复杂。目前认为，在其发生和发展过程中，遗传因素与环境因素、社会文化因素、心理因素与生理因素联合作用，共同构成了心身疾病发病的危险因素。

1. 遗传因素与环境因素 心身疾病的发病机制为遗传与环境相互作用的结果，不同的心身疾病涉及不同的基因与环境因素。Meyer等研究了心血管疾病病人抑郁症状的遗传因素，发现D/D型*ACE*基因、*5-HTTLPR* I / I 单倍体的存在可能是心血管疾病并发抑郁症状的易感性因素。

环境因素对心身疾病的影响较生物学因素大，研究发现不同的医疗环境、社区环境、家庭环境等对心血管疾病、消化系统疾病及免疫性疾病等心身疾病有着较为明显的影响。

2. 社会文化因素 人不仅是生物有机体，还有社会属性，必然受到各种社会文化因素的影响、规范或制约，如生活和工作环境、生活方式、职业、人际关系、家庭状况、社会制度、经济条件、风俗习惯、文化传统、宗教信仰、种族等。在社会文化环境中，个体可能会由于适应不良而产生心理冲突，继而影响机体的生理状态，严重而持久的影响还可能造成机体内稳态失调，由此引发心身疾病。

研究表明，不同社会环境对心身疾病的致病作用不同。如社会支持体系完整的个体受到应激后，得到较多的社会支持和帮助，能够很快恢复心理结构和社会功能的完整；而社会支持体系较差的个体在遭受同样应激后，未能得到较好的调整，神经兴奋性下降，内分泌失调，患高血压、消化性溃疡、冠心病等疾病的风险增加。现代社会中，人们长期处于噪声污染、交通拥堵、电磁辐射等环境中，生活节奏不断加快，人们的性格更加急躁，更容易出现高血压、甲状腺功能亢进等心身疾病。

3. 心理因素 大量研究表明，心理因素是心身疾病的重要致病因素，可致个体产生损失感、威胁感和不安全感的心理因素最易致病。

心理因素一般以情绪活动为中介影响躯体内脏器官。情绪活动分为积极情绪和消极情绪，积极情绪可使人精神振奋、思维敏捷、效率提高，对生命活动起着积极作用；消极情绪需要一分为二地进行分析，如愤怒、焦虑、悲伤等也是个体适应环境的各种反应，人类若没有这些情绪反应，就无法适应千变万化的环境。所以，消极情绪不一定会影响健康，短暂的消极情绪，个体可通过自我调节很快恢复正常；强度过大、持续过久的消极情绪，则易导致神经系统功能失调、内分泌失调和血压持续升高等，从而导致某些器官、系统的疾病。如愤怒、焦虑、惊恐等消极情绪的持续作用会造成心血管系统的功能紊乱，易出现心律不齐、高血压、冠心病等；长期处在严重忧愁、悲伤和痛苦等情绪状态下，胃肠功能会受到严重影响，易导致胃、十二指肠溃疡及胃肠道恶性肿瘤的发生；长期严重的消极情绪还可影响呼吸系统功能，诱发支气管哮喘、过度换气综合征等；此外，抑郁、惊恐、愤怒等消极情绪还与神经性皮炎、皮肤瘙痒、荨麻疹、斑秃等皮肤疾病的发生发展有密切关系。

研究资料已经证实，人格特征和行为类型对心身疾病的发生、发展和病程的转归具有明显影响。同样的刺激因素作用于不同人格特征和行为类型的个体，可导致不同的生理生化改变，引发不同类型的心身疾病。目前，研究较多的是 A 型行为模式（TABP），TABP 是冠心病易感人格，C 型行为模式（TCBP）是癌症易感人格。

此外，个体不适应的价值观念和对事物不合理的认知模式，也会产生强烈的负性情绪体验和不良的行为方式，容易诱发心身疾病。

4. 生理因素　又称生物躯体因素。心身医学理论认为，生理因素是心身疾病的物质基础，心理社会因素主要通过对生理变化的调节，导致或加重躯体疾病。生理因素主要包括微生物感染、理化和药物损害、成熟老化、营养代谢、先天发育、器官功能状态、免疫和变态反应，以及性别、年龄、血型等。

总之，以上四个方面的因素在心身疾病的发生和发展过程中相互作用、互相影响，经过心理生理中介机制而导致某种器官和组织疾病的发生。

（二）心身疾病的发病机制理论

心身疾病的发病机制比较复杂，是目前医学心理学领域亟待深入研究的课题之一。相关研究包括心理动力学理论、心理生理学理论、学习理论及整体学说。

1. 心理动力学理论（psychodynamic theory）　即精神分析理论，心理动力学理论主要强调了潜意识心理冲突在心身疾病发生中的作用，认为个体不同的潜意识特征决定了与某种心理冲突相关的特定心身疾病种类。心理动力学理论认为心身疾病的发病主要取决于三个方面：① 个体潜意识中未解决的心理冲突；② 身体器官对疾病的脆弱易感性；③ 自主神经系统功能的过度活动性。

心理冲突多出现于童年时代，常常被压抑在潜意识中，在个体成长过程中，这些潜意识中的心理冲突可能会因某种刺激而重新出现。如果这些复现的心理冲突找不到恰当的途径疏泄，就会通过自主神经系统功能活动的改变，而引起某些脆弱器官的病变而致病。例如，心理冲突在迷走神经功能亢进的基础上可引起哮喘、溃疡，在交感神经亢进的基础上可引起原发性高血压、甲状腺功能亢进等。因此，该理论认为，只有明确了致病的潜意识心理冲突，才有可能了解心身疾病的发病机制。心理动力学理论虽有一定道理，但也有学者质疑其过分夸大了潜意识的作用。

2. 心理生理学理论（psychophysiology theory）　心理生理学理论主要研究"哪些心理社会因素通过何种生物学机制作用于何种状态的个体，从而导致某种疾病的发生"。由于心理社会因素对不同的人可能产生不同的生物反应，不同的生物反应过程又涉及不同的器官组织，因而不同的疾病可能存在不同的心理生理中介途径。

研究表明，心理社会因素通过免疫系统与躯体健康和疾病之间的联系，可能涉及三条途径，即下丘脑-垂体-肾上腺轴、自主神经系统的递质、中枢神经与免疫系统的直接联系。

心理生理学理论也重视研究不同种类的心理社会因素，以及这些因素在不同遗传素质个体上的致病性差异。

3. 学习理论 学习理论认为某些社会环境刺激会引发个体习得性心理和生理反应，如情绪紧张、呼吸加快、血压升高等；由于个体素质的差异，或特殊环境因素的强化，或通过泛化作用，使得这些习得性心理和生理反应被固定下来，从而演变成为症状和疾病。紧张性头痛、过度换气综合征、高血压等心身疾病的形成，均可通过此机制得到解释。

有一部分心身疾病的发病机制属于条件反射性学习，如哮喘儿童，可因哮喘发作获得父母的额外照顾，症状因此被强化而固定下来；也可通过观察或认知而习得，如儿童的某些习惯可能是对成人的模仿。

学习理论对心身疾病发病机制的解释，虽然缺乏更多的微观研究证据，但对于指导心身疾病治疗的意义已日益明晰。

4. 整体学说 心身疾病的理论研究并不拘泥于某一方面，而是综合各种理论，相互补充，即整体学说。具体表现如下：

（1）心理社会刺激信息传入大脑皮质，得到加工处理和储存，转换成抽象概念。该过程包括认知评价、人格特征、社会支持等中介因素，其中认知评价是关键，人格特征是核心。

（2）大脑皮质联合区的信息加工传入信息通过与边缘系统的联络，转化为调节内脏活动的信号和情绪，通过与运动前区的联络，构成随意行动传出。

（3）传出信息触发应激相关系统并引起生理反应，即下丘脑–垂体–肾上腺轴和交感–肾上腺髓质系统，引起神经–内分泌–免疫系统的整体变化。

（4）遗传和环境因素决定个体心身疾病的易感性和倾向性。

三、心身疾病的诊断和防治原则

按照"生物–心理–社会"医学模式，心身疾病的诊断和防治都应兼顾个体的心理、躯体和社会三个方面。

（一）诊断原则

1. 诊断要点

（1）躯体症状有明确的器质性病理改变，或存在已知的病理生理学变化。

（2）躯体疾病的发病因素中包括心理社会因素，其与躯体症状有明确的时间关系。

（3）排除神经症等精神疾病。

2. 诊断程序 心身疾病的诊断程序包括躯体诊断和心理诊断，躯体诊断的方法、标准与诊断学相同，而心理诊断的标准包括以下几个方面。

（1）病史采集：对疑似心身疾病的病人，除采集临床病史外，还应注意收集病人心理社会因素的有关资料，例如心理发展情况、人格或行为特点、社会生活事件、人际关系状况、家庭和社会支持系统、个体的认知评价模式等，从中寻找与心身疾病发生、发展和转归有关的因素。

（2）体格检查：与临床各科体格检查相同，但要特别注意体格检查时病人的心理行为反应方式，或许可从中找出病人心理素质上的某些特点，如是否过分敏感、神经质等。

（3）心理行为检查：对于疑为心身疾病者，应结合病史材料，采用晤谈、行为观察、心理测量或必要的生物学检查方法，进行较系统的医学心理学检查，以确定心理社会因素的性质、内容，评估其在疾病发生、发展中的作用。

（4）综合分析：根据以上程序收集的材料，结合心身疾病的基本理论，对是否可以诊断为心身疾病、哪些心理社会因素在其中起主要作用以及可能的作用机制等作出恰当的估计。此外，在诊疗过程中需不断观察病人病情变化，及时重新评估及调整干预措施。

（二）治疗原则及干预目标

1. 治疗原则　心身疾病的治疗应遵循躯体治疗为基础、心理治疗为主的策略，遵循心身同治原则。具体病例各有所侧重，主要包括两个方面：

（1）对于急性发病并且躯体疾病严重的病人，应以治疗躯体疾病为主，辅以心理治疗；如急性心肌梗死病人，综合的生物性救助是治疗关键，同时还应针对有严重焦虑和恐惧情绪的病人实施心理治疗。

（2）对于以心理症状为主，或虽然以躯体症状为主但已呈慢性病程的心身疾病，则可在实施常规躯体治疗的同时，重点做好心理治疗。如更年期综合征或慢性消化性溃疡病人，除给予适当的药物治疗外，还应重点做好心理治疗和行为指导等。

2. 干预目标

（1）消除心理社会刺激因素：通过支持疗法、认知矫正、行为矫正和家庭治疗等各种心理治疗方法，改变病人的认知方式，减轻其焦虑、抑郁等情绪，与药物治疗共同作用，缓解疾病的症状。

（2）消除心理学病因：通过矫正病人的人格特征、行为类型，或者改变病人的生活环境等，从根本上帮助病人消除心理学致病因素，逆转心身疾病的心理病理过程，促进病人向健康方向发展。

（3）消除生物学症状：通过心理生理学技术，改变病人的生物学过程，提高躯体素质，促进疾病的康复。如采用放松训练和生物反馈疗法治疗高血压，可达到改善循环系统功能的效果，从而降低血压。

（三）预防

心理社会因素通常需要相当长时间作用才会引起心身疾病，故心身疾病的预防应尽早开展。从现代医学的角度分析，心身疾病的预防应该采取整体、多维度、综合性的措施。内容上应该包括心理、生理两个方面，形式上应该包括人格预防和社会预防两个方面，方法上应该包括心理治疗、药物治疗、物理治疗以及对症治疗等。

1. 一级预防　一级预防防止心理社会因素长期、反复刺激而导致心理功能失调。培养健康的心理素质、提高应对各种不良刺激的能力是预防心身疾病的基础。对心理素质不良的病人，如易暴怒、抑郁、孤僻及多疑倾向者，应及早通过心理指导加强其健全人格的培养；对于有明显行为问题者，如吸烟、酗酒、多食及缺少运动等，应利用心理学技术指导其进行行为矫正；对于工作和生活环境里存在明显应激源的人，应及时帮助其进行适当的调整，以减轻应激源带来的影响。

2. 二级预防 二级预防防止心理功能失调进一步发展为心身疾病。对心理功能失调进行早期诊断和干预是二级预防的核心。临床医生应以生物–心理–社会医学模式为指导，了解心身疾病的发生、发展规律，通过心理咨询和治疗，及早帮助和指导病人恢复失衡心理，及早对病人的心理问题进行干预，阻断病情向躯体疾病方向转化。

3. 三级预防 三级预防针对已经发生心身疾病的病人进行心理干预，防止病情进一步恶化。这个阶段不仅要实施有效的药物治疗，还应实施有效的心理咨询与治疗。

总之，心身疾病的预防是多层次和多方面的，是心理卫生工作的重要内容。

第二节 常见心身疾病

一、冠状动脉粥样硬化性心脏病

冠状动脉粥样硬化性心脏病（coronary atherosclerotic heart disease）简称冠心病，是一种常见病、多发病，是威胁人类生命的最主要疾病之一。近年来的研究表明，冠心病是由于多种致病因素综合作用的结果，其中心理社会因素起着重要的致病作用，如吸烟、缺少活动、心理社会压力、不良情绪、A型行为模式等均是冠心病的重要危险因素。冠心病的心理生理学发病机制见图6-1。

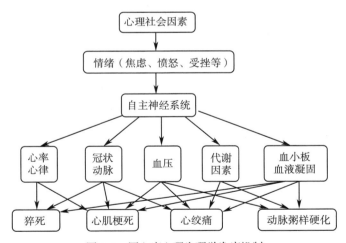

图6-1 冠心病心理生理学发病机制

（一）心理社会因素

1. 行为类型 主要介绍A型行为模式和D型行为模式。

（1）A型行为模式（TABP）：TABP被认为是冠心病病人典型的人格特征。1950年，美国学者弗里德曼（Friedman M）和罗斯曼（Rosenman R）研究发现，冠心病病人的行为模式常为TABP。TABP是一种具有超强竞争意识和高度时间紧迫感的人格类型，表现为争强好胜、追求成就、总想超越他人、做事匆忙不耐烦、容易紧张焦虑、常有愤怒敌意倾向。时间紧迫感、超强竞争意识是TABP的两个核心成分，它会致使TABP者经常表现出恼火（aggravation）、激动（irritation）、发怒（anger）、急躁（impatience），弗里德曼称之为AIAI反应。

为证实TABP与冠心病之间的关系，弗里德曼和罗斯曼联合多国专家进行前瞻性研究，结果发现TABP确实是冠心病的致病危险因素，而非冠心病的结果，TABP者患冠心病的危险性约为非TABP者的2倍。随后进行的许多流行病学研究，从TABP者心肌梗死的发生率、复发率、死亡率、生理生化反应，以及心理治疗矫正和TABP矫正等方面，都证实了冠心病和TABP之间存在肯定的联系。临床实践也表明，TABP的程度与冠状动脉痉挛的程度有一定联系。焦虑、恐惧、愤怒、沮丧和严重的失落感能激发TABP者冠状动脉痉挛。

相对而言，B型行为模式（TBBP）者的特点为从容不迫、不喜竞争、不好斗、性情温和、举止稳当，办事慢条斯理、工作有主见、不易受外界干扰，喜欢慢步调的生活节奏，能自行宽慰。

（2）D型行为模式（TDBP）：TDBP是荷兰学者迪诺莱（Denollet J）于1996年提出，是对A、B、C型行为模式概念的扩展。TDBP又称忧伤人格（distressed personality），包括消极情感和社会压抑两个方面。消极情感是指人们长期经历和体验到愤怒、冲突、沮丧、焦虑等负性情绪，对负性情绪敏感；社会压抑是指人们在社交中压抑情感和行为的表达，感到紧张、不安全，从而自我压抑。两者同时存在时，会对心脏产生破坏作用，其作用机制是造成神经内分泌功能紊乱和免疫系统功能紊乱，从而引发心血管疾病。

2. 年龄、性别、社会文化等因素　随着年龄的增长，冠心病的发生率逐渐增加，尤其在45岁以后。在老龄以前，男性比女性更易患心脏病或死于心脏病；尽管女性比男性心脏病发病率低，但女性一旦发病，短期死亡风险可能更高。

社会生活中的应激性事件是患冠心病的重要原因之一，如亲人死亡、环境变化等。采用生活事件量表进行的流行病学调查发现，急性应激事件与冠心病之间具有显著相关性，在配偶死亡后的前2年中，冠心病的死亡率显著增加；另一项研究表明，病人在心肌梗死发作前6个月里的LCU分值大幅度升高，可达前2年水平的3倍以上。

3. 生活方式　不良的生活方式，如吸烟、缺乏运动、过食等因素与冠心病的发生密切相关。饮食与冠心病联系的连接点是脂肪，它决定了血液中胆固醇的水平，胆固醇是冠心病的重要危险因子；吸烟、缺乏运动等不良生活方式直接通过机体的病理生理作用促使冠心病的形成。

4. 负性情绪　负性情绪对冠心病的影响包括两条途径：一是当人们处于负性情绪时，更易采用不健康的生活方式；二是负性情绪会产生一些生理上的变化，进而增加对冠心病的易感性。一项前瞻性研究显示，长期处于敌对、抑郁或焦虑情绪的个体更易发生冠心病。

相关链接 | 弗里德曼和罗斯曼的实验

选择A型行为模式和B型行为模式的个体，围坐于一张放着1瓶上等白兰地的桌子旁边。然后提出问题，能在15分钟内第一个正确回答问题者，将得到此瓶白兰地。结果发现：A型行为模式者特别认真，显得非常紧张和兴奋；B型行为模式者却十分轻松、平静。当宣布A型行为模式者获胜时，他们往往兴高采烈，手舞足蹈；当评判其回答有误时，他们则十分气恼，甚至争论得面红耳赤；而B型行为模式者对此则泰然自若。这时，对参加实验者进行检查，结果发现A型行为模式者血压升高、心率加快，血浆中肾上腺素和去甲肾上腺素的含量均比实验前明显升高，且迟迟不能恢复常态；而B型行为模式者的各项指标变化不大。

正是由于A型行为模式者的行为表现，促使其心脏负担加重，心肌耗氧量增加，引起心肌缺氧；而且促使血浆中甘油三酯、胆固醇升高，血液黏度增高，从而加速冠状动脉粥样硬化形成。这些因素的长时间作用，就形成了冠心病的病理基础。

（二）心理反应

1. 恐惧和焦虑　是冠心病病人常见的心理反应，因为病情容易反复，病人恐惧发生急性心肌梗死、心源性猝死等，因而整日忧心忡忡、焦虑不安，注意力总是集中于躯体的不适，结果造成症状不缓解甚至加重。

2. 易怒和敌意　病人需要长期面对患病的事实，易怨天尤人，并认为自己患病是由于某人、某事或不公正待遇造成的，因而愤怒、怨恨和敌意更加明显，致使病情加重，影响预后。

3. 悲观和抑郁　病人担心患病会导致个人独立性丧失、收入减少、地位改变、躯体活动受到影响等，因而常表现出悲观、抑郁情绪，主要表现为情绪低落、悲哀、失眠、食欲减退、反应迟钝等。

（三）心理干预

1. 支持性心理治疗　由于心理刺激是诱发冠心病发生，并使之加重和复发的重要原因，因此，冠心病病人应加强自我心理调节。家庭和医务人员要尽力帮助病人解除不良情绪，让病人保持生活安定和心理平衡。对病情过分关注和担心的病人，往往存在焦虑、抑郁、恐惧等负性情绪。因此，对冠心病病人应热情、和蔼、关心，解除病人的顾虑和心理负担，增强其战胜疾病的信心，逐渐培养良好的生活习惯和行为模式，从而有利于症状改善和疾病康复。

2. 矫正TABP　TABP不仅是冠心病发生的危险因素，也是影响冠心病预后的危险因素。国内外许多学者认为改变TABP，可减轻机体对外界刺激的过强反应，降低交感神经张力。可通过认知行为疗法矫正TABP。

3. 行为疗法　是采用渐进松弛疗法和生物反馈训练，以规范的治疗程序，使病人逐渐学会自我放松，可作为应对紧张性应激事件的方法。有学者将适量运动与生物反馈疗法结合起来，调节心率、血压，改善心肌供血。方法是让生物反馈组病人注视心率及血压的变化，指导其在运动中如何减慢心率，减轻心脏负担，使病人逐渐学会自我调整心率和血压的方法，改善临床症状。

4. 伴发焦虑和抑郁的治疗 如果病人表现出较严重的焦虑和抑郁，可以适当使用抗焦虑或抗抑郁的药物，如选择性5-HT再摄取抑制剂（如帕罗西汀、氟西汀和舍曲林等）治疗。

5. 不良行为矫正 对吸烟、酗酒、过食、肥胖、缺乏运动及高盐饮食等行为进行矫正。在医生指导下进行行为干预，提倡健康文明的生活方式，对冠心病的防治有现实意义。

二、原发性高血压

原发性高血压（essential hypertension）是危害人类健康的严重心身疾病之一，其发病原因至今未完全明确。近年来的研究认为，该病是多基因遗传疾病，心理社会因素在其发生、发展过程中发挥着重要作用（图6-2）。

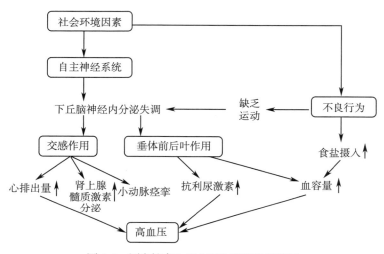

图6-2 原发性高血压心理生理学发病机制

（一）心理社会因素

1. 人格特征 研究表明，原发性高血压发病与病前性格有关。TABP经常以高度紧张的心理状态来处理工作与生活，在心理应激下，神经内分泌系统常处于唤醒状态，心血管系统呈高反应性，交感肾上腺素系统紧张性增加，血中儿茶酚胺浓度升高，使血管收缩，血脂、血液黏度增高，加速动脉硬化，增加血流阻力，升高血压。

2. 社会文化因素 早期跨文化研究表明，高血压多见于应激、冲突明显的社会；职业压力、经济拮据、家庭不和、工作不顺、事业受挫、关系紧张、需求不满、社会动乱等因素均与高血压有关。

流行病学调查显示，发达国家的发病率高于发展中国家，城市高于农村，男性高于女性，脑力劳动者高于体力劳动者。同时人群高度集中的城市、拥挤的交通和居住环境、紧张的人际关系等都对精神心理产生不良的影响，导致心理失衡，也是高血压的危险因素。

3. 不良行为 导致高血压发生的不良行为主要包括高盐饮食、肥胖、缺少运动、大量吸烟、酗酒和生活不规律等。

高盐饮食行为是高血压发病的重要原因，如果每日摄盐量 > 7g，过多的钠离子可沉积在动脉管壁而致动脉硬化发生，也可致使水分潴留，血容量增加，血压升高。肥胖是高血压的易感因素，肥胖者高血压发病率是正常人的2~6倍，高脂、高糖饮食及缺乏运动等导致肥胖的行为也可促使高血压发生。此外，有烟酒嗜好者也易患高血压，调查发现，中等量以上的饮酒者发病率明显增高。

4. 情绪因素 有研究表明，血压对于情绪变化极为敏感，监测24小时血压变化发现，一天之内血压变动明显，几乎任何情绪状态改变均可导致血压的变化；夜间睡眠时，突然被电话铃声惊醒，瞬时收缩压可达300mmHg；驾驶汽车时，如见车前行人穿行，司机瞬时收缩压可升至280mmHg以上。此外，病人在医院里测量的血压往往比在家里测得的数值高，原因就是心情紧张造成血压的异常变化，即"白大衣综合征"现象。

在各种情绪中，与高血压关系最密切的是焦虑、愤怒和敌意情绪。焦虑时，血压升高以收缩压为主；愤怒或敌意时，则以舒张压升高为主。焦虑或愤怒情绪表达时，血液中去甲肾上腺素水平升高。若压抑敌意情绪，血液中肾上腺素和去甲肾上腺素均明显升高，被压抑的敌意情绪可能是导致高血压的重要心理原因。

（二）心理反应

1. 怀疑 一旦被确诊为高血压，有些年轻病人会怀疑医生的诊断，加以否认。此外，有些病人采用药物治疗后，血压居高不下或明显波动，导致病人内心缺乏安全感，敏感多疑。

2. 恐惧 病人对高血压及其并发症的了解越来越多，恐惧脑出血、脑梗死导致瘫痪、植物人，甚至脑猝死等，因而忧心忡忡、恐惧不安，导致血压持续高水平不降。

3. 偏执 多见于部分知识分子或具有一定医学知识的高血压病人。他们虽然对高血压知识缺乏深入了解，却固执己见，希望医护人员按照其道听途说或生搬硬套的方法对其进行治疗，对现行治疗方案持不信任态度。

（三）心理干预

现代心身医学认为，心理干预对高血压的康复具有十分重要的作用。轻度血压升高的病人，单独采用心理治疗即可达到降压目的，治疗措施也主要针对造成紧张、压抑的心理因素进行；血压中度以上升高的病人，除在医生指导下服用降压药物外，采用心理治疗已成为高血压综合治疗措施中不可或缺的一项重要内容。

1. 缓解应激源 社会环境、生活事件及心理状态等各种应激源均可诱发或加重高血压，而血压升高又加重病人的心理压力，致使血压更加增高，病情进一步加重，形成恶性循环。心理干预旨在针对心理应激源采取措施，打破"应激源—血压升高—负性情绪—血压更高"的恶性循环，做到防患于未然，达到预防高血压的目的。

2. 行为疗法

（1）生物反馈疗法：临床应用较多，国内近年来应用肌电反馈或皮温反馈结合放松训练治疗高血压，取得了一些疗效。

（2）松弛疗法：可使高血压肾素–血管紧张素–醛固酮系统作用减弱，使病人的交感神经紧张减弱，使血压下降。

（3）运动训练：太极拳、快步走、慢跑等有氧运动，能消耗掉过多的儿茶酚胺，达到降压和降脂作用，还可减肥，减少并发症，增强体质。

3. 负性情绪的干预　干预通常采用认知疗法，向病人解释什么是高血压，情绪、行为模式、紧张的生活事件与高血压的关系，寻找病人的非理性思维，通过认知矫正建立较为现实的认知理念，消除多种不良心理障碍；也可通过摄入性谈话，让病人倾诉内心矛盾冲突，宣泄敌意、怨恨、焦虑、紧张等不良情绪，并给予相应的心理疏导和心理支持，调整其心理到平衡状态，改善其情绪，达到良好的社会适应。

三、消化性溃疡

消化性溃疡（peptic ulcer）是经典的心身疾病之一，它与心理社会因素的关系尤为密切（图6-3）。大量事实证明，胃肠道功能和结构形态的完整与人的情绪状态密切相关，胃肠道是最能表现情绪变化的器官。

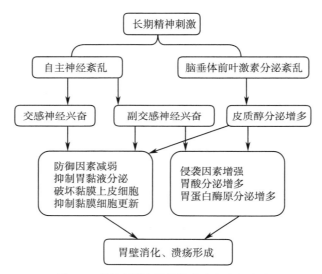

图6-3　精神刺激与消化性溃疡发病的关系

（一）心理社会因素

1. 生活事件　严重生活事件和重大的社会变革，如亲人丧亡、离异、自然灾害、战争、社会动乱等，是诱发消化性溃疡的主要因素。研究发现，初诊消化性溃疡或复发的病人分别有84%和80%在症状发作前一周内有严重生活事件刺激。负性生活事件使机体产生的应激，促使消化性溃疡发生和迁延不愈。

2. 人格特征　临床观察发现，并非所有经历过生活事件刺激的人都会发生溃疡，生活事件只有在一定的人格基础上才会致病，这种人格特征就是溃疡形成的易感素质。他们对生活事件刺激有过度的反应，易接受和积累刺激，并通过负性情绪反应使刺激损害定向到胃肠道。大量研究表明，消化性溃疡病人往往具有如下人格特征：① 竞争性强，雄心勃勃；② 依赖性强；③ 情绪不稳定；④ 惯于自我克制；⑤ 过分关注自己，不好交往。

近年来，国内外学者多倾向于对胃、十二指肠溃疡分开研究，认为十二指肠溃疡病人人格特征更具有典型意义，这类病人有显著的依赖、神经质人格，以及高度的焦虑、抑郁情绪反应等。

3. 负性情绪　消化系统对情绪反应非常敏感，不良情绪反应与溃疡发病或复发有因果关系，这是先"心"后"身"的心身疾病特征。不良情绪反应与其他致病因素综合作用，可促进溃疡的发生并影响治疗效果。实验研究发现，不良情绪通过增强迷走神经的兴奋性，使胃液分泌量增加、酸度增高，胃部运动发生变化；由于自制力较强的人格特征，不良情绪反应多数被压抑，喜怒不形于色，导致更为强烈的自主神经系统的反应。近年研究还发现，应激时的血管活性肠肽、胃抑制因子和胃动素等内分泌改变，可能是导致溃疡发生的重要中介机制。

4. 行为习惯　流行病学调查发现，吸烟者消化性溃疡的发生率比不吸烟者高，吸烟影响溃疡愈合、促进溃疡复发、提高溃疡并发症发生率。饮食习惯方面，酒、浓茶、咖啡、某些饮料和某些食物的摄入，易产生消化不良的症状，长期无节制地食用会引起消化性溃疡。不吃早餐、高盐饮食、饮食和睡眠无规律、过度劳累等不良的行为习惯，可影响消化性溃疡的发生发展。

（二）心理反应

消化性溃疡病人除常见抑郁情绪外，也可能伴有焦虑、恐惧等情绪障碍。这与疾病久治不愈、反复发作的特点，以及疼痛刺激及病人担心发生严重并发症有关。研究发现，抑郁是老年溃疡的危险因素之一，十二指肠溃疡的溃疡面积、病程、严重程度与抑郁情绪呈正相关。临床观察也发现，有些以溃疡为主诉就诊的病人，实际是单纯的抑郁症病人，经检查他们并无躯体疾病，只是以躯体主诉来掩盖抑郁情绪；此类病人极易被长期误诊，值得临床医生注意。

（三）心理干预

消化性溃疡单纯用药物治疗虽然能够愈合，但复发率高，易慢性化。研究发现，单用抗溃疡药物治疗溃疡复发率为29%，而合并心理治疗者其复发率可降至16%。采用心身并重的综合治疗措施，往往能收到更好的效果。心理干预的措施主要包括以下几个方面：

1. 疾病知识宣教，强调休息、饮食和营养。必须戒除吸烟等不良的行为。病人的焦虑、抑郁等情绪对病情会有影响，可予以心理治疗和抗精神病药物治疗。

2. 给予病人社会心理支持，指导病人应用健康的行为方式去生活和工作。认知疗法可改变病人对生活事件的认知和非理性思维，降低应激因素，使病人应用成熟的应对方式。放松训练和生物反馈疗法，消除紧张、焦虑和抑郁情绪，让运动神经和自主神经活动回归到正常水平。

3. 在心理治疗的同时，不能忽视躯体治疗，可应用抑酸剂、抗胆碱药、H_2受体拮抗剂、质子泵抑制剂（PPI）、胶体铋剂、胃泌素受体拮抗剂以及抗感染药物等。

四、支气管哮喘

支气管哮喘（bronchial asthma）简称哮喘，是由多种细胞（如嗜酸性粒细胞、肥大细胞、T淋巴细胞、中性粒细胞、平滑肌细胞、气道上皮细胞等）和细胞组分参与的气道慢性炎症性疾病，是一种全球性、常见的慢性病，其病因复杂，涉及遗传、环境、气道炎症、机体免疫、心理行为等多种因素。《支气管哮喘防治指南（2020年版）》相关数据显示，我国14岁以上人群的哮喘患病率约1.24%，20岁及以上人群哮喘的患病率高达4.2%。

（一）心理社会因素

1. 应激性生活事件　单独的心理因素虽不能引起哮喘发作，但却是重要的促发因素，5%~20%的哮喘发作是由心理因素促发的，常见的心理因素包括亲人死亡、母子关系冲突、家庭不和、意外事件、个人欲望未满足、生活环境改变、过度紧张和疲劳等。

2. 负性情绪　心理社会因素是诱发哮喘发作的主要原因。全球哮喘防治倡议（Global Initiative for Asthma，GINA）特别说明，剧烈情绪反应（如大哭大笑）会引起或加重哮喘发作；合并焦虑或惊恐障碍可能恶化哮喘。慢性哮喘病人常伴有羞耻、低自尊和抑郁，这些负性情绪也是导致哮喘加重的危险因素。

3. 人格特点　国内有学者应用明尼苏达多相人格问卷（MMPI）、艾森克人格问卷（EPQ）、十六种人格因素问卷（16PF）等量表测定哮喘病人人格特征，发现病人的人格特质多表现为被动、过分依赖、情绪不稳定、易激惹、暗示性强、内向等。

（二）心理反应

1. 紧张和焦虑　常见于哮喘初次发作的病人。由于发病突然，症状明显，病人极度呼吸困难，甚至影响睡眠和正常的语言交流，而且病人对本病缺乏足够的了解和心理准备，因此，往往会出现紧张和焦虑情绪。

2. 烦躁和恐惧　哮喘持续发作时，支气管舒张剂效果不明显，病人筋疲力尽，有濒死感，极易出现烦躁和恐惧情绪。此外，因哮喘多在夜间发作，病人自觉呼吸困难、被迫坐位、张口呼吸、大量出汗，所以也易出现烦躁和恐惧情绪。

（三）心理干预

对支气管哮喘病人，除使用药物等躯体治疗方法外，还应配合心理治疗，如催眠疗法、暗示疗法、松弛疗法、生物反馈疗法、家庭心理治疗等。针对哮喘发作与精神心理因素有关的病人，应当向其强调哮喘经过治疗可以得到缓解和控制，并与病人共同制订书面的发作期和缓解期治疗计划；要求其记录哮喘发作变化的日记，定期进行自我总结，以找出发作的诱发因素，并定期随访及指导，避免疾病复发；与环境因素有关者，可适当调整工作或生活环境。对伴有焦虑、抑郁情绪的病人，可使用选择性5-HT再摄取抑制剂（SSRI）治疗，使用期间注意避免药物不良事件。

五、癌症

癌症（cancer）是指严重危害人类健康的恶性肿瘤。迄今为止，绝大部分癌症的发病原因和机制尚不清楚，心理社会因素是人罹患癌症的重要因素。据国家癌症中心数据，2020年全球新发癌症病例1 929万例，其中中国新发癌症457万人，占全球23.7%。2020年全球癌症死亡病例996万例，其中中国癌症死亡人数300万，占全球癌症死亡总人数的30%。

（一）心理社会因素

1. 个性特征 20世纪80年代，托马斯科（Tomoshok L）提出了癌症易感人格，即C型行为模式（TCBP）。其主要特征：① 童年形成压抑、克制内心痛苦而不对外表达的性格；② 行为特征，过分合作、协调、姑息，谦让、自信心不足，过分忍耐、回避冲突、屈从让步、负性情绪控制力强，追求完美、生活单调等。用TCBP测试工具发现，具有TCBP特征的人，癌症发病率比非TCBP者高3倍以上。

2. 负性生活事件 能使个体处于紧张状态，从而抑制人的免疫系统，导致癌症的发生。流行病学研究发现，生活变故引起的慢性心理压力和高度的情绪应激与癌症发病率升高有一定的关系。如家庭不幸事件、工作和学习紧张过度、人际关系不协调等，在胃癌和乳腺癌的发病过程中起着重要作用。国内研究发现，胃癌病人在被确诊前的8年内有76%报告遇到过生活事件，在被确诊前的3年内有62%报告遇到过生活事件；在各类生活事件中，人际关系、意外事件和幼年时期的经历较多。国内研究也发现，癌症发病前最常见的生活事件是失去亲人，亲人死亡事件一般发生于癌症发病前6~8个月。

3. 负性情绪 几乎所有癌症病人的发病都涉及情绪因素，不良情绪可能贯穿癌症诊断、治疗的全过程，并与预后显著相关。负性情绪可使人易患癌症或加速癌症的发展。确信癌症诊断的病人，尽管进行早期治疗，但病情仍往往迅速恶化致死；而怀疑癌症诊断的个体常常生存期较长；长期存活突然复发的癌症病人，多在复发前6~18个月内有过严重的情绪应激。这些都证明了负性情绪与癌症发病的关系。

4. 生活方式 不良的行为习惯和生活方式是癌症发生的主要诱因。

（1）不合理膳食：高脂肪、高热量及低纤维膳食与乳腺癌、结直肠癌、胰腺癌及前列腺癌的发生有关。腌制、熏烤和煎炸食品中的致癌物质主要为亚硝胺类、真菌毒素及酮类等。酒精虽然至今尚未被证实为致癌物质，但已证实为促癌物质，患病毒性肝炎后继续饮酒者患肝癌的危险性是不再饮酒者的两倍。

（2）吸烟：吸烟可导致人体吸入大量致癌物质，如苯并芘等。吸烟导致全球22%的癌症病人死亡，以及全球71%的肺癌病人死亡。

（3）缺少运动：随着科学技术的发展，繁重的体力劳动逐渐被脑力劳动所代替；现代生活中人们以车代步、办公现代化、家务劳动电子化，体力活动越来越少，缺少运动与癌症（如结直肠癌）的发生有关。

近年的动物实验和临床研究结果均已证实，心理社会因素影响癌症的发展和转归。具有下列心理或行为特点的癌症病人，平均生存期明显延长：① 始终具有治愈或康复的希望和信心；② 能及时表达和疏泄负性情绪；③ 能积极参与有意义的或能带来快乐的活动；④ 社会支持来源广泛，与周围人保持密切的联系。相反，悲观失望、抑郁焦虑、封闭孤独等消极的心理或行为则加速病情的恶化过程。

（二）心理反应

被诊断癌症是强大的心理应激事件，会对个体的心理、生理和行为产生巨大的影响，引发各种心理和躯体问题。其心理反应大致分四期。

1. 休克–恐惧期　病人得知患病之初的主要表现为震惊和恐惧，同时出现心悸、眩晕及昏厥，甚至木僵状态等躯体症状，也有病人表现为敌视态度，以发泄内心的恐惧。恐惧心理主要源于病人"不可治愈"的错误认知。

2. 否认–怀疑期　当病人从剧烈的冲击中冷静下来时，常借助于否认机制来应对由癌症诊断带来的紧张和痛苦。病人一方面表现为恐惧，另一方面又怀疑医院误诊。主要表现为：烦躁、紧张、焦虑，极力否认患病事实，到各大医院重复检查，希望有奇迹发生。

3. 愤怒–沮丧期　当努力并不能改变癌症诊断的事实时，即癌症诊断被证实时，病人情绪变得易激惹、愤怒，有时还会有攻击行为。同时，悲哀和沮丧的情绪油然而生，病人感叹命运不公，甚至绝望，产生轻生的念头或自杀行为。

4. 接受–适应期　随着时间推移，病人的幻想破灭，不得不接受患病的事实时，其情绪会逐渐趋于平静。主要表现为既不痛苦也不害怕，显得十分平静。但多数病人很难恢复到患病前的心境，常进入慢性的抑郁和痛苦中。

有些病人还可出现强烈的依赖心理。一方面，依赖家属和医护人员，希望有家人相伴，以得到精神鼓励和安慰，也希望得到医务工作者更多的关心和照顾；另一方面，也会产生较强的依赖药物和相关治疗的心理特点。此外，癌症病人的心理常随治疗及病情变化而变化。采用手术治疗的病人，会表现出手术前后的心理特点；放疗和化疗的病人可由于治疗的副作用，而出现痛不欲生等严重的心理反应。

（三）心理干预

诸多研究及临床观察表明，癌症病人的心理变化与疾病转归、康复密切相关，及时、恰当的心理干预可帮助病人尽快适应疾病、配合治疗，减轻心理痛苦，提高生活质量。

1. 慎重告知真实信息　一旦病人癌症诊断明确，医生和病人家属就会面临是否将诊断结果告诉病人以及如何告诉病人。国内外学者对此问题观点尚不一致，多数学者主张应在恰当的时机将诊断和治疗计划告诉病人。国内医生一般倾向于根据家属的意见对癌症病人隐瞒病情。告知病情应根据病人的人格特征、应对方式、病情程度以及其对癌症的认识，谨慎而灵活地选择时机和方式。

2. 纠正错误认知　不良认知可降低病人治疗的依从性，产生负性情绪。纠正癌症病人的错误认知、维护其积极乐观的情绪是癌症病人心理干预的第一要素。具体方法：加强癌症科学知识的宣教，既不否认癌症的严重危害性，又要让病人相信积极的治疗、良好的心态可以战胜癌症；积极运用各种支持性心理干预手段，增强病人对疾病康复的期望和信心。

3. 减轻不良情绪　"患癌"对个体是重大的心理应激源，会产生强烈的应激反应，导致焦虑、抑郁、愤怒、无助等不良情绪，引发或加重原有的不良行为。倾听、疏导、支持、放松等方法均可减轻不良情绪。对具有严重不良情绪的病人，必要时应给予抗焦虑、抗抑郁药物。

4. 强化社会支持　社会支持对提高癌症病人的生活质量举足轻重。以乳腺癌病人为对象的研究发现，得到配偶或知己高质量的情感支持、得到医生支持、积极寻求社会支持以适应疾病等因素能显著影响自然杀伤细胞活性水平。研究提示社会支持可增强病人的免疫系统功能，可能是对抗癌症生长的保护性因素。

5. 构建与疾病适应的生活　多数癌症病人在患病以后还有相当长的生存时间。引导病人构建与疾病相适应的生活、提高病后的生活质量是癌症病人心理干预的重要内容。第一，在配合医疗的前提下，让病人有更多的主动权去选择治疗方案。第二，在病情允许的情况下，允许病人按自己的方式安排生活，尽可能帮助病人完成病前没有时间或条件实现的愿望。第三，根据病人的性格特点，引导其培养某些兴趣爱好，参与适度的社会活动与身体锻炼，丰富其病后生活。

六、糖尿病

糖尿病（diabetes mellitus）是由于胰岛素分泌或作用缺陷引起的以慢性高血糖为特征的代谢障碍性疾病。一般认为，糖尿病是遗传和环境因素共同作用的结果，是公认的心身疾病。现代医学研究表明，心理因素可通过大脑边缘系统和自主神经影响胰岛素分泌。当人处于紧张、焦虑、恐惧或受惊吓等应激状态时，交感神经兴奋，肾上腺素分泌增加，间接抑制胰岛素的分泌和释放，使血糖升高。2型糖尿病的心理生理学发病机制见图6-4。

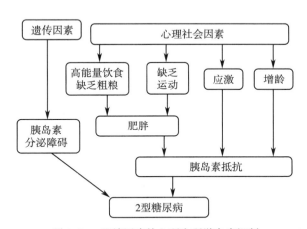

图6-4　2型糖尿病的心理生理学发病机制

（一）心理社会因素

1. 应激性生活事件　刺激性压力事件如亲人去世、人际关系紧张、工作压力过大、重大挫折等均可导致病人焦虑、抑郁、愤怒等不良情绪的发生，从而使胰岛素分泌减少，血糖升高。回顾性和前瞻性研究发现，在一定时间内累积的生活变化单位与糖尿病的发作和严重程度有关。有研究表明，当生活事件突然出现时，即使不改变糖尿病病人的饮食和治疗药物，病情也会迅速加重，甚至出现严重并发症。

2. 负性情绪因素　情绪因素与糖尿病发病和加剧有关，忧郁、紧张和悲愤等情绪常导致病情加剧或恶化。伴有抑郁障碍的病人平均血糖水平明显升高，血糖水平与抑郁程度呈正相关。

3. 不良生活方式　流行病学调查发现，高能量饮食、粗粮摄入不足、缺乏运动等饮食习惯及生活方式均是导致糖尿病的危险因素。

（二）心理反应

糖尿病是一种难以治愈的终身疾病，至今尚无根治的药物和治疗方法，随着病程进展还会出现多种并发症。所以，一旦个体被确诊糖尿病，疾病在造成多脏器损害的同时，也可导致其产生抑郁、焦虑、悲观、失望等负性情绪。

1. 青少年糖尿病病人　一方面，由于疾病影响了其与同龄人之间的正常交往，阻碍了这一年龄阶段的心理发展；另一方面，饮食控制和药物治疗对于成长中的孩子是沉重的负担。因此青少年期发病的病人多见激动、愤怒、抑郁与失望等情绪反应。

2. 成年期糖尿病病人　被诊断糖尿病后的心理反应的性质、强度和持久性取决于许多因素，包括基础病情的严重程度、既往健康状况、生活经历、社会支持、对疾病的认知等。由于病情易发生波动，病人常表现为烦躁、失望、无所适从、悲哀、忧愁、苦闷，对生活和未来失去信心，对外界挑战和适应能力下降，有些甚至导致自杀行为。不良的情绪对糖尿病的代谢控制和病情恶化又会产生消极的影响。

（三）心理干预

目前，糖尿病还缺乏病因学治疗方法。临床已经达成共识：对糖尿病病人进行心理干预是治疗本病的关键因素之一。心理干预的目的是改善病人的情绪反应，提高病人对糖尿病治疗的依从性。

1. 糖尿病病人及其家庭的健康教育　即通过有计划、有目的、有评价的教育活动，帮助病人掌握疾病相关知识，重建其对疾病的合理认知，改变其不健康的行为方式，预防疾病、促进健康、提高生活质量。具体措施：首先，做好教育前评估，了解病人对糖尿病的认知、需求及相关的不良行为和习惯；其次，根据评估的情况，制订教育计划，精选教育内容，确定教育方式、方法和手段，并科学实施健康教育；最后，效果评估，除进行教育终末评估外，还应将评估贯穿于整个健康教育过程中，通过医患交流、知识问答等形式，及时发现问题并采取相关应对措施，保证健康教育的连贯性和实效性。

2. 改变生活方式　饮食控制和适当运动是糖尿病的基础治疗措施。

3. 心理治疗　一些研究发现，认知行为疗法、松弛训练和应对技能训练可以帮助糖尿病病人更好地控制血糖。主要采用支持性和解释性心理治疗，让病人正确认识糖尿病，发挥主观能动性；促使负性情绪宣泄及注意力转移，达到消除负性情绪，保持愉快心情的目的；松弛训练可更好地控制血糖，改善微循环，避免并发症发生。

4. 共病治疗　若同时共病焦虑或抑郁障碍时，应积极治疗其共病的精神障碍，治疗上优先选择心理治疗，必要时予以药物治疗。

第三节　其他临床心身问题

一、慢性疼痛

国际疼痛研究协会（International Association for the Study of Pain，IASP）将疼痛（pain）定义为一种与实际或潜在的组织损伤相关的不愉快的感官和情感体验。根据持续时间长短，疼痛分为急性疼痛和慢性疼痛，持续或复发超过3个月的疼痛为慢性疼痛。目前，普遍的观点认为，慢性疼痛及其结果是许多疾病（如糖尿病、截肢、丘脑梗死、帕金森病、多发性肌炎、周围神经病变等）的并发症。

ICD-11首次将慢性疼痛划分为7大类：慢性原发性疼痛、慢性癌症相关性疼痛、慢性术后或创伤后疼痛、慢性继发性肌肉骨骼疼痛、慢性继发性内脏痛、慢性神经病理性疼痛、慢性继发性头痛或颌面痛。

据统计，美国和欧洲地区慢性疼痛的发病率为12%~25%，中低收入国家的慢性疼痛的发病率高达34%~41%。一项对10个发达国家和7个发展中国家的调查表明，成人慢性疼痛的时点患病率分别为41%和37%；在社区样本中，多达38%的儿童和青少年报告存在慢性疼痛。我国目前已有超过3亿人患有慢性疼痛，且正在高速增长。女性的患病率是男性的2倍。

（一）心理社会因素

产生疼痛的原因复杂、多样，医学和心理学的研究都证实疼痛并不完全是躯体问题，疼痛刺激引发的人体反应强弱，明显受到心理因素和社会因素的影响。与急性疼痛相比，慢性疼痛包含了更为复杂的生理、心理、社会因素之间的多维、动态的相互作用及相互影响。在临床实践中也发现，个体在不同的心理状态下，对同一种疼痛刺激的认知会不同，所感知的疼痛程度也存在差异。个体对疼痛的敏感性取决于痛阈（pain threshold），痛阈又会受到心理社会因素的影响。心理社会因素对慢性疼痛的影响，归纳为以下几方面。

1. 心理因素　心理因素对疼痛的性质、程度、时间空间感知、分辨和反应程度等均产生影响，疼痛信号可在任何传递水平和环节上受到心理因素的调控。

（1）性别：流行病学调查表明，女性与男性相比疼痛的患病率更高、持续时间更长，疼痛治疗失败者中女性占80%。研究发现，男性的痛阈高于女性；有较高男子气评分的男性，痛阈更高；男性面对疼痛时，多不愿意暴露它，而女性面对疼痛时表现为紧张，且更愿意暴露自己的疼痛。这与个体在社会化过程中接受的教育、受到的影响有关，人们普遍认为证明男子气概的准则就是能忍受疼痛，而女性的特征就是敏感和娇弱。

（2）年龄：疼痛感受性随年龄的增长而有所变化。一般来说，儿童对疼痛的敏感性较高，尤其是受到更多关爱的儿童；成年期，感受性处于稳定水平；老年期，对疼痛的敏感性又会增高。

（3）人格：性格脆弱或敏感的个体，对疼痛的耐受性弱，较弱的刺激即产生强烈的疼痛反应；性格外向、意志坚强的个体，对疼痛的耐受性强，痛阈高。

（4）情绪状态：疼痛常伴有情绪反应，情绪反应又可直接改变个体对疼痛的敏感性。通常情况下，积极情绪，如愉快、兴奋等，使机体对伤害性刺激的敏感性降低，痛阈增高；反之，消极情绪，如焦虑、悲伤等，则使痛阈降低，疼痛感加重。研究发现，情绪镇定者比情绪紧张者的痛阈平均高26%。此外，抑郁、焦虑和痛苦是从急性疼痛到慢性疼痛转变的最有效、有力的预测因素。

（5）注意力：在很大程度上决定着疼痛的感受。对刺激的注意力越强，疼痛感越重；分散其注意力，则疼痛感减轻。当把注意力集中在其他某项任务上时，疼痛感减弱。

（6）暗示：积极地暗示具有一定的镇痛作用。临床上使用安慰剂或积极地语言暗示，均可起到镇痛或缓解疼痛的效果。

（7）社会学习：疼痛是一种习得性行为，家庭及社会环境对疼痛的态度影响着儿童乃至其成年后对疼痛的感受性和耐受性。如果儿童受伤时，父母能泰然处之，则该儿童成年后对疼痛的耐受性高；反之，则对疼痛敏感，耐受性低。

（8）对处境的认知：疼痛体验的强度并不完全取决于组织损伤的程度，还常受损伤原因和对后果评价的影响。凡是认为自己状况很严重的病人，其疼痛感更重。

2. 社会文化因素

（1）文化与民族：尽管在区分疼痛刺激的能力方面没有种族差别，但不同文化、不同民族的人对疼痛的耐受性有所不同。推崇勇敢和忍耐精神的文化氛围下，个体更善于耐受疼痛。个体的文化教养也会影响其对疼痛的反应和表达方式，良好的教育不仅能提高疼痛疗效，还可延长疼痛缓解时间。研究发现，疼痛治疗有效者的平均受教育时间比无效者长约2年。

（2）社会群体：个体痛阈值的高低会受到群体，如家人、朋友及所在团体的影响。家人、朋友或团体的过分关注和关心，均可强化个体对疼痛的敏感性；此外，也有个体习惯于学习模仿周围人惧怕疼痛的行为。

（3）信仰：信仰可通过他人暗示、自我暗示或意识，影响个体对疼痛的耐受性。为追求信仰和理想，有些人可以耐受常人不能忍受的损伤与痛苦。

（4）医源性因素：不当的药物、手术可导致医源性疼痛；医务工作者不当的言行、不良的暗示等，均可使病人产生负性情绪，进而增强其对疼痛的敏感性。

（二）心理反应

长期承受慢性疼痛的病人往往存在各种各样的心理问题，据统计，在慢性疼痛病人中心理异常者高达67%，其中，焦虑、抑郁的患病率为21%~57%，人格障碍的患病率为31%~59%；在接受住院治疗的腰痛病人中，70%患癔症。这些心理问题又可能反过来加重疼痛，形成恶性循环。因此了解慢性疼痛病人的心理反应，对心理干预具有重要意义。

1. 焦虑和抑郁　是慢性疼痛病人对痛苦失去控制感时产生的情绪反应。大量研究发现，患有各种慢性疼痛的个体，经历显著抑郁或焦虑的风险通常会增加几倍。疼痛可引起焦虑、抑郁情绪，焦虑、抑郁也可加重疼痛。因此，必须对疼痛和焦虑、抑郁实施同步治疗和干预。临床研究表明，抗抑郁治疗能有效缓解甚至治愈慢性疼痛。

2. 适应问题 疼痛病人可能不适应医院环境，难以进入病人角色。

3. 自信心下降 受长期慢性疼痛的影响，病人丧失战胜疾病的信心和勇气。

（三）干预治疗

应查明疼痛的原因，制订相应的干预计划。如对躯体病变所致的疼痛，干预重点在于治疗躯体疾病，可采用手术、药物等治疗措施控制疼痛，同时辅以心理干预技术，帮助改善疼痛症状。而对心理社会因素引起的疼痛，可采用心理干预辅以药物治疗手段改善症状。主要方法包括：

1. 稳定情绪 心理学家认为，积极、乐观、愉快的情绪可抑制或削弱疼痛强度。因此，医务工作者应态度诚恳、语气温和、耐心细致，及时向病人解释疼痛的原因、性质、规律及预后，以改变病人对疼痛的理解及可能导致疼痛加重的负性思维，采用语言劝慰、释放、自我调控等方法，改变病人的消极情绪状态，减轻疼痛。

2. 转移注意力 引导病人摆脱疼痛意境，分散其对疼痛的注意力，可减轻对疼痛的感受强度。具体方法包括：① 视病情程度，鼓励病人从事感兴趣的活动，使其将注意力集中于该活动，如读书、看报、愉快交谈、下棋、绘画等；② 为病人实施治疗时，边交谈边进行，以转移病人的注意力，减轻疼痛；③ 刺激痛区对侧的健康皮肤，以分散病人对患处疼痛的注意，如左臂痛，可采用按摩、捏挤、冷敷、涂清凉油等方法刺激右臂。

3. 积极暗示 消极暗示可引发或加重疼痛，如当病人自我暗示"疼痛感永远不会消失""疼痛使我的生活质量下降""我不能再忍受下去了"时，其疼痛感就会强烈。积极暗示可消除疼痛，当病人自我暗示"疼痛是机体的保护性反应""疼痛说明机体正处于调整状态""疼痛感是暂时的，我一定能控制疼痛"时，疼痛感可减轻。此外，使用安慰剂、利用医务工作者的权威作用等，均可有效缓解疼痛。

4. 音乐疗法 优美的旋律可使病人集中于疼痛以外的刺激，以调理心理状态，改善机体对疼痛的反应，达到转移、缓解疼痛的目的。忧郁者，可选用欢快、兴奋、旋律流畅的乐曲；情绪不安、烦躁者，可选用悠扬舒展、旋律优美、风格典雅的乐曲。

5. 放松疗法 对缓解疼痛具有显著作用，它既可解除全身肌紧张，缓解血管痉挛，又可消除精神紧张和恐惧，达到镇痛目的。具体操作方法包括深呼吸、静默、瑜伽、冥想、松弛训练、进行性放松法等。此外，生物反馈疗法，可治疗心理生理性疼痛，如紧张性头痛等。

6. 行为训练 疼痛行为受许多心理及环境因素的影响，它可以通过学习发生，也可以通过学习矫正。周围人的过分关注，易使病人将疼痛行为当作逃避不满环境、摆脱困难或达到某种欲望的手段。因此，应消除与疼痛相联系的因素，强化正性行为，鼓励病人参加活动。对于病人的某些不良行为，可采用行为矫正消除，如系统脱敏法、暴露疗法、厌恶法、自我控制法等。

7. 正念疗法 作为一种新兴的心理治疗方法，通过改变病人对疼痛刺激的感知，提高药物治疗效果或减少药物干预量，进而减轻疼痛。

8. 药物治疗 阿片类药物（如芬太尼、吗啡等）有直接的镇痛作用，同时可对抗疼痛引起的不愉快感。抗抑郁药（如阿米替林、西酞普兰、盐酸度洛西汀等）通过阻断肾上腺素和5-HT，增强下行抑制性神经元的活化而镇痛；抗癫痫药（如加巴喷丁、普瑞巴林等）也已经被证明可用于治疗一些神经性疼痛，如带状疱疹后神经痛、糖尿病周围神经病变、脊髓损伤等。

🔔 **问题与思考**

病人，男，56岁。乙肝病史10余年。病人近半年来腰部疼痛，既往口服布洛芬0.3g，2次/d，镇痛效果欠佳，数字分级评分法（NRS）4~5分，24小时最严重程度NRS 7分。疼痛还明显影响夜间睡眠和行动，劳动能力明显下降，家庭负担增加。

经医生仔细询问后发现，病人确诊乙肝后，长期心理压力大、心情差，因长期治疗感经济压力大，半年前开始逐渐出现腰部疼痛不适，且症状持续加重，并伴明显情绪低落，有时独自流泪，悲观消极，说话逐渐减少，烦躁，不愿与人交往。

请分析病人的心理特点，并制订心理干预方案。

二、药物心理

药物心理（pharmacopsychology）主要研究药物在应用过程中对心理活动和行为产生影响的规律以及对药物效应产生影响的心理因素，其研究成果应用于临床实践，对研制合理的药物剂型、寻找合理的用药方法和给药途径、提高药物疗效、增强病人对药物治疗的依从性及减少药物副作用具有指导意义。

（一）药物对正常心理活动的影响

药物除了具有治疗效应外，还会对病人的心理活动有影响。药物引起的干扰正常心理活动的现象有如下几类：

1. 记忆力减退 作用于中枢神经系统的各种镇静催眠药物和抗癫痫药物，可有此类副作用。

2. 意识改变 使用阿托品、苯二氮䓬类、莨菪碱类及抗组胺等药物，可引起不同程度的意识改变。

3. 情绪改变 β受体阻滞剂和钙通道阻滞剂等抗高血压药物可致抑郁；酒精、部分镇静催眠药、异烟肼等可引起欣快感。

4. 精神运动性失调 部分抗精神病药物可引起帕金森综合征；长期饮酒或服用催眠药可致震颤等。

5. 幻觉和妄想 使用苯丙胺、糖皮质激素、异烟肼等药物时，可能出现幻觉、妄想等精神病性症状。

（二）影响药物心理效应的因素

现代医学认为，药物不仅可通过药理作用产生生理效应，也可通过非药理作用产生心理效应，两种效应相互作用，可明显影响药物的疗效。使用药物时，不仅要重视药物引起的生理效应，还要重视病人在接受药物治疗时的心理效应。如有些病人用药后疾病好转，并非药物本身的生理效应所致，而是通过"给予药物治疗"这一行为过程，产生了积极的心理效应，通过心理–生理的相互作用，使疾病好转。反之，即使是具备明确治疗效果的药物，如果病人对它不信任或厌恶，其疗效会明显下降，甚至无效。影响药物心理效应的因素主要包括以下几个方面：

1. **文化因素**　病人的求医行为、选择药物的习惯、药物民间传说、舆论和宣传、病人的文化水平及经济情况等因素均可影响药物的心理效应。如崇尚西医的人，会感到西药效果好；而偏爱中医的人，则认为西药不如中药好。

2. **疾病的性质**　一般来说，应用对症治疗的药物，如镇痛药、催眠药、助消化药及镇咳药等，较易产生心理效应；而祛除病因的药物，如抗生素、解毒剂，则以生理效应为主。心身疾病的症状中有心因性症状夹杂其中者，使用药物时，药物的心理效应比较明显。

3. **人格特征**　具有癔症人格特征的病人，由于易受暗示，极易产生药物的心理效应。

4. **人群特征**　儿童易出现心理效应，产生药物的生理心理效应所需剂量仅为成人的1/3；老年人较少出现心理效应，但对药物的生理效应较为敏感，在一般剂量下即可出现意识恍惚或谵妄。

5. **用药心理**　有的病人喜欢用新药、进口药及名贵药，联合用药的心理影响也十分普遍；用药方法和途径也会影响药物的心理效应，病人往往认为服药次数少的药物好，认为注射比口服好、静脉输液比肌内注射好。

6. **药物的外观设计**　药物的名称、剂型、包装、生产厂家等也会影响病人对药物的信任，从而增强或减弱药物的临床疗效，名字好听、包装精美、品牌药厂的药品更易被病人接受并产生良好的感觉。

7. **药物副作用**　用药后产生的疲乏、头晕、恶心、震颤及共济失调等副作用，往往会使病人出现不遵从医嘱、中断治疗的行为。假如病人事先不了解药物的副作用，也会因出现的副作用而产生多虑、怀疑病情恶化及用药不当等心理问题。

8. **其他**　良好的医患关系、医生的权威作用和对药物作用的详细说明等均有利于发挥药物的心理效应。

（三）**安慰剂效应**

安慰剂（placebo）是指既无特异性药理活性又无副作用的中性物质构成的、外形似药的制剂，如葡萄糖、淀粉等。使用安慰剂旨在发挥其非特异性的心理生理作用，产生心理效应，使病人症状减轻，取得疗效。

安慰剂效应（placebo effect），又名伪药效应、假药效应，是指病人虽然获得无效的治疗，但却"预料"或"相信"治疗有效，而让症状得到缓解的现象。安慰剂效应在药物使用过程中很常见，甚至一些严重的器质性疾病，如心绞痛，使用安慰剂也会有1/3以上的病人症状得到改善。此外，许多镇痛剂都具有明显的安慰剂效应。还有一些病人，在使用安慰剂时，也可出现恶心、头痛、头晕及嗜睡的副作用，这也属于安慰剂效应。

安慰剂效应者是指使用安慰剂时容易出现相应的心理和生理效应的人。其人格特点是：喜欢与人交往、依赖性强、易受暗示、自信心不足、对自身的各种生理变化和不适非常敏感。需要注意的是，安慰剂效应是一种不稳定状态，有时明显，有时不明显，或根本没有，这是因为安慰剂效应可随疾病的性质、病后的心理状态、不适或病感的程度和自我评价、医务工作者的言行和医疗气氛的变化而变化。

（四）病人用药依从性

用药依从性（compliance）是指病人是否按医嘱用药。在临床医疗实践中，药物的疗效不仅取决于医生是否正确用药，还取决于病人是否合作、是否能严格按照医嘱用药。有研究表明，30%~70%的病人没有遵医嘱用药或中途停药。

病人不遵医嘱的原因：① 不信任医生、担心药物副作用及药物成瘾；② 自觉病情好转，不愿再服药；③ 不能忍受药物的副作用；④ 用药方式或途径不方便；⑤ 药物太贵，或病人认为药价太便宜、治疗效果不好。另外，也有病人急于求成，存在滥用、多用药物的现象。因此，医生应耐心向病人说明用药的原因、可能出现的副作用以及不执行医嘱的危害，尊重病人在用药过程中的反应和意见，与药剂人员互通信息、加强合作。

（五）药物依赖和成瘾

药物依赖（drug dependence）是指药物与机体相互作用产生的精神状态，有时也包括躯体状态，表现为一种要求连续或定期用药的心理需求及相应的行为反应。药物依赖分为躯体依赖（又称生理依赖）和精神依赖（又称心理依赖）。躯体依赖是中枢神经系统对长期使用依赖性药物产生的一种适应状态，表现为突然停药或剂量明显减少后产生戒断症状，如焦虑、流涎、疼痛不适、疲乏和失眠等，严重者可出现震颤性谵妄，甚至可导致虚脱死亡。精神依赖是指药物作用于中枢神经系统所产生的一种特殊的心理效应，用药者具有追求用药的强烈动机，会不顾一切寻求药物以满足自己的需要。药物成瘾（drug addiction）与药物依赖的概念基本类似，是药物依赖的极端状态，有学者认为药物成瘾更偏向心理渴求、行为失控，而药物依赖更偏向于躯体依赖。

引起药物依赖和成瘾的原因除了药物本身的性质和强度、遗传因素和社会环境的影响以外，个体的心理特征也在其中发挥着重要作用。

引起药物依赖的原因：① 疾病原因，由于疼痛、失眠而长期服用镇痛药、催眠药等；② 医生选择药物不慎，过度、滥用某种药物。

引起药物成瘾的原因：① 由于疾病原因，过度使用吗啡类药物；② 焦虑症、抑郁症病人，精神痛苦不能自拔而服用抗焦虑、抗抑郁药物致成瘾；③ 精神空虚者，企图寻找刺激、获得暂时欣快感而吸用大麻等；④ 某些病态人格或精神病病人，抱着特殊动机沉溺于某种毒物而成瘾等。

所以，为预防药物依赖和成瘾，医务工作者要了解依赖和成瘾的原因及其相应的心理反应和心身疾病，指导病人科学合理地使用药物，及时处理药物使用过程中出现的各种问题，同时要加强对药物的管理。

三、康复心理

康复（rehabilitation）原意是指"复原""恢复原来的良好状态""重新获得能力"等，现代医学中的康复是指以病人为主体，以恢复功能及人的生存质量为主，使有障碍存在的病人最大限度地恢复功能，并重返社会。康复的对象包括残疾人，以及有各种功能障碍影响正常工作、生活、学习的慢性病病人、老年病病人等。由于病残使其在上学、就业、婚姻和经济等方面遇到困难和障碍，同时还要面对周围人对其态度的改变，病人会产生一系列的心理行为问题。

康复心理学（rehabilitation psychology）是通过研究残疾人和病人在康复过程中的心理现象，帮助病人克服消极的心理因素，发挥心理活动中的积极因素，调动其主观能动性，发挥机体的代偿能力，使其丧失的功能获得恢复或改善，心理创伤、社会适应功能等得到修复。

（一）康复过程的心理行为问题

1. **错误认知评价**　病人的个人经历、适应能力、文化背景等不同，对残疾的认知评价也不同。而认知评价会影响个体在面对应激事件时的心理和行为反应。对躯体残疾的错误认知评价会阻碍康复的过程。病人常见的错误认知评价包括以下几个方面。

（1）否认：即个体对已经发生的但又不愿意接受的不愉快事件加以否定，以避免心理上的痛苦。否认是伤残病人常见的一种反应方式，也是一种心理防御机制。它的作用是有限的，只可以暂时避免、减轻心理上的痛苦，长期、过度的否认也会导致个体不能准确了解和接受自己患病的现实，以致延误治疗最佳时机。如有些癌症病人抱有侥幸心理，否认和怀疑医学检查结果，因而不及时求医诊治，延误了病情，丧失了可能康复的机会。

（2）认同延迟：病人不但失去了工作和地位，也失去了许多能带给他们愉悦行为的能力，还要接受病残带来的疼痛、躯体不适、功能障碍等不良刺激，同时要开始进行康复治疗，康复治疗往往伴随着痛苦体验。这时，病人很可能会将残疾及其随后相关的康复治疗视为不良刺激而加以回避，不愿意参加康复治疗，这种现象称作认同延迟。此时，病人往往逃避或拒绝治疗，或陷入幻想。

（3）失能评价：疾病和躯体残疾会使病人丧失机体的某些功能，如行走能力、性功能或女性第二性征等，如某些女性在切除子宫或卵巢后自动放弃性生活及性要求等。因此，病人常常会产生失能评价。病人可表现为拒绝治疗、攻击性强或自杀等行为。此外，由于缺乏医学常识，病人及其家属对残疾后机体功能的丧失程度并不能准确理解和评价，其失能评价往往存在对真实病情的歪曲，如过分缩小或夸大，由此而导致的后续行为反应也是不合理的，严重者将影响病人对病残的适应以及对康复计划的执行。

除上述三方面的错误认知评价以外，病人还可能存在由于社会文化背景差异而导致的对某些躯体病残的不合理信念。由于不合理信念会导致不良情绪和不适应行为，具有这些错误认知评价的伤残病人不可避免地会出现情绪和行为方面的障碍，这些障碍会进一步影响康复过程，以致严重影响病人的生活质量。

2. **不良情绪**　由于病残可能导致病人外观改变，或不能从事喜欢的活动，或终身需要他人照顾等，因而损害病人的自尊，使其产生负性体验，最终导致病人不良情绪的产生。康复过程中常见的不良情绪主要包括以下几个方面。

（1）焦虑：是应激后最常出现的情绪反应。适度的焦虑可提高人的警觉水平，提高人对环境的适应和应对能力，但过度的焦虑则会让病人整日心烦意乱、惶惶不安。

（2）抑郁：也是躯体病残者普遍存在的负性情绪，抑郁程度往往取决于病残者的人格和病残对个体的特殊意义，而不完全是病残的性质和程度。抑郁会降低病人的免疫功能，延缓治愈的进度，甚至可能引起并发症。

（3）愤怒：病人的愤怒情绪往往来源于对病残的歪曲认知，有时病人也可为获得他人注意而表现出愤怒。当病人将愤怒指向自己时，会出现自卑、悲观和抑郁；当愤怒情绪以敌意和攻击形式出现时，病人变得易激惹，治疗变得困难，甚至使康复计划难以实施。

（4）恐惧：是认为对自己有威胁或危险的刺激存在所引起的负性情绪状态。不同年龄、不同经历的病人对疾病的恐惧是不同的。恐惧情绪会明显影响康复治疗效果。

（5）自卑与孤独感：由于病残后生理的某些缺陷，如不能行走、活动场所受限，学习、生活、就业等都会遇到更多的困难，病人容易产生自卑感及孤独感。

3. 不健全人格　病人对挫折和残疾的反应强度、自我评价的高低，都与其人格特征有一定的关系，各种不健全人格会对康复产生不同的影响。

（1）疑病型人格：病人敏感、多疑，对不适和病痛的耐受性较低，往往夸大疾病伤残的严重程度，对治疗和康复缺乏信心，导致康复过程延缓。

（2）癔症型人格：病人感情脆弱，在挫折和不幸面前，情绪极不稳定，拘泥于程序和治疗常规，治疗程序略有变动，就对康复怀疑、信心动摇。

（3）偏执型人格：病人多疑、固执、心胸狭窄，在病残时容易责怪他人，在康复过程中常会视他人的好意为动机不良，甚至会怀疑医生的治疗，严重阻碍康复进程。

（4）强迫型人格：病人小心谨慎，力求完善，常对自己的病情过分担心，对医护人员的要求也过分严格，常抱怨医护水平太差、医生对其关心不够等。同时，他们非常担心自己疾病的康复情况，常不厌其烦地询问自己的病情以及预后情况。

（5）依赖型人格：病人要求医务人员和亲属给予自己更多的关心，害怕自己被忽视或被抛弃，在治疗和康复过程中不重视自我调节和自我训练，对康复计划缺乏动机，阻碍了主观能动性的发挥，导致康复过程缓慢。

（6）分裂型人格：病人观念及行为奇特、人际关系有缺陷，并且情感冷淡。病人性格内向、行为孤独，很少与人交往，对周围环境不感兴趣。一方面对自己的疾病不很关心，对康复的态度不积极，不与医务人员配合；另一方面在其内心深处，又极度担心自己的疾病发展与康复。医务人员应充分了解病人的人格特点，耐心细致地做好解释工作，指导其正确对待自己的疾患。

（二）康复过程的心理干预

1. 培养积极的情绪　通过心理支持和情绪疏导，鼓励病人培养乐观、自信、坚强的心理，促进机体抗病能力和器官代偿功能的发挥。

2. 动员心理代偿功能　人类的心理活动功能具有很大的潜力，当人们不幸丧失了某种心理功能时，其他心理功能会予以代偿。例如，在现实生活中，盲人充分发展了听觉和触觉的心理功能，使其维持了与环境的适应，并能保持与他人的交往。有些无臂人经过锻炼后，可以用足穿针引线、绣花作画，并能做到生活自理。所以，对于康复过程中的病人，应采取多种方式动员其心理的代偿功能。

3. 纠正错误认知　错误认知会歪曲客观事实、阻碍康复过程的进行。通过各种认知疗法技术，如艾利斯理性情绪治疗和贝克认知疗法等，纠正病人的不合理认知，将科学、客观和正确的康复知识介绍给病人，促进不合理认知的纠正。

4. 运动　运动锻炼是常用的一种积极康复手段，合理地使用运动锻炼程序，对残疾人和病人具有良好的心身康复作用。研究表明，参加运动锻炼能减轻紧张、焦虑情绪。运动抗焦虑的原因可能与以下因素有关：① 运动锻炼过程能分散个体对焦虑的注意；② 运动能对抗焦虑症状的知觉过程；③ 促进病人对引起焦虑症状的原因进行再评价。

5. 挖掘积极社会因素　积极的社会因素有利于病人康复。如家庭成员的态度对病人的康复往往具有决定性的作用，病人家属的理解、关心和照顾，可帮助其战胜疾病，促进康复。社会支持方面，如发展社会福利事业等，全面考虑残疾人面临的不幸和困难，在学习、特殊训练、就业、职业选择及婚姻等方面，给予全社会的关心和支持，有助于病人的康复。残疾人进行康复训练和职业训练，增强谋生能力，人格受到尊重，自我价值感和自信心得到提升。

6. 焦点解决模式　是一种充分尊重个体，相信其自身资源和潜能的临床心理干预模式，强调把解决问题的关注点集中在人的正向方面，并最大化地挖掘个体的优势和能力。医务人员可帮助病人明确自己的主要问题、愿望等，挖掘生活上的能力资源，使病人看到自己的优点，探讨有效经验，建构积极正向的问题，增强病人应对伤残和疾病的自信心和希望。

（罗家明）

学习小结

本章在介绍心身疾病的概念、诊断、分类及其演变的基础上，解析了与心身疾病相关的遗传与环境因素、社会文化因素、心理因素、生理因素，以及心理动力学理论、心理生理学理论、学习理论和整体学说四个方面的发病机制；概要介绍了心身疾病的诊断、治疗和预防原则；重点阐明了冠心病、原发性高血压、消化性溃疡、支气管哮喘、癌症、糖尿病六种常见心身疾病的心理社会因素、心理反应及心理干预；探讨了慢性疼痛、药物心理、康复心理三种常见心身疾病的相关知识。

通过本章的学习，我们掌握了心身疾病的发病机制、诊断、治疗与预防知识，进一步加深了对心理社会因素在疾病发生与发展中的作用以及心身关系的理解。在今后的医疗实践中，应将"生物－心理－社会"医学模式应用到临床各个学科，体现医学心理学的价值。

一、选择题

1. 关于人格特征在心身疾病发病中的作用，以下不正确的是
   A. 同样的疾病，不同的人格特征，其表现预后有可能不同
   B. 溃疡病人的人格特征往往表现为过于自我控制
   C. 人格特征在心身疾病发病中起决定性的直接作用
   D. 同样的心理社会因素，不同的人格特征，可导致不同的生理生化改变，引起不同的心身疾病
   E. 具有生理始基及应激源，但缺乏特异人格不一定导致心身疾病

2. 探讨心身疾病的研究途径主要是
   A. 学习理论、机能主义理论、心理动力学理论
   B. 心理生理学理论、人本主义理论、心理动力学理论
   C. 心理动力学理论、心理生理学理论、学习理论
   D. 人本主义理论、心理动力学理论、学习理论
   E. 心理动力学理论、心理生理学理论、机能主义理论

3. 与脑血管病发病相关的心理社会因素不包括

A. 情绪波动
B. 紧张生活事件
C. 不良生活事件
D. A 型性格
E. 用脑过度

4. 王某，54 岁，体型肥胖，工作压力大，长期睡眠不佳，院外完善检查明确诊断心身疾病，关于心身疾病的治疗，不需要
   A. 消除生物学症状
   B. 消除心理学病因
   C. 消除心理－社会刺激因素
   D. 消除病理学病因
   E. 在心理和社会水平上加以干预或治疗

5. 李某，由于工作原因长期作息不规律，操心工作上的事情，睡眠不佳，时常感胃部疼痛不适，诊断"消化性溃疡"。关于心身疾病的治疗应除外
   A. 冲击疗法
   B. 针对器官的对症治疗
   C. 戒烟酒
   D. 改善生活作息
   E. 良好认知评价工作压力
   答案：1. C 2. C 3. E 4. D 5. A

二、简答题

1. 请简要论述心身疾病的预防措施。
2. 近年健康体检发现，甲状腺疾病发病率逐年升高，请分析如何有效预防。
3. 请追踪一例新发癌症病人，观察其动态心理变化。
4. 从药物心理的角度分析，如何提高药物的治疗效果？
5. 请思考心身疾病概念发生演变的原因。

病人心理

学习目标

知识目标	**掌握** 病人心理、病人角色、求医行为与遵医行为的基本概念，病人角色适应不良的表现形式。
	熟悉 病人的心理需要、心理冲突以及一般心理特点。
	了解 临床常见疾病病人的心理特征及干预。
能力目标	1. 能够理解病人角色转化过程中的心理变化及心理需要，能够解释各类角色偏差的特点。
	2. 能够针对不同疾病病人的心理特点开展有效的心理干预。
素质目标	1. 能够以共情接纳的态度理解和关心病人，建立良好的医患关系。
	2. 能够秉承心身整合的医疗观，以维护病人心身健康为己任，增强责任担当。

"生物-心理-社会"医学模式强调医务工作者对健康和疾病的了解不仅要包括对疾病的生理解释，还要重视病人的心理因素及病人所处的环境特征。病人作为患病的主体，其角色适应和心理特征对疾病的发展和预后都有着重要影响。从健康转变为疾病状态的过程中，病人的心理和行为特征会呈现出复杂的变化，医务工作者要准确识别各类病人的心理特点，以便采取相应干预措施，提高医疗服务质量。同时，在医疗过程中，医务工作者应帮助病人明确自己的心理需要，提高自我情绪管理能力和应对能力，让病人更加积极主动地参与到自身健康管理中，提高治疗依从性。

🔔 **问题与思考**

病人李某，男，57岁，企业工作，平素性格要强，对自我及他人均要求严格。近1个多月，进食有噎塞、疼痛，后来疼痛加重，难以忍受，并且进食日见困难，伴恶心、反胃。门诊诊断为"食管癌"，建议立即住院治疗。然而病人坚决否认自己得了癌症，认为自己身体一直很好，不可能得癌症，反复到各大医院进行就诊，尽管每次的诊断结果均相同，病人仍然不相信自己得了癌症，拒绝一切治疗。2个月后，病人在家人的强制下入院治疗。随着治疗的进行，病人逐渐变得沉默寡言、情绪低落、常常叹气和落泪；生活被动、不愿下床；经常和家人谈论死后的安置问题，认为治疗没有任何意义。

请思考:

(1)该病人出现了哪些角色适应不良?

(2)该病人的求医行为有什么特点?影响因素有哪些?

(3)得知诊断结果后,病人出现了哪些心理反应?

(4)除躯体疾病外,您认为该病人还可能出现了哪一种心理障碍?

第一节　概述

一、基本概念

(一)病感

病感(illness)是一种与疾病相关的主观体验,以症状或不适的形式表现出来,并由此推动个体产生求医行为。这些症状或不适常无法直接验证,却影响人的整个心身状态,使人感觉不舒服或痛苦,伴有不同程度的生理、心理、社会功能方面的失调。需要注意的是,病感既可由确切的躯体疾病引起,也可能是一种纯粹的主观体验。另外,并非所有的病人都有主观体验,在疾病早期或患病轻微的情况下,病人可能没有病感,也没有求医,这些病人就容易被传统的生物医学模式排除在"病人"之外。

尽管病感常常是推动个体就医的直接原因,但病感并不等同于患有疾病,病人的主观体验与医生对疾病的实际判断在性质、程度上都会不同。医生既要重视病感与疾病之间的差异,提高对各种疾病的诊断水平,尽力避免漏诊误诊;同时还要尊重病人的主观感受,给予全面的心理评估与治疗。

(二)疾病

疾病(disease)是与健康相对应的概念,随着医学模式的发展而发展。在单纯生物医学模式下,疾病主要是指在一定条件下由病因与机体相互作用而产生的损伤与抗损伤的过程,它以结构、机制和理化的病理改变为特征,以症状和体征的形式表现出来。医务工作者可以通过体格检查、实验室检查以及其他医学仪器设备等检测方法,把病人的症状与体征结合起来,经过综合分析确定诊断,使疾病成为客观的、科学的判断。

随着现代医学的发展和人类对健康与疾病认识的扩展,要求医务工作者和社会人群能在"生物-心理-社会"医学模式的指导下对待健康与疾病问题,因而疾病的概念也相应地得以扩展,不再单指生物结构和生理功能的损伤,还包括心理功能及社会适应障碍等。因此,诊断必须综合考虑疾病的生物学、心理学和社会学特征。

(三)病人

病人(patient)狭义上是指一个患有病痛或处于医疗过程中的人。广义的病人是指与医疗机构发生关系的有疾病行为、求医行为和治疗行为的人群。这里所说的病人既包含经过现代医学检查手段而确诊某种病的人,也包含没有现代医学所说的疾病却有病感的人。构成病人身份的三个基本条件通常包括具有求医行为、求医行为得到社会认可、有特定社会文化背景的认同。

"生物-心理-社会"医学模式认为，应从个体的生物、心理和社会三方面来考虑健康与疾病的关系。因此，疾病不单纯是一个纯生物学的概念，还涉及社会、文化、环境等更广泛的价值行为判断。是否成为病人，不仅需要当事人自己的认定，还需要得到他所生存的社会、文化、环境的认可。病人要遵守社会所规定的行为规范、权利和义务，并可以在一定范围内享受某些待遇并被免除某些义务。与此同时，个体所生存的社会文化环境反过来也可以塑造个体的患病行为。

（四）患病

患病（fall ill）是指社会和医疗机构已经认可该个体在社会上处于"病人"的状态，是一种社会认可的处于非健康状态个体的地位。患病是与病人身份紧密相关的概念。个体一旦处于患病状态，便可以享受作为病人的各种权利与待遇，如休息、营养、治疗等。

二、病人角色

（一）角色

角色（role）一词本是戏剧术语，最早指演员扮演的人物，20世纪20—30年代被引入社会心理学。社会是一个大舞台，个体在此舞台上扮演一定的角色。人们在社会互动中表现自己，把握自我形象，达到一定目的。每个人在社会中具有不同的角色，一个人就是所扮演的各种社会角色的总和。角色一词比较形象地反映了行动中人和人的关系，是社会行为和社会规范的具体体现。

美国社会学家米德（Mead GH）使用社会角色来说明人际交往中存在的可预见的互动行为模式，认为社会角色（social role）是个体与其社会地位、身份相一致的行为方式及相应的心理状态。它是对处于特定地位的个体行为的期待，是社会群体得以形成的基础。在社会生活中，每个人都有相应的一个或多个社会角色，每种社会角色都要遵循社会对这种角色的期待和规定。在相应的态度体系和行为模式下，每种社会角色还具有一定的社会权利并承担一定的义务。

（二）病人角色

病人角色（patient role）又称病人身份，指被医生和社会确认为患病后，患病者应该具有的心理活动和行为模式。病人是一种特殊的社会角色。每个人都有承担病人角色的可能，一旦进入病人角色，便会被期望有与其病人角色相称的心理和行为，承担其相应的义务，同时也拥有其特殊的权利。

病人角色的概念最早由美国社会学家帕森斯（Parsons T）于1951年提出。他基于当时的生物医学模式，认为病人角色的概念主要包含以下三个方面：第一，病人对其陷入疾病状态是没有责任的。疾病是超出个体自控能力的一种状态，病原微生物侵入机体不是病人所愿意的，病人本身就是疾病的受害者，无须对此负责。第二，病人可以从常态的社会角色中解脱出来，免除或部分免除其原有的社会责任和义务，以便使自己能够集中精力应对疾病，恢复健康。第三，病人应该承认自己的疾病状态，寻求帮助，并努力使自己痊愈。在接受治疗中应积极配合，遵循医生的建议。

1969年，巴瑞克（Baric L）扩展了帕森斯的理论，提出了风险角色（risk role）的概念，指某人处于或怀疑自己罹患某种疾病的可能之中，常常伴随希望减少某种疾病发生的可能。风险角色的概念可以使医务工作者进一步把握寻求医疗的人群的心理状态和社会属性。了解这些基本角色的权利和义务，有利于建立良好的医患关系，促进疾病的治疗与康复。

弗瑞德森（Frederson）进一步分析了病人角色的内涵。如果病情严重，则立即脱离原有社会角色而进入病人角色；如果病情较轻，则会暂时离开或不离开原有社会角色。他将病人角色应承担的义务和获益分为三种情况：第一是条件性获益，以努力恢复原有角色为条件而暂时免除原有责任和义务；第二是非条件性获益，慢性致残性疾病病人、危重和濒死病人被无条件地免除正常责任与义务；第三是耻辱性获益，如成瘾病人，病后可免除正常责任与义务，但须承担社会带来的某些歧视与耻辱。

（三）病人角色的权利和义务

病人角色的权利主要包括：① 享有普遍医疗服务权利；② 享有被尊重、被了解的权利；③ 享有对疾病诊治的知情同意权；④ 享有保守个人秘密的权利；⑤ 享有监督自己医疗权利实现的权利；⑥ 享有免除病前社会责任的权利。

病人角色的义务主要包括：① 要向医务工作者真实地报告与疾病相关的信息；② 要及时寻求有效、可靠的医疗帮助，争取尽早康复；③ 要遵守医嘱，配合医务工作者完成各项检查、治疗、康复任务；④ 要遵守医疗机构的各项规章制度，支付医药费用；⑤ 对各种与生活方式有关的疾病，要根据医疗的需要，改变不利于疾病康复的生活方式。

病人角色的权利与义务是相辅相成的关系。权利是履行义务的保障，承担义务是享受权利的条件。在医疗过程中，不能把病人角色的权利与义务分割开，否则将会影响医患之间的合作与协调，不利于病人的康复和医疗机构的正常工作。

第二节　病人角色变化与角色行为

> 🔔 **问题与思考**
>
> 　病人张某，23岁，患病毒性感冒，症状为头痛、发热和肌肉酸痛。就医后医生开出了阿司匹林、布洛芬，嘱咐一日用药3次。张某因为工作忙碌，经常忘记吃药，结果病情加剧，由最初的病毒感冒发展为重症肺炎。
>
> 　请思考：
>
> 　1. 张某的病情为什么从一个普通感冒发展为重症肺炎？
>
> 　2. 如何预防此类事件的发生？

一、病人角色转换与适应

角色转换（role transition）是指个体承担并发展一个新角色的过程。患病使人脱离原有的社会角色而转入病人角色。进入病人角色意味着病人要放弃或部分放弃原有社会角色的权利、义务等，同时还要学会病人角色应具备的行为模式，如休息、接受治疗等。由于个体和环境的差异，病人实际进入角色状态与社会期望的病人角色表现并非完全一致，常常会出现角色适应不良。如果病人的心理与行为和病人角色的要求基本符合，例如客观面对现实、积极寻求医护帮助、遵守医嘱、采取积极的措施恢复健康等，则是角色适应；如果病人不能顺利地完成病人角色转换，则为角色适应不良。常见的角色适应不良有以下几种表现形式。

1. **角色缺如（role scarcity）** 是指病人不能进入病人角色。虽然有医生的明确诊断，但病人不承认自己患病，认为医生诊断有误，或者否认病情的严重程度。常见的导致病人角色缺如的原因有：当事人缺乏相关的医学常识，对身体发生的变化不敏感，从而对医生提出的诊断与治疗建议不以为然；由于人格或其他心理因素，如"否认"的心理防御机制，导致当事人否认疾病的存在，拒绝病人角色；社会对某些疾病的"污名化"反应导致病人有病耻感，从而拒绝承认病人角色；患病状态可能会影响入学、就业、婚姻等问题，涉及个人利益，病人不愿意接受病人角色。

2. **角色冲突（role conflict）** 是指病人角色与病前的各种社会角色发生矛盾，导致病人无法安心配合治疗和护理。人在社会上总是充当多种社会角色，如果病人不愿或不能放弃原有的角色行为，或者非病人角色的重要性、紧迫性超过病人角色，难以完成这种角色转换，便产生了角色冲突。角色冲突常常导致角色缺如的后果。例如，患病的母亲因要照顾幼子而不愿住院接受治疗，造成母亲角色与病人角色的冲突。原有社会角色的重要性和紧迫性以及病人的个性特征影响心理冲突的激烈程度。

3. **角色减退（role reduction）** 是指从病人角色过早转为常态角色，承担某些社会角色的表现。导致角色减退的原因是复杂多样的，如家庭、工作环境中突然而重大的变故，在客观上迫使病人去承担正常社会角色的责任与义务；由于经济、交通条件限制，病人难以获得医疗服务，会引起病人角色减退；由于角色缺如、角色恐惧、角色冲突和社会价值导向等内在或外在原因都会导致病人的角色减退。

4. **角色强化（role intensification）** 常发生在由病人角色向常态角色转化时期，它是指病人进入病人角色并接受一定治疗后，产生了对疾病的习惯心理，对康复后要承担的其他社会角色感到恐惧不安，从而过分认同疾病状态，出现病人行为固着。角色强化主要表现为病人对所患疾病过分关心、不愿承认病情好转或治愈、过度依赖医院环境、不愿脱离医务工作者的帮助、过度享受家人的照顾等。角色强化可能与病人角色带来的继发性获益有关，如患病后可以完全休息、免除原有的责任、得到更多的关怀与福利、获得患病前难以获取的情感关系等。

5. **角色恐惧（role horror）** 是指病人对疾病缺乏正确的认识，患病后不能接受疾病，夸大疾病影响和可能的严重后果，表现为对自身健康状况过于悲观，夸大疾病的不良后果，对治疗的副作用过度担心与恐惧，希望马上从疾病中解脱，因而病急乱投医，甚至滥用药物，要求不必要的检查、治疗。这种角色恐惧常常有深层的心理学与社会学原因，医务工作者在耐心细致地解释疾病的病因与机制、治疗的方法与预后的同时，要根据病人的个性特征与症状特点采取合适的心理治疗，系统地帮助病人觉察其性格特征对其患病角色适应的影响，理解自己的情绪反应，发展更具适应性的疾病应对策略与方法，促进疾病康复。

二、角色行为

（一）求医行为

求医行为（medical seeking behavior）是指个体因病或感到不适而寻求医疗帮助，从而减轻身体不适或治愈症状的行为和活动。此外，孕妇正常分娩、常规体检、心理咨询等与医疗系统的无病性接触，也可被视为广义的求医行为。

1. 求医行为的原因

（1）躯体原因：器质性或功能性的疾病导致病人不适，常常是促成病人求医行为的重要原因，如高热、疼痛、外伤等。

（2）心理原因：心理疾病、心身疾病、精神障碍等导致病人紧张、焦虑、恐惧，为缓解负性心理反应和精神痛苦等，病人也会发生求医行为。

（3）社会原因：环境污染、不良工作环境等社会因素造成的潜在威胁，使人们更加注意进行预防与保健，从而产生求医行为。

2. 求医行为的类型　作出求医决定的可能是病人，也可能是他人或社会。根据求医行为的发出者可将求医行为分为主动求医行为和被动求医行为。

（1）主动求医行为：主动求医是指个体自主决定而产生的求医行为，是最常见的求医行为。多数主动求医者都是有了病症或者病感才去求医，其目的是治疗疾病、维护健康。但是，也有少数人出于和治疗疾病无关的目的主动求医。

（2）被动求医行为：被动求医是指病人自身无能力寻求医护帮助或者在他人的要求或强迫下产生的求医行为。产生被动求医行为的原因有两种：一种是个体有病感，但对疾病的影响和严重程度认识不足，或因社会、经济方面的原因不愿求医；另一种是不能自主求医或对疾病缺乏自知力的病人，如儿童、昏迷状态、严重精神疾病等，需由其亲友、家长作出求医的决定而产生的求医行为。

3. 影响求医行为的因素　求医行为是一种复杂的社会行为，受诸多因素的影响，例如病人年龄、性别、社会经济状况、对疾病和症状的认识、获得医护帮助的便捷程度、以往的求医经历等。

（1）个人因素

1）主观病感：主观不适的病感体验是求医行为的直接动机，它不仅包括消解病痛、维护健康的需要，还包括寻求帮助、解除忧虑、获得关心和尊重等需要。

2）病人心理因素：病人的人格特点与求医行为也有密切关系。被动依赖性格的个体求医行为较多，而回避人格倾向的个体求医行为较少。

3）年龄和文化教育水平：年龄和文化教育水平影响对疾病的认知。年龄会影响求医需要，通常儿童和老人的求医需要较多；文化水平高的个体对疾病的严重程度能正确认识，会及时就医。

4）个体经济状况：经济状况是决定求医能力的重要因素。医疗保险不足的人群，求医行为相对较少；而医疗保险充足和经济富裕的人群，更注重健康，求医行为更频繁。

（2）社会因素

1）医患关系和服务满意度：病人对医护人员的信任、对医患关系和服务的认可，都会提高其求医行为；反之，医患关系的不和谐，往往减少病人的求医行为。

2）医疗环境及交通距离：居住地附近的卫生服务设施等硬件环境对求医行为的影响同样明显，如果家庭到附近医院的交通便捷，而且医院设备先进、人文环境良好，病人的就医行为会增加。

（二）遵医行为

遵医行为（compliance behavior）又称治疗依从性（therapy adherence），是指病人遵从医生的处方或其他医嘱进行检查、治疗和预防疾病的行为。一个完整的医疗过程是医患双方共同完成的。一方面，医生有责任对病人进行诊断、处置、具体交代有关诊治手段、用药剂量及方法、饮食及生活等注意事项。另一方面，病人需要遵从医嘱才能最终完成医疗过程；如果没有病人的配合，医生虽有高超技术，也不会收到效果。

1. 影响遵医行为的因素

（1）疾病因素：疾病的种类、严重程度及病人的就医方式会影响病人的遵医行为。一般情况下，急症、重症、住院病人遵医比例较高，而慢性病、轻症、门诊病人不遵从医嘱的情况相对较多。有研究认为，病人对疾病相关信息的掌握程度影响其遵医行为，如果能让病人认识其疾病的危害性，获取遵守医嘱能为其带来健康利益的信息，病人的遵医行为将提高。

（2）病人的心理社会特征：病人的年龄、性别、职业、受教育程度、信念、社会经济状况、心理特征等影响遵医行为。例如，老年人可能因为不理解医嘱中的专业术语或者记忆力下降而记不住或记不全医嘱，遵医行为发生偏差；受教育程度较低的病人有可能对疾病缺乏正确的认识，治疗时存在一定的盲目性，发生不遵医行为；经济压力较大的病人想通过减少药物用量等减轻经济负担，发生不遵医行为。

（3）医患关系：有研究认为病人的不遵医行为与病人对医护人员不满意、不信任有关，病人与医护人员接触的时间、频率、交流方式对遵医行为的影响强于病人自身因素。医护人员的服务态度欠佳，不能与病人形成良好的医患关系，或者医护人员专业技术水平有限，在操作过程中给病人造成痛苦，得不到病人的信任，会影响遵医行为；医护人员由于工作繁忙而不能与病人进行深入、有针对性的交流，或者用专业术语对病人进行指导，病人对医嘱的理解不到位，甚至对医嘱存在疑虑和恐惧，影响医嘱的执行；医护人员的知名度会影响病人对其的信任和满意程度，从而影响病人对医嘱的接受程度和执行情况。

（4）治疗方案：治疗方案形成的医嘱过于复杂，病人难以记住，会影响病人的遵医行为；治疗方案执行前期的治疗效果也会影响病人的遵医行为，如果前期的治疗效果不明显，病人容易失去继续遵从医嘱的耐心；病人对治疗方案缺乏了解，对其有疑虑或恐惧，担心其他不良影响（如担心药物的副作用），会影响遵医行为；如果治疗措施与病人的心理期望差别较大，也会影响遵医行为，如希望采用中医治疗的病人不愿遵从西医的治疗方式。

2. 提高遵医行为的措施

（1）提高医务人员的综合素质：从业务水平、服务态度、医德修养等各个方面提高医务人员的素质。培养严谨、专业的工作作风，认真、负责的服务态度，耐心、细致的沟通技巧，精准、高超的医疗水平，可以提高病人对医务人员的满意度，增加病人对医务人员的信任感，提高遵医率。

（2）提高病人对医嘱的理解、记忆和执行程度：医务人员应向病人交代清楚整个治疗程序、用药量、治疗方法及复诊时间；语言要简明扼要，避免使用病人难听懂的专业术语。另外，要争取家庭成员的支持，对病人进行提醒、监督，以此来强化遵医行为。

（3）建立良好的医患关系：医务人员应对病人友好，尊重、体谅病人，加强沟通，建立一种坦诚、友好、信赖的相互关系，有助于遵医行为的提高。

（4）加强健康教育：通过开展定期的医疗知识专题讲座、健康咨询、发放健康宣传资料，加强对病人疾病防治知识的教育，使病人充分认识到治疗的意义和目的以及遵医行为的重要性，调动病人治病、防病、卫生保健的积极性和主动性，提高治愈疾病的信心。

总之，提高病人的遵医行为，需要病人、医生和社会多方面共同努力。其中，病人和医生是两个主要因素。作为病人，应该通过学习了解有关医药卫生知识，正确认识健康与疾病，加强对遵医行为重要性的理解，提高治疗自身疾病的责任感，并及时与医生沟通，消除对治疗的顾虑或偏见。作为医生，要用精湛的技术、和蔼的态度赢得病人的信任；同时应加强医患沟通，耐心解答病人的疑问；解答疑问时，言语应通俗易懂，提高病人对医嘱的理解与配合。执行医嘱时，应注意调动病人的积极性，在细节上设身处地地考虑病人执行医嘱的舒适性，以促使病人主动参与治疗。作为医院，则要加强对医务工作者的管理、改善就医环境与设备、优化就诊流程、提供人性化的服务，方便病人就医，从而提高病人的治疗依从性。从社会的角度，完善医疗保障政策，建立良好的医疗秩序，加强健康教育，创造一个适合病人诊治的社会环境等，这些都可起到提高社会成员遵医行为的作用。

第三节　病人的一般心理特征

一、病人的需要

当个体从一般的社会角色进入特殊的病人角色，他们除了具有与常人一样的各种需要以外，还有病人角色条件下不同于常人的需要。当病人的需要没有被重视并给予满足时，就会导致各种心理冲突，出现各种心理反应。

需要是个体对某种目标的渴求与欲望，是个体在生活中感到某种欠缺而力求满足的一种内心状态。需要可以通过动机影响人的行为，也可以直接决定情绪产生的性质和强度。病人在患病期间会产生特殊的心理需要，不同病人的需要也各不相同，但也有共性可循，医务工作者协助病人满足其需要，有利于促进病人康复。结合马斯洛需要层次理论，病人的一般心理需要包括以下几方面。

1. 恢复正常生理、心理功能的需要　生理需要是推动人们行动最首要的动力。只有这些最基本的需要满足到维持生存所必需的程度后，其他的需要才能成为新的激励因素。患病后，病人的饮食、排泄、呼吸等基本的生理需要会受到威胁，病痛的折磨使病人急切地希望得到医生和护士的专业帮助，因此，解除痛苦、尽快康复成为病人的第一需要。因此，医护人员应共情的态度去理解病人的痛苦，努力提高自身业务素质和能力，为病人提供最优质的医疗和护理服务，协助病人恢复心身健康，才能从根本上满足病人的这一需要。

2. 安全感以及对疾病康复和诊疗信息的需要　疾病本身就是对人身安全的威胁。病情越严重或病人自认为病情越严重，安全的需要就越强烈。病人将生命安全和疾病康复放在最重要的位置。生命安全得到保障是病人最迫切的心理需要，而疾病会让病人感到自己的生命安全受到威胁，基本安全感得不到保障，病人患病后的痛苦和求医过程的艰难，促使病人想尽快恢复健康，摆脱病痛折磨。基于对疾病康复的迫切需要，在住院期间病人不仅关注医院的规章制度、医疗设备等具体情况，而且想了解自己疾病诊断、检查、治疗相关信息，如疾病的性质和严重程度、可行的治疗和护理方案、药物治疗的副作用和预后等。病人获取信息失败可能会导致焦虑、恐惧等负面情绪，影响恢复。医护人员应予以关注，为病人提供通畅的信息渠道，帮助病人获取必要的、正确的相关信息，并有针对性地开展健康教育，增强病人的安全感。

3. 被接纳、关怀、尊重以及归属感的需要　从生理层面来讲，患病意味着躯体在功能或结构上的受损、不足或残缺，从而需要外在的帮助或照顾。从社会心理层面来讲，疾病常常会激发病人的低自尊、劣等感、无助感、无价值感，以及焦虑、抑郁、悲观、恐惧、愤怒等情绪反应。因此病人需要得到他人的接纳、关怀、理解与尊重。一方面，他们可能会采取各种方式主动与医务工作者拉近关系，以求得到医务工作者的重视、更多的关怀和更好的治疗。同时，他们渴望医务工作者主动地关心他们，积极回应他们的需要。因此，医护人员在与病人的相处中，除了给予基本的医疗护理外，更需要与病人多沟通、多交流，了解病人的需求，保障病人的知情权，尊重病人的隐私，让病人时刻感受到医护人员的关爱与尊重。另一方面，由于病人住院后与以前生活、工作中的人暂时分开，进入新的环境，渴望被新的群体所接纳，因此会主动与病友沟通，寻求病友的精神支持。病友往往有相似的病痛、经历，会产生"同病相怜"的感觉，减轻孤独感；同时病友间互通信息、互相鼓励，有助于增强病人康复的信心。医护人员应该协调好病人之间的关系，帮助病友建立良好的病室氛围，促进病人积极恢复。

4. 保持社会联系、交往的需要　生病会使病人的日常生活与人际交往受到不同程度的限制，如原有的生活规律与计划被打乱，暂时离开工作岗位，减少社会交往，隔离某些信息，甚至不得不放弃某些人生理想与规划。如果是慢性病或对社会功能影响较大的疾病则会导致病人长时间脱离社会，为病后的康复与回归社会带来困难。因此，病人生病后仍然渴望与社会保持必要的联系与交往。作为医务工作者与家人，应该理解、尊重病人的这种需要，不必一味地限制病人的活动。在病情与治疗允许的情况下，鼓励、帮助病人尽快地适应病人角色，发展与病友的关系，保持适度的社会交往，从事力所能及的工作或家务劳动。医务工作者和家人应帮助病人面对现实，重新规划人生目标；恰当地预计疾病后果，避免由于不切实际的期望而失望、悲观、愤怒，甚至错失治疗机会，或者病急乱投医，承受不必要的经济与精神损失。

5. 自我实现的需要　生病期间最难满足的需要是自我实现的需要，自我实现既需要体力又需要精力，而疾病往往会使病人感到体力不支，精力不充沛，自身能力受限，自我成就感下降，病人在各个方面都感到力不从心，容易产生挫败感。患病期间的自我实现主要体现在战胜疾病的过程中，这就需要医务工作者多鼓励病人，增强病人的自信心，努力满足自我实现的需要。

上述病人的一般心理需要及其层次，反映病人心理中的普遍性规律，医务工作者应针对病人的具体情况，整体地分析病人的心理需要。根据疾病的程度、性质掌握病人心理需要的变化，因人而异地满足病人的需要。这样既能促进病人康复、尽快恢复正常社会角色，又能使医护工作更具主动性。

二、病人的心理冲突

病人在患病期间，常常是多种需要、多个动机并存的，因而矛盾重重，难以取舍，陷于复杂的心理冲突之中。病人的心理冲突有以下四种类型。

1. 双趋冲突（approach-approach conflict）　是指两个目标同时为病人所吸引，而病人只能选择其中一种目标时所产生的难以取舍的动机冲突。病人在这种冲突中常常犹豫不决，因为两个目标都很重要，而一个动机的满足会导致另一动机的受挫。例如，病人认为某医生是专家，医术高明，又感到让另一位医生治疗自己也许能康复得更快，难以决定让哪一位医生诊治疾病，陷入两者择一的动机冲突之中。

2. 双避冲突（avoidance-avoidance conflict）　是指两个目标病人都不愿选择，陷入进退维谷的动机冲突。例如，一个儿童得了龋齿，感到非常痛，但是他又不肯就医，因为他害怕治疗带来的痛苦，此时牙痛和治疗都会带来痛苦，即都是其想回避的目标，他都不愿接受，但又不得不选择一种痛苦程度较轻的目标，这就导致了双避冲突。

3. 趋避冲突（approach-avoidance conflict）　是指一个目标或事件对病人有利有弊，既可满足他的某种需要，又可造成某种威胁，趋向与回避动机同时存在，且分量相差不多。例如，某病人需要做胃镜，确定胃部病变情况。胃镜检查会给病人带来难受和痛苦，这是病人要回避的，但胃镜检查能帮助明确诊断，这对病人具有吸引力。这就使病人陷入是否做胃镜的动机冲突中。因此，医务工作者应该帮助病人分辨心理冲突的某一目标或事件对于病人的利弊因素，解释检查、医疗护理措施及医疗处置的安全性和对病人的必要性等，缓解或消除病人的动机冲突。

4. 多重趋避冲突（double approach-avoidance conflict） 是指个体面对两个或多个目标时，每个目标都既具有吸引力又具有排斥力，而产生的矛盾状态。例如，病人身上有多种慢性病存在时，往往不知道先就诊哪一科，或者不知道以哪种系统的疾病治疗为主，都有利弊，病人陷入顾此失彼的抉择矛盾与冲突中。

现实中病人的动机冲突是多层面、复杂的，远不止上述几种形式，往往相互交错，而不能轻易获得解决，此时便会造成各种不良的心理反应，影响病人的遵医行为和疾病康复。对于与治疗决策有关的问题，医务工作者应该利用自己的专业知识，设身处地地体察病人的矛盾心理，帮助病人了解他们所面临的困境的性质，确定优势动机，抓住主要矛盾，分清轻重缓急与利弊，缓解病人的内心矛盾与冲突。但是，处于冲突之中的病人之所以难以决策，除了确有各种现实原因之外，另一个潜在的原因是患病时个体会处于某种婴儿般的全能状态，幻想着所有愿望都可以被满足，因而导致其不能接受决策的不完美。在这种潜在心理的支配下，个体会依赖他人帮助其做决策，一旦决策失误又会责怪帮助者。这是在临床实践中医务工作者最难处理的一种局面。

🔔 **问题与思考**

程女士，50岁，数月前因咽部异物感前往医院就诊。超声检查发现双侧甲状腺内低回声结节，医生建议手术切除。程女士当时没有接受医生手术治疗的建议。2周后，程女士越想越觉得害怕，担心自己得了癌症，于是在家人的陪伴下再次前往医院进行了手术治疗，术后病理确诊为"双侧甲状腺癌，中央区淋巴结有癌转移"。程女士在知道自己患甲状腺癌，且已经存在淋巴结转移的情况后，陷入了极度恐慌之中，即使主管医生反复向其解释目前情况尚处疾病早期，如果积极参与治疗，疾病的预后和转归都很好，但程女士依然认为自己的生命已经走到了尽头。她认为，自己父母均是年纪轻轻便离开人世，自己也会和父母一样。于是，程女士对后续治疗非常抵触，将自己封闭起来，终日闷闷不乐。

经临床评估发现，程女士情绪明显低落，消极倦怠，紧张不安，焦虑，脾气暴躁，悲观绝望，对生活丧失信心，并且极度抵触术后治疗，无法入睡，经常做噩梦。抑郁自评量表得分80分。

请思考：在就诊、手术至术后过程中程女士的心理特点发生了哪些变化？

三、病人的一般心理特点

人的生理与心理是相互联系、相互影响的。疾病导致病人的生理功能发生改变的同时也引起了病人的认知、情绪、意志等心理活动过程发生一系列的变化，甚至影响到病人的人格特征。在疾病状态下，由于疾病、医疗活动的影响，病人出现与健康人不同的心理现象，称为病人的心理反应。医护人员应该掌握病人心理反应，给予其适当的心理调适，帮助其正确面对现实，以利于病人角色的顺利转换，促进其康复。

（一）病人的认知活动特征

1. 感知觉异常 患病后病人的注意力由外部世界转向自身和疾病，感知觉的指向性、选择性、理解性和范围都会发生变化，可能产生几种异常。① 感觉过敏：一方面病人对外界环境中的正常的声音、光线、温度等刺激特别敏感，甚至发生烦躁、紧张等情绪反应；另一方面病人过分关注自己的躯体，对自身的呼吸、体位等异常敏感，有的甚至感觉到自己的心跳、胃肠蠕动等。② 感觉减退：有的病人某些感觉的感受性在患病后会降低，如味觉异常，对饮食的香味感觉迟钝，食之无味。③ 时空知觉异常：有的病人出现时间感知错乱，分不清上午、下午或昼夜；有的病人感觉时间过得非常慢，常有度日如年之感；有的病人空间感知错乱，感觉床铺摇晃，甚至天旋地转。④ 幻觉：有些病人甚至会产生幻觉，如多数截肢手术病人，在截肢术后不久就觉得有一个虚幻的肢体，近30%的截肢病人感到幻肢疼痛。

2. 思维变化特征　处于疾病状态中的个体常常存在不同程度的思维变化，主要表现为分析判断力下降，如思维效率下降、在治疗选择上犹豫不决、即使是不太重要的抉择也优柔寡断，日常生活小事过于谨慎、反复思量，无法抓住重点；消极思维倾向增多，在与医护人员的交谈中，病人会过度曲解医护人员的每一句话，联想自己可能的严重病情和不良转归；出现敏感多疑，甚至完全误解、不信任他人，他人的无意举动都可能引起其厌烦、疑惑或愤怒等。

3. 注意与记忆变化特征　患病时，大多数病人的注意力都集中在病患器官或部位上，并且注意的紧张性与其病患的严重程度成正比，疑病症病人会有病态性的注意增强。医护人员有时需要将病人过度紧张的随意注意转移到其他事物上，放松机体，促进康复。另外，许多病人有不同程度的记忆力减退，如有些神经外科病人不能准确回忆病史，难以记住医嘱，甚至对刚刚做过的事也难以回忆。焦虑和抑郁症等精神病人可能出现负性注意偏向和执行功能障碍，许多脑血管疾病的病人通常伴随不同程度的认知功能损害。

4. 意识状态变化特征　如果个体的高级神经中枢功能受损就会引起意识障碍，它可以表现为嗜睡、意识模糊、昏睡、昏迷等不同程度的意识障碍。各种急性重症感染、颅内非感染性疾病、心血管疾病、内分泌与代谢性疾病、严重的外伤与中毒、水电解质代谢紊乱都有可能引起脑功能损害，从而出现意识障碍。

（二）病人的情绪变化特征

在各种心理反应中，情绪反应是病人体验到的最常见、最重要的心理反应。面对疾病所带来的痛苦以及疾病对生命安全、健康的威胁，病人常产生的典型情绪反应有焦虑、恐惧、抑郁、愤怒等负性情绪。负性情绪的持续是影响病人康复的重要原因，因此医护人员应该把握病人情绪反应的特点，适时给予恰当的干预。

1. 焦虑（anxiety）　是指个体感受到威胁或预期要发生不良后果时产生的情绪体验，其中包括着急、担心、紧张、不安和害怕等成分。焦虑可以表现为精神性焦虑与躯体性焦虑，在发作形式上可以分为急性焦虑与慢性焦虑。在生理上，焦虑是交感神经功能亢进的表现。急性焦虑的表现：一段时间强烈的恐惧感和不适感，10分钟内达到高峰，常出现呼吸困难、心悸、头昏眼花或战栗、胸闷、胳膊和手指麻痹、恶心等症状。慢性焦虑的表现：大部分时间过度或持续地感到焦虑和担忧，常出现坐立不安、烦躁易怒、肌肉紧张或酸痛、难以集中注意力、容易疲劳、头痛、入睡困难等症状。

焦虑普遍存在于人们的日常生活中，适当焦虑有利于人们适应变化，是一种保护性反应。轻度焦虑可能促使病人及时就医、遵从医嘱，对疾病的治疗及康复有积极意义。但是，高度或持续性焦虑反应则不利于疾病的治疗与康复。所以，医务工作者应关注病人的焦虑情绪，帮助他们减轻心理负担，降低焦虑水平。在接触病人的时候，医务工作者要热情、主动、耐心细致，首先应让病人尽快熟悉和适应医院的环境，通过交谈了解病人焦虑的原因。对不同原因导致的焦虑进行有针对性的心理指导。同时，医院要改善医院环境、制度，加强疾病的健康教育与沟通，帮助病人更好地理解疾病的病因、诊断和治疗方法，理性地对待治疗结局。

2. 抑郁（depression） 是一种由现实的或预期的丧失而引起的消极情绪，以情绪低落为特征。具体表现为闷闷不乐、忧愁、压抑、悲观、自怜、失望甚至绝望，对周围的事物没有兴趣，失去生活的乐趣。其强度可从轻微的失落感到极度悲哀、绝望，甚至产生消极自杀的念头或行为。有调查发现住院病人中有近1/3报告至少有中等程度的抑郁情绪，近1/4的病人伴有严重抑郁。当治疗不顺利、结局不理想、家人不支持、医疗费用巨大时，病人的抑郁情绪会明显加重。长期严重的抑郁不仅会降低病人的免疫功能，增加对病人原有疾病的诊断、治疗难度或引发新的疾病，还会损害病人的社会支持系统，妨碍病人同医务工作者及家人的合作。因此，医务工作者要提供有希望的治疗信息，给病人更多的解释和开导，尽可能消除或减轻病人的躯体症状，减少治疗的副作用，鼓励病人与病友经常接触，参与病区的娱乐活动，帮助病人逐渐树立治疗信心与勇气。

3. 恐惧（fear） 是人们面对危险情境而产生的一种负性情绪反应。恐惧与焦虑不同，焦虑时危险尚未出现，焦虑的对象不明确或是有潜在威胁的事物，而恐惧有明确的对象，是现实中已发生或存在的人或事物。引起病人恐惧的主要因素是疾病引起的一系列不利影响，例如疼痛、疾病导致生活或工作能力受限等。病人的恐惧情绪与认知评价有关，病人认为对自己刺激、影响越大的因素，越容易导致恐惧。不同年龄、性别、不同社会经历的病人，对疾病的恐惧及对治疗方法的恐惧是不同的。儿童病人的恐惧多与黑暗、陌生、疼痛相联系。成年病人的恐惧多与住院、损伤性检查、手术疼痛和预后、将来的生活能力等有关。病人的恐惧常伴随有疑虑，如对诊断、治疗方法及治疗效果的怀疑，担心误诊误治、药物的副作用及手术的后遗症、无法承受的医疗费用等。因此，医务工作者要认真分析病人恐惧的原因，仔细倾听病人的叙述，观察病人的表情，针对病人的具体情况，给予解释、安慰，达到减轻或消除恐惧情绪的目的。

4. 愤怒（anger） 是人们因追求目标愿望受阻，感受到挫折时出现的一种负性情绪反应，病人的愤怒情绪反应多见于治疗受挫时。病人往往认为自己得病是倒霉的、不公平的，加上病痛的折磨，病人烦躁易怒、自制力下降，此时遭受挫折，病人就会产生愤怒情绪。病人受挫的原因很多，例如，医护人员的服务态度不理想、医疗条件受限导致疗效不佳、医护人员技术水平与病人期望水平差距过大、病情恶化难以治疗，或者医院管理混乱导致病人有许多意见又投诉无门、问题得不到解决等。愤怒常伴随攻击行为，攻击的对象可能是周围人，例如，对医护人员或家人失去理智地发泄不满和怨恨的情绪；攻击也可能指向病人自身，进行自我惩罚或自我伤害，例如，拒绝继续治疗、破坏已经取得的疗效等。为了防止和消除病人的愤怒情绪，一方面医护人员应有意识地加强沟通，正确对待病人的愤怒反应，给予适当引导与疏泄，缓解其内心的紧张和痛苦；

另一方面医院要加强科学管理，提高服务质量和水平。

（三）病人的意志行为特点

对于病人来说，治疗疾病的过程也是一个以恢复健康为目的的意志活动。绝大多数病人都可以比较理性地对待疾病，在医务工作者、家人的帮助下克服治疗过程中的各种困难，达到疾病的康复。但是，疾病带给病人的痛苦体验、治疗引起的不适与副作用等诸种因素，也会使病人的意志行为产生变化。

1. 依赖行为 过度被动依赖常表现为过分关注躯体的不适，放大疾病反应，过度谨慎小心，消极暗示性增强，在治疗与日常生活中过度依赖他人，放弃自我努力。依赖行为在患病初期病人角色转换过程中出现是必要和正常的，有利于疾病的治疗和康复。但有些病人对自己的日常生活自理和治疗的参与缺乏自信心，能胜任的事情也不愿去做，事事都依赖别人，要求周围人更多地呵护和关爱，这种严重的依赖行为则对病人康复不利。过分依赖使病人失去了参与康复的主动权，放弃了病人的基本职责，病人难以树立与疾病做斗争的信心。因此，医护人员不应过度迁就病人的过度依赖行为，而应鼓励病人增强意志，发挥在病程转归中的积极主动性，促进病人的康复。

2. 退化行为 是指一个人重新使用原本已放弃的行为或幼稚的行为来处理当前遇到的困难，表现出与年龄和社会角色不相符的行为举止。一个人在生病后常有退化行为，例如，当感觉身体不适时，会故意呻吟、哭泣甚至喊叫，以引起周围人的注意和关爱；有些病人高度以自我为中心，认为自己应该是周围人关注和照顾的中心，周围的一切都应该围绕着自己运转，希望周围人为其提供无微不至的关怀和照顾，只对与自身有关的事有兴趣，对周围其他事，甚至是病前很感兴趣的事也不再关心。有学者认为行为退化是病人重新分配能量以促进康复的过程，可以为病人保存能力与精力，有利于疾病的痊愈。但等病情好转时，医护人员就应当引导病人逐步恢复正常的社会行为。

（四）病人的人格变化特点

人格具有稳定性的特点，一般不会随环境和时间的改变而发生变化。但人格的稳定性又是相对的，在一些特殊情况下，也可能发生改变，患病就是一种可能引起人格改变的原因之一。病人人格变化主要体现在自我概念（self-concept）的变化上。自我概念是人格的一个重要侧面。自我概念对个人的心理与行为起着重要的调控作用，它包括自我认识（自我评价）、自我体验（自信与自尊感）和自我监控等。其中，自我认识又包括躯体自我、成就自我、社会自我以及内在自我。

1. 躯体自我 是指一种自我身体形象，即一个人对自己身体功能和外形的认识和评价。这一评价显然会受到躯体健康状况的影响。对住院病人的研究表明，在患病期间，病人对身体形象的评价会直线下降。他们不仅对患病的身体部位持否定的评价，而且对整个生理机体都会持一种否定的态度，从而对未来感到绝望和悲哀。

2. 成就自我 在职业和非职业活动中取得成就是自尊和自我概念的一个重要方面。很多人都从工作或事业中获得最为重要的自我满足感，还有一些人则从爱好和休闲活动中得到极大的乐趣。而疾病则从根本上改变了他们的生活方式，使他们失去了乐趣，因而成就自我就会受到伤害。

3. 社会自我 疾病会让个体进入病人角色，这种角色转换会伴随一定程度的社会自我丧失感。所以，重建社会自我是疾病康复的一个重要组成部分。与家人和朋友的交往，从事力所能及的工作与家务是获得社会自我的重要源泉。

4. 内在自我 是一种比较复杂的心理学概念，它涉及当事人在心理或精神层面上对自己的看法与评价。很多疾病使病人必须依赖他人的照顾，从而丧失了个体的独立性。依赖他人代表着对自我的严重威胁，病人对将来的抱负、目标、欲望等受到阻碍，对局面失去控制，这使得病人自尊和自信都会下降。所以，医务工作者应该鼓励病人寻找新的途径来实现梦想，唤醒他们建立新的抱负、目标和计划的能力。

第四节　常见疾病病人的心理特征与调适

一、慢性病病人心理特征与调适

慢性病指病程长达3个月以上、症状相对固定、又无特殊根治方法的疾病。随着社会经济的发展、生活方式的转变，医疗卫生保健事业的逐步完善，人口谱、疾病谱与死亡原因发生了明显的变化。以前严重威胁人类健康的疾病是由生物性因素引起，如感染性疾病、寄生虫病等。而近几十年来与生活方式、心理社会因素及人类自身行为密切相关的疾病，如冠心病、脑卒中、恶性肿瘤、消化性溃疡、高血压、糖尿病等慢性病则呈逐年上升趋势。另外，随着我国经济社会发展和卫生健康服务水平的不断提高，居民人均期望寿命不断增长，慢性病病人生存期不断延长，加上人口老龄化、城镇化、工业化进程加快和行为危险因素流行对慢性病发病的影响，我国慢性病病人基数仍将不断扩大，慢性病死亡的比例也持续增加。

据估算，中国确诊的慢性病病人已超过3亿，慢性病死亡占中国居民总死亡构成已经上升至85%。《中国居民营养与慢性病状况报告（2020年）》指出，2019年我国因慢性病导致的死亡占总死亡的88.5%。同时，慢性病呈现年轻化发展趋势，中国15~64岁的劳动人口中，慢性病的发生率达52%，约25%的城市居民患有各种慢性病，60%的就诊病人为慢性病病人。调查结果还显示，年龄每增加10岁，慢性病患病率增加50%以上。慢性病因其涉及人数众多、病程长、缺乏根治性治疗方法而成为一个重要的公共卫生问题。因此，控制慢性病的发展、维护慢性病病人的心理健康已成为健康领域的一个重大问题。

🔔 问题与思考

　　小李刚大学毕业工作没多久，就被诊断为冠心病，自己的事业、生活才刚刚开始，就遇见了这种"倒霉事"，以后要吃一辈子"病号饭"，还得天天吃药，随时可能会心脏病发作，自己的未来就像一场永无止境的噩梦，小李认为都是父母基因不好，苍天对他不公。从此，他对生活逐渐失去了信心，情绪低落，病情控制差，整日怨天尤人，憔悴不堪。

　　请思考：小李的认知、情绪情感和意志行为发生了哪些变化？

（一）慢性病病人的心理特征

影响慢性病病人心理的因素除了病因复杂、病程长、病情时好时坏、易反复、疗效欠佳，甚至终身带病外，还有因病而丧失或部分丧失社会生活能力、人格改变以及社会适应等问题。

1. 对病因的认识　慢性病病人对其疾病的归因方式常常有两种：一种是向外归因，他们通常把患病的责任归于他人、环境，或归于命运的安排，认为患病是上天的作弄。另一种是向内归因，病人认为是自己的行为导致了疾病，将疾病的发生归因于自我。从客观角度考虑，与生活方式有关的疾病的确与病人自身关系更密切，如吸烟、饮酒、不合理的饮食、缺少锻炼等不良生活习惯的确会增加心脑血管疾病、肥胖、糖尿病的发病率。还有一些交通事故、意外伤害也与当事人安全意识薄弱有关。但是，还有许多疾病常常不是由个人原因决定的，一味地向内归因势必导致过分自责、悲观、抑郁。

2. 抑郁心境　抑郁是一种消极情绪体验，它可以从轻微的闷闷不乐到极度的悲观绝望，甚至有消极自杀念头或行为。抑郁即可以表现为持续的情绪低落，自我评价降低，动力缺乏以及各种躯体症状。长期的慢性病使病人身体功能下降，劳动力受损，不仅个人的事业发展受到影响，还给家庭带来沉重经济与精神负担。因此，病人常常认为自己的疾病成为他人的累赘。如果疾病的治疗效果欠佳，则抑郁情绪更加严重，丧失治疗信心和生活热情，甚至产生消极意念，表现为愁眉苦脸、忧心忡忡、吃不好、睡不着、沉默不语、自责、孤独、悲观失望，甚至产生"生不如死"的轻生念头。例如有些糖尿病病人，住院期间情绪低落，对周围事物漠不关心，对医护人员和家属的关心也视而不见，整日沉默不语。

3. 怀疑与不遵医行为　慢性病的发生常常是多因素相互作用的结果，发病机制较复杂，治疗时间长，疗效也不理想。因此，慢性病病人常因疗效不明显而怀疑治疗方案或医生的治疗水平，并导致不遵医嘱的行为。表现为：反复就诊于不同的医生或医院，甚至舍近求远，到外地的"大医院"确诊；有的抗拒治疗，或者自行更换自认为有效的药物，甚至求神拜佛等。例如一位患肝硬化伴腹水的女病人因病情反复，多次入院治疗，感觉医生没有能力治好自己的病，对治疗护理不配合，甚至拒绝服用医嘱药物，结果导致病情进一步加重。

4. 病人角色强化行为退缩　病人角色会使病人获得休息、营养、被照顾、免除原有的责任等权利。慢性病病人一旦进入病人角色，便逐渐习惯了别人的关心和照顾，因疾病导致的"继发性获益"可能强化病人在心理上对疾病的适应，忽视了自己的主观能动性。如果病人长期依赖他人照料，放弃个人努力，不仅会妨碍疾病的好转，影响自己的生活与工作，还会增加他人的负担，损害人际关系。例如一位56岁的糖尿病病人，病情稳定时不愿出院，家属对其劝解时，病人反而责怪其家属不顾其死活，不愿为其花钱治病，使家属既难过又尴尬。

（二）慢性病病人的心理调适

慢性病病人的治疗是一个长期的过程，不良的心理状态会影响疗效，导致病程迁延，影响病人的健康。因此，在慢性病的治疗过程中应加强心理调适，包括疾病应对策略、情绪管理和心理干预等内容。

1. 慢性病的应对策略　从个体被医生确诊某疾病到整个疾病的治疗康复过程都充满了应对

策略的问题。疾病的应对策略会受到多种因素的影响，如疾病的性质与严重程度、对疾病的认知与归因、病前的人格特征、医疗及各种社会资源的可获得性等。良好的应对策略有助于病人有效地调动自身与环境中的有利资源，积极配合医生理性地选择治疗方案，减少疾病对个人身体、生活、工作的负面影响。

对于慢性病病人来说，疾病的应对策略是为了解决以下几个方面的问题。① 与疾病治疗相关的问题：如按医嘱定时就诊、服药、监测病情变化等。② 与生活相关的问题：如完成力所能及的工作、家务；必要的社会交往；坚持健康的生活方式，包括饮食、运动、生活规律等。③ 与社会心理相关的问题：如获取健康知识；加强情绪管理与认知矫正；改善疾病带来的人际关系与人生规划问题等。

由于慢性病最大的特点是病情时有波动，病程长，甚至会伴随终身。所以，慢性病的应对策略可以从以下几个方面进行规划：① 慢性病的治疗没有"药到病除，立竿见影的灵丹妙药"，应根据疾病性质，个人的身体、工作、家庭状况制订长期、科学的治疗计划。② 遵循就近、方便的原则选择适合的医疗机构，与医生建立相对固定的治疗关系，以便于医生的系统治疗。③ 慢性病必然给病人的日常生活带来各种影响，病人与家人应调整生活的方式与目标，尽量减少疾病的负面影响。④ 病人与家人要保持乐观的心态，加强疾病相关知识的学习，增强自我科学应对疾病的能力。

2. 情绪管理　由于慢性病病人所患疾病的长期性和不可治愈性，使之长期伴有不适感并面临死亡的威胁，常感到对自身的病情和前途失去控制，而处于慢性焦虑和抑郁之中，对外界和身体的变化比正常人更敏感、更容易出现情绪的波动，缺乏自信心和持久保持自我协调的能力。因此，以消除不良情绪，保持愉悦心情，培养乐观心态为核心目标的情绪管理对于慢性病病人更为重要。

对于慢性病病人的情绪管理，无论采用什么样的方法，以下内容非常重要。① 培养对疾病治疗与预后的理性平和心态：慢性病病人对疾病的治疗和康复常常持一种急切的态度，希望尽快治好疾病，赶快结束目前的状态，有时甚至可以不计后果，病急乱投医。有时又因为害怕疼痛、手术、药物副作用、死亡等，不配合治疗。另外，由于疾病的变化不如病人的预期，因此经常处于一种不可控制的焦虑、恐惧、紧张和矛盾的心境。所以，要培养一种理性平和的心态来对待疾病的治疗过程，学习心理放松技术来帮助自己调控情绪。② 有效地利用社会支持系统调节负性情绪：病人要学会与周围人，尤其是与家人的沟通，充分利用一切可利用的社会支持，培养个人爱好，通过人际交往排解心中的抑郁和焦虑等情绪。如果自我调节无法有效地缓解不良情绪，可以让医生处方一些调节情绪的药物，如抗抑郁和焦虑药物。必要时，还可以找心理治疗师进行心理治疗。③ 要做好长期与医院、医务工作者打交道的心理准备，接受在就医过程中不可避免的等待、检查、会诊、预约等医疗事务带来的情绪反应。

3. 心理干预　慢性病带来的情绪、认知和自我概念的改变，已经引起临床心理学家的重视。心理干预已成为慢性病病人健康管理的一种重要手段。在慢性病的健康管理中，常用的心理干预方法主要有以下几种。

（1）支持治疗：应针对慢性躯体疾病的特点进行支持性心理治疗。① 慢性病病人产生的心理问题一般是间断性的。如心脏病病人复发、癌症病人又出现新的恶性病变，这时需要健康服务工作者帮助其解决危机并提供心理支持。② 由于慢性病不仅影响病人本人，整个家庭生活也会受到影响。因此，需要对家庭成员提供相应的心理支持，帮助他们有效地参与到疾病的治疗中来。③ 针对躯体疾病病人的心理治疗是以帮助病人重新规划病后的人生目标，适应病后的生活，提高病人的生存质量为目的的。因此，应围绕这个总体目标选择适合的治疗技术。

（2）健康教育：大量的研究证实，针对各种慢性病的健康教育计划有助于改善病人的功能，因而受到专业人员的重视与病人的欢迎。近年来，临床工作者针对各种疾病的特征设计出了多种健康教育计划，包括晚期肾病、脑卒中、心血管疾病、癌症以及糖尿病等。健康教育包括的内容广泛，常常涉及疾病的基本知识、危机的处理、应对技巧、情绪的调节、饮食的控制、病情的监测、并发症的预防等。健康教育可以增加病人对疾病的了解、减轻焦虑与抑郁、增加病人生活中的目标感和意义感、提高应对技巧、增加治疗依从性、增加控制疼痛及其他副作用的信心，从而提高慢性病病人的生活质量。

（3）放松训练和身体锻炼：放松训练是一种常用的行为疗法方法。它通过一定的程序进行训练，个体从中学会精神上和躯体上放松的技术，具有良好的对抗应激的效果。大量的研究结果表明，放松训练对原发性高血压、糖尿病、癌症等慢性病有较好的疗效，并能减少和延迟糖尿病并发症的发生。另外，许多与代谢相关的疾病，如糖尿病、高血脂、高血压等心脑血管疾病都与营养过剩、缺乏运动有关，因此，医务工作者应通过健康教育让慢性病病人认识到身体锻炼有益于疾病的康复。建议病人把身体锻炼变成自己健康生活方式的一个重要组成部分。

（4）社会支持：已经有大量的研究结果证明，社会支持有利于个体身心健康，尤其是对慢性病病人，能起到促进疾病的康复、延长寿命的作用。有良好社会关系的慢性病病人能更好地适应疾病。因此，我们需要让病人了解自己环境中可以应用的支持性资源，帮助他们学会怎样有效地利用这些资源。例如，可让病人去参加一些社区团体活动、参与群体性兴趣活动。

（5）其他：除了上面所提及的心理干预方法外，其他的心理干预方法也可用于慢性病的防治，包括危机干预、家庭治疗、个体治疗、团体心理治疗等。每一种方法都有其特征和功能，可根据具体的情况和不同的疾病选择不同的方法。

总之，慢性病管理涉及的领域广泛，包括生物学的、心理的和社会的各个方面。随着医学模式从生物医学模式到生物-心理-社会医学模式的转变，心理社会因素在疾病中的作用越来越受到重视，心理治疗、情绪调节、健康行为促进已成为慢性病管理的重要内容。医生和其他健康服务工作者也必须接受有关的训练（如行为与心理干预方法的训练），更好地促进病人的健康。

二、临终病人的心理特征与调适

每个生命都会经历生老病死，无论医学发展到什么程度，总有人因疾病无法医治而面临死亡。不管死亡是突然发生或是久病造成，都会给个体带来不同程度的躯体和心理上的双重折磨和痛苦，给家人带来难以接受的打击。让个体舒适、平静、坦荡地面对死亡，并尽可能减轻临终前身体和心理上的痛苦，增强临终心身适应能力，提高临终生活质量，维护临终者的尊严，死后给予及时妥善的尸体料理，并给予家属和挚友以心理支持，是医务工作者应尽的职责。因此，医务工作者应该了解个体在临终前心理变化的特点，帮助他们安宁地走完人生的最后旅程。

相关链接 | **临 终 时 限**

> 临终是生命过程的最后一个阶段，临终病人是指由于疾病末期或者意外事故造成人体主要器官生理功能衰竭而不能用现有的医疗技术治愈，死亡即将发生的病人。世界上不同国家对临终的时限尚未有统一的标准，如美国将临终时限界定为病人已无治疗意义、存活时间6个月以内。日本以病人存活2~6个月为终末阶段。其他国家大多采用从病人生命垂危直到死亡的计算方式，其平均为17.5日。在我国，学者将病人处于疾病末期、死亡在短期内（预计存活时间为2~3个月）不可避免地发生定义为临终阶段，同时认为晚期癌症病人，只要出现生命体征和代谢方面的紊乱即可开始实施临终护理。

（一）临终病人的心理特征

真正到了死亡降临的时候每个人反应是不同的，对待死亡的态度也不尽相同，要想帮助病人平静地对待死亡，了解病人临终前的心理特点至关重要，医护人员可以根据病人不同的心理特点，预期病人可能出现的心理反应，给予针对性心理护理，以平和的心态对待死亡。

临终病人到死亡前会出现各种各样的反应，面对不同的心理反应，研究者提出了不同的心理模型，其中影响最大的是库伯勒·罗斯的理论。罗斯通过对400多名临终病人的访谈、观察和研究，认为大多数人在面对死亡时会经历以下五个阶段。这五个阶段在长期临终期的病人身上体现得更为明显。

1. 否认期 病人得知自己患有重病，将不久于人世时，其心理反应是"不，不可能，这不会是我！那不是真的！一定是搞错了"，以此极力否认、拒绝接受事实，他们怀着侥幸的心情四处求医，以证明诊断失误，期待奇迹出现。否认，几乎是所有得知自己将不久于人世的病人第一反应，心理学家认为否认是一种心理防御机制，源于极度焦虑，它可减少不良信息对病人的刺激，以使病人躲避现实的压迫感，有较多的时间来调整自己，面对死亡。这段时间的长短因人而异，大部分病人能很快停止否认，而有些人甚至会持续地否认直至死亡。

2. 愤怒期 面对病情不见好转的情形，否认无法再持续下去，病人开始慢慢接受了这一噩耗，但随之而来的是愤怒，产生"为什么是我？这不公平"的心理，病人开始抱怨命运的不公，会将这种感到不公平的心理、愤怒的情绪向医护人员、家属、朋友等接近他的人发泄出来，提出诸多要求，显得格外挑剔和难伺候，或对医院的制度、治疗等方面表示不满，以弥补内心的不平。这种愤怒是人面对死亡威胁时出现的一种发泄性心理反应，应给予理解。研究表明，愤怒的病人要比冷漠的病人生存时间更久且生活质量更高一些。但当病人持续不顾他人感受，发泄愤怒情绪时，周围人为避免无辜受牵连而逐渐对其疏远，病人的社会支持也会随之减少。

3. 协议期　经过否定和愤怒，病人知道发泄不满也无济于事，慢慢地开始接受其病情，为了尽量延长生命，会想方设法阻止死亡的来临，出现"如果让我好起来，我会……""请让我好起来，我一定……"的心理。同时，病人也常与医护人员商讨："如果我现在好好治疗，我能不能多活一段时间？"这一时期的病人非常和善、顺从，会积极配合医生的治疗，一心想要治好疾病，期待奇迹出现。协议期的心理反应实际上是一种延缓死亡的企图，是个体生命本能和生存欲望的体现，是一种自然的心理发展过程。

4. 抑郁期　当病人发现身体状况日益恶化，协商无法阻止死亡来临，会产生很强烈的失落感，"好吧，那就是我"，出现悲伤、退缩、情绪低落、沉默、哭泣等反应。临终病人的抑郁心理表现，是临终病人不可避免的一种情绪体验，是病人逐渐从现实生活中脱离的体现。该时期持续时间较长，但需要注意部分病人会出现轻生的念头。

5. 接受期　这是临终病人的最后的阶段，达到这一阶段需要病人和周围支持者的共同努力。在一切的努力、挣扎之后，病人变得平静，产生"好吧，既然是我，那就去面对吧"的心理，接受即将面临死亡的事实，平静地思考死亡的来临。但也有部分病人因疼痛难忍而希望速死。一般情况下，此时病人的体力处于极度疲劳、衰竭的状态，常会表现得平静和安宁，前期恐惧和焦虑感逐渐消失。病人喜欢独处，睡眠时间增加，情感减退，安静地等待死亡的到来。接纳死亡说明一个正在走向死亡的人发现了"超脱现实""超脱自我"的需求压倒了一切，是对现实的一种接受。这种"接受"与"无能为力""无可奈何"的无助心理具有本质的区别，因为它代表了人的心理发展过程中最后一次对自我的超越，是生命阶段的成长。

罗斯关于死亡五阶段的理论具有宝贵的价值。该理论打破了对于死亡研究的沉默和禁忌，使得人们对死亡的研究变得科学和理性起来，并且几乎记载了垂危病人对死亡的所有反应，为面对垂危之人的心理咨询工作提供了帮助。但是，任何有临床经验的人都知道，病人的体验并不一定按预先设定的五个阶段的先后顺序进行，有一些病人从不会经历某个特定的阶段，有一些只经历一个或多个，有些病人则交替体验几个阶段，他们有时愤怒有时沮丧，而且愤怒阶段的病人也有可能否认。

另外，这个理论没有充分涉及焦虑在垂危病人反应中的重要性。相对于沮丧，焦虑是更普遍的反应之一。有研究认为，病人最害怕的是不能控制疼痛，为了避免疼痛的折磨，他们并不愿意全身插满管子，依赖生命支持系统来维持生命。他们欢迎甚至期待着死亡。有些症状如呼吸困难、呕吐等也可能令极度衰弱的身体和精神状况"雪上加霜"。

（二）临终病人的心理调适

临终病人的心理严重关系到病人如何度过生命的最后阶段，因此对临终病人的心理调适至关重要，同时也是临终关怀的重要部分。

1. 对于否认期的病人　家属应与病人坦诚沟通，既不要揭穿病人的自我欺骗，也不要对病人撒谎。根据病人对自己病情的认识程度，给予理解和支持，使之消除被遗弃感，时刻感受到家人的关怀，看到生存的希望。家属要耐心倾听病人的诉说，缓解其心灵创痛，并因势利导，循循善诱，使病人逐步面对现实。

医护人员应具有真诚、忠实的态度，不要揭穿病人的防御机制，也不要欺骗病人，坦诚温和地回答病人对病情的询问，且注意医护人员对病人病情的言语一致性；经常陪伴在病人身旁，注意非语言交流，仔细地倾听，富有同情心；协助病人满足心理方面的需要，让病人知道你愿意和他一起讨论他所关心的问题，更重要的是让他感到他并没有被抛弃，时刻受到医护人员的关心。此外，在与病人沟通中，医护人员要注意自己的言行，要主动地表示愿意和病人一起讨论死亡，在交谈中因势利导，循循善诱，使病人逐步面对现实。

2. 对于愤怒期的病人 家属应宽容、大度，千万不要把病人的攻击记在心上，更不能予以反击。要充分理解病人的愤怒是发自内心的恐惧与绝望，以宣泄内心的不愉快。家属要关心、爱护、疏导发怒的病人，必要时在医生指导下配以辅助药物，帮助平息愤怒情绪。此期内，要多陪伴病人，保护病人的自尊，尽量满足病人的心理需求。

病人需要有机会尽情地发泄或有人帮助他们充分地倾诉内心的愤恨和痛苦，医护人员应将病人的发怒看成是一种有益健康的正常行为，认识到病人的愤怒是其面对疾病的绝望与无能为力，并不是针对他们，认真倾听病人的心理感受，允许病人以发怒、抱怨、不合作行为来宣泄内心的不快，但应注意预防意外事件的发生。同时，也要做好病人家属的工作，给予宽容、关爱和理解等心理支持。

3. 对于协议期的病人 家属应理解病人的心理反应，这对病人是有利的。因为病人正在以合作、友好的态度试图推迟死亡期限，尽量避免死亡的命运。所以，家属应抓住时机，主动关心、安慰病人，劝其不要懊悔。尽可能满足病人的各种需求，创造条件让病人安适地度过生命的最后时光。必要时在医生指导下辅以药物，以控制疼痛、减轻痛苦。

医护人员应当给予指导和关心，加强护理，尽量满足病人的要求，使病人更好地配合治疗，以减轻痛苦，控制症状。病人的协议行为可能是私下进行的，医护人员不一定能观察到，在交谈中，应鼓励病人说出内心的感受，尊重病人的信仰，积极引导，减轻压力。

4. 对于抑郁期的病人 家属应多探望和陪伴病人，使病人有尽可能多的时间和自己的亲人在一起。让病人表达出自己的情绪，如果病人谈及死亡等内容时，家属和医护人员应该耐心倾听，给予积极的回应，使病人感到被接纳。

医护人员应多给予同情和照顾，经常陪伴病人，允许其用不同的方式宣泄情感，如忧伤、哭泣等。给予精神支持，尽量满足病人的合理要求，安排亲朋好友见面、相聚，并尽量让家属陪伴身旁。注意安全，及时观察病人的不良心理反应，预防病人的自杀倾向。若病人因心情忧郁忽视个人清洁卫生，医护人员应协助和鼓励病人保持身体的清洁与舒适。

5. 对于接受期的病人 家属应使病人在良好的氛围中安详、肃穆地告别人间。应尊重病人的选择和信仰，帮助病人做好工作、家庭的安排，协助病人完成未了的心愿，保证病人临终前的生活质量，争取使病人得到最亲密人的陪伴，给予身体接触，如拉着病人的手、抚摸病人的脸颊等，使病人带着对人间的满足走向生命的终点。

医护人员要尊重病人，不要强迫与其交谈，给予临终病人一个安静、明亮、单独的环境，减少外界干扰。同时，继续保持对病人的关心、支持，加强生活护理，让其安详、平静地离开人间。

　　总的来说，对临终病人的心理调适需要做到以下：减轻病人身体痛苦，舒缓病人愤怒、焦虑、恐惧、绝望等负性情绪，让病人平静地面对死亡；医护人员与其家人配合，最大限度地满足病人需要，给予充分的关心、体贴与安抚；充分尊重临终病人的人格，让病人享有有尊严的死亡过程，从而体现对生命、对人性的最大尊重。

（王艳郁）

学习小结

　　作为一种特殊的社会角色，病人角色有其相应的权利和义务。在病人角色转换的过程中，由于疾病情况、病人的社会心理特征等的影响，病人常会出现角色缺如、角色冲突、角色减退、角色强化、角色恐惧等角色适应不良现象。在就医的过程中，由于病人对疾病和症状的认识、医疗保健服务以及社会经济等因素的不同，病人的主动求医行为受到影响；同时，疾病特征、病人的心理社会特征、医患关系、治疗和护理方案因素等也会影响病人的遵医行为。

　　病人在患病期间会产生一些特殊的心理需要，认知、情绪、意志等心理活动过程也会发生一系列的变化，甚至影响到病人的人格特征。对于慢性病病人及临终病人来说，心理变化更加复杂多样。医护人员要准确把握病人心理特点，学会沟通，学会共情，有针对性地进行心理评估和干预，从而切实提高医疗质量。

复习参考题

一、选择题

1. 个体产生与疾病相关的主观体验，以症状或不适的形式表现出来，指的是
   A. 病人
   B. 患病
   C. 病感
   D. 疾病
   E. 病患

2. 病人对疾病缺乏正确的认识，患病后不能接受疾病，夸大疾病影响和可能的严重后果，这种情况称为

   A. 角色恐惧
   B. 角色减退
   C. 角色缺如
   D. 角色冲突
   E. 角色压抑

3. 常规体检、心理咨询等与医疗系统的无病性接触，也可被视为广义的
   A. 求医行为
   B. 遵医行为
   C. 依从性
   D. 医患关系
   E. 退化行为

4. 病人遵从医务工作者的处方或其他医嘱进行检查、治疗和预防疾病的行为，指的是

A. 求医行为

B. 角色强化

C. 病人角色

D. 遵医行为

E. 角色恐惧

5. 手术可以干净利落地根治疾病，但可能会引起疼痛、出血或其他意外；而保守治疗相对风险较小，但可能存在治疗不彻底的问题。当病人面对这两种治疗方式时，所经历的冲突为

A. 双趋冲突

B. 双避冲突

C. 趋避冲突

D. 多重趋避冲突

E. 以上都不对

答案：1. C 2. A 3. A 4. D 5. D

二、简答题

1. 病人角色应承担的义务和获益包括哪些？

2. 求医行为可分为哪几种类型？

3. 通过学习病人心理，请结合临床工作和已有经验谈谈如何处理好医患关系。

第八章

医疗领域中的人际关系

学习目标

知识目标	掌握	医患关系的概念、特点、类型和影响因素。
	熟悉	医患沟通的方式与技巧。
	了解	医护关系的类型。
能力目标		1. 学会用心（心理知识）分析各类人际关系。
		2. 能够熟练掌握沟通技巧，适应各种人际关系。
		3. 在临床工作中能够熟练应用医患沟通技巧。
素质目标		1. 医者的同理心和共情能力培养，做一位有温度的医生。
		2. 培养以病人为中心的素养。

　　随着人们对健康需求的增加，医疗领域中的人际关系越来越成为大家关注的焦点，尤其是医患关系。病人和家属是否信任医护人员，医护人员是否被病人和家属理解，这是当前医患关系中的难点。医疗领域中除了医患关系外，还有医生与护士之间的关系，不同科室之间医务人员的关系，医护人员与职能部门之间的关系，病人和陪护之间的关系等。而在医疗活动中，医患关系是医疗实践活动中最基本的人际关系，这一关系的协调与否直接影响整个医疗实践活动的展开与良性运转，也关系着和谐社会和健康中国建设。医护关系是医疗质量的基石，是医疗安全的保障。本章重点介绍人际关系、医患关系、医护关系以及医患沟通相关知识。

第一节　人际关系概述

　　社会是众多个体构成的一个总体，而人际关系则把个体联系起来维持着社会的正常运行。我们每日在与其他人打交道的过程中都是在进行各种人际互动。人际关系对个体的情绪、生活、工作都有很大的影响，甚至对互动气氛、联络沟通、人际运作、组织效率及互动的关系均有极大的影响。

一、人际关系的概念及特点

（一）人际关系的概念

　　人际关系（interpersonal relation）是指在一定社会条件下，社会人群在进行物质或精神交往过程中发生、发展和建立起来的相互依存和相互联系的社会关系，如朋友关系、师生关系、亲属关系、同事关系、医患关系等。人际关系是人们参加日常生活和社会活动所不可缺少的，形成于各种复杂的社会关系中，贯穿于社会生活的各个方面，并受社会关系的制约；反过来，它又深刻地影响着社会关系各方面相互作用的形式。

（二）人际关系的特点

1. 社会性 是人的本质属性，是人际关系的基本特点。单独的个人无法生活，正是人与人之间的各种互动行为，使人际关系更加紧密，互相帮助个人才能够生存。随着社会生产力的发展和科学技术的进步，人们的活动范围不断扩大、活动频率逐步增加、活动内容日趋丰富，人际关系的社会属性在现代社会体现得更明显、更强化。

2. 复杂性 人际关系的复杂性体现于两个方面：一方面，人际关系是多方面因素联系起来的，且这些因素均处于不断变化的过程中；另一方面，人际关系还具有高度人格化和以心理活动为基础的特点。因此，在人际交往过程中，由于人们交往的准则和目的不同，交往的结果可出现心理距离的拉近或疏远、情绪状态的积极或消极、交往过程的冲突或和谐、评价态度的满意或不满意等复杂现象。

3. 多重性 人际关系具有多因素和多角色的特点。每个人在社会交往中扮演着各种不同的角色：一个人可以在病人面前扮演医生角色，在同事面前扮演同事角色，在子女面前扮演父母角色，在父母面前扮演子女角色等。在扮演各种角色的同时，又会因物质利益或精神因素导致角色的强化或减弱，这种集多角色多因素的状况，使人际关系具有多重性。

4. 多变性 人际交往的双方都是能动的主体，人际关系随着交往主体年龄、环境、条件的变化而不断发展、变化。

5. 目的性 在现实社会生活中，人们在进行沟通交往活动时，沟通者均具有不同程度的目的性。随着社会经济体制的转型，目前我国建立在经济利益上的交往日益增多，人际关系的目的性更为突出。

6. 情感性 情感是人际交往的动力系统。在人际交往中，人的情感可以大致分为结合性情感和分离性情感。结合性情感促使人们互相接近、吸引、接纳、沟通、理解等，具有积极性。分离性情感使人们互相疏远、脱离、回避、紧张、不协调等，具有消极性。在人际交往中，结合性情感越强烈，分离性情感越薄弱，交往程度越高。反之，结合性情感越薄弱，分离性情感越高，交往程度越低。

7. 客观性 人际关系的客观性特点体现两方面。① 人际关系是客观存在的社会现象；② 人际关系的形成和发展规律具有客观性：人际关系的确立必须具备三个条件，即人（人际关系的主体）、人际需要、人际接触或互动，这三个条件缺一不可。人际关系的发展规律具有客观性。

8. 网络化 互联网为人际交往提供了一条崭新的渠道。时至今日，网络已不再是人们观念中那个单纯的虚拟世界，很多网友已经从虚拟的交往发展到现实的交往，"虚拟 + 现实"的人际交往模式已经成为当代人际交往的最新形式。而且随着经济水平的不断提高，交通、通信工具的不断发展，这种交往模式将越来越被人们所接受。不可否认，在网络化下发展起来的这种新的人际交往模式拓宽了人们的交往空间，虚拟的世界实现了人们在现实中不能实现的一些愿望，但由此所引发的网络犯罪、青少年网络成瘾等问题需要引起重视。

9. 国际化　中国人的人际关系不仅突破了传统的"三缘（血缘、亲缘、地缘）"模式，而且也打破了国家界限、国籍界限和种族界限。人们可以通过出国留学或旅游的机会，或是借助在学校与国外留学生的交流，再或是通过互联网的链接方式，接触不同国籍、不同种族的人，结交不同国籍的朋友，接触不同国家的文化，这种不管是现实的还是虚拟的人际关系，都展现出了国际化的趋势。

二、人际关系的类型

现代社会人际交往与人际关系错综复杂，对人际关系的分类已有众多的研究。根据不同的分类标准和方法，人际关系的类型可以有不同的划分。

（一）根据人际关系交往需要不同进行分类

社会心理学家舒兹从人际反应倾向的角度研究了人际关系的类型，把人际关系的需要分为3类。

1. 包容的需要　具有这种需要类型的人，喜欢并主动地与他人交往，愿意与别人建立和维持比较和谐的关系；希望被别人接纳；具有随和、参与、合作的特点；与此相反的特点则为排斥、对立和孤独。

2. 控制的需要　具有这种需要类型的人，力图在权威和权力的基础上与他人建立并维持良好的关系；总想控制、支配、领导他人；或期待他人的支配与控制；具有影响、控制、支配或被动、服从的行为特征。

3. 情感的需要　具有这种需要类型的人，希望在情感方面与他人建立并维持良好的人际关系，其行为特征为同情、热情、喜爱、亲密等；相反的特点为冷淡、疏远、厌恶、憎恨等。

（二）根据交往双方的相互关系状况进行分类

利用"雷维奇人际关系测量游戏"方法，通过对1 000对夫妇进行研究，可把人际关系分为8种类型：

1. 主从型　此型人际关系双方是一方处于主导的支配地位，另一方则处于被支配或服从的地位，是8种人际关系类型中最基本的一种，几乎在所有的人际关系中都有主从型的体现。主从型人际关系也是最牢固的一种关系。

2. 合作型　此型人际关系双方有共同的目标，为了达到既定的目标，配合默契，互相让步和忍耐。在双方发生分歧时，往往能够互相谦让。

3. 竞争型　是一种令人兴奋、又使人精疲力竭的不安宁的关系。竞争双方为了达到各自的目标，常会竭力去争取胜利，互不相让。此型人际关系的优点是有生机、有活力，缺点是竞争时间过久，难免令人感到精疲力竭。

4. 主从－竞争型　是一种难以相处的人际关系。双方在相互作用时，有时呈现主从型的人际关系，有时则呈现竞争型的人际关系，是二者的混合型。它常包含了主从型和竞争型的最不好的一面。因此，此种类型的人际关系也使双方不得安宁，无所适从。

5. 主从－合作型　是一种互补和对称的混合型人际关系。人际关系双方，有时呈现主从型关系，有时呈现合作型关系，是二者的混合型。它具有二者的优点，在这种关系中双方能够和谐共处，即使有些小摩擦，也不会造成大的危害。如果在这种关系中合作因素超过主从因素，那么双方会感到更加融洽。此种人际关系较为理想。

6. 竞争－合作型　此种人际关系双方，有时呈现竞争型关系，有时呈现合作型关系，是一种不稳定的、自相矛盾的混合型人际关系。它适合于处于平等地位的朋友之间。

7. 主从－合作－竞争型　是一种混合型的人际关系，兼有三种类型的特点，属于这种关系的双方往往容易陷入困境。因为在他们的相互关系中，同时具有主从、合作、竞争三大类人际关系的特点，所以他们生活中的矛盾冲突比其他类型人际关系的矛盾冲突多。

8. 无规则型　此种类型在8种人际关系中所占的比例最小。交往双方不致力于双方的关系，使他们的相互关系显得毫无规则。只要对他们施加一种外力，就会使这种关系转变成其他类型的人际关系。

三、影响人际关系的因素

在社会交往中，建立和维护融洽的人际关系受各种因素的影响，社会心理学研究表明，影响人际关系密切程度的因素主要有以下六个方面：

1. 距离　一方面，生活距离接近的双方，见面机会较多，容易熟悉并产生吸引力，容易形成彼此之间的密切关系。另一方面，与邻近者交往较与远距离者交往付出的代价小，因为容易了解对方和预测对方的行为，使自己在交往过程中有安全感。

2. 内容　有共同的话题和共同的感受，容易形成较密切的关系。在人际交往中交往的频率对于形成人际关系的作用并不是唯一的，交往的内容也很重要，有时甚至比交往的频率有更重要的意义。

3. 态度的相似性　若交往双方信念、价值观及人格特征相似，兴趣、爱好等方面相似，社会背景和地位相似，年龄、经验相似，就容易形成共鸣，形成密切的关系。因此，态度的相似性是建立人际关系的一个重要因素。

4. 需要的互补性　当交往双方在某些方面成为互补关系时，也会产生强烈的吸引力。互补主要体现在思想观点、需要利益、能力特长和人格特征上。互补可视为相似性的特殊形式，如脾气暴躁的人和脾气随和的人会友好相处；独断专行的人和优柔寡断的人会成为好朋友；活泼健谈的人和沉默寡言的人会结成亲密的伙伴。三种互补关系会增加吸引和喜欢：需要的互补、社会角色的互补和人格某些特征的互补。

5. 人格　人格特征、人格品质也是影响人际交往的一个因素。在其他条件不变的情况下，具有诚实、正直、友好、和善、乐于助人等人格品质者具有较强的吸引力。

6. 情绪和情感　在人际交往中极为重要，隐藏在人际交往过程中。人际关系中，如没有良好的情绪和情感状态或情绪和情感表达不适当，则直接会影响人际交往质量。

四、人际关系中的心理效应

在人际交往中，存在各种心理效应。对交往对象的认知、印象、态度以及情感等，都会直接影响到交往的正常进行。这些心理效应对人际交往和沟通既有积极的影响，也有消极的影响。

1. 首因效应（primacy effect）　又称第一印象，是指观察者在首次与对方接触时，根据对方的仪表、风度、外貌、语言、举止等外显行为作出综合性判断与评价而形成的初次印象，是一种客观存在的心理现象。这种第一印象在对人认知和交往中会起重要的作用，它决定交往是否延续，并影响今后的交往质量和结果。这是因为初次交往形成的印象特别深刻、鲜明、强烈。但是，首因效应是一种直观的感觉，所形成的第一印象往往存在某些偏差，受观察者主观认识和情感因素的影响，具有主观性和片面性。

如何做才能给对方留下良好的第一印象呢？在日常人际交往中，需要注意三个方面：一是注意自己的仪表是否与自己的年龄身份相符；二是注意言谈举止，保证沟通的完美性，说的内容要与表现方式一致，避免目光游离或冷若冰霜；三是注意要学会倾听，在交往的过程中，善于倾听的人，在别人的心目中都有良好的第一印象，在交谈过程中，专心地听对方谈话，始终用目光注视对方，并通过体态、语言或其他方式给予必要的反馈。

2. 近因效应（recency effect）　是指在交往中，新近得到的信息比以前得到的信息对于交往活动具有更强烈的影响，最后留下的印象比较深刻。这就是心理学上的所谓"后摄"作用。

研究证明，首因效应和近因效应在人们的社会认知过程中均发挥着非常重要的作用。在已建立的人际关系中，对某一对象的了解是长期的，已过去的事物随着大量新情况的出现，容易逐渐淡薄、消失，而最近吸收的信息通常给人的印象较新、较深。所以，在人际交往中，第一印象固然重要，最后的印象也不可忽视。一般而言，在对陌生人的认知中，首因效应比较明显；而在对熟识人的认知中，近因效应比较明显。在与他人进行交往时，既要注意平时给对方留下的印象，也要注意给对方留下的第一印象和最后印象。

3. 晕轮效应　又称以点概面效应，是指人际交往过程中，对一个人的某种人格特征形成印象后，依此去推断此人其他方面的特征。所谓"情人眼里出西施""爱屋及乌""一好百好""一白遮百丑"，都是典型的晕轮效应。一个人的优点或缺点一旦被正负晕轮效应扩大，就会导致认知偏差，这是个人主观判断泛化、扩张及定型的结果，是一种以点代面、以偏概全的社会心理效应。在交往中既要利用它的积极一面，又要走出晕轮效应的影响，尽可能地利用晕轮效应，提高自己的人际吸引力。

4. 投射效应　是指在人际交往中，认知者形成对别人的印象时总是假设他人与自己有相同的倾向，即把自己的特性投射到其他人身上。所谓"以小人之心，度君子之腹"，反映的就是这种投射效应的一个侧面。一般情况下投射效应有两种情况：一种是指个人没有意识到自己具有某些特性，而把这些特性加到了他人身上。例如，一个对他人有敌意的同学，总感觉到对方对自己怀有仇恨，似乎对方的一举一动都有挑衅的色彩。另一种是指个人意识到自己的某些不称心的特性，而把这些特性加到他人身上。例如，在考场上，想作弊的同学总感觉到别的同学也在作弊，倘若自己不作弊就吃亏了。值得注意的是，后一种投射往往会把自己某些不称心的特性，投射到自己尊敬的、崇拜的人身上，这样可降低自己的焦虑水平。

第二节　医患关系

随着"生物－心理－社会"医学模式的发展，临床医疗工作已成为一项复杂的系统工程，医患关系及沟通技巧已成为现代医学的一个重要课题。医患关系的好坏直接影响病人的诊断、治疗和康复，影响病人健康教育、健康检查等措施的落实，进而影响医疗保健的效果。因此，临床医生在提供医疗服务中除了不断提高技术水平和能力外，更需要在与病人沟通交往中建立相互信任、尊重、融洽的人际关系，才能给病人提供满意的医疗服务。

一、医患关系的概念及意义

（一）医患关系的概念

医患关系（doctor-patient relationship）是指医生在给病人提供医疗服务过程中，医生与病人之间相互联系、相互影响的交往过程，是一种特殊的人际关系，有广义和狭义之分。广义的医患关系是指提供医疗服务的群体与接受医疗服务群体之间的相互关系。其中，提供医疗服务的群体包括医生、护士、医技科室人员及医院的行政代言人；接受医疗服务的群体包括病人、病人家属及监护人、病人的工作单位代言人。狭义的医患关系是指医生个体与病人个体之间的相互关系。

（二）医患关系的意义

在临床实践中，随着高新医疗技术装备的应用，部分医务工作者仅依靠各种检查和检验数据诊断疾病，忽视医患关系。而随着医学模式的转变，医患关系越来越受到现代医学的重视，它已成为所有临床工作的基础，并直接影响着医疗质量和病人的满意度。

1.良好的医患关系是医疗活动顺利开展的基础　医患双方的信任与合作可增强病人对医务工作者的信任感，帮助医务工作者准确、全面地采集病史资料，进而对病人作出准确的诊断和顺利实施相应的治疗措施；提高病人对医嘱的依从性，争取病人在医疗活动中的配合。

2.良好的医患关系为医患双方营造良好的心理氛围和情绪反应　良好的医患关系具有积极的心理支持和社会支持的功效，本身就是最好的治疗手段。对于医生来说，病人的主动配合及充满人性化的医疗活动亦使其得到心理上的满足，从而促进医患关系的进一步发展；对于病人来说，良好的医患关系可以减弱甚至消除疾病造成的心理应激，调节情绪状态，而良好的情绪状态又有利于病人疾病的康复。

二、医患关系的特点

医患关系是人们在医疗交往中建立和发展起来的，符合一般性人际关系的特点，同时又是一种专业性人际关系。与其他人际关系相比，医患关系具有以下特点：

1. 有明确的目的性 医患关系有明确的目的性，医患关系以医疗活动为中心，以病人疾病的治疗和康复及健康的维护为目的，以满足病人的生理和心理需要为中心。

2. 医患双方的地位是平等的 医生作为一种社会职业，在医疗工作中表现为对人的健康权和生命权的尊重和爱护，体现为关心、爱护病人和尊重病人的平等诊治权利。作为医生执业活动的主要对象，病人也是一个有人权、有价值、有情感、有独立人格的人，理应得到尊重、理解和接纳。医患之间的平等关系表明：医务工作者尊重病人的医疗权利，一视同仁地提供医疗服务；病人尊重医务人员的劳动，并积极地密切配合诊治，共同完成维护健康的使命。

3. 医生是医患关系的主要影响者 医患关系是一种帮助性的人际关系，医患关系的融洽程度取决于医患双方需要的满足情况。在医疗服务过程中，虽然双方的地位是平等的，但医生相对处于主导、帮助者的地位，以自身的专业知识和技能解决病人的健康问题，是医患关系的主要影响者。因此，医患关系的密切、融洽程度主要取决于医生一方。

4. 医患关系具有时限性 医患关系的建立、发展、工作及结束是随着病人的求医行为开始到疾病治疗结束，与其他类型的人际关系比较起来，医患关系具有时限性的特点，即病人的疾病治疗结束后，医患关系也就不存在了。因此，医生在为病人提供医疗服务的过程中，不要与病人建立超出医患关系范围以外的人际关系。

三、医患关系的类型及影响因素

（一）医患关系的类型

根据病人的个体差异及所患疾病的性质，双方在医患关系中扮演的角色以及在双方的交往活动中所发挥的作用不同，萨斯（Szas TS）和荷伦德（Hollander MH）按医患双方在临床活动中所处的地位和主动程度的不同，把医患关系分为三种模式。

1. 主动-被动型（active-passive model） 这是一种单向性的、以生物医学模式及疾病医疗为主导思想的医患关系模式，受传统生物医学模式影响而建立。其特点是"医生为病人做什么"，模式的原型是"父母-婴儿"。在医疗服务过程中，医生处于主动支配的地位，而病人完全处于被动的、接受医疗的从属地位。所有的医疗活动，只要医生认为有必要，即可施加于病人，无须征得病人同意。医生的权威不会被病人所怀疑，病人一般也不会提出任何异议。实际上，医患之间没有真正的相互作用。多适用于某些特殊病人，如严重意识障碍的病人、婴幼儿病人、危重或休克病人、智力严重低下病人及某些精神疾病病人。

2. 指导-合作型（guidance cooperation model） 这是一种以"生物-心理-社会"医学模式及疾病治疗为指导思想而建立的医患关系，其特点是"医生告诉病人做什么和怎么做"，模式的原型是"父母-儿童"。医生在医患关系中仍占主导地位。但医患双方在医疗活动中同处于主动地位，医生仍具有权威性，医生从病人的健康利益出发，提出决定性的意见；病人的积极主动以配合医生、尊重医生的权威为前提条件，病人可以向医生提供自己疾病的有关信息，同时也可以对医生的治疗方案提出意见。这种模式较主动-被动型医患关系前进了一步，允许病人参与到自己疾病的治疗过程中，尊重了病人的主观能动性。这种模式适用于急性病人的医疗过程。

3. 共同参与型（mutual participation model） 这是一种以"生物－心理－社会"医学模式及以健康为中心作为指导思想而建立的医患关系，其特点是"医生帮助病人自我恢复"，模式的原型是"成人－成人"。在医疗活动中，医患双方共同参与，相互协商诊治方案，并予以实施。这类模式以医患平等关系为基础，医患双方有共同的诊疗愿望，在诊疗过程中，双方各自发挥积极性，相互支持，相互配合，共同与疾病抗争。

这种模式的医患关系与前两种类型相比，不仅强调了医生的积极作用，而且充分发挥了病人的主观能动性，对于提高疗效非常有利，适用于慢性病且具有一定文化水平的病人。

需要指出的是，这三种医患关系模式在它们特定的范围内都是正确、有效的。在医疗活动中，医务工作者与病人之间的医患关系模式并不是固定不变的，随着病人病情的变化，医患关系可由一种模式转化为另一种模式。

（二）医患关系的影响因素

在医疗实践中，医患双方的目标是一致的。但在医患交往活动中，仍存在各种各样的影响医患关系发展的因素。这些因素既有社会文化方面的，也有医患双方个人方面的。

1. 病人方面　病人对医疗保健服务需求提高，对医院期望值过高，认为医院能医百病，治不好就是医院、医生的过错。当他们的期望落空后，就产生心理失衡，甚至把医院或医生告上法庭。缺乏医学常识，隐瞒病情，不配合医疗护理，对医疗服务不信任，医疗费用过高，患病后心理应激，以及医患双方在交往过程中语言表达未被理解或理解错误、遵医行为差等，都可影响医患关系。

2. 医生方面　个别医务工作者知识面窄、经验欠缺、技术操作不熟练、责任心不强、粗心，违反规章制度和医疗活动的操作规程，铸成医疗差错，甚至医疗事故；不善于运用语言技巧及不善沟通，不重视医疗文书等，以及医生的服务态度差，医生与病人之间沟通不畅，医生未能详细了解病人的病情及其需求，未能适当满足病人的需要，都可能损害医患关系；过度发问或调查式提问，使病人感到被利用或不被尊重，也会对医生产生抵触情绪，从而影响医患关系。

3. 社会方面　除病人、医生方面的因素影响医患关系外，其他如医院管理、社会文化经济因素等也可影响医患关系。卫生组织管理方面的原因包括：卫生部门管理制度不健全、管理方法不科学、管理人员素质差等；医院经营管理思想偏差，片面追求经济效益；医院环境条件不理想等。社会方面的原因包括社会风气的影响、医疗卫生供需矛盾、卫生法制不健全等。

第三节　医护关系

在医学史上，护理工作曾被视为医疗工作的附属，护士从属于医生，护士只是机械地执行医嘱。这是一种典型的以疾病为中心的"医生为主、护理为辅"的医护模式。第二次世界大战以后，护理事业得到较快发展，医生和护士在专业地位、人格平等方面发生着变化。随着医护关系的不断发展，医护合作态度从最初的"护士依赖医生"到"医护互相依赖"，再到某些问题的解决上是"医生依赖护士"。其实，护士的专业性越来越强，也得到了社会上越来越多的认可。医护合作是医生和护士在平等自主、相互尊重和共同信任专业知识与能力的前提下，通过开放的沟通和协调，共同决策、分担责任，为病人提供医疗护理服务的过程。

一、医护关系概念

医护关系是指医生与护士之间在医疗护理实践中因分工合作而形成的一种工作性质的人际关系。医生与护士的工作性质不同，医生负责病人的诊断，护士要严格执行医嘱，这是医护关系的主要工作内容。因医疗机构及临床科室的不同、病人病情的差异，以及医护人员构成的差异，医护关系的类型、内容和合作方式也有较大的差异。

二、医护关系类型

医护关系类型可归纳为5种类型：

1. 医主护辅型 医生权威，下达指令，护士执行医嘱，配合医生完成医疗护理任务；一般适合于首席医生和护士之间的关系，又有威严又相互提携，共同敦促完成工作。

2. 合作关系型 相互尊重、权利对等、相互合作，协商护理病人方案，当医嘱开错时，护士能发现并及时报告给医生。更多的时候，医护是这种合作型的伙伴，为了病人，指出错误，及时纠正，共同进步。

3. 师生关系型 医生或护士均可以成为对方的老师；有的护士称医生为老师，因为有些医生理论知识扎实，查房时，除了讲述理论知识、学科最新进展，还会联系实践，分析问题，值得学习。

4. 友善的陌生人关系 医护会正式交流信息，但保持一定的距离，就如公寓中互相面熟的邻居关系，没有过多的交流；有些医生、护士习惯了只是共事的同事，除了工作没有过多的交集或关心。

5. 敌对关系型 医护之间存在口头辱骂、指责、威胁。偶尔因为病人的事情发脾气时，医护之间唇枪舌剑，关系不和谐。

三、医护关系中的沟通技巧

1. 口头医嘱 护士有权拒绝执行非抢救状态下或非无菌操作下的任何口头医嘱。医生需注意不要随意地下无谓的口头医嘱，让护士处于两难的尴尬境地。

2. 沟通语气 不要以命令的口气命令护士去执行医嘱，因为医护之间不是上下级关系，而是相互平等的同事关系，要相互尊重。不要用辱骂、指责、威胁等口气进行交流，这是医护关系里最糟糕的一种交流方式，不利于共同工作，更不利于为病人解决问题。

3. 换位思考 护士与医生作为共同学习、进步的朋友，应学会换位思考，多发现对方身上的闪光点。

四、医护关系的意义

1. 保证医疗过程中的完整性 医疗过程是医护间不断交流信息的过程，是治疗信息的传递和反馈不断循环的过程。在信息交流中任何一个环节的信息阻滞，都会影响整个医疗过程的顺利进行。良好的医护关系是保证医疗过程完整性的基本条件。

2. 适应医疗过程中的多样性 由于疾病的不同，治疗的手段和救治的缓急程度也有所不同，要求医生和护士在医疗过程中不断地调整关系，以适应治疗过程中的多样性。如在抢救病人时必须主动配合、行动迅速、操作准确无误。对有思想顾虑的病人在进行解释、安慰和心理治疗时，必须言谈一致，配合默契。医护关系是动态的，只有在信息交流中才能搞好协作，只有在协作中才能发现"互补点"，并各以其特定的专业知识和技能"互补"，共同完成统一的医疗任务。

3. 防止医疗过程中的偏差性 医护各自业务水平和医德修养水平的不同，在工作中都可能出现"角色偏差"。平等的医护关系能互相监督，互相制约，使医生和护士不出现或少出现角色偏差，即使出现也能及时纠正。

五、医护关系改善的技巧

1. 正确把握各自的位置和角色 医生和护士虽然工作的对象、目的相同，但工作的侧重面和使用的技术手段不相同。医生主要的责任是作出正确的诊断和采取恰当的治疗手段；护士的责任是能动地执行医嘱，做好躯体和精神护理，向病人解释医嘱的内容，取得病人的理解与合作，但不是盲目地执行医嘱，如果发现医嘱有误，有责任并应主动地向医生提出意见和合理化建议，协助医生修改、调整不恰当的医嘱。

2. 真诚合作，互相配合 医生和护士在医院为病人服务时，只有分工不同，没有工作高低贵贱之分。医生的正确诊断与护士优质护理服务的配合是取得最佳医疗效果的保障。医护双方的关系是相互尊重，相互支持，真诚合作，不是发号施令与机械执行。

3. 互相关心，互相理解，建立友谊 医护双方要充分认识对方的作用，承认对方的独立性和重要性，支持对方的工作。护士要尊重医生，主动地协助医生，对医疗工作提出合理化的建议，认真执行正确医嘱；医生也要理解护士的辛勤劳动，尊重护士，重视护士提供的病人动态情况，及时修正治疗方案，共同携手，为解除病人痛苦、缩短病程各尽其责。

4. 互相监督与互相制约，预防差错事故发生 任何一种医疗差错都会给病人带来心身健康的损害，甚至危及病人生命。因此，医护之间应该相互监督对方的医疗行为，以便及时预防和发现、杜绝或减少医疗差错的发生。一旦发生医疗差错，不护短、不隐瞒、不包庇，要给予及时纠正。

综上所述，医疗和护理是医院工作不可缺少的两个重要组成部分，只有遵循互相配合、互相尊重、平等合作的原则，才能建立互相协作、互相信任的新型、和谐的医护关系，才能充分发挥医生和护士的工作积极性，提高医疗和护理服务质量，发挥现代医院的整体效应。

第四节　医患沟通

在日常医患交往的非技术因素中，医患沟通是非常重要的关键因素，是建立良好医患关系的重要途径。

一、沟通的概念和基本要素

（一）沟通的概念

沟通（communication）是人与人之间信息的传递与交流过程。语言、文字、动作、表情等都是传递和交流信息的手段，信息、观点、情感、技能是传递和交流的内容。

（二）沟通的基本要素

沟通是人与人之间发生相互联系的最主要的形式。人际沟通的基本要素是信息源、信息、通道、目标靶、反馈、障碍和沟通背景。

1. **信息源**　主要指拥有信息并试图进行沟通的人。沟通的过程通常由他们发动，沟通对象和沟通目的通常也由他们决定。一般说来，信息源的权威性和经验、可值得信赖的特征、信息源的吸引力等都会影响整个沟通过程。

2. **信息**　主要指信息源试图传递给目标靶的观念和情感，它们必须被转化为各种可以被别人觉察的信号，这些信号包括言语信号和非言语信号。言语信号既可以是声音的，也可以是形象（文字）的，运用语词进行沟通时，沟通的双方必须具有共同的理解经验。非言语信号包括身段姿态、表情动作、语音语调等。一般情况下，中等程度的信息差异量较容易引起目标靶的态度改变，差异量过大或过小，都不能导致有效的态度改变。

3. **通道**　主要指沟通信息的传送方式。面对面的沟通与大众传播各有自己的特点。面对面的沟通除了具有言语或非言语本身的信号以外，沟通者的心理状态信息、背景信息以及及时的反馈信息等，都容易使沟通双方的情绪被感染，从而产生更好的沟通效果。人们接收的信息绝大多数都是通过视听途径获得的，所以日常发生的沟通也主要是视听沟通。

4. **目标靶**　主要指沟通过程中的信息接受者。目标靶总是带有自己的经验、情感、观念。所以，信息源发出的信息是否能够产生影响，还取决于目标靶是否注意、知觉这些信息，是否将这些信息进行编码和转译，并储存在自己的知识系统中。

5. **反馈**　沟通过程是一个交互作用的过程，沟通双方不断地将自己接收的信息反映给对方，使对方了解自己所发送的信息引起的作用，了解对方是否接收了信息，是否理解了信息，他们接收信息后的心理状态是怎样的，从而根据对方的反应调整自己的信息发送过程，以便达到预期的沟通目的。

6. **障碍**　在沟通过程中，障碍可能会发生在任何一个环节，如信息源可能是不明确的、不可靠的，发送的信息没有被有效和准确地编码，发送信息时选错了通道，目标靶没有能够对信息作出信息源所期望的反应等。另外，沟通双方之间缺乏共同的经验，如语言不通，则很难建立有效的沟通。

7. 沟通背景　沟通背景主要指沟通发生的情境。它是影响沟通过程的重要因素。在沟通过程中，背景可以提供许多信息，也可以改变或强化语词、非语词本身的意义。所以，在不同的沟通背景下，即使是完全相同的沟通信息，也有可能获得截然不同的沟通效果。

二、医患沟通的分类

（一）言语沟通和非言语沟通

根据沟通所使用的载体不同，分为言语沟通和非言语沟通。

1. 言语沟通　主要指利用语言和文字形式进行的沟通。言语沟通分为两种方式：一种是口头言语沟通；另一种是书面言语沟通。言语沟通是医患之间最主要的交往方式，在人际交往中，语言是传递信息的一种主要工具，一般情况下的人与人沟通，约有45%是运用言语沟通。

2. 非言语沟通　非言语沟通又称行为沟通，是指通过人的动作、表情等体态进行的信息沟通，包括个体面部表情、手势动作、姿势、声调、态度、人与人的位置、距离等形式而实现的沟通。研究发现，交往中的信息表达 = 语言（7%）+ 声音（38%）+ 面部表情（55%）。非言语沟通能表达个人内心的真实感受，可表达个人很多的情绪及感觉。非言语沟通分为静态和动态两种：静态包括衣着打扮、环境信息等；动态包括面部表情、目光接触、身体姿势、手势和人际距离等。

（二）正式沟通和非正式沟通

根据沟通的组织系统不同，可以分为正式沟通和非正式沟通。

1. 正式沟通　是指按照组织明文规定的渠道进行信息的传递和交流。例如组织内部的文件传达，上下级之间例行的汇报、总结，工作任务分配以及组织之间的信函往来等，都属于正式沟通。正式沟通具有组织的严肃性、程序性、稳定性、可靠性及信息不易失真的特点。它是组织内沟通的主要方式。例如，医院的各种交接班制度、各种医疗会议、上级的指示按组织系统逐级向下传达，或下级的情况逐级向上级反映，了解病人的疾病信息、病人的需求等，都属于正式沟通。

2. 非正式沟通　是指在正式沟通之外进行的信息传递和交流，它是正式沟通的补充。其特点是自发性、灵活性、不可靠性。非正式沟通作为正式沟通的补充有其积极的作用，通过它可以掌握群体成员的心理状况，并在一定程度上为组织决策提供依据。例如，员工之间私下交换意见、交流思想感情或传播小道消息等。

（三）上行沟通、下行沟通和平行沟通

根据沟通方向不同，可分为上行沟通、下行沟通和平行沟通。

1. 上行沟通　是指在组织或群体中从较低层次向较高层次的沟通。它是群体成员向上级提供信息、发表意见和对情况的反映。上行沟通的渠道有职工座谈会、设立意见箱、定期的汇报制度等。

2. 下行沟通　是指组织或群体中从较高层次向较低层次传递信息的过程，如上级制定的目标、规章制度、工作程序等向下传达。

3. 平行沟通　是指组织或群体中各平行机构之间的交流及员工在工作中交互作用和工作交谈等。平行沟通能够保证平行组织之间沟通渠道的通畅，是减少各部门之间冲突的一项重要措施。

（四）单向沟通和双向沟通

根据信息发出者与信息接受者的地位是否变换，可以分为单向沟通和双向沟通。

1. 单向沟通　是指信息发出者与信息接受者的相对位置不变情况下所进行的沟通，即信息的交流是单向的流动。做报告、发指示、做讲演等是单向沟通。

2. 双向沟通　是指信息发出者与信息接受者的位置不断变换情况下所进行的沟通，即信息交流是双向的活动。例如组织间的协商、讨论或两个人之间的谈心等，都属于双向沟通。

三、医患沟通的途径

1. 情感沟通　医生以真诚的态度、良好的职业素养及从医行为对待病人，尊重、理解、同情、关心病人，以得到病人的信任，达到情感沟通的目的。这是建立医患关系的前提。

2. 诊疗沟通　医生用高超的医疗技术，通过准确诊断及精心治疗，促进良好医患关系的建立，形成顺畅的沟通渠道。

3. 效果沟通　病人求医的最终目的是获得理想的疗效。通过医治使病情迅速好转或痊愈，是医患沟通交往的关键。

4. 随访沟通　医生与部分特殊病例保持长时间的联系，可获得有价值的医学资料。

四、影响医患沟通的因素

在人际沟通中，影响沟通效果的因素很多，如沟通者的态度、沟通的方式、沟通的语言、沟通的准备以及沟通的时机和地点都会影响沟通效果。

（一）沟通者个人因素

1. 信息发出者的问题　沟通效果可能会因信息发出者表达能力不足产生障碍，信息传递形式障碍、信息传递不全、传递不适时等都会影响沟通。

2. 信息接受者的问题　如信息接受者理解能力有障碍，或情绪不佳、沟通态度不积极等。

3. 信息传递渠道中的问题　如信息传递中断、传递形式障碍或在传递过程中有了改变，甚至颠倒等。

4. 其他　① 生理因素：如双方的年龄差距，人处于疲劳和疼痛状态时，存在耳聋、失语情况时；② 情绪状态：沟通任何一方处于情绪不稳定状态，如高压力、愤怒、兴奋时，可能出现词不达意、非语言行为过多等，从而影响沟通效果；③ 沟通技巧因素：不恰当地运用沟通技巧，也会影响有效的沟通。

（二）环境因素

1. 嘈杂声音的干扰　沟通的环境中有噪声及嘈杂声的干扰，可影响沟通有效进行。如高声的音响、器具的摩擦、他人说话的声音等都可影响言语沟通的有效进行。因此，在进行正式沟通前应选择一个较安静，或有轻柔音乐背景的环境。

2. 环境氛围的影响 沟通环境的温度、光线、气味、环境的美观程度等因素都可影响沟通有效进行。温度过高或过低、光线过强或暗淡、有刺激性气味、环境脏乱等，都可对沟通造成不利的影响。

3. 环境的安全及隐私性 如果沟通的内容涉及个人隐私，沟通环境的安全性及隐私性也是影响因素之一。沟通环境经常有人走动打扰、随时可能有人进入、无关人员在场等，都会给信息接收者带来不安全的感觉，影响沟通的有效进行。

五、医患的言语沟通和非言语沟通

（一）医患的言语沟通

言语沟通是医患之间最主要的交往方式，医务工作者询问病情、了解病史、进行治疗及健康指导一般都是通过言语沟通实现的。

1. 言语沟通的原则

（1）尊重病人：沟通要在平等和谐的医患关系中进行，正确使用名称及头衔来称呼病人，例如"某女士"或"某先生"，表示对病人的尊重，较容易取得病人的信任与好感，使言语沟通有一个好的开始。

（2）理解、接纳和真诚面对：在与病人的言语沟通过程中，医生应采用理解接纳的态度，无论病人有什么样的情绪和行为反应，都不应指责病人。医生不能以自己的价值取向要求病人，而应站在病人的立场、角度理解接受病人的感受。

（3）及时反馈：在医患沟通过程中，双方不断把信息传送给对方，这种信息的回返过程就是反馈。反馈使沟通成为一个双向的交互过程，及时反馈可使沟通得以顺利进行。因此，在医患沟通过程中，医生应及时采用插话、点头、微笑等动作或表情对病人的谈话进行应答。此外，对交谈中获得的信息也应及时整理分析，并将有关内容反馈给病人，如疾病的诊断、病情的进展、治疗方案的实施、疾病的预后等。

（4）保持合适的距离、姿势、仪态及眼神接触：距离太近容易使病人有受侵犯、压迫的感觉；距离太远，易使病人有被拒绝和疏远的感觉。要随时注意姿势、仪态以及眼神接触。在与病人言语沟通过程中，斜倚着身体、半闭的眼睛、打呵欠、露出疲态等，病人会有被拒绝的感觉；良好的眼神接触不但可以表现对病人的关心，也表达了对话题的兴趣，鼓励病人继续谈下去。

（5）尊重病人隐私权及拒绝回答问题的权利：当病人因为某些因素无法将自己有关的个人信息与医生分享时，医生应尊重病人拒绝回答问题的权利。

2. 言语沟通的技巧

（1）善于倾听：医患沟通过程中，"听"往往比"说"更重要。耐心、专心地倾听病人表述是医患沟通取得成效的关键。倾听时医生接收信息，经过加工整理后获得有关病人的信息，医生的倾听还可鼓励病人将其压抑的情感和对疾病的感受表达出来，这对缓解病人的焦虑、紧张和抑郁情绪特别有效。医生应该掌握倾听的技巧，如与病人保持适宜的距离，保持身体微微前倾的姿势，适时地微笑、点头、重复病人的谈话、与病人目光接触，适当使用肯定性语言等，使病人感受到医生的接纳、肯定、关注和鼓励，能充分表达自己的思想感情，保障沟通顺利进行。

（2）善用提问引导话题：提问的方式包括开放式提问和封闭式提问两种。开放式提问是指不以"是"和"否"来回答的提问问题，封闭式提问是指以"是"和"否"来回答的提问问题。封闭式提问使病人回答问题的选择性小，医生可收集的信息有限。所以医生在与病人沟通中尽量选择开放式提问，可以获得更多相关的信息，也不容易对病人造成误导。

（3）核对：在沟通过程中为了验证自己对信息的理解是否准确，医务工作者可通过重述、改述或澄清的方式进行核对。重述是指把病人认为重要的话再重复说一遍，待病人确认后再继续交谈；改述是指把病人说的话意思不变地改用不同的说法叙述出来，或将病人的言外之意说出来；澄清是指将一些模棱两可、含糊不清或不完整的陈述讲清楚，以求更具体、清晰的信息。

（4）抓主要问题：医患沟通过程中，医生应结合交谈目的和提纲，抓住主要问题做进一步深入的了解，以节省时间，提高交谈效率。

（5）不要过分发表自己的意见：在与病人沟通中宜采用倾听和接受的态度，不要过分发表自己的意见，避免批评病人的陈述或威胁其发表意见。批评及威胁性语言将使病人感受到压力，因而无法尽心地陈述内心的感受；也可导致病人会、试图保护自己，抗拒发言或出言相顶，阻断了自然的沟通。

（6）避免不适当的保证：医生以安抚、热情、愉快的字眼，或给病人适当的保证，可以减少其对疾病的忧虑；但不适当的解释、保证，易干扰病人对焦虑的陈述，甚至会使病人失去对医生应有的信任。

（二）医患的非言语沟通

非言语沟通是人际沟通的重要形式之一。在人际交往的信息传递过程中，55%的信息是靠非言语沟通实现的。

1. 非言语沟通的作用

（1）信息传递：非言语沟通可调节人与人的信息传递。使用非言语沟通符号可重复言语所表达的意思或加深言语印象。如医生与病人讨论问题时向病人点头表示要病人继续说下去；当病人表现疲倦表情时，则提醒医生应该结束沟通等。

（2）替代语言：有时候某一方即使没有说话，也可以从其非言语符号（如面部表情）上看出其意思，这时候非言语沟通起到替代言语沟通表达意思的作用。非言语沟通作为言语沟通的辅助工具，又作为"伴随语言"，使语言表达得更准确、有力、生动、具体。

（3）交流感情：通常非言语沟通所表达的内容、情感比言语更多、更准确。当言语沟通与非言语沟通出现矛盾时，非言语沟通往往更真实可靠。

（4）显示相互关系：非言语沟通有显示沟通双方关系的作用，它向人们提供了有关沟通双方人际关系的信息，并起到维持相互关系的作用。

2. 非言语沟通的基本形式

（1）面部表情：人的面部表情是身体语言的一种特殊表现，是人的情绪和情感的生理性表露。面部表情更能表现人的内心情感，因为人的五官除了耳无法自由支配外，其余都能以各种变化来表现特定情感。如有的医务工作者话语并不多，但微微一笑，往往比说话起作用。

（2）眼神与目光接触：目光接触也是非语言交流的一种特别形式，它能传达丰富的信息。目光接触可以帮助谈话双方的话语同步，思路保持一致，常用于调整谈话。目光接触也可传达关注与同感心，表达沟通者有无兴趣等。医生在与病人沟通中应保持适当的目光接触。但目光相互接触时间过长的话，则会形成凝视。凝视往往包含多种含义，有时带有敌意，有时也表示困惑。

（3）人际距离：是指人与人之间的空间距离。交往的个体处于不同的空间距离中，就会有不同的感觉，从而产生出不同的反应。有学者把人际距离划分为四个区域。亲密区：距离为0~0.5m，在这个区域内交往的人，彼此关系是亲密的；熟人区：距离为0.5~1.2m，一般是老同事、同学、关系融洽的师生等；社交区：距离为1.2~3.6m，进入这一区域的人彼此不十分熟悉；演讲区：一般在3.6~7m以上，如教师讲课、演讲、讲话、做报告等。医生在与病人沟通中保持在熟人区比较恰当。

（4）肢体接触：肢体接触在医患交流中可以是握手、触摸、体格检查等。肢体接触所表达的信息较多，可以表示亲近、关系密切，可以表示同感心，还可表明支持、鼓励与爱意，降低孤独感。医生可根据不同的实际情况采用病人易于接受的肢体接触方式来传递相应的信息。接触的动作有时会产生良好的效果，如为呕吐病人轻轻拍背、为动作不便者轻轻翻身变换体位等，这些都是有意的接触沟通；对神经症病人的接触，更有鼓励支持作用，可使病人愿意说话、愿意剖析自己、改善态度、增强治愈疾病的信心。

（5）类语言和辅助语言：类语言是指无固定语义地发声，如哭声、笑声、呻吟以及各类叫声等，它们是言语的一部分，却不是言语本身。类语言在人际沟通中也可表达一定的内容，如呻吟，表示痛苦、疼痛。辅助语言是指言语的非词语的方面，即声音的音质、音量、声调、语速、节奏等，也可表达出不同的意思。

（6）体语：是以身体动作表示意义的沟通形式，包括头语、身姿和手势三种，如以扬眉毛、扩大鼻孔、噘嘴、挥手、耸肩、点头、摇头等外表姿态进行沟通的方式。这些方式相当于无声的语言，也是很重要的方面。例如，诚恳友善地向某人点头，激动、温暖和安全感就会油然而生。

（刘可智）

学习小结

本章主要介绍了医患关系的概念、特点、类型和影响因素，医患沟通的方式与技巧，医护关系的类型。

通过本章的学习，我们学会了用心（心理知识）分析各类人际关系；能够熟练掌握沟通技巧，适应各种人际关系；在临床工作中能够熟练应用医患沟通技巧；同时也培养了医者的同理心和共情能力，在未来的职业生涯中做一位有温度的医生；培养了在处理医患关系中以病人为中心的基本素养。

**复习
参考题**

一、选择题

1. 属于医患关系特点的是
   A. 单向性
   B. 对称性
   C. 纯粹的业务关系
   D. 互动性
   E. 双向性
2. 可能影响医患关系的是
   A. 病人的文化背景
   B. 医生的专业资格
   C. 医院的位置
   D. 病房的装潢
   E. 医院的设备
3. 医护关系中的"医"指的是
   A. 临床医生
   B. 护士
   C. 医院管理者
   D. 病人

   E. 护工
4. 医患关系中的沟通技巧不包括
   A. 倾听
   B. 反驳
   C. 同理心
   D. 表达清晰
   E. 认同
5. 医护关系的类型中，下列指医患之间平等、尊重、信任和共同合作的关系的是
   A. 医务人员与病人
   B. 医患
   C. 医患家属
   D. 医务人员间
   E. 医生与医院管理人员

   答案：1.D　2.A　3.A　4.B　5.B

二、简答题

1. 影响有效沟通的障碍有哪些？如何开展有效的沟通？
2. 医生的非言语沟通有哪些？
3. 在人际交往和医患沟通中，如何利用心理效应在人际交往和沟通中的积极影响，避免消极影响？

第九章 精神障碍总论

学习目标

知识目标	掌握 精神障碍概念及病因，精神障碍的分类原则。
	熟悉 精神障碍的检查与诊断，精神障碍诊断中的主要目标，诊断中的等级原则。
	了解 脑与精神活动，国内和国际常用的精神障碍分类和诊断系统，精神障碍的多轴诊断系统。
能力目标	1. 学会分析各类精神障碍的发病原因。
	2. 能够熟练使用精神障碍的检查和诊断方法对精神障碍作出明确诊断。
素质目标	1. 培养学生团队互助的意识，提升学生关爱他人、同情病人的道德素养。
	2. 了解"中国脑计划"，特别是《"健康中国2030"规划纲要》，培养学生爱国敬业、良好的心理素质和科学探索精神。

第一节 精神障碍概述

一、精神障碍

精神障碍（mental disorder）是一类具有诊断意义的精神方面的问题，特征为认知、情感、行为等方面的改变，可伴有痛苦体验和/或功能性损害。如阿尔茨海默病有典型的认知（特别是记忆）方面的损害、抑郁障碍有明显的病理性抑郁体验、神经性厌食症的病人有病态节制饮食。这些认知、情绪、行为改变使得病人感到痛苦，功能受损，和/或增加病人死亡、残疾等的危险性。传统上，精神障碍根据有无所谓的器质性因素分为"器质性"精神障碍（如脑炎、脑血管疾病所致的精神障碍）和"功能性"精神障碍。后者又分为重型精神障碍（如精神分裂症）和轻型精神障碍（如焦虑症）。还有一类是起病于早年，可能持续终生的精神障碍（如儿童智力发育障碍、人格障碍等）。

国外有研究表明，25%~30%的急诊病人是由于精神方面的问题而就诊。在美国，每10个人中就有1个人在其一生某个阶段住进精神病院，1/3~1/4的人群将因精神健康问题寻求专业人员的帮助。我国目前精神病性障碍病人约有1 600万，抑郁症病人3 000万，精神病性障碍识别率、治疗率均较低，是我国精神卫生事业面临的巨大挑战之一。

二、脑与精神活动

现代神经科学证明，人的精神活动均由大脑调控，包括认识过程，情绪和情感过程和意志行为过程。大脑与精神活动是不可分割的，如果大脑的功能结构有异常，就不可能有完整的精神活动。所以说，大脑是精神活动的物质基础。

（一）脑结构与精神活动

在目前科学的研究对象中，大脑的结构最复杂。大脑包含约1 000亿个神经细胞和更多的神经胶质细胞。神经细胞种类繁多，更为复杂的是神经细胞间的联系和细胞内的信号转导。据研究，平均每个神经元与其他神经元能形成1 000多个突触联系，而浦肯野细胞能与其他细胞形成100 000~200 000个突触联系，这样算起来，人类脑内就有几万亿至10万亿个突触联系。这些联系，使人类大脑形成了各式各样、大大小小的环路，构成人类的行为和精神活动的结构基础。

（二）脑神经化学与精神活动

脑的神经化学非常复杂。神经元之间的相互作用主要是以化学物质（即神经递质）传递方式进行的。前一个神经元在神经冲动时从末梢向突触间隙释放神经递质，后者与突触后膜上的受体发生作用，引起一系列生理反应。突触前膜上有神经递质的转运体，将突触间隙的神经递质摄取回神经末梢，这是突触间隙神经递质移除的主要方式。脑内的神经递质有100多种，可以大致分为六类。① 胆碱类：乙酰胆碱（ACh）；② 单胺类：多巴胺（DA）、去甲肾上腺素（NE）、肾上腺素；③ 吲哚类：5-HT；④ 氨基酸类：兴奋性氨基酸有谷氨酸、天冬氨酸，抑制性氨基酸有γ-氨基丁酸（GABA）、甘氨酸；⑤ 神经肽类：下丘脑释放激素类、神经垂体激素类、阿片肽类、垂体肽类、脑肠肽类、其他类；⑥ 气体类：一氧化氮、一氧化碳。

（三）脑可塑性与精神活动

从脑的结构和神经化学活动上来看，脑是一种高度复杂的有机体。脑的复杂性还在于脑的结构与化学活动处于变化之中。可塑性（plasticity）是神经系统的重要特征，不论在发育阶段还是成年时期（甚至老年时期），也不论是外周神经还是中枢神经系统，从神经元到神经环路都可能存在可塑性变化。神经系统的可塑性已成为行为适应性的生理基础。神经系统的可塑性在宏观上可表现为脑功能的改变，如学习记忆功能、行为表现及精神活动的改变；在微观水平有神经元突触、神经环路的微细结构与功能的变化，包括神经化学物质（递质和受体等）、神经电生理活动以及突触形态亚微结构等方面的变化。

第二节　精神障碍的病因

与感染性疾病不同，大多数功能性精神障碍目前还没有找到确切病因与发病机制，也没有找到敏感、特异的体征和实验室异常指标。但已明确的是，精神障碍与其他疾病一样，均是生物、心理、社会文化因素相互作用的结果。

一、精神障碍的生物学因素

精神障碍的生物学因素又称躯体因素，是指通过生物学途径影响中枢神经系统的功能，从而引起精神障碍的病因因素。

（一）遗传因素

精神疾病的遗传学研究同其他疾病类似，主要涉及三个问题：首先，是以遗传流行病学研究分析遗传在疾病中致病作用的大小；其次，通过特殊的统计方法检验有遗传基础的精神障碍的家族或系谱资料对某种遗传方式的适合程度；最后，以细胞和分子遗传学确定有关的基因及其突变和多态性。

家系调查显示：精神分裂症、心境障碍等精神障碍病人生物学亲属中发生同类精神疾病概率比普通人群明显增高，血缘关系越近，其同病率越高。双生子同病率的调查表明：单卵双生子的同病率明显高于双卵双生子，也证明了遗传因素在精神分裂症、心境障碍等精神障碍病因中的作用。寄养子的研究从另一个角度排除后天相同环境因素对研究结果的干扰，进一步证明精神障碍存在遗传现象。双生子研究同时有助于遗传度的估算，许多精神障碍均有较高的遗传度，如精神分裂症可高达80%。

细胞遗传学研究发现某个染色体缺失、重复、倒置、易位等突变，可能引起精神发育障碍，如唐氏综合征。但常见的一些精神障碍未显现出经典的孟德尔遗传方式，几个具有一定效应的基因联合作用的可能性更大，这些基因中没有一个能通过单独作用引起精神障碍。因此，这类疾病被称为复杂性遗传病，如一些原因不明的智力发育障碍、精神分裂症以及阿尔茨海默病。

连锁分析、关联分析等方法已经被广泛应用于精神分裂症、心境障碍等精神障碍的病因学研究，虽然发现了一些易感基因，但多项研究间结果欠一致，而且这些易感基因在正常人群中也比较常见，因此，它们的致病基因尚不明确。

（二）感染和理化因素

胚胎时期，宫内外引起胎儿生长发育障碍的致病因素，如孕妇患风疹、梅毒、艾滋病，孕妇吸毒、酗酒、药物依赖，孕妇患严重营养不良、尿毒症、子痫，以及分娩时胎儿颅脑损伤、窒息或早产等，均可引起胎儿畸形或严重精神发育障碍。出生后婴儿时期营养缺乏，流行性腮腺炎、白喉、百日咳等传染病及病毒性脑炎，都可引起精神发育障碍。中枢神经系统和其他系统感染也可引起精神障碍。最常引起精神障碍的感染有流行性感冒、脑膜炎、神经梅毒、败血症、肺炎以及获得性免疫缺陷综合征等。近年来，由性传播和注射毒品引起的感染扩展迅速，这类病原体侵袭中枢神经系统引起的精神障碍越发引起关注。

多种对中枢神经系统有害的物质，如成瘾性物质、酒精及医用药物等，可引起精神障碍；另外，高温中暑以及放射线损伤均可直接或间接损害人脑的结构与功能，引起精神障碍。

（三）脑和内脏器官疾病

颅内肿瘤、颅脑外伤、脑血管病和各种脑变性病是引起脑器质性精神障碍的主要原因。各种原因引起的肺功能不全、心功能不全、肝功能不全、肾功能不全、红斑狼疮等结缔组织病、肝豆状核变性等代谢疾病，以及甲状腺、垂体等引起的内分泌疾病，是引起症状性精神障碍的常见病因。

二、精神障碍的心理因素和社会文化因素

（一）心理因素

1. 人格特征 是精神障碍的素质因素，特别是气质常反映个体的先天素质。艾森克人格问卷（Eysenck personality questionnaire，EPQ）中，精神质特征突出的人容易发生精神分裂症等精神病性障碍，而神经质特征突出的人容易出现各种神经症性障碍。先天遗传因素加上后天经历（如童年创伤和不良教育）可能引起多种人格障碍，而有些人格障碍与精神障碍存在密切的关系。如分裂样人格障碍病人易患精神分裂症，强迫型人格障碍病人易患强迫症。

2. 心理应激 是指某种事件或处境对个人心理产生的压力或不利影响。可产生不良影响的心理事件被称为应激源或精神刺激，多为各种重大事件、严重情绪冲突或长期的压力或冲突。日常生活中各种事件经常发生，但引起心理应激的生活事件必须具备两个条件：① 对接受者有重要的利害关系，关系越密切，应激越强烈；② 达到足以激发喜、怒、哀、忧、恐等剧烈情绪反应的强度或频度。对于一般人群，适度的心理应激具有激发潜力、增强适应性的作用。但对于心理素质较差的人群，过度的心理应激可能会导致急性应激障碍或创伤后应激障碍。而对于一些精神质特征较突出的人群，心理应激可能诱发精神疾病的发生。

（二）社会文化因素

个体所处的社会环境经常变动，在生命的不同时期接受不同的社会影响。而一个社区、一个社会、一个国家以及国际社会文化都会对个人的心理和行为产生影响。

1. 社会文化 社会环境和文化传统均可对个体的心身健康产生重要影响。以瘦为美、鼓励节食的文化会大大增加神经性厌食的发生率。恐缩症的流行是中国、印度和东南亚居民中特有的现象。精神分裂症在城市的发病率明显高于农村，而智力发育障碍则相反。分离障碍、附体体验在文化水平较低的地区比文化水平较高的地区发病率高。这些现象均说明社会文化对精神障碍的发生有一定的影响。

2. 社会变迁 一方面，工业化、城市化、移民都会影响到精神障碍疾病谱的变化。我国近半个多世纪社会发生巨大变革，在20世纪50年代初常见的麻痹性痴呆到了60年代逐渐消失，但进入21世纪，又有相关报道出现。20世纪80年代末，受国际社会环境影响，我国的海洛因、吗啡、

苯丙胺、大麻等精神活性物质所致精神障碍以及获得性免疫缺陷综合征的患病率急剧上升。另一方面，随着生活水平和医疗水平提高，人均寿命延长，老年性痴呆等老年期精神障碍患病率增加，而感染诱发的精神障碍却明显减少；近年来，留守儿童的心理健康问题凸显。总之，随着我国城市化的快速发展以及人口流动的加快，某些旧的心理健康问题得以缓解，但新的问题也可能发生，值得引起重视。

三、各类因素的相互作用

纵观前述对精神障碍病因的探讨，生物学因素、心理因素和社会文化因素在精神障碍的发生和发展中均起着重要作用。在临床工作中还经常遇到这种现象：同一原因在不同的个体可以产生不同的致病作用，引起不同的精神症状；而相同的精神症状可以由不同的病因引起。其原因不仅仅在于大脑的复杂性，还在于精神障碍的产生往往由多种原因引起，各类因素间存在着相互作用。

1. **素质因素和诱发因素**　素质因素是指决定疾病易感性的个体因素，这类因素表现为个体对其他有害因素的承受能力，是遗传因素、母体子宫内环境、围生期损伤、幼儿期心理社会因素共同作用的结果，形成于生命早期。易感素质又可分为生物学素质因素（如神经可塑性）和心理学素质因素（如人格特征、神经认知功能等），而后者可能是前者的心理学表现形式，前者是后者的生物学基础。

诱发因素是指紧接起病前作用于个体，促使疾病发生的事件，可以是躯体、心理或社会任一方面的。躯体因素可以是颅脑外伤、躯体感染或化学药品等。心理因素可以是婚恋失败、失业、亲人亡故或考试失利等。社会因素可以是战争、迷信活动、迁徙等。有时多种因素可能同时出现。

2. **遗传因素和环境因素**　目前一般认为，任何精神障碍都是个体的遗传因素与环境因素共同作用的结果。但不同精神障碍的病因中两者所起作用大小不同。如在染色体畸变所致的智力发育障碍的病因中，遗传因素起着决定性的作用。又如，在急性应激障碍和创伤后应激障碍的病因中来自社会环境的重大生活事件起了重大作用。遗传因素和环境因素对精神障碍各有何影响，两者如何相互作用才致病，是精神障碍病因学研究的重大课题。

🔔 **问题与思考**

某男，60岁，小学文化，已婚。平时性格内向，不善言谈，郁郁寡欢，比较敏感，喜欢独处。某日他女儿发现他手持菜刀反复拿起又放下，有时放在自己的脖子上，后来精神病院就诊。病人否认情感低落或有自杀的想法，并说他想看菜刀是否还锋利，想买把新菜刀。病人女儿说，自从几个月前他的妻子去世，他一直看上去意志消沉。他的体重已经减轻了许多，睡不好，也不修边幅。

问题与思考：你认为该病人的诊断最可能是什么？其病因主要为哪些因素？

病因分析：该病人患有重性抑郁症。他女儿所观察到的病人的意志消沉、缺少睡眠、不修边幅、明显的体重减轻，都提示重性抑郁症。抑郁质的人格类型又遇到妻子死亡的应激事件可能是导致抑郁症的主要原因。

第三节　精神障碍的检查和诊断

精神障碍的检查和诊断是精神科临床的一个重要环节，也是医学生和精神科医生必须掌握的基本功。精神障碍的诊断过程包括三个基本步骤：① 病史采集；② 临床检查；③ 分析、诊断与鉴别诊断。由于一些精神障碍的病因未明，其诊断缺乏明确的生物学指标，因而对于精神科医生来说，熟练掌握收集病人病史和精神状况检查的知识和技能，对培养科学的分析方法具有重要的意义。

一、病史采集

精神科病史采集的主要目的：① 了解病人主要的异常表现，本次病情与既往病情的异同之处，既往的治疗情况；② 病人的生活经历、人格特征、家庭和社会关系；③ 病史提供者的心理状态和病史资料的可靠性；④ 解除病人及家属的疑问和顾虑，建立信任、良好的医患关系。

（一）询问知情人

病史主要来源于病人和知情人。轻型精神障碍病人通常较为合作，可由本人提供病史。重型精神障碍病人由于缺乏自知力，无法正确认识和评价其症状和疾病，往往否认有病。由于对其客观言行难以感知，故其病史主要由知情人提供。知情人包括：与病人共同生活的亲属，如配偶、父母和子女；与其共同学习和工作的同学、同事和领导；与其关系密切的朋友、邻居；既往为其诊治过的医生等。需要注意的是，知情人所提供的病史多为疾病中病人的外在表现，而对其内心体验所知甚少，故仍需通过与病人的面谈检查来获取有关的病史资料。也有一部分重型精神障碍病人仍具有一定自知力，如在心境障碍、精神分裂症发病初期，可由本人提供部分病史，但应与知情人所提供的病史做比较、去伪存真，以保证病史的客观与准确。实际上，精神科病史的内容应是二者所提供资料的结合。但临床上为了书写病历方便，一般将知情人提供的资料作为病史书写，而将病人所谈的内容以及面谈检查所得的其他信息记录在精神状态检查中。

（二）病史的基本内容

病史主要包括一般资料、主诉、现病史、既往史、个人史、家族史等内容。

1. **一般资料**　包括病人姓名、性别、年龄、文化程度、婚姻、民族、籍贯、宗教信仰、职业、住址和通信地址、入院日期、病史采集日期、病史来源及病史可靠性评价。

2. **主诉**　主诉是医生对现病史所做的高度概括，表达出就诊的理由。包括主要精神症状和病程，一般在20字左右。尽量使用供史者的原话，或在不改变原意的前提下稍做文字加工，而不要用精神科专业术语。

3. **现病史**　是病史中最重要的部分，一般按疾病发生和发展的时间顺序进行询问。主要包括以下内容：

（1）发病时间：是指实际发病时间，应与主诉相一致。有时病人或供史者提供的发病时间并不准确，提到的往往只是最严重的一段时间，而易忽略早期的症状。医生应加以询问，再结合自己的专业知识和经验，综合判定实际发病时间。

（2）发病原因和诱因：询问病人发病的环境背景，以及与病人有关的生物、心理、社会因素，以了解病人是在什么情况下发病的。如有明确的原因和诱因，应予以详细、客观地描述。有时精神障碍的原因和诱因难以确定，医患双方甚至不同医生之间意见不一致。此时，既不能要求病人和供史者按照医生熟悉的观点来叙述病因，也不能按照医生的理论体系来"套供"病因，而最好以"据称"开题来描述病因。

（3）症状表现及其发展变化：对症状的描述自始至终要有时间顺序，先后逐年、逐月甚至逐日地分段做纵向描述。内容包括疾病的首发症状及其具体表现和持续时间，症状间的相互关系，症状的演变，症状与应激源、心理冲突、所用药物之间的关系，与既往社会功能相比较所发生的功能变化等。病程长者，可重点对其近1年的情况进行详细了解。

（4）既往诊疗情况：包括历次就诊时间、地点、诊断结果、用药情况、疗效及副反应等。病人既往治疗的病历、检查报告单、药瓶等也具有一定价值，应注意收集。

（5）鉴别诊断资料：病人及供史者往往只叙述近期精神方面的阳性症状，而忽略了既往阳性症状、阴性症状和躯体症状。医生在询问病史时不可疏漏，因为有时正是这些资料能为鉴别诊断提供依据。

（6）病中一般情况：包括病人发病后的日常生活、工作、学习和社交的整体情况，对疾病的认识程度等。还应重点询问有无威胁自身或他人安全的特殊行为，如自杀、自伤、冲动、伤人、毁物、外走、放火等，做到心中有数，予以重点防范。这些资料不仅能反映疾病的严重程度，还可为疾病的诊断、治疗和制订护理计划提供参考。

4. 既往史　指既往一般健康状况。重点包括有无重大躯体疾病、感染、中毒、药物过敏史，幼年有无高热惊厥及脑外伤史，若有，应询问具体诊断、严重程度、治疗情况和转归，还应注意这些疾病与目前精神障碍之间在时间上有无相关性，是否存在因果关系。

5. 个人史　是指从母孕期开始，直到发病前的整个生活经历。主要包括母孕期及出生情况、生长发育情况、学习和工作经历、婚姻状况、病前的人格特点以及女性病人的月经和生育史等，应根据病人的年龄或病情进行有重点的询问。

6. 家族史　包括家族遗传史和家庭情况。家族遗传史主要指父母两系三代中有无精神疾病病人、智力发育障碍病人、癫痫病人、人格障碍者、物质依赖者、自杀者及近亲婚配者。如有，应详细询问并记录。

二、精神状况检查

精神状况检查是指医生通过与病人的交谈与观察来查明病人的精神活动是否异常及存在哪些精神症状。精神状况检查的方式有定式检查、半定式检查和不定式检查。填写量表一般属于定式检查；传统的检查方式属半定式检查；精神分析中的自由联想属于不定式检查。精神状况检查是一项技术性较强的工作，成功与否对于诊断极为重要。只有经常观察有丰富经验的高年资医生的现场操作，细心领会，反复实践，不断总结经验教训，才能真正地掌握这一技术。精神状况检查为医生提供了临床相的横断面，是精神疾病诊断的重要依据，与病史有着同等重要的意义。

（一）精神状况检查

1. 一般表现

（1）意识状态：意识是否清楚，如有意识障碍应注意观察其性质和程度如何。

（2）定向力：包括时间、地点、人物和周围环境的定向能力，自我定向能力，以及有无双重定向。

（3）接触情况：主动接触及被动接触能力，检查合作程度，对周围环境的态度等。

（4）日常生活：包括衣着仪表，饮食、睡眠状况，大小便，女病人月经情况，以及生活自理能力等。

2. 认识活动

（1）知觉障碍：错觉、幻觉、感知综合障碍。

（2）思维障碍：① 思维联想障碍，语量、语速和结构是否正常，有无思维奔逸、思维迟缓、思维中断及思维贫乏等症状；② 思维逻辑障碍，思维逻辑结构如何，有无思维松弛、思维破裂、病理象征性思维、逻辑倒错、语词新作等；③ 思维内容障碍，如关系妄想、被害妄想、非血统妄想等。

（3）记忆力：通过询问及客观观察两种方式了解病人有无记忆增强、记忆减退、遗忘及其种类，有无错构、虚构等。

（4）智能：可按病人的文化水平适当提问，检查病人对一般常识的了解、计算力、理解力、分析综合、抽象概括能力及专业知识等，如有智能减退应进一步详细检查。

3. 情感活动　情感活动的检查和描述一直是精神检查中的难点，主要由客观表现和主观体验两方面来进行。客观表现包括病人的面部表情、姿势、动作，以及面色、呼吸、脉搏、出汗等自主神经反应。主观体验可通过病人的自述加以了解，也可直接询问其内心体验如何。要确定病人占优势的情感活动及其强度，情绪是否稳定，情感反应与周围环境、精神刺激及其他精神活动是否相适应等。

4. 意志行为　包括意志减退或增强，本能活动（食欲和性欲）的减退或亢进，有无兴奋、冲动损物、伤人、自伤、自杀、木僵以及怪异的动作和行为，与其他精神活动的配合程度如何等。

5. 自知力　根据病人是否承认有病，对疾病和症状有无认识、分析、批判能力，有无治疗要求等，可分为自知力缺如、自知力部分存在和自知力完整三种情况。

（二）特殊情况的精神检查

1. 对兴奋、木僵、不合作病人的精神检查　对此类病人的检查较为困难，但通过对病人言行表情的细致观察，依然能够获得有价值的临床资料。检查时应注意以下几个方面。

（1）一般表现：病人的入室情况（步入、抬入或捆绑），衣着是否整洁，意识状态，定向力如何，接触情况，合作程度，睡眠饮食情况及生活自理能力等。

（2）自发言语：言语是增多、减少还是缄默不语，其连贯性和具体内容如何，对问话是否回答，有无低声耳语或自言自语，有无大喊大叫或对空大骂，有无模仿、持续和刻板言语等。缄默不语病人是否能用文字表现出来，有无失语症。

（3）面部表情：有无呆板、欣快、愉快、忧愁、焦虑、痛苦等表情，有无装相作态，这些表情与周围环境的协调性，对医务人员及家属亲友的态度反应如何。

（4）动作行为：有无动作增多或减少，有无怪异姿势与异常动作，如持续、刻板、模仿及强迫动作，有无冲动、伤人、自伤或自杀行为，有无违拗、抗拒、逃避或被动服从等。

2. 对器质性精神障碍病人的精神检查　包括脑器质性精神障碍和躯体疾病所致的精神障碍，除一般精神检查外，还应重点检查以下内容：

（1）意识状态：根据病人的感觉阈、定向力、注意力、思维连贯性、与环境的接触及事后有无遗忘等综合判断其有无意识障碍，辨明意识障碍的程度。

（2）记忆力：常以顺背数字、倒背数字、回忆近期生活事件及往事等方法了解病人的记忆力情况，查明有无记忆缺失，是顺行性遗忘、逆行性遗忘还是阶段性遗忘，是全部遗忘还是部分遗忘，有无错构或虚构。

（3）智能：一般通过病人的常识、计算力、理解力和抽象概括能力综合判断其有无智能减退或痴呆；应根据病人的文化水平、生活经历等不同情况选择合适的内容进行。

（4）人格变化：可将病人发病前后的人格加以比较。病人是否变得被动、懒散、不讲仪表及个人卫生，缺乏同情心和责任感，对人冷酷无情，自我中心，甚或出现偷盗、伤人、放纵的性行为等。

三、体格检查与特殊检查

（一）体格检查

体格检查对于精神障碍的诊断及鉴别诊断十分重要，也是拟定治疗方案的依据。但在临床工作中，往往因病人的精神症状过于突出，吸引了医生的全部注意，或因病人极不合作，使医生对其进行的体格检查可能不够全面和细致，很容易忽略一些重要体征，甚至因而贻误诊断和治疗，对此应引起注意。住院病人应按体格检查的要求系统地进行检查，对门诊或急诊病人也应根据病史有重点地进行体格检查，老年病人或疑有器质性精神障碍的病人更应作为检查的重点。检查时应注意精神障碍病人常伴有的一些躯体征象，如有无发育和营养障碍，有无神经系统体征，有无内分泌障碍等。心、肝、肾功能对于治疗用药有重要意义，也应重点检查。

（二）特殊检查

特殊检查资料可以帮助确定疾病的性质，为正确诊断提供必要依据。对于感染、中毒或某些躯体疾病所引起的精神障碍，这些检查就更为重要。一般病人的常规实验室检查项目主要包括血、尿、便常规，肝功能检查，心电图检查和胸部X线检查等。老年病人应注意检查血压、血脂、血糖。怀疑有脑器质性精神障碍的病人，必要时注意检查脑脊液。根据病情还可有针对性地选择某些辅助检查，如脑电图、脑CT/MRI、脑血管造影，以及一些特殊的生化和内分泌检查等。

四、精神科的诊断过程

由于精神疾病没有躯体体征或诊断性的检验，诊断在很大程度上依赖于临床病史和精神症状，因此对这两方面临床资料的分析在精神疾病的诊断中占有十分重要的地位。医生应根据病史和精神状况检查的结果，对疾病的发病基础、疾病发生发展规律以及临床症状和综合征特点等诸方面进行科学、全面、系统地分析，从而得出尽可能正确的印象或诊断。目前，临床上对精神障碍的诊断主要采用症状学诊断和疾病分类学诊断分两步走、纵横交叉的诊断思路和方法。

（一）横向诊断

首先确定有哪些精神症状，精神症状的性质、强度、频度和持续的时间；然后确定以主要症状为核心的各种症状之间的横向联系，即对各症状的特点、症状间的相互关系、症状的变化和发展以及整个精神状态与外界环境的联系来进行分析，从而作出症状学诊断。如幻觉是精神科常见症状，可见于多种精神疾病，应考虑其种类、性质、来源、数量、内容、持续时间的长短、出现时的意识状态、病人对幻觉感受的真实程度以及幻觉对病人精神活动的影响等情况，分析它在诊断及鉴别诊断中的意义。

（二）纵向诊断

确定症状和症状学诊断后，再纵向分析发病基础、病因学、病程特点，同时将这些因素与横断面的症状学诊断联系在一起。在横向的症状学诊断确定后，要考虑多种可能的疾病分类学诊断假设，在纵向分析的过程中逐一排除或保留。

1. 发病基础 分析病人的一般情况（年龄、性别、婚姻、职业等）、既往史、个人史、家族史以及发病当时的躯体状况等，可确定疾病发生和发展的基础，并为确定疾病的性质提供启发。如初次发病的老年病人应首先考虑脑器质性精神障碍，接触有毒工种者应考虑是否有中毒性精神障碍，癔症病人多有情感丰富、暗示性强、自我中心和富于幻想的性格特征。故对年龄、职业、病前性格的分析均有助于诊断。

2. 病因 通过对病因的分析可以协助诊断。精神疾病的病因有躯体因素、遗传因素、精神因素及原因不明等。由躯体或遗传因素引起的精神疾病，如脑器质性精神障碍、症状性精神障碍及智力低下，体格检查及实验室检查方面可有相应的阳性所见。急性应激性精神病、癔症等疾病的发作必然有明显的精神创伤。事实上，许多精神疾病的发病是多种因素共同作用的结果，而非单一因素所致。故对于不同的病人，应具体情况具体分析，确定这些因素是致病因素、诱发因素还是无关因素，以协助诊断。

3. 起病及病程 起病形式分急性、亚急性和慢性三种类型，在时间标准的划分上意见不尽一致。多数学者认为：从潜伏期或症状的最初出现到疾病症状的充分显现或极盛时期，在2周以内者为急性起病，在2周以上至3个月以内者为亚急性起病，历时3个月以上者为缓慢起病。病程发展总体特点有进行性、间歇性、发作性、迁延性和周期性等几种形式。急性发病常为癫痫、中毒或感染所致精神障碍、癔症、反应性精神障碍等。精神分裂症多为隐袭起病，呈进行性病程。心境障碍以多次发作、每次发作均可完全缓解为特征。如有发作性病程，应综合分析疾病发作及终止的急缓情况、临床表现、间歇期是否完全正常、发作与月经有无关系、是否受心理社会因素影响、有无躯体疾病等情况，再结合实验室检查结果考虑诊断。

第四节　精神障碍的分类与诊断标准

一、精神障碍的分类原则

在精神疾病诊断与分类的原则上，长期以来形成病因学与症状学两种原则并存的局面。

（一）病因学分类原则

疾病按病因分类，是各科共同追求的理想目标。病因已明或相对较明确的精神疾病在精神科临床中所占比例较低，在我国不到10%。病毒性脑炎、脑血管病、慢性酒精中毒等器质性和精神活性物质所致精神障碍都是病因学命名的。应激反应、适应障碍以及心理因素相关生理障碍也是按病因学原则分类的。

（二）症状学分类原则

大部分功能性精神障碍虽然可能有遗传病因，可能是DA、5-HT等神经递质的生化代谢障碍，但至今仍然是病因不明，只能按主要临床症状和症状群的不同进行分类，如精神分裂症、偏执性精神病、心境障碍、焦虑症等。主要症状变化时，可以导致诊断的改变。临床症状符合两种或多种疾病的诊断标准时，可以两种或多种疾病共病诊断。

对精神障碍根据症状学进行分类，有助于将疾病分为精神疾病或是神经症，有助于对症治疗。但对全部精神障碍按病因学进行分类是未来的远景目标。目前我国分类系统对能进行病因分类的以病因进行分类，大部分疾病很难用病因进行分类，便结合两种原则进行分类。

二、精神障碍的诊断

（一）诊断标准

精神障碍的诊断标准包括内涵标准和排除标准两个部分，前者又包括症状学、症状严重程度或功能损害、病期、病因学等指标，其中症状学是最基本的，并分为必备症状和伴随症状。

（二）等级诊断

大多数精神障碍的病因不清，而且症状可以交叉出现，对某病人的诊断可以亦此亦彼。因此，常常以下面两种方法对疾病诊断进行等级排序：

1. 按疾病的严重程度　从重到轻分主次，分别为：器质性精神障碍、精神分裂症、情感障碍、神经症和人格障碍。如果符合较重的诊断，就不要作出较轻的诊断。

2. 按需要处理情况的紧急程度　区分主次，例如，某病人同时存在情感障碍和人格障碍，如果前者已经缓解，则人格障碍上升为主要诊断。

（三）诊断分类系统

1. 世界卫生组织国际疾病分类　第二次世界大战前，不同地区或国家的学者按照各自的观点及传统习惯，对精神疾病进行分类。第二次世界大战后，许多国家的学者意识到需要制订一个多数人能接受的统一的分类和诊断系统，这将对不同地区精神疾病流行病学调查的比较研究、提高精神疾病的诊断、治疗、科研水平以及加强国际学术交流起到积极的推动作用。1992年世界卫生组织国际疾病分类（International Classification of Diseases，ICD）-10包括各科疾病，被多个国家所采用，国际影响力大。精神障碍是其中的第五章，其主要分类要点如下：

F00~F09　器质性，包括症状性精神障碍

F10~F19　使用精神活性物质所致的精神及行为障碍

F20~F29　精神分裂症、分裂型及妄想性障碍

F30~F39　心境（情感性）障碍

F40~F49　神经症性、应激性及躯体形式障碍

F50~F59　伴有生理紊乱及躯体因素的行为综合征

F60~F69　成人的人格与行为障碍

F70~F79　精神发育迟缓

F80~F89　心理发育障碍

F90~F98　通常起病于儿童及少年期的行为及情绪障碍

F99　未特定的精神障碍

2. 美国精神病学会《精神障碍诊断与统计手册》（*Diagnostic and Statistical Manual of Mental Disorders*，*DSM*）　DSM是国际上影响较大的另一诊断系统。该系统与ICD诊断系统有不同之处，主要表现为：① 以描述性诊断为特点，摆脱了不同学派的干扰；② 使用多轴诊断。2013年出版的DSM-5将精神障碍主要分为22类，具体如下。

（1）神经发育障碍。

（2）精神分裂症谱系及其他精神病性障碍。

（3）双相及相关障碍。

（4）抑郁障碍。

（5）焦虑障碍。

（6）强迫及相关障碍。

（7）创伤及应激性障碍。

（8）分离障碍。

（9）躯体症状及相关障碍。

（10）喂食及进食障碍。

（11）排泄障碍。

（12）睡眠–觉醒障碍。

（13）性功能失调。

（14）性别烦躁。

（15）破坏性、冲动控制及品行障碍。

（16）物质相关及成瘾障碍。

（17）神经认知障碍。

（18）人格障碍。

（19）性欲倒错障碍。

（20）其他精神障碍。

（21）药物所致的运动障碍及其他不良反应。

（22）可能成为临床关注焦点的其他状况。

3. 国内精神障碍分类与诊断标准　目前，国内精神障碍分类与诊断标准为《中国精神疾病分类与诊断标准》第3版（Chinese classification and diagnostic criteria of mental disorders，CCMD-3）。1958年南京会议推出第一个分类方案，将我国精神疾病划分为14类，该草案未予正式公布。1978年归纳为十类，名为《中国精神疾病分类与诊断标准（试行草案）》（CCMD-1）。1981年在苏州召开的中华医学会精神分裂症专题学术会议对试行草案重新修订，首次制订了我国精神分裂症的诊断标准，并将精神障碍分为13类，命名为《中华医学会精神病分类–1981》，作为我国正式的分类系统。1984年在黄山召开了全国情感性精神病专题学术会议，将1981年公布的正式分类方案又作了修订，由13类增加到14类，同时又修订了精神分裂症的诊断标准。1987年，中华医学会神经精神科学会成立了中国精神疾病分类方案与诊断标准制订工作委员会，参照国际分类方案，结合我国国情，拟定了我国新的疾病诊断标准与分类方案。1989年，在西安召开的中华神经精神科学会常委扩大会议上通过了《中国精神疾病分类与诊断标准》第2版。为了和国际分类相一致，第2版一个较大的变动是将精神疾病重新合并为10类。根据CCMD上两版的应用，特别是CCMD-2-R使用过程中存在的一些争议以及与国际接轨的需要，《中国精神障碍分类与诊断标准》第3版工作组在1996年召开黄山会议，并于1996—2000年期间，通过41家精神卫生机构负责对17种成人精神障碍及部分儿童有关精神障碍的分类与诊断标准完成了前瞻性随访测试，完成了CCMD-3编制。CCMD-3兼用症状分类和病因病理分类方向，例如器质性精神障碍、精神活性物质和非成瘾物质所致精神障碍、应激相关障碍中的某些精神障碍按病因病理分类，而"功能性精神障碍"则采用症状学的分类。CCMD-3的分类如下：

0　器质性精神障碍（organic mental disorders）

1　精神活性物质所致精神障碍或非成瘾物质所致精神障碍（mental disorders due to psychoactive substances or non-addictive substances）

2　精神分裂症和其他精神病性障碍（schizophrenia and other psychotic disorders）

3　心境障碍（情感性精神障碍）（mood disorders；affective disorders）

4　癔症、应激相关障碍、神经症（hysteria，stress-related disorders，neurosis）

5　心理因素相关生理障碍（physiological disorders related to psychological factors）

6　人格障碍、习惯和冲动控制障碍、性心理障碍（personality disorders，habit and impulse disorders，psychosexual disorders）

7　精神发育迟滞与童年和少年期心理发育障碍（mental retardation，and disorders of psychological development with onset usually occurring in childhood and adolescence）

8　童年和少年期的多动障碍、品行障碍和情绪障碍（hyper kinetic，conduct，and emotional disorders with onset usually occurring in childhood and adolescence）

9 其他精神障碍和心理卫生情况（other mental disorders and psychological health conditions）

（四）多轴诊断

多轴诊断是指采用不同层面或维度来进行疾病诊断的一种诊断方式，可以综合评估病人的心身状况，利于有针对性地全面处理。在DSM系统中，从DSM-Ⅲ开始使用多轴诊断，目前使用的DSM-Ⅳ共有5个轴，分别为：

轴Ⅰ：临床障碍　可能成为临床注意焦点的其他情况。

轴Ⅱ：人格障碍；

　　　精神发育迟滞。

轴Ⅲ：躯体状况。

轴Ⅳ：社会心理和环境问题。

轴Ⅴ：综合功能评估。

（张旺信）

学习小结

本章主要介绍了精神障碍定义、脑与精神活动关系，精神障碍的常见病因，精神障碍的检查与诊断，精神障碍的分类和诊断原则，常用的精神障碍分类系统。

通过本章的学习，我们掌握了精神障碍概念、病因因素、分类原则，熟悉了精神障碍的检查与诊断，精神障碍诊断中的主要目标，诊断中的等级原则，国内和国际常用的精神障碍分类和诊断系统，为各类精神障碍的诊断和治疗打下了基础。

复习参考题

一、选择题

1. 病因相对不明确的精神障碍是
   A. 甲基苯丙胺所致幻觉症
   B. 多发梗死所致抑郁状态
   C. 严重精神刺激后的精神分裂症
   D. 癌症伴发的抑郁状态
   E. 脑炎所致幻觉状态

2. 在精神障碍病史采集中，最重要的部分是
   A. 主诉

B. 个人史

C. 家族史

D. 现病史

E. 既往史

3. 以下说法正确的是
   A. 精神病是遗传性疾病
   B. 中枢神经系统感染和外伤可导致精神障碍
   C. 精神障碍都是精神刺激的结果

D. 精神病不是遗传性疾病

E. 精神障碍不是精神刺激的结果

4. 恐缩症的流行是中国、印度和东南亚居民中特有的现象，这说明精神障碍的发病因素可能是

A. 心理应激

B. 社会文化

C. 社会变迁

D. 遗传

E. 遗传与环境

5. 不属于精神障碍诊断标准的是

A. 症状学标准

B. 实验室标准

C. 病程标准

D. 严重程度标准

E. 排除标准

答案: 1. E　2. D　3. B　4. B　5. B

二、简答题

1. 精神障碍的常见病因有哪些?

2. 精神障碍的诊断过程包括哪些基本步骤?

3. 精神障碍的诊断和分类原则是什么?

神经认知障碍及相关疾病

第一节　概述

神经认知障碍（neurocognitive disorder，NCD）是一组以获得性认知缺陷为主要临床表现的障碍，包括谵妄、轻度神经认知障碍、重度神经认知障碍（痴呆）等以认知缺陷为主要临床表现的综合征。其核心症状是认知功能的损害，这种损害往往是个体功能衰退的一种表现。

神经认知障碍是一组综合征，涉及许多脑部和躯体疾病。在ICD-10中，置入"器质性（包括症状性）精神障碍"类别下，标明其由脑部疾病或躯体疾病引起的精神综合征亚型。传统上，根据脑功能紊乱是原发性还是继发性，可将器质性精神障碍分为脑器质性精神障碍和躯体疾病所致精神障碍。脑器质性精神障碍是由脑部病变所致的一类精神障碍，而躯体疾病所致精神障碍是脑以外的躯体疾病引起的机体水电解质代谢异常、内分泌紊乱、血液内毒素增加等严重的内环境破坏，继而引起脑功能紊乱所致的一类精神障碍。在临床实践中，脑器质性精神障碍和躯体疾病所致精神障碍往往不能截然分开，如系统性红斑狼疮所致精神障碍，既有脑的病理或病理生理改变，也有机体内环境的紊乱。

在DSM-Ⅳ中，神经认知障碍的相应类别称为"谵妄、痴呆、遗忘以及其他认知障碍"。在DSM-5中，神经认知障碍的分类为：谵妄；轻度神经认知障碍；重度神经认知障碍。在ICD-11中，将神经认知障碍分为：谵妄；轻度神经认知障碍；遗忘障碍；阿尔茨海默病所致痴呆等多种障碍。

第二节 常见临床综合征

一、谵妄

谵妄（delirium）是一种以意识障碍、注意障碍以及广泛认知障碍为主要临床表现的非特异的综合征，常伴有知觉、思维、记忆、精神运动、情绪和睡眠-觉醒周期的功能紊乱。因通常起病急，病情波动大，又称急性脑综合征（acute brain syndrome）。

谵妄可发生于任何年龄，但常见于老年病人和伴有严重躯体疾病的病人。在社区一般人群中，谵妄患病率为1%~2%，85岁以上的老年人群中谵妄患病率可高达14%。在医院住院病人中谵妄患病率为6%~56%。

（一）病因

引起谵妄的因素：

① 感染：中枢神经系统感染，呼吸道、尿路和软组织等外周感染；② 颅内疾病：颅内出血、卒中或者肿瘤；③ 急性代谢紊乱：血糖、电解质紊乱等；④ 内分泌紊乱：甲状腺、甲状旁腺、肾上腺皮质功能亢进或低下；⑤ 躯体疾病：心肌梗死、心律失常、心力衰竭、严重的贫血、低氧血症、高碳酸血症、慢性阻塞性肺疾病恶化和肝肾衰竭等；⑥ 药物：药物过量、中毒或成瘾物质的撤药反应等；⑦ 营养缺乏：维生素B_1缺乏、维生素B_{12}缺乏、叶酸缺乏等；⑧ 其他：视听障碍、抑郁症、认知功能损害等。

（二）临床表现

1. 注意障碍 是谵妄的核心症状，注意障碍主要表现为注意的指向、集中、维持和转换困难，病人反应迟缓，任何新奇的刺激均很难引起病人的注意；注意涣散，无法集中注意力，以致交谈过程中经常离题；有时则表现为注意转移困难，思维停滞不前，跟不上医生的问话节奏。

2. 意识障碍 主要表现为意识清晰度水平下降，定向能力减弱。谵妄常进展较快，病情波动较大，具有昼轻夜重的特点。

3. 定向障碍 病人不能辨识周围环境、人物甚至自我。轻度谵妄时，主要表现为时间、地点定向障碍，严重者可出现人物和自我定向障碍。

4. 认知障碍 包括感知觉障碍、思维障碍以及记忆障碍等。感知觉障碍可有大量的错觉和幻觉，其中以幻视尤为常见，幻觉的形象生动鲜明，内容多为战争、昆虫等恐怖场面。思维障碍包括思维形式障碍和思维内容障碍。思维形式障碍主要表现为思维不连贯，句与句甚至词与词之间缺乏内在的逻辑联系；思维内容障碍主要表现为妄想，其中以被害妄想最为常见，相对不系统，片段多变。记忆障碍一般以即刻和近期记忆损害为主。

5. 情感障碍 可表现为焦虑、淡漠、恐惧、愤怒、易激惹和欣快等情绪状态，情绪稳定性差，情绪转换不能预测和自控。

6. 运动行为障碍 可表现为不协调性精神运动性兴奋，病人激越、兴奋、冲动、行为紊乱，言行举止不符合社会规范，如大声喧哗、对空谩骂、随地大小便等；亦可表现为精神运动性抑制，如嗜睡、淡漠、少语或不语、被动、退缩、动作缓慢，行为活动明显减少，经常卧床或呆坐不语。

7. 睡眠−觉醒障碍 主要表现为睡眠节律紊乱。病人睡无定时，经常白天困顿，夜间激越，入睡困难以及整夜清醒，部分病人会有昼夜颠倒。

（三）诊断

谵妄需结合病史、典型的临床症状（急性起病、注意和意识障碍、广泛性认知功能损害、波动性病程）、躯体检查、精神检查和辅助检查等作出诊断，根据病史、躯体检查和实验室检查等进一步明确谵妄的病因。ICD−10标准的诊断要点如下：

1. 意识模糊，即对环境的感知清晰度下降，伴有集中、保持或转移注意的能力减退。

2. 认知紊乱，表现为以下两项。

（1）即刻回忆和近期记忆损害，远期记忆相对完整。

（2）时间、地点或人物定向障碍。

3. 至少存在下列精神运动性障碍中的一项。

（1）迅速、不可预知地从活动减少转变到活动过多。

（2）反应时间延长。

（3）语流增加或减少。

（4）惊跳反应增强。

4. 睡眠或睡眠觉醒周期障碍，至少表现出下列中的一条。

（1）失眠（严重时睡眠可完全缺失，白天可出现也可不出现瞌睡），或睡眠−觉醒周期颠倒。

（2）症状在夜间加重。

（3）令人苦恼的梦和梦魇，可延续为觉醒后的幻觉和错觉。

5. 症状发生急，并有昼夜波动。

6. 病史、躯体和神经系统检查或实验室检查的客观依据，说明存在大脑或全身性疾病（与精神活性物质无关），并推断它与1~4各项的临床表现有关。

（四）治疗

谵妄的治疗包括病因治疗、对症治疗和支持治疗。首先需要纠正谵妄病因，病因治疗是谵妄的根本性治疗措施，积极治疗导致谵妄的原发性脑器质性疾病或躯体疾病非常重要。针对精神症状进行必要的对症治疗，应用小剂量氟哌啶醇口服或注射，能有效地控制兴奋躁动。非典型抗精神病药物如利培酮、奥氮平和喹硫平等抗胆碱能副作用小，可以控制谵妄病人的急性精神运动性紊乱，目前在临床上应用日渐广泛。由于苯二氮䓬类药物有可能加重病人的意识障碍，应谨慎使用。支持治疗包括维持水、电解质平衡、适当给予维生素及营养。病人置于安静、昼夜光线变化鲜明、陈设简单的病室中，最好有亲属陪伴，以减少其焦虑和易激惹。良好的护理是治疗中的重要环节，预防因幻觉、错觉产生的意外。

二、痴呆

痴呆（dementia）是一组较严重的、持续的认知障碍，临床上以缓慢出现的智能减退为主要特征，同时伴有不同程度的人格改变和社会功能下降，但无意识障碍。多起病缓慢，病程较长，故又称慢性脑综合征。

（一）病因

① 中枢神经系统变性疾病：阿尔茨海默病、额颞叶痴呆、路易体痴呆、尼曼-皮克病等；② 脑血管病变：多发梗死性痴呆、脑静脉病变等；③ 代谢性疾病：甲状腺功能亢进或低下、甲状旁腺功能亢进或减退、肾上腺皮质功能亢进、肝豆状核变性、尿毒症等；④ 颅内疾病：颅内感染、肿瘤和硬膜下血肿等；⑤ 颅脑外伤；⑥ 中毒性脑病：酒精、一氧化碳和有机物中毒等；⑦ 营养缺乏：维生素B_1缺乏性脑病、维生素B_{12}缺乏、叶酸缺乏等；⑧ 其他：低氧血症、类肉瘤病等。

（二）临床表现

痴呆的发生多缓慢隐匿，临床表现主要包括认知功能缺损、社会功能减退和精神行为症状三个方面。

1. 认知功能缺损　近记忆受损是最早的核心临床表现之一。轻度痴呆者出现近事记忆障碍，病人很难记住新近发生的事情，远事记忆的缺损不明显，对日常生活虽有影响但不很严重。中度痴呆者则近事记忆障碍非常严重，物品放在何处瞬间即忘，外出不记得回家的路，明显影响日常生活，学习新知识的能力明显下降，尚保留片段的远事记忆。严重痴呆病人则近事记忆完全丧失，甚至不认识自己的亲人，远事记忆障碍也越来越明显，记不起个人重要的生活事件。随着病情进展，思维变得缓慢、贫乏，理解力、判断力和抽象思维能力越来越差，注意力受损，可出现计算困难，时间、地点和人物定向力障碍。

2. 社会功能减退　痴呆病人的社会功能减退程度与其认知功能缺损严重程度密切相关。痴呆早期，病人认知功能缺损较轻，日常生活能力一般无明显损害，但学习新知识、掌握新技能的能力下降，工作效率下降，对事物缺乏兴趣，容易疲劳，回避复杂的工作和任务。随着痴呆的进展，智能进一步衰退，社会功能下降明显，中度痴呆病人只能做简单的家务，其他都需家人督促和照料；重度痴呆病人智力障碍严重，丧失生活自理能力和言语交流能力，会有大小便失禁的现象。

3. 精神行为症状　痴呆早期，病人对自己认知功能的减退有一定的自知力，常出现焦虑、抑郁和情绪不稳等。后期病人则出现情感淡漠、幼稚、愚蠢性欣快和哭笑无常等。人格障碍出现较早，表现为人格改变或原先人格特征的释放，变得不爱清洁、不修边幅、暴躁易怒、自私多疑等。由于记忆障碍和智能减退，可引起短暂、变化多样、片段的妄想，如被窃、嫉妒和被害妄想，也可有片段的幻觉。随着病情进展，病人可能出现外出乱跑、捡拾垃圾藏于屋内等行为，部分病人出现丧失伦理道德的行为，如性犯罪或偷窃等。

（三）诊断与鉴别诊断

1. 诊断　痴呆的诊断依赖于可靠的病史、精神状态检查、神经心理学测试、神经系统检查及各项相关的辅助检查。首先要确定是否存在智能减退，主要依靠详细询问病史，了解病人何时出现智能减退，包括工作、学习和记忆能力等；并要进行细致的精神检查，特别是记忆、计算、理解和判断等智能检查。然后根据痴呆的诊断标准作出诊断。量表是应用广泛的检查工具，如简易精神状态检查（mini-mental state examination，MMSE）、长谷川痴呆量表（Hasegawa dementia scale，HDS）、蒙特利尔认知评估量表（Montreal cognitive assessment，MoCA）、日常生活活动（activities of daily living，ADL）能力量表等。这些量表对筛选痴呆病人和判定严重程度很有帮助。此外，对痴呆病人进行详细的体格检查非常重要。神经影像、电生理和实验室检查等也有助于明确诊断与鉴别诊断。

2. 鉴别诊断

（1）谵妄：痴呆和谵妄都有记忆障碍及认知功能损害，特别是在老年病人中有时不易鉴别。谵妄起病急骤，病程较短，认知障碍呈现昼轻夜重的波动，注意和感知障碍明显，意识障碍、幻视及片段的妄想较痴呆多见，均有助于鉴别。由于痴呆病人对社会心理及各种躯体疾病应激特别敏感，容易导致谵妄而住院，一定要注意评估两者是否并存。

（2）抑郁症：严重的抑郁症病人可表现为思维迟缓、注意力下降、意志减退、对环境反应冷淡，显得迟钝呆滞，易被误诊为痴呆。但抑郁症是以负性情绪为核心症状，记忆障碍不明显，使用抗抑郁药物有效。

（四）治疗

痴呆的治疗首先为病因治疗，针对导致痴呆的可能病因进行积极治疗，如肿瘤、药物、中毒、外伤、营养缺乏等。目前缺乏治疗认知功能缺损的特效药，虽然部分益智药物现已得到广泛应用，但长期疗效有待观察。伴精神症状者可对症使用抗精神病药物，伴抑郁者可用抗抑郁药物改善症状。除了药物治疗外，关注病人躯体疾病，提供安全、舒适的生活环境是提高病人生活质量的重要环节。

三、遗忘综合征

遗忘综合征（amnestic syndrome）又称科尔萨科夫综合征（Korsakoff syndrome），是由脑器质性病理改变所导致的一种选择性或局灶性认知功能障碍，以近事记忆障碍为主要特征。病人为弥补记忆障碍或遗忘的缺陷，常产生错构或虚构现象，无意识障碍，其他认知功能保持完好。

（一）病因

长期大量饮酒导致维生素B$_1$缺乏是遗忘障碍的最常见病因，胃癌以及严重营养不良所致维生素B$_1$缺乏亦可导致本症。其他原因包括脑外伤、外科手术、血管性病变、缺氧、一氧化碳中毒、第三脑室肿瘤等。

（二）临床表现

主要表现为近事记忆障碍，特别是近期接触过的人名、地名和数字最易遗忘，为了弥补这些记忆缺陷，常产生错构和虚构。病人意识清晰，其他认知功能可保持完好，常伴有情感迟钝和缺乏主动性。严重记忆缺陷的病人常有定向障碍，特别是对时间、地点不能辨别，但罕有自我定向障碍。病人学习新知识的能力明显下降，也难以回忆新知识，明显影响社交和职业功能。

（三）诊断与鉴别诊断

1. 诊断 遗忘综合征诊断主要依据：① 近事记忆障碍；② 无即刻记忆损害、无意识障碍及注意障碍，或完全性痴呆；③ 躯体、神经系统、辅助检查发现有相关脑损伤或脑部疾病史；④ 错构、虚构、情绪改变和意志减退等有助于诊断。

2. 鉴别诊断

（1）心因性遗忘症：常有严重的创伤性的生活事件，临床上也表现为局限性或选择性遗忘，遗忘的内容与创伤性生活事件有关，通常没有学习和回忆困难。

（2）癫痫发作后遗忘：一般根据病史和脑电图检查可鉴别。

（3）谵妄：有明显的意识障碍，起病急骤，病程短，认知障碍具有波动性，均有助于鉴别。

（4）痴呆：除有记忆障碍外，还有明显其他智能维度的障碍，以及失语、失用、失认等认知功能缺损。

（四）治疗

首先及早针对可治疗的病因进行治疗，如酒精依赖者戒酒并补充维生素B_1；其次，制订康复训练计划，如强调每日坚持读报、看新闻，训练记忆电话号码等，帮助病人恢复记忆，提高病人的生活质量。大剂量的维生素B_1可以改善很多病人的定向障碍和虚构，但是对记忆障碍改善不明显。由于本病已发生脑局灶性器质性病理改变，尽管发现与治疗及时，预后仍欠佳。

第三节 与神经认知障碍有关的常见脑部疾病

一、阿尔茨海默病

阿尔茨海默病（Alzheimer disease，AD）是一种病因未明的中枢神经系统原发性退行性脑变性疾病，以进行性智能衰退为临床特征，同时伴有精神行为异常和社会功能减退。本病隐袭起病，病程呈进行性不可逆，病程通常为8~10年。1906年德国神经精神病学家Alzheimer报告了首例病人，大脑病理解剖时发现了该病的特征性病理变化：老年斑、神经原纤维缠结和神经元脱失。

AD是一种常见的老年期疾病，65岁及以上的老年人患病率为2%~5%，患病率随着年龄的增长而增加，本病通常为散发，女性多于男性，女性AD的患病率为男性的1~2倍。

（一）病因与发病机制

AD的病因较为复杂，其发病机制尚未完全阐明。可能的病因及发病机制如下：

1. **遗传因素**　研究发现AD有一定家族聚集性，说明遗传因素在发病中起着一定作用。近年来发现，三种早发型家族性常染色体显性遗传的AD致病基因，分别为位于21号染色体上的*APP*基因、14号染色体上的早老素1基因（*PS1*）及1号染色体上的早老素2基因（*PS2*）。此外，载脂蛋白E（*APOE*）基因是晚发型AD的重要危险基因，*APOE*基因位于19号染色体，在人群中有3种常见亚型：ε2、ε3和ε4，其中ε3最常见，ε2最少。*APOE*ε2等位基因具有保护作用，而*APOE*ε4等位基因携带者患AD的风险增加，并可使发病年龄提前。

2. **神经病理改变**　AD病人大体病理呈弥漫性脑萎缩，重量常较正常大脑轻20%以上或小于1 000g，脑回变窄，脑沟变宽，第三脑室和侧脑室异常扩大，尤以颞、顶、前额叶萎缩更明显，海马萎缩明显，而且这种病理改变随着病变程度而加重。镜下病理包括老年斑、神经原纤维缠结、海马锥体细胞的颗粒空泡变性、神经元缺失及轴索和突触异常断裂、星形胶质细胞增生、小胶质细胞增生和血管淀粉样变等，并以老年斑、神经原纤维缠结和神经元减少为主要特征。

3. **β-淀粉样蛋白（amyloid β-protein，Aβ）代谢异常**　老年斑是AD脑特征性病理改变，其核心成分为Aβ。Aβ由细胞分泌，在细胞基质沉淀聚积之后则有很强的神经毒性，可诱导tau蛋白过度磷酸化、炎症反应和神经元死亡等一系列病理过程。正常老年人脑内也可出现老年斑，但数量比AD病人明显少。目前认为Aβ的生成和清除失衡是神经元变性和痴呆发生的始动因素。

4. **神经原纤维缠结（neurofibrillary tangles，NFT）**　NFT亦是AD的病理特征之一，NFT主要成分是高度磷酸化的微管相关蛋白tau蛋白，tau蛋白主要分布于神经元轴突，起稳定微管的作用，过度磷酸化的tau蛋白则丧失了对微管的稳定作用。在正常成人脑中也可观察到一定比例高度磷酸化的tau蛋白，但这一比例远比AD脑组织低。

5. **神经递质异常**　AD病人大脑中许多对学习和记忆等认知功能有重要作用的神经递质存在异常，如乙酰胆碱、单胺、氨基酸类和神经肽等。AD病人的皮质和海马的胆碱乙酰转移酶（ChAT）减少，胆碱能神经元合成和释放乙酰胆碱明显减少，乙酰胆碱的缺乏不仅与痴呆的认知功能障碍密切相关，而且也与病人的生物节律改变和谵妄有关。

（二）临床表现

AD通常起病隐匿，持续进行性病程。临床表现可分为认知功能障碍症状、人格改变和精神行为症状，伴有社会功能减退。

1. **认知功能障碍**

（1）记忆障碍：是AD早期的突出症状，早期主要累及近期记忆，记忆保存和学习新知识困难。表现为好忘事，经常丢三落四；不能记住新地址、新场所，常迷失方向，甚至在自家附近熟悉的地方也容易走失。病人学习新知识、掌握新技能的能力减退，只能从事简单的工作。随着疾病进展，远期记忆也逐渐受累，如记不住自己的生日、家庭住址和生活经历。严重时，连自己的姓名、年龄等都不能准确回答，甚至可出现错构和虚构。

（2）视空间和定向障碍：也是AD的早期症状之一。由于记忆力下降，病人对时间、地点和人物的定向力亦进行性受累，如常在熟悉环境中迷失方向，走错卧室，外出散步则常常迷路。尽管病人的定向力受到损害，但意识水平并未受损。

（3）言语障碍：早期AD病人一般性社交语言能力相对保持，深入交谈可发现病人语言内容空洞、重复和赘述。中期常出现明显的言语障碍，表现为言语不畅、理解和复述能力差。言语障碍进一步发展可出现语法错误、语句颠倒，最终胡乱发音或变得缄默不语。

（4）失认和失用：失认以面容认识不能最常见，不认识自己的亲人和朋友，甚至不认识镜子中自己的影像。失用表现为不能正确地以手势表达，无法做出连续的动作，如不会使用筷子、勺子等。

（5）智力障碍：以全面性智力减退为特征，表现为思维迟缓，不能进行抽象逻辑思维，不能区分事物的异同，不能进行分析归纳，说话常自相矛盾而不能觉察。

2. 人格改变　额颞叶受累的病人常有人格改变，表现为懒散、退缩、自我中心、敏感多疑；言语粗俗、常训斥他人；行为紊乱，常捡拾垃圾、乱拿别人物品；亦可表现为本能活动亢进，当众脱光衣服、做不雅动作等。

3. 精神行为症状　AD病人的精神行为症状常见于疾病的中晚期，常见的精神症状有幻觉、妄想、抑郁和焦虑等。幻觉中以幻视较为多见，如看见家中有其他人，或在客厅行走或与自己同卧床上。妄想以被窃妄想和嫉妒妄想多见，这些荒谬的想法有时可能会导致病人对他人进行暴力攻击。抑郁情绪在AD病人中较为常见，部分AD病人在早期被误诊为抑郁症。此外，焦虑不安也较常见，病人常对一些无关紧要的事情担忧。常见的行为症状有无目的徘徊、激越、反复抱怨等。有的病人可于黄昏或夜间出现错乱、幻觉和妄想，称为日落综合征（sundowner syndrome）。神经系统检查在早期无明显异常，在疾病进展中，可出现肌张力增高、震颤等锥体外系症状，也可出现强握、吸吮等原始反射。晚期可出现癫痫样发作。

4. 社会功能减退　早期AD病人，社会功能尚可，日常生活能力一般无明显损害，能从事简单工作。随着疾病的进展，智能进一步衰退，社会功能下降明显。中期AD病人，需要家人进行日常监护，生活需家人督促和照料。在疾病晚期，AD病人生活自理能力和社会功能极差，甚至完全丧失自理能力。

- - - - - - - - - -

典型案例　女，67岁，3年前逐渐出现记忆力减退，表现为丢三落四，经常买错东西。后渐出现远记忆力减退，反应迟钝，重复言语。近2个月来症状加重，独自走出家门不知道回家，急躁易怒、性格孤僻、自私、固执、走路不稳、不知大小便、生活基本不能自理，既往无特殊病史。精神检查：神志清楚、表情呆滞、目光无神、流涎、语言不利、说话颠三倒四、反应迟钝、步态蹒跚、记忆力及理解能力差、判断及定向能力明显减退，神经系统体格检查无异常。头颅CT检查：大脑皮质萎缩和脑室扩大。

诊断：阿尔茨海默病

（三）诊断与鉴别诊断

1. 诊断　由于AD病因未明，诊断首先应根据临床表现和认知功能损害情况，判断是否存在神经认知障碍，然后对病史、病程、体格检查和辅助检查的资料进行综合分析，排除其他原因引起的神经认知障碍，才能作出AD的临床诊断，确诊AD有赖于脑组织病理检查。

诊断AD的辅助检查项目应包括：简易精神状态检查（MMSE）、长谷川痴呆量表（HDS）和临床痴呆评定量表（CDR）等神经心理学测试；头颅MRI等影像学检查；脑电图检查；血、尿、粪常规检查；血清钙、磷、钠、钾；肝、肾功能；梅毒和艾滋病毒筛查；血T_3、T_4测定；血维生素B_{12}和叶酸测定等。

ICD-10关于AD的诊断要点：① 存在痴呆；② 潜隐起病，缓慢衰退；③ 无临床证据或特殊检查结果能够提示精神障碍是由其他可引起痴呆的全身疾病或脑部疾病所致（如甲状腺功能减退、高血钙、维生素B_{12}缺乏、烟酸缺乏、神经梅毒、正常压力脑积水或硬膜下血肿）；④ 缺乏卒中样发作，在疾病早期无局限性神经系统损害的体征，如轻瘫、感觉缺失、视野缺损和共济失调（晚期可出现）。

2. 鉴别诊断

（1）年龄相关记忆障碍（age associated memory impairment，AAMI）：指老年人有健忘症状而缺乏痴呆临床证据，是一种正常或生理性、非进行性大脑衰老的表现，其记忆减退主要为记忆再现过程障碍，即不能自如地从记忆库中提取已贮存的信息，如人名、地名、电话号码、邮政编码等，但经提示就能回忆起来。病人往往感到负担，并设法弥补或主动就医。而AD主要涉及近期记忆减退，学习新知识困难，不能贮存和保存记忆。AAMI与早期AD的鉴别可能存在困难，需长期随访才能作出正确判断。

（2）血管性痴呆：起病较急，常有高血压、脑血管病病史，病程呈波动性或阶梯恶化，以认知障碍为主，表现为局限性痴呆，判断力、自知力较好，人格改变不明显，多可见神经系统局灶体征。

（3）正常压力脑积水（normal pressure hydrocephalus，NPH）：多数病因不明。60岁左右发病，男女均可罹患。临床主要表现为痴呆、步态不稳、尿失禁三联症。多亚急性起病，病程呈波动性，常在数月内达高峰。检查脑室对称性扩大，尤以侧脑室前角明显。脑室分流术可缓解症状。

（4）路易体痴呆（dementia with Lewy body，DLB）：渐进性认知功能障碍为必需，以波动性认知功能障碍、帕金森综合征及幻视三大核心症状为临床特点。DLB的认知功能障碍主要表现为复杂的注意力和执行力的早期改变，幻觉、抑郁症和妄想症以一种精神错乱式的模式发生波动，帕金森综合征的运动障碍症状常出现在认知障碍前或后1年时间内。

（5）额颞叶痴呆：早期出现行为和情绪改变或者语言障碍，遗忘出现较晚，影像学显示额叶和颞叶萎缩是额颞叶痴呆的特征，与AD的弥漫性脑萎缩不同。

（6）抑郁症：有明显的抑郁症状，可有抑郁病史和明确的发病时间，认知缺陷不像AD那样呈进行性不可逆的加重。抗抑郁药治疗有效。

（四）治疗与康复

目前尚无特效疗法。主要治疗原则：改善认知功能，对症治疗精神行为方面的症状，降低疾病的进展速度。

1. 改善认知功能的药物治疗

（1）胆碱酯酶抑制剂：和正常人相比，AD病人大脑的胆碱乙酰转移酶和乙酰胆碱减少。有证据显示，这类神经生化改变与AD病人的认知功能损害密切相关，胆碱酯酶抑制剂可用于治疗轻中度AD病人，不仅可以改善病人的认知功能和社会生活能力，还对AD病人的早期精神行为异常治疗有效。此类药物包括：多奈哌齐（donepezil），治疗轻中度AD，不良反应较少，无明显肝功能异常，约1/3的AD病人治疗有效，但不能痊愈；石杉碱甲（huperzine A），能改善病人的记忆，不良反应较少；重酒石酸卡巴拉汀（rivastigmine），用于治疗轻中度AD。

（2）谷氨酸受体拮抗剂：美金刚（memantine），是低亲和力、非竞争性NMDA受体拮抗剂，被推荐用于中重度AD的治疗。

2. 对症治疗 目的是控制伴发的精神行为症状。

（1）抗焦虑药：可用于伴有焦虑、激越、失眠症状的病人，建议使用短效苯二氮䓬类药物，如阿普唑仑、劳拉西泮，且剂量应小，不宜长期使用。使用过程中应注意过度镇静、嗜睡、言语不清、共济失调和步态不稳等副作用。

（2）抗抑郁药：25%~50%的AD病人有抑郁症状，有时抑郁程度较为严重，必要时可采用抗抑郁药治疗。

（3）抗精神病药：有助于控制病人的行为紊乱、激越、幻觉与妄想。新型抗精神病药如利培酮、奥氮平、喹硫平等，因无明显抗胆碱副作用，更适合于AD病人的治疗。起始剂量宜小，加量宜缓，一旦病情控制就应逐步减量。

3. 社会心理治疗 AD病人生活质量的高低、生存时间的长短，与有效的照护关系密切。对轻症病人应重点加强心理支持和行为指导，使病人尽可能长期保持生活自理及人际交往能力；重症病人应加强护理，防止摔伤、自伤，注意营养，预防感染。

二、血管性神经认知障碍

血管性神经认知障碍（vascular neurocognitive disorder，VD）是指由脑血管病变（脑梗死、脑出血、慢性脑缺血等）引起的不同程度的神经认知障碍，分为轻度血管性神经认知障碍和重度血管性神经认知障碍，其中重度血管性神经认知障碍又称血管性痴呆（vascular dementia，VD），本部分主要介绍VD。

VD在65岁及以上的老年人中的患病率为1.2%~4.2%，是一种常见的重度神经认知障碍。其病程的进展呈现明显的阶梯性、波动性，有时可在较长的时期内处于稳定阶段，有的病人记忆力还可能有一定好转，平均病程为4~5年。

（一）病因

导致VD的危险因素尚不清楚，但通常认为与脑血管病的危险因素类似，如高血压、糖尿病、高脂血症、高同型半胱氨酸血症、冠状动脉疾病、心房颤动、吸烟、高龄、卒中病史等。

（二）临床表现

与AD相比，VD的起病相对较急，病程波动较大且可呈阶梯式恶化，临床表现很大程度上取决于脑损伤的部位。早期可有近期记忆力受损、注意力不集中和情绪不稳、抑郁和情感失控等症状。随着病情的进展，会出现其他认知功能受损，主要表现为注意、执行、语言、视空间能力、学习和记忆等方面的受损。早期人格相对完整，晚期可有人格改变。VD的原发疾病是脑血管疾病，可以表现出脑血管病变（包括出血性和缺血性）的局灶性神经系统症状及体征，如假性延髓麻痹，构音障碍，吞咽困难，中枢性面舌麻痹，不同程度的偏瘫、失语、失用或失认，癫痫大发作及尿失禁等。

典型案例　男，65岁，3年前出现记忆力减退，反应迟钝，认识家人但健忘，以近记忆障碍为主，出现右侧肢体无力。在当地医院就诊，给予抗血小板、改善循环、营养神经等治疗后症状有所好转，但未恢复至正常，未继续服用上述药物。此后病情阶梯样进展，记忆力下降明显，并出现行动迟缓，行走需人搀扶，大小便失禁、次数增多。病人病程中无头痛、头晕，无精神异常，无幻觉，无肢体抽搐，无发热。体重无明显下降，大小便失禁。
既往有高血压、2型糖尿病、冠心病病史12年，规律服药，血压最高为185/120mmHg。
查体：血压165/80mmHg，意识清晰，言语流利，动作迟缓，计算力、近记忆力、定向力下降。双瞳孔等大等圆，光反应灵敏。右侧肢体肌力3级，肌张力增高；左侧肢体肌力5级，肌张力正常。右侧Babinski征（＋），左侧Babinski征（－）。感觉检查未见明显异常，共济运动检查欠合作。双下肢轻度水肿。头颅MRI提示左侧大脑半球颞叶缺血梗死灶，并脑内多发缺血性脱髓鞘改变。MMSE：8分，有认知障碍。
诊断：血管性痴呆，高血压3级（极高危），2型糖尿病，冠状动脉粥样硬化性心脏病。

（三）诊断与鉴别诊断

1. 诊断　VD的诊断要点包括：① 认知功能受损为主要临床表现，早期为局限性，且人格相对保持完整，晚期有人格改变；② 有脑血管病的证据，局限性神经系统损害，CT或MRI检查有阳性结果；③ 认知障碍和脑血管病有因果关系，并能排除其他导致认知障碍的原因；④ 起病相对较急，病程波动或呈阶梯性，但总的趋势是进行性的。

2. 鉴别诊断　本病应与AD相鉴别，后者起病缓慢，以逐渐加重的痴呆为主要临床表现，较少出现神经系统局限性损害体征，智能减退程度比VD严重。

（四）治疗与康复

VD的治疗原则：控制脑血管病危险因素，预防脑血管病再发，促进大脑代谢，以阻止疾病进展、改善和缓解症状。目前还没有治疗VD的特效药物。对伴发的精神行为症状可以给予相应的对症治疗。

三、颅内感染所致神经认知及精神障碍

颅内感染所致神经认知及精神障碍是指由病毒、细菌、螺旋体、真菌、原虫或其他微生物及寄生虫等直接侵犯脑组织而引起的神经认知功能障碍，同时伴有精神行为异常。

（一）病毒性脑炎

多急性或亚急性起病，表现为头痛、呕吐、易激惹、怕光、颈部强直及视神经乳头水肿、发

热等。神经认知障碍主要体现在急性期，表现为不同程度的意识障碍和记忆、计算和理解能力减退等认知功能损害，部分病人可出现谵妄。恢复期部分重症病人可遗留程度不一的神经认知障碍。精神症状可以是首发或唯一症状。可表现为精神运动性抑制或精神运动性兴奋，可有幻视、幻听、各种妄想等。癫痫发作相当常见。病人常有比较明显的神经系统症状和体征。

脑炎的诊断一般根据病史、体征及辅助检查。脑脊液、脑电图、病毒分离或病毒抗体测定等检查，可有助于诊断。神经影像学检查如头颅CT，可用于排除颅内占位性病变。

早期抗病毒治疗是关键，在此基础上进行对症和支持治疗。对幻觉、妄想等精神症状可给予适当抗精神病药物。

（二）克-雅病

克-雅病（Creutzfeldt-Jakob disease，CJD），又称朊蛋白病，是朊病毒感染所致的中枢神经系统变性疾病，病理改变累及大脑皮质、小脑、脑干、基底神经节和脊髓，镜检可见神经元脱失及胶质细胞增生。临床表现多为急性或亚急性起病，早期以精神行为症状如焦虑、注意涣散为主，伴有视觉障碍如视力模糊、复视甚至幻视。病程呈进行性发展，很快出现认知障碍及各种神经系统症状。成年人发生迅速进展的智力丧失和肌阵挛，而脑脊液常规检查正常，需考虑本病。脑电图在慢波背景上出现广泛双侧同步双相或三相周期性尖-慢复合波。多数病人在1~2年内死亡，目前无特殊治疗方法。

（三）麻痹性痴呆

麻痹性痴呆是由梅毒螺旋体侵犯大脑而引起的重度神经认知障碍。典型病程常隐匿起病，起初出现构音障碍、反射亢进和癫痫样发作，伴有记忆障碍、易激惹、情绪波动和人格改变等。发生痴呆的同时，可有多种症状，如欣快、幼稚的自夸和夸大妄想等。由于本病病理变化侵犯脑实质、脑膜、中枢神经和脊髓，病人可出现感觉异常、瞳孔改变、言语和书写障碍、腱反射异常等多种神经系统症状和体征。青霉素是各类梅毒治疗的首选药物，但治疗剂量需在脑脊液中达到治疗浓度。抗精神病药和抗抑郁药可用于对症治疗精神行为症状。

（四）小舞蹈病

小舞蹈病又称风湿性舞蹈病，是由A型溶血性链球菌感染引起的自身免疫系统疾病。多发生于儿童与少年期，女性多见。多为亚急性起病，早期表现为情绪不稳、注意力不集中、焦虑不安、易激惹或冲动行为等，舞蹈样动作可不明显，甚至被忽略。随着病情发展，特征性舞蹈样动作逐渐明显，如不治疗，舞蹈样动作可持续2~6个月，其间偶可见木僵或缄默。若病情复发，可出现神经症或抑郁症状，遗留人格障碍或抽动障碍。

四、自身免疫性疾病所致神经认知及精神障碍

自身免疫性疾病指机体对自身抗原发生免疫反应而导致自身组织损害所引起的疾病。当病理损害和功能障碍仅限于颅内时，除了相应的局限性神经功能障碍，还会出现精神障碍。

（一）多发性硬化

多发性硬化（multiple sclerosis，MS）是一种自身免疫病，以中枢神经系统白质炎性脱髓鞘

病变为主要特点，以病灶的空间多发和时间多发为临床特点，除了病变部位对应的局限性神经系统症状，还可出现精神症状，多表现为抑郁、易怒和脾气暴躁，部分病人出现欣快、兴奋，也可表现为淡漠、嗜睡、强哭强笑、重复言语、猜疑和被害妄想等。免疫抑制剂是多发性硬化治疗的首选药物。在急性期可以给予大剂量激素冲击治疗，缓解期可应用干扰素等药物进行治疗。

（二）自身免疫性脑炎

自身免疫性脑炎（autoimmune encephalitis，AE）是指机体对神经元抗原成分发生异常免疫反应，通常会累及局部或广泛的中枢神经系统。临床呈亚急性起病，出现记忆缺陷、癫痫，或边缘系统相关的精神症状，伴有情绪激动、幻觉等表现。目前推荐的一线治疗方案是静脉注射免疫球蛋白、高剂量类固醇皮质激素、血浆置换等免疫治疗。

五、创伤性颅脑损伤所致神经认知及精神障碍

创伤性颅脑损伤（traumatic brain injury，TBI）又称脑外伤，是最常见的脑损伤形式，常导致严重的神经认知损害，具有持续性和高致残率的特点，对病人的社会功能恢复产生严重影响。

（一）临床表现

在TBI的急性期，病人会出现意识障碍，严重者会发生谵妄甚至昏迷。部分病人会出现脑外伤后遗忘（post traumatic amnesia，PTA），病人忘记脑外伤发生当时及其后一段时间的经历。TBI病人除出现明显的近记忆减退外，还有定向力障碍、错构和虚构。PTA的长度指由受伤即刻开始，直至正常的连续性记忆恢复为止，通常持续数分钟至数周不等。PTA可作为临床评估脑外伤严重程度的一个指标，即PTA愈长，脑损伤愈严重。

TBI的慢性精神障碍有智力障碍、人格改变及精神病性症状。智力障碍以反应迟钝、记忆力减退为主，重度TBI病人通常会出现持续的神经认知障碍，甚至出现痴呆。人格改变可分为两类：一类病人的人格改变以"兴奋"为突出表现，病人兴奋、冲动、易激惹，甚至阵发暴怒；另一类以"淡漠"为突出表现，病人变得孤僻、冷漠、退缩、自我中心或丧失进取心。病人还可伴有分裂样症状、偏执症状等精神病性症状及神经系统的症状和体征。

脑震荡后综合征（postconcussional syndrome）是各种脑外伤的慢性后遗症中最常见的。主要表现为头痛、头晕、疲乏、耳鸣、焦虑、失眠、注意力不集中、思考困难、记忆减退、对声光敏感、情绪不稳、易激惹等。部分病人在求医过程中表现出疑病倾向。

（二）治疗

在TBI急性期，精神科的治疗通常是协助控制谵妄状态。对人格改变的病人可尝试行为疗法，对精神病性症状应给予积极的对症治疗。对脑震荡后综合征应仔细甄别是否有维持症状的心理社会因素，治疗重点应帮助病人重树对生活的信心，并帮助病人逐步适应正常的生活。

六、颅内肿瘤所致的神经认知及精神障碍

颅内肿瘤可侵犯正常脑组织、压迫邻近脑实质或脑血管、造成颅内压增高，产生局灶性神经

系统症状或癫痫发作，有20%~40%的颅内肿瘤病人出现神经认知障碍、情感症状和精神病性症状等精神症状。部分颅内肿瘤病人早期只有精神症状，容易导致误诊。

（一）病因

颅内肿瘤所致的神经认知及精神障碍的可能病因：① 肿瘤本身直接或间接引起；② 肿瘤所致癫痫而表现为精神性发作；③ 病人对肿瘤和/或手术产生的心理反应及精神病性反应；④ 颅内肿瘤对易感者诱发了精神障碍等。

（二）临床表现

颅内肿瘤所致的精神症状中神经认知障碍最常见，病人常表现为记忆减退、注意力不集中、思维迟缓，部分病人可表现为遗忘综合征和类似痴呆的表现。精神症状的产生与肿瘤的性质、生长部位、生长速度、颅内高压及个体素质有关。生长快速的肿瘤常导致意识障碍，特别是在颅内压显著升高时，意识状态会迅速恶化。生长缓慢的肿瘤常导致人格改变。在肿瘤早期情绪常为易激惹、不稳定，进一步发展则出现焦虑、抑郁，最后可能出现欣快或淡漠。

不同部位颅内肿瘤常有不同特点的精神症状。额叶肿瘤在早期少有神经系统体征，而精神障碍较多见；智力广泛受损，但也有病人出现单纯的记忆力受损而没有其他损害；情感易激惹，也可表现出欣快和淡漠并存；许多病人会出现人格障碍，行为变得幼稚、轻浮和不负责任；两侧额叶损害的病人还可出现无欲、运动不能和意志缺乏综合征，表现为情感淡漠，对周围缺乏兴趣，不注意仪表整洁，丧失主动性，行动缓慢等。颞叶肿瘤病人多伴有智力缺损和神经系统体征，也可出现与额叶受损类似的人格改变；常见的情感障碍包括欣快、易激惹、焦虑、抑郁，有时甚至出现类躁狂或轻躁狂的情况；少部分病人可出现类似精神分裂症的症状，如幻觉、妄想等；约50%的病人会出现颞叶癫痫。枕叶肿瘤最特定的症状是幻视。第三脑室附近的肿瘤典型症状是遗忘综合征。胼胝体肿瘤与额叶肿瘤的精神症状相似，但引起精神运动性抑制症状更常见。

（三）诊断和治疗

详细准确地病史采集，仔细地躯体和神经系统检查，结合必要的辅助检查，有助于明确诊断。病人在被诊断为颅内肿瘤后，常出现焦虑、抑郁等心理反应。在临床处置时应鉴别精神症状是继发于肿瘤还是对肿瘤的心理反应。

外科手术是治疗颅内肿瘤的主要方法，若肿瘤较小，可用伽玛刀或X线刀治疗。手术前的精神病性症状可给予抗精神病药治疗。术后的精神症状以抗精神病药最小有效剂量为治疗量，抑郁和焦虑症状可选用相关药物对症治疗。

七、癫痫所致神经认知及精神障碍

癫痫是神经科的常见病和多发病。癫痫病人中精神障碍的患病率远高于正常人群。根据精神障碍与癫痫发作有无直接关系，癫痫性精神障碍可以分为发作相关的精神障碍和与发作无关的发作间歇期精神障碍，前者包括发作期和发作前后的精神障碍。

（一）临床表现

癫痫的临床表现复杂多样，癫痫发作前、发作时、发作后和发作间歇病人可能会出现一些精神症状，长期、严重的癫痫病人还会出现注意困难、记忆减退和判断力下降等神经认知功能障碍。

1. 发作前精神障碍 表现为先兆和/或前驱症状。先兆在癫痫发作前出现，是一种部分发作，一般只有数秒，很少超过1分钟。前驱症状发生在癫痫发作前数分钟、数小时或数天，表现为紧张、坐立不安、失眠、易激惹，甚至抑郁症状，症状通常随着癫痫发作而终止。

2. 发作时精神障碍

（1）感知觉障碍：表现为历时仅数秒的感觉异常、内容单调的幻听、幻视、幻嗅、幻味、视物显大或显小、视物变形等先兆。

（2）记忆障碍：病人可体验到一种记忆障碍，如突然不能回忆某些特别熟悉的名字，似曾相识感，旧事如新感。

（3）思维障碍：可有思维中断，病人感觉自己的思维突然停止；或有强迫性思维，病人的思维不受自己意愿支配，强制性地涌现在脑内，并常互相缺乏联系，但意识保存。

（4）情感障碍：可有发作性恐怖、喜悦、抑郁及愤怒表现。发作性的情感障碍无明显诱发因素，突然发病，时间短暂，反复出现同样内容的临床症状，常与错觉、幻觉同时存在。

（5）自主神经功能紊乱：常见的与自主神经功能紊乱相关的症状有头痛、头胀、流涎、恶心、呕吐、腹部不适、心悸、出汗、呼吸困难、面色苍白或潮红等。大多和其他发作合并出现，并常在复杂部分性发作之前出现。

（6）自动症：指发作时或发作刚结束时出现的意识混浊状态，此时病人仍可维持一定的姿势和肌张力，常在意识模糊的情况下做出一些无目的、无效率、反复无意义的动作，如咀嚼、吞咽、咂嘴、舔舌、扮鬼脸、解系纽扣等。在此期间向病人问话，无法得到迅速而正确的答复。如果阻止病人时，甚至会出现反抗的动作，但罕有攻击性行为。发作快结束时，病人的意识逐渐恢复，但对发生的事情完全遗忘。80%病人的自动症发作少于5分钟，少数可达1小时。

（7）神游症：表现为无目的地外出漫游，意识障碍程度较轻，对周围环境有一定的感知能力，也能做出相应的反应。发作后遗忘或回忆困难。

（8）朦胧状态：病人表现为意识清晰度降低的同时伴有意识范围缩小。病人表情呆板或茫然，联想困难，伴有感知觉和情感障碍，如恐怖、愤怒、情感淡漠等，也可出现片段的幻觉、妄想和相应的行为。常突然发作与中止，持续数分钟至数小时不等，事后遗忘或部分遗忘。

3. 发作后精神障碍 在发作后常出现自动症，朦胧状态，或发生短暂的幻觉、妄想等症状，情感爆发，也可有兴奋躁动或狂暴行为。通常历时数分钟至数小时或更长。

4. 发作间歇精神障碍

（1）分裂样精神病：慢性癫痫病人尤其是颞叶癫痫病人常出现幻觉、妄想等类精神分裂样症状。这类病人和一般精神分裂症病人的区别为幻视多于幻听，情感表达和社会接触相对保持较好，也较少出现紧张症状群，而且常伴有器质性病变的一些临床特征，如迟钝、思维刻板和记忆障碍等。

（2）情感障碍：以焦虑和抑郁为主，以焦虑为主的病人会出现过度换气等症状，易被误诊为癫痫发作。也有周期性恶劣心境，病人在无明显诱因的情况下突然出现情绪低落、苦闷、紧张、易激惹，甚至出现攻击行为。值得警惕的是癫痫病人的自杀率是常人的4~5倍，应注意预防病人自杀。

（3）人格改变：人格改变较为常见，表现为人际交往困难、思维黏滞、敏感多疑等。以左颞叶病灶和大发作的病人较多，与脑器质性损害、心理社会因素、癫痫发作类型、长期使用抗癫痫药及病人原来人格特征等因素相关。

（4）认知功能障碍：部分继发性癫痫及长期、严重的癫痫病人会出现记忆减退、不能集中注意力和判断能力下降，可伴有行为障碍。

典型案例　男，30岁，8年前无明显诱因出现癫痫症状，表现为突发不省人事，四肢抽搐，双眼上翻，每次持续1分钟左右，意识转清，无大小便失禁，事后不能完整回忆，每年发作10余次。一直服用苯妥英钠及苯巴比妥治疗，效果尚可，近两年发作减少，每年发作1~2次。1年前开始无明显诱因出现胡言乱语，诉"有人要害我，有时有人跟踪我，我是皇上，是龙，能看到天上的东西，我是家里老大，其他人都要听从于我"，行为表现紊乱，容易发脾气，冲动毁物等。曾在某医院住院治疗，诊断"癫痫性精神障碍"，予"利培酮、苯妥英钠"等药物治疗，住院1个月病情好转。出院后服药不规则，近1周病人睡眠差，饮食差，胡言乱语，常诉"有人要害我"，乱跑，夜晚在野外睡觉，情绪不稳，入院前1日下午无故冲动伤人，打伤自己的父亲，家人无法管理，故住院治疗。

既往史、个人史无特殊。

精神检查：意识清晰，衣着整齐，时间、地点、人物定向力及自我定向力准确，注意力不集中，接触被动，检查欠合作，进食睡眠一般。多问少答，语音低沉，部分切题，有胡言乱语，内容难以理解。诉"有人要害我"等，意志行为增强，易冲动，入院前1日无故打伤自己父亲。病人记忆力、计算力、一般常识等理解力正常；缺乏自知力，对自身病情无认识，无批判能力。

辅助检查：24小时动态脑电图检查发现有癫痫样放电，头颅MRI未见明显异常。

诊断：癫痫所致精神障碍

（二）诊断和治疗

由于癫痫本身在诊断和治疗上的复杂性，对癫痫伴有精神障碍的诊断与处理常常需要精神科和神经科医生共同参与。除了采集详细病史外，躯体和神经系统检查、脑电图检查亦十分重要。必要时可作脑脊液、头颅CT、MRI及SPECT等检查。

癫痫治疗的一般原则是对初诊病人尽可能单一用药，鼓励病人遵从医嘱并定期进行血药浓度监测。药物应根据癫痫发作的类型来选择，并考虑副作用。

对癫痫性精神障碍的治疗，要注意某些抗精神病药物如吩噻嗪类药物、三环类抗抑郁药物容易诱发癫痫，应小心使用。

八、躯体疾病所致神经认知障碍

躯体疾病所致神经认知障碍（neurocognitive disorder due to physical diseases）是指由脑以外

的各种躯体疾病如躯体感染、内脏器官疾病、内分泌疾病、营养代谢疾病等，引起脑功能紊乱而产生的神经认知障碍。

（一）病因

主要致病因素：① 躯体疾病产生的生物因素如能量代谢障碍、中枢神经系统缺氧、毒素作用、水和电解质代谢紊乱与酸碱平衡失调、神经递质改变等；② 心身疾病，指对躯体疾病产生的心理反应，如焦虑、抑郁、易激怒、多疑、孤独感等。

（二）临床表现

躯体疾病所致神经认知障碍主要临床表现为记忆减退、语言障碍、学习困难等认知损害症状和焦虑、抑郁、精神病性症状等，或以上症状的混合状态。同时伴有躯体疾病相应的症状和阳性体征，病人常有日常生活能力或社会功能受损。

（三）不同躯体疾病所致神经认知障碍共同的临床特点

1. 精神障碍与原发躯体疾病发生的时间常有先后关系，病情在程度上有平行关系。

2. 急性躯体疾病常引起意识障碍，慢性躯体疾病常引起智力障碍和人格改变。在躯体疾病的整个病程中，各种精神障碍常反复交织出现，错综复杂。

3. 精神障碍缺少独特症状，同一躯体疾病可表现出不同的精神症状，类似的精神症状也可由不同躯体疾病引起。

4. 治疗原发躯体疾病并及时处理精神障碍可使精神症状好转。

（四）躯体疾病所致神经认知障碍的诊断依据

1. 有躯体疾病的依据，并且已有文献报道这种躯体疾病可引起精神障碍。

2. 有证据显示精神障碍系该躯体疾病导致，如躯体疾病与精神障碍在发生、发展、转归上有时间和病情严重程度的密切关系。

3. 精神障碍的表现不典型，难以构成典型的功能性精神障碍的诊断。

（五）治疗原则

1. 病因治疗　积极治疗原发的躯体疾病。

2. 支持治疗　补充营养，维持酸碱与水、电解质平衡；保持心血管系统功能；促进脑功能恢复等。

3. 精神症状的控制　对于躯体疾病所致精神障碍的病人，使用精神科药物起始剂量要低，逐渐加量，症状稳定后，可根据实际情况逐渐减少剂量。伴有幻觉、妄想等精神症状可选用副作用小、起效快的抗精神病药；伴有焦虑、抑郁等情绪问题，可以对症使用抗焦虑药和抗抑郁药。

4. 加强护理　对有恐怖性幻觉、妄想的病人及有意识障碍者，要注意安全护理，加强防护，预防意外。对有抑郁状态者，应警惕其自杀企图，积极预防。

九、躯体感染所致神经认知障碍

躯体感染所致神经认知障碍（neurocognitive disorder due to physical infection）是指由病毒、细菌、螺旋体、原虫或其他微生物引起的躯体感染所致的神经认知和精神障碍。感染病原体没有直接感染颅内，精神症状的产生与病毒、细菌毒素引起机体功能和代谢紊乱，直接或间接损坏脑细胞，最终导致脑功能障碍有关。

多数躯体感染者出现的精神症状轻微且短暂，如难以集中注意力、轻度意识障碍、焦虑、抑郁、失眠、精神疲乏等，仅少数病人出现比较严重的精神障碍，如出现幻觉、妄想、行为紊乱等症状。躯体感染所致的精神障碍有其共同点：急性期以意识障碍最常见，表现为嗜睡、昏睡或意识范围狭窄，有的病人呈谵妄状态；慢性感染多见抑郁状态、类精神分裂症状态、人格改变、行为异常及记忆力减退。

精神症状通常与感染密切相关，感染性疾病好转后，精神症状也会随之好转。及时发现感染性疾病并给予相应的抗感染治疗是治疗的基础，同时积极处理躯体症状和对症处理精神方面的症状。以下列举几种常见的感染疾病所致的精神障碍。

（一）流行性感冒

在流行性感冒早期病人可出现头痛、易疲劳、失眠或嗜睡；高热期可出现谵妄等意识障碍；恢复期可出现注意力不集中，思维联想迟钝，理解力下降，焦虑、抑郁情绪。

（二）肺炎

肺炎出现精神症状相对在高热期多见，以意识障碍为主，表现为意识模糊，严重时出现谵妄。意识障碍持续时间不长，随肺炎的控制而好转。

（三）感染性心内膜炎

感染性心内膜炎是心脏内膜表面的微生物感染，伴赘生物形成，常由链球菌、金黄色葡萄球菌感染所引起。发热期多数病人有轻微的精神症状，严重者可出现谵妄。如心内膜炎并发脑膜炎时，常会出现激越、行为改变、意识障碍等，亦可伴有局部神经系统体征。

（四）伤寒

精神症状是伤寒的重要临床表现之一，主要发生在伤寒的极期，可持续到恢复期。主要表现为：① 意识障碍，在高热情况下出现谵妄；② 情感障碍，表现为情感淡漠、反应迟钝；③ 精神病性症状，可出现片段的幻觉、关系妄想、被害妄想等。

（五）人类免疫缺陷病毒感染

人类免疫缺陷病毒（human immunodeficiency virus，HIV）感染所致疾病又称获得性免疫缺陷综合征或艾滋病（AIDS），是一种由反转录病毒引起的传染病。本病神经精神并发症较为突出，呈多样性，在病程的不同阶段可出现各种精神症状。

1. 认知障碍　在疾病早期，表现为注意集中困难、反应迟缓等轻度神经认知障碍，日常生活功能基本正常。在中晚期，会表现为记忆力明显减退，阅读困难，计算、分析及判断力减退，行为退缩等痴呆表现。HIV感染伴发痴呆是预后差的标志，50%~75%的病人在伴发痴呆的6个月内死亡。

2. 情绪问题　患病初期，病人通常不能接受患病的事实，通常反应为否认、愤怒、恐惧、焦虑和抑郁。抑郁是最常见的情绪问题，表现为情绪低落、睡眠障碍、食欲下降、体重减轻、疲乏、激越、自卑、自责、注意力不集中、反复出现自杀观念等。病人还可以表现为烦躁不安、易激惹和恐惧等症状。

3. 精神病性症状 常发生在疾病中、晚期，表现为语速慢、言语单调甚至丧失言语功能等精神运动性抑制，可有幻觉、妄想等类分裂样症状。随着疾病的加重，病人行走困难，卧床不起，死于脏器衰竭或感染。

十、内分泌障碍伴发的神经认知障碍

正常情况下，各种内分泌器官都是自动协调、自动控制的，其激素不断分泌、释放、运输、储存并加以利用。如果这个过程出现障碍，引起内分泌功能异常，可导致精神障碍。常发生精神障碍的内分泌障碍有甲状腺功能异常、腺垂体和神经垂体功能异常、肾上腺功能异常、性腺功能异常等。

（一）甲状腺功能异常

1. 甲状腺功能亢进症（hyperthyroidism） 简称甲亢，是由于甲状腺激素分泌过多所致，20~30岁的青年女性多发。

甲亢所致的精神障碍表现：① 神经衰弱综合征，多发生在疾病的早期，表现为失眠、健忘、性情急躁、注意力不集中、疲倦等；② 精神运动性兴奋，兴奋性增高、易激惹、情绪不稳定、话多、活动过度等；③ 精神病性症状，严重的甲亢病人可出现幻听、幻视、关系妄想和被害妄想等精神病性症状；④ 意识障碍，多发生在甲状腺危象（thyroid crisis）之时，呈谵妄状态；⑤ 其他症状，表现为淡漠、迟滞性抑郁、食欲降低、体重下降、注意力不集中和记忆力减退等"淡漠型甲状腺功能亢进"的症状，较少见，主要见于中、老年甲亢病人。

治疗时首先要控制甲状腺功能亢进。对精神兴奋、躁动不安、伴有幻觉妄想者可给予抗精神病药物治疗。对焦虑抑郁症状，可给予抗焦虑及抗抑郁治疗。同时注意支持性心理治疗，对病人进行健康教育，解除其疑虑，增强其对治疗的信心。

2. 甲状腺功能减退症（hypothyroidism） 简称甲减，是由多种原因引起的甲状激素合成、分泌不足或生物效应缺陷所致的一组内分泌疾病。甲减所致精神障碍常表现为：① 抑郁状态，多发生于疾病的早、中期，表现为情绪低沉、淡漠、少语、少动、懒散、接触被动、意向减退、困倦多睡等；② 智能减退，思维迟缓，理解力及判断力下降，注意力集中困难，计算力和记忆力减退；③ 幻觉妄想状态，幻视多见，常为人物或动物形象，妄想则以片段的偏执观念出现；④ 意识障碍，在甲状腺功能减退危象时可出现短暂的意识模糊，在寒冷的环境和季节可发生昏迷，称为黏液水肿性昏迷。

多用甲状腺素替代疗法，躯体和精神症状经甲状腺素替代治疗后可以得到缓解。使用抗抑郁药对症治疗抑郁状态。对精神症状严重者，可使用低剂量抗精神病药物控制妄想及幻觉。

（二）脑垂体前叶功能减退

脑垂体前叶功能减退是由于脑垂体前叶炎症、坏死、肿瘤或手术等，引起多种分泌功能减退伴发的精神障碍。其临床症状取决于垂体破坏的程度。早期可出现神经衰弱综合征。急性起病者多见精神障碍，轻者淡漠、呆滞，重者可出现幻觉、妄想或抑郁状态等。

治疗时应用激素替代疗法可改善精神症状，可用肾上腺皮质激素、甲状腺激素和雌激素等。避免感染、精神刺激和过度劳累等诱因。精神症状对症处理时注意药物选择，避免影响血压，导

致休克或昏迷。

（三）肾上腺功能异常

1. 肾上腺皮质醇增多症　又称库欣综合征，是指糖皮质激素分泌过多所致的一组疾病。常伴有认知功能损害，表现为注意力不集中和记忆减退。病人半数以上存在精神症状，以抑郁状态最多见，部分病人可以出现幻觉、妄想和人格解体。通常治疗后抑郁症状会随病情好转，但认知损害恢复较慢。

2. 肾上腺皮质功能减退症　是由于肾上腺分泌的糖皮质激素、盐皮质激素和雄性激素三种类固醇激素不足所致。急性肾上腺皮质功能减退常威胁生命，严重时可表现为谵妄、木僵或昏迷。慢性肾上腺皮质功能减退症起病隐袭，类似抑郁症状，可表现为情绪低落、易激惹、食欲下降、体重减轻、易疲劳、乏力和意志减退等症状，可伴有注意力和记忆力障碍。替代疗法可快速缓解躯体和精神症状，抑郁症状可用抗抑郁药治疗。

（四）甲状旁腺功能异常

1. 甲状旁腺功能亢进症（hyperparathyroidism）　精神症状较为常见，以抑郁状态为主，表现为情绪低落、乏力、意志减退，也可出现记忆减退和思维迟缓。甲状旁腺危象时可出现意识混浊、幻觉、妄想和攻击行为等，病人可反复抽搐，并出现意识障碍。

2. 甲状旁腺功能减退症（hypoparathyroidism）　通常发生于甲状腺切除术后，因血钙下降而导致谵妄。在特发性病人中，起病隐袭，可表现为注意力难以集中、智能损害，严重病例可有记忆力严重减退、人格改变等。补充钙剂对躯体和精神症状均有效果。

（五）性激素平衡失调

性激素平衡失调所致精神障碍主要是指女性在月经、妊娠、分娩、绝经等不同生理情况下，或在性腺发育不全等病理生理情况下，造成的性激素平衡失调所产生的精神障碍。

1. 经前期综合征（premenstrual syndrome，PMS）　是指经前5~7日出现的一种躯体症状和精神障碍，月经开始后自行消退，个别可延长至整个经期甚至经期结束。躯体症状多样，如乳房胀痛、嗜睡、暴食、关节痛等，有时可出现双下肢轻度水肿。精神症状主要为情绪不稳定，可出现焦虑、烦躁、易激惹、抑郁和注意力不集中等，对工作或社交功能产生负面影响。

治疗包括非药物干预和药物治疗，症状较轻时以健康教育、支持性心理治疗和认知行为疗法等非药物干预为主。症状较重时，可有针对性地给予抗焦虑、抗抑郁和镇静催眠药物对症治疗。

2. 产褥期精神障碍（puerperal mental disorder）　系指分娩6周内由于生理因素、心理因素的影响，产妇所出现的精神障碍。以初产妇为多，常在产后1~2周内发病。

（1）病因：一般认为内分泌因素起了一定作用。妊娠时甲状腺素、类固醇激素、雌激素及孕酮均不同程度增加，而分娩后由于胎盘和脑垂体急剧退缩，绒毛膜激素迅速减少引起孕酮分泌障碍和比例失调可能成为主要促发因素。另有研究发现，分娩时儿茶酚胺减少与产后抑郁有关；病前人格缺陷、生活事件等心理因素均可成为产褥期精神障碍的诱因。

（2）临床表现：① 睡眠障碍，患病初期可有失眠，包括难以入睡、睡眠浅、早醒等；② 意识障碍，多在产后较快发生，开始有失眠、兴奋等，逐渐发展为谵妄或错乱状态；③ 人格改变，对自己身体和外界事物表现出敏感多疑，严重时出现疑病妄想、嫉妒妄想；④ 心境障碍，抑郁状态时表现为抑郁、苦闷、伤感等。躁狂状态除情感兴奋外，还常伴有冲动、攻击行为；⑤ 精神病性症状，言语性幻听，妄想，有的病人可出现紧张性兴奋或木僵状态；⑥ 分离性（转换性）障碍，痉挛发作或四肢麻木、朦胧状态、情感暴发等。

（3）在诊断时，要注意以下两点：① 病人的精神障碍为产后6周内发生；② 精神障碍的发生与分娩有明显关系。

（4）治疗：对产褥期精神障碍的心理治疗非常重要，对病人要耐心、关心和体贴。要解除病人的疑虑，尽量避免不良精神刺激，减轻其精神压力。对兴奋、躁动病人可应用小量抗精神病药物，对抑郁状态可应用抗抑郁药。

3. 更年期精神障碍　更年期是指卵巢功能逐步衰退直至丧失功能的过渡时期，生理上以绝经为标志。由于生物学层面激素水平改变、心理层面人格因素和社会层面生活事件的共同影响，少数更年期女性会出现焦虑、抑郁、偏执、脑功能衰弱等精神症状，以及自主神经功能紊乱等躯体症状。治疗应以心理治疗为主，精神症状较重者要对症药物治疗，躯体症状明显的可以采用雌激素替代治疗。

（六）糖尿病

糖尿病（diabetes mellitus）是一组以慢性血糖水平增高为特征的代谢性疾病群，主要发病机制是由于胰岛素分泌缺陷和/或靶细胞对胰岛素敏感性降低所致糖、脂肪、蛋白质和水电解质代谢紊乱。糖尿病所致精神障碍表现为：

1. 神经衰弱综合征　多在疾病早期出现，表现为倦怠、乏力、失眠、精力不足等。

2. 焦虑抑郁状态　两者可以共存或交替出现，表现为焦虑不安、易激惹、情绪不稳、兴趣减少、自责、自罪、悲观厌世等。

3. 认知功能障碍　糖尿病认知功能障碍的发生风险随年龄增加而升高。在糖尿病严重并发症的前驱期，病人可出现意识障碍、行为紊乱等急性认知障碍的表现。可能由于反复低血糖或脑动脉硬化等原因，慢性糖尿病病人可见轻度认知障碍，表现为瞬时记忆或延迟记忆受损，学习效率下降等。

4. 精神病性症状　表现为言语杂乱、被害妄想、幻视等症状。

5. 自主神经功能紊乱症状　如心悸、多汗等。

治疗上，除对糖尿病给予积极治疗外，针对不同的精神症状可给予抗抑郁药物、抗焦虑药物和抗精神病药物治疗。

十一、风湿性疾病伴发的神经认知障碍

风湿性疾病（rheumatic disease）又称结缔组织病（connective tissue disease，CTD），目前认为是一组自身免疫性疾病，以血管和结缔组织慢性炎症的病理改变为基础，病变常累及多系统和多脏器，其中包括类风湿关节炎、系统性红斑狼疮、皮肌炎、硬皮病和结节性动脉周围炎等疾病，临床症状复杂多变，常伴发神经精神障碍。

（一）系统性红斑狼疮

系统性红斑狼疮（systemic lupus erythematosus，SLE）为病因不明、反复发作的慢性自身免疫性结缔组织疾病。精神症状常见于病程后期，发生率15%~37%，称为神经精神狼疮（neuropsychiatric lupus）。精神障碍的发生可能由于自身抗体经免疫介导参与脑血管损伤，进而影响脑功能所致。此外，心、肝、肾等器官受损，导致代谢紊乱，也是继发精神症状的原因。病人的精神症状缺乏特异性且多样化，很容易引起误诊。常见的精神症状有：

1. **类神经症症状**　早期或恢复期有头痛、头晕、失眠、多梦、思维迟钝、焦虑、情绪不稳等。

2. **类精神分裂症症状**　可有幻觉、妄想，幻觉以幻听多见，妄想多为被害、嫉妒、关系、夸大、被控制感等，亦可有思维散漫、行为紊乱等。

3. **类心境障碍**　类躁狂状态或出现抑郁状态。

4. **认知功能损害**　认知功能障碍常隐袭起病，主要表现为记忆力、注意力、定向力、命名能力和空间执行功能等方面的受损。谵妄状态等急性神经认知障碍较为多见，严重的慢性神经认知障碍的病人可发展为痴呆。

躯体治疗主要为肾上腺皮质激素治疗。此外，针对不同的精神症状，可采用抗焦虑、抗抑郁或抗精神病药物对症治疗。但要注意治疗SLE的药物本身可引起精神症状，遇有意识障碍时应禁用或慎用。

（二）类风湿关节炎

类风湿关节炎（rheumatoid arthritis，RA）是一种累及周围关节为主的慢性、进行性、多系统性的炎症性自身免疫病。相关精神症状可见于下面两种情况：

1. 躯体疾病引起的功能障碍使病人工作、家庭生活受限，引起焦虑、抑郁等情绪障碍和治疗不合作，心理治疗对此有效。

2. 药物治疗可以引起一些精神症状，如非甾体抗炎药可引起认知功能损害，甚至出现躁狂、谵妄和精神病性症状，且老年人更容易发生精神症状。糖皮质激素可引起情绪不稳、睡眠障碍、谵妄和精神病性症状，且症状与剂量相关。类风湿关节炎所致精神障碍的药物治疗中，必须避免使用可能引起锥体外系反应的抗精神病药。三环类抗抑郁药的抗胆碱副作用可加重眼干和口干，也应特别注意。

十二、内脏器官疾病伴发神经认知障碍

内脏器官疾病伴发神经认知障碍是指由重要内脏器官（如心、肝、肺、肾等）的严重疾病继发出现脑功能紊乱所致的精神障碍。精神障碍的严重程度随原发疾病的严重程度而波动。

（一）呼吸系统疾病

几乎所有严重的呼吸系统疾病都可产生精神症状。呼吸困难和/或呼吸衰竭引起的低氧血症、CO_2潴留和酸中毒三个因素共同损伤脑血管和脑细胞是导致精神障碍的根本原因。

1. **慢性阻塞性肺疾病**（chronic obstructive pulmonary disease，COPD）　是呼吸系统疾病中的

常见病和多发病。病人焦虑、抑郁症状常见，部分重度病人或病情急性加重时可出现惊恐障碍。COPD病人因长期慢性缺氧，可出现注意力不集中、记忆力和智力下降、定向力障碍等认知功能障碍。对COPD病人进行抗焦虑治疗时要避免药物对呼吸中枢的抑制，新型抗抑郁药安全性较好，可从小剂量开始应用。

2. 肺性脑病（pulmonary encephalopathy） 又称肺脑综合征（pulmono cerebral syndrome），是严重肺部疾病所导致精神障碍的总称，可见于慢性支气管炎、慢性肺气肿、肺结核等。其基本的病理生理变化为缺氧和CO_2潴留性呼吸性酸中毒。随病情加重，病人可表现为先兴奋后抑制现象。精神障碍主要表现为：① 意识障碍，最多见，病人可表现为嗜睡、昏睡、意识模糊、谵妄状态，严重时可发生昏迷。意识障碍的程度常有波动，有时呈间歇性清醒；② 情感障碍，较为多见，如焦虑、紧张、恐惧、情绪低落、自责自罪及悲观厌世等；③ 精神病性症状，表现为兴奋躁动、思维散漫，伴幻听、幻视、被害妄想，有的则表现为刻板言语和木僵。意识障碍与精神症状常同时或交替出现，波动与缺氧和CO_2潴留程度波动有关。

在治疗方面，积极治疗原发疾病，包括控制感染，保证足够通气量，改善通气功能，纠正酸中毒，减轻或消除脑水肿。对精神病性症状可给予抗精神病药物对症治疗；对伴焦虑、抑郁症状者可采用抗焦虑和抗抑郁药；但均应从小剂量开始，逐渐增量，以不产生严重嗜睡为宜。禁用镇静催眠药，以免加重CO_2潴留，促进肺性脑病发生。

（二）消化系统疾病

1. 肝性脑病（hepatic encephalopathy） 是指严重肝病（如急性重型肝炎、亚急性肝炎、慢性肝炎、肝硬化和肝癌后期）引起的，以代谢紊乱为基础，以严重的躯体症状和神经精神症状为突出表现的综合征。本病为多种肝脏疾病晚期的严重并发症和导致死亡的重要原因。慢性肝病病人的血氨浓度明显增高。

急性肝病所致的精神障碍以情绪改变和行为异常为主，多表现为抑郁、反应迟钝、沉默少语、活动减少，少数病人出现焦虑不安、兴奋躁动、哭闹喊叫；或表现嗜睡，严重者可出现谵妄，甚至昏睡、昏迷。神经系统体征可见扑翼样震颤、痉挛发作、肌张力增高、病理反射等。慢性肝病所致精神障碍病人人格改变及认知功能受损较为明显，如脾气变得急躁、冷淡乖戾，做事轻率、幼稚、易怒、缺乏礼貌。认知功能障碍常表现为思维困难、领悟迟钝、言语单调、记忆力减退、理解、判断和计算障碍、注意力不集中等。

在治疗方面，应以原发躯体疾病治疗为主。由于肝功能损坏，在对精神障碍治疗时需要注意禁用或慎用麻醉药、镇静剂和抗精神病药。

2. 肝豆状核变性（hepatolenticular degeneration，HLD） 又称威尔逊病（Wilson disease，WD），是一种铜代谢障碍导致脑基底核变性和肝功能损害的常染色体隐性遗传病。主要的病理生理变化是血浆铜蓝蛋白减少，导致铜沉积在豆状核、肝脏、角膜和肾脏。HLD认知障碍的发生可能与铜大量蓄积脑内、神经基底节受累有关。临床表现为进行性加重的锥体外系症状、角膜色素环、肝硬化、肾功能损害和精神症状。精神症状可出现在疾病早期，随着病情的发展，精神症状渐趋明显。儿童期起病者，病情发展较快，可表现为情绪不稳，随后出现假性延髓麻痹和锥体外系症状。青少年期和成人期起病者，病程多迁延，可出现锥体外系症状，也可出现情绪高涨，行为异常，人格改变，少数可出现幻觉、妄想，极少数病人可出现抽搐、癫痫发作。不久可发展为痴呆，表现为注意力不集中、反应迟钝和记忆力减退。

在治疗方面，积极对因治疗，精神症状明显时可给予抗精神病药物，锥体外系症状可给予对症处理，智能障碍可用促智药物。

3. 胰腺疾病 如急性胰腺炎、慢性胰腺炎和胰腺癌均可导致精神障碍。急性胰腺炎导致精神障碍主要表现为抑郁状态、幻觉妄想状态、谵妄状态、遗忘和智力障碍等。慢性胰腺炎导致精神障碍主要表现为抑郁状态、谵妄状态等。胰腺癌所致精神障碍主要表现为抑郁状态、幻听、关系妄想、被害妄想等，且2/3的胰腺癌病人以情绪低落、自我评价低等抑郁症状作为首发症状，临床上应引起高度重视。精神障碍的治疗以对症为主，可使用抗抑郁、抗焦虑或抗精神病药物对症治疗，出现意识障碍时要慎重用药。

（三）肾脏疾病

1. 肾性脑病（renal encephalopathy） 又称尿毒症脑病，是指各种原因引起的急性、慢性肾衰竭时所致的精神障碍。精神障碍一般出现在慢性肾衰竭的氮质血症期、肾衰竭期和尿毒症期，特别是尿毒症期。发病原因可能与尿素氮等代谢产物的潴留及血肌酐的明显增高有关。慢性肾衰竭病人早期可出现疲乏、记忆力下降、注意力不集中以及各种睡眠障碍，也常出现抑郁和焦虑等情绪障碍，严重者可出现自杀倾向；随着病情加重，病人可出现人格改变，表现为敏感多疑、固执自私、易冲动等，也可出现错觉、幻觉、妄想等精神病性症状，以及兴奋、躁动、谵妄，直至出现昏睡、昏迷等。在精神症状治疗中，要注意选择肾毒性小的药物。

2. 肾透析所致精神障碍 部分透析病人会出现透析性脑病或透析失衡综合征，是由于透析时血和脑脊液中的尿素比例失调，脑脊液渗透压升高，引起颅内压升高与脑细胞肿胀所致，表现为头晕、头痛、呕吐、情绪波动、兴奋、躁动、烦躁不安、抽搐及意识障碍等。透析的慢性作用可造成持久的神经系统症状和智能进行性下降，可表现为透析性痴呆。

（孙正海）

学习小结

本章介绍了神经认知障碍概念、常见神经认知障碍临床综合征和与神经认知障碍有关的脑部疾病等内容。

通过本章的学习，我们掌握了常见神经认知障碍的临床表现、诊断和治疗原则，与神经认知障碍有关的脑部疾病的临床表现、诊断和治疗原则；熟悉了神经认知障碍基本概念和内涵；了解了常见神经认知障碍以及与神经认知障碍有关的脑部疾病的病因及发病机制。通过学习，培养了运用神经认知障碍基本理论知识解决相关临床问题的能力，激发了学习热情，提高了科学人文素养。

复习参考题

一、选择题

1. 谵妄综合征的主要特征为
   A. 意识障碍昼轻夜重
   B. 幻觉
   C. 注意涣散
   D. 记忆减退
   E. 错觉

2. 痴呆综合征又称为
   A. 急性脑病综合征
   B. 慢性脑病综合征
   C. 遗忘综合征
   D. 行为综合征
   E. 类痴呆综合征

3. 遗忘综合征主要见于
   A. 抑郁症
   B. 颅脑损伤所致精神障碍
   C. 脑肿瘤
   D. 酒精中毒性精神障碍
   E. 精神分裂症

4. 女，65岁，教师。近2年逐渐出现记性差，经常忘记刚发生的事，总是丢三落四，后来见到熟人记不住名字，有几次出门找不到回家的路，怀疑老伴偷自己的东西，头颅MRI提示脑萎缩。既往无高血压、糖尿病等史。该病人最可能的诊断为
   A. 血管性痴呆
   B. 精神分裂症
   C. 急性应激性精神病
   D. 分离障碍
   E. 阿尔茨海默病

5. 血管性神经认知障碍的特征不包括
   A. 缓慢起病，进行性发展
   B. 情绪不稳，近记忆障碍损害为主
   C. 自知力和人格相当长时间可保持完整
   D. 往往有高血压或脑卒中病史
   E. 病情波动，阶梯式恶化

   答案：1. A 2. B 3. D 4. E 5. A

二、简答题

1. 谵妄综合征的主要临床表现有哪些？
2. 阿尔茨海默病的主要临床表现有哪些？
3. 不同躯体疾病所致神经认知障碍共同的临床特点有哪些？

精神活性物质所致精神障碍

11章

学习目标

知识目标	掌握	物质依赖相关的基本概念、常见精神活性物质依赖的临床特点和诊断、治疗常规。
	熟悉	精神活性物质成瘾的相关因素。
	了解	常见精神活性物质的药理机制。
能力目标		1. 学会诊断依赖综合征、戒断综合征。
		2. 能够熟练掌握各种精神活性物质所致精神障碍的处理。
素质目标		1. 远离毒品，洁身自好。
		2. 成为远离毒品宣传者。

　　精神活性物质（psychoactive substance），又称成瘾物质（addictive substance），是指能够影响人类认知、情绪、行为、改变意识状态，并有致依赖作用的一类化学物质，人们使用这些物质的目的在于取得或保持某些特殊的心理、生理状态。

　　人类使用精神活性物质已有数千年的历史，随着社会的发展，精神活性物质的滥用已经造成了严重的社会和医学问题并引起全世界的普遍关注。根据其药理特性，常见的精神活性物质可分为中枢神经系统抑制剂（巴比妥类、苯二氮䓬类、酒精等）、中枢神经系统兴奋剂（苯丙胺、可卡因、咖啡因等）、大麻、致幻剂、阿片类、吸入剂和烟草等。不同物质的成瘾性不同，如海洛因的成瘾性最大，而烟草、大麻等物质的成瘾性相对较低。总体而言，海洛因仍是我国目前被滥用的主要物质，但滥用人数已经呈现出逐年下降趋势，而新型合成毒品，如甲基苯丙胺（冰毒）、"摇头丸""K粉"等在许多地区，尤其是公共娱乐场所迅速流行蔓延，需要引起高度重视。

第一节　概述

一、基本概念

1. 依赖（dependence） 是指一组认知、行为和生理症状群，表现为使用者尽管明白使用成瘾物质会带来明显的问题，但还是继续使用，导致耐受性增加、戒断症状和强制性觅药行为等一系列问题。依赖一般分为心理依赖（精神依赖）和躯体依赖（生理依赖）。心理依赖指使用者为了获得服药后的愉悦或欣快感，反复使用药物，从而表现出对精神活性物质的渴求。躯体依赖是指反复服用药物造成的一种病理性适应状态，主要表现为耐受性增加和戒断症状。

2. 滥用（abuse） 又称有害使用，是由于反复使用药物而导致的躯体、心理方面明显的不良后果以及因此可能带来的社会、法律问题。与依赖不同的是，物质滥用者往往没有明显的耐受性增加或戒断症状。

3. 耐受性（tolerance） 是指精神活性物质反复使用后导致原剂量无法让使用者获得愉悦感，而必须通过增加剂量的方法才能达到所需的效果。耐受性是可逆的，当停止药物后，机体对药物的反应会逐渐恢复到原来的敏感程度，耐受性逐渐消失。

4. 戒断状态（withdrawal state） 是指长期使用的某种精神活性物质突然停用或减少使用剂量后出现的特殊的心理、生理症状群。这与长期用药后的适应性及突然停药引起的反射有关，其严重程度往往与所用物质及剂量有关。不同的精神活性物质因具有不同的药理作用，所致的戒断症状亦有所不同，一般表现为与所使用物质的药理作用相反的症状。

5. 强化（reinforcement） 是指伴随于行为之后以有助于该行为重复出现而进行的奖罚过程；若一个行为得到奖赏，那么以后这个行为重复出现的概率就会增加，得不到奖赏的行为出现的概率则可能会降低。强化作用包括正性强化作用和负性强化作用。正性强化作用指增加正性情绪，如使用物质后的快感和社会性强化作用；负性强化作用指对抗负性情绪的作用，特别是在依赖形成后，由于戒断症状导致使用者无法自拔，必须反复使用精神活性物质才能解除戒断症状，是最强烈的负性强化。

6. 强制性觅药行为 是指使用者冲动性使用药物，不顾一切后果，是觅药行为失去控制的表现，不一定是人们认为的意志薄弱、道德败坏的问题。

7. 稽延性戒断症状 又称迁延性戒断症状，是指急性戒断综合征后持续存在的一组综合征，包括躯体症状、焦虑情绪、心理渴求、睡眠障碍四个主要症状。目前研究认为这是导致复吸的主要因素之一。

二、发病相关因素

当前尚无法用某个单一因素来解释精神活性物质滥用和导致精神症状的原因，多数观点认为，精神活性物质的滥用和依赖是药理特性、生理因素、心理因素及社会文化因素相互作用的结果。

（一）药理特性

不同物质的药理作用各有其特征，因而对使用者的心身可产生特征性影响。决定成瘾的重要因素之一是精神活性物质的成瘾潜力，这种潜力可以从以下五个方面衡量：① 药物令人陶醉的程度；② 戒断症状是否存在及其严重程度；③ 物质强化效应的强度；④ 物质的耐受性；⑤ 停药的难度、复发率及初次尝试使用者的成瘾比例。临床观察发现，大部分物质成瘾者总是从成瘾潜力较低的烟、酒及大麻等开始使用，其后换用海洛因、可卡因等成瘾潜力较高的物质。

（二）生理因素

1. 遗传因素 物质依赖是一种具有家族聚集性的遗传性疾病，家系研究结果显示，物质依赖具有家族聚集倾向，37%~60%的物质依赖患病风险可归因于遗传因素。例如，与普通人群相比，酒精依赖病人的同胞发生酒精依赖的风险增加3~8倍。动物实验发现，啮齿动物对物质依赖形成的易感性有显著的遗传性，如某些品系的小鼠容易构建阿片类依赖的动物模型，而有些品系小鼠则很难。目前已发现的酒精依赖相关候选基因主要包括：乙醇脱氢酶1B（*ADH1B*）基因、乙醛脱氢酶2（*ALDH2*）基因、儿茶酚–*O*–甲基转移酶（*COMT*）基因、多巴胺D$_2$（*DRD2*）基因及5–HT转运体（*5–HTT*）基因等。研究显示，这些候选基因的多态性与酒精依赖的易感性相关。

2. 神经生物学因素 神经通路假说认为，伏隔核相关的神经通路是介导与精神活性物质成瘾相关的奖赏、动机和学习行为的主要神经通路。该通路主要包括：① 中脑腹侧被盖区投射到伏隔核、前额叶皮质和纹状体多巴胺能神经通路；② 前额皮质、杏仁核和海马投射向伏隔核的谷氨酸能神经通路。

精神活性物质的急性作用表现为：药物使中脑边缘系统区域内多巴胺神经元活性增加，促进多巴胺释放。而精神活性物质的慢性作用则表现为：长期反复使用精神活性物质使得机体在分子、受体、细胞和/或结构水平发生复杂的变化。长期使用精神活性物质可引起机体在两个主要层面发生适应性改变，这也是物质依赖者出现耐受性的主要机制：一方面，增加肝脏代谢酶活性，使药物分解代谢增加，从而引起物质的代谢耐受；另一方面，引起伏隔核相关神经通路上神经元细胞膜受体减少以及神经元可塑性改变，从而引起物质的细胞耐受。突然停止使用精神活性物质后出现的戒断症状则是机体重新适应而出现的一系列变化，这主要涉及蓝斑及导水管周围的灰质的变化。

（三）心理因素

个体的性格易感因素与物质依赖的关系以及精神活性物质形成依赖过程中的心理学机制已经得到了大量的研究。

1. 性格特征 研究发现，反社会性、情绪不稳定、易冲动、缺乏有效的心理防御机制等性格特征与物质依赖关系密切，但目前尚缺乏有力证据证实性格与吸毒孰为因果。

2. 精神活性物质的强化作用 精神活性物质的使用一方面可以增加病人的愉悦感，从而具有正性强化作用；另一方面能够缓解负性情绪及戒断症状，因而具有负性强化作用。较容易出现的两个负性强化循环是"吸毒—社会家庭问题—负性情绪—吸毒"和"吸毒—依赖—戒断症状—复吸"。

3. 开始使用精神活性物质的常见心理原因 主要包括好奇、追求刺激、侥幸心理、逆反心理，以及享乐、追求解脱等。

（四）社会文化因素

流行病学研究发现，精神活性物质滥用有着明显的地域性差异，这主要与社会文化因素相关。主要的社会文化因素包括精神活性物质的可获得性、家庭因素、同伴影响以及不同文化背景对物质滥用的评价标准。

三、精神活性物质依赖的检查与诊断

（一）检查

1. 病史　重点了解病人的物质使用史，包括精神活性物质的种类、剂量、使用时间、用药途径等。同时关注物质滥用相关的躯体问题、个人史、家族史及心理社会因素等。

2. 体格检查　系统而全面的体格检查有助于发现潜在的躯体问题。

3. 精神检查　着重了解物质使用者存在的心理和人格方面的问题以及物质使用前后的心理状况变化。同时要关注是否存在物质滥用与精神障碍共病的问题。

4. 实验室检查　包括体液毒品检测、血液常规、血液生化及常见血源性传播传染病的筛查。

（二）诊断

目前，关于精神活性物质依赖的诊断标准主要参照ICD-10和DSM-5。ICD-10在使用精神活性物质所致的精神和行为障碍部分中详细描述了各种成瘾物质所致精神障碍的诊断标准，多用于临床治疗。DSM-5中把这部分称为物质相关及成瘾障碍，其诊断标准多用于科学研究。下面介绍ICD-10关于依赖综合征的诊断要点：

确诊依赖综合征通常需要在过去1年的某些时间内体验过或表现出下列至少三方面：① 对使用该物质的强烈渴望或冲动感。② 对活性物质使用行为的开始、结束及剂量难以控制。③ 当活性物质的使用被终止或减少时出现生理戒断状态，其依据为该物质的特征性戒断综合征，或为了减轻或避免戒断症状而使用同一种（或某种有密切关系的）物质的意向。④ 耐受的依据，例如必须使用较高剂量的精神活性物质才能获得过去较低剂量的效应（典型的例子可见于酒精和阿片依赖者，其日使用量足以导致非依赖者残疾或死亡）。⑤ 因使用精神活性物质而逐渐忽视其他的快乐或兴趣，在获取、使用该物质或从其作用中恢复过来所花费的时间逐渐增加。⑥ 固执地使用精神活性物质而不顾其明显的危害性后果，如过度饮酒对肝的损害、周期性大量服药导致的抑郁心境或与药物有关的认知功能损害；应着重调查使用者是否实际上已经了解或估计使用者已经了解损害的性质和严重程度。

第二节　阿片类物质所致精神障碍

阿片是从罂粟中提取的粗制脂状渗出物，包括吗啡和可待因等多种成分，吗啡是其中主要的镇痛物质。所有天然的或合成的可对机体产生类似吗啡效应的物质均称为阿片类物质。根据其化学结构可以分为三类：① 天然的阿片生物碱，如吗啡和可待因；② 半合成衍生物，如海洛因；③ 合成阿片类镇痛药，根据化学结构分为苯基哌啶类、二苯丙胺类、吗啡喃类及苯吗啡喃类。

一、代谢与药理作用

阿片类物质可以通过吸入、口服或静脉注射等方式给药。口服给药时，阿片类物质大部分在肠道吸收入血，以非脂溶性形式存在。这种类型的药物难以透过血脑屏障，当吗啡乙酰化为

海洛因后则较容易透过血脑屏障。阿片类药物在肝脏代谢，并经过肾脏排泄，平均代谢时间4~5小时。

目前已经发现的阿片受体有 μ、κ、δ 等，其中 μ 受体与药物的欣快、镇痛作用关系密切，在中枢神经系统分布最广泛。阿片类物质主要通过与脑和脊髓的阿片受体结合，发挥镇静、镇痛、抑制呼吸和咳嗽中枢、兴奋呕吐中枢、缩瞳、抑制胃肠道蠕动等药理作用。此外，药物作用于中脑边缘系统，可产生强烈的欣快感，继之出现一种似睡非睡的松弛状态，可持续0.5~2小时。

二、戒断反应

阿片类物质的急性戒断症状是一个自限过程，以海洛因为例，戒断症状一般出现在停止使用海洛因后6~8小时，最初表现为哈欠、流涕、流泪、寒战、出汗等。继而急剧加重，24~72小时达到高峰，3日后症状开始明显缓解，5~7时大部分症状基本消除，10~14日后绝大部分症状消失。

戒断反应主要包括：疼痛症状群，如骨痛、关节痛、肌肉痛、头痛等，并伴有强烈的情绪反应；精神症状群，表现为对阿片类强烈渴求感、抑郁、焦虑、睡眠障碍，偶有错觉、幻觉及谵妄；消化道症状群，如食欲下降、厌食、恶心、呕吐、腹胀、腹痛和腹泻等；呼吸系统症状群，如咳嗽、气促、胸闷、呼吸加快、胸痛等；自主神经系统症状群，常见流涕、流泪、怕冷、寒战、发热、出汗等；泌尿生殖系统症状群，表现为排尿困难、少尿、无尿等；心血管系统症状群，如心悸、心率加快和血压升高等。此外，病人还可能出现体重减轻、震颤、步态不稳、缩瞳及腱反射亢进等。

急性戒断症状消失后还可能有相当一段时间残留失眠、烦躁、乏力及渴求等症状，称为稽延症状，这也是复吸的主要原因。戒断症状的严重程度与下列因素有关：① 阿片类物质的类型，代谢快的药物如海洛因戒断反应严重，反之如美沙酮的戒断反应较轻；② 每日使用量，一般认为戒断反应的严重程度与使用量呈正相关；③ 用药时间与频度，单次使用阿片类药物即有可能发生戒断反应，通常，每日用药，时间超过2~3日方可出现显著的戒断反应，而间断使用者的戒断症状相对轻微；④ 病人的心理期待，以及是否容易获得毒品。

三、治疗与预防

阿片类物质使用者为解除对阿片类药物依赖并缓解戒断症状，需要强制住院治疗。

（一）脱毒治疗阶段

脱毒是指通过躯体治疗减轻戒断症状，预防突然停药可能引起的躯体健康问题的过程。利用吗啡类药物，如美沙酮、丁丙诺啡与阿片类物质有相似作用的原理来替代成瘾物质，缓解病人的痛苦，增加脱毒的依从性。以美沙酮为例，起始剂量为10~20mg口服，24小时后可重复给药，直至戒断症状得到控制。第一个24小时的总剂量一般不超过40mg，一旦戒断反应控制稳定，之后以每日10%~20%速度递减直至完全停用，一般在2~3周内完成整个治疗。此外 α_2 受体激动剂可乐定可用于辅助脱毒。脱毒过程中的焦虑、精神病性症状等可根据症状选用镇静催眠药物或抗精神病药。

（二）防止复吸阶段

纳曲酮是阿片受体拮抗剂，能够抑制使用阿片类物质产生的欣快作用，可有效减轻对阿片类物质的心理渴求，减少或消除正性强化作用。阿片类物质依赖者停止使用7~10日以上，尿检吗啡阴性且纳曲酮催瘾试验阴性者方可应用纳曲酮。药物需从小剂量开始，每日递增5~15mg，维持剂量一般为50mg/d，维持期的长短因人而异，一般需要维持6个月以上。纳曲酮的主要副作用包括恶心、呕吐、头晕以及肝功能损害，治疗过程中需要定期监测肝功能，若出现转氨酶显著升高需要立即停药。

（三）美沙酮维持治疗

对于阿片类物质使用1年以上，两次以上脱毒治疗失败且间隔1个月以上的病人，在自愿参加的原则下可使用美沙酮维持治疗，起始剂量一般不超过40mg/d，维持剂量以病人能接受、能控制渴求感、不影响意识活动和社会功能，并且不出现明显毒性反应为原则。维持治疗后若病人状况稳定，社会功能改善，可逐渐减量，低剂量维持或停药，部分病人可能需要终生维持。

（四）社会心理康复阶段

从社会和心理两方面对脱毒者进行综合康复治疗，如改变环境、断绝与毒友来往、行为疗法、家庭治疗、个体或集体心理治疗等，对戒毒的成功、避免复吸、促进康复有重要意义。

（五）急性中毒的治疗

急性过量中毒，首先要保证呼吸道通畅，监测生命体征，必要时气管插管、人工辅助呼吸；特异性阿片受体拮抗剂纳洛酮，可有效逆转阿片类物质过量的中枢神经系统症状，首剂0.4~0.8mg，20分钟无效可重复注射。

典型案例　男，40岁，因"吸食海洛因1年，疑被害、行为紊乱3日"入院。病人1年前做生意不顺利，经朋友介绍开始吸食海洛因，自觉烦恼一扫而光，心情舒畅，停吸数天，虽然心里向往，但尚能自控。后和朋友一起吸食，频率及用量逐渐增大，停用后即感到无力、四肢酸痛、失眠、打哈欠，重新开始吸食后症状消失。近3日来，病人渐出现失眠烦躁，多疑敏感，觉得公司下属要合谋迫害自己，谋取钱财，认为下属在背后偷偷议论自己，夜间不睡觉，将家中的电视机拆开，欲寻找监视器，家人强行将其送入院。否认两系三代精神疾病家族史。

精神检查：不配合，情绪敌对，否认有海洛因吸食病史，冲动，要求出院，有被害妄想，认为家人被买通谋害自己，自知力缺如。

诊断：阿片类物质所致精神障碍

第三节　酒精所致精神障碍

近几十年来，由于我国经济快速发展，酒的生产量及消耗量明显增加，而由饮酒造成的各种危害及不良后果也随之增加。酒精的主要成分为乙醇，是一种历史悠久且被普遍使用的精神活性物质。饮酒行为多起于青少年时期，但并非所有饮酒者均会出现饮酒相关的问题。饮酒相关问题（drinking related problems）是指由于饮酒所导致的不良后果，可以是有害的行为问题（如急性酒精中毒、酒后驾车等），可以是躯体健康问题（如肝硬化、酒精性末梢神经炎），也可能是精神心理问题（如酒精依赖、酒精型人格障碍）。饮酒相关问题不仅仅发生在长期慢性饮酒后，也可能发生在单次大量饮酒之后（如意外事故、暴力行为等）。本节的重点是临床常见的饮酒相关问题，如酒精依赖、酒精滥用等。

根据流行病学调查结果，我国有6.25%的男性和0.2%的女性可以诊断为酒精依赖（总体患病率3.79%）。欧美国家人群的终生饮酒率可达80%。酒精依赖已经成为世界性的公共卫生问题和研究课题。

一、乙醇的吸收与代谢

饮酒后，小肠上部是吸收乙醇的主要部位，而肝脏承载了90%~95%的乙醇代谢。血中乙醇在中低浓度时主要通过醇脱氢酶的诱导转化为乙醛；高浓度的乙醇可活化微粒体乙醇氧化系统（MEOS），该系统利用辅酶Ⅱ催化乙醇氧化为乙醛。乙醛进入微粒体后在乙醛脱氢酶（ALDH）的作用下转化为乙酸，后者在外周组织中降解为二氧化碳和水。某些中国人饮酒后出现"酒精红晕"反应，表现为面红发热、心动过速、恶心、呕吐、头痛、头晕、嗜睡等症状，这一现象与体内ALDH失活变异导致乙醛蓄积于血液及外周组织有关。约50%的中国人*ALDH2*基因为无活性型。有研究者认为，无活性型*ALDH2*基因与"酒精红晕"是避免酒精依赖与滥用的保护因素。

二、临床表现

（一）急性酒精中毒

普通人饮酒后开始逐渐进入兴奋期，表现为欣快、话多、社交融洽等，并伴有呼吸心率加快、面红等躯体表现。若继续饮酒，饮酒者渐出现意识混浊、运动失调、发音不清等表现，即进入麻痹期，此时饮酒者对周围环境无兴趣。部分饮酒者可出现复杂性醉酒，表现为醉酒状态下的行为与平时性格或行为明显对立。病理性醉酒指饮酒数分钟后突然出现醉酒，可持续十分钟至数小时不等，最终陷入酣睡。其发生常与脑炎、脑外伤等病理基础和精神创伤等诱因相关。与普通醉酒不同，病理性醉酒者会出现严重的意识障碍、定向力障碍、行为无目的。根据意识障碍的特点，急性酒精中毒分为两种类型：① 朦胧型，主要表现为意识范围显著缩小且意识清晰度降低，自我意识几乎消失；② 谵妄型，表现为精神运动性兴奋，可伴有生动的幻视。

（二）酒精依赖

酒精依赖俗称"酒瘾"，是由于长期反复饮酒所致的对酒渴求的一种特殊心理状态。其特征有：① 对饮酒的渴求、强迫饮酒、无法控制。② 固定的饮酒模式，定时饮酒。③ 饮酒高于一切活动，不顾事业、家庭和社交活动。④ 耐受性逐渐增加，饮酒量增多，但酒精依赖后期耐受性会下降，每次饮酒量减少，饮酒频率增多。⑤ 反复出现戒断症状，当病人减少饮酒量或延长饮酒间隔期、血浆酒精浓度下降明显时，就出现手、足和四肢震颤，出汗、恶心、呕吐等戒断症状。若及时饮酒，此戒断症状迅速消失。此现象常发生在早晨，称之为"晨饮"。⑥ 戒断后重饮，如戒酒后重新饮酒，就会在较短的时间内再现原来的依赖状态。

间发性酒狂（dipsomania），是酒精依赖的一种特殊类型。其特点是周期性的狂饮发作，每次发作前常有难以忍受的苦闷、烦躁以及躯体不适，随之出现强烈的、难以遏止的饮酒欲望和狂饮行为。病人表现为无节制地狂饮数日，言行也一反常态，有的变得羞怯怕见人；有的则行为狂暴，也可出现妄想症状。间歇期不思饮酒，甚至厌恶酒精。一般周期为数周、数月或更长。这种发作有些可能是癫痫性精神障碍的一种表现，或者是精神分裂症、躁狂症、人格障碍的一种精神症状，但也有原因不明者。ICD-10将"间发性酒狂"归纳入"酒精依赖"，但未赋予其明确的定义和诊断标准。

（三）戒断反应

1. 单纯性戒断反应　停止或减少饮酒量后6~12小时出现，主要表现为震颤、恶心、呕吐、头痛、情绪不稳定及自主神经功能亢进（心率加快、出汗及血压升高）等，少数病人可能出现一过性错觉或幻觉。

2. 惊厥发作　又称酒精性癫痫。其发生可能与血中酒精浓度降低后血清中钾、镁离子浓度降低，以及血pH升高有关。一般发生于大量饮酒后或戒酒后24~48小时内，以癫痫大发作样形式出现。

3. 震颤性谵妄　多发生于减少饮酒或断酒后1~4日，表现为意识模糊、认知损害和幻觉（常见丰富的幻视），并伴有全身肌肉的粗大震颤、发热、大汗、心率加快等。一般发生率不超过5%，部分病人因高热、衰竭、感染或外伤而死亡。

（四）酒精相关神经精神障碍

长期大量饮酒病人的中枢神经系统可因维生素B_1缺乏以及酒精对大脑皮质下结构的直接损害作用而发生可逆或不可逆性的改变，并出现一系列神经精神症状。

1. 科尔萨科夫综合征（Korsakoff syndrome）　表现为记忆障碍、虚构和定向障碍三联征。病人还可能出现轻重不等的肌萎缩、肌麻痹和/或腱反射减弱。本病呈慢性化趋势，也有部分病人可在数月中恢复。

2. 韦尼克脑病（Wernicke encephalopathy）　表现为急性或亚急性的眼肌麻痹、共济失调及嗜睡，并伴有定向障碍、记忆障碍和震颤性谵妄。本病预后差，幸存病人多遗留科尔萨科夫综合征。

3. 酒精所致痴呆　长期、大量饮酒病人出现急性或慢性的人格改变、智力低下、记忆力障碍的痴呆状态。酒精所致痴呆一般不可逆。

4. 酒精性幻觉症　慢性酒精依赖病人出现的持久的以幻觉为主要症状的精神病性状态。幻听、幻视较多见，且有夜间加重趋势。

5. 酒精性妄想症　酒精依赖病人在意识清晰的情况下出现的妄想状态，主要表现为嫉妒妄想。

6. 其他　酒精可导致严重的抑郁症状以及人格衰退。酒精所致的人格改变主要表现为以自我为中心、自私、不诚实及责任感下降等。

（五）酒精相关的躯体问题

1. 消化道疾病 酒精对食管及胃黏膜可造成直接损害而引起上消化道出血。长期饮酒可致慢性胃炎，表现为消化不良、食欲不佳及贫血。

2. 酒精性肝病 酒精可导致酒精性脂肪肝，一般无特异性症状，肝功能检查表现为丙氨酸转氨酶（ALT）和天冬氨酸转氨酶（AST）轻度升高，超声或CT检查有助于早期发现。长期大量饮酒者可进展为酒精性肝硬化，其临床表现与其他原因引起的肝硬化相似并伴有慢性酒精中毒表现。酒精性肝炎往往出现在短期反复大量饮酒时，可有乏力、食欲缺乏、右上腹隐痛等表现。实验室检查发现酒精性肝炎的特征性酶学改变，即AST/ALT>2，但ALT和AST水平很少超过500IU/L，否则应考虑合并其他原因的肝损害。

3. 酒精性胰腺炎 多在长期大量饮酒8~10年发生，临床表现与其他原因导致的胰腺炎无差别，表现为左上腹剧烈疼痛，向背部放射，结合血淀粉酶升高及腹部影像学检查可以明确诊断。

三、诊断与鉴别诊断

诊断的主要依据是有确定的饮酒史，并能断定病人的精神障碍是由饮酒或戒断引起的。急性酒精中毒需要与急性躁狂状态、颅脑外伤、低血糖、原发性癫痫等引起的意识障碍相鉴别。酒精所致精神障碍需要与可能表现出相应临床表现的疾病相鉴别，如酒精性幻觉症需要与精神分裂症的幻觉症状相鉴别，酒精性妄想症需要与精神分裂症、偏执性精神病相鉴别。惊厥发作需要与原发性癫痫、外伤性癫痫相鉴别，科尔萨科夫综合征、韦尼克脑病需要与其他器质性疾病类似的综合征相鉴别。根据病史、临床特征及实验室检查可以对上述疾病进行鉴别。

四、治疗与预防

1. 戒断症状的处理 首选苯二氮䓬类药物，可以有效控制戒断症状并预防癫痫发作。推荐使用长效药物，但肝损害较严重时应使用短效药。以地西泮为例：可使用地西泮10mg/次，3次/d，可根据其戒断症状每小时给药，直到戒断症状控制。首剂应足量，不推荐小剂量缓慢加药。苯二氮䓬类应用一般不超过1周。

震颤性谵妄病人可给予苯二氮䓬类药物控制兴奋及自主神经系统症状，精神症状可给予氟哌啶醇（5mg/次）肌内注射。酒精性幻觉症与妄想症病人可口服小剂量抗精神病药，在症状控制后可以考虑逐渐减药。

其他措施包括补液，纠正水电解质、酸碱平衡紊乱，大剂量补充B族维生素等。

2. 预防复发 戒酒硫能够抑制乙醛脱氢酶，使病人饮酒后出现显著的症状，减少饮酒量；阿片受体拮抗剂纳曲酮能减少饮酒量和复饮率；GABA受体激动剂乙酰高牛磺酸钙也有一定的抗渴求作用，能减少戒酒后复发。

3. 心理治疗 心理治疗在酒精依赖治疗中起重要作用，对维持治疗有着深远意义。酒精依赖病人家庭存在着多种问题，帮助解决家庭中人际关系问题、家族饮酒问题，是长期戒酒的关键。

认知疗法可以改变对适应不良行为的认知，帮助病人增加自控能力以避免复发。戒酒者互助协会是戒酒自助组织，有助于病人互相接纳并增强戒酒的成就感，这些方法的使用均有助于降低复饮的可能性。

此外，很多酒精依赖病人同时患有其他精神障碍，如情感障碍、焦虑障碍等。积极干预这些疾病有助于酒精依赖的治疗，并有利于减少戒酒后的复饮。

典型案例　男，54岁，已婚，因"嗜酒21年，疑妻外遇10年，凭空视物1日"入院。病人21年前开始每日饮白酒100~150ml，后逐渐增加至每日500ml，且从未间断。10年前开始无故怀疑妻子有外遇，经常殴打妻子，被送至当地精神病院就诊，诊断为"酒精所致精神障碍"，经戒酒治疗后症状消失出院。半年后逐步恢复饮酒，晨起后即开始饮酒，每日饮白酒500ml，若无法及时饮酒即感到恶心、手抖、坐立不安，饮酒后症状消失，工作生活基本正常。3日前因"痔疮"需手术，自行戒酒，昨夜无端看到天花板上有大量虫子爬，感到紧张、大喊大叫，并有发热、出汗、手脚抖动，不认识家人，也不知自己身处何处，为求治，家属将病人送至医院。既往史无特殊。病人为第一胎，足月顺产，母孕期正常，体格与智力发育无异常。适龄入学，成绩一般，18岁参加工作。无精神疾病家族史。

体格检查：双侧瞳孔等大等圆，直径1.5mm，光反射灵敏；四肢肌张力齿轮样增高，伴粗大震颤。

精神检查：目前为谵妄状态，精神检查不能配合。

诊断：1. 酒精所致精神障碍

　　　　2. 震颤性谵妄

第四节　中枢神经系统兴奋剂所致精神障碍

中枢神经系统兴奋剂，又称精神兴奋剂，是能提高中枢神经系统兴奋性并致欣快感的物质的统称。目前引起关注的主要是可卡因和苯丙胺类药物。其中苯丙胺类在我国的滥用有逐渐加重的趋势，已经得到了越来越多的关注。本节着重介绍苯丙胺类药物。

一、苯丙胺类药物的药理作用

苯丙胺类药物具有强烈的兴奋及致幻作用，不同的药物作用特点不完全一致，主要分为四类。① 以兴奋作用为主：这类化合物以中枢神经系统兴奋作用为主。代表药包括甲基苯丙胺（methamphetamine）、哌甲酯（methylphenidate）和甲卡西酮（methcathinone）。② 以致幻作用为主：这类化合物具有导致用药者产生幻觉的作用。代表药包括2，5-二甲氧基-4-甲基苯丙胺、4-溴-2，5-二甲氧基苯丙胺。③ 以抑制食欲为主：这类化合物具有抑制食欲作用，代表药包括苯甲吗啉（phenmetrazine）、苯二甲吗啉（phendimetrazine）、二乙胺苯丙酮（diethylpropion）、芬氟拉明（fenfluramine）及其右旋异构体右旋芬氟拉明（dexfenfluramine）和西布曲明（sibutramine）

等。④ 具有兴奋和致幻混合作用：代表药包括3，4-亚甲二氧基甲基苯丙胺、3，4-亚甲二氧基乙基苯丙胺和N-甲基-1-（1，3-苯二氧基-5-y1）-2-丁胺。"摇头丸"多指亚甲二氧基甲基苯丙胺（MDMA），目前购买者所购入的多为苯丙胺类兴奋剂的混杂剂。

苯丙胺及甲基苯丙胺主要作用于单胺能神经元突触前膜，促进NE和DA释放并抑制其再摄取，同时抑制单胺氧化酶活性，增强DA及NE的神经传递而发挥其药理作用。苯丙胺具有显著的神经毒性，长期大量使用可造成纹状体DA能神经元轴突和神经末梢损害。而MDMA和MDEA除了促进DA释放作用外，尚可增加5-HT的释放并阻止其再摄取，促进5-HT能神经传递。长期大量使用MDMA可以造成前额及海马5-HT能神经元的损害，影响使用者的记忆及认知功能。

二、临床表现

使用苯丙胺类药物，特别是静脉使用者很快出现头脑活跃、精力充沛、能力增强感，使用者往往主诉体验到"难以用语言描述"的欣快及愉悦感，或将之描述为"腾云驾雾""全身电流传导似的"等。持续数小时后，即出现沮丧期，表现为全身乏力、压抑、沮丧等。药物的这种特点使病人陷入反复用药的恶性循环，这是造成苯丙胺类药物依赖的最重要原因之一。使用者为了不断获得预期的欣快感，其用药周期不断缩短、用药剂量不断增加，用药期间基本保持不睡状态。若因药品用尽而停药，使用者很快进入12~18小时作用的深睡状态，醒来后会体验到强烈的用药渴求，并伴有饥饿感、困倦及情绪低落。同时苯丙胺类药物滥用者为了减轻或避免用药后的焦虑，往往同时使用巴比妥类或苯二氮䓬类药物，或酒精、海洛因等精神活性物质。因此，这类病人中多药滥用现象很常见。

苯丙胺类药物轻度中毒表现为瞳孔扩大、血压升高、脉搏加快、出汗、口渴、呼吸困难、震颤、反射亢进、头痛及兴奋、焦虑、易激惹等症状；随着药物剂量增大出现精神错乱、谵妄、幻听、幻视、被害妄想等精神症状；重度中毒时病人可表现为偏执、思维松散、言语不清、刻板或自动行为，部分病人可出现冲动、伤人或自伤，同时有痉挛、严重的心律失常、出血或凝血、高热、胸痛、昏迷及死亡等躯体症状。恶性高热和高乳酸血症及最终出现的循环衰竭或休克是急性中毒死亡的主要原因。苯丙胺类慢性中毒主要表现为感知觉障碍及思维障碍。感知觉障碍主要指意识清醒状态下出现的丰富错觉或幻觉，病人往往沉浸其中；思维障碍最初可表现为敏感、多疑，随着病情进展出现牵连观念、偏执观念、被害妄想、夸大妄想等，往往伴随着强烈的情感反应。这些症状可以在停药数周内自行消失，但部分病人的精神病性状态可以持续数月。

三、治疗与预防

苯丙胺类药物滥用可以产生精神依赖，强烈的渴求感是物质依赖的重要原因，所以良好的社会心理支持是治疗药物依赖的重要措施，同时苯二氮䓬类药物对戒断过程中的焦虑控制有帮助，停药后出现的抑郁情绪可酌情选用抗抑郁药。由于此类药物突然停止使用后往往不会出现严重的躯体戒断症状，通常不需要替代治疗。绝大部分使用苯丙胺类药物出现的急性精神障碍，在停止使用后的2~3日内即可消失。症状严重者可选用氟哌啶醇，常用量5~10mg肌内注射，视病情轻重调整剂量。地西泮等苯二氮䓬类药物也能起到良好的镇静作用。苯丙胺中毒需积极对症治疗，处理的原则如下：① 监测生命体征，保持呼吸道通畅；② 足量补液，维持水、电解质及酸碱平衡；③ 酸化尿液，口服氯化铵0.5g，每3~4小时一次，维持尿液pH在6.6以下，促进苯丙胺排泄；④ 防止出现恶性高热，可应用冰浴、酒精擦拭等物理降温措施，此外肌肉松弛是控制高体温的有效方法，可缓静脉注射硫喷妥钠0.1~0.2g或琥珀酰胆碱，需注意呼吸肌松弛情况，必要时可重复给药；⑤ 抗惊厥，给予地西泮10~20mg静脉注射，可15分钟后重复给药；⑥ 处理高血压，若舒张压超过120mmHg，可给予酚妥拉明2~5mg静脉注射；⑦ 谵妄症状出现时可使用氟哌啶醇或其他抗精神病药对症处理。

第五节　镇静、催眠和抗焦虑药所致精神障碍

本类药物包括的范围广泛，目前临床上主要有两大类，即巴比妥类和苯二氮䓬类。这些药物均能作用于中枢神经系统 γ–氨基丁酸（GABA）受体，发挥其中枢神经系统抑制活性，目前临床医生很少开具巴比妥类药物，而苯二氮䓬类药物滥用和依赖现象日益增多。

一、苯二氮䓬类药物

本类药物的作用机制是促进脑内GABA功能而产生临床疗效。通过激动GABA–Cl⁻受体复合物，增强Cl⁻内流，细胞产生超极化，发挥GABA介导的神经元抑制作用。当持续使用时，GABA和苯二氮䓬类受体的敏感性发生适应性变化以抵消药物对GABA神经递质的促进作用，此时就出现耐受现象，个体需增加药物剂量以达到相同的药理效应。耐受一旦形成，若突然停药，由于受体功能的适应性调节仍存在，可导致GABA活性的突然下降，这一理论能够解释镇静催眠药戒断时出现的焦虑、失眠和抽搐，也可以解释酒精、抗焦虑药和催眠药之间的交叉耐受现象。因此，在药物依赖的形成过程中，药物的正性强化效应是促进持续用药的主要因素，为避免戒断效应的发生而持续用药也为依赖的形成发挥了相当的作用。

苯二氮䓬类药物依赖治疗时，可逐渐减量或先换用长效药物再逐渐减量，戒断过程中的失眠可使用唑吡坦或具有镇静作用的抗抑郁药，心理支持在此过程中不可或缺，重点是帮助病人建立信心并学会如何减轻焦虑、应对应激及调整睡眠习惯。

二、非苯二氮䓬类药物

当前临床常用的非苯二氮䓬类镇静催眠药主要有扎来普隆（zaleplon）、唑吡坦（zolpidem）、佐匹克隆（zopiclone）及其右旋异构体右佐匹克隆（eszopiclone）三种，因为这三种药物名称均以字母Z开头，故又称"Z药"。"Z药"于20世纪80年代中后期作为苯二氮䓬类的替代物被临床

使用，佐匹克隆及右佐匹克隆的清除半衰期较唑吡坦长，扎来普隆最短，仅1小时，在快速诱导睡眠的同时，也大幅减小了服药次日的残余效应。尽管具有相对的安全性，应用本类药物仍然可能出现记忆及精神运动性受损表现。

尽管并不鼓励长期使用本类药物，但它们在临床实践中长期的应用实际已被医务人员所接受；并且研究显示，唑吡坦和佐匹克隆是相对安全的，发生成瘾的可能性显著低于苯二氮䓬类，仅对于特定群体存在滥用和依赖的易感风险，包括同时使用多种抗焦虑药及催眠药的老年病人、有药物或酒精滥用史的病人。相对于苯二氮䓬类，唑吡坦较少出现耐受和依赖可能与其选择性结合含有 α_1 亚基的 GABA-A 受体有关。

三、食欲素受体拮抗剂

食欲素受体拮抗剂是一种用于治疗失眠的新型药物。食欲素是下丘脑分泌的一种激素，对睡眠与觉醒有着重要的调控作用。当人体在进食后，食物在消化过程中导致血糖升高，可抑制体内食欲素分泌。食欲素分泌降低，人体就容易犯困。反之，如果食欲素含量较高，人体也会比较清醒且活跃，所以可以通过食欲素受体拮抗剂改变食欲素在大脑中的作用，帮助睡眠。美国食品药品监督管理局（FDA）批准苏沃雷生（suvorexant）用于治疗失眠症病人。食欲素受体拮抗剂的副作用有易残留困意、多梦、头痛、头晕、白天嗜睡等。

第六节　烟草所致精神障碍

烟草原产于美洲，15世纪被引入欧洲，16世纪末传入我国，目前我国已经成为最大的烟草生产国。烟草的依赖及其带来的健康问题不容忽视。

一、尼古丁的药理作用和危害

香烟的燃烟中所含的化学物质多达4 000种，其中在气相中含有近20种有害物质。其中一氧化碳和尼古丁的作用较强。尼古丁，又称烟碱，是一种带有苦味、无色易挥发的油状脂溶性液体，易在空气中氧化而变为棕色，有剧毒，也是烟草中的依赖性成分，它一方面作用于尼古丁ACh受体，导致神经细胞兴奋性增加；另一方面作用于中脑边缘系统，产生强化效应。依赖者为了维持体内的尼古丁水平，烟草使用量逐渐增加、吸烟频率渐趋频繁。当依赖形成后突然戒断时，会表现出对尼古丁的强烈渴求，并出现唾液分泌增加、头痛、失眠、易激惹等戒断症状，使吸烟者难以摆脱尼古丁的控制。

尼古丁在外周对全部自主神经节具有特殊作用，小剂量能兴奋肾上腺髓质，使之释放肾上腺素，并通过兴奋颈动脉体及主动脉化学感受器，反射性引起呼吸兴奋、血压升高，增加心血管负担。大剂量表现为节细胞先兴奋，而后迅速转为抑制。尼古丁对中枢神经系统的作用同样也是先兴奋后抑制。

一氧化碳（CO）对血红蛋白（Hb）的亲和性很强。因吸烟出现大量碳氧血红蛋白而使心血管系统受累，尤其使运送氧的能力减弱，容易导致缺血性心脏病、心绞痛和呼吸困难。

此外，烟草燃烧颗粒物中含有致癌物质如二甲基亚硝胺、二乙基亚硝胺、联氨、乙烯氯化物，可显著增加恶性肿瘤特别是呼吸道恶性肿瘤的发病率。

二、吸烟问题的处理

烟草依赖者可采取替代治疗以缓解戒断症状：一是将尼古丁加在口香糖中，咀嚼后经口腔黏膜吸收入血；二是把尼古丁放入特制的橡皮膏上，粘贴在皮肤上，缓慢释放的尼古丁经皮肤吸收入血；然后逐步减少橡皮膏或口香糖的使用次数、剂量，最终停止使用。α_2受体激动剂可乐定能有效拮抗去甲肾上腺素（NE）兴奋，能有效抑制停止吸烟后出现的戒断症状，应用时应注意可能出现抽搐、高血压、皮疹、口干、失眠等不良反应。吸烟是一种社会适应不良行为，综合的心理治疗措施（如认知疗法）配合咨询与支持，有助于解决烟草滥用问题。

第七节　其他物质所致精神障碍

一、氯胺酮

氯胺酮是临床上的一种麻醉药，主要用于手术麻醉或麻醉诱导剂。近些年来氯胺酮滥用越来越严重，其非医疗性使用目的包括俱乐部狂欢、易化性侵犯及增强性体验等，已经引起社会的广泛关注。长期使用氯胺酮会对中枢神经系统、消化系统、循环系统、泌尿系统及呼吸系统产生严重的损害，其中对中枢神经系统和泌尿系统的损害最为明显。在美国，氯胺酮于1999年被政府划为第3类管制药品，我国在2004年将其列为第1类精神管制药品。研究表明，氯胺酮能迅速缓解抑郁症状，且治疗效果可持续1周，有成为新型抗抑郁药物的趋势，但因其成瘾问题，使用方式和剂量仍处于探索阶段。

（一）药理作用

氯胺酮是N-甲基-D-天冬氨酸（NMDA）受体拮抗剂，一方面，可抑制丘脑-皮质系统导致"分离性麻醉"，表现为意识模糊及痛觉消失；另一方面，其对边缘系统的兴奋作用可产生快感。氯胺酮的致欣快效应类似于可卡因、大麻和酒精。使用者表现为狂喜、偏执状态、濒死体验、非真实感、体象改变等，并伴有意识障碍、谵妄、幻觉、攻击行为等精神症状，以及共济失调、痛觉缺失、肌肉僵硬、血压升高、心率加快等躯体症状。

（二）滥用方式

随着滥用者数量的增加，滥用方式也变得花样百出。使用者为了方便，常常将液态氯胺酮制作成粉末，称作K粉。K粉可以采取鼻吸、静脉注射或口服（勾兑进饮料、酒水中）等方式滥用。也有使用者将氯胺酮与其他药物或兴奋剂混用。

（三）临床表现

1. 急性中毒 使用时很快发生，主要包括精神症状和躯体症状。精神症状主要表现为兴奋、话多、夸大等，病人的理解力和判断力出现问题，可导致冲动行为，如自伤与伤人行为。可能出现的精神症状有紧张、惊恐、躁动不安或濒死感等。使用大剂量者会出现意识障碍、定向障碍、行为紊乱、幻觉、妄想等症状，严重者甚至会出现昏迷。躯体症状表现为心悸、气促、血压升高、大汗等。中枢神经系统方面表现为眼球震颤、肌肉强直、共济失调等，严重者则会出现高热、呼吸循环抑制、抽搐发作，甚至休克死亡。

2. 精神病性症状 临床上注意与精神分裂症相区别。主要表现为幻觉、妄想、行为紊乱等症状。幻觉以幻听和幻视为主；妄想以被害妄想和关系妄想多见；行为紊乱包括冲动、伤人及自伤行为。少数滥用者可出现行为退缩或情感淡漠。反复滥用者可导致精神病性症状反复发作与迁延。

3. 认知功能损害 氯胺酮对神经系统的毒性作用，会导致滥用者社会功能严重受损，包括学习能力的下降、注意力无法集中、记忆力减退、执行功能受损等。损害可持续数周、数月，甚至更长时间，而且往往不可逆转。

4. 泌尿系统损害 较常见，主要表现为尿路的炎性损害。临床上主要表现为排尿困难、尿急、尿频、尿痛及血尿等，常会被临床医生误诊为膀胱炎或前列腺炎症。

（四）治疗

由于氯胺酮很少有躯体戒断症状，一般仅针对戒断过程中出现的焦虑、失眠等对症处理即可。氯胺酮使用产生的精神分裂样症状可短期使用抗精神病药物，待症状消失后逐渐减量并停用。

二、大麻

大麻（cannabis）属一年生草本植物。滥用者常将大麻制品或大麻提取物以吸烟方式使用。吸食大麻后开始阶段是一种极度的陶醉状态，表现为欣快、人格解体和视觉敏锐，继之出现全身松弛、歪曲的时间与空间知觉等。大麻中毒时有两个特征性生理症状，即脉搏加快和结膜变红。此外可能出现直立性低血压、肌无力、震颤及腱反射亢进等。大麻吸食者往往伴有程度不同的心理问题。此外，吸食时间长短、不同的吸食剂量、不同的精神状态、社会经历、所处社会环境及其本人的期望等因素都可能对不同的吸食者产生完全不同的主观感受或精神效应。由于大麻停用后一般不出现持久而显著的戒断反应，故不需特殊处理，出现严重焦虑、失眠者可短期使用苯二氮䓬类药物对症处理。

三、致幻剂

致幻剂又称拟精神病药物，是指影响人类中枢神经系统，引起感觉、情绪改变，对时间和空间产生错觉、幻觉，甚至导致妄想等精神症状的一类精神物质。目前较公认的致幻剂标准为：① 药效以改变思想、感知和情绪为主；② 没有或仅有轻微的智力与记忆损害；③ 在产生上述药理效应的剂量下不应出现神志淡漠或昏迷；④ 没有或仅有轻微的自主神经系统副作用；⑤ 不应产生成瘾性渴求。致幻剂主要包括麦角酸二乙酰胺（LSD）、苯环利定（苯环己哌啶）、仙人掌毒素、毒蕈碱、二甲基色胺、磷酰羟基二甲色胺等。

诊断主要根据病人有使用致幻剂的历史，可在自我报告、血液检查、尿液分析等客观依据的基础上进行评估，以分辨致幻剂的种类。致幻剂相关障碍的治疗，首先应给予支持性心理治疗，应向病人说明，这些异常思维和感觉都是药物引起的，这能够帮助病人应对致幻剂所致的急性不良副反应。对于大量服用致幻剂者，最常用的治疗方法是缓慢撤药。出现精神症状时需进行对症治疗，对于有长期使用问题的病人，需配合心理治疗。

四、吸入剂

吸入剂又称挥发性溶剂，是指胶水或油漆稀释剂中含有的挥发性物质或气雾剂，主要成分包括氯化碳类、酮类、醋酸酯类、脂肪族和芳香族碳水化合物等，市面上滥用的吸入剂多达1 000种以上。使用吸入剂者，早期表现类似酒精中毒，病人可出现中等程度的兴奋、欣快、语言不清晰、步履蹒跚、视物模糊等，症状通常持续几分钟，30~60分钟后恢复正常，使用者呼吸中带有明显的化学制剂气味，可出现谵妄、精神错乱等。

诊断主要根据病人有使用吸入剂的历史，以及相应的临床症状和体征，如呼吸或衣物上的特殊气味，言语不清、定向障碍、眩晕、流泪、流鼻涕等。青少年是吸入剂使用的易感人群，因而心理治疗是最重要的治疗手段。可采用动机强化治疗、认知行为疗法、行为疗法等多种心理治疗方式，纠正使用者的心理行为障碍，提高其生活能力，使之最终摆脱吸入剂的困扰，适应社会生活，而不是简单地打破使用者与吸入剂之间的联系。如果使用者因吸入剂出现焦虑、抑郁、精神病性症状，可根据症状持续时间长短决定是否需要使用精神药物干预。

（刘可智）

学习小结

本章主要介绍了物质依赖相关的基本概念、常见精神活性物质依赖的临床特点和诊断、治疗常规。

通过本章的学习，我们掌握了物质依赖相关的基本概念、常见精神活性物质依赖的临床特点和诊断、治疗常规，熟悉了精神活性物质成瘾的相关因素，了解了常见精神活性物质的药理机制。通过学习，我们能够诊断依赖综合征、戒断综合征；能够熟练掌握各种精神活性物质所致精神障碍的处理。在生活中我们应主动远离毒品，洁身自好，同时告诫周围的人远离毒品，自觉承担起宣传者的职责。

一、选择题

1. 下列不符合酒精性震颤性谵妄的是

　　A. 在戒酒后发生

　　B. 有意识障碍

　　C. 有大量的感知异常

　　D. 全身肌肉有粗大的震颤

　　E. 症状多迁延，可持续数月

2. 女，25岁，近年来难以控制、反复持续地服用摇头丸，药量不断增加，不服或减少服用量则感痛苦难忍，因而无法停服该种药物。该病人应考虑

　　A. 药物滥用

　　B. 戒断状态

　　C. 药物依赖

　　D. 应激相关障碍

　　E. 癔症

3. 一般认为，使用成瘾性物质后产生"快感"是由于

　　A. 突触间隙DA浓度升高

　　B. 突触间隙NE浓度升高

　　C. 细胞内NE水平升高

　　D. 突触间隙5-HT浓度增加

　　E. 突触间隙DA水平降低

4. 关于戒酒综合征，错误的说法是

　　A. 与长期、大量饮酒有关

　　B. 症状出现于突然停止饮酒后48～96小时内

　　C. 可有情绪障碍、思维障碍、意识障碍等表现

　　D. 为慢性酒精中毒的表现形式之一

　　E. 可导致病人死亡

5. 酒精引起的震颤性谵妄为

　　A. 持续大量饮酒后出现的急性精神障碍，表现为定向力障碍、幻觉、激越、肢体粗大的震颤和自主神经兴奋的症状

　　B. 长期饮酒后出现的幻觉妄想

　　C. 慢性酒精中毒突然停饮后出现的人格障碍

　　D. 慢性酒精中毒后出现的科尔萨科夫综合征

　　E. 慢性酒精中毒后出现的韦尼克脑病

　　答案：1. E　2. C　3. A　4. B　5. A

二、简答题

1. 精神活性物质滥用与哪些因素相关?

2. 酒精戒断后可能出现哪些精神障碍，需要如何处理?

3. 如何确诊依赖综合征?

第十二章　精神分裂症及其他原发性精神病性障碍

　　精神分裂症（schizophrenia）和其他原发性精神病性障碍（primary psychotic disorder）是临床常见的精神疾病，该组精神疾病病人的现实检验能力严重受损，社会功能也受损，致残率较高。其明显的幻觉、妄想等精神病性症状是该类疾病的原发性特征，而不是其他精神和行为障碍的表现形式。

第一节　精神分裂症

一、概述

　　十九世纪中叶，欧洲精神病学家将本病的不同症状分别看成独立的疾病。法国Morel（1857）首先报道了一组起病于青少年、表现为智力严重衰退的病人，首次使用早发性痴呆这一诊断术语；Hecker（1870）将起病于青春期并且很快导致愚蠢衰退的病人，称为青春型痴呆；Kahlbaum（1874）将一种具有特殊的精神症状并伴有全身肌肉紧张、但没有神经系统器质性改变的病人，称为紧张症。1896年Kraepelin描述了一组临床症状：青春期发病，思维和行为紊乱，病情恶化，病程迁延，社会功能受损，结局差等，命名为"早发性痴呆"，首次将其作为独立的疾病单元进行描述，他认为同一疾病有不同的亚型，但具有共同的临床特征。然而，在临床实践中发现，有的病人并非青春期发病，也并非所有的病人都是慢性退行性病程，部分病人预后良好，与"早发性痴呆"的概念不一致。1911年瑞士精神科医生Bleuler指出"4A"症状，即情感淡漠（apathy）、联想障碍（association disturbance）、意志缺乏（abulia）和内向性（autism），是本病的基本症状，最核心的问题是人格分裂，故提出了精神分裂症的概念，沿用至今。

精神分裂症具有高复发率、高致残率、低就诊率、低治愈率等临床特点，症状严重，病因不清。常起病于成年早期，治疗较为困难，有明显的功能损害和慢性化病程，对病人、照料者、家庭和社会均造成严重的影响。精神分裂症在不同人群、不同社会文化、不同年龄阶段皆可出现，可见于不同国家和地区，在世界各国其发病率和患病率大致相等。发病年龄高峰集中在成年早期，男性早于女性。精神分裂症病人遭受躯体疾病（特别是高血压、糖尿病和心脏疾病）和意外伤害的概率也高于普通人群，平均寿命缩短8~16年。

我国于2013—2015年进行了中国精神卫生调查（China mental health survey，CMHS），首次进行全国成人精神障碍流行病学调查，调查对象为中国31个省（区、市）18岁以上社区居民。结果显示：精神分裂症及其他精神病性障碍终生患病率为0.75%，12个月患病率为0.61%，30日患病率为0.56%。精神分裂症及其他精神病性障碍12个月患病率男性（0.71%）高于女性（0.51%），农村（1.13%）高于城市（0.13%），文盲/小学以下高于高中及以上，未婚高于已婚，经济水平低高于经济水平高，且18~34岁年龄组患病率最高（1.39%）；12个月患病率影响因素Logistic回归分析显示，精神分裂症及其他精神病性障碍：高龄、城市居民、高中及以上受教育程度为保护因素，非在婚状态为危险因素。CMHS数据显示，精神分裂症造成的疾病负担采用伤残调整生命年（DALY）为单位来估算，为4.226 DALY/1 000人。精神分裂症的致残率为57.01%。目前，精神分裂症已成为全世界高度重视的医学问题和社会问题。

二、病因与发病机制

精神分裂症是一种病因未明的精神疾病，研究表明其与遗传因素、生物学因素、环境因素和心理社会因素的相互作用有关，多种因素共同导致该病的发生。

（一）遗传因素

研究提示精神分裂症的发病与遗传因素有关，是一种多基因遗传疾病。其遗传度达80%。

1. 家系调查 存在显著的家族聚集性，与病人的血缘关系越近，亲属中患病的人数越多，患病风险度越高。随着亲缘级别降低，患病风险度也降低。

2. 双生子研究 同卵双生子精神分裂症的同病率约为50%，为异卵双生子的4~6倍。

3. 寄养子研究 精神分裂症病人的子女寄养到正常家庭中，子女成年后精神分裂症的患病率高于一般人群。

4. 表观遗传学研究 认为遗传与环境因素之间复杂的相互作用是精神分裂症发病的主要病因，目前主要集中在DNA甲基化、组蛋白修饰和RNA介导的基因沉默等方面。环境因素可以对表观遗传学性状产生影响，这种影响会在基因序列不发生任何改变的情况下传递给后代。

（二）脑形态学变化

脑影像学研究发现，部分精神分裂症病人多个脑区的结构与功能异常，且有证据支持在疾病发生前就有脑功能的改变，这些异常的脑区在疾病发生之前已经形成，而且可能与发病次数和病程长短有关，有可能成为精神分裂症的生物学标记。

基于体素的形态测量（voxel-based morphometry，VBM）研究结果显示，精神分裂症病人较健康对照组在全脑体积、全脑灰质、前额叶灰质和白质、颞叶和顶叶白质均存在不同程度的下降，部分病人双侧侧脑室增大。也有研究发现精神分裂症病人的脑白质和脑脊液异常，脑白质降低区域与灰质降低的区域非常相似，主要位于额叶颞叶区。而胼胝体的白质降低与颞叶和丘脑的灰质下降有关，同时右侧内囊前肢白质的降低与前连合和基底节灰质升高有关。

弥散张量成像（DTI）研究也提示，精神分裂症存在额叶和颞叶的白质纤维异常，并涉及了左右大脑半球相应脑区的联合纤维，如胼胝体；连接同侧半球各脑区的联络纤维，如扣带回、钩束和弓状束等，支持精神分裂症的"连接异常假说"。同时，fMRI和PET脑血流灌注显像都发现精神分裂症病人有不同于正常人的异常表现。

（三）神经发育病因学假说

该假说认为，由于遗传因素和母孕期损伤的相互作用，病人在胚胎期大脑发育过程中就出现了某种神经病理改变，主要是新皮质形成期神经细胞从大脑深部向皮质迁移过程中出现了紊乱，导致心理整合功能异常。虽然其即刻效应并不显著，但进入青春期或成年早期后，在外界不良环境因素的刺激下，出现了精神症状。也有研究提示，妊娠期和出生时的并发症包括病毒感染、缺血缺氧性损伤等环境因素可能直接或间接导致精神分裂症病理改变的发生，增加神经发育异常的风险。

（四）神经递质理论

1. 多巴胺（DA）假说　DA假说在20世纪60年代提出，认为精神分裂症的发病与脑内某些部位DA功能活动相对亢进有关。支持证据包括：① 拟DA药苯丙胺等可导致正常人产生幻觉和妄想等精神病性症状；② DA激动剂左旋多巴（L-DOPA）等治疗帕金森病的同时，经常导致类似精神分裂症的症状出现；③ 抗精神病药物可通过阻断多巴胺D_2受体控制精神分裂症的幻觉、妄想等症状；④ 精神分裂症治疗前血浆DA代谢产物高香草酸（HVA）水平升高，并与精神症状严重程度相关，治疗后HVA水平下降；⑤ PET研究发现，未经治疗的病人纹状体D_2受体数量增加。DA通路尤其是中脑边缘通路的DA过度活动导致了精神分裂症的阳性症状，也可能与攻击和敌意有一定关系。但是该假说不能解释精神分裂症的阴性症状和认知功能缺陷等症状。有研究提示，精神分裂症病人的阴性症状和认知功能缺陷可能与前额叶DA功能低下有关。

2. 5-HT假说　目前认为，5-HT功能异常是精神分裂症阳性症状和阴性症状产生的原因之一。与精神分裂症关系最密切的5-HT受体亚型包括：$5-HT_{2A}$、$5-HT_{1A}$和$5-HT_{2C}$。精神分裂症前额叶皮质$5-HT_{2A}$受体密度减少，而$5-HT_{1A}$受体密度增加。$5-HT_{2A}$受体抑制DA的合成和释放，精神分裂症前额叶皮质DA受体原发性降低，出于平衡的需要，$5-HT_{2A}$受体密度代偿性降低。而$5-HT_{1A}$受体与$5-HT_{2A}$受体功能拮抗，当$5-HT_{2A}$受体密度降低时，$5-HT_{1A}$受体密度相应地增加。

脑内5-HT受体与DA及其受体之间的动态关系有助于解释非典型抗精神病药物的作用机制，如5-HT$_{2A}$受体和D$_2$受体的双重拮抗作用。

3. 谷氨酸假说 该假说认为中枢谷氨酸功能不足可能是精神分裂症的病因之一，尤其是谷氨酸受体亚型N-甲基-D-天冬氨酸（NMDA）受体功能减退，可引起幻觉、妄想、情感淡漠和退缩等精神病性症状。一种解释是由于大脑谷氨酸NMDA受体功能障碍导致了大脑整体功能紊乱；另一种解释为当前额叶皮质NMDA受体功能低下时，皮质-边缘通路的皮质GABA能神经对边缘系统的抑制功能不足，导致边缘系统DA（主要为D$_2$受体）脱抑制性兴奋，引起阳性症状。

4. γ-氨基丁酸（GABA）假说 GABA是脑内主要的抑制性神经递质。精神分裂症病人脑内GABA功能低下。该假说认为，由于脑发育障碍，GABA中间神经元受损，青春期以前这种缺损还可能通过上一级谷氨酸能神经纤维数量和功效增加所代偿，随着神经系统发育成熟，这种代偿机制不足时，就表现为对皮质的兴奋性神经元和边缘系统抑制的降低，GABA神经元抑制的不足导致DA神经元活动增加，导致脱抑制性兴奋引发精神症状。但是，实验显示，拟GABA能的药物并不能改善精神分裂症的阳性症状或阴性症状。

除上述主要的神经递质假说外，精神分裂症的发生可能还与其他如乙酰胆碱、肾上腺素受体、神经肽、氧化应激、第二信使等的改变和/或这些系统的相互作用有关。

（五）心理社会和环境因素

精神分裂症虽然绝大多数是缓慢隐袭性起病，但发病有精神因素者占40%~80%，很多病人病前6个月可追溯到相应的生活事件。多数病人病前性格为内向、孤僻、敏感多疑。精神分裂症患病率也与经济状况等有关。心理社会因素也可能对精神分裂症的发生起到诱发和促进作用，但不能影响最终的病程演变。环境因素包括家庭和家庭以外两方面。家庭因素，如家庭成员关系、父母文化程度、教养方式、情感表达、家庭经济状况等，都可能影响个体是否发病。家庭外的环境因素，如社会隔离、心理社会应激等，均可导致各种精神障碍。

三、临床表现

精神分裂症的临床表现复杂多样化，除意识和智能一般不受影响外，精神活动的其他各个方面都有可能受损，并且在不同的个体、不同的疾病类型、不同的疾病阶段可出现各种不同的精神症状。

（一）前驱期症状

前驱期（prodromal stage）是指出现疾病明显的特征性症状和体征之前的时期。80%~90%的精神分裂症病人在发展成精神疾病前有一个较长的前驱期，持续时间数月至数年，甚至更长。前驱期症状具有不典型、轻微、模糊、非特异性等特点，早期识别较为困难。前驱期症状以个性改变和类似认知改变等症状常见，如孤僻、懒散、敏感多疑、与周围人或环境疏远、交流困难，缺乏动力、生活习惯或行为模式的改变、零星出现一些古怪或异常的观念和想法等改变，或情绪不稳、抑郁、焦虑、睡眠障碍、易疲乏、疑病症状、强迫症状、学习工作能力下降等类神经衰弱综合征。由于这种改变较为缓慢，不易引起周围人的注意，往往不被视为病态而被忽视，有时回溯病史时才能发现。

（二）显症期症状

1. 感知觉障碍　常出现幻觉，以幻听最为常见。可以是非言语性幻听，如机器轰鸣声、鸟叫声、流水声等；也可以是言语性幻听，如直接与病人对话，或听到他人的对话，内容主要是争论性幻听，争论的内容往往与病人有关；也可能是评论性幻听，声音的内容是对病人进行评头论足；也可能是命令性幻听，命令病人从事各种指令性活动。

病人受幻听的影响，可能出现违背本性、异常的思维、情绪和行为的变化，可能表现为愤怒、高兴、恐惧，侧耳倾听，比手划脚，或沉浸于幻听中自语自笑，有的可能出现严重的伤人、毁物、自伤、自杀等异常行为。

也可能出现幻视、幻触、幻嗅、幻味以及内脏幻觉等，但不如幻听常见。有时幻觉与妄想交织在一起。还可出现多种感知综合障碍，如视物变形症、自身感知综合障碍、非真实感、时间和空间感知综合障碍等。

2. 思维障碍　是精神分裂症最具有特征性的核心症状之一，主要表现为思维形式和思维内容的障碍。思维障碍可能影响病人的认知、情感、意志和行为等精神活动，导致病人精神活动本身、精神活动与周围环境的不协调，脱离现实，即所谓的"精神分裂"。

（1）思维形式障碍：思维联想过程缺乏连贯性和逻辑性，脱离实际。病人在意识清晰的情况下，交谈中讲话东扯西拉，脱离主题，回答问题缺乏中心、抓不住要点，内容杂乱无章，搞不懂病人要阐述的主题思想，使人感到交流困难（联想散漫）。病情严重者，言语支离破碎，不能表达完整的句子，只是无关的词语句的堆积，或词语杂乱，根本无法交谈（思维破裂）。

有的病人表现逻辑倒错性思维，推理过程离奇古怪，十分荒谬，缺乏逻辑依据，甚至因果倒置，不可理解。有的病人会自己创造一些奇怪的文字、图形、词语或符号，赋予特殊的意义，不加解释他人无法理解（语词新作）。有的病人会以一些很普通的事物、现象、动作，或怪异的动作来表达某些特殊的意义，只有病人本人理解，不加解释他人不知道（病理性象征性思维）。有时病人脑中出现两种相反的、矛盾的想法，无法判断对错，难以取舍，影响病人行为（矛盾思维）。

有的病人在无外界干扰时突然出现思维停顿、语言中断，片刻后重新谈及其他主题（思维中断），或感到自己的思维被外力抽走（思维被夺）。有的病人感到自己脑内涌现出大量无意义、不属于自己的思维，并伴有明显的不自主感和强制感（强制性思维），有时病人会感到外界某种不属于自己的思潮强行插入自己的思想（思维插入）。慢性病人概念和词汇减少或贫乏，自觉脑子里空空的，没有什么可想的，也没有什么可说的，主动言语少，或词汇量不少，但内容空洞、单调，经常回答"不知道""没什么"等简单的词语（思维贫乏）。病人也可出现重复言语、模仿言语、刻板言语和持续言语等。

（2）思维内容障碍：主要的表现是妄想，可出现各种各样的妄想，妄想内容往往离奇、荒谬、内容不固定、明显脱离现实，易于泛化，缺乏逻辑性，但病人仍然坚信不疑。原发性妄想往往突然出现，与病人的生活经历、目前处境及心理活动无关，可表现为突发性妄想、妄想知觉、妄想心境等。原发性妄想是精神分裂症的特征性症状，对精神分裂症具有重要的诊断价值。该病最常见的妄想是被害妄想和关系妄想。有被害妄想的病人坚信自己被迫害、被跟踪、被诽谤、被诬陷等，认为食物、水中被人放了毒，不敢吃饭喝水，也不敢出门。有关系妄想的病人认为周围人的谈话都是在议论自己，别人的一举一动都是针对他、与他有一定关系。其他常见的妄想还有嫉妒妄想、钟情妄想、非血统妄想、释义妄想、夸大妄想、疑病妄想、超价观念等。

妄想有时表现为被动体验，病人感到自己的躯体、思维、情感、动作等都受外界某种特殊的力量控制（被控制感或物理影响妄想），丧失了自我支配的能力，身不由己。感到有电脑、无线电波、超声波、激光，或特殊的先进仪器控制自己而不能自主。有的病人感到自己一想到什么事就会被周围人知道，至于别人是通过什么方式知道的，病人无法解释，也不一定说得清楚（被洞悉感）。被动体验常常会与被害妄想联系在一起。

3. 情感障碍

（1）情感淡漠：情感淡漠的早期表现是情感迟钝及平淡，多为细腻情感及高级情感受损，如亲情及友谊，对亲人感情冷淡，亲人的伤痛难以引起病人的共鸣并出现相应的情感变化。最终病人的情感体验日益贫乏，缺乏面部表情，对任何事情无动于衷，丧失了与周围环境的情感联系，愉快感缺失。多见于晚期精神分裂症。

（2）不适当的情感：病人的情感表达与其思维内容、精神活动或周围环境均不协调。有的病人对同一件事情同时产生两种相反的、互相矛盾的情感体验，病人对此既不自觉又不能加以分析和判断，泰然自若地接受两种情感（矛盾情感）。有的病人诉说被迫害等悲伤的事情却出现开心愉快的体验和表情（情感倒错）。青春型精神分裂症病人常出现不明原因的哭笑无常，情绪极不稳定、不协调。

（3）易激惹：表现为因轻微的刺激或不愉快也可能让病人产生剧烈而短暂的不愉快的情感反应，病人对自身情绪的控制能力差，有时不明原因地大发雷霆。

（4）抑郁、焦虑、恐惧等负性情感也常见，多见于疾病的早期和缓解期。焦虑抑郁情绪可能是疾病的症状之一，也可能是继发于精神症状的情感反应。

4. 意志与行为障碍 常见意志减退、缺乏和社交退缩等阴性症状。意志减退和缺乏者动机不足，缺乏进取心和主动性，懒散、被动，不愿活动，对周围事物缺乏兴趣，严重时孤僻、退缩，不语不动，不料理个人卫生，衣衫褴褛，蓬头垢面。晚期精神分裂症病人在意志缺乏的同时常伴有情感淡漠和思维贫乏，不能完成正常的工作、学习，社会交往障碍，没有任何计划和打算，对自己的前途漠不关心。有的病人表现为意向倒错，主要是食欲和性欲倒错，食欲倒错表现为吃正常人厌恶不愿意吃的东西，如尿、粪便、昆虫、草木、泥土等；性欲倒错表现为对动物等产生性欲并有冲动行为。部分病人可能出现突然的、冲动的、无目性的伤人毁物行为，或出现自残自杀行为，少数病人可能出现愚蠢、幼稚的作态行为。

部分病人可出现紧张综合征，表现为紧张性木僵和紧张性兴奋两种状态，两者可交替出现或单独出现，是紧张型精神分裂症的典型表现。紧张性兴奋表现为突发的使人难以理解的冲动行为，行为杂乱无章，行为无动机及目的，整个精神活动不协调。紧张性木僵表现为少语少动，表情呆滞，严重者表现为不语不动，不食，不饮，面部表情固定，保持一个固定姿势。部分病人可出现违拗、被动服从、刻板动作、模仿动作等。

5. 认知功能缺陷　认知功能缺陷也是精神分裂症的核心症状和持久症状，独立于阳性症状及阴性症状，同时又存在密切的关系，影响病人的社交和职业能力及预后。认知功能缺陷被认为是精神分裂症的原发性损害，涉及多个认知领域，包括注意障碍、记忆障碍、工作记忆损害、执行功能障碍、抽象思维障碍、信息整合功能障碍等。

6. 其他症状　病人对自身疾病往往缺乏认识和判断能力，自知力通常缺失或不完整。他们不认为自己患有精神疾病，认为幻觉、妄想等精神症状都是真实存在的，拒绝治疗。自知力缺乏是精神分裂症特有的重要指标，是影响治疗依从性的重要因素。自知力恢复的程度可作为判断疾病严重程度和好转程度的重要指标之一。

部分病人具有人格缺陷，在发病前已有一种特殊的性格基础，称为"分裂样性格"，表现为孤僻、懒散、好幻想、喜钻牛角尖、不善与人交往等。很多病人的病前性格与一般人并无明显差别，而在发病后出现人格改变。

部分病人有强迫症状，或在治疗过程中出现强迫症状。伴有强迫症状的精神分裂症病人预后较差。有些病人有睡眠、性功能或其他身体功能障碍等症状，常伴有酒精、药物滥用和依赖。

四、临床分型

根据病人的起病形式、主要临床表现等进行临床分型，对药物的选择、疾病的预后评估有一定的指导意义。

（一）偏执型

偏执型（paranoid type）较常见，约占半数。临床特点以相对稳定、系统的妄想为主，以被害妄想和关系妄想多见，妄想内容离奇、脱离现实、泛化，可以几种妄想同时存在。常伴有幻觉，以评论性、议论性和命令性幻听多见。在幻觉妄想的影响下出现相应的情感、意志、行为障碍，但不突出。起病多在中年，一般晚于青春型和紧张型。此类型的病人较少出现显著的人格改变和衰退，但幻觉、妄想等症状可能长期保留。病程可为发作性，伴部分或完全性缓解，或为慢性。预后多较好，但部分慢性病例的典型症状可持续多年，很难将每次发作相互区分开来。

典型案例　　男，40岁，已婚，大学文化，高校教师。因"自言自语，疑人议论、迫害2年"入院。平素工作能力强。近2年来出现孤僻，少语，独处，不与人交往，凭空听到有人讲他的坏话，有时自语自笑，怀疑单位同事、领导、家人和陌生人都要害他，怀疑家中被安放了窃听器，认为有人跟踪他，别人说话认为是在说他，不敢出门，不敢与家人一起吃饭，自己做饭独自一人吃，随时随身携带一把刀，自称用于防身，睡眠差，时无故殴打家人。不认为自己有病，拒绝服药治疗。

家族史阴性；既往健康；自幼性格外向，开朗，无特殊嗜好。

体格检查：未发现阳性体征。头颅MRI、脑电图、心电图、血尿常规、肝肾功能、血糖、血脂、甲状腺功能等辅助检查未见异常。

诊断：偏执型精神分裂症

（二）青春型

青春型（hebephrenic type）起病多见于青春期或成年早期，起病较急，病情进展较快。临床特点以思维、情感和行为的不协调为主，情感障碍表现为情感肤浅、不协调，常傻笑或自我满足、自我陶醉式的微笑，有时喜怒无常，或扮鬼脸、恶作剧，不分场合与对象。思维障碍表现为思维破裂，言语内容松散、不连贯，令人费解。有时会伴有片段的幻觉、妄想。动作行为怪异、不可预测，缺乏目的。病情进展较快，系统治疗虽然可缓解，也易再发，预后多较差。

典型案例　女，18岁，未婚，高中二年级学生。因"独自发笑、衣着怪异、追逐异性3个月"入院。

3个月前突然急性起病，出现兴奋话多，讲话前言不搭后语，乱言乱语，毫无条理，不知道在讲什么，到处乱跑，无目的性，把捡到的东西插在自己头上和衣服上，衣着怪异。自笑，极不协调。经常追逐异性，常说"睡觉"，有时赤身裸体到处乱跑。饮食不规律，睡眠差。生活自理能力差。不承认自己有病。

家族史阴性；既往健康；自幼性格较内向，无特殊嗜好。

体格检查未发现阳性体征。相关辅助检查未见异常。

诊断：青春型精神分裂症

（三）紧张型

紧张型（catatonic type）少见，多见于青中年，急性起病。临床特点以明显的精神运动紊乱为主，可交替出现紧张性木僵与紧张性兴奋，或自动性顺从与违拗交替出现。紧张性兴奋时可表现为刻板言语动作、重复言语动作，或突发的短暂的伤人毁物冲动行为，单调刻板，无目的性，不可理解；紧张性抑制时可表现为肌张力增高，呈木僵、亚木僵或蜡样屈曲状态。木僵或亚木僵状态较为多见，可持续较长时间。经及时治疗，近期疗效较好。

典型病例　男，24岁，未婚，初中文化。因"不语、不动、不与人交流，偶有冲动、自伤1年"入院。

工作能力一般。于1年前无明显原因急性起病，表现为发呆、不语、不动、长时间独坐、保持一个姿势不变，动作呆板，问话不答，不与人交流，对外界刺激无任何反应，个人生活需要督促照顾，吃饭不主动下咽。有时突然莫名其妙发脾气，砸东西，打家人，并出现用头撞墙等自伤行为。1年来反复交替出现多次，曾经在当地医院诊治，服用"阿立哌唑"等治疗，症状控制不理想。近半月来再次出现少语少动，拒绝进食。自发病以来，饮食、睡眠差，大小便自理差。

家族史阴性；既往健康；自幼性格外向，无特殊嗜好。

体格检查：四肢肌张力高，余未发现阳性体征。相关辅助检查未见异常。

诊断：紧张型精神分裂症

（四）单纯型

单纯型（simplex type）不常见，多见于青少年，为潜隐起病，持续发展。临床特点以阴性症状为主，早期多表现类似"神经衰弱"的症状，如失眠、主观的疲劳感、学习成绩下降、工作效率下降等，逐渐出现日益加重的孤僻退缩，情感淡漠，生活懒散，对工作和学习丧失兴趣、社交活动缺乏，行为怪异、不能满足社会的要求，总体表现渐渐变差。妄想和幻觉不明显，也极少出现。与偏执型、紧张型和青春型相比较，此类型的病人精神病性症状表现不明显。随着病情的进展，社交活动的日益贫乏，病人可表现自我专注、懒惰和生活毫无目的。确定诊断较为困难，确诊需要较长时间，治疗效果较差。

典型案例　　男，28岁，高中文化，工人。因"孤僻，不与人交流，懒散6年，加重半年"入院。

6年前无明显诱因渐出现孤僻，懒散，经常独来独往，不与同事、朋友和家人交流，态度冷淡，对家人漠不关心，缺乏亲情。不讲究个人卫生，经常不洗脸，不刷牙，不洗澡，不理发，不洗衣服，有时穿着睡衣上班，工作能力下降。近半年来未上班，也不请假，整天待在自己的房间，吃饭睡觉不规律，被家人送入院。发病以来无明显的兴奋、话多、情感高涨或少语、情绪低落等表现，饮食可，睡眠不规律，大小便正常。

家族史阴性；既往健康；自幼性格外向，开朗活泼，无特殊嗜好。

体格检查未见明显异常。相关辅助检查未见异常。

诊断：单纯型精神分裂症

（五）未分化型

未分化型（undifferentiated type）少见，是指病人符合精神分裂症的诊断标准，具有精神分裂症的一般性特征，如有阳性症状，也有阴性症状，但又不符合上述任何一种亚型的诊断标准，或表现出两种以上亚型的特点，但没有一组明显占优势的诊断特征，无法归入前述亚型中的任一类别。

（六）精神分裂症后抑郁

精神分裂症后抑郁（post-schizophrenic depression）指部分病人精神症状部分控制或病情基本稳定后，出现抑郁症状，抑郁情绪持续2周以上，这时可能仍存在某些阳性症状或阴性症状，阴性症状更常见，精神病性症状已不是主要临床表现，病程可迁延。抑郁情绪既可以是疾病本身的组成部分，也可以是病人在症状控制后出现的心理反应，也可能是抗精神病药物治疗所引起。虽然抑郁症状极少达到重度抑郁发作的严重程度，因存在自杀的危险性，应予重视。

（七）残留型

残留型（residual type）指既往至少有一次明确符合精神分裂症诊断标准的精神病性发作，疾病明显从早期进入晚期，以长期的、突出的、但并非不可逆转的阴性症状为主要特征。鲜明症状的严重程度和出现频率减少至最低或明显减少，病程至少持续1年。临床特征以阴性症状为主，如情感迟钝、思维贫乏、活动减少、非言语性交流贫乏、社会功能衰退等。

DSM-5取消了精神分裂症的临床分型，认为诊断分型在临床实践中执行较差，信度低、效度差、稳定性不足，且这些亚型在长期治疗中没有表现出有助于区分病人治疗反应差别的显著的区分作用。但考虑到该临床分型在精神病学教学中应用多年，为广大精神科临床工作者所熟知和应用，本书仍然保留这种临床分型。

精神分裂症病人的症状和体征复杂多样，也可按五个症状维度进行分型：阳性症状群、瓦解症状群、激越症状群、阴性症状群和焦虑抑郁症状群。阳性症状群是指精神功能的异常或亢进，包括幻觉、妄想等。瓦解症状群是指明显的思维障碍和行为障碍，包括思维散漫、思维破裂，紧张症行为，怪异行为等。激越症状群主要包括冲动攻击暴力行为，自残自杀行为等。阴性症状群是指精神功能的减退或缺失，包括情感淡漠、言语贫乏、意志缺乏、快感缺失和注意障碍等。焦虑抑郁症状群是指病人体验到明显的焦虑抑郁情绪，该情绪可能属于疾病的一部分，也可能是继发性的情绪反应。但是，对诊断精神分裂症特异性较高的是阳性症状群、瓦解症状群和阴性症状群，该分型对临床治疗药物的选择也有一定指导意义。

五、诊断与鉴别诊断

（一）诊断

根据病人及知情人提供的详细病史、临床症状、精神检查、必要的辅助检查，结合相关诊断标准综合评定作出诊断。此外，还要考虑发病年龄、起病形式、病程演变过程、家庭和心理文化背景及躯体健康状况等因素综合评判。

目前使用的诊断标准主要包括：ICD-10、ICD-11、DSM-5和CCMD-3。DSM-5版本较其之前的版本有很大幅度的修改，主要改变有：DSM-5中精神分裂症首次以谱系分类，称为"精神分裂症谱系及其他原发性精神病性障碍"，取消了精神分裂症的诊断分型。目前国内临床工作中最普遍应用的仍然是ICD-10诊断标准。因篇幅问题，以下仅列举ICD-10诊断标准。

1. ICD-10关于精神分裂症的诊断标准

（1）思维鸣响，思维插入或思维被撤走以及思维广播。

（2）明确涉及躯体或四肢运动，或特殊思维、行动或感觉的被影响、被控制感或被动妄想；妄想性知觉。

（3）对病人的行为进行跟踪性评论，或彼此对病人加以讨论的幻听，或来源于身体一部分的其他类型的幻听。

（4）与文化不相称且根本不可能的其他类型的持续性妄想，如具有某种宗教或政治身份，或超人的力量和能力（例如能控制天气，或与另一世界的外来者进行交流）。

（5）伴有转瞬即逝的或未充分形成的无明显情感内容的妄想，或伴有持久的超价观念，或连续数周或数月每日均出现的任何感官的幻觉。

（6）思潮断裂或无关的插入语，导致言语不连贯，或不中肯或语词新作。

（7）紧张性行为，如兴奋、摆姿势，或蜡样屈曲、违拗、缄默及木僵。

（8）"阴性"症状，如显著的情感淡漠、言语贫乏、情感反应迟钝或不协调，常导致社会退缩及社会功能的下降，但必须澄清这些症状并非由抑郁症或神经阻滞剂治疗所致。

（9）个人行为的某些方面发生显著而持久的总体性质的改变，表现为丧失兴趣、缺乏目的、懒散、自我专注及社会退缩。

2. 诊断要点　诊断精神分裂症通常要求在1个月或以上时期的大部分时间内确实存在属于上述（1）~（4）中至少一个（如不甚明确，常需两个或多个症状），或（5）~（8）中来自至少两组症状群中的十分明确的症状。符合此症状要求，但病程不足1个月的状况（无论是否经过治疗），应首先诊断为急性精神分裂症样精神病性障碍，如症状持续更长的时间再重新归类为精神分裂症。

（二）鉴别诊断

1. 继发性精神病性障碍　脑器质性疾病和躯体疾病均可引起与精神分裂症表现类似的精神病性症状，如幻觉和妄想等，但是这类病人往往同时伴有不同程度的意识障碍，精神症状的出现在时间上与原发疾病密切相关，并且随着原发疾病的加重而加重，随着原发疾病的改善而好转。精神症状具有昼轻夜重的特点，波动性较大，幻觉以幻视为主，形象生动鲜明，多为恐怖性质。较少具有精神分裂症的特征性症状。病人往往有原发疾病的临床症状、体征及实验室的证据。

使用精神活性物质和某些治疗药物（抗帕金森病药物、激素类药物等）也可引起与精神分裂症表现类似的精神病性症状，但病人有明确的用药史证据，精神症状的出现在时间上与药物使用密切相关，用药前病人精神状态正常。

2. 心境障碍　心境障碍病人可能伴有精神病性症状，但其精神病性症状往往是在情感高涨或情感低落的背景下产生，多与病人的心境改变协调一致，情感高涨常伴有夸大妄想、非血统妄想、协调性精神运动性兴奋，情感低落常伴有罪恶妄想、协调性精神运动性抑制。心境障碍伴有的精神病性症状一般持续较短暂，随心境的好转而改善或消失。

3. 其他精神病性障碍　急性短暂性精神病性障碍、分裂情感性障碍、妄想性障碍均可引起与精神分裂症表现类似的精神病性症状。急性短暂性精神病性障碍为2周或更短时间急性起病，有明显的精神病性症状，病程不超过1个月。分裂情感性障碍的特点是明显的精神病性症状和情感症状差不多同时出现或消失。

妄想性障碍以持久系统的妄想为主要症状，内容较固定、系统，并有一定的现实性，妄想内容及出现的时间常与病人的生活处境有关，有时不经详细了解，难辨真伪，在不涉及妄想的情况下，无明显的其他方面异常。人格一般保持完好，较少出现幻觉，也很少出现精神衰退。

4. 焦虑和强迫障碍　精神分裂症前驱期或早期常表现为焦虑、强迫症状，学习工作效率下降等，但病人对自己的各种不适缺乏自知力和痛苦体验，也缺乏求治的强烈愿望，与焦虑和强迫障碍不同。

六、治疗

全病程治疗，按照病程分为急性期、巩固期和维持期，每个治疗阶段的治疗目标和治疗策略有所不同。精神分裂症的治疗以抗精神病药物治疗为主，辅以物理治疗、心理治疗、社会康复与社区康复等治疗。

（一）全病程治疗

1. 急性期治疗

（1）急性期治疗目标：① 尽快缓解主要临床症状，包括阳性症状、阴性症状、抑郁焦虑、激越兴奋和认知功能缺陷，为恢复社会功能、重新回归社会做好准备，争取获得最佳预后；② 预防自杀，防止危害社会的冲动行为发生（伤人毁物、自残自杀等）；③ 最大限度降低药物不良反应。

（2）急性期治疗策略：首发、复发、急性发作的病人都属于急性期治疗的范畴。急性期治疗对首发病人的治疗非常重要，直接关系到病人的预后和康复，药物治疗应系统规范，应尽可能做到早发现、早确诊、早治疗干预，积极进行全病程治疗，综合考虑选择合适的药物治疗，加强家庭健康教育和宣传，以及积极进行心理治疗和职业康复训练。

复发和急性发作的病人治疗前应仔细了解用药史，参考病人既往疗效最好的药物和有效剂量，在此基础上可适当提高药物的治疗剂量和适当延长疗程，如果有效则继续治疗；如果治疗无效，应考虑换用不同作用机制的抗精神病药或联合用药。复发病人的维持治疗疗程应尽可能延长。同时对病人及病人家属进行家庭教育，提高服药的依从性，有效预防复发。

急性期治疗提倡早期、足剂量、足疗程、单一用药的原则。药物剂量应充分，争取最大限度缓解精神症状，防止病情波动。根据各种药物的特点和常规推荐剂量，以期获得最大的疗效和最小的不良反应为最低有效剂量，但不能因为药物的不良反应而减小治疗剂量或缩短治疗疗程，延误病情。疗程一般至少6~8周，部分病例需要延长。

提倡基于症状评估的个体化用药原则，根据病人疾病的严重程度、合作程度、病人的意愿等选择口服、注射等不同的给药方式。宜从小剂量开始，逐渐增加剂量至有效推荐剂量，避免出现严重不良反应而影响治疗的依从性；尽可能单一用药，两种不同作用机制的药物在单一治疗无效时可联合用药，但应注意药物之间的相互作用；避免频繁换药；根据疾病的严重程度、家庭照料情况和医疗条件选择治疗场所；药物治疗的同时进行积极的心理治疗、家庭健康教育等。

2. 巩固期治疗 急性期精神症状有效控制后，进入一个相对稳定时期，称为巩固期。

（1）巩固期治疗目标：进一步控制症状、巩固疗效、防止已缓解症状的复燃或波动；控制和预防精神分裂症后抑郁和强迫症状，预防自杀；促进社会功能恢复，为回归社会做好准备；控制和预防长期用药引起的不良反应。

（2）巩固期治疗策略：建议以社区治疗和门诊治疗为主。仍以药物治疗为主，特别强调巩固期治疗药物的剂量应与急性期剂量相同，疗程一般至少持续6个月。继续加强家庭健康教育、心理社会康复等措施。

3. 维持期治疗 疾病相对缓解后进入维持期。

（1）维持期治疗目标：进一步缓解症状，预防疾病再次发作或预防比较稳定的病情再次恶化或复发，提高药物治疗的依从性；恢复社会功能，全面回归社会。

（2）维持期治疗策略：根据个体及所用药物情况，确定是否减小剂量，在疗效稳定的基础上可以适当减小药物剂量，视病情把握预防复发所需最低有效剂量，无特殊不良反应时尽可能不要换药。维持期适当缓慢减量可增强病人治疗的信心，改善医患关系，增加服药依从性，减轻不良反应和经济负担，有利于长期维持治疗。除非出现某些紧急情况，抗精神病药物治疗一般不可以突然停药。

维持期治疗时间不确定，至今没有统一规定。多数建议大部分病人维持治疗时间至少5年或更长，部分病人可能长期服药。

注意监测长期用药的不良反应。如果维持期服药依从性差，监护困难，可考虑选用长效制剂。治疗场所主要是门诊随访和社区随访。继续加强家庭健康教育、职业康复以及对病人和家属的心理治疗。

慢性、难治性病人可采用换药、增加剂量、联合治疗、增加辅助治疗等方法，加强随访，以便随时掌握病情变化，调整治疗方案。

（二）主要治疗方法

1. 药物治疗　抗精神病药物可分为第一代抗精神病药物（first generation antipsychotics，FGA）和第二代抗精神病药物（second generation antipsychotics，SGA），二者对精神分裂症急性期的治疗均有明确疗效。但是FGA治疗主要控制阳性症状，对其他维度的精神症状疗效不理想，甚至可能加重精神分裂症的阴性症状和认知功能损害。国内外指南都推荐SGA作为一线药物选择，如阿立哌唑、帕利哌酮、利培酮、奥氮平、喹硫平、齐拉西酮、氨磺必利等已被广泛使用，具体首先选择哪种药物，应根据对病人的综合评估结果和临床治疗学原理决定，进行个体化的治疗。由于氯氮平的不良反应特别是可能出现粒细胞缺乏，原则上不推荐氯氮平作为一线治疗药物选择。如果病人拒绝口服药物，可以肌内注射短效或长效抗精神病药物。

2. 物理治疗

（1）改良电休克治疗（modified electro-convulsive therapy，MECT）：对精神分裂症病人有效。适用于违拗、拒食和紧张性木僵的病人，或伴有明显自责、自罪、自杀意念或自伤、自杀行为者；严重兴奋躁动、伴有冲动伤人行为的病人；不能耐受抗精神病药物的治疗，或药物治疗无效的病人。应严格掌握适应证，排除禁忌证。在一些治疗指南中，MECT仅被推荐用于难治性的精神分裂症。

（2）重复经颅磁刺激（repeated transcranial magnetic stimulation，rTMS）：有研究提示，rTMS对精神分裂症持续的幻听和阴性症状有一定疗效，可以作为辅助治疗。

（3）深部脑刺激（deep brain stimulation，DBS）：有研究发现，对难治性精神分裂症病人使用DBS治疗有效。

（4）经颅直流电刺激（transcranial direct current stimulation，tDCS）：是一种耐受性好且安全无创的物理刺激方法，可用于治疗精神分裂症等疾病。

（5）磁痉挛治疗（magnetic seizure therapy，MST）：是一种基于高频 rTMS 诱导治疗性癫痫发作的新型神经治疗干预方法，作为辅助治疗可有效改善精神分裂症症状，而且没有严重的认知不良反应。

3. 心理治疗 是精神分裂症治疗必不可少的方法之一，特别是恢复期病人。心理治疗不仅能够改善精神症状，提高治疗依从性，还可以改善病人的社会功能。心理治疗方法主要包括支持性心理治疗、认知行为疗法、家庭干预等。

4. 工娱治疗 通过组织病人参加适当的工作、劳动及娱乐等活动，达到治疗疾病或促进康复、提高适应环境能力、恢复社会功能的一种治疗方法。工娱治疗种类很多，包括劳动、工作及各种文体活动。工娱治疗在室内、室外、医院、社区或家庭均可实施。

5. 康复治疗 基本原则为功能训练、全面康复和回归社会；指应用医学、教育、社会、职业等一切可能的措施，尽量纠正病态的精神活动，对病人进行反复训练，减轻致残因素造成的后果，提高其活动能力，改善其生活自理能力，最大限度地恢复适应社会生活所必需的精神功能。

七、病程和预后

精神分裂症病程长短不一，多迁延并呈慢性进行性发展。少数病人单次发作，完全持久地缓解或不完全缓解；部分病人为 2 次或多次发作，间歇期完全或基本正常，或残留部分症状；部分病人发作后可出现明显持久的精神衰退。随着病程的进展，阳性精神症状可缓解，但是阴性症状和认知缺陷会愈发严重。由于治疗手段的进步，特别是抗精神病药物研发的快速发展以及社会环境的改善，改变了精神分裂症的自然病程，其预后已有很大改善。大约 60% 的病人是可以达到社会性缓解或仅残留个别轻微症状，具备和恢复了一定的社会功能。

影响精神分裂症预后的因素较多，如男性、发病年龄早、缓慢发病、发病没有任何原因和诱因，以阴性症状或认知缺陷症状为主要表现者，有精神疾病阳性家族史者，病前社会功能和适应能力差、人格不健全者，文化程度较低者，治疗不及时、不科学、不合理者，社会支持少者，有神经系统体征或脑结构异常者，合并物质滥用者，反复发作者，预后皆较差。

第二节　妄想性障碍

妄想性障碍（delusional disorder）是一种或一组以持续性系统妄想为突出症状的精神病性障碍，妄想症状至少持续 3 个月，有时持续终生。可伴有幻觉，但持续时间短暂。多数起病于中年人，30 岁以后起病，女性略多于男性。缓慢起病，病程多迁延，较少引起精神衰退，一般不会出现智能缺损，有一定的工作和社会适应能力。在不涉及妄想内容的情况下，病人精神活动的其他方面相对正常。

一、病因与发病机制

妄想性障碍病因不明。遗传因素、不良的人格特征及生活环境在发病中起一定的作用。家系调查发现存在家族聚集性。病人患病前往往存在特定的人格特征缺陷，多疑、敏感、主观、固执、以自我为中心、情绪易激动等，当遭遇某种心理社会因素或内在冲突时，将事实加以歪曲地理解，有的人可能逐渐形成偏执观念，导致发病。生活环境的改变如移民、与世隔绝、被监禁等也可诱发本病。总之，该病的发病原因可能是个人素质因素和某些诱发因素相互影响、共同作用的结果。

二、临床表现

临床特点是出现一种或一整套相互关联的系统性妄想，妄想往往持久，有时持续终生。妄想内容不荒谬，条理分明，推理过程有一定的逻辑性，常与病人的经历及处境有密切联系，但病人坚信不疑。妄想的内容多种多样，常为被害、疑病、嫉妒、钟情、夸大、诉讼等妄想。可间断出现抑郁症状。妄想的内容及出现时间常与病人的生活处境有关。除了与妄想直接相关的情感、行为和态度外，其他方面的精神功能基本正常。

诉讼妄想较为多见，常与被害妄想有内在联系。患病前往往具有自负、强硬、固执己见、同时又很敏感和脆弱的人格缺陷。以好诉讼性人格特征为前提，在某些生活事件的影响下，部分人好诉讼性人格转为诉讼妄想，但无明显的时间界限。诉讼妄想一旦形成，病人不再怀疑自己行为、态度的正确性和合法性，而是坚持认为自己受到不公正待遇、被迫害、名誉受损、权利被侵犯等，进而采用诉讼等手段维护自己的权益。病人的陈述具有逻辑性，层次分明，内容详尽，即使内容被查明不属实、诉状被驳回，依然不肯罢休，坚持认为真理在自己手中，听不进他人的劝告，不断扩大敌对面，从最初的所谓"对手"扩大至其他人、主管部门，甚至整个国家和社会。但如果追溯妄想的形成，发现病人往往曾经有失意、委屈、受到不公正待遇等生活经历。

嫉妒妄想的病人坚信配偶或性伴侣对自己不忠、有外遇，与多名异性有不正当的男女关系，努力寻找对自己不忠的证据，由不可靠、牵强附会的证据得出不正确的结论，验证自己的结论。常伴随强烈的情感反应和相应的行为。常常对配偶或性伴侣进行质问，甚至拷打，采取跟踪监视，偷偷检查配偶或性伴侣的提包、抽屉、信件或手机，或偷偷打印对方的通话记录，试图找到可靠的证据。严重者可发生暴力行为。此类病人具有潜在攻击伤害的风险。嫉妒妄想发病男性多于女性，又称Othello综合征。

夸大妄想、钟情妄想也多见。夸大妄想的病人表现为夸大了自身的能力、权力、身份和地位，或坚信与"神仙"或名人有某种特殊的关系，自我评价过高，自命不凡，神通广大，才华出众。钟情妄想的病人表现为坚信自己被某一异性钟情，对方的一言一行都是对自己爱的表达，多见于女性，又称de Clérambault综合征。

三、诊断与鉴别诊断

（一）诊断

诊断主要依靠完整的病史采集、可靠细致的临床评估，诊断时需排除伴有妄想的其他精神障碍，并对病人的危险度进行评定。典型的临床症状是诊断本组精神障碍的最基本条件。一种或一整套相互关联的持久性妄想是最突出的或唯一的临床特征，主要表现为诉讼、被害、嫉妒、钟情、夸大、疑病等妄想内容。妄想必须持续存在3个月以上。同时必须明确是病人的个人观点，而不是亚文化观念。可间断出现抑郁发作，但没有心境障碍时妄想仍然持续存在。社会功能良好，病程迁延。

（二）鉴别诊断

1. 精神分裂症 以原发性妄想为主，内容多较荒谬，具有泛化现象，常伴各种幻觉，社会功能严重受损。妄想性障碍缺乏精神分裂症的特征性症状，如被控制妄想、思维被广播、明显的情感迟钝、清晰和持久的幻觉等，而且妄想内容不离奇怪异。妄想性障碍较精神分裂症少见，发病也晚。

2. 心境障碍 严重的抑郁发作常会出现罪恶妄想，往往有情感低落、思维迟缓以及一系列生物学症状。严重的躁狂发作会出现夸大妄想，往往有情感高涨、思维奔逸以及一系列生物学症状。心境障碍多为发作性病程，社会功能虽明显受损，但治疗效果良好。

四、治疗和预后

此病治疗困难。首先，其妄想有一定的现实基础，不易为别人察觉；其次，病人缺乏自知力，不承认自己有精神障碍，拒绝接受治疗。即便接受治疗，治疗依从性差，疗效也很有限。当病人在妄想的支配下出现激越暴力行为、自杀观念或社会功能受到严重损害时必须采取积极的治疗措施。

建立良好的医患关系非常重要，取得病人的信任和合作是治疗成功的关键。治疗开始时可以首先从非主要症状开始，如睡眠、情绪等问题，这样病人易于接受和配合，之后逐渐过渡到核心症状的治疗。

药物治疗有利于稳定情绪、控制行为。当出现焦虑抑郁时使用抗焦虑药物和抗抑郁药物。当出现兴奋、激越或影响社会治安行为时，可使用抗精神病药物治疗。药物种类的选择应考虑药物的安全性，可选用第二代抗精神病药物（氯氮平除外）。此外，因为病人对治疗的依从性差，危害性大，可选择长效抗精神病药物制剂。

心理治疗针对的不是妄想性体验，而是这种妄想性体验的根源。如能早期治疗，可使部分病人的妄想动摇，但多数情况下妄想症状并不能缓解。尽管如此，心理治疗对病人还是有益的，有助于建立相对良好的医患关系，至少可帮助病人达到某种妥协，减轻病人的痛苦体验，有些病人可变得对妄想能够容忍。心理治疗取得良好效果者少见。

此病病程为缓慢持续性，有的可终生不愈。病人的社会功能保持相对较好，在一定范围内，只要不涉及妄想内容，通常具有较好的社会功能，人格保持相对完好，无明显的精神衰退表现。

典型案例 女，51岁，已婚，大学文化，公务员。因反复到处诉讼10年余，由家人陪同就医。

从事行政工作，工作能力强。10年前因工作之事与一个同事发生争吵打架，受到单位领导的批评。认为领导处理不公平，单位领导和同事给她穿小鞋，年度考核也未评为优秀，渐渐认为单位领导和同事对她进行打击报复，不让她进步，疏远她，为此书写材料，控诉领导对其进行打击报复、人身迫害，到处告状。近5年来反复诉讼，认为政府与单位领导串通好，与同事、领导等反目为仇。为此情绪不佳，睡眠不佳，今日就医要求解决睡眠问题。

家族史：其父亲性格固执任性，曾到处诉讼，已病故；既往健康；自幼性格内向，敏感多疑，不相信他人，自我为中心，自尊心强，固执；无其他特殊嗜好。

体格检查：未发现阳性体征。行相关辅助检查未见异常。

诊断：妄想性障碍

第三节　急性短暂性精神病性障碍

急性短暂性精神病性障碍（acute and transient psychotic disorder）是一类急性起病、持续时间短暂、缓解迅速彻底的精神病性障碍。本病不是由脑器质性疾病、躯体疾病、中毒或精神活性物质所致。有证据表明急性起病往往与预后良好有关，而且可能起病越急，预后越好；仅有一小部分病人发展成持久的残疾。

一、病因及发病机制

病因不明确。病前具有不良的人格特征（如偏执型、戏剧型、自恋型、分裂型、边缘型）是发生精神症状的生物和心理易感素质，易患本病。应激事件在病因学中可能起重要作用，可诱发本病。也可能存在类似精神分裂症的遗传因素、神经发育、神经递质等方面的改变。

二、临床表现

在没有任何前驱期症状的情况下，病情发展迅速，症状鲜明、多变，通常在2周或更短的时期内从缺乏精神疾病特征的状态转变为明显异常的精神病性状态。其临床表现与急性发作的精神分裂症相类似，幻觉、妄想和其他精神分裂症的阳性症状通常突出，片段的妄想或多种妄想、片段的幻觉或多种幻觉。也可表现为情绪不稳定、淡漠、迷惑、恍惚、焦虑、激越。还可表现为言语和行为紊乱。典型综合征为迅速变化和起伏的状态、典型的精神分裂症症状。

部分病人在疾病发作前往往存在生活事件引起的急性应激。典型的应激事件可为亲人亡故，非预期性地失去伴侣、工作或婚姻，或战争、恐怖主义和严刑所致的心理创伤。长期存在的烦恼或痛苦不应包括在本类应激内。

总病程不超过3个月，大多数持续数天到1个月。

三、诊断与鉴别诊断

1. 急性多形性精神病性障碍（acute polymorphic psychotic disorder）　是一种急性精神病性状

态，在2周或更短的时间内从非精神病状态转变成明显的精神病状态，其幻觉、妄想和知觉紊乱明显、多样，而且变化显著，每日甚至每时均处于变化之中，伴短暂而强烈的幸福感和销魂状态，焦虑及易激惹的情绪混乱也很常见。这种多形性、不稳定性、变化性的临床表现十分典型。不符合精神分裂症的症状学标准。如果符合精神分裂症的症状学标准，持续1个月以上，应更改诊断为精神分裂症。应注意与躁狂发作鉴别。

2. 急性精神分裂症样精神病性障碍（acute schizophrenia like psychotic disorder） 为急性起病，在2周或更短的时间内从非精神病状态变成明显的精神病性状态；其精神病性症状相对稳定，在明显的精神病临床相出现后的大部分时间里必须符合精神分裂症的症状学标准，但持续时间尚不足1个月。也可存在某种程度的情绪变化或情绪不稳定，但未达到急性多形性精神病性障碍的程度。如果症状持续1个月以上，诊断应更改为精神分裂症。因可同时具有精神病性症状和情绪症状，应注意与分裂情感性障碍进行鉴别。还须排除精神活性物质所致精神障碍及器质性精神障碍。

3. 其他以妄想为主的急性精神病性障碍 这是一种以相对稳定的妄想或幻觉为主要临床特征，临床常见被害或关系妄想，幻听多见。急性起病，在2周或更短的时间内从非精神病状态变成明显的精神病状态；大部分时间里必须存在妄想或幻觉；不符合精神分裂症和急性多形性精神病性障碍的标准。如果妄想持续3个月以上，诊断应更改为持久的妄想性障碍。

四、治疗和预后

1. 药物治疗 应尽可能住院治疗，以抗精神病药物治疗为主，选择不良反应小的第二代抗精神病药物，剂量不宜过大，以能控制症状为目标。如果出现睡眠障碍可以合并使用苯二氮䓬类药物，如果伴有情绪低落或焦虑，可以合并使用抗抑郁药物和抗焦虑药物，防止病人自杀。精神症状得到有效控制就可逐渐减量直至停药。预后一般良好。

2. 心理治疗 部分病人是在一定的心理应激因素作用下起病，心理治疗可帮助病人学会如何更好地处理应激，提高应对技巧。没有心理应激因素的病人，支持性心理治疗有利于稳定病人情绪，提高治疗的依从性，便于药物治疗。

（白燕）

学习小结

本章介绍了精神分裂症的描述性定义、病因与发病机制、临床表现和分型、诊断与鉴别诊断、治疗和预防，以及妄想性障碍和急性短暂性精神病性障碍等内容。

通过本章的学习，我们掌握了精神分裂症的定义、临床表现和分型、治疗目标和基本策略；熟悉了妄想性障碍和急性短暂性精神病性障碍的主要临床特点。由于精神分裂症对社会、病人家庭及病人本人有严重影响，在医疗实践中，早期识别非常重要。

一、选择题

1. 精神分裂症的特征性症状是
   - A. 情绪低落
   - B. 虚构、错构
   - C. 强迫观念
   - D. 原发性妄想
   - E. 定向障碍

2. 下列属于精神分裂症阴性症状的是
   - A. 幻听、幻视
   - B. 关系妄想、被害妄想
   - C. 情感淡漠、意志活动减退
   - D. 被控制感、强制性思维
   - E. 言行紊乱

3. 精神分裂症的最常见类型是
   - A. 偏执型
   - B. 紧张型
   - C. 青春型
   - D. 单纯型
   - E. 未分化型

4. 关于妄想性障碍的临床表现，下列错误的是
   - A. 多在青少年期起病
   - B. 病程进展缓慢
   - C. 持久系统的妄想为突出症状
   - D. 较少引起精神衰退
   - E. 一般不会出现智能缺损

5. 以下关于急性短暂性精神病性障碍的说法，正确的是
   - A. 是由脑器质性疾病导致的
   - B. 持续时间长，难以缓解
   - C. 起病急，往往预后良好
   - D. 大部分病人会发展成持久的残疾
   - E. 与精神活性物质有关

   答案：1. D 2. C 3. A 4. A 5. C

二、简答题

1. 精神分裂的主要临床症状有哪些？有哪些临床亚型？每种亚型的临床特点是什么？
2. 精神分裂症的治疗原则是什么？有

哪些治疗手段？
3. 妄想性障碍的临床特点是什么？
4. 急性短暂性精神病性障碍的临床特点是什么？

第十三章　抑郁障碍

学习目标

知识目标	掌握　抑郁障碍的定义、临床表现、诊断要点、治疗目标、治疗原则和药物治疗。 熟悉　抑郁障碍的分类、患病特点、疾病预后、影响复发的因素。 了解　抑郁障碍流行病学、病因与发病机制。
能力目标	1. 运用所学知识能够对抑郁障碍进行准确诊断，鉴别排除易混淆的其他精神障碍。 2. 能够利用所学知识进行抑郁障碍的科普宣传。
素质目标	1. 具有人文关怀精神、沟通交流技巧、努力治病救人的态度和行为。 2. 能够进行自我健康素养的养成，远离抑郁障碍。

第一节　概述

一、定义和分类

抑郁障碍（depressive disorder）是指由各种原因引起的以显著和持久的心境低落为主要临床特征的一类心境障碍，伴有不同程度的认知和行为改变，可伴有幻觉、妄想等精神病性症状，部分病人存在自伤、自杀行为，甚至因此死亡。

ICD-10 中抑郁障碍包括：抑郁发作、复发性抑郁障碍、持续性心境障碍、其他心境障碍、未特定的心境障碍等。

二、病程和预后

抑郁障碍多数为急性或亚急性起病，高发病年龄为 20~30 岁，几乎每个年龄段都有罹患抑郁障碍的可能，女性多于男性，比例约 2∶1。单次抑郁发作的平均病程为 16 周，多数病人抑郁程度为中度或重度。抑郁发作治疗后痊愈平均需要时间约 20 周，若不治疗，病程一般会持续 6 个月或更久。

经抗抑郁治疗，大部分病人抑郁症状可缓解或显著减轻，但仍有约 15% 的病人无法达到临床治愈。首次抑郁发作缓解后约半数病人不再复发，但对于3次发作及以上或是未接受维持治疗的病人，复发风险可高达90%以上。影响复发的因素主要有：维持治疗的抗抑郁药剂量及使用时间不足；生活应激事件；社会适应不良；慢性躯体疾病；家庭社会支持缺乏；心境障碍阳性家族史等。抑郁症状缓解后，病人一般可恢复到病前功能水平，但有20%~35%的病人会有残留症状和社会功能或职业能力受损。

自杀是抑郁障碍病人最严重的后果之一，抑郁障碍病人中估计有50%会出现自杀意念，25%在其一生中有自杀企图，15%最终自杀成功。一般认为，抑郁障碍病人自杀意念或自杀死亡的风险与年龄、性别、社会环境变化以及疾病的严重程度密切相关。

三、流行病学

由于疾病定义、诊断标准、流行病学调查方法和调查工具的不同，全球不同国家和地区所报道的抑郁障碍患病率差异较大。国际精神疾病流行病学联盟调查了来自10个国家的37 000名成人受试者，发现大多数国家抑郁障碍的终生患病率在8%~12%，不同国家或地区之间仍然存在显著差异，其中美国为16.9%，而日本仅为3%左右。这些流行病学调查结果进一步说明了社会文化因素对抑郁障碍的表现、诊断以及研究方法等方面存在潜在影响。

我国早期的流行病学研究未将单相抑郁障碍和双相情感障碍分开，且既往我国精神病学界对心境障碍的诊断过于严格，使得与国外调查研究结果差异较大。随着精神医学的发展和国际诊断标准的普及，我国精神科临床对于心境障碍的诊断概念也有了新的认识。中国精神卫生调查数据显示，大陆地区抑郁障碍的终生患病率为6.8%。

第二节 病因与发病机制

抑郁障碍的病因及发病机制复杂，目前尚未完全阐明，大量研究提示遗传因素、神经生化因素、神经内分泌因素、神经电生理、神经影像学和心理社会因素等对本病的发生有明显影响。

一、遗传因素

（一）家系研究

抑郁障碍病人的生物学亲属的患病风险明显增加，为一般人群的2~10倍，血缘关系越近，患病风险也越高，以及有早发遗传现象（即发病年龄逐代减小和疾病严重程度逐代增加）。

（二）双生子和寄养子研究

双生子调查提示抑郁障碍的遗传度约为37%。双生子研究发现单卵双胎之间抑郁障碍同病率约50%，而异卵双胎同病率为10%~25%。寄养子调查发现，患病父母的亲生子女即使寄养到基本正常的环境中仍具有较高的抑郁障碍发生率，寄养子与未寄养的子女抑郁障碍发生率接近，显示遗传因素对于疾病的发生起到了直接的重要作用。

（三）分子遗传学研究

早期的基因多态性位点研究主要关注与经典病理假说相关的单个基因位点在抑郁障碍发病中的作用，如5-HT转运体、单胺氧化酶-A（MAO-A）、脑源性神经营养因子（BDNF）、神经炎性标志物等。新近的全基因组关联分析（GWAS）和下一代测序（NGS）技术则试图从基因组的角度去揭示所有可能与抑郁障碍相关的基因多态性位点，但从目前的研究来看，抑郁障碍可重复性较高的相关基因多态性仍多与经典病理假说相关。

二、神经生化因素

一些研究初步证实了中枢神经递质代谢异常及相应受体功能改变，可能与抑郁障碍的发生有关，证据主要来源于精神药理研究和神经递质代谢研究等资料。

（一）5-HT假说

该假说认为5-HT功能活动降低可能与抑郁发作有关。5-HT系统在调节睡眠、食欲、性行为、疼痛和昼夜节律方面有着重要的作用，而抑郁障碍病人在以上各个方面均有问题；阻断5-HT再摄取的药物（三环类抗抑郁药、选择性5-HT再摄取抑制剂等）、抑制5-HT的降解的药物（单胺氧化酶抑制剂）、5-HT的前体色氨酸和5-羟色氨酸均具有抗抑郁作用；而选择性或非选择性5-HT耗竭剂（对氯苯丙氨酸和利血平）可导致抑郁。一些抑郁发作病人脑脊液中5-HT的代谢产物5-羟吲哚乙酸含量降低，其浓度越低，抑郁程度越重，伴自杀行为者比无自杀企图者更低。

（二）去甲肾上腺素（NE）假说

该假说认为NE功能活动降低可能与抑郁发作有关。利血平可以耗竭突触间隙的NE引起抑郁；抑郁障碍病人中枢NE浓度降低，尿NE代谢产物3-甲氧基-4-羟基苯乙二醇水平降低；阻断NE再摄取的药物（如选择性NE再摄取抑制剂等）具有抗抑郁作用。

（三）多巴胺（DA）假说

该假说认为DA功能活动降低可能与抑郁发作有关。阻断DA再摄取的药物（安非他酮）、多巴胺受体激动剂（溴隐亭）和多巴胺前体（L-多巴）具有抗抑郁作用；抑郁发作病人尿中高香草酸（DA主要降解产物）水平降低。

（四）其他

其他神经递质如肾上腺素、乙酰胆碱、组胺、γ-氨基丁酸等也与抑郁障碍的发病密切相关。

三、神经内分泌因素

许多研究发现，抑郁障碍病人有下丘脑-垂体-肾上腺轴（HPA）、下丘脑-垂体-甲状腺轴（HPT）、其他神经内分泌的功能异常，尤其是HPA功能异常。

（一）HPA假说

在抑郁障碍病人中可以发现HPA功能异常，包括：高糖皮质激素血症，昼夜分泌节律改变；

地塞米松脱抑制，约出现于半数的抑郁障碍病人；肾上腺体积增大；促肾上腺皮质激素（ACTH）所引起的糖皮质激素分泌增强；脑脊液中促肾上腺皮质激素释放激素（CRH）水平升高；ACTH分泌对外源性CRH反应迟钝等。

（二）HPT假说

甲状腺功能与情绪的关系在临床上认识较早。该假说的依据主要是相关激素分泌节律的改变，临床也可以观察到甲状腺功能减退的临床表现在不少方面可与抑郁障碍相混淆，如运动性迟滞、疲劳、性功能减退、抑郁情绪以及自杀倾向等，但目前甲状腺功能异常与抑郁障碍之间的因果关系和病理生理学基础尚不清楚。

（三）其他

生长激素、催乳素、褪黑激素和性激素在抑郁障碍病人中均可见不同程度的分泌改变，它们在抑郁障碍发病中的作用有待进一步明确。

四、神经电生理

脑电图研究发现，30%左右的抑郁障碍病人存在脑电图的异常，多倾向于低α频率；左、右脑半球平均整合振幅与抑郁严重程度呈负相关，且脑电图异常有侧化现象，70%在右侧。抑郁障碍病人总睡眠时间减少，觉醒次数增多，快速眼动睡眠潜伏期缩短，抑郁程度越重，快速眼动睡眠潜伏期越短，且可预测治疗反应。抑郁障碍的病人还可以出现脑诱发电位的改变，抑郁发作时脑诱发电位波幅较小，并与抑郁障碍严重程度相关，同时伴有事件相关电位P300和N400潜伏期延长。

五、神经影像学

关于抑郁障碍脑结构和功能影像学研究，目前较为一致地发现主要涉及两个神经环路，一是以杏仁核和内侧前额叶皮质为中心的内隐情绪调节环路，该环路主要受5-HT调节；二是以腹侧纹状体/伏隔核、内侧前额叶皮质为中心的奖赏神经环路，该环路主要受DA调节。抑郁障碍病人这两个环路都存在神经递质浓度、对负性/正性刺激的反应、静息功能连接、白质神经纤维、灰质体积、脑代谢等多个水平的异常，且可能分别涉及抑郁障碍病人不同的临床症状。此外，正电子发射体层成像（PET）、单光子发射计算机断层成像（SPECT）和磁共振波谱（MRS）等神经影像学技术也给出了抑郁障碍脑内生化物质代谢异常的证据。

六、心理社会因素

应激性生活事件与抑郁障碍关系较为密切。负性生活事件，如丧偶、离婚、婚姻不和谐、失业、严重躯体疾病、家庭成员患重病或突然病故均可能导致抑郁障碍的发生，丧偶是与抑郁障碍关系最密切的应激源。另外，经济状况差、社会层次低下者也易患抑郁障碍。如果同时存在其他严重不良生活事件，这些不良因素可以形成叠加致病作用。

第三节 临床表现

抑郁障碍的临床表现可分为核心症状群、心理症状群与躯体症状群三个方面。

一、核心症状群

（一）心境低落

主要表现为自我感受到或他人可观察到的显著而持久的情绪低落和抑郁悲观。情绪的基调是低沉、灰暗的。病人常常诉说"心情不好、高兴不起来"；可出现典型的抑郁面容，如眉头紧缩、双眉间呈"川"字形；终日愁眉苦脸、忧心忡忡、郁郁寡欢、长吁短叹；严重者甚至痛不欲生、悲观绝望，有度日如年、生不如死之感，病人常诉说"活着没意思""心里非常难受"等。病人这种低落的情绪几乎每日且在大部分时间都存在，一般不随环境的变化而变化。

（二）兴趣减退

病人对各种以前喜爱的活动或事物兴趣下降或缺乏兴趣，做任何事都提不起精神，如文娱、体育活动、业余爱好等。典型者对任何事物无论好坏等都缺乏兴趣，什么事情都不愿意做，例如病人在病前很喜欢下象棋，现在对下象棋一点兴趣都没有了。

（三）快感缺失

病人丧失了体验快乐的能力，不能从平日的活动中获得乐趣，即使从事自己以前喜欢的事情或工作也体会不到任何快感。部分抑郁障碍病人有时可以勉强自己参加一些活动，表面看来病人的兴趣似乎仍存在，但进一步询问发现病人根本不会从这些活动或事情中感觉到快乐，目的主要是为了消磨时间或是希望能从悲观失望中摆脱出来，有些病人还会觉得参加活动是一种负担。

二、心理症状群

（一）焦虑

与抑郁常常伴发，为抑郁障碍的主要症状之一。主要表现为心烦、担心、无法放松，担心失控或发生意外等，有些病人可表现为易激惹、冲动等，病人常常因过度担忧而使注意力不能集中。此外，病人常出现一些躯体症状，如胸闷、心悸、尿频、出汗等。有时躯体症状可以掩盖主观的焦虑抑郁体验而成为临床主诉。

（二）思维迟缓

主要表现为思维联想速度减慢，反应迟钝，思路闭塞，自觉愚笨，思考问题困难。病人常诉说"脑子像是生了锈的机器"或是"像涂了一层糨糊一样"；决断能力降低，变得优柔寡断、犹豫不决，甚至对一些日常小事也难以作出决定。

（三）认知症状

大多数抑郁障碍病人都存在认知功能的损害。主要表现为注意力集中困难，记忆力下降，反应时间延长，学习困难，抽象思维能力差，言语流畅性变差，空间知觉、思维灵活性及眼手协调等能力减退。病人生活、学习、工作等社会功能受损，环境适应能力下降。抑郁障碍病人认知模式的特点是负性的、歪曲的。对各种事物均作出悲观、消极的解释，将周围一切事物都看成灰色的。病人会产生"三无"症状，感到无用、无助、无望。病人认为自己无价值、有缺陷，不值得人爱；将所处的环境看成是灾难性的，有着许多无法克服的障碍；对未来没有信心，感到没有希望，甚至悲观绝望。

（四）自责自罪

在悲观失望的基础上，会产生自责自罪。病人会过分地贬低自己，总以批判的眼光、消极的否定态度看待自己。对自己既往的一些轻微过失或错误痛加责备，认为自己给家庭和社会带来巨大的负担。严重时病人会对自己微不足道的过失无限制地"上纲上线"，产生深深的内疚甚至罪恶感，认为自己必须受到社会的惩罚，甚至达到了罪恶妄想的程度。

（五）自杀观念和行为

严重的抑郁障碍病人常常伴有自杀的观念和行为。他们脑子里反复出现与死亡相关的念头，感到生活中的一切都没有意义，活着没有意思，甚至思考自杀的时间、地点和方式。在自杀观念的驱使下，认为"结束自己的生命是一种解脱""自己活在世上是多余的"，部分病人会产生自杀未遂，然后发展成自杀行为，并反复寻求自杀。病人所采取的自杀行为往往计划周密，难以防范，因此自杀行为是抑郁障碍最严重的、最危险的症状。有些病人还会出现"扩大性自杀"行为，病人会认为活着的亲人也非常痛苦，可在杀死亲人后再自杀，导致极严重的后果。

（六）精神运动性迟滞或激越

精神运动性迟滞病人在心理上表现为思维发动的迟缓和思流的缓慢。在行为上表现为显著持久地抑制，活动减少，动作缓慢，工作效率下降，生活被动懒散，不想做事，不愿与周围人交往，常独坐一旁或整日卧床，少出门或不出门，回避社交。严重时不修边幅、蓬头垢面，甚至发展为少语、少动、不食，可达亚木僵或木僵状态，称为"抑郁性木僵"。精神运动性激越则相反，病人大脑持续处于紧张状态，脑中反复思考一些没有意义、缺乏条理的事情。病人由于无法集中注意力来思考一个中心议题，因此思维效率下降，无法进行创造性思考。在行为上则表现为烦躁不安、紧张，出现手指抓握、搓手顿足、坐立不安或来回踱步等。

（七）精神病性症状

严重的抑郁障碍病人可出现幻觉或妄想等精神病性症状，这些症状涉及的内容多数与抑郁心境相协调，如罪恶妄想（认为自己有罪，应该受到法律的制裁）、躯体疾病或灾难妄想（坚信自己患有某种难以治愈的疾病或者将有重大的灾难降临在自己身上）、嘲弄性或谴责性幻听等。部分病人也会出现与心境不协调的精神病性症状，如被害妄想、没有情感色彩的幻听等。

（八）自知力

多数抑郁障碍病人自知力完整，能够主动求治并描述自己的病情和症状；但有些严重的抑郁障碍病人自知力不完整甚至缺乏，如存在明显自杀倾向或伴有精神病性症状的病人，多缺乏对自己当前状态的正确认识，甚至完全失去求治愿望。

三、躯体症状群

（一）睡眠障碍

睡眠障碍是抑郁障碍最常伴随的症状之一，也是不少病人的主诉症状。表现为早段失眠（入睡困难）、中段失眠（睡眠轻浅、多梦）、末段失眠（早醒）、睡眠感缺失等。其中以入睡困难最为多见，一般比平时延时30分钟及以上，而以早醒最具有特征性，一般比平时早醒2~3小时，醒后无法再次入睡。部分抑郁障碍病人则会出现睡眠过多的情况。

（二）饮食及体重障碍

主要表现为食欲下降伴体重减轻。轻者表现为食不知味、没有胃口，但进食量不一定出现明显减少，此时病人体重的改变在一段时间内可能并不明显。严重者完全丧失进食的欲望，对自己既往喜欢的食物也不感兴趣，甚至不愿提到吃饭。进食后感觉腹胀、胃部不适，体重明显下降，甚至出现营养不良。非典型抑郁障碍病人则会有食欲亢进和体重增加的情况。

（三）精力下降

表现为无精打采、疲乏无力、懒惰。病人常常诉说"感到自己整个人都垮了、散架了""太累了""没有精神、没劲、没动力"等。有些病人主诉"腿上像灌了铅一样，感觉非常沉重"。

（四）抑郁情绪昼重夜轻

大约50%的抑郁障碍病人的抑郁情绪呈现昼重夜轻的特点。病人清晨醒来，就在为新的一天担忧和发愁，不能自拔，有度日如年的感觉，下午和晚间症状则有所减轻。此症状是"内源性抑郁"的典型表现之一。

（五）性功能障碍

很多抑郁障碍病人存在性欲的减退乃至完全丧失。男性可出现勃起功能障碍，女性可出现月经紊乱、闭经等。有些病人虽然勉强维持性行为，但无法从中体验到快感。

（六）非特异性躯体症状

抑郁障碍病人有时以非特异性躯体症状为主诉，如头晕、头痛、心悸、出汗、皮肤感觉异常（冷热感或发麻感）等。有的病人也可以表现为内脏功能的紊乱，如胃部烧灼感、胃肠胀气、消化不良、尿频、尿急、便秘等。因而他们多长期在综合医院门诊反复就诊，常被诊断为各种自主神经功能紊乱。

儿童和老年抑郁障碍病人症状常不典型。儿童病人多表现为兴趣减退，不愿参加游戏，退缩，学习成绩下降等。老年病人除抑郁心境外，焦虑、易激惹、敌意、精神运动性迟缓、躯体不适主诉等较为突出，病程较冗长，易发展成为慢性。

典型案例　　病人，女，24岁，未婚，护士。主因"睡眠差、情绪低、自卑自责3个月，加重伴自杀行为2日"入院。

现病史：病人于3个月前无明显诱因出现睡眠差，经常凌晨1~2点才能入睡，3~4点便自行醒来，醒后无法再次入睡。整日表现情绪低，高兴不起来，对什么事情都提不起兴趣，认为自己各方面能力都不行，谁都不如，什么都干不了，也因此无法继续工作而休假在家。

总是说对不起单位、对不起病人、对不起父母，认为自己是个废人，毫无价值，都不该活在世上，整日发呆愣神，不出门，不愿见人，很少说话。进食量也较前明显减少，体重减轻10kg。2日前病人独自在家时自行服用父亲的睡眠药物50余片，因被家人发现叫不醒而紧急送医，经急诊抢救脱险后，转入精神科住院治疗。

个人史：体格和智力发育正常。本科毕业后一直从事临床护理工作，工作能力较好。病前性格内向，不善言谈。否认婚恋史。否认吸烟、饮酒嗜好。否认其他特殊嗜好。

家族史：病人父亲有抑郁症病史，一直服用舍曲林和艾司唑仑，病情稳定，能够正常生活劳动。

体格检查：未见阳性体征。

辅助检查：血常规、肝功能、肾功能、甲状腺功能、心电图、脑电图、头颅CT均未见异常。

精神状况检查：意识清晰，定向力完整，接触被动，在与病人交谈时，病人表现语量少、语速慢、语音低，表情愁苦，一直闷闷不乐，自感心情不好，高兴不起来。对问题回答需要时间较长，自诉脑子反应变得迟钝了，理解和回答感觉很困难。谈及兴趣爱好时，自诉以前喜欢打羽毛球，现在也不打了，提不起兴趣和动力，整日不动都感觉很疲劳，没劲，没精神，什么都不愿干，什么也都干不了。问其自杀原因时，诉自己就是家中的累赘，没有必要继续活着，耳边也总是有个声音提醒自己"你是废人，是负担"。病人否认有病，无主动治疗要求，故自知力缺乏。

诊断：重度抑郁发作，伴有与心境协调的精神病性症状。

第四节　诊断与鉴别诊断

一、诊断

抑郁障碍的诊断应结合病史、病程特点、临床症状、体格检查和实验室检查等进行综合考虑，典型的病例诊断并不困难。密切地临床观察、把握疾病横断面的主要症状及纵向病程的特点、进行科学地分析是临床诊断的可靠基础。各国对抑郁障碍采用不同的诊断分类系统，如ICD-10、DSM-5及CCMD-3，但是相差不大，都将抑郁障碍作为一个系列综合征，根据严重程度、病程特点、伴有或不伴有精神病性症状、有无相关原发病因等分为不同亚型。本节重点介绍ICD-10抑郁障碍主要亚型的诊断要点。

（一）抑郁发作（首次发作的抑郁障碍）

1. 一般标准　① 抑郁发作需持续至少2周；② 在病人既往生活中，不存在足以符合轻躁狂或躁狂标准的轻躁狂或躁狂发作；③ 病人的工作、社交和生活功能受到影响；④ 不是由于精神活性物质或器质性精神障碍所致。

2. 症状标准　3条核心症状：① 抑郁心境，对个体来讲肯定异常，存在于一天中多数时间里，且几乎天天如此，基本不受环境影响，持续至少2周；② 对平日感兴趣的活动丧失兴趣或愉快感；③ 精力不足或过度疲劳。7条附加症状：① 自信心丧失和自卑；② 无理由地自责或过分和不适当的罪恶感；③ 反复出现死或自杀想法，或任何一种自杀行为；④ 主诉或有证据表明存在思维或注意力降低，例如犹豫不决或踌躇；⑤ 精神运动性活动改变，表现为激越或迟滞（主观感受或客观证据均可）；⑥ 任何类型的睡眠障碍；⑦ 食欲改变（减少或增加），伴有相应的体重改变。

3. 严重程度标准 抑郁发作根据其严重程度分为轻度、中度和重度三种类型。① 轻度抑郁发作：具有至少2条核心症状，核心症状与附加症状共计至少4条，且病人的日常工作和社交活动有一定困难，对病人的社会功能轻度影响。② 中度抑郁发作：具有至少2条核心症状，核心症状与附加症状共计至少5条，且病人的工作、社交和生活存在相当困难。③ 重度抑郁发作：3条核心症状都存在，核心症状与附加症状共计至少7条，且病人的社会、工作和生活功能严重受损。

（二）复发性抑郁障碍（反复出现的抑郁发作）

1. 一般标准 ① 既往曾有至少一次抑郁发作，可为轻度、中度或重度，持续至少2周，与本次发作之间至少有2个月的时间无任何明显的情感障碍；② 既往从来没有符合轻躁狂或躁狂发作标准的轻躁狂或躁狂发作；③ 不是由于精神活性物质或器质性精神障碍所致。

2. 症状标准和严重程度标准 同抑郁发作相应部分。

（三）持续性心境障碍（恶劣心境）

过去称为抑郁性神经症，是一种以持久的心境低落状态为主的轻度抑郁，从不出现躁狂或轻躁狂发作。病人在大部分时间里感到心情郁闷、压抑、沮丧、兴趣下降、缺乏自信、对前途丧失信心、对未来悲观失望，常有精神不足、疲乏、效率降低等体验，多伴焦虑、躯体不适和睡眠障碍等症状，但病人的兴趣性达不到完全丧失的程度，部分病人对原来很感兴趣的事仍可勉强去做，一般也不会有绝望感，无明显精神运动性抑制、精神病性症状和生物学方面的改变，如早醒、昼重夜轻特点、食欲性欲减退、体重减轻等。工作、学习、生活等社会功能不受严重影响。病人常有自知力，知道心情不好，主动要求治疗。抑郁症状常持续2年以上，其间无长时间的完全缓解，如有缓解，往往时间较短，一般不超过2个月。此类抑郁障碍常由不良社会心理应激因素诱发，并存在一定性格基础，如内向、多愁善感、承受能力较差等。家族遗传史常不明显。

相关链接 | **ICD-11较ICD-10抑郁障碍诊断标准的变迁**

ICD-11精神与行为障碍诊断标准中，心境障碍取消了"心境发作"这一诊断类别（将心境发作作为心境障碍的基本组成部分，需要首先进行描述，心境发作本身并不作为诊断类别，而心境发作的次数和模式才构成了心境障碍的诊断）、取消了"持续性心境障碍"的诊断（将"恶劣心境"归入抑郁障碍，将"环性心境"归入双相障碍），包括抑郁障碍和双相障碍。ICD-11"抑郁障碍"诊断标准中：① 核心症状去除ICD-10要求的"精力不足或过度疲劳"，将此症状归为了附加症状中；② 附加症状中"精神运动性活动改变，表现为激越或迟滞"ICD-10要求主观感受或客观证据均可，而ICD-11要求症状外显，需被他人看得出来，而不仅仅是主观体验到的坐立不安或变得迟钝，如果达不到外显，此症状不能认定为有；③ 病情严重程度评估由原来的注重症状数量和功能更改为更加注重功能，例如伴精神病性症状可以诊断为中度。ICD-11"心境恶劣障碍"替代了ICD-10中的"恶劣心境"，强调慢性（>2年）、阈下的抑郁症状，如果在心境恶劣的背景下，症状数量及严重程度满足抑郁障碍的诊断，则应同时诊断心境恶劣障碍和抑郁障碍。需要特别指出的是"混合性抑郁和焦虑障碍"首次出现在该章节中，归属于抑郁障碍，ICD-11诊断标准要求在至少2周的大多数时间里同时存在抑郁和焦虑症状。若将抑郁和焦虑两组症状分别考虑，则任何一组症状的严重程度、数量或持续时间均不足以符合相应的诊断，否则应分别诊断。

二、鉴别诊断

（一）继发性抑郁障碍

脑器质性疾病、躯体疾病、某些药物和精神活性物质等均可引起继发性抑郁，例如痴呆早期、风湿性脑病、甲状腺功能减退、某些药物（利血平等）等都可能导致抑郁症状，需与抑郁障碍相鉴别。鉴别要点：① 前者有明确的器质性疾病或有服用某种药物或使用精神活性物质史，体格检查多有阳性体征，实验室及其他辅助检查有相应指标的改变；② 前者可出现意识障碍、遗忘综合征及智力障碍，抑郁障碍一般无意识障碍、记忆障碍及智力障碍；③ 器质性和药源性抑郁障碍的症状随原发疾病病情消长而波动，原发疾病好转，或在有关药物停用后，情感症状相应好转或消失；④ 前者既往无心境障碍的发作史，而抑郁障碍既往可有类似的发作史。

（二）精神分裂症

伴有精神病性症状的抑郁发作或抑郁性木僵需与精神分裂症相鉴别。鉴别要点：

① 原发症状：抑郁障碍以心境低落为原发症状，精神病性症状是继发的；精神分裂症通常以思维障碍和情感淡漠等精神病性症状为原发症状，而抑郁症状是继发的，且短于精神分裂症的原发症状。② 协调性：抑郁障碍病人的思维、情感和意志行为等精神活动之间尚存在一定的协调性，精神分裂症病人的精神活动之间缺乏这种协调性。③ 病程：抑郁障碍多为间歇性病程，间歇期基本正常状态；而精神分裂症的病程多为发作进展或持续进展，缓解期常有残留的精神症状和人格缺损。④ 另外，病人的病前性格、家族遗传史、预后和对药物治疗的反应等均有助于鉴别诊断。

（三）双相情感障碍

双相情感障碍抑郁发作时需与抑郁障碍相鉴别。鉴别要点：双相情感障碍临床表现是在抑郁发作的基础上，存在一次及以上符合躁狂/轻躁狂发作史。抑郁障碍的疾病特征是个体的情感、认知、意志行为的全面"抑制"；双相情感障碍的疾病特征是情感的"不稳定性"和"转换性"。有些抑郁发作病人并不能提供明确的躁狂、轻躁狂发作史，但是具有首次发病年龄早（25岁或更早起病）、双相情感障碍家族史、伴有精神病性症状、抑郁发作突然且发作次数较多（在5次以上）、心境不稳定、易激惹或激越、睡眠和体重增加等人口学与临床特征时，需要高度关注双相抑郁的可能。

（四）焦虑障碍

抑郁障碍和焦虑障碍常共同出现，但却是不同的精神障碍，需与抑郁障碍相鉴别。鉴别要点：抑郁障碍以"情感低落"为核心表现，而焦虑障碍的主要特点是"害怕、恐惧，担忧"，但这两种精神障碍常存在重叠，如抑郁障碍病人和焦虑障碍病人都会有躯体不安、注意力集中困难、睡眠紊乱和疲劳等。焦虑障碍病人的情感表达以焦虑、脆弱为主，存在明显的自主神经功能失调及运动性不安，自知力一般良好，求治心切，病前往往有明显引起高级神经系统活动过度紧张的精神因素。抑郁障碍以心境低落为主要临床相，病人自我感觉不佳，觉得痛苦、厌倦、疲劳，躯体化症状较重的病人也可伴有疑病症状。临床工作中需要根据症状的主次及其出现的先后顺序来进行鉴别。

（五）创伤后应激障碍

创伤后应激障碍是在创伤后所产生的一种情绪上的反应，常伴有抑郁症状，需与抑郁障碍相鉴别。鉴别要点：

① 起病诱因：创伤后应激障碍的病人起病前经历了严重的、灾难性的、对生命有威胁的创伤性事件（强奸、地震、被虐待等）后起病；抑郁障碍虽然也可能有一定的痛苦经历，但非创伤性事件。② 临床特征：创伤后应激障碍以创伤事件的闯入性记忆反复出现在意识或梦境中为特征性症状，以焦虑、情感麻木、回避与创伤有关的人和事等为主要临床表现，虽然可有轻重不一的抑郁症状，但不是主要的临床相，也无晨重夜轻的节律改变，睡眠障碍多为入睡困难，与创伤有关的噩梦多见；抑郁障碍病人以"情绪低落"为主要临床相，且多呈昼重夜轻，一般不会出现创伤后应激障碍的特征性症状。

第五节　治疗

一、治疗目标

抑郁障碍的治疗要达到三个目标：① 提高临床治愈率，最大限度减少病残率和自杀率，减少复发风险；② 提高生存质量，恢复社会功能，达到稳定和真正意义上的痊愈，而不仅是症状的消失；③ 预防复发。

二、治疗原则

（一）全病程治疗原则

抑郁障碍复发率高达50%~85%，其中50%的病人在疾病发生后2年内复发。为改善抑郁病人的预后，降低复燃和复发，目前倡导全病程治疗。全病程治疗分为急性期治疗、巩固期治疗和维持期治疗。

1. 急性期治疗（8~12周）　以控制症状为主，尽量达到临床治愈，同时促进病人社会功能的恢复，提高病人的生活质量。急性期治疗效果在抑郁障碍预后和结局中起关键作用，及时、有效、合理的治疗有助于提高长期预后和促进社会功能康复。

2. 巩固期治疗（4~9个月） 以防止病情复燃为主。此期间病人病情不稳定，复燃风险较大，原则上应继续使用急性期治疗有效的药物，并强调治疗方案，药物剂量、使用方法保持不变。

3. 维持期治疗 维持治疗时间的研究尚不充分，一般倾向至少2~3年，多次复发（3次以上）以及有明显残留症状者主张长期维持治疗。持续、规范的维持期治疗可以有效地降低抑郁障碍的复燃/复发率。维持治疗结束后，病情稳定可缓慢减药直至终止治疗，一旦发现有复发的早期征象，应迅速恢复原治疗。

（二）个体化合理用药原则

抗抑郁药的选择应遵循个体化原则，需结合病人的年龄、性别、伴随症状、既往治疗史等因素，从安全性、有效性、经济性、适当性等角度为病人选择合适的抗抑郁药及剂量。如病人伴有睡眠问题则优先考虑可同时改善睡眠的抗抑郁药；对于老年病人则应避免选择不良反应多的药物；对于有自杀观念的病人应避免一次处方大量药物，以防意外。

（三）量化评估原则

治疗前需综合评估病人的病情、躯体情况、社会功能以及社会家庭支持等，在治疗中定期应用实验室检查及精神科量表（自评量表和他评量表）进行疗效、耐受性和安全性等方面的量化评估。

（四）联合用药原则

通常抗抑郁药应尽可能单一使用，联合用药常用于难治性病人，选择两种作用机制不同的抗抑郁药联合使用以增加疗效，但不主张联用两种以上抗抑郁药。此外，还可根据病人的具体情况考虑联合锂盐、非典型抗精神病药或三碘甲状腺原氨酸治疗，如伴有精神病性症状的抑郁障碍，可考虑采用抗抑郁药和抗精神病药联合的治疗方案。

（五）建立治疗联盟

由于目前尚缺乏对抑郁障碍的客观诊断指标，临床诊断在很大程度上依赖完整真实的病史和全面有效的精神检查，而彼此信任、支持性的医患联盟关系有助于病人在治疗过程中的配合。同时应与家属建立密切的合作关系，最大程度调动病人的人脉支持系统，形成广泛的治疗联盟，提高病人的治疗依从性。

三、药物治疗

抗抑郁药是一类主要用于治疗各种抑郁障碍的药物，通常不会提高正常人情绪。对于多数病人而言，各种抗抑郁药的疗效大体相当，又各有特点，药物选择主要取决以下因素：

① 考虑抑郁障碍症状特点：伴有明显激越和焦虑的抑郁发作可选用镇静作用相对较强的抗抑郁药，如米氮平片、帕罗西汀、氟伏沙明、曲唑酮等，也可选用抗焦虑效果较好的艾司西酞普兰、文拉法辛等；伴有强迫症状的抑郁发作常用较大剂量的选择性5-HT再摄取抑制剂（SSRI），如舍曲林、氟伏沙明，以及三环类抗抑郁药（TCA）氯米帕明；伴有精神病性症状的抑郁发作不宜选用安非他酮，可选择联合第二代抗精神病药物；伴有躯体疾病的抑郁发作，可选用不良反应

和相互作用较少的SSRI或选择性5-HT和NE再摄取抑制剂（SNRI），伴有躯体性疼痛症状的可首选度洛西汀。② 既往用药史：如既往治疗药物有效则继续使用，除非有禁忌证。③ 药物间相互作用：有无药效学或药动学配伍禁忌。④ 病人躯体状况和耐受性。⑤ 治疗获益及药物价格：目前一般推荐SSRI、SNRI、NE能和特异性5-HT能抗抑郁药（NaSSA）作为一线药物选用。

应尽量单一用药，从小剂量开始，根据病情需要和病人耐受情况，逐步递增剂量至足量和足疗程（至少4周）。药物治疗一般2~4周开始起效，如果使用某种药物治疗4~6周无效，可考虑换用同类其他药物或作用机制不同的另一类药物。换药无效时，可考虑联用两种作用机制不同的抗抑郁药，一般不主张联用两种以上抗抑郁药，且用药期间需要注意药物不良反应。

（一）抗抑郁药的种类

1. 传统抗抑郁药　包括TCA和在此基础上开发出来的杂环或四环类抗抑郁药，以及单胺氧化酶抑制剂（MAOI）。由于其耐受性和安全性问题，作为二线推荐药物，目前国内使用的有阿米替林、氯米帕明、丙米嗪、多塞平、马普替林和米安色林。大量研究证明此类药物对抑郁障碍疗效确切，其中阿米替林的疗效略优于其他TCA。小剂量的多塞平（3~6mg/d）常用于失眠障碍的治疗，氯米帕明的抗强迫疗效较为肯定。

MAOI由于其安全性和耐受性问题，以及药物对饮食的限制问题，作为三线推荐药物。常用于其他抗抑郁药治疗无效的抑郁障碍病人。国内仅有吗氯贝胺作为可逆性单胺氧化酶再摄取抑制剂，与TCA疗效相当。

2. 新型抗抑郁药

（1）SSRI：目前用于临床的有氟西汀、舍曲林、帕罗西汀、氟伏沙明、西酞普兰、艾司西酞普兰。众多随机对照研究支持SSRI治疗抑郁障碍的疗效优于安慰剂。剂量范围：氟西汀20~60mg/d、帕罗西汀20~60mg/d、舍曲林50~200mg/d、氟伏沙明50~300mg/d、西酞普兰20~60mg/d、艾司西酞普兰10~20mg/d，均不能与MAOI类药物合用。

（2）SNRI：代表药有文拉法辛、度洛西汀和米那普仑。此药物特点是疗效与剂量相关，低剂量作用谱和不良反应与SSRI类似，剂量增高后作用谱加宽，不良反应也相应增加。度洛西汀和其他双重作用机制的SNRI治疗共病糖尿病或周围神经痛的抑郁病人比SSRI更有优势，另外度洛西汀也能有效治疗纤维肌痛。剂量范围：文拉法辛75~375mg/d、度洛西汀60~120mg/d、米那普仑50~200mg/d。

（3）NaSSA：代表药为米氮平。米氮平对抑郁障碍病人的食欲下降和睡眠紊乱症状改善明显，且较少引起性功能障碍。剂量范围：15~45mg/d。

（4）NE和DA再摄取抑制剂（NDRI）：代表药为安非他酮。对于伴有焦虑症状的抑郁障碍病人疗效多不及SSRI，但对疲乏、困倦症状的改善要优于某些SSRI。安非他酮是转躁率最低的抗抑郁药之一，因此适用于双相抑郁。安非他酮对体重增加影响较小，甚至可减轻体重。另外安非他酮还可应用于戒烟治疗。伴有精神病性症状时，不宜使用安非他酮。剂量范围：300~450mg/d。

（5）5-HT阻滞和再摄取抑制剂（SARI）：代表药为曲唑酮。曲唑酮具有较好的镇静作用，适用于伴有激越或者睡眠障碍的病人。剂量范围：150~600mg/d。

（6）褪黑素MT$_1$/MT$_2$受体激动剂和5-HT$_{2C}$受体拮抗剂：代表药为阿戈美拉汀。具有明显的抗抑郁作用，由于其作用于褪黑素受体，具有与褪黑素类似的调节睡眠作用，这种对睡眠的改善作用往往在用药第1周就会显现。剂量范围：25~50mg/d，睡前服用。使用该药物前需进行基线肝功能检查，血清氨基转移酶超过正常上限3倍者不应该使用该药治疗。

（7）多模式机制新型抗抑郁药：代表药为伏硫西汀。不仅有助于改善抑郁的情感症状，还具有改善抑郁病人认知症状的作用。剂量范围：5~20mg/d。

3. 中草药　主要适用于治疗轻中度抑郁障碍。主要包括：① 圣约翰草提取物片，是从草药（圣约翰草）中提取的一种天然药物，其主要药理成分为贯叶金丝桃素和贯叶连翘；② 舒肝解郁胶囊，是由贯叶金丝桃、刺五加复方制成的中成药胶囊制剂；③ 巴戟天寡糖胶囊：适合治疗中医辨证属于肾阳虚证者。

（二）抗抑郁药的不良反应

1. 常见不良反应及处理　SSRI最常见的不良反应是胃肠道症状（恶心、呕吐和腹泻）、激越/坐立不安、性功能障碍（勃起或射精困难、性欲减退和性冷淡）和神经系统不良反应（偏头痛和紧张性头痛），SSRI还会增加跌倒的风险，某些病人长期服用SSRI可能导致体重增加。SNRI的常见不良反应与SSRI类似，此外SNRI还有一些与NE活动相关的不良反应，如血压升高、心率加快、口干、多汗和便秘等。米氮平常见不良反应包括口干、镇静和体重增加，因此较适合伴有失眠和体重下降的病人，但有可能升高病人的血脂水平。安非他酮的常见不良反应为头痛、震颤和惊厥，高剂量使用时有诱发癫痫的风险，由于安非他酮没有直接的5-HT系统作用，因此很少发生性功能障碍，其他常见的不良反应还有激越、失眠、胃肠不适。阿戈美拉汀常见的不良反应有头晕、视物模糊、感觉异常，以及潜在肝损害的风险，因此开始治疗和增加剂量时需常规监测肝功能。曲唑酮最常见的不良反应是镇静、心血管系统不良反应和性功能障碍等。TCA不良反应涉及抗胆碱能（口干、便秘、视物模糊和排尿困难）、心血管系统（直立性低血压、心律失常）、抗组胺能（镇静、体重增加）和神经系统（肌阵挛、癫痫和谵妄）等。

2. 5-HT综合征　是神经系统5-HT功能亢进引起的一组症状和体征，通常表现为自主神经功能改变、精神状态改变和神经肌肉异常的临床三联征。恶心、呕吐、腹痛、颜面潮红、多汗、心动过速、激越、震颤、腱反射亢进、肌张力增高等，病情进展可出现高热、呼吸困难、抽搐、酸中毒性横纹肌溶解、继发球蛋白尿、肾衰竭、休克和死亡。它是一种可能危及生命的药物不良反应，应及时确诊、停药并进行内科紧急处理。

3. 撤药综合征　约20%的病人在服用一段时间的抗抑郁药后停药或减药时会出现撤药综合征。几乎所有种类的抗抑郁药都有可能发生，撤药综合征的发生与使用药物时间较长、药物半衰期较短有关。通常表现为流感样症状、精神症状及神经系统症状等，撤药综合征易被误诊为病情复燃或复发。

4. 自杀　虽然目前尚无法明确证实抗抑郁药与自杀的关系，但是抗抑郁药在使用初期因抗抑郁效果尚未显现，而不良作用往往就已出现，加之抑郁本身增加了病人自杀风险，因此在治疗初期应注意评估病人的自杀风险。

四、心理治疗

心理治疗对于轻、中度抑郁障碍的疗效与抗抑郁药相仿，但对严重的或内源性抑郁往往不能单独使用心理治疗，需在药物治疗基础上联合使用。对于抑郁障碍病人可采用的心理治疗种类较多，常用的有支持性心理治疗、认知行为疗法、精神分析治疗、人际心理治疗以及婚姻家庭治疗等。

1. 支持性心理治疗　通过倾听、安慰、解释、指导和鼓励等方法帮助病人正确认识和对待自身疾病，主动配合治疗，几乎可适用于所有抑郁障碍病人。

2. 认知行为疗法　通过帮助病人认识并矫正自身的错误信念，缓解情感症状，改善应对能力，并可减少抑郁障碍的复发。

3. 精神分析治疗　是建立在精神分析原理基础上的一种心理治疗，其核心是假设一些有意识或无意识的情绪和防御机制导致了抑郁障碍不良情绪和认知状态的发生发展，并通过对这些因素的内省，如认识并理解这些躯体和精神症状的来源以及对行为的影响，从而改善疾病。

4. 人际心理治疗　识别抑郁的促发因素（人际关系丧失、角色破坏和转变、社会性分离或社交技巧缺陷等），处理病人当前面临的人际问题，使病人学会把情绪与人际交往联系起来，通过适当的人际关系调整和改善来减轻抑郁，提高病人的社会适应能力。

5. 婚姻家庭治疗　抑郁障碍病人常有婚姻和家庭方面的问题。婚姻治疗的重点为发现和解决夫妻之间的问题，以促进良好的配偶关系为目标。家庭治疗是以家庭为对象实施的团体心理治疗，旨在改善家庭的应对功能，帮助病人及其家属面对抑郁发作带来的压力，并防止复发。

五、物理治疗

（一）电休克治疗

电休克治疗或改良电休克治疗（MECT）是给予中枢神经系统适量的电流刺激，引发大脑皮质的电活动同步化及诱发一次癫痫放电，进而引起病人短暂意识丧失和全身抽搐发作，达到治疗精神症状的一种方法。电刺激前给予静脉麻醉并注射适量肌肉松弛剂，可使抽搐发作不明显，称为MECT。MECT是目前临床使用的主要方法。在抑郁障碍中使用MECT的适应证：① 严重抑郁，有强烈自伤、自杀未遂及行为者，明显自责自罪者；② 拒食、违拗和紧张性木僵者；③ 极度兴奋、躁动、冲动伤人者；④ 抗抑郁药治疗无效或对药物治疗不能耐受者。禁忌证：严重脑器质性及躯体疾病、急性全身感染和发热、肌肉松弛剂过敏者。MECT的次数一般为8~12次，其近期疗效较为明确，但疗效维持时间较短，因此应与一种抗抑郁药合并治疗，避免治疗停止后症状复发。

（二）重复经颅磁刺激

重复经颅磁刺激（rTMS）通过线圈产生高磁场，在脑内特定区域产生感应电流，使神经细胞发生去极化，从而产生功能改变。rTMS是抑郁障碍非药物治疗的重要手段之一，因其无创性而得到逐步推广。rTMS有中度抗抑郁效果，短期内在改善抑郁症状和自杀行为方面均有效。rTMS的最大不良反应是癫痫发作，以及头痛、刺激部位皮肤损伤和诱发躁狂等。rTMS治疗后，

10%~30%的病人会出现头痛，但持续时间短，多可自行缓解。rTMS产生电磁场辐射，因此安置心脏起搏器的病人不适用于rTMS治疗。

（三）迷走神经刺激

迷走神经刺激（vagus nerve stimulation，VNS）是通过脉冲刺激器刺激颈部迷走神经来达到治疗的目的。临床上观察到接受VNS治疗的癫痫病人可有情绪改变，因此VNS被开发应用于抑郁障碍的治疗。VNS存在一定的不良反应，包括声音改变、咳嗽、吞咽困难、感觉异常和咽炎等，这些情况随着治疗持续可能逐渐改善。

（四）深部脑刺激

深部脑刺激（deep brain stimulation，DBS）是指将脉冲发生器植入脑内，通过释放弱电脉冲刺激脑内相关核团，改善抑郁症状。DBS通常用于治疗难治性抑郁。对于多种药物、心理和电休克治疗效果均较差的慢性抑郁障碍病人，DBS可使1/3病人的症状得以缓解。虽然DBS给难治性抑郁障碍病人带来希望，但目前尚处于试验性治疗阶段。此外，DBS涉及侵入性的脑外科手术，可能存在不良反应和并发症等问题，如感染、出血、围手术期头痛、癫痫等。

（张云淑）

学习小结

本章介绍了抑郁障碍的概念，对抑郁障碍的病因、发病机制、临床表现、诊断及其治疗进行了阐述，其中抑郁障碍的临床表现、不同亚型的诊断及鉴别诊断、全病程治疗是学习的重点。

通过本章的学习，我们需要掌握抑郁障碍的定义、主要临床特征、诊断与鉴别诊断要点、治疗目标、治疗原则和药物治疗；熟悉抑郁障碍的分类、患病特点、疾病预后和影响复发的因素；了解抑郁障碍流行病学特征、病因与发病机制，达到初步具备早期识别和诊断抑郁障碍的能力，树立抑郁障碍全病程治疗意识。

复习参考题

一、选择题

1. 以下选项属于抑郁障碍临床表现中核心症状群的是
   A. 思维迟缓
   B. 自杀观念和行为
   C. 快感缺失
   D. 行为活动的减少
   E. 昼重夜轻

2. 抑郁障碍常伴随出现睡眠紊乱，其中最为多见的是
   A. 入睡困难

B. 早醒

C. 睡眠需要减少

D. 睡眠浅多梦

E. 睡眠过多

3. 抑郁发作诊断标准中要求发作至少需持续

A. 1周

B. 2周

C. 1个月

D. 2个月

E. 2年

4. 诊断复发性抑郁障碍，下列表述错误的是

A. 既往曾有至少一次抑郁发作，持续至少2周

B. 与本次发作之间至少有2个月的缓解期

C. 既往从来没有躁狂发作

D. 既往可以出现轻躁狂发作

E. 不是由于精神活性物质或器质性精神障碍所致

5. 有关抑郁障碍全病程治疗，以下表述错误的是

A. 全病程治疗分为急性期治疗、巩固期治疗和维持期治疗

B. 急性期治疗为8~12周，以控制症状为主，尽量达到临床痊愈

C. 巩固期治疗为4~9个月

D. 巩固期治疗以防止病情复燃为主，应保持与急性期治疗一致的治疗方案

E. 抑郁障碍病人多数缓解良好，故均无须长期维持治疗

答案：1. C 2. A 3. B 4. D 5. E

二、简答题

1. 简述抑郁障碍的定义。

2. 根据症状群分类阐述抑郁障碍主要临床表现。

3. 抑郁发作诊断要点有哪些？

4. 简述抑郁障碍的治疗目标。

5. 简述抑郁障碍的全病程治疗原则。

学习目标

知识目标	掌握 双相障碍的概念、临床表现、诊断要点、治疗原则与方法、药物治疗。
	熟悉 双相障碍的分类、鉴别诊断、病程、预后与康复。
	了解 双相障碍流行病学、病因与发病机制。
能力目标	能够运用所学知识对双相障碍进行诊断和鉴别，选择合适的治疗策略，并能够基于全病程治疗理念采取个性化治疗措施。
素质目标	能够弘扬社会主义核心价值观，践行职业道德精神与理想追求，具有共情沟通技能和人文关怀精神。

第一节 概述

一、概念

双相障碍（bipolar disorder，BPD）又称双相情感障碍，是指临床上既有躁狂发作或轻躁狂发作，又有抑郁发作的一类心境障碍（mood disorder）。双相障碍一般呈发作性病程，躁狂和抑郁常反复循环或交替出现，也可以混合方式存在，每次发作症状往往持续一段时间，并对病人的日常生活和社会功能等产生不良影响。

ICD-11仍然把双相障碍与抑郁障碍归入心境障碍大类。近年来的研究显示，抑郁障碍与双相障碍在临床表现、治疗、预后等方面存在明显的差异，遗传、影像等多方面的研究也提示这两类疾病具有明确的生物学异质性。因此，在DSM-5中，这两类疾病分别为独立的疾病单元，即抑郁障碍和双相障碍被并列为大类精神障碍。

二、病程和预后

双相障碍呈发作性病程，其预后较抑郁障碍更差。随访研究发现，经药物治疗已康复的病人在停药后的1年内复发率较高，且双相障碍的复发率（40%）明显高于单相抑郁障碍（30%）。长期追踪研究发现，绝大多数双相障碍病人可有多次的复发；若在过去2年中，双相障碍病人每年均有1次以上的发作，主张应长期服用锂盐预防性治疗。经双盲对照研究证实锂盐维持治疗2年的病人无效或复发只有11%，而安慰剂为75%。服用锂盐预防性治疗，可有效防止躁狂或抑郁的复发，且预防躁狂发作更有效，有效率达80%以上。

三、流行病学

由于疾病定义、诊断标准、流行病学调查方法和调查工具的不同，全球不同国家和地区所报道的患病率有所不同。西方发达国家20世纪90年代的流行病学调查显示，双相障碍终生患病率为5.5%~7.8%。2013年全球疾病负担（GBD）统计显示，双相障碍终生患病率和年患病率分别为2.4%和1.5%，其在全球所有疾病负担中排名第17位，而2019年全球疾病负担研究显示，从1990年到2019年全球双相障碍的疾病负担持续加重。中国精神卫生调查（CMHS）于2013年7月至2015年3月完成了我国首次大规模（31个省级行政区157个县/区）成人精神障碍流行病学调查，结果显示，我国双相障碍终生患病率为0.6%，年患病率为0.5%（男：0.5%，女：0.4%；18~34岁：0.5%，35~49岁：0.6%，50~64岁：0.4%，65岁及以上：0.1%；城市：0.4%，农村：0.5%）。从现有资料看来，我国双相障碍的年患病率在性别、年龄分组和城市化水平上有所不同，这种差异可能与激素水平，妊娠、分娩和哺乳，心理社会应激事件和应对方式，以及经济水平等有关。而我国不同时期的流病调查数据由于调查的规模、方法和工具等的不同，缺乏纵向可比性。

第二节　病因与发病机制

双相障碍病因与发病机制尚不清楚，大量研究提示遗传因素、神经生化因素、神经内分泌功能异常、脑电生理变化、神经影像改变和心理社会因素等对本病的发生有明显影响。发展精神病理学观点强调上述各种因素之间的相互作用关系在疾病进展过程中起着重要作用。

一、遗传因素

家系研究：双相障碍病人的生物学亲属的患病风险明显增加，患病率为一般人群的10~30倍，血缘关系越近，患病风险也越高，以及有早发遗传现象（即发病年龄逐代提早、疾病严重性逐代增加）。

双生子与寄养子研究：研究发现双相障碍的同卵双生子的同病率明显高于异卵双生子，其中同卵双生子同病一致率为60%~70%，而异卵双生子为20%。寄养子研究也显示，患有心境障碍的亲生父母所生寄养子的患病率高于正常亲生父母所生寄养子的患病率。这些研究充分说明了遗传因素在心境障碍发病中占有重要地位，其影响远甚于环境因素。

分子遗传学研究：心境障碍的疾病基因或易感基因尚需深入研究。分子遗传学涉及多条染色体和基因，虽然有不少阳性发现，但目前尚缺乏肯定的研究证据。候选基因研究也未能证实酪氨酸羟化酶基因、多巴胺受体基因、多巴胺转运体基因、多巴胺β-羟化酶基因、5-HT基因、单胺氧化酶基因等与本病的明确相关性。

关于本病的遗传方式，有单基因常染色体显性遗传、性连锁显性遗传、多基因遗传和异质性遗传等假说，但均未获得证实。目前多倾向于多基因遗传模式。

二、神经生化因素

一些研究初步证实了中枢神经递质代谢异常及相应受体功能改变，可能与双相障碍的发生有关，证据主要来源于精神药理学研究和神经递质代谢研究资料。

1. 5-HT假说 该假说认为5-HT功能活动降低可能与抑郁发作有关，5-HT功能活动增高可能与躁狂发作有关。

2. 去甲肾上腺素（NE）假说 该假说认为NE功能活动降低可能与抑郁发作有关，NE功能活动增高可能与躁狂发作有关。阻滞NE回收的药物（如选择性NE再摄取抑制剂等）具有抗抑郁作用；酪氨酸羟化酶（NE生物合成的限速酶）抑制剂α-甲基酪氨酸可以控制躁狂发作，并可导致轻度抑郁或抑郁障碍症状恶化；利血平可以耗竭突触间隙的NE而导致抑郁。抑郁发作病人中枢NE浓度降低，NE代谢产物3-甲氧基-4-羟基-苯乙二醇浓度增加；尿中3-甲氧基-4-羟基-苯乙二醇明显降低，转为躁狂发作时则升高。

3. 多巴胺（DA）假说 该假说认为DA功能活动降低可能与抑郁发作有关，DA功能活动增高可能与躁狂发作有关。阻滞DA回收的药物（安非他酮）、多巴胺受体激动剂（溴隐亭）、多巴胺前体（L-多巴）具有抗抑郁作用；能阻断DA受体的抗精神病药物可以治疗躁狂发作。抑郁发作病人尿中高香草酸（DA主要降解产物）水平降低。

有其他研究显示，上述神经递质相应受体功能的改变以及受体后信号转导系统，如第二信使环腺苷酸（cAMP）和磷脂酰肌醇（PI）的改变也参与心境障碍的发生。

三、神经内分泌功能异常

许多研究发现，双相障碍病人有下丘脑-垂体-肾上腺轴（HPA）、下丘脑-垂体-甲状腺轴（HPT）、下丘脑-垂体-生长激素轴（HPGH）的功能异常，尤其是HPA功能异常。研究发现，部分抑郁发作病人血浆皮质醇分泌过多，分泌昼夜节律改变，无晚间自发性皮质醇分泌抑制，地塞米松不能抑制皮质醇分泌；重度抑郁发作病人脑脊液中促皮质激素释放激素（CRH）含量增加提示抑郁发作HPA功能异常的基础是CRH分泌过多。

四、脑电生理变化

脑电图研究发现，抑郁发作时多倾向于低α频率，躁狂发作时多为高α频率或出现高幅慢波。睡眠脑电图研究发现，抑郁发作病人总睡眠时间减少，觉醒次数增多，快速眼动睡眠潜伏期缩短（与抑郁严重程度呈正相关）。

五、神经影像改变

双相障碍的神经影像学检查技术包括结构和功能影像学技术，前者包括CT和MRI，后者包括SPECT、PET、fMRI和MRS等。双相障碍病人的大脑结构异常主要包括前额叶、边缘系统前部和中部脑区局部灰质的容积减少及白质结构变化，非特异性的脑室扩大，白质高信号增加等异常表现，发病年龄早的病人表现往往更为明显。虽然PET/SPECT研究结果不一致，但是总体上显示双相障碍抑郁发作时全脑血流/代谢弥漫性降低，以额叶和前扣带回更为明显；而躁狂发作时有全脑血流增加和代谢亢进的倾向。fMRI研究结果提示，与情绪调节相关的皮质边缘系统通路（包括前额叶皮质部分、前扣带回皮质、杏仁核、丘脑和纹状体等）过度激活可能最终导致了双相障碍的情感症状发作。多数MRS结果提示双相障碍病人前额叶皮质N-乙酰天冬氨酸（NAA）浓度减低；也有研究发现双相障碍病人前额叶皮质的脂质水平和谷氨酸/谷氨酰胺水平增高。研究发现双相障碍病人前额叶白质纤维束结合性降低，皮质和皮质下神经纤维功能连接异常。

综上所述，双相障碍的影像学改变主要涉及额叶、基底节区、扣带回、杏仁核、海马等与认知和情感调节关系较密切的神经环路损害，也涉及这些脑功能区皮质下白质的微观结构变化，从而出现皮质和皮质下连接损害和脑功能连接损害，最终导致双相障碍的情感症状发作。

六、心理社会因素

遗传与环境的相互作用研究提示，应激、负性生活事件（如丧偶、离婚、婚姻不和谐、失业、严重躯体疾病、家庭成员患重病或突然病故）及社会经济状况差等因素与本病发病有明显关系。研究发现，不同生活事件似乎与增加双相障碍的不同发作相有关，如应激性生活事件与心境障碍，尤其与抑郁发作的关系较为密切。

第三节 临床表现

双相障碍典型临床表现可有抑郁发作、躁狂发作和混合发作。

一、抑郁发作

抑郁发作（depressive episode），概括为情绪低落、思维迟缓、意志活动减退"三低"症状，但这些抑郁发作时的典型症状不一定出现在所有的双相障碍病人中。目前认为，抑郁发作的表现可分为核心症状群、心理症状群和躯体症状群（详见第十三章）。发作应至少持续2周，并且不同程度地损害社会功能，或给本人造成痛苦或不良后果。

二、躁狂发作

躁狂发作（manic episode）的典型临床表现是情感高涨、思维奔逸、活动增多"三高"症状，可伴有夸大观念或妄想、冲动行为等。发作应至少持续1周，并有不同程度的社会功能损害，可给自己或他人造成危险或不良后果。躁狂可一生仅发作一次，也可反复发作。

1. 情感高涨　是躁狂发作的主要原发症状。典型表现为病人自我感觉良好，主观体验特别愉快，生活快乐、幸福；整日兴高采烈、得意扬扬、笑逐颜开。其高涨的情感具有一定的感染力，言语诙谐风趣，常博得周围人的共鸣，引起阵阵欢笑。症状轻时可能不被视为异常，但了解他的人可以看出这种表现的异常性。有的病人尽管心境高涨，但情绪不稳，时而欢乐愉悦，时而激动易怒。部分病人可表现为易激惹、愤怒、敌意，尤其当有人指责其不切实际的想法时，动辄暴跳如雷、怒不可遏，甚至可出现破坏及攻击行为，但持续时间较短，易转怒为喜或赔礼道歉。

2. 思维奔逸　病人联想速度明显加快，思维内容丰富多变，自觉脑子聪明，反应敏捷。语量大、语速快，口若悬河，有些自感语言表达跟不上思维速度。联想丰富，概念一个接一个地产生，或引经据典，或高谈阔论，信口开河，由于病人注意力随境转移，思维活动常受周围环境变化的影响致使话题突然改变，讲话的内容常从一个主题很快转到另一个主题，即意念飘忽（flight of ideas），严重时可出现"音联"和"意联"。病人讲话时眉飞色舞或手舞足蹈，常因说话过多口干舌燥，甚至声音嘶哑。

3. 活动增多、意志行为增强　多为协调性精神运动性兴奋，即内心体验、行为方式与外界环境相协调。病人自觉精力旺盛，能力强，兴趣范围广，想多做事，做大事，想有所作为，因而活动明显增多，整日忙碌不停，但多虎头蛇尾，有始无终。有的表现为喜交往，爱凑热闹，与人一见如故，爱管闲事，爱打抱不平，爱与人开玩笑，爱接近异性；注重打扮装饰，但并不得体，行为轻率或鲁莽（如挥霍、不负责任或不计后果等），自控能力差。病人无疲倦感，声称"全身有使不完的劲"。病情严重时，自我控制能力下降，举止粗鲁，可出现攻击和破坏行为。

病人活动增多和意志行为增强的同时，常伴有睡眠需求下降，睡眠时间明显减少，常诉"我的睡眠质量非常高，不愿把有限的时间浪费在睡眠上"，终日奔波但无困倦感，是躁狂发作特征之一。

4. 夸大观念及夸大妄想　病人的思维内容多与心境高涨一致。在心境高涨的背景下，常出现夸大观念（常涉及健康、容貌、能力、地位和财富等），自我评价过高，言语内容夸大，说话漫无边际，认为自己才华出众，出身名门、腰缠万贯、神通广大等，自命不凡，盛气凌人。严重时可达到妄想的程度。有时也可出现关系妄想、被害妄想等，但内容多与现实接近，持续时间也较短。

5. 其他症状　可有食欲增加、性欲亢进，有时则可在不适当的场合出现与人过分亲热而不顾别人的感受。体格检查可发现瞳孔轻度扩大，心率加快，且有交感神经兴奋症状等。多数病人在疾病早期即丧失自知力。

躁狂发作可以有不同的严重程度，临床表现较轻的称为轻躁狂（hypomania），病人可存在持续数天的心境高涨、精力充沛、活动增多，有显著的自我感觉良好，注意力不集中、不持久，轻度挥霍，社交活动增多。有时表现为易激惹，行为较鲁莽，但不伴有幻觉妄想等精神病性症状。部分病人有时达不到影响社会功能的程度，一般人常不易觉察。若躁狂发作较重，可伴有精神病性症状（多与心境协调，但也可不协调），明显影响社会功能者称为伴精神病性症状的躁狂。

儿童、老年病人常不典型。儿童病人思维活动较简单，情绪和行为症状较单调，多表现为活动和要求增多。老年病人多表现为夸大、狂傲、倚老卖老和易激惹，有夸大观念及妄想，言语多但较啰唆。而情感高涨、意念飘忽及活动增多不明显，病程较为迁延。

在双相障碍的长期自然病程中，始终仅有躁狂或轻躁狂发作者很少见，且这些病人的家族史、病前性格、生物学特征、治疗原则及预后等与兼有抑郁发作的双相障碍相似，故ICD和DSM两大系统均未将单相躁狂单独分类，而是把所有的躁狂和轻躁狂，即使无抑郁发作都视为双相障碍。

三、混合发作

躁狂症状和抑郁症状可在一次发作中同时出现，如抑郁心境伴连续数日至数周的活动过度和言语急迫，躁狂心境伴激越、精力和本能活动降低等。抑郁症状和躁狂症状也可快速转换，因日而异，甚至因时而异。如果在目前的疾病发作中，两类症状在大部分时间里都很突出，则应归为混合性发作。

四、其他症状

病人可伴有精神病性症状，常见的有夸大妄想、被害妄想及关系妄想，幻觉相对少且短暂。这样的精神病性症状内容常与心境高涨等躁狂症状有联系，极少数病人出现木僵症状，表现不语不动，面部表情却显欣快，缓解后，病人诉说其有思维联想增快等典型躁狂思维。

五、临床分型

1. 双相障碍的主要亚型 既有躁狂发作或轻躁狂发作，又有抑郁发作的一类心境障碍，称为双相障碍。双相障碍临床特点是反复（至少两次）出现心境和活动水平的明显改变，有时表现为心境高涨、精力充沛和活动增加，有时表现为心境低落、精力减退和活动减少。发作间期通常完全缓解。最典型的形式是躁狂和抑郁交替发作。临床上，把仅有躁狂发作，或者可能是由于服用抗抑郁药诱发的躁狂发作也归类于双相障碍。

ICD-11将双相障碍分为两个亚型。双相Ⅰ型障碍：只有一次或多次躁狂发作或混合发作，又有重性抑郁发作，这是临床上最常见的情感障碍。双相Ⅱ型障碍：指有明显的抑郁发作，同时有一次或多次轻躁狂发作，但无躁狂发作。

2. 环性心境（cyclothymia） 主要特征是持续性心境不稳定。心境高涨与低落反复交替出现，但程度都较轻，心境波动通常与生活事件无明显关系，与病人的人格特征有密切关系。波动幅度相对较小，每次波动均不符合躁狂或抑郁发作的诊断标准。这种心境不稳定一般开始于成年早期，呈慢性病程，可一次持续数年，有时甚至占据个体一生中的大部分时间，不过有时也可有正常心境，且一次稳定数月。如果没有相当长时间的观察或对个体既往行为较充分的了解，很难作出诊断。

典型案例　女，35岁，主因"间断发作性兴奋，话多，行为鲁莽6年，加重5日"住院。

现病史：病人于2011年工作失误、领导批评后开始出现失眠，经常自言自语，经常跟人发脾气，说话夸夸其谈，称自己是"王母娘娘"，是最大的人物，想做什么就能做什么，没有人可以管得了她，看什么都不顺眼，常无故打人毁物，于2011年2月11日首次住院，诊断为躁狂发作。服用奥氮平20mg/d、碳酸锂0.6g/d治疗，1个月后好转出院。出院后病人未坚持服药，能正常工作、生活。2014年病人又开始出现脾气暴躁、自言自语、说大话，自称能听见王母娘娘说要调她去当省长；还开始乱花钱，一次性买了10部手机，让儿子拿去送给同学，突然间把家里的电器都换成新的，夜眠差，并于2014年5月20日第2次住院，诊断为"伴有精神病性症状的躁狂发作"。服用"喹硫平""丙戊酸钠"等药物，住院15日后好转出院。出院后未能坚持服用药物，能正常工作。而后病情反复，症状同前，并于2016年10月8日第3次住院。仍诊断为"伴有精神病性症状的躁狂发作"，继续予"喹硫平"合并"丙戊酸钠"治疗，住院1个月后好转出院。出院后再未服药，工作、生活尚可。入院前3日病人无明显诱因出现喜欢外出，乱花钱，买很多不常用的东西，话多，说起话来滔滔不绝，言语内容夸大，说自己很有钱，还在马路上发钱给路人；睡眠少，但不觉疲倦，整天精神抖擞，易怒，常跟家人、同事因小事发脾气，家人无法护理遂送入院。

既往史：无其他躯体疾病病史。

个人史：病人出生于三亚，足月顺产，无童年不良遭遇，体格发育正常。智力发育一般，本科学历，职业白领。病前性格内向，不善言谈。月经史：14岁初潮，行经3~5日，月经周期28~30日。

入院查体正常。精神检查：意识清晰，接触主动，主动跟医生交谈，情感高涨，兴奋话多，说话滔滔不绝，语速快，别人无法插话，内容夸大，说自己是王母娘娘，很有本事，想要多少钱就有多少钱，她可以让主管医生马上升职当院长；自觉精力充沛，干起活来也不感觉累，在病区内很活跃，主动与病友打招呼，称自己是来拯救这些病人的；称自己不会觉得累，每日只睡3小时就够了，院外有冲动行为，易激惹，因小事跟家人发脾气，花钱大手大脚，经常买些自己不需要的东西，承认自己在马路上发钱给路人，觉得自己有钱要救助老百姓；否认自己有病，自知力缺乏。

诊断：双相障碍，目前为不伴有精神病性症状的躁狂发作。

第四节　诊断与鉴别诊断

一、诊断标准

双相障碍的诊断主要应根据病史、临床症状、病程及体格检查和实验室检查，典型病例诊断一般不困难。密切地临床观察、把握疾病横断面的主要症状及纵向病程的特点、进行科学地分析是临床诊断的可靠基础。

从症状特征看，躁狂发作以显著而持久的情感高涨为主要表现，伴有思维奔逸、活动增多、夸大观念及夸大妄想、睡眠需求减少、性欲亢进、食欲增加等。抑郁发作以显著而持久的情感低落为主要表现，伴有兴趣缺乏、快感缺失、思维迟缓、意志活动减少、精神运动性迟滞或激越、自责自罪、自杀观念和行为、早醒、食欲减退、体重下降、性欲减退、抑郁心境晨重夜轻的节律改变等。多数病人的思维和行为异常与高涨或低落的心境相协调。

从病程特征看，双相障碍多数为发作性病程，发作间歇期精神状态可恢复病前水平。既往有类似的发作，或病程中出现躁狂与抑郁的交替发作，对诊断均有帮助。躯体和神经系统检查以及实验室检查一般无阳性发现，脑影像学检查结果可供参考。家族中特别是一级亲属有较高的同类疾病的阳性家族史。

（一）躁狂发作的诊断标准

ICD–10中对轻躁狂、躁狂不伴精神病性症状、躁狂伴精神病性症状的标准分别进行了描述。

1. 轻躁狂（F30.0） 症状学标准同样可分为核心症状A（即情感高涨或易激惹）和附加症状B。

A. 情感高涨或易激惹，对于个体来讲已到达肯定是异常的程度，并且持续至少4日。

B. 必须具备以下至少三条，且对日常的个人功能有一定影响。

（1）活动增多或坐卧不宁。

（2）语量增多。

（3）注意力集中困难或随境转移。

（4）睡眠需要减少。

（5）性功能增强。

（6）轻度挥霍，或其他类型的轻率的或不负责任的行为。

（7）社交性增高或过分亲昵（见面熟）。

C. 不符合躁狂发作（伴有或不伴有精神病性症状）和双相障碍、抑郁发作、环性心境或神经性厌食症的标准。

D. 不是由于精神活性物质使用所致。

2. 躁狂不伴精神病性症状（F30.1）

A. 情感明显高涨，兴高采烈，易激惹，对个体来讲已属肯定的异常。此种情感变化必须突出且至少持续1周（若严重到需要住院则不受此限）。

B. 至少具有以下三条（如果情感障碍仅表现为易激惹，则需要四条），导致对日常个人功能的严重影响。

（1）活动增多或坐立不安。

（2）言语增多（"言语急促杂乱"）。

（3）观念飘忽不定或思想奔逸的主观体验。

（4）正常的社会约束力丧失，以致行为与环境不协调和行为出格。

（5）睡眠需要减少。

（6）自我评价过高或夸大。

（7）随情境转移或活动和计划不断改变。

（8）愚蠢鲁莽的行为，如挥霍、愚蠢地计划、鲁莽地开车，病人不认识这些行为的危险性。

（9）明显的性功能亢进或性行为失检点。

C. 无幻觉或妄想，但可能发生知觉障碍，如主观的过分敏锐、感到色彩格外鲜艳。

D. 除外由于酒或药物滥用、内分泌障碍、药物治疗或任何器质性精神障碍所致。

3. 躁狂伴精神病性症状（F30.2）

A. 发作符合不伴精神病性症状躁狂除标准C之外的标准。

B. 发作不同时符合精神分裂症或分裂情感障碍躁狂型的标准。

C. 存在幻觉妄想，但不应有典型精神分裂症的幻觉妄想（即：不包括完全不可能或文化不相应的妄想，不包括对病人进行跟踪性评论的幻听或第三人称的幻听），常见的情况为带有夸大、自我援引、色情、被害内容的妄想。

D. 除外由于精神活性物质或任何器质性精神障碍所致。

（二）双相障碍的诊断标准（F31）

界定为一次发作后需有反相或混合发作，或继以缓解状态。双相障碍的诊断需符合两条标准：本次发作符合上述某种发作标准；既往至少有过一次其他情感障碍发作。如本次为某种类型的抑郁发作，则既往需有至少一次轻躁狂、躁狂或混合性情感障碍发作。

F31.0　双相障碍，目前为轻躁狂发作。

F31.1　双相障碍，目前为不伴有精神病性症状的躁狂发作。

F31.2　双相障碍，目前为伴有精神病性症状的躁狂发作。

F31.20　与心境相协调的精神病性症状。

F31.21　与心境不协调的精神病性症状。

F31.3　双相障碍，目前为中度或轻度抑郁发作。

F31.30　不伴躯体症状。

F31.31　伴有躯体症状。

F31.4　双相障碍，目前为重度抑郁发作，不伴有精神病性症状。

F31.5　双相障碍，目前为重度抑郁发作，伴有精神病性症状。

F31.6　双相障碍，目前为混合状态。

A. 本次发作以轻躁狂、躁狂和抑郁症状混合或迅速交替（即在数小时内）为特点。

B. 至少在2周期间的大部分时间内躁狂和抑郁症状必须同时突出。

C. 既往至少有过一次确定无疑的轻躁狂或躁狂发作、抑郁发作、混合性情感发作。

F31.7　双相障碍，目前为缓解状态。

A. 目前状态不符合任何严重程度的抑郁或躁狂发作的标准，也不符合任何一种其他情感障碍标准（可能因为在接受降低复发危险的治疗）。

B. 既往至少有过一次确定无疑的轻躁狂或躁狂发作，同时外加至少一种其他情感发作（轻躁狂或躁狂，抑郁或混合性发作）。

（三）环性心境的诊断标准（F34.0）

环性心境类似于传统分类系统中的情感型人格障碍。

A. 至少2年的心境不稳定，其间有若干抑郁和躁狂的周期，伴有或不伴正常心境间歇期。

B. 在上述2年之间，没有任何一种抑郁或躁狂的表现其严重度或持续时间足以符合躁狂或抑郁发作（中度或重度）的标准；然而在此种持续的心境不稳定期之前可能曾经发生过躁狂或抑郁发作，或在此之后也可能出现。

C. 在某些抑郁周期中至少存在下列症状中的3条：

（1）精力下降或活动减少。

（2）失眠。

（3）自信心丧失或感到自信心不足。

（4）集中注意困难。

（5）社会退缩。

（6）在性活动或其他乐事中失去兴趣和乐趣。

（7）言谈比平时减少。

（8）对前途悲观或沉湎于过去。

D. 在某些情感高涨周期中至少存在下列症状中3条：

（1）精力和活动增加。

（2）睡眠需要减少。

（3）自我评价过高。

（4）思维敏捷或具有不同寻常的创造性。

（5）比平日更合群。

（6）比平日更善辩或更诙谐。

（7）兴趣增加，对性活动或其他乐事的兴趣增加。

（8）过分乐观或夸大既往的成就。

注：如果需要，说明是早发（少年后期或20岁左右），还是晚发（通常是在30~50岁继发于一次情感发作之后）。

二、诊断分型

双相Ⅰ型障碍是仅有一次或多次躁狂或混合发作、又有重性抑郁发作的发作性情绪障碍。躁狂发作是持续至少1周的极端情绪状态，表现欣快、烦躁或自我膨胀，伴随个体能量的活动增加的表现或主观经验，也可能有其他特征性症状，如语速快、滔滔不绝难以打断，思维奔逸，自尊或野心的增加，对睡眠的需求减少，注意力分散，冲动或鲁莽行为，以及不同情绪状态（即情绪不稳定）之间的快速变化。混合发作的特点是在绝大多数日子里（至少2周），出现显著的躁狂和抑郁症状之间的混合或非常快速的交替。

双相Ⅱ型障碍是由一种或多种轻躁狂发作和至少一种抑郁发作所定义的发作性情绪障碍。轻躁狂发作是持久的情绪状态（至少4日），其特征为欣快、情绪高涨，易激惹，活动多、话多等。伴随其他特征症状，如精力增加和活动增多，对睡眠的需求减少，言语急迫，想法的转移，注意力分散，注意力不集中或鲁莽的行为。上述症状一般不伴有精神病性症状且仅体现于个体行为的改变，并不严重到导致功能明显受损。抑郁发作的特征是持续至少2周的抑郁情绪，兴趣减少，伴有其他症状，如食欲或睡眠改变，精神运动性激越或迟缓，疲劳，无价值或无望或不适当的内疚感，绝望感和自杀倾向。没有躁狂发作或混合发作的既往史。

在ICD-11中，临床上以目前发作类型确定双相障碍的亚型：① 目前为轻躁狂；② 目前为不伴精神病性症状的躁狂发作；③ 目前为伴有精神病性症状的躁狂发作；④ 目前为轻度或中度抑郁；⑤ 目前为不伴精神病性症状的重度抑郁发作；⑥ 目前为伴精神病性症状的重度抑郁发作；⑦ 目前为混合性发作；⑧ 目前为缓解状态。

环性心境是指反复出现轻度心境高涨或低落，但不符合躁狂或抑郁发作症状标准。心境不稳定至少2年，其间有轻度躁狂或轻度抑郁的周期，可伴有或不伴有心境正常间歇期，社会功能受损较轻。诊断时应注意：心境变化并不是躯体疾病或精神活性物质的直接后果，也不是精神分裂症及其他精神病性障碍的附加症状；若症状进展达到躁狂或抑郁发作标准，则应诊断为其他类型心境障碍。

三、鉴别诊断

（一）继发性心境障碍

脑器质性疾病、躯体疾病、某些药物和精神活性物质等均可引起继发性心境障碍。与原发性心境障碍的鉴别要点：① 前者有明确的器质性疾病、某些药物或精神活性物质使用史且时间上与精神症状关系密切，体格检查有阳性体征，实验室检查有相应指标改变；② 前者可出现意识障碍、遗忘综合征及智力障碍，后者除谵妄性躁狂发作外，无意识障碍、记忆障碍及智力障碍；③ 前者的症状随原发疾病病情的消长而波动，原发疾病好转，或在有关药物停用后，情感症状相应好转或消失；④ 前者既往无心境障碍的发作史，而后者可有类似的发作史。

（二）精神分裂症

伴有不协调精神运动性兴奋或精神病性症状的急性躁狂发作需与精神分裂症青春型鉴别。其鉴别要点：① 双相障碍以心境高涨或低落为原发症状，精神病性症状是继发的，且在情感障碍较为严重的阶段出现；精神分裂症以思维障碍为原发症状，而情感症状是继发的。② 双相障碍病人的思维、情感和意志行为等精神活动多是协调的，而精神分裂症病人精神活动是不协调的。③ 双相障碍是间歇性病程，间歇期基本正常；精神分裂症多数为发作进展或持续进展病程，缓解期常有残留精神症状或人格改变。④ 双相障碍的精神病性症状多发生在躁狂、抑郁的极期，纵向复习病史有助于鉴别。

其他重性抑郁障碍、注意缺陷多动障碍、分裂情感性障碍、人格障碍及应激相关障碍也应与本病进行鉴别，鉴别要点仍应紧扣本病临床特征。

双相障碍的误诊是临床实践过程中最为常见、影响深远的问题，因此，心境障碍的诊断是衡量精神科临床医生水平的一个重要标准。最常见的误诊是将双相抑郁误诊为单相抑郁。这种误诊不仅增加躁狂发作的风险，而且加快躁狂抑郁的转化节律，甚至引起快速循环发作，恶化病情，给病人带来巨大的危害。双相抑郁误诊为单相抑郁的主要原因有以下几点：① 在临床上双相障碍的病人首次以抑郁发作表现较多；② DSM诊断体系中对躁狂或轻躁狂的标准过于严格；③ 轻躁狂状态是好多病人追求出现的状态，好多病人就诊时不能回忆轻躁狂发作，部分医生未能及时识别；④ 不典型的抑郁症状在双相抑郁中更为常见。另外，对双相障碍相关症状的理解问题导致误诊为其他精神障碍极为普遍。如情感低落被误判为情感淡漠，思维奔逸被误判为思维松散，甚至伴有精神病性症状的双相障碍直接误诊为精神分裂症。双相障碍病人共患精神活性物质相关障碍的比例很高，也使部分病人误诊或漏诊。因此，在临床实践中要警惕双相障碍的误诊。

第五节　治疗

一、治疗原则

（一）综合治疗原则

应采取精神药物治疗、物理治疗、心理治疗（包括家庭治疗）和危机干预等措施治疗，其目的是提高疗效、提高依从性、预防复发和自杀、改善社会功能及更好地提高病人生活质量。

（二）个体化治疗原则

个体对精神药物治疗的反应存在很大差异，制订治疗方案时需要考虑病人性别、年龄、主要症状、躯体情况、是否合并使用药物、首发或复发、既往治疗史等多方面因素，选择合适的药物。同时，治疗过程中需要密切观察治疗反应、不良反应以及可能出现的药物相互作用等，并及时调整，提高病人的耐受性和依从性。

（三）长期治疗原则

双相障碍几乎终生以循环方式反复发作，应坚持长期治疗原则。治疗可分为三个阶段，即急性期治疗、巩固期治疗和维持期治疗。

1. 急性期治疗　目的是控制症状、缩短病程。注意治疗应充分，并达到完全缓解，以免症状复燃或恶化。一般情况下，此期为6~8周。

2. 巩固期治疗　目的是防止症状复燃、促使社会功能的恢复。药物剂量应与急性期相同。一般抑郁发作的巩固期治疗时间为4~6个月，躁狂或混合性发作为2~3个月。如无复燃，即可转入维持期治疗。

3. 维持期治疗　　目的是防止复发，维持良好的社会功能，提高病人生活质量。在维持期治疗中，在密切观察下可适当调整巩固期的治疗措施，如逐渐减少或停止联合治疗中的非心境稳定剂。如有 2 次以上的发作者，其维持治疗的时间至少 2~3 年，并逐渐停药，以避免复发。

（四）心境稳定剂为基础治疗原则

不论双相障碍为何种临床类型，都必须以心境稳定剂为主要治疗药物。双相障碍抑郁发作时，在使用心境稳定剂的基础上可谨慎使用抗抑郁药物，特别是具有同时作用于 5-HT 和 NE 的药物。

（五）联合用药治疗原则

根据病情需要可及时联合用药。药物联用方式有两种或多种心境稳定剂联合使用，心境稳定剂与苯二氮䓬类药物、抗精神病药物、抗抑郁药物联合使用。在联合用药时，应密切观察药物不良反应、药物相互作用，并进行血药浓度监测。

（六）定期监测血药浓度原则

锂盐的治疗剂量和中毒剂量接近，应定期对血锂浓度进行动态监测。卡马西平或丙戊酸盐治疗躁狂的剂量也应达到抗癫痫的血药浓度水平。

二、药物治疗

（一）双相障碍躁狂发作

双相障碍躁狂发作的治疗以药物即心境稳定剂治疗为主，可以根据病情需要，及时换用或联合用药。对双相 I 型障碍急性躁狂或双相 II 型障碍轻躁狂发作，可首选锂盐治疗。如果既往对锂盐缺乏疗效，则选用丙戊酸盐或卡马西平，或在锂盐的基础上加用丙戊酸盐或卡马西平。如果不能耐受锂盐治疗，则选用丙戊酸盐或卡马西平。对快速循环发作或混合性发作，首选丙戊酸盐或卡马西平，或与候选的心境稳定剂联合用药治疗。

心境稳定剂包括碳酸锂及抗癫痫药丙戊酸盐、卡马西平。其他一些抗癫痫药如拉莫三嗪、托吡酯、加巴喷丁，以及第二代抗精神病药物如氯氮平、奥氮平、利培酮与喹硫平等，也具有一定的心境稳定剂作用，可列为候选的心境稳定剂。

1. 碳酸锂　　碳酸锂是治疗躁狂发作的首选药物，总有效率 80%。锂盐对躁狂和抑郁的复发有预防作用。对抑郁障碍的疗效不够理想，对难治性抑郁有增效作用。一般来说，锂盐对轻躁狂比重症躁狂效果好，对躁狂发作比混合性发作或分裂情感性障碍好。对快速循环发作的疗效欠佳，有效率仅约 25%。急性躁狂发作时碳酸锂的剂量为 600~2 000mg/d，维持治疗剂量为 500~1 500mg/d。老年及体弱者剂量适当减少，起效时间一般为 7~10 日。由于锂盐的治疗剂量与中毒剂量比较接近，在治疗中除密切观察病情变化和治疗反应外，应对血锂浓度进行监测，并根据病情、治疗反应和血锂浓度调整剂量。急性期治疗血锂浓度应维持在 0.8~1.2mmol/L，维持治疗时为 0.6~0.8mmol/L。在合并电休克治疗时，由于锂盐具有加强肌肉松弛的作用，使呼吸恢复缓慢，故锂盐剂量宜减小。常见不良反应有口干、烦渴、多饮、多尿、便秘、腹泻、恶心、呕吐、上腹痛、双手细震颤、萎靡、无力、嗜睡、视物模糊、腱反射亢进。不良反应加重可能是中毒的先兆，应密切观察。一旦发现锂中毒应立即停药，注意水电解质平衡，用氨茶碱碱化尿液，以甘露醇渗透性利尿排锂，不宜使用排钠利尿剂。严重病例必要时行血液透析，并给予对症治疗及支持疗法。

2. 抗癫痫药　主要有丙戊酸钠、卡马西平和拉莫三嗪。

丙戊酸盐对混合发作、快速循环发作的疗效与单纯躁狂发作的疗效接近。丙戊酸盐的治疗剂量为每日400~1 200mg。常见不良反应为胃肠道症状、震颤、体重增加、脱发等。

卡马西平适用于锂盐治疗无效或快速循环发作或混合发作的病人。该药也可以与锂盐联用，但剂量应适当减少，治疗剂量为每日600~1 200mg。常见不良反应有镇静、恶心、视物模糊、皮疹、再生障碍性贫血、肝功能异常等。

有研究指出，拉莫三嗪治疗双相Ⅰ型障碍躁狂发作的疗效与锂盐相当。由于拉莫三嗪与锂盐合用不影响肾脏对锂的清除率，因此拉莫三嗪与锂盐合用治疗双相障碍值得推荐。但需要注意拉莫三嗪可出现史-约综合征等不良反应，该综合征是一种过敏性红斑病，病变可累及皮肤、黏膜、心肌等，具有潜在的、致命的危险，其发生率为1‰，临床上需要严格按照剂量逐渐递增的原则，以避免发生该不良反应。

3. 第二代抗精神病药物　以氯氮平、利培酮、奥氮平、喹硫平、氟哌啶醇等为代表，也具有抗躁狂与抗抑郁的心境稳定作用。在双相障碍躁狂发作的急性期治疗阶段，以及伴有精神病性症状时，可以临时选择联用本类药物，抗精神病药物能够较快地控制躁狂症状及精神症状。尤其是对于急性躁狂发作拒绝配合治疗的病人，首选肌内注射氟哌啶醇可以快速起到镇定及控制躁狂症状作用，肌内注射5~10mg、每日2~3次可有效地控制病人的兴奋冲动行为，但需注意氟哌啶醇尽量不与锂盐联用，因其可增加锂盐的神经毒性引起意识障碍。奥氮平治疗躁狂及混合发作的疗效与锂盐、氟哌啶醇、丙戊酸盐疗效相当，而奥氮平联合锂盐或丙戊酸盐的疗效更佳，起始剂量每日15mg较10mg起效更快；奥氮平耐受性较好，但注意过度镇静、直立性低血压、体重增加和血脂异常等问题。利培酮、喹硫平、阿立哌唑、齐拉西酮、氟哌啶醇等均能有效控制躁狂发作的兴奋症状，其中喹硫平已获得治疗双相障碍躁狂发作、抑郁发作的一线用药，也明确用于抗抑郁增效治疗。利培酮可较好地控制精神症状，对于伴有精神病性症状的躁狂发作可以联合使用，需注意引起锥体外系不良反应（肢体震颤、肌张力增高、静坐不能、双眼上视、脖颈歪斜）、催乳综合征（闭经、泌乳）。

4. 苯二氮䓬类药物　也具有抗躁狂作用，具有起效快和作用时间较短的特点。在躁狂发作治疗的早期阶段，病人出现严重的睡眠减少时，可与心境稳定剂临时联合使用，以控制兴奋、激惹、攻击等急性症状，缓解失眠症状，在心境稳定剂的疗效产生后即可停止使用。这些药物不属于心境稳定剂，不能预防复发，且长期使用可能出现药物依赖。

（二）双相障碍抑郁发作

双相障碍抑郁发作应将心境稳定剂作为基本治疗，可首选拉莫三嗪，必要时也可短期合用抗抑郁药。然而，是否加用抗抑郁药需要充分权衡利弊后慎重决定。建议轻至中度的双相抑郁应避免使用抗抑郁药，而单用心境稳定剂；对重度或持续的双相抑郁病人在使用抗抑郁药至症状缓解后则应尽快撤用抗抑郁药。

抗抑郁药一般可首选无转躁作用的安非他酮，其次选用5-HT再摄取抑制剂，而尽量不选转躁作用强的三环类抗抑郁药。第二代抗精神病药物也被广泛应用。

1. 心境稳定剂　碳酸锂治疗双相抑郁有效，平均有效率76%，而且不会导致转相或诱发快速循环发作。故双相抑郁的急性期治疗可单独使用心境稳定剂。在治疗开始时尽快使血锂浓度达到0.8mmol/L以上，是确保有效的重要一步。临床研究提示丙戊酸盐治疗双相抑郁的总有效率约为30%，与安慰剂相比无明显优势，特点是治疗过程中不会产生转相或诱发快速循环发作。

拉莫三嗪治疗急性双相抑郁有效，并能有效预防抑郁复发。拉莫三嗪治疗急性双相抑郁的常用剂量为200~400mg/d。起始剂量为25mg/d，该药易出现皮疹，故应缓慢加药，严格按规定逐渐增加剂量。

2. 第二代抗精神病药物　临床研究证实，奥氮平能有效治疗急性双相抑郁发作并预防其短期内转躁。奥氮平以及奥氮平联合氟西汀控制抑郁症状1周左右即起效；奥氮平联合氟西汀的疗效更优于单一使用奥氮平。喹硫平也推荐作为双相抑郁发作的一线用药。

（三）混合发作与快速循环发作

丙戊酸盐和卡马西平是混合性发作和快速循环发作的一线治疗药物。伴有精神病性症状的混合发作可选用第二代抗精神病药物，如奥氮平、喹硫平或利培酮，单用或与心境稳定剂联合使用。快速循环发作可因为甲状腺功能减退症、物质滥用、抗抑郁药物、抗精神病药物（特别是传统抗精神病药物）不合理应用因素所促发，在处理之前应澄清并纠正，应尽量避免使用抗抑郁药。一项治疗难治性快速循环双相Ⅰ型障碍、Ⅱ型障碍双盲交叉研究发现，拉莫三嗪改善抑郁的效果优于安慰剂。锂盐与拉莫三嗪联合治疗对快速循环发作也可见效。严重病例或单药治疗不佳时，可选择两种或三种药物联用，如丙戊酸盐、卡马西平，加锂盐或奥氮平。

三、物理治疗

（一）改良电休克治疗

改良电休克治疗（MECT）主要用于极度躁动冲动伤人、严重躁狂发作、伴精神病性症状或紧张症躁狂的病人；有脑器质性疾病、心血管疾病、出血或不稳定的动脉瘤畸形、急性全身感染、发热、严重的呼吸系统疾病者谨慎使用。

MECT对双相障碍躁狂发作的疗效优于锂盐以及锂盐合用氟哌啶醇，MECT合并氯丙嗪治疗效果优于MECT或氯丙嗪单一治疗。MECT对双相障碍抑郁发作尤其是严重抑郁、伴精神病性症状或紧张症状的抑郁的治疗疗效较好。MECT对严重的混合发作与快速循环发作病例或治疗不佳时，推荐可在药物治疗基础上加MECT。

MECT可单独应用或合并药物治疗，一般隔日1次，6~12次为1疗程。合并药物治疗的病人应适当减少药物剂量。MECT后仍需药物维持治疗。

（二）重复经颅磁刺激

重复经颅磁刺激（rTMS）是一种无创的脑刺激疗法，目前已被美国食品药品监督管理局（FDA）批准用于治疗抑郁症和强迫症。在双相障碍相关研究中发现，rTMS不仅对单相抑郁有效，且在双相障碍抑郁发作时亦有一定疗效；双相障碍躁狂发作病人的高频超阈值右前额叶 rTMS 耐受性良好，在药物治疗基础上 rTMS 能起到辅助治疗作用，然而，也有研究发现 rTMS 对双相障碍躁狂发作无明显疗效。

（三）其他

上述两种物理治疗在精神科临床上使用较多，尤其是 MECT。其余物理治疗方法，如深部脑刺激（DBS）、迷走神经刺激（VNS）和经颅直流电刺激（tDCS）及经颅交流电刺激（tACS），较多集中在研究双相障碍抑郁发作上，结果发现对抑郁症状有改善作用。目前，由于对其余双相障碍分型的疗效研究较少，仍未能明确不同物理治疗方法对不同分型的双相障碍的疗效对比情况。其中，DBS 为有创治疗，在临床上已用于帕金森的治疗，而 tACS 在双相障碍中的研究相对很少。

四、心理治疗

急性躁狂发作的心理治疗主要是医患之间建立和维持治疗性同盟关系，改善病人自知力、监督治疗反应，并为病人及其家属提供有关双相障碍的基础理论知识。当症状缓解后，心理治疗将着重于进一步的教育，提高病人及其家属对压力和睡眠卫生的认识，帮助他们识别复发的先兆，并评估他们对康复设施的需求。

药物治疗合并心理治疗的疗效要优于单用药物治疗，表现在服药依从性较好，病情的稳定性较强，再住院率较低，心理社会功能较好。由于许多双相障碍病人即使在心境正常时也可能存在社交、婚姻、职业和认知功能方面的障碍，心理治疗对抑郁的治疗和预防效果明显优于躁狂。

心理治疗方法包括支持性心理治疗、认知行为疗法、人际关系治疗和短程精神分析治疗等，治疗形式包括个别治疗、夫妻治疗、家庭治疗和小组治疗。心理治疗的目的是：① 提高服药依从性，因为 75% 以上的复发与未坚持服药有关；② 发病后第 1 年是病人了解和适应疾病、恢复自知力和提高治疗依从性的关键时期。

（赵久波）

学习小结

本章介绍了双相障碍的概念、病因、发病机制、临床表现、临床分型、诊断、鉴别诊断及其治疗，其中双相障碍的临床表现、诊断与鉴别诊断及治疗是学习的重点。

通过本章的学习，我们需要掌握双相障碍的概念、主要临床特征、诊断与鉴别诊断要点、治疗原则及药物治疗；熟悉双相障碍的分类、患病特点、疾病预后和影响复发的因素；了解双相障碍流行病学特点、病因与发病机制，具备早期识别和诊断双相障碍的能力，树立双相障碍全病程管理和全面康复的理念。

一、选择题

1. 协调性精神运动性兴奋常见于
   A. 精神分裂症
   B. 躁狂发作
   C. 抑郁发作
   D. 幻觉妄想状态
   E. 混合状态

2. 某病人自称是"超级司令"，有90个军，有1 000架飞机，有无数坦克、大炮、步枪等；说自己曾留学过许多国家，会说好几国外语；有巨大财富，好几个银行，家里有几百个佣人，有300个儿女等。此症状最可能是
   A. 被害妄想
   B. 象征性思维
   C. 特殊意义妄想
   D. 关系妄想
   E. 夸大妄想

3. 躁狂发作诊断标准中要求发作至少持续的时间是
   A. 1周
   B. 2周
   C. 1个月
   D. 2个月
   E. 2年

4. 病人男性，32岁，未婚。近半月来自觉聪明过人，能力非凡，精力旺盛，逢人打招呼，整天喜气洋洋。每日早起出门，很晚回家。乱买东西送人，喜欢唱歌、跳舞，喜欢结交朋友，尤其喜欢接近异性。交谈时，滔滔不绝，自觉思维加快，脑子里一个念头接一个念头出现，写文章一挥而就。好管闲事，做事虎头蛇尾，举止轻浮，不顾后果，情绪不稳，常为小事而勃然大怒。该病人最可能的诊断为
   A. 精神分裂症
   B. 反应性精神障碍
   C. 人格障碍
   D. 无病
   E. 躁狂发作

5. 躁狂发作病人活动增多表现，不包括
   A. 整日忙碌
   B. 好管闲事
   C. 引人注意
   D. 生活节俭
   E. 行为轻浮

   答案：1. B 2. E 3. A 4. E 5. D

二、简答题

1. 简述双相障碍的概念。
2. 简述双相障碍的病因与发病机制。
3. 试述抑郁发作和躁狂发作的主要临床表现。
4. 简述双相障碍的诊断要点。
5. 试述双相障碍的治疗原则。

第十五章　应激相关障碍与心理因素相关生理障碍

学习目标		
知识目标	掌握	应激相关障碍与心理因素相关生理障碍的概念。
	熟悉	应激相关障碍、睡眠障碍和进食障碍的临床表现、诊断和基本干预措施。
	了解	应激相关障碍与心理因素相关生理障碍的分类、病因和相关概念。
能力目标		1. 能了解每种应激相关障碍的症状和诊断标准，能够准确识别和治疗。
		2. 能指导睡眠障碍病人了解睡眠障碍发生的原因，帮助病人自我调整睡眠节律。
		3. 能举例说明心理因素与性功能障碍的关系，指导病人正确认识性行为。
素质目标		1. 具有大爱精神，医者仁心，积极关注群众心理健康建设。
		2. 具备人文关怀理念、沟通交流技巧、自主学习能力。

应激相关障碍（stress-related disorder）是指一组主要由于强烈或持久的心理社会和环境因素引起的异常心理反应而导致的精神障碍，过去称之为心因性精神障碍（psychogenic mental disorder）或反应性心理障碍（reactive mental disorder）。这类障碍的特点是：发病时间与应激因素有密切的关系，症状反映刺激因素的内容，病程和预后也取决于刺激因素能否及早解除等。

心理因素相关生理障碍（physiological disorder related to psychological factors）指生理功能障碍与心理因素有关，但无明显精神活动或行为障碍的一组疾病。包括进食障碍、非器质性睡眠障碍和非器质性性功能障碍。

第一节　应激相关障碍

一、概述

（一）概念

应激相关障碍是一组由心理社会因素所致的精神疾病，与暴露于创伤或应激事件有关，主要包括急性应激障碍、创伤后应激障碍和适应障碍。个体可表现为焦虑、恐惧、快感缺失、烦躁、外化的愤怒和攻击性及分离症状等。应激事件为非同寻常的应激事件或不愉快情境。此种应激事件或持续的不愉快情境是应激相关障碍发生的主要或决定性的因素。创伤后应激障碍是应激相关障碍中临床症状最严重、预后最不好、可能有脑损害的一类障碍，是本章的重点。

（二）相关因素

一般认为，决定应激相关障碍的发生、临床表现与病程的因素有生活事件和生活处境、社会文化特点、人格特征、教育程度、智力水平、生活态度、信念及当时的躯体功能状态等。

（三）流行病学

由于对本病的概念和诊断标准不一致，因而缺乏确切的流行病学资料。急性应激障碍的终生患病率研究很少。有报道，车祸幸存者中急性应激障碍发病率为13%~14%，大屠杀目击者中为33%，暴力犯罪受害者中为19%。适应障碍的发生率也缺少大型的流行病学报告，国外有报道适应障碍的病人占精神科门诊的5%~20%。在综合医院住院病人的精神科会诊中适应障碍诊断达到12%。创伤后应激障碍的患病率研究比较多，据统计，美国创伤后应激障碍的人群总体患病率为1%~14%，平均为8%，个体终生患病危险性达3%~58%。我国目前缺乏普通人群的大样本调查资料，在特殊群体中，国内报道1998年张北地区地震受灾群体3个月和9个月内创伤后应激障碍的发生率分别为18.8%和24.2%；唐山大地震所致孤儿创伤后应激障碍的发生率为23%。

（四）病理生理机制

目前关于该障碍病理生理机制的研究尚未得出一致结论。但已有研究表明，下丘脑－垂体－肾上腺轴（HPA）活动的异常以及糖皮质激素（主要是皮质醇）受体的改变是应激相关障碍可能的病理生理机制。也有研究表明，应激相关障碍中的情绪和认知变化与海马、杏仁核及前额叶皮质等皮质－边缘系统相关。

二、急性应激障碍

急性应激障碍（acute stress disorder，ASD），又称急性应激反应，是由于突然发生强烈的创伤性生活事件所引起的一过性精神障碍。创伤性事件指个体经历、目睹或面临一件对自己或他人具有死亡威胁、严重伤害的事件。常在创伤性事件后数分钟至数小时起病，大多历时短暂，可在几天至1周内恢复，快者几小时就可恢复，病人对此事件可能发生部分或完全失忆，预后良好。一般在1个月内未缓解者，不作此诊断。病情的表现与刺激的内容有明显关联，其病程及预后也与心理因素的消除时间有关。急性应激障碍可发生于任何年龄，但多见于青年人，男女患病率无显著差异。

（一）临床表现

1. 核心症状 包括创伤性重现体验、回避与麻木、高度警觉状态。如创伤性事件的情境或当时的心理感受反复自动出现在意识中或梦境里，任何与创伤体验有关的情境均可以诱发；还有的病人可出现闪回，即表现为分离症状，持续时间可从数秒到几天不等，此刻病人感觉再次亲临创伤性事件发生的现场，已经发生的事件过程就如同放电影一样清晰、生动。病人因此回避各种与创伤有关的人与事，情感可以表现为麻木状态，常存在惊恐性焦虑的自主神经症状（如心动过速、出汗、面赤等）。

2. 分离症状 很常见，如麻木、情感反应迟钝、意识清晰度下降、不真实感、分离性遗忘、人格解体或现实解体等。这些症状一般在受到应激性刺激或事件的影响后数分钟或数小时后出现，并在2~3日内消失或缓解，对发作可有部分或完全的遗忘，部分病人病程可达1个月。

3. 精神病性症状 有些病人在病情严重阶段可出现思维联想松弛、片段的幻觉、妄想、严重的焦虑抑郁，达到精神病的程度，则称为急性应激性精神病（曾称反应性精神病）。

4. 其他症状 一般表现为在经历精神创伤性事件后出现茫然，注意狭窄、不能领会外在刺激、定向错误等；甚至可达到分离性木僵的程度，或者表现为激越性活动过多（如逃跑反应或神游）、情感暴发等。

（二）诊断与鉴别诊断

1. 诊断 ① 有异乎寻常的，严重而急剧的应激事件；② 起病急，在受到精神创伤后的数分钟或数小时内发病；③ 症状出现的时间与应激事件密切相关；④ 临床主要表现为有强烈情感变化的精神运动性抑制或精神运动性兴奋，可有轻度意识障碍；⑤ 病程短，症状随着应激源的消除或环境改变迅速缓解或逐渐减轻。若病程超过1个月，应变更诊断或考虑其他诊断。

2. 鉴别诊断 ① 如果在创伤性事件后主要表现为亚临床水平的焦虑抑郁或其他非特异性症状，考虑为适应障碍可能更合适；② 如果症状是已有的另一种精神障碍症状的恶化，不诊断急性应激障碍；③ 急性应激性精神病的妄想和严重情绪障碍多由强烈心理创伤引发，若症状仅为原有精神障碍的加重或显现，则需排除其他诊断。急性应激障碍还须排除分离性（转换性）障碍、器质性精神障碍和抑郁症等。

三、创伤后应激障碍

创伤后应激障碍（post traumatic stress disorder，PTSD）又称延迟性心因性反应，是指个体在遭遇威胁性或灾难性心理创伤后，延迟出现和/或长期持续的精神障碍。引起PTSD的创伤性事件包括战争、重大自然灾害、重大犯罪事件和人为灾害以及重大疾病问题等。

创伤事件发生后，几乎所有人都会感到巨大的痛苦，但大多数经历者不会出现PTSD，仅有约1/3的个体在经历创伤性事件后发展为PTSD。女性患病率高于男性、病程长于男性，这与女性更有可能经历强奸、人际暴力等创伤性事件有关。

创伤性事件导致精神障碍，除与事件本身强度有关，还与个体的人格特征、应对方式、认知功能、对事件的分析和评价、社会和家庭支持水平等因素有关。

（一）临床表现

多数病人在经历创伤性事件（如性侵害或生命威胁）后数小时至数天发病，少数可延迟至数月或数年后才出现症状。

1. 闯入性再体验 与创伤有关的情境或内容在病人的思维、记忆中反复地、不自主地涌现，闯入意识之中，萦绕不去；也可在梦中反复再现；或者在清醒状态时或者酩酊状态下表现为仿佛处于创伤性事件的体验中，出现与创伤有关的错觉、幻觉或分离性的"闪回症状"，闪回是一种生动的分离性体验，就好像创伤性事件再次发生了一样；还可出现严重的触景生情反应。创伤性体验的反复重现是PTSD最常见的，也是最具特征性的症状。

2. 回避或麻木 病人表现为长期或持续性极力回避与创伤经历有关的事件或情境，拒绝参加有关的活动，回避创伤发生地点，以及避免接触与创伤相关的人或事物。有些病人可出现选择性遗忘，记不起与创伤有关的事件细节，回避到"潜意识"的层次。在临床，这类回避表明病情比较严重。回避的同时，病人可出现情感麻木，对周围的环境刺激普遍反应迟钝，出现社会性退缩。对以往的爱好失去兴趣，疏远周围的人，忽略自己的责任、义务。外表给人木讷、淡然的感觉，但机体实质上处于警觉状态。

3. 警觉性增高 几乎每个病人都存在这种症状，为一种自发性的持续高度警觉状态。表现为过度警觉，惊跳反应增强，可伴有注意力不集中，激惹性增高以及焦虑情绪。焦虑的躯体症状如心悸、出汗、头痛等，躯体多处不适很明显；睡眠障碍表现为入睡困难和易惊醒，而且持续时间比较长。

4. 认知和心境的负性改变 多数PTSD病人常有负性情绪，并伴有认知功能损害，其特征性表现包括执行功能障碍（思维迟缓、工作记忆受损）、注意力障碍以及信息处理速度减慢，神经心理学评估可客观检测到这些认知缺陷。

闯入性再体验、回避或麻木、警觉性增高是PTSD的核心症状。有些病人还可表现出滥用成瘾物质、攻击性行为、自伤或自杀行为等，这些行为往往是病人适应不良性行为反应的表现。同时，抑郁症状是很多PTSD病人常见的伴随症状，而且抑郁的症状往往在焦虑、闯入性再体验等症状逐渐恢复后依然很难消退。

（二）诊断

根据ICD-10诊断标准，PTSD的诊断思路主要从以下几个角度考虑：

1. 易感因素 包括易感人格特质（如个性上较强迫或柔弱），或过去有神经症，可能会使此种症状发生的临界点降低或使其病程恶化。

2. 有重大生活刺激 发生于某一压力事件或某种长、短期存在的压力情境，以迟缓或且拖延的反应来表现。这类事件或情境具有异常的威胁性或是大灾难的性质，它几乎可使任何人痛苦。

3. 典型症状 过去创伤的情节会一再侵入记忆而重现，常做梦或梦魇，一直感觉"麻木"及情感迟钝，和别人疏离，对环境没有反应，快乐感缺失，以及逃避会使其回忆创伤的种种活动和情境。自主神经经常属于过度激发状态，伴随过度警戒、易有惊吓反应及失眠。抑郁和焦虑常与以上的症状在一起，自杀的念头也不少见。

4. 潜伏期 创伤之后到疾病产生之间的潜伏期有数周到数月之久，但很少超过6个月。

5. 病程和预后　病程起起伏伏，大部分病人都能基本恢复正常。少部分病人会慢性化而历经好多年，以致形成人格改变。

（三）鉴别诊断

1. 急性应激障碍　主要区别是起病时间与病程，急性应激障碍在事件发生后迅速起病，病程不超过1周。

2. 抑郁症　核心鉴别特征包括：抑郁症病人缺乏PTSD特征性的创伤相关症状群，既不存在创伤事件的再体验症状（如闯入性回忆、闪回、创伤性噩梦），也不会出现对创伤相关线索的持续性回避反应。

3. 睡眠障碍　PTSD通常会以失眠、多梦、睡眠质量差伴焦虑等为主诉。临床上需注意询问有无重大创伤经历，有无其他的引起警觉性增高或容易紧张焦虑的情境、人、事，还要询问除睡眠障碍之外，有无闯入性再体验、回避或麻木、警觉性增高等表现，排除创伤性应激障碍可能。

诊断时需要注意的问题是，PTSD病人症状的个体差异、共病的存在等可影响诊断和治疗。因此应详细询问病人的病史，以及进行必要的实验室及体格检查。

四、适应障碍

适应障碍（adjustment disorder）是指在紧张性生活事件的影响下，由于个体素质及人格的缺陷而导致对这些刺激因素不能适当地调适，从而产生较明显的情绪障碍、适应不良的行为障碍，或生理功能障碍，并可使社会功能（正常工作及人际关系）受损。适应障碍一般在紧张性刺激因素的作用下3个月以内发生，持续的时间较长，但一般不超过半年。随着刺激因素的缓解以及个体的不断调适，适应障碍也会逐渐缓解。

（一）临床表现

适应障碍主要表现为情绪障碍，也可出现一些适应不良行为和生理功能障碍。以抑郁心境为主者表现为情绪不高，对日常生活丧失兴趣、自责、无望无助感，可伴睡眠障碍，食欲减退、体重减轻。其程度通常较重性抑郁为轻，迟滞现象不明显，有激越性抑郁的特点。以焦虑为主症者表现为紧张不安、担心害怕、神经过敏，可有心悸、呼吸短促、窒息感，有的病人则表现为抑郁、焦虑的混合状态。

适应障碍根据抑郁情绪持续时间的长短可分为短期抑郁反应（发生不足1个月）、中期抑郁反应（1个月至半年）和长期抑郁反应（半年至2年）。一般长期抑郁反应较少见。还有些病人则表现为焦虑和抑郁的混合状态。儿童可表现为尿床、吸吮手指，或讲话奶声奶气。以品行问题为主症者常见于青少年。他们在外界的压力下感到适应的能力不足，因此自暴自弃，表现为一些品行障碍与社会适应不良行为，如说谎、逃学、离家出走、打架斗殴、物质滥用、过早的性行为等。严重者可表现为攻击性或反社会行为，也可有情绪障碍与品行障碍并存者。

（二）诊断

根据ICD-10诊断标准，诊断要点如下：

1. 有明显的生活事件作为诱因，特别是生活环境或社会地位的改变，精神障碍通常开始于事件后1个月之内。

2. 发生于对某一重大生活改变或生活压力事件后的适应时期。此压力事件可能已影响到一个人社会网络的整体状态（如生离死别），或影响到更大的社会支持或价值系统（如移民、流亡），或代表一种发展的转型或危机（如上学，初为人父、人母，未能达成人生既定目标，退休）。

3. 在疾病发生发展过程中，个体素质特征与易感性对该病的发病风险及适应障碍症状表现具有重要影响。然而，如果没有相应的压力事件作为诱因，即使个体具有较高的易患病性，该种疾病也不会轻易发生。

4. 临床表现包括抑郁、焦虑、烦恼等，无法应对和计划，感到无法适应当前环境，日常表现受损。行为障碍可能是连带的表现，尤其在青少年。最显著的表现可能是短期或长期抑郁或其他情绪、行为障碍。

5. 病程至少1个月，最长不超过6个月。

（三）鉴别诊断

1. 人格障碍　重要的是病史，人格障碍早在幼年时即已明显，应激事件不是人格障碍形成的主导因素。

2. 其他精神障碍　应激事件可以诱发许多其他精神障碍，如抑郁障碍、焦虑障碍、精神分裂症等。病人如果符合其他精神障碍的诊断标准，则不诊断为适应障碍。

典型案例　　男，18岁，是一位刚进校2个多月的本科新生。从小学习成绩优秀，老师很器重他，和同学相处也很愉快，一直生活在赞扬声中。进入大学后觉得同学都自顾自地学习、生活，同学之间好像都很漠然（冷淡），自尊心也迫使他不愿主动与同学交往，寂寞与孤独使他越发怀念以前的生活。学习上的优势也不再是唯一的，比他成绩好、知识面宽的大有人在，以前的自信荡然无存，为此感到很痛苦。出现紧张、焦虑等情绪问题，并不时感到头痛、胸闷、心悸和入睡困难等躯体不适，为此自己感到很苦恼。

焦虑自评量表结果：标准分为56分，超过标准分界值6分，为轻度焦虑。

诊断：适应障碍

五、应激相关障碍的治疗

由于应激源的多样性以及个体对应激反应的多样性和复杂性，治疗方案通常需要个体化，要根据病人的认知偏差、情绪和行为类型选择合适的心理、药物或物理治疗。

1. 支持性心理治疗　建立良好的医患关系，帮助病人接受所面临的不幸与自身反应，鼓励其面对事件，表达、宣泄与应激事件相伴随的情感等。对疾病的性质进行适当的解释，帮助病人认识其所具有的应对资源，并同时学习新的应对方式。

2. 特殊心理治疗　根据病人的具体情况，选择认知行为疗法、冲击疗法、应对技能训练等。延长暴露疗法是一种有循证依据且疗效显著的PTSD心理治疗方法。

3. 环境治疗　可让病人离开或调整当时的环境，以消除对应激事件的体验。如有可能，可对康复期病人的工作和生活进行指导和安排，改善人际关系，建立新的生活规律等。

4. 药物治疗 主要是对症治疗，能减轻焦虑、抑郁等临床症状，提高病人个体的生活质量。主要表现为失眠、心悸、烦躁不安等焦虑综合征者，可试用抗焦虑药物，如地西泮、阿普唑仑，以及某些抗抑郁药物，如舍曲林、氟西汀等。有严重抑郁情绪者可用抗抑郁药，如SSRI。对表现运动兴奋、吵闹、行为紊乱者可酌情应用抗精神病药物，如喹硫平、奥氮平等，应注意药物治疗剂量不宜过大，疗程亦不必过长。哌唑嗪及意象预演治疗是治疗创伤后梦魇的有效方法。有研究证明，舍曲林对PTSD常见的三组症状群都比安慰剂有更好的疗效，特别是记忆闪回和情感麻木症状群。SSRI药物疗效肯定，但其胃肠道不良反应较常见，另外还有性功能障碍，需引起重视。

5. 其他治疗 有研究显示重复经颅磁刺激对PTSD的严重程度和症状均有明显的改善。也有学者提出采用在睡眠中消除恐惧和痛苦记忆法，即通过在睡眠中消除病理性恐惧和痛苦记忆达到治疗目的。国际上对催眠疗法治疗PTSD高度认可，认为该疗法与麻醉状态下的肿瘤切除手术相当，为开展无创伤、无痛苦治疗PTSD病人的干预手段奠定了理论基础，具有潜在的临床价值。

第二节 心理因素相关生理障碍

一、进食障碍

进食障碍（eating disorder，ED）是一组以异常的摄食行为、心理紊乱及对食物、体型、体重的过度关注为主要临床特征的综合征，主要包括神经性厌食、神经性贪食和神经性呕吐等类型，多由心理因素或其他精神障碍引发。

青少年时期是进食障碍主要高发时期。根据国外流行病学研究，厌食症的发病高峰年龄是14~19岁，贪食症的发病高峰年龄是15~19岁。大约有10%的青少年女性出现不同程度的进食障碍症状。德国在2008年的一项研究中对1 895名在11~17岁之间的普通人群进行进食障碍筛查，发现有29.44%女性存在进食障碍倾向。2011—2021年大学生进食障碍症状检出率（13.4%）高于2002—2010年（5.6%）；经济较发达地区（17.7%）高于其他地区；女性进食障碍症状检出率（11.6%）高于男性；城市（15.9%）高于农村。

（一）神经性厌食

神经性厌食（anorexia nervosa，AN）是由心理因素引起的一种慢性进食障碍，指个体通过刻意减少热量摄入和增加消耗，有意造成并维持体重明显低于正常标准为特征的进食障碍。常继发营养不良、代谢和内分泌障碍（如月经紊乱）及躯体功能紊乱。严重的甚至可出现恶病质、机体衰竭从而危及生命。

1. 临床表现 以对"肥胖"的强烈恐惧和对体型及体重的过分关注为临床核心症状，病人有意地过分限制饮食，使体重迅速下降，有些病人利用限制进食、过度锻炼、滥用药物、呕吐等手段，非理性、极端地减轻体重。多数病人存在体像障碍，即使十分消瘦仍认为自己过胖。病人因体像障碍而厌食，并非食欲减退，30%~50%的病人有暴食发作。常伴有性功能和性发育障碍，女性闭经、男性性欲减退或勃起功能障碍，发生于青春前期者，可致第二性征发育停滞。严重者伴营养不良，皮肤干燥、毛发脱落、水肿、代谢减慢，部分病人因衰竭、感染而死亡。病人常伴有抑郁、焦虑、强迫、情绪不稳定、社交隔离等症状。

病人往往因闭经、胃不适等躯体症状来诊，但不承认体重过低、进食过少是病态，因而治疗合作程度差。多数病人社会功能基本正常。

2. 诊断与鉴别诊断　根据ICD-10诊断标准，诊断要点如下：

（1）体重长期低于正常体重指数的15%以上的水平（或是体重下降或是从未达到预期值），或BMI<17.5kg/m²。

（2）体重减轻是自己造成的，包括拒食"发胖食物"，以及下列一种或多种手段：自我引吐，自行导致的通便，运动过度，服用食欲抑制剂和/或利尿剂。

（3）有特异的精神病理形式的体象扭曲，表现为持续存在一种害怕发胖的无法抗拒的超价观念，病人强加给自己一个较低的体重限度。

（4）包括下丘脑-垂体-性腺轴的广泛的内分泌障碍：在女性中表现为闭经，在男性中表现为性欲减退及勃起功能障碍。

（5）如果在青春期前发病，青春期发育会放慢甚至停滞（生长停止，女孩乳房不发育并出现原发性闭经，男孩生殖器会呈幼稚状态）。随着病情恢复，青春期多可正常度过，但月经初潮延迟。

神经性厌食需与躯体因素所致的体重下降鉴别，包括慢性消耗性疾病、脑肿瘤、肠道疾患（如克罗恩病、吸收不良综合征），应注意询问病史，尤其向知情人询问（因病人常存在回避治疗，刻意隐瞒病史的情况），警惕神经性厌食的可能性。在少数情况下，可能存在共病，需注意区分。该病还需与抑郁症进行鉴别，抑郁症病人也可表现进食减少、体重下降、恶心呕吐等症状，但病人不存在对体重、体型的过度关注和认知障碍。

3. 治疗　治疗方式主要包括躯体治疗和心理治疗，以保证病人健康安全为基础，促进病人认知改变，恢复正常饮食行为为目标。多数病人以门诊治疗为主，而当病人体重极低或体重迅速下降以致出现严重营养不良、恶病质或有严重的自伤、自杀行为时，必须强行治疗，以免发生意外。

（1）营养支持：包括制订合理的体重恢复目标、营养重建方案。正常体重范围（BMI 18.5~23.5kg/m²）通常作为一个基本的参考值。营养重建方案计划应在共情、包容的氛围中进行。

（2）躯体治疗：供给高热量饮食，静脉营养治疗，补充各种维生素及微量元素；餐前肌内注射胰岛素可促进食欲，但要防止低血糖反应。

（3）精神药物治疗：目前尚无明确的证据显示药物对厌食症病人的体重增长或核心症状有显著改善作用，不建议药物作为该症的单独或主要治疗方法。药物治疗目的主要是减轻病人抑郁、焦虑或激惹等症状。抗抑郁药、抗精神病药、锂盐、抗癫痫药、抗焦虑药等应谨慎使用。

（4）心理治疗：首先要取得病人的合作，了解其发病诱因，给予认知疗法、行为疗法、家庭治疗等。常用心理治疗：① 认知疗法，针对病人的认知偏差或负性认知进行调整；② 行为疗法，主要采用物质和精神奖励相结合，对病人理性行为进行正性强化，如将目标体重分级、对病人的进步逐级奖励；③家庭治疗，针对起病有关的家庭因素，系统性家庭治疗有助于缓解症状、减少复发。

（二）神经性贪食

神经性贪食（bulimia nervosa，BN）是指反复发作、不可控制地冲动性暴食，继之采用自我诱吐、导泻、利尿、禁食或过度运动来抵消体重增加为特征的一组进食障碍。女性患病率为1%~3%，男性患病率约为女性的1/10，平均起病年龄为18~20岁，通常伴随在一段时间对体重的关注之后，有25%的病人发病之前有神经性厌食发作的病史。这一障碍可被视为神经性厌食的延续。在神经性厌食症（AN）病人体重回升至正常范围并伴随月经恢复的过程中，部分病例可能转为以暴食-清除行为（如自我诱吐、滥用泻药）为特征的病理模式，提示病情向神经性贪食症（BN）演变。反复呕吐会导致机体电解质紊乱和躯体并发症（手足搐搦、癫痫发作、心律失常、肌无力等），以及随后体重的严重下降。

1. 临床表现　频繁发作性暴食是本病的主要特征，情绪波动大，常有焦虑和抑郁，多与对体重、体型不满意有关。病人有不可抗拒的暴食欲望，暴食发作时，食量大且速度快，常常吃到难以忍受为止。继而恐惧因暴食引起体重增加而自己诱发呕吐，严重者常边吃边呕吐，可持续数小时。病人也常采取用导泻剂、过度运动等方法来防止体重增加。每个病人的发作频率不等，可几天一次，严重的一天一次或数次。

2. 诊断与鉴别诊断　根据ICD-10诊断标准，诊断要点如下：

（1）存在反复发作的暴食（至少在3个月之内每周有两次），每次都在短时间内摄入大量的食物。

（2）持续存在进食的先占观念，对进食有强烈的欲望或冲动。

（3）病人试图以自我诱吐、导泻、间歇禁食，使用药物如食欲抑制剂、甲状腺素制剂或利尿药等手段以消除暴食引起的肥胖。

（4）存在认为自己太胖的自我知觉，对肥胖有强烈的恐惧。

（5）若已明确诊断为神经性厌食，或交替出现的经常性厌食与间歇性暴食症状，只诊断为神经性厌食。

（6）排除神经系统器质性病变所致暴食、癫痫、精神分裂症等继发的暴食。

神经性贪食必须与器质性疾病所致的呕吐及贪食相鉴别。消化系统疾病如吸收不良、胰腺炎、胆囊纤维化、感染性肠病可致呕吐；内分泌系统疾病如糖尿病、甲状腺功能亢进、艾迪生病、希恩综合征、垂体功能减退可致贪食；克莱恩-莱文综合征、颞叶癫痫除有贪食行为外还伴有其他体征和症状。另外，还需和人格的普遍异常（进食障碍可能与酒精依赖及轻微违法行为并存）及抑郁障碍（贪食病人常常体验到抑郁症状）相鉴别。

3. 治疗　治疗的目标在于营养状况的恢复和正常进食行为的重建，打破由于营养不良引起的躯体和心理的后遗影响，以及所形成的持续进食障碍行为模式的恶性循环。对神经性贪食的处理比神经性厌食的处理要容易，因为神经性贪食的病人往往更希望康复，而且常常可以与医生建立起良好的医患关系。绝大多数病人可以非住院治疗，只有当病人存在严重抑郁症状或躯体并发症或非住院无效时才有指征被收入院。

（1）药物治疗：现有证据表明SSRI、TCA、MAOI及SNRI等在短期内均有助于减少神经性贪食病人的暴食和清除行为。在安慰剂对照研究中，各种抗抑郁药对暴食和呕吐的减少率可达30%~75%。SSRI治疗神经性贪食的有效性证据最多，不良反应也最少，建议为首选用药。氟西汀是治疗神经性贪食有效性证据最多、不良反应最少，是目前唯一获得美国FDA许可治疗神经性贪食的药物。氟西汀对神经性贪食门诊病人的饮食限制、食物关注、体重顾虑及体型不满亦有改善作用。舍曲林是另一个唯一在一项小型随机对照研究中证明对神经性贪食有效的SSRI。

（2）心理治疗：常用的方法有行为疗法中的厌恶疗法或正性强化法、认知行为疗法、精神分析及家庭干预。多项随机对照试验（RCT）表明，神经性贪食症（BN）的治疗中，认知行为疗法（CBT）单独治疗的疗效显著优于氟西汀单药治疗；而氟西汀联合CBT的症状缓解率最高。基于此，国内外指南推荐CBT应作为BN的一线治疗方案，氟西汀仅建议用于共病抑郁或CBT应答不足的联合治疗。

（三）神经性呕吐

神经性呕吐（psychogenic vomiting）指一组自发或故意诱发反复呕吐的精神障碍，呕吐物为刚吃进的食物，不伴有其他明显症状。呕吐常与心理社会因素有关，无明显器质性病变。本病独立诊断率低（多作为其他精神障碍的伴随症状）；目前尚无大样本流行病学研究数据。

1. 临床表现 呕吐一般发生在进食后，无明显恶心及其他不适，以后在类似情况下反复发作。呕吐病人否认自己有怕胖的心理和要求减轻体重的愿望，对自身的健康很关心，常常在呕吐后进食，甚至边吐边吃。病人体重无显著减轻，体重常保持在正常体重的80%以上，无内分泌紊乱等现象，且无控制体重的动机和行为。

2. 诊断与鉴别诊断 根据ICD-10诊断标准，诊断要点如下：

（1）反复发生进食后呕吐，呕吐物为刚吃进的食物。

（2）体重减轻不显著，体重常保持在正常体重的80%以上。

（3）没有怕胖的心理和减轻体重的愿望。

（4）无导致呕吐的神经和躯体疾病。

该病需与分离性（转换性）障碍鉴别，但分离性（转换性）障碍常有继发获益、症状夸张做作、寻求关注等特点。另外，还需与躯体疾病所致呕吐进行鉴别，如颅内占位、眩晕、胃肠道功能障碍等疾病，故诊断前需进行详细的查体，结合病史及辅助检查作出鉴别。

3. 治疗 心理治疗可通过澄清与神经性呕吐有关的社会心理因素，进行有针对性的解释、疏导、支持治疗，也可采用厌恶治疗或正性强化等行为疗法减少呕吐行为，直至呕吐行为清除。药物治疗根据呕吐轻重给予对症支持治疗，如予以维生素类、能量合剂等。可根据伴随症状对症处理，小剂量舒必利、氟西汀有效；抗焦虑药对症状缓解有一定的帮助。

典型案例 病人，女，14岁，身高166cm，体重78kg。暑假去买衣服，因为太胖始终买不到合适的衣服，穿哪件都觉得不满意，故决心开始减肥，从一开始的不吃米饭、主食演变为极少量进食、只喝水，体重1个月降低5kg，同年9月开学后同学都夸她漂亮，并问她是怎么减肥的。

她因此交了朋友，感觉很开心，认为如果再瘦点会更好看，所以她继续控制体重，每日跑步10km以上，不敢吃面食、肉食和蛋类，吃菜得放水里泡下把油洗掉再吃，不小心吃多了就用手抠出来。体重降到50kg，看起来已经很瘦，但她还是觉得自己很胖，所以继续节食，要把体重减到40kg以下。不听家人劝阻，极度害怕发胖，经常只允许自己吃一些菜叶，到后面想吃也吃不下去，不觉得饿，稍多吃点东西就感觉胃难受、恶心、想吐，由于长时间限制进食而导致了蛋白质缺乏和电解质紊乱。她上学期间多次出现晕倒，多次被父母强制带至医院，但无论是去医院途中还是已经入院，她都多次尝试逃脱和拒绝治疗。目前减肥5个月，体重从开始的78kg减到34.8kg，来院就诊，诊断为神经性厌食。

诊断：神经性厌食。

二、睡眠障碍

根据脑电图、眼动图变化睡眠分为两个时期，即非快速眼动睡眠（non-rapid eye movement sleep，NREM sleep）和快速眼动睡眠（rapid eye movement sleep，REM sleep）。非快速眼动睡眠时，肌张力降低，无明显的眼球运动，脑电图显示慢而同步，此期被唤醒则感嗜睡。快速眼动睡眠时肌张力明显降低，出现快速水平眼球运动，脑电图显示与觉醒时类似的状态，此期唤醒，意识清楚，无倦怠感，此期出现丰富多彩的梦。睡眠障碍是指个体由于受心理和环境因素的影响，或由于各种精神疾病、神经系统疾病、躯体疾病的影响，或由于各种药物和精神活性物质的影响所产生的一组疾病，可表现为睡眠质量不正常，或睡眠中出现异常行为，或者睡眠和觉醒正常节律性交替紊乱。包括：① 睡眠启动和维持障碍（失眠）；② 过度睡眠障碍（嗜睡）；③ 24小时睡眠—觉醒节律障碍；④ 睡眠中异常活动和行为（睡行症、夜惊、梦魇）。

（一）失眠症

失眠症（insomnia）指睡眠的启动和维持障碍致使睡眠质量不能满足个体需要的一种状况。失眠有多种形式，包括入睡困难、睡眠不深、易醒、多梦早醒、再睡困难、醒后不适或疲乏感，或白天困倦。失眠可引起焦虑、抑郁或恐惧心理，并导致精神活动效率下降，妨碍社会功能。患病率为10%~20%，男女患病率差异不大。

1. 临床表现 患者主观体验包括晨起疲乏感、日间认知功能障碍（注意力涣散、记忆力减退）以及情绪波动（易激惹、焦虑倾向）。值得注意的是，约30%的失眠患者存在睡眠知觉偏差，即客观睡眠监测显示正常但主观睡眠感缺失。长期失眠（病程≥3个月）可引发神经内分泌紊乱，表现为皮质醇水平升高和5-羟色胺代谢异常，进而导致机体免疫功能下降、心血管风险增加等器质性损害。此类患者常因过度关注睡眠问题形成恶性循环，部分个体可能发展为非理性用药行为（如长期依赖苯二氮䓬类药物）或采用非适应性应对策略（如酒精助眠），最终加剧睡眠障碍并诱发药物依赖等继发问题。

2. 治疗 治疗失眠不能单纯依靠镇静催眠药。需要医患共同努力，密切配合。主要包括消除病因、对失眠的正确理解、树立治疗信心、坚持执行治疗计划。

治疗措施包括：① 一般心理治疗，通过解释、指导，使病人了解有关睡眠的基本知识，减少不必要的预期焦虑。② 失眠认知行为治疗（CBTI），CBTI主要是针对失眠维持因素中的功能失调性信念和不良睡眠行为，目前作为失眠一线治疗推荐。生物反馈、放松训练等治疗方法可改善睡眠前紧张状态。③ 药物治疗，是治疗失眠的有效方法，但应注意避免药物依赖的形成。一般选择半衰期短、副作用少和依赖性小的药物，包括苯二氮䓬类受体激动剂、非苯二氮䓬类受体激动剂、褪黑素受体激动剂、具有催眠效果的抗抑郁药物和其他类药物，睡前服用，疗程1~2周为宜。对继发性失眠者以治疗原发病为主。

典型案例　女，高中学生，因一次体检时被告知自己的血压比较高，开始担心自己的身体。虽然之后医生发现她的血压是正常的，之前是因与其他同学的血压测量结果弄混了，但这并没有打消她的顾虑，她一直想自己的身体会不会出现什么问题，从此每日只能睡2~3小时，严重影响到了她的学业和生活，到就诊时已经半年左右。后得知，其在2年前曾出现抑郁症，后治愈。而其周围曾有几个关系好的亲友经常出现失眠，她也曾想"为什么人会失眠，失眠的时候会想什么呢"。当她开始担心自己的身体时，晚上开始有了可以想的东西，失眠的症状也就出现了。

诊断：失眠症。

（二）睡行症

睡行症（sleep walking）又称夜游症，病人在睡眠过程中起床在室内或户外行走，或做一些穿衣等日常活动。多数情况下会自行或在他人引导下安静地回到床上，有时会卧地继续入睡。发作时，病人呈朦胧状态或中度混浊状态，表现出低水平的注意力、反应性及运动技能。睡行症通常发生于入睡后的2~3小时内，历时数分钟至半小时，次日通常无法回忆。发作过程中突然唤醒可产生恐惧情绪。患病率为1%~6%，多见于男孩。病因尚不明确，可能与神经系统发育不完善有关，部分病人有阳性家族史。

因睡行症偶尔可造成自我伤害，故病人需要保护以免受到损伤。儿童病人一般不需特殊治疗，大多15岁以后自行消失。成年病人则应进一步检查，与精神运动性癫痫和分离性漫游鉴别，明确病因，针对原发疾病进行治疗。治疗可选用地西泮类或中枢兴奋剂，一般疗效不理想。认知行为疗法达12周标准疗程，改善率较单纯药物治疗提高41%。

（三）梦魇

梦魇（nightmare）指在睡眠中被噩梦惊醒，能清晰回忆梦中恐怖内容，出现强烈的恐惧体验。梦魇体验十分生动，通常涉及对生存、安全造成威胁的主题。醒后心有余悸，能马上或在次日晨起详述梦境体验，可与他人充分交流。伴有情绪紧张、心悸、出汗等自主神经症状。梦魇可发生于任何年龄，通常是夜间睡眠的后半段，但其他任何睡眠时间也可发生。

一般不需特殊治疗。发作频繁者，应了解其心理因素，予以心理治疗。要针对病因进行处理，如睡前不看恐怖性书籍和电影，缓慢停用镇静催眠药，睡前放松调整睡姿以保证良好睡眠。由生活应激事件引起的梦魇要采用心理治疗的方法，使其了解梦魇产生的原因，正确认识梦魇以消除恐惧心理。病人的症状往往随年龄增大而有所减轻。同时，应进一步检查有无心血管系统疾病、哮喘和消化道疾病，必要时可服用小剂量苯二氮䓬类药物。

三、性功能障碍

性功能障碍（sexual dysfunction）是指个体在参与期望的性活动时，无法有效产生满意性行为所需的生理反应和/或获得相应快感。常见的非器质性性功能障碍有性欲减退、勃起功能障碍、性高潮障碍、早泄、阴道痉挛等。

流行病学调查显示，国外女性性功能障碍发病率为20%~50%。其中，新婚女性（婚后第一年）相关障碍发生率呈现显著特征：性高潮障碍发生率达81%，性欲减退占34%，性兴奋障碍发生率为11%~48%，阴道痉挛占12%~14%，性交疼痛占8%~15%；男性不同年龄组患病率呈递增趋势：35岁以下人群患病率为1.3%，36~50岁为6.7%，51~60岁达18.4%，61~75岁则显著上升至55%。我国男性性功能障碍总体发病率约为10%。

影响性功能障碍的原因很多，主要为以下4方面。① 躯体疾病：如糖尿病、盆腔感染、心绞痛等；② 精神疾病：抑郁症、精神分裂症中相当一部分病人有性功能减退；③ 某些药物：抗高血压药、利尿药、某些精神药物、酒精、成瘾物质等；④ 心理因素：大多数性功能障碍是心理因素所致，如担心性交失败，缺乏性解剖、性生理、性心理和避孕的知识等，以及工作压力过大，长期精神紧张等生活事件。

通过询问和确定了解性问题的范围、程度、病因进行诊断。ICD-10诊断要点：

（1）病人不能参与他所希望的性活动。

（2）性功能障碍频繁发生，但在某些情况下也可能不出现。

（3）性功能障碍存在至少6个月。

（4）性功能障碍不能完全归于其他任何一种精神与行为障碍、躯体疾病或药物治疗因素。应该说明的是，性功能障碍有多种表现形式，互相之间有一定程度的关联，某一具体病人可以存在一种以上的性功能障碍，可以多种诊断并列。

下面介绍几种常见的非器质性性功能障碍：

（一）性欲减退

性欲减退（sexual hypoactivity）指成年人持续存在性兴趣和性活动的降低甚至丧失，性活动不易启动，对配偶或异性缺乏性的要求，性思考、性幻想的缺乏。其流行病学特征存在显著性别差异。性欲减退可以是原发的（从来就缺乏）、继发的（最近才下降）、情境性的（发生于特殊的地点或与特殊的性伴侣）或是全面的。

性欲减退不等于性能力低下。一些性欲减退者性反应能力并未受到影响，可有正常的阴茎勃起和阴道润滑作用，性交时仍可体验到性高潮。性欲缺失是本障碍的首要问题，由于性生活的接受能力障碍或初始性行为水平降低，性活动不易启动，而非继发于其他性问题，如性交困难或勃起不能。鉴别性欲减退为器质性或功能性常很困难，只能应用临床诊断方法而无法进行精确的实验测定。一般而言，处境性性欲减退为心理社会性的，而引起性欲减退的多数生物性因素常有顽固性和持续性的特点。

（二）勃起功能障碍

勃起功能障碍（erectile dysfunction，ED）指成年男性不能产生或维持进行满意性交所需的阴茎勃起，或虽能勃起但勃起不坚挺或历时短暂，以致不能插入阴道。病人在手淫、睡梦中或早晨醒来时仍可以勃起。ED分原发性和继发性，从来不能勃起完成性交的为原发性ED；既往能勃起或有正常性生活，而后出现勃起功能障碍者为继发性ED。

性发育不充分或年龄过大都可能出现阴茎不能有效勃起。任何男性一生中都可能出现短暂或偶尔不能勃起的现象，持续3个月以下不能作此诊断，同时要排除其他器质性原因。器质性ED的原因包括年龄、肥胖、吸烟、饮酒、糖尿病、高血压、心血管疾病等。当男性产生焦虑、紧张时，勃起功能往往减弱。

（三）性高潮障碍

性高潮障碍（orgasm disorder）指持续性地发生性交时缺乏性高潮体验。女性相对多见，男性表现为性交时不能射精或射精显著延迟。

诊断方面首先须排除器质性原因，要详细采集病史，做全面的体格检查和有关的实验室检查，必要时做糖耐量试验或测定类固醇水平。

诊断时要了解配偶有无性问题，既往是否出现过性高潮，是否有用自我刺激取得性高潮的能力以及是否对性活动感到内疚或忧虑。治疗上主要是从心理上解除对性的压抑和厌恶。

（四）早泄

早泄（premature ejaculation，PE）是一种以持续或反复出现射精控制能力不足为特征的性功能障碍，其核心表现为阴道内射精潜伏期显著缩短（原发性PE常<1分钟，继发性PE<3分钟），并因射精过早导致个体及伴侣对性生活满意度显著下降。根据国际性医学学会2014年诊断标准，确诊需同时满足：射精发生在阴茎插入阴道前/后1分钟内（原发性）或3分钟内（继发性），持续≥3个月且排除器质性疾病（如甲状腺功能亢进、慢性前列腺炎）或药物影响（如抗抑郁药撤药反应）。病因涉及生物-心理-社会多因素模型，包括5-羟色胺受体敏感度异常、遗传倾向、性焦虑及伴侣关系冲突等。治疗遵循分层策略：一线方案为行为疗法联合选择性5-羟色胺再摄取抑制剂；二线方案包括局部麻醉剂（利多卡因乳膏）联合避孕套使用，或联用磷酸二酯酶-5抑制剂缓解伴随的勃起焦虑。

（五）阴道痉挛

阴道痉挛（vaginismus）指性交时环绕阴道口外1/3部位的阴道肌肉非自主性痉挛或收缩，使阴茎不能插入或引起阴道疼痛。性唤起多无困难，阴道润滑作用正常，性高潮反应正常。病人并无性欲低下，常因不能性交而苦恼。可发生于任何年龄有性活动的妇女。流行病学显示其发病率为5%~17%，新婚女性中可达12%~14%，高危因素包括性创伤史、宗教禁忌及盆腔手术史，临床分为原发性与继发性。

详细了解病史和仔细进行各种检查以明确病因，并对其进行治疗。建立良好的医患关系，对病人进行性解剖、性生理和性心理等科学的性知识教育。心理治疗是治疗性功能障碍的主要方法，行为疗法中的性感集中训练、系统性脱敏技术是最常用的治疗方法。认知技术常用于消除病人的继发性焦虑，精神分析治疗可缓解病人的性禁忌、乱伦冲突等。难治性病例可联合肉毒杆菌毒素A注射或短期帕罗西汀抗焦虑治疗。国际指南强调避免使用缺乏循证依据的药物，推荐量化评估工具，并优化肉毒毒素治疗规范。

性功能障碍的行为疗法主要包括三个方面。① 性科学知识的教育：针对病人的性功能障碍来纠正病人错误的性观念，传授有关性生理、性心理的性科学知识，树立正确的性观念，消除病人的焦虑情绪；② 男女双方共同参与的原则：双方的感情基础、婚姻关系的和谐是治疗成功的关键，在减轻病人焦虑的同时，要求男女双方共同参与治疗，促进双方在性观念、性感受和性体验等方面的交流；③ 建立新的性行为方式、性感集中训练是治疗的核心，适应于大多数性功能障碍的治疗。性感集中训练时，病人暂时停止性交，在十分放松的情绪状态下，由医生指导训练，提高与触摸有关的身体感觉能力，从非性感区向性感区过渡，同时开展语言交流，消除对性的忧虑。在增加男女双方情感交流和理解的基础上，根据训练的进展，决定恢复性交的时机。

（钱丽菊）

学习小结

本章介绍了与应激源有明显因果关系的应激相关障碍、心理因素相关生理障碍的基本知识，重点介绍了急性应激障碍、PTSD、神经性贪食、神经性厌食等。其中PTSD是临床症状最为严重，预后最差，有可能有脑损害的一类应激障碍。

通过本章的学习，我们掌握了应激相关障碍与心理因素相关生理障碍的概念、临床表现和诊断；了解了应激相关障碍与心理因素相关生理障碍的分类、病因和相关概念；初步建立应激相关障碍与心理因素相关生理障碍的早期识别意识与干预能力。

复习参考题

一、选择题

1. 适应障碍的特征不包括
   A. 应激源常为日常生活中的应激事件
   B. 适应能力不良的个体易患本病
   C. 病程一般不超过1年
   D. 部分病人可以表现为品行障碍
   E. 症状以情绪障碍为主

2. 病人于海啸后突发精神行为异常（海啸灾难中病人直系亲属全部遇难），常伴灾难场景重现、梦中惊醒，应首先考虑

   A. 适应障碍
   B. 创伤后应激障碍
   C. 急性应激障碍
   D. 分离性障碍
   E. 假性痴呆

3. 创伤后应激障碍的特征性表现不包括
   A. 持续回避创伤性事件
   B. 对创伤性事件的重新体验，症状闪回
   C. 情感反应麻木

D. 警觉性下降

E. 反复出现与创伤事件相关的梦魇

4. 关于神经性厌食的叙述不正确的是

A. 多数病人十分关注体重，即使十分消瘦，仍认为自己胖

B. 神经性厌食者常主动节食、不敢或不愿多吃

C. 神经性厌食者知道自己体重过低、进食过少是病态，常主动就医

D. 神经性厌食病人可以共病抑郁

焦虑或双相情感障碍

5. 某女，56岁，自诉"难以入睡且睡眠不深、易醒8年"。服用催眠药效果不佳。最可能的诊断是

A. 睡眠困难

B. 失眠症

C. 睡惊症

D. 梦魇

E. 药物依赖

答案：1. C 2. B 3. D 4. C 5. B

二、简答题

1. 创伤后应激障碍的主要临床表现是什么？

2. 如何治疗神经性厌食症？

3. 影响睡眠障碍的心理社会因素有哪些？

4. 认知行为疗法是如何看待进食障碍的成因，又是如何对其进行干预的？

5. 性功能障碍的特点有哪些？

第十六章　神经症性障碍

学习目标		
知识目标	掌握	神经症性障碍各主要类型的临床特征与诊断要点。
	熟悉	神经症性障碍相关概念及该类障碍的共同特征，神经症性障碍治疗原则。
	了解	神经症性障碍概念与分类的历史变迁、神经症性障碍病因。
能力目标		1. 能初步体会神经症性障碍常见表现与日常相关心理体验之间的异同。
		2. 能运用上述能力尝试解析神经症性障碍各型病理化的临床依据。
素质目标		1. 进一步培养爱伤意识，尊重病人的努力、发现并欣赏其积极面。
		2. 学习接纳生活困扰的同时能依循健康价值观行动的能力，不断提高自己心理健康素养和水平。

　　神经症性障碍（neurotic disorder）或神经症（neurosis）是一组主要表现为焦虑、恐惧、强迫、各种躯体不适感、疾患（健康）焦虑以及神经衰弱等症状的精神障碍。病人存在一个或多个持久的、自我失谐的、并可觉察或体验到的心理冲突，其诉述的症状往往缺乏可证实的器质性病变，或病人主观感受不能完全用可能存在的客观器质性改变解释，病人因此而深感痛苦并常有迫切的治疗要求。此外，病人外在行为一般保持在社会规范容许的范围内，可为他人理解和接受，其现实检验能力多不受损害。

第一节　概述

　　神经症性障碍相关的临床表述可追溯到 2 000 年以前。1769 年，苏格兰医生 Cullen 虽首次提出"神经症"这一术语，但用以描述除发热、局部疾病以及恶病质之外的几乎所有的全身性疾病。19 世纪随着临床神经病学的发展，"神经症"这一概念已演变为神经系统功能性疾病统称，并陆续增添一些相当确定的病态形式（强迫症，1861 年；神经衰弱，1869 年；场所恐惧，1871 年；焦虑症，1894 年）。到 20 世纪初，神经症的概念在西方已广为流行，并传入中国。然而，国际精神病学界主要学者直到 ICD-9（1978）才形成共识，明确指出神经症是一种精神障碍，而不再采用神经功能障碍之说。国内医学界曾采用神经官能症一词，并形成自主神经紊乱、心脏神经官能症与胃肠神经官能症等模糊不清的术语。

随着精神病学临床认识的发展，DSM–Ⅲ为避免不同理论取向间的争论并提高诊断可靠性（信度），开始试图恢复欧陆医学侧重观察与描述这一古典思想传统，神经症传统的各亚型临床特征间的区别日益被重视。其结果是分别自DSM–Ⅲ（1980）和ICD–10（1992）开始，神经症不再被建议用作一类精神障碍的集合名称。在DSM–5（2013）中，传统的神经症已被分解为焦虑障碍、强迫及相关障碍、分离性障碍、躯体症状及相关障碍（躯体形式障碍，DSM–Ⅳ）等四类，DSM–Ⅳ–R前该系统的人为性障碍（做作性障碍）目前归入躯体症状及相关障碍。而即将推广使用的ICD–11中则分为焦虑或恐惧相关障碍、强迫或相关障碍、分离性障碍、躯体忧虑及躯体体验障碍和人为性障碍等五组。国内精神病学界认为神经症许多症状仍具有相对稳定的模式，在缺乏可靠的理论根据前轻易变换疾病分类与名称将给基层医务人员的熟悉与使用造成更多困扰。鉴于此，本书保留并采用神经症性障碍作为一类临床疾患的共称，加以阐述。

一、神经症性障碍共同特征

尽管对神经症性障碍及其各亚型的认识在理论上目前尚未取得一致，但在实践中，精神病学界比较广泛地认为以下特点为这类障碍的共同特征：

1. 神经症性障碍是一组没有任何可证实器质性病变为基础的精神障碍。一些感染、中毒、物质使用、代谢或内分泌障碍及脑器质性疾病等多种躯体疾病起病早期和/或恢复期，以及在其治疗过程中受一些治疗方法等的影响，患者也可出现一些类似神经症性的症状。这些症状是病人对躯体疾病的心身反应，还是疾病病理过程的伴发症状和干预所诱发的表现，应予以严格鉴别。

2. 起病常与心理社会因素有关。神经症性障碍病人病前往往遭受更多的应激生活事件或日常困扰，这些事件以人际关系、婚姻及性关系、经济、家庭、工作等方面的问题多见。现代社会特有的技术化、城市化、居住稠密、竞争激烈等特点导致人群精神紧张或压力相关问题日益普遍，社会文化背景变迁等都不同程度影响着神经症性障碍患病率增加以及各亚型分布的变化。

3. 相当多神经症性障碍病人病前存在一些人格特质，这些特质与其生长和生存环境相互作用，决定着部分病人罹患神经症性障碍难易程度或者部分决定其罹患某种特定神经症性障碍亚型的倾向。不过神经症性障碍病人人格大多始终保持相当的整合功能，这与早年开始形成并在成年期保持相对稳定人格特质和行为模式的人格障碍不同。部分病人在特定人格障碍基础上形成共病（如强迫人格障碍与强迫症等）可能预示这类病人治疗中存在困难。

4. 一般没有明显或持续的精神病性症状。病人现实检验能力没有损害，通常能够区分内在主观体验、幻想与需求和外在现实。人格结构保持相对稳定，外显行为能受所在处境与文化规则的调节。

5. 神经症性障碍病人体验愉快的能力是受限的，生活、工作和学习中很容易产生非建设性的心理冲突，而且往往过度归咎个人品德或社会道德层面的问题，以致在一些不太重要或者低概率的负性事件中反复挣扎形成恶性循环，致使该障碍迁延。某些神经症性障碍病人因对症状采用适应不良的行为应对方式（回避等）或自我觉察之外的心理防卫机制（压抑、移置等）而可能产生严重的社会功能障碍。

6. 大多数病人对自己当下突出的症状表现或可能罹患的障碍这一事实有自知力，同时由于觉得自己能够且应该加以控制而又不能控制某些心理活动这一无力或两难心态而体验到精神痛苦，故多有强烈求治要求。

二、神经症性障碍治疗原则

药物、心理、神经调控治疗以及心理社会康复干预等治疗方式的合理联用是目前公认的神经症性障碍最佳治疗办法。一般来说，目前新型抗抑郁药、苯二氮䓬类为代表的抗焦虑药物对于某些神经症性障碍症状或某些综合征是有效的。由于神经症性障碍这类障碍的性质和特征，心理治疗应逐步成为神经症性障碍各亚型主要治疗方法。目前国内相当一部分医务人员尤其基层精神科医务人员尚无充分资源或条件接受比较完整规范的心理治疗训练，临床心理学专业本科以上各层次专业教育体系以及毕业后系统化培训和督导制度尚未完善，社会工作者也未普遍成为精神卫生服务团队正式成员，因此特定精神障碍的规范系统的心理治疗尚不能成为常规，这一现状直接影响到神经症性障碍的治疗。

相关链接 | 循证心理治疗

循证医学（evidence-based medicine，EBM）慎重、准确和明智地运用当前所能获得的最佳研究证据，同时结合医生个人专业技能和临床实践经验，考虑病人的价值取向和意愿，将三者较好地结合起来作出临床治疗决策。循证心理治疗（evidence-based therapy，EBT）目的是在进行心理治疗决策时充分考虑实证支持的心理评估原则、个性化或跨诊断治疗策略、治疗者具有的临床治疗技能及其实际经验，以及病人性格特征、文化与偏好等因素以优化治疗效果。下面列出美国心理学会第十二分会（临床心理学分会）根据研究证据等级列出的一些神经症性障碍心理治疗方法。

认知行为疗法（CBT）：广泛性焦虑障碍、强迫症、惊恐障碍、社交恐惧症（证据强度：强）。

行为疗法：强迫症（暴露反应预防）、特殊恐惧症（暴露疗法）（证据强度：强）；惊恐障碍（应用放松）（证据强度：中）。

接纳承诺疗法：混合焦虑障碍（证据强度：中）。

第二节　病因与发病机制

一、病因分类

神经症性障碍具体而明确的病因目前还不清楚。已知一些因素可能在神经症性障碍或其某些亚型发生、发展过程中起一定作用，这些因素可按其致病作用性质及时间顺序分为下述类型，因其英文均以字母P开头，简称4P因素。

1. **素质因素（predisposing factors）** 包括病人遗传禀赋、宫内环境、气质类型、婴幼儿期抚育和重要客体关系以及上述因素相互作用形成的体质和人格特质等，这些因素构成病人疾病的易患性。有学者据其与所致疾病时间关系称之为远因（ultimate cause）。

2. **诱发因素（precipitating factors）** 包括生理适应稳态负荷改变（如躯体疾病）和心理社会事件等，它们属于近因，往往对疾病发生起触发作用，但病人罹患何种疾病往往取决于其素质因素（易感性），因此有人也用应激-易感性或压力-素质模型分析神经症性障碍的发病因素。

3. **维持因素（perpetuating factors）** 这部分因素是在上述两类因素发动以后，因为病人不适当的应对方式或者疾病影响，导致病人生理内稳态调整和代偿，以及日常生活方式改变或一般能力的削弱等，形成恶性循环，导致疾病不断发展加重或从早期逐步发展为典型的疾病形式等。

以上三种成分与发病危险因素有关。

4. **保护因素（protective factors）** 病人因性别、年龄、受教育状况、行为习惯、生活方式、经济状况、生活经历、社会支持以及现有的资源条件等因素不同，在同样的致病危险因素下并未发病，或者有些人面对应激或创伤性处境不仅未出现障碍反而在经验或能力上获得成长，这些解释疾病发生的个体差异性因素一般称为疾病的保护因素。

其中，个体自身所具备的某些特质、经验或能力，称内在保护因子；个体所处的环境包括家庭、学校或工作单位以及社区等提供的具有缓冲和改善不利因素影响的调适因素，称外在保护因子。

个体面对逆境能有效应对并较快适应的相关特质与能力被称为韧性，面对逆境与创伤经历所具备的反弹能力又称复原力（resilience）。

二、发病因素

1. **遗传因素** 神经症性障碍病人艾森克人格问卷（EPQ）神经质分量表评分分值偏高，交感皮肤电反应测试病人自主神经系统对刺激反应基础水平偏高，这两种评分趋势部分取决于遗传因素，提示神经症性障碍发生具有一般遗传生理基础。近年来随着神经症性障碍分类趋势变化，遗传因素对不同神经症性障碍亚型的影响有所不同，惊恐障碍、社交恐惧症以及场所恐惧症受遗传影响较大。家系调查发现，惊恐障碍病人一级家属的发病风险为正常人的5~10倍，场所恐惧症近亲患病率为一般人群的3倍左右，社交恐惧症遗传度30%~65%。

2. **人格特征** 与精神应激事件相比，人格特征或个体易感素质对于神经症性障碍的病因学意义可能更为重要。一般认为，病人的人格特征决定患神经症性障碍的难易程度，且不同的人格特征决定患某种特定的神经症性障碍亚型的倾向。国内张亚林教授认为神经症性障碍病人人格特征存在以下倾向：思维上的刻板倾向（缺乏灵活性）、评价上的缺陷倾向（与资源取向相对）、情绪上的焦虑倾向以及行为上的逃避倾向等。

3. **心理应激因素** 长期以来，神经症性障碍被认为是一类主要与社会心理应激因素有关的精神障碍。引发神经症性障碍的应激事件常常具有事件的强度并不十分强烈且往往可同时存在多个事件等特征。这些事件常反复发生，一些其他人看来并不重要的事件往往对神经症性障碍病人具有特定意义。神经症性障碍病人对应激事件引起的紧张与烦恼常有一定的认识，但由于病人缺乏心理灵活性，往往产生经验性回避与认知融合，因而失去对当下真实处境清晰觉察。病人一方面过于恪守僵化的自我概念，不能接纳已发生的事实和自身反应；另一方面疏于对自身价值导向的认识，因而不能将理念转化为有效行动。

4. **神经生物学因素**　不同神经症性障碍亚型可能有不同的神经生物学变化特征。如目前认为皮质-纹状体-丘脑-皮质神经环路（CSTC）是强迫症发生的神经解剖学结构基础，而以杏仁核为核心的神经元连接网络可能与焦虑、恐惧等症状相关。作用于单胺神经递质突触前膜再摄取泵抗抑郁药（SSRI、SNRI等）目前已成为广泛性焦虑障碍、惊恐障碍、恐惧障碍以及强迫障碍一线用药。增强GABA作用的苯二氮䓬类药物能快速降低焦虑水平，控制惊恐急性发作等。这些临床事实均显示，脑内多种神经递质水平以及有关受体作用引发膜后信号级联反应至少参与神经症性障碍发生发展，但具体机制目前尚不明确。

三、神经症性障碍发病机制的心理学理解

目前神经生物学理论尚不能合理有效解释神经症性障碍发生发展规律与机制并用以指导临床。一方面，人类大脑具有的特殊复杂性限制了人们对大脑工作原理的直接认识，另一方面，目前倾向于认为神经症性障碍更多取决于人自身固有特质倾向及其与环境相互作用的结果，很少有国内外学者认定神经症性障碍或某种亚型是纯粹生物学致病因素作用的结果。相反，近100年来精神病学家和临床心理学家们提出许多心理学理论模型用以理解神经症性障碍的致病路径，这些理论为神经症性障碍心理治疗提供了概念化基础。

1. **心理动力学理论**　焦虑是神经症性障碍最基本的核心症状。当本我的冲动与超我的道德原则发生冲突，和/或自我又无法运用其现实原则与理性来调节它们之间的冲突并缓解这些冲突引起的焦虑，人们就会动用意识觉察之外的防御机制来帮助压抑焦虑并维护内在平衡。此时，由于上述活动都在意识之外，病人本人并不能意识到其过程，因此体验到莫名的恐惧与焦虑，称为神经性焦虑。当受文化鼓励或环境强化时，病人直接表现为躯体症状，此时原初的情绪被置换或替代，则为躯体化。如表现为神经功能受损而象征性"免责"则表现为转换症状。此外，为应对焦虑，病人间断地失去或全部失去心理生理功能整合能力而表现为分离性症状，如压抑冲突移置外部对象则表现恐惧症，被分隔则表现为强迫症；如被直接体验则表现为焦虑症。

2. **行为学习理论**　人的行为源于外界的刺激，是后天学习与环境决定的结果，病态的行为反应或是通过条件反射而形成，或是被环境选择性强化的结果。既然病态的行为反应是通过后天习得和强化形成的，也可以通过建立新的行为链或调整旧有的成分来取代病态行为。沃尔普（Wolpe）的交互抑制学说和系统脱敏疗法、斯金纳的操作性条件反射理论和厌恶疗法、正性强化法等均是源于行为学习理论而逐渐发展建立起来的。

3. **认知理论**　人类行为及情绪并非环境直接引起，而是通过人对环境事件的认识、理解以

及评价与再评价过程塑造完成。如同样面对半杯水，积极与消极偏好的人会产生完全不同的态度与行为。认知疗法专家认为，神经症性障碍病人人格发展或成长过程中，经与环境相互作用往往逐渐形成对自我、他人、客观世界和未来僵化的负性核心信念。为了应对这些信念并维护自己生存，这类病人会逐渐为自己生活附加一些特定的规则、态度或假设条件（中间信条）、一些补偿和应对行为策略。后者很容易受某些情境触发，进而出现不被病人觉察的适应不良性自动想法，病人在此基础上出现相应生理、情绪和行为反应。病人往往对此进行否定或控制而形成不良的注意偏向，进而形成恶性循环而造成某些持久、固化和刻板的非建设性心理生理行为模式，如超过正常的限度并引起病人社会心理功能损害，即达到某些神经症性障碍诊断标准。

4. 人本-存在主义理论　人本主义者认为每个人与生俱来拥有自我实现与自我完善的能力，只是由于每个人成长过程中会受到各种环境因素的有意无意地干扰与阻碍，进而导致自我概念发生扭曲，并由此不再信任自己的知觉与经验，为自我怀疑、自我否定以及过度关注与依赖他人肯定提供土壤。罗杰斯认为治疗者如能对当事人内在参考框架有共情性理解并提供无条件积极关注，以及持有真诚一致的态度，有助于病人恢复其真实自我以及非条件性价值感，使其已趋混乱迷惘的心理活动恢复和谐与理性。存在主义治疗认为人一辈子总有一些时候需要面对终极处境，如意志自由的有限性、根本的孤独性以及生命的有限性和人必有一死等，这些主题会在个体生命历程中被触发而被病人意识到，如果不能处理好就会构成心理冲突，为了维护内在稳定，神经症性障碍病人可能直接体验为焦虑，或相对不随意地使用一些类似防御机制来回避等。

🔔 **问题与思考**

病人，女性，35岁，已婚无子。因近2个月来反复出现心悸、气短伴濒死感而多次来医院急诊科就诊。每次发作均很急，数分钟内达到高峰，她非常恐惧，担心自己因心脏病发作而猝死。病人被送到急诊后除感觉精疲力竭外，其他感觉逐步减轻。体格检查、相关辅助检查以及心电图等均提示正常。病人称在新型冠状病毒感染流行期间在当地曾被诊断普通感冒诱发心肌炎病史，经当地处理后一直没有再出去工作，在家里经常要求丈夫定时打电话给自己，同时避免劳作，避免外出交友购物等。进一步追溯，病人否认既往精神障碍病史，但称13岁读初一时曾因紧张而有一个学期频繁请假休息。此外家人诉其母亲年轻时有过频繁就医史，目前也十分关注保健信息并经常嘱咐子女注意预防疾病。病人因流产几次，近几年一直注意保健，准备人工受孕。1年前曾因怀疑丈夫外遇而闹过离婚，经丈夫反复保证后已不再为此争吵。

请根据上述神经症性障碍病因与发病机制相关理论分析该病人有哪些致病因素。

第三节　临床表现

神经症性障碍以症状繁多为特征，虽然在不同的亚型中临床症状呈现主次与严重程度不一，但多混合存在且缺乏其他器官系统器质性损害为基础。本节依次介绍几种最常见的症状。

一、脑功能失调症状

1. 精神易兴奋 在日常生活中，事无巨细均可使病人浮想联翩或回忆增多。引起兴奋的事件本身不一定是令人不快的，但久久不平、无法自制的兴奋体验却造成了一种痛苦，如与别人一个小小的争执，偶尔一次不重要的考试成绩非常好，或电视中一场足球赛的胜负等。入睡时如急于克制常使病人辗转反侧，久卧不安。非随意注意增强或主动注意减弱，病人极易被周围细微的事物变化所吸引，以致注意很难随意集中。病人感觉阈值降低，表现为别人轻言细语在他听来嘈杂难耐，感觉别人关门或移动椅子的声响如同山崩地裂。身体内感受阈值下降则表现为对胃肠运动、心跳、呼吸运动感受增强并伴有不适感或难以忍受的异样感（内感性不适），常因此继发疑病观念。易兴奋不同于精神运动性兴奋，不伴言语和动作的增多，常见于广泛性焦虑障碍和神经衰弱等。

2. 精神易疲劳 易兴奋症状存在一段时间后或者同时病人常表现为弥散性疲劳感，工作稍久就觉得疲惫不堪，严重者一动脑筋就感到疲劳。这种疲劳感情绪性很明显，如病人提到在家时一看书或一想做什么事就感受到"累死啦""脑筋转不动""力不从心"等，而就诊时和医生谈及自己得意或愉快经历往往滔滔不绝，丝毫见不到上述迹象。这种疲劳与日常劳累或躯体疾病期间疲惫的不同之处在于休息不能消除这种疲劳，保持心情愉快则很快减轻；与抑郁障碍的不同之处在于不伴有动机和欲望的削弱，反而抱负和欲念活跃。病人精力与体力疲劳大多兼具，有些家庭妇女和体力劳动者可能忽略自己精神疲惫特点，但一经询问还是可以发现相关倦怠表现。易疲劳常见于广泛性焦虑障碍、神经衰弱或其他神经症性障碍。

二、情绪症状

1. 焦虑 人们面对未来的不确定或有威胁的前景同时伴有无力控制或没有自信能应对时，常常感到焦虑。适度焦虑可以调动个体警觉水平，增加克服困难的动机水平，结果往往使个体获得成长。病理性焦虑是广泛性焦虑障碍的核心特征，这种焦虑的产生往往缺乏充分的客观原因，且在多个生活处境和事务中常因负面结果的预期（担忧）而产生紧张不安或担心、害怕等内心体验。上述特点使其焦虑似乎呈浮游性，即病人焦虑往往随机附着在各种偶然事件上，病人往往难以明确自己究竟对什么事不安。病人似乎时刻在等待着不幸事件的发生，因此有难以控制感。其他常见的伴随症状包括：内心惶惶不安，外在坐卧不宁；易激惹，尤其对家人或下属往往显得缺乏耐心，有时在公共场所容易为通常的不便或表面的不平而愤怒，过后往往十分后悔；难以集中注意力，易疲劳，失眠，因肌肉紧张导致紧张性头痛或其他部位疼痛。病理性焦虑可表现为相应的自主神经功能失调，但不如惊恐发作明显，不具有诊断特异性，目前诊断标准里倾向于不再强调这类症状。病理性焦虑还可见于其他精神障碍如双相障碍、抑郁障碍以及其他神经症性障碍亚型。

2. 惊恐发作 以突然发生的强烈害怕或不适感，这种感觉数分钟内达到顶峰并伴有明显的交感神经功能亢进相关的躯体表现，病人关注到头晕、心悸、气短或胃肠不适而产生晕倒、失控、心脏病性猝死、窒息或低血糖晕厥等灾难化想法，因而经常急诊求助或反复检查。上述症状大多

1小时左右趋向缓和，发作后往往担心再发作而产生安全行为，包括回避日常生活独自外出、去拥挤商业中心或狭小空间，必须外出时，多需要家人或信任的熟人陪伴。惊恐发作多见于惊恐障碍，也见于一些躯体疾病或精神障碍，甚至一些健康成人在特殊处境中也会产生孤立发作。一些躯体疾病如嗜铬细胞瘤、低血糖、甲状腺功能亢进等出现类似发作，如符合惊恐发作其他心理行为特点，可以同时诊断，以便临床关注和处理。

3. 恐惧　症状性恐惧是指病人对某种客观事物、处境或某种内外在刺激产生的一种不合理的惧怕，他们明知这种情绪的出现是荒唐的、不必要的，却不能摆脱。恐惧可同时伴有面红或苍白、呼吸及心率加快、恶心、出汗、血压波动等自主神经症状，未经干预往往持续时间较长，且病人因此产生回避行为等保障自己心理安全的措施，进而影响其心理社会功能。根据其确定的恐惧对象可分为广场恐惧症、社交恐惧症以及特殊恐惧症。

4. 易激惹　也属于一类负性情绪，它不仅指易发怒，还包括易伤感、易烦恼、易委屈、易愤慨等。这种情绪易启动状态是情绪启动阈值和情绪自控能力双重降低的结果。极小的刺激便可触动情绪的扳机。一触即发、大发雷霆最为常见。神经症性障碍的易激惹原因明确，有其方向性和目的性，只是情绪反应过度，因而病人常常后悔，有的在发作时仍在极力自控，只是力不从心。神经症性易激惹在广泛性焦虑障碍、神经衰弱和其他神经症性障碍中均可见到。

5. 抑郁　是一种不愉快的情绪体验，表现为心情苦闷、难过、忧愁甚至失望等。病理性抑郁是各类抑郁障碍的主要表现，神经症性障碍病人的抑郁情绪通常较轻，但持久难消，且多具有神经症性障碍普遍性特点。既往抑郁性神经症性障碍这一诊断概念已被更新，曾易名为恶劣心境，目前作为持续性抑郁障碍归入抑郁障碍。

三、强迫症状

1. 强迫观念（obsession）　是指脑海里反复、持续出现一些想法、欲念和表象等，它们往往是闯入性且病人不希望拥有，并认为这些观念内容反复出现的话真有可能发生，因而主观上努力抵抗其出现。与妄想观念区别在于，病人认识到这些观念来自自己，但视其为不好的、痛苦的、不愉快的或无意义的（自我失谐）。多数病人可以清楚觉察到自己这些观念出现的闯入性（强迫）和自己的抵触努力（反强迫），后者往往表现为强迫行为。有些病人可能比较确信上述观念而不能觉察自己仪式化行为，这部分病人治疗预后不良。强迫观念包括强迫想法、强迫反刍（穷思竭虑）、强迫怀疑、强迫冲动、强迫恐惧和强迫缓慢等类型。

2. 强迫行为（compulsion）　为了忽略、压制或中和他所认为的不好的、不想拥有的强迫想法，病人常常根据自己认为的某些规则反复甚至刻板地（仪式化）采取相应外在重复行为（核查、洗手等）或内在精神操作（计数），以减轻强迫观念带来的痛苦或者避免自认为因该想法可能产生的真实的可怕事情发生。强迫行为包括检查、洗涤、计数和仪式化动作等类型。

四、疾患（健康）焦虑

疾患焦虑（illness anxiety）、疑病症（hypochondriasis）是与癔症（hysteria）同样"古老"的

名词，由于该词含有贬低意味，影响医患关系，且容易促使医患双方努力确定阴性结果来排除疾病，因而DSM-5重新命名为疾患焦虑障碍（illness anxiety disorder，IAD）。疾患焦虑用于描述病人相信自己患有一种疾病并伴有对健康的焦虑、过度的健康相关行为以及适应不良性回避。与躯体症状障碍（DSM-5）区别在于，病人完全没有或仅有轻微躯体症状。另外，如果病人只是泛泛地表现对自身健康状况的担心而未聚焦在某种疾患上，也可称为健康焦虑（health anxiety）。病人为自己健康或可能罹患的疾病十分烦恼，其程度与其本身的实际健康状况并不相符，尽管医生的解释和客观医疗检查的结果显示正常，但仍不足以消除其焦虑，因而到处反复求医。上述症状见于疾患焦虑障碍、其他神经症性障碍、抑郁发作等。如果病人坚信自己罹患某种疾病，符合妄想信念特征，则不属于神经症性障碍的范围，此躯体妄想症状多见于精神分裂症和妄想性障碍，或伴有精神病性症状的抑郁发作等。

五、躯体不适症状

神经症性障碍病人可有多个系统的躯体不适症状，为此就医于各科，均查不到器质性病变作为其证据。其症状可起源于情绪低落伴随的活力抑制、焦虑恐惧相关的自主神经紊乱，或者对内、外感受性疑病性关注带来感觉增强和内感性不适，或者难以放松引起慢性肌紧张性疼痛等多种生理心理原因。除了诊断明确的精神障碍相关躯体表现外，DSM-Ⅲ开始将既往英国学界命名的医学无法解释的躯体症状（medically unexplained symptom，MUS）归为一类并重新命名为躯体形式障碍（somatoform disorder），并根据潜在心理学理解大致分为躯体化障碍、躯体形式疼痛和自主神经紊乱、转换性障碍以及人为性障碍等。DSM-5开始取消上述不同类型，并重新命名为躯体症状障碍，不再强调需要排除潜在的躯体疾病，而完全根据其伴随的因躯体症状产生的想法、情绪和行为症状进行诊断，并允许和实际存在的躯体疾病共病诊断。转换性障碍不再强调其象征意义而采用功能性神经症状障碍这一功能-器质两分概念。

六、睡眠症状

睡眠障碍在神经症性障碍病人中极为普遍，其中失眠是睡眠障碍中最常见的一种形式，主要表现为睡眠时间短或睡眠质量差，或是对睡眠缺乏自我满足的体验。失眠分入睡困难、易惊醒、早醒三种形式，神经症性障碍病人以入睡困难为多见。病人往往在就寝前就开始担心入睡及其质量，因此很难放松而进入自然入睡前状态。有些病人采用心中数数、排除杂念等方式努力使自己入睡，但由于病人过于关注这些努力及其效果，结果反而提高了病人警觉水平，加剧了对失眠及其后果的担心。相当多服用苯二氮䓬类药物的病人，因对服用催眠药后果的紧张恐惧以及药物自身耐药性，有时采用复杂的服药程序和过于谨慎的停药程序，这些都不可避免地加剧睡眠过程中的警觉性或对睡前服用药物以及这一程序本身形成心理上的依赖。一些医源性因素可加剧带有神经症性特征的失眠。失眠常见于多种神经症性障碍和一些慢性失眠障碍。其他与睡眠障碍有关的症状包括多梦、梦魇、夜惊、睡行症等。

> **问题与思考**
>
> 每个人一生中会反复经历各种焦虑、恐惧，担心自己健康状况，反复呈现各种躯体不适感觉，有时甚至可能短时间陷入压抑-过度警觉的恶性循环。这些现象与上述神经症性症状很相似。那么究竟什么时候是正常的，什么时候是病理性的，两者之间分界线在哪里？有人认为上述这些情绪应该以维度来看待，即正常与病理现象处于一个移行谱上，只是有着程度上的差别。但是，临床工作者必须对病人所述症状进行定性的甄别才能予以临床干预。也有学者从进化角度探索焦虑、恐惧的积极价值，这些情绪和感觉首先作为一种警示信号提醒当事人注意环境中的危险与威胁，并动员身体能量重新分布以应对这些危险与威胁。从这个角度看，某些神经症性症状可能是进化上保守的生物学特征与高速发展的现代社会环境不适配的产物。
>
> 关于上述问题你有什么思考，请结合本节内容组织讨论。

第四节 诊断与治疗

一、诊断与鉴别诊断

（一）诊断

与大多数精神疾病一样，神经症性障碍的诊断也是参考特定的诊断标准，结合自己的临床经验作出。神经症性障碍的诊断标准包括总的标准与各亚型的标准，均是按照症状标准、严重标准、病程标准以及排除标准而制订的。在作出各亚型的诊断之前，首先必须符合神经症性障碍的标准。以下是有关神经症性障碍各类疾病的共同的诊断特点。

神经症性障碍是一组主要表现为焦虑、抑郁、恐惧、强迫、疑病症状或神经衰弱症状的精神障碍，并有一定人格基础，起病常受心理社会（环境）因素影响。症状没有可证实的器质性病变作基础，并与病人的现实处境不相称，但其对存在的症状感到痛苦和无能为力，自知力完整或基本完整，病程多迁延。各种神经症性症状或其组合可见于感染、中毒，内脏、内分泌或代谢和脑器质性疾病，称神经症样综合征。诊断各类神经症性障碍的共同要点如下：

1. 症状至少有下列一项 ① 恐惧；② 强迫症状；③ 惊恐发作；④ 焦虑；⑤ 躯体形式症状；⑥ 疑病症状；⑦ 神经衰弱症状；⑧ 分离性（转换性）症状。

2. 社会功能受损或无法摆脱的精神痛苦，促使其主动求医。

3. 病程至少3个月，惊恐障碍另有规定。

4. 需符合排除标准 排除器质性精神障碍，精神活性物质与非成瘾物质所致精神障碍，各种精神病性障碍，如精神分裂症与偏执性精神障碍、心境障碍等。

（二）鉴别诊断

神经症性障碍的症状在精神症状中特异性较低，几乎可以发生于任一种精神疾病甚至一些躯体疾病中，因此在作出神经症性障碍诊断之前，必须认真排除器质性精神障碍与精神病性障碍。

1. 器质性精神障碍 各类器质性精神障碍均可出现神经症性障碍的症状，尤其是在疾病的早期和恢复期，但它们有几个特点是神经症性障碍不具备的：① 生物源性的病因，如脑的器质性病变，躯体疾病的存在及其引起的脑功能性改变，依赖或非依赖性精神活性物质应用等；② 脑器质性精神障碍的症状，如意识障碍、智力障碍、记忆障碍、人格改变等；③ 精神病性的症状，如幻觉、妄想、情感淡漠等。

2. 精神病性障碍　精神病性障碍中最常需要鉴别的是精神分裂症。一些精神分裂症病人在疾病前驱期或早期可表现为神经症样症状，如头痛、失眠、学习工作效率下降、情绪出现一些变化，或出现一些强迫症状，易误诊为神经症性障碍。鉴别要点：对有神经症性症状病人，要认真寻找有无精神分裂症特征性症状，尤其是易忽略的阴性症状，如懒散、孤僻、情感淡漠、意志力下降等；幻觉、妄想等阳性症状的存在使精神分裂症的诊断更易于确定。如临床上有些有强迫症状的病人，可持续数年才出现精神分裂症症状，应及时重新评估并调整诊断与治疗方案。

3. 心境障碍　尤其是抑郁发作病人，常伴有焦虑、强迫以及其他神经症的症状。此时的鉴别要点是抑郁发作以情绪低落和快感缺失、兴趣与动力减退为核心症状，其他症状大多继发于抑郁症状群。神经症性障碍病人可伴有抑郁情绪，但大多程度较轻，持续时间较短，不是主要临床相，大多继发于其他神经症性症状。

4. 神经症性障碍相互鉴别　理论上神经症性障碍各亚型特征明显，一般不构成诊断困难。在实际临床工作中神经症性症状可在不同类型病人身上重叠，有时需要区别。除了抓住各亚型核心特征外，对一些症状需要细细体会，反复追踪和比较，并留意不同生活处境下的表现和对病人的影响。有学者根据神经症性症状特异性高低将神经症性障碍诊断等级排列如下：癔症、抑郁性神经症、恐惧症、强迫症、惊恐障碍、广泛性焦虑症、疑病症、神经衰弱等。

二、治疗

1. 心理治疗　各种心理学流派对神经症性障碍的病因与发病机制有着不同的理论，其治疗侧重点与治疗方法也有很大的差别，但对神经症性障碍病人都有肯定的疗效。至于选择何种心理治疗方法，比较一致的观点是，应根据神经症性障碍的类型，病人的人格特征、文化背景，治疗者本人对心理治疗方法的掌握程度和经验来进行选择。另外，进行心理治疗的过程中，也可采用多种心理学流派的技术与方法，而不拘泥于某种流派，即整合或折衷性心理治疗。

不同类型的神经症性障碍病人都可以从心理治疗中获益。心理治疗不但可以缓解症状、加快治愈过程，而且能帮助病人学会应对应激和未来问题的策略与方法。这种结局显然对消除病因、巩固疗效至关重要，也是药物治疗所无法达到的。同时，一些与心理学流派的治疗理论无关的非技术性因素，如人际性、社会性、情感性因素，包括治疗者对病人的关心、病人对治疗者的信任、治疗者注意培养病人的希望、病人求治的动机与期待等，在促进疗效方面都有巨大作用。

2. 药物治疗　治疗神经症性障碍的药物种类较多，如抗焦虑药、抗抑郁药和新型抗精神病药物等。针对不同的亚型可以选用不同药物。目前各国指南均建议新型抗抑郁药如选择性5-HT再摄取抑制剂（SSRI）、选择性5-HT和去甲肾上腺素再摄取抑制剂（SNRI）为首选治疗。对于神经症性障碍病人，一般应在急性期缓解症状后，经治医生根据病人康复过程及个人、环境等有利与不利因素，给予一定时间的药物维持治疗（一般1~2年），以防症状波动起伏影响病人康复信心。同时，有资源与条件时，经治医生宜尽早安排进行循证心理治疗，提高病人自主应对能力，促进长期稳定地心理康复。此外，许多药物都有不同程度的副作用，开具处方时一定要预先向病人说明，使其有充分的心理准备坚持治疗。神经症性障碍病人常常因焦虑、过于敏感或疑病等特质而影响治疗依从性。

第五节 神经症性障碍常见类型

一、广泛性焦虑障碍

广泛性焦虑障碍（generalized anxiety disorder，GAD）又称慢性焦虑症，是一种以焦虑为主要临床表现的精神障碍，病人常有明显的不明原因的提心吊胆、紧张不安，并伴有肌肉紧张和运动性不安表现。病人能认识到自己对环境与事件负面预期是过度和适应不良的，但不能控制且难以忍受而感到痛苦。

GAD是最常见的焦虑障碍，终身患病率4.1%~6.6%。普通人群年患病率1.9%~5.1%。45~55岁年龄组比例最高，女性病人约为男性的2倍。GAD常呈慢性病程，病人就诊精神科前往往有反复就诊综合性医院接受短暂对症治疗病史，GAD接受专业诊疗延搁时间可达10年及以上。

（一）临床表现

1. 情绪症状 病理性焦虑症状多为泛化的，表现为跨主题、情境或呈浮游式。病情明显的病人或已处于紧张不安情绪中或似在等候着紧张来临。

2. 认知症状 病人对未来时间或将发生的事件有消极预期，经常处于担忧之中。部分病人对自己这种担忧也有着消极预期（对焦虑的焦虑），以至于经常带着负面态度反复考虑已发生的事（反刍），因而常常不能聚焦当下。

3. 运动性不安 表现为坐立不安、搓手顿足、来回走动，可见肌肉紧张或震颤。

4. 交感神经功能兴奋 表现为心悸、气促、出汗、尿频、尿急、腹泻、腹痛等。

（二）诊断与鉴别诊断

1. 诊断 根据ICD-10诊断标准，广泛性焦虑障碍（F41.1）的诊断要点如下：

一次发作中，病人必须在至少数周（通常为数月）内的大多数时间存在焦虑的原发症状，这些症状通常应包含以下要素。

（1）忧虑（为将来的不幸担忧，感到"忐忑不安"，集中注意困难等）。

（2）运动性紧张（坐卧不宁、紧张性头痛、颤抖、无法放松）。

（3）自主神经活动亢进（头重脚轻、出汗、心动过速或呼吸急促、上腹不适、头晕、口干等）。

儿童突出的表现可能是经常需要抚慰和一再出现躯体主诉。

出现短暂的（一次几天）其他症状，特别是抑郁，并不排斥广泛性焦虑障碍作为主要诊断，但病人不得完全符合抑郁障碍、恐怖性焦虑障碍、惊恐障碍、强迫障碍的标准。

包含：焦虑神经症、焦虑反应、焦虑状态。

不含：神经衰弱。

2. 鉴别诊断

（1）躯体疾病所致焦虑：临床上许多躯体疾病可出现焦虑症状，如甲状腺疾病，心脏疾病，某些神经系统疾病如脑炎、脑血管病、脑变性病，系统性红斑狼疮等。临床上对初诊、年龄大、无心理应激因素、病前人格素质良好的病人，要高度警惕焦虑是否继发于躯体疾病。鉴别要点包括详细的病史、查体、精神状况检查及必要的实验室检查，避免误诊。

（2）药源性焦虑：许多药物的医疗使用、过量服用或中毒以及长期使用戒断后可致典型的焦虑症状，如某些拟交感药物如苯丙胺、可卡因、咖啡因，某些致幻剂，长期使用激素、镇静催眠药、抗精神病药物等。根据服药史可以鉴别。

（3）精神疾病所致焦虑：精神分裂症、抑郁症、疑病症、强迫症、恐惧症、创伤后应激障碍常常可伴发焦虑或惊恐发作。精神分裂症病人伴有焦虑时，只要发现有分裂症症状，就不考虑焦虑症的诊断；抑郁症是最多伴有焦虑的疾病，当抑郁与焦虑严重程度主次分不清时，应先考虑抑郁症的诊断，以防耽误抑郁症的治疗而发生自杀等；其他神经症性障碍伴有焦虑时，焦虑症状在这些疾病中常不是主要的临床相。

（三）治疗

1. 药物治疗　急性期治疗以缓解和消除焦虑症状，提高临床治愈率，恢复社会功能，提高生活质量为目标。

（1）抗抑郁药：目前，新型抗抑郁药SSRI与SNRI等已成为GAD的一线治疗药物。这类药物可有效改善GAD焦虑及其伴随症状，由于安全且无依赖风险因此利于维持治疗。缺点是起效较慢，部分焦虑病人不能耐受其非特异性反应因而需要以较小剂量开始并逐渐增加剂量。此外长期使用后大部分药物需要逐渐减量停药，以免出现停药反应。

（2）苯二氮䓬类：苯二氮䓬类药物为应用最广泛的抗焦虑药。它的抗焦虑作用强，起效快，安全，很少有药物间的相互不良作用。其基本药理作用是缓解焦虑、松弛肌肉、镇静、镇痛及助眠等。临床上多利用苯二氮䓬类起效快的特点，在早期与SSRI或SNRI类药物合用，然后逐渐停用苯二氮䓬类药物。目前很少单独应用苯二氮䓬类药物作为一种长期的治疗手段，以防形成心理或生理依赖，不利于病人心理康复。

（3）其他药物：$5-HT_{1A}$受体部分激动剂如丁螺环酮和坦度螺酮，无依赖性，也可用于GAD治疗，缺点为起效慢，总体疗效不如SNRI和SSRI。一些抗癫痫药物如丙戊酸盐、加巴喷丁和普瑞巴林等也具有较好的抗焦虑作用，但由于其副作用，目前不作为一线治疗，有时可用于对治疗抵抗的病人。β受体阻滞剂对减轻GAD病人交感神经功能亢进所致的躯体症状等有较好疗效，常用的是普萘洛尔，有哮喘发作史者禁用。

急性期治疗后，应逐渐过渡到以系统规范的心理治疗为主要干预措施。药物治疗不建议再分为巩固与维持治疗，急性期后慢性药物治疗时间长短需要专科医生把握利弊和衡量病人资源条件，一般建议1~2年。病人症状缓解，无特殊危险因素存在，经干预后，对不确定性因素的忍耐性提高，能接纳生活中种种不如意，面对真实处境采取更灵活应对策略，可以更早停药。

2. **心理治疗**　包括疾病健康教育和循证支持心理治疗措施，目前最常用的方法仍为认知行为疗法（CBT）。受限于治疗技术训练和治疗保障制度，其他治疗要视专业机构和专业人员情况而定。部分年龄大、教育程度低的病人进行规范心理治疗可能存在困难，需要医生把握并借鉴文化疗愈因素进行辅助干预。

典型案例　病人，女性，54岁，务农。总感心悸不安，反复就诊1年余，当地医生建议转诊精神科。病人否认既往精神障碍病史，但诉常年睡眠不好，主要原因是思虑多，经常为整个家庭大大小小的事担心。年轻时因为抚养4个孩子经常心烦，做事急躁，同时总感觉精力不足。有时实在睡不好会去当地诊所要几颗催眠药。因子宫肌瘤10余年前行子宫全切术后即停经。1年前因照顾年迈生病的母亲整夜睡不好，自觉疲惫不堪，常生气。兄弟姐妹商量后劝她回家，由其妹妹来照顾。病人回家后经常后悔，感到自己没用。不久后同村有人意外去世，病人开始觉得胸闷、心悸，不踏实，担心自己有心脏病，担心自己去世后子女没人帮助；经常心烦，做事丢三落四，常走神，经常头后枕部或肩背部胀痛。当地就诊全面检查后转诊至精神科。

诊断：广泛性焦虑障碍。

二、惊恐障碍

惊恐障碍（panic disorder，PD）主要特征为突然发作、有时不可预期、反复出现的强烈恐惧体验，一般历时5~20分钟。病人突发交感神经亢进，且症状很快加剧，表现出躯体不适引发病人灾难性想法，如濒死、失控和晕倒等，因而常常出现一些安全行为而使病人心理社会功能受损。

PD在被临床识别为一种精神障碍前常被称为激惹心脏、Da Costa综合征、心脏神经症以及神经循环衰弱等，部分病人可呈现过度换气表现而反复就诊于综合医院急诊室。其终生患病率1%~4%。起病年龄呈双峰形式，即青少年晚期或成年早期、45~54岁两年龄段。女性病人发病率为男性2~3倍。儿童和青少年早期可能不易识别或表现出回避上学等行为。

（一）临床表现

PD国内又称急性焦虑障碍。其临床表现如下：

（1）惊恐发作（panic attack）：病人常在日常生活中无特殊的恐惧性处境时，突然感到一种突如其来的惊恐体验，伴濒死感或失控感以及严重的自主神经功能紊乱症状。病人好像觉得死亡将至，或奔走、惊叫、四处呼救，伴胸闷、心动过速、心律不齐、呼吸困难或过度换气、头痛、头昏、眩晕、四肢麻木和感觉异常、出汗、肉跳、全身发抖或全身无力等自主神经症状。惊恐发作通常起病急骤，终止迅速，一般历时5~20分钟，很少超过1小时，但不久又可突然再发。发作期间始终意识清晰，高度警觉。

（2）预期焦虑（anticipatory anxiety）：大多数病人在反复惊恐发作后仍心有余悸，产生预期性焦虑，担心下次再发。不过此时焦虑的体验不再突出，而代之以虚弱无力，需经若干天才恢复。

（3）回避行为（avoidance behavior）：60%的病人在发作的间歇期由于担心发病时得不到帮助而产生回避行为，如不敢单独出门，或避开人多热闹的场所，部分病人发展为场所恐惧症。

（二）诊断与鉴别诊断

1. 诊断　根据ICD-10的诊断标准，惊恐障碍（F41.0）的诊断要点如下：

在ICD-10分类系统中，发生在确定情境的惊恐发作被视为恐怖症的表现，因此优先考虑恐怖症的诊断。仅当不存在恐怖性焦虑障碍列出的任何恐怖时，才把惊恐障碍作为主要诊断。

要确诊应在约1个月之内存在几次严重的自主神经性焦虑：

（1）发作出现在没有客观危险的环境。

（2）不局限于已知的或可预测的情境。

（3）发作间期基本没有焦虑（尽管预期性焦虑常见）。

包含：惊恐发作、惊恐状态。

2. 鉴别诊断

（1）躯体疾病所致惊恐发作：二尖瓣脱垂、甲亢、嗜铬细胞瘤、癫痫、短暂性脑缺血发作、低血糖以及狂犬病等。应详细询问相关病史并及时进行查体及必要的实验室检查予以鉴别。

（2）精神活性物质滥用或某些治疗药物戒断反应：应注意询问相关药物滥用史、既往疾病和药物使用情况，必要时可检测活性代谢产物以资区别。抗抑郁药和苯二氮䓬类药物突然停药也可引起惊恐发作。饮酒和咖啡因使用也是常见诱发因素。适量酒精有时会缓和惊恐体验，有时部分病人会滥用酒精自我治疗。

（3）其他精神障碍：恐惧障碍均可出现惊恐发作，发作与恐惧触发情境关系可助鉴别。精神分裂症和抑郁障碍病程中也可有类似惊恐发作表现，应根据主要症状及其与发作的关系来鉴别。

（三）治疗

1. 药物治疗　惊恐障碍治疗目标是减少和消除惊恐发作，减轻预期焦虑和停止回避行为，改善心理社会功能，提高生活质量。

（1）苯二氮䓬类：苯二氮䓬类药物，尤其效价较高的阿普唑仑、劳拉西泮以及氯硝西泮等可快速缓和惊恐发作症状及其发作后焦虑体验，在惊恐发作时使用可增加病人克服障碍的信心，但由于其耐受性以及依赖风险，不推荐一线治疗，目前用于初始治疗阶段以及治疗过程中急性发作时。

（2）抗抑郁药：SSRI为惊恐障碍一线治疗，并因无依赖风险而可长期使用减低复发率，尤其在惊恐障碍与其他神经症性障碍共病时。其缺点是起效慢，病人快速加量可能诱发发作，应注意把握起始剂量以及调节剂量的速度，初始治疗最好联合苯二氮䓬类药物以尽快缓解发作症状。

（3）β受体阻滞剂、5-HT$_{1A}$受体部分激动剂、有抗焦虑作用的抗癫痫药或钙通道阻滞剂等对惊恐发作效果欠佳。

急性期治疗目标达成后可维持治疗一段时间原则同GAD。

2. 心理治疗　个体或团体形式的CBT有明确疗效，宜尽早使用。疾病健康教育、治疗过程的说明以及建立良好的医患关系是必不可少的步骤。CBT行为成分很重要，主要包括各种暴露干预，治疗中应注意提高病人自主性和自信心，根据病人个性化特征把握治疗节奏。

三、强迫障碍

强迫障碍（obsessive-compulsive disorder，OCD）是以各种强迫症状为主要临床相的一类神经症性障碍。其症状复杂多样，病程迁延或易慢性化，因此宜尽早规范系统治疗。DSM-5列出两种分类方式，即是否共病抽动障碍，是否有症状自知力，这两种强迫障碍亚型对治疗及预后有一定意义。此外，DSM-5将强迫障碍单列一类，将躯体变形障碍、囤积障碍以及过度关注躯体的强迫行为障碍（拔毛癖和抠皮症）也归入强迫谱系，这些变化有助于对强迫相关病理现象的认识。

强迫障碍终生患病率0.8%~3.0%，发病年龄20岁左右，男女患病率相近，男性发病平均年龄（19岁）略早于女性（22岁），2/3病人起病在25岁前，35岁以后起病者不足15%。此外，强迫障碍具有高共患率，56%~83%的病人至少可额外诊断一种精神障碍，因而容易误诊。

（一）临床表现

本病通常在青少年期发病，也有起病于童年期者。多数为缓慢起病，无明显诱因，其基本症状为强迫观念、强迫情绪、强迫意向和强迫行为。可以一种为主，也可几种症状兼而有之。以强迫观念多见，强迫行为多为减轻强迫观念引起的焦虑而不得不采取的顺应行为，常见的有强迫检查、强迫询问、强迫清洗等。其特点是有意识的自我强迫与反强迫同时存在，二者的尖锐冲突使病人焦虑和痛苦。病人体验到冲动或观念来自自我，意识到强迫症状是异常的，但无法摆脱。病程迁延的病人可表现为以仪式化动作为主，而精神痛苦减少，但此时社会功能明显受损。

（二）诊断与鉴别诊断

1. 诊断　根据ICD-10诊断标准，强迫障碍（F42）诊断要点如下：

要作出肯定诊断，必须在连续2周中的大多数日子里存在强迫思维或强迫动作，或两者并存。这些症状引起痛苦或妨碍活动。强迫症状应具备以下特点。

（1）必须被看作是病人自己的思维或冲动。

（2）必须至少有一种思想或动作仍在被病人徒劳地加以抵制，即使病人不再对其他症状加以抵制。

（3）实施动作的想法本身应该是令人不愉快的（单纯为缓解紧张或焦虑不视为这种意义上的愉快）。

（4）想法、表象、冲动必须是令人不快地一再出现。

包含：强迫性神经症、强迫神经症、强迫-强制神经症。

2. 鉴别诊断

（1）精神分裂症：此症可出现强迫症状，但往往不为此感到苦恼，没有要求治疗的迫切愿望，最主要的特点是这类病人具有精神分裂症的症状。一些抗精神病药物在大剂量长期治疗过程中也易出现强迫症状，氯氮平最为常见，病史以及症状出现时机有助于鉴别。

（2）抑郁症：此症病人可出现强迫症状，而强迫症病人也可有抑郁情绪，鉴别主要是识别哪些症状为原发性的，并伴有哪些主要临床症状。

（3）恐惧症和焦虑症：恐惧症、焦虑症和强迫症均有焦虑表现，确定原发症状是鉴别的关键。恐惧症的对象来自客观现实；有洁癖的强迫症病人也可有回避行为，但强迫观念和行为常起源于主观体验，其回避与强迫怀疑和强迫担心有关。

（4）器质性精神障碍：中枢神经系统的器质性病变，特别是基底节病变，可出现强迫症状。此时主要根据有无系统病史和体征及辅助检查进行鉴别。此外，A组乙型溶血性链球菌感染引起的PANDAS病可反复出现强迫行为，该病多发在青春期前，呈急性发作性，存在神经系统相关的症状，需要留意。

（三）治疗

1. 药物治疗 药物治疗目前为强迫障碍治疗主要手段之一。SSRI类目前为一线治疗。此外三环类抗抑郁药氯米帕明也有较好效果，但因副反应而限制使用。一些难治性病例可使用利培酮、阿立哌唑等抗精神病药，托吡酯、拉莫三嗪等抗癫痫药，或者美金刚等，可以尝试使用以增加疗效。

药物治疗抗强迫疗效出现缓慢，使用剂量一般较抗抑郁治疗时高，需要耐心观察与调整。急性期治疗缓解后宜巩固治疗一段时间以免症状波动而导致后续治疗困难。部分病人还需要维持治疗1~2年才能逐渐减药或尝试停药。

2. 心理治疗 国外推荐暴露反应预防为强迫障碍首选治疗，相关的健康教育、心理支持治疗在治疗过程中有较重要的作用。目前以正念为基础的第三代CBT也尝试运用于强迫障碍。国内常使用森田疗法来帮助病人与症状相处，带着症状积极投入建设自己希望过上的生活。

3. 神经调控治疗 无创体外进行的经颅磁刺激治疗（TMS）、有创深部脑刺激（DBS）以及迷走神经治疗（VNS）也被用于难治病例，疗效尚不明确。

4. 神经外科治疗 立体定向毁损术，包括内囊、前扣带回、尾状核等部位，因强迫障碍的神经解剖病理基础尚未完全确定，部分病人效果不佳，术后仍需维持服药，且目前神经调控治疗广泛被采用，目前国内罕有采用神经外科治疗。

典型案例 男，21岁，医学院大四学生，在与女友分手后，因为无法接受，出现失眠等症状，无法坚持学习而来诊。在与女友分手后的1年里，发现之前认识的英文单词现在无法了解其意思，只能认识单个字母，经常要查阅音标才能读出来。严重的是，他对每个问题都强迫地去想问题的来龙去脉，看到一个人去食堂吃饭，就会想人为什么要吃饭，胃部对食物的消化是如何进行的；看到面前的桌子，会想桌子是怎么组成的，如果是木制的话，那么树木是如何成长的；当思索了所有的问题之后，他发现所有的问题都没有答案，自己什么都不知道。面对无法解决的问题，他选择了休学1年，但这依然无法解决自己的问题。

诊断：强迫障碍。

四、恐惧障碍

恐惧障碍（phobic anxiety disorder，PAD）是指病人对特殊物体、活动或情境产生异乎寻常的恐惧和紧张不安的内心体验，并常伴有明显的自主神经症状，如心悸、出汗、震颤、头晕、晕倒等，病人明知这种恐惧反应是过分或不合理的，但无法控制，以致极力回避所恐惧的客观事物或情境，影响其正常活动。

PAD目前按其恐惧对象分为场所恐惧症、社交恐惧症以及特殊恐惧症三大类。场所恐惧症多在青少年晚期与成年早期达高峰，部分与惊恐障碍有关，女性患病率约为男性2倍。社交恐惧症美国报道终生患病率13.3%，女性多于男性，平均发病年龄15岁，80%的病人未接受治疗，22%的病人长期生活受限甚至不能工作。特殊恐惧症常起始于童年，以女性多见。因心理社会功能影响有限，很多病人终生未就诊。

（一）临床表现

1. 场所恐惧症（agoraphobia） 包括广场恐惧、旷野恐惧、聚会恐惧等多种表现。病人害怕到人多拥挤的场所，如会场、剧院、商场、餐厅等；害怕乘坐交通工具，如乘坐公共汽车、火车、地铁、飞机等；害怕单独离家外出或独自留在家中；害怕到旷野、空旷的公园。当病人进入这类场所或处于这种状态时便感到紧张、不安，伴有头昏、心悸、胸闷、出汗等自主神经症状；严重时可出现人格解体或晕厥。由于预期焦虑（担心忍受不了这些场所下的强烈恐惧）而产生回避行为。注意因交通安全考虑而拒绝乘飞机者不能诊断场所恐惧障碍。

2. 社交恐惧症（social phobia） 在DSM-5中称为社交焦虑障碍（social anxiety disorder，SAD），在社交的场合出现害羞、尴尬、笨拙、局促不安，常伴有脸红、出汗、心悸、口干等自主神经症状。病人害怕处于众目睽睽的场合，害怕被人注视下操作、书写或进食；害怕聚会，害怕当众说话或表演，社交场合说话结结巴巴，不敢与重要人物谈话。担心见人脸红被发现而惶恐不安者，称赤面恐惧症；害怕并回避与人对视时，称对视恐惧症；害怕与异性相遇者，称异性恐惧症。

3. 特殊恐惧症（specific phobia） 指病人对某个具体的事物、自然现象或某种动物等有一种不合理的恐惧。最常见的为对某种动物或昆虫的恐惧，如蛇、狗、猫、鼠、鸟、蜘蛛、青蛙、毛毛虫等，有些病人害怕鲜血或尖锐锋利的物品，还有一些对自然现象产生恐惧，如黑暗、风、雷、电等。单一恐惧症的症状恒定，多只限于某一特殊对象，不易改变，也不易泛化。但部分病人却可能在消除了对某一物体的恐惧之后，又出现新的恐惧对象。

（二）诊断与鉴别诊断

1. 诊断 根据ICD-10诊断标准，各类恐惧症（F40）的诊断如下：

（1）场所恐惧症（F40.0）

确诊需符合以下各条：

心理症状或自主神经症状必须是焦虑的原发表现，而不是继发于其他症状，如妄想或强迫思维。

焦虑必须局限于（或主要发生在）至少以下情境中的两种：人群、公共场合、离家旅行、独自在家。

对恐怖情境的回避必须是或曾经是突出特点。

诊断时须记录是否伴有惊恐障碍（不伴F40.0，伴有F40.01）。

（2）社交恐惧症（F40.1）

（a）心理、行为或自主神经症状必须是焦虑的原发发现，而不是继发于妄想或强迫症状等其他症状。

（b）焦虑必须局限于或主要发生在特定的社交情境。

（c）对恐怖情境的回避必须是突出的。

包含：恐人症、社交神经症。

（3）特殊恐惧症（F40.2）

（a）心理症状或自主神经症状必须是焦虑的原发表现，而不是继发于其他症状，如妄想或强迫思维。

（b）焦虑必须局限于面对特定的恐怖物体或情境时。

（c）尽一切可能对恐怖情境加以回避。

包含：高空恐怖、动物恐怖、幽闭恐惧、考试恐惧、单纯恐惧等。

2. 鉴别诊断

（1）焦虑症：恐惧症和焦虑症都以焦虑为核心症状，但恐惧症的焦虑由特定的对象或处境引起，呈境遇性和发作性，并伴有回避反应；而焦虑症的焦虑常没有明确的对象，且可持续存在。

（2）强迫症：强迫症恐惧源于自己内心的某些思想或观念，怕的是失去自我控制，并非对外界事物恐惧。

（3）疑病症：此症的恐惧情绪一般不突出，而且总认为自己的怀疑和担忧是合理的，因而对医生持怀疑态度；恐惧症所害怕的对象是外在的，知道这种恐惧不合理，只是无法摆脱，故求助于医生以摆脱困境。

（4）颞叶癫痫：可表现为阵发性恐惧，但其恐惧并无具体对象，发作时的意识障碍、脑电图改变及神经系统体征可资鉴别。

（三）治疗

1. 心理治疗　CBT是恐惧障碍首选治疗。场所恐惧症常用恐惧环境系统脱敏或逐级暴露。社交恐惧症除了通过暴露疗法消除恐惧对象与焦虑反应间条件联系外，还要在治疗中通过示范以及其他认知疗法等方法联合家庭作业逐步改变有关不合理想法。特殊恐惧症也是以渐进式自我控制暴露疗法为主。治疗中要注意健康教育和支持性疗法，促进病人主动进行适应性应对。就一些病人生活中实际困难和既往应对方式进行讨论，以提高其自信和应对技巧，有条件可以组织团体心理治疗提高社交能力。正念减压、放松训练以及森田疗法也有助于恐惧症的治疗。

2. 药物治疗　SSRI对恐惧症有一定的疗效。紧急情境下短暂使用苯二氮䓬类药物与普萘洛尔可缓解病人情境相关焦虑，增强病人接受治疗的信心。但上述药物不宜长期使用，以免降低病人心理治疗和改变的意愿与动力。

典型案例	女，19岁，某医学院大二学生。从小不敢靠近动物，怕万一不小心被猫、狗或是别的什么长毛的动物蹭到腿上。她怕一切带毛的动物，甚至连毛茸茸的小鸡也不敢碰，哪怕是这些动物离她稍近一点儿，也可使她毛骨悚然、惊恐万状。在医学院却要不断接触各种动物实验，这给她带来了更多的困扰。在学校痛苦地坚持1年后，她要求退学，并在家人和老师的要求下，到咨询室进行心理咨询。
	诊断：特殊恐惧症。

五、躯体形式障碍

躯体形式障碍（somatoform disorder，SD）名称变化较大，DSM-5重新命名为躯体症状障碍（somatic symptom disorder），ICD-11则命名为躯体不适或躯体体验障碍（disorder of bodily distress and bodily experience）。该障碍是以持续存在各种躯体症状为主要临床表现的一类精神障碍。病人对这些症状过度关注且反复求医，但并无器质性病变作为这些主诉的基础，这些躯体症状被认为与心理冲突和人格倾向密切相关。病人特征表现为反复陈述躯体不适，不断要求各种医学检查，无视反复检查的阴性结果，不相信医生的无躯体疾病的解释，也不愿探讨其心理病因的可能。

因本病名称变换较多，内涵变化较大，目前无确切的流行病学资料。相关的各种既往所谓的功能性躯体不适在临床各科普遍存在，且各有不同诊断名称，一方面要注意排除抑郁障碍和神经症性障碍亚型，另一方面亟须规范名称与含义，达成共识以便深入了解。

（一）临床表现

见本章第三节"疾病（健康）焦虑"与"躯体不适症状"。有学者将躯体形式障碍分为感觉性疑病症（即躯体不适感和焦虑抑郁情绪十分明显）、观念性疑病症（主要表现出疑病观念十分突出）和单症状疑病症（即症状表述具体明确，症状局限）三类，这一症状分类在临床中可酌情参考。

（二）诊断与鉴别诊断

1. 诊断　根据ICD-10诊断标准，躯体形式障碍（F45）诊断要点如下：

（1）存在各式各样，变化多端的躯体症状至少两年，且未发现任何恰当的躯体解释。

（2）不断拒绝多名医师关于其症状没有躯体解释的忠告与保证。

（3）症状及其所致行为造成一定程度的社会和家庭功能损害。

包含：多种主诉综合征、多种心身疾病。

2. 鉴别诊断

（1）抑郁症：常伴有疑病症状，如为重性抑郁，还伴有生物学方面的症状，如早醒、晨重夜轻的节律改变，体重减轻及精神运动迟滞、自罪自责等症状可资鉴别，往往经过抗抑郁治疗可获得显著疗效，而疑病症则较困难。

（2）精神分裂症：早期可有疑病症状，但其内容多离奇、不固定，有思维障碍、幻觉和妄想，病人并不积极求治。

（3）其他神经症性障碍：焦虑症、神经衰弱均可有疑病症状，但这些疑病症状均系继发性的，而疑病症的疑病症状则为原发或首发症状，注意症状发生的顺序，结合临床特点，不难鉴别。

（三）治疗

治疗目标：减轻或减少症状，提高病人对症状的耐受能力并增强病人对心理社会应激的应对信心与能力，注意培养病人专注于生活实效的态度，发展积极社会支持网络以及合理运用资源等，并控制过度使用医疗资源。

治疗中应重视医患关系，重视连续医疗评估，重视病人心理社会因素评估，避免不恰当地承诺和强化病人的患病行为。根据病人情形可与病人协商分阶段制订治疗任务。

1. 心理治疗　包括健康教育、正念减压、CBT、精神分析治疗、家庭系统以及团体心理治疗，根据治疗机构条件、治疗者经验、病人具体情况和个体特征安排。

2. 药物治疗　目前缺乏有效的循证依据。根据治疗者经验适当使用抗抑郁药、抗精神病药等，注意剂量适宜，品种不宜过多，主要目的在于减轻病人明确症状等。

六、神经衰弱

神经衰弱（neurasthenia）是一类以精神容易兴奋又容易疲乏为特征，常有情绪烦恼、心理生理性症状的神经症性障碍。神经衰弱大多缓慢起病，症状呈慢性波动性，症状的消长常与心理冲突有关。因此，具有易感素质的个体如果生活中应激事件多，疾病往往波动且病程迁延，难以彻底痊愈。

1869年，美国医生George Beard首创神经衰弱这一诊断名称，受当时欧美社会时尚以及临床医学状况的影响，这一诊断一度很受欢迎并普遍流行。由于神经衰弱概念不明确，症状内涵受文化影响差异很大，目前国际主流学者趋向摒弃这一术语，并认为大多可诊断为焦虑障碍与抑郁障碍。国内仍有所保留，ICD-10也基于东亚学者观点而保留这一诊断类别。因上述缘故有关神经衰弱流行病学资料目前比较匮乏。

（一）临床表现

1. 脑功能失调症状　包括精神易兴奋与易疲劳，是本病主要和基本的症状。

2. 情绪症状　主要为烦恼、易激惹与紧张。这些情绪在健康人中也可见到，一般认为，这些情绪症状必须具备下述三个特点才成为病态：感到痛苦而求助；感到难以自控；情绪的强度及持续时间与生活事件或处境不相称，如整天为一点鸡毛蒜皮的小事烦恼。其他的情绪症状如焦虑、抑郁在神经衰弱病人中程度较轻，不持久，有的可完全没有抑郁情绪。

3. 心理生理症状　最常见的有紧张性头痛与睡眠障碍。前者由紧张情绪引起，病人可感到头重、头胀，头部紧压感，或颈部、腰部酸痛；后者为入睡困难并易惊醒。其他心理生理症状有耳鸣、心悸、胸闷、气短、消化不良、多汗等。

（二）诊断与鉴别诊断

1. 诊断　根据ICD-10诊断标准，神经衰弱（F48.0）的诊断要点如下：

（1）或为用脑后备感疲倦的持续而痛苦的主诉；或为轻度用力后身体虚弱与极度疲倦的持续而痛苦的主诉。

（2）至少存在以下两条：肌肉疼痛感、头昏、紧张性头痛、睡眠紊乱、不能放松、易激惹、消化不良。

（3）任何并存的自主神经症状或抑郁症状的严重度和持续时间方面不足以符合ICD–10分类系统中更为特定障碍的标准。

包含：疲劳综合征。

2. 鉴别诊断　由于神经衰弱症状的特异性差，几乎可见于所有的精神疾病与许多躯体疾病，按照等级诊断原则，只有排除其他疾病的诊断，方能诊断本病。

（1）脑器质性疾病和躯体疾病：神经衰弱症状常见于各种脑器质性疾病和躯体疾病，如脑动脉硬化、脑外伤后、脑肿瘤，慢性铅、汞中毒，慢性肝、肾疾病、营养不良、贫血等。如果神经衰弱症状发生于上述疾病之后，则应诊断为相应的躯体疾病。

（2）精神分裂症：此症早期可有神经衰弱症状，但病人往往求治心不强烈，随着病程的进展可发现精神病性症状的存在。

（3）抑郁症：神经衰弱症状可见于抑郁症，但抑郁症病人以心境低落为特征，而神经衰弱病人的抑郁症状往往较轻而不占主导地位，两者鉴别要点是病人有无持久的抑郁心境。

（4）焦虑症：此症的突出症状是缺乏明确对象和具体内容的忐忑不安，这种焦虑体验明确而持久。神经衰弱病人的情绪症状多为烦恼与紧张，焦虑少见且程度较轻。

（三）治疗

1. 心理治疗

（1）认知疗法：促进病人认知的转变，尤其是帮助病人调整对生活的期望，减轻现实生活的精神压力，往往有显著的效果。

（2）放松疗法：神经衰弱者大多情绪紧张，也可伴有紧张性头痛、失眠等，瑜伽术、生物反馈训练等方法均可使其放松。

（3）森田疗法：对于部分具有疑病素质但求生欲望强烈的神经衰弱者，此疗法建设性地利用其精神活力，把注意点从自身引向外界，以消除病人对自身感觉的过分关注。

2. 药物治疗　根据病人的症状酌情使用抗焦虑药、抗抑郁药、镇静药和促脑代谢药。如兴奋症状明显，则以使用抗焦虑药或镇静药为主；如衰弱症状明显，则以促脑代谢药为主。

3. 其他　如规律性体育锻炼、工娱疗法以及旅游疗养等也有一定的帮助；阅读心理健康相关的科普书籍有助于提高病人心理素养，培养健康心态，并根据自己价值取向养成为所当为的行为习惯，改善心理社会功能与预后。

七、分离性（转换性）障碍

分离性（转换性）障碍［dissociative（conversion）disorder）］取代癔症（hysteria）这一古老术语已普遍为学界所接受。该组障碍由明显的心理因素，如生活事件、内心冲突或强烈的情绪体验、暗示或自我暗示等，作用于易感个体而引起。临床主要表现为感觉、运动障碍和意识改变状态，而缺乏相应的器质性基础。症状具有做作、夸大或富有情感色彩等特点，有时可由暗示诱导，也可由暗示而消失，具有反复发作的倾向。

国外有关统计资料显示，女性患病率为3‰~6‰，男性罕见。近年来流行病学资料显示，发病率有下降趋势，但原因不明。多数学者认为文化落后地区的发病率较高，首发年龄以20~30岁为多。一般认为，本症可突然发生或逐渐出现，预后大多较好，60%~80%的病人可在1年内自行缓解，部分病人可慢性化。

（一）临床表现

1. 分离性障碍　国内又称癔症性精神障碍。分离一词由法国医师Janet首先使用，DSM-Ⅲ正式采用。其基本特征为意识、记忆、环境知觉以及个人身份整合功能被瓦解。根据受损的原发认知过程不同，可表现一些不同的分离障碍，主要表现有：

（1）意识障碍：主要包括对周围环境意识障碍和自我意识障碍。前者又称意识改变状态，主要指意识范围狭窄，以朦胧状态或昏睡多见，严重者可出现癔症性木僵，也有的病人表现为癔症性神游；后者又称分离性身份障碍，包括交替人格、双重人格、多重人格等。

（2）情感暴发：病人表现为在受到精神刺激时突然发作，时哭时笑、捶胸顿足、撕衣毁物、扯头发、撞墙等，有明显的尽情发泄内心愤懑情绪的特征。在人多的场合表现得更明显，内容更丰富。历时10多分钟，可自行缓解，多伴有选择性遗忘。

（3）癔症性痴呆：为假性痴呆的一种。表现为对简单的问题给予近似回答者，称Ganser综合征；表现为明显的幼稚行为时，称童样痴呆。

（4）癔症性遗忘：对自己经历的重大事件突然失去记忆，这些事件往往与精神创伤有关。

（5）癔症性精神病：在受到严重创伤后突然起病，通常在有意识朦胧或漫游症的背景下出现行为紊乱、思维联想障碍或片段的幻觉妄想以及人格解体症状，发作时间一般不超过3周，缓解后无遗留症状。

2. 转换性障碍　又称癔症性躯体障碍（国内）或功能性神经症状障碍（DSM-5），表现为运动与感觉障碍，其特点是多种检查均不能发现神经系统和内脏器官有相应的器质性损害。主要表现：

（1）运动障碍：较常见为痉挛发作、局部肌肉抽动或阵挛、肢体瘫痪、行走不能等。其中痉挛发作与癫痫大发作十分相似，但无口舌咬伤、跌伤，以及大、小便失禁，持续时间较长，且多在有人时发作。局部肌肉抽动和肌阵挛与癫痫局部发作和舞蹈症十分相似，两者鉴别主要靠脑电图与临床观察。癔症性肢体瘫痪可表现为单瘫、截瘫或偏瘫，伴有肌张力增强或弛缓，无神经系统损害的体征，但病程持久者可有失用性肌萎缩。部分病人可出现言语运动障碍，表现为失音、缄默等。

（2）感觉障碍：包括感觉过敏、感觉缺失（局部或全身的感觉缺失，缺失范围与神经分布不一致）、感觉异常（如咽部梗阻感、异物感，又称癔症球；头部紧箍感，心因性疼痛等）、癔症性失明与管视、癔症性失聪等。

3. 分离性（转换性）障碍的特殊表现形式　流行性癔症或癔症的集体发作是癔症的特殊形式，多发生在共同生活、经历、观念基本相似的人群中。起初为一个人发病，周围目睹者受到感应，在暗示和自我暗示下相继出现类似症状，短期内暴发流行。这种发作一般历时短暂，女性较多见。其他还有赔偿性神经症、职业性神经症等，有人认为也属于癔症的特殊表现形式。

（二）诊断与鉴别诊断

1. 诊断　根据ICD-10诊断标准，分离性（转换性）障碍（F44）的诊断要点如下：

（1）部分或完全丧失了对过去的记忆、身份意识、即刻感觉以及身体运动控制四个方面的正常整合。

（2）不存在可以解释症状的躯体障碍的证据。

（3）有心理致病的证据，表现在时间上与应激事件、问题或紊乱有明确的联系（即使病人否认这一点）。

2. 鉴别诊断　转换发作时可"模拟"许多神经系统疾病的症状，而患有其他疾病的病人有时可出现分离或转换发作样特征，故诊断本症时应十分慎重，常需与下列疾病作鉴别。

（1）癫痫大发作：癔症性的痉挛发作应与癫痫大发作相鉴别。癫痫大发作时意识完全丧失，瞳孔多散大且对光反应消失，可发病于夜间；发作有强直、痉挛和恢复三个阶段，痉挛时四肢呈有规律的抽搐，常有咬破唇舌，跌伤，大、小便失禁，发作后完全不能回忆，脑电图检查有特征变化。

（2）应激相关障碍：临床上，首次发病的分离性障碍易与应激相关障碍混淆。应激相关障碍症状的发生、发展与精神刺激因素的关系更为密切，不具有癔症性格特点，无癔症病人那样的情感色彩，无表演和夸大特点，缺乏暗示性，无反复发作史，持续较长。

（3）诈病：癔症的某些症状，由于病人的夸张或表演色彩，给人以一种伪装的感觉。但诈病者常有明确的目的，表现的症状受意志控制，因人、因时、因地而异，在露面的公开场所常矫揉造作，无一定的疾病过程与规律。癔症的症状一旦发作，病人本人的主观意志无法控制。

（4）其他疾病：癔症的失音、失聪、失语以及肢体运动障碍均需与相关的器质性疾病鉴别。后者的诊断在于详细的躯体检查与实验室检查的阳性发现，以及癔症的症状不符合生理解剖规律的特点，如癔症的失音在睡眠中可有梦呓，癔症者的症状不符合神经分布的规律等。

（三）治疗

1. 心理治疗　分离现象是心理社会因素通过特殊机制导致正常心理过程组织功能瓦解的一类精神病理现象。近年来国内临床心理学界对创伤、依恋以及分离等主题比较关注，而精神病学界对临床上过于关注幼年创伤记忆及对其致病作用的强调的这种情况有所保留。心理治疗是治疗本病的一种主要模式，且涉及多种不同的治疗方式。治疗者在面对本症病人时，应把人在困境中需求关注的正当动机以及个体病人特殊背景结合起来，同时在诊疗中始终保持审慎的态度并追踪病人病情变化，以免错失调整诊疗方向的良机并带来不必要的医源性损害。

经典的暗示疗法、医疗性催眠疗法、精神分析治疗、认知行为疗法以及近来一些聚焦创伤的心理治疗等，均可根据治疗者经验和对病人病情准确把握而谨慎使用。在实施任何一种心理疗法之前，要在一定的治疗理论框架下概念化病人症状及不同症状或问题间关系、可能的发病学机制和路径，在此基础上形成治疗方案，并形成完整、周密的治疗程序。治疗中充分估计到可能出现的各种情况，调整对疾病的理解并据此及时采取有效措施，保证治疗顺利且不致伤害病人。心理疗法必须由有一定经验的专科医生或治疗师实施，切忌滥用。

2. 药物与物理治疗

（1）药物治疗：适当使用抗抑郁药对共病抑郁障碍可能非常有效。使用抗焦虑药可缓和病人焦虑、疼痛和失眠等症状，但对肯定创伤相关的病人可能延缓整合，应慎用。

（2）物理治疗：针刺疗法或经皮神经电刺激等方法对转换性瘫痪、耳聋、失明、失音或肢体抽动等功能障碍可能有良好效果。此外，一些无创性神经调控治疗如经颅磁刺激也可用于本症。

典型案例　病人，女性，29岁，个体职业。近半年来反复出现双下肢行走乏力，经神经内科处置后建议转诊精神科。病人既往无精神障碍病史，病人姐姐诉其10多岁时出现抽搐，当地诊断癫痫（具体不详），曾服用抗癫痫药治疗，后地区医疗中心反复进行脑电图常规检查和视频脑电图监测等，监测过程中有抽搐样发作但没能记录到癫痫样脑电活动，逐渐停止抗癫痫药，也未再见到其发作。病人和姐姐均否认精神障碍家族史。

病人自诉自己大学毕业后曾短期在事业单位工作，婚后和丈夫一起在当地从事个体工作。事业开始转好后，发现丈夫外遇并离异至今。有一14岁女儿，病人独自抚养。目前有一个比自己小几岁的男友，病人觉得男友喜欢玩，对她的事业不上心，常有争吵，有时男友数日不联系，病人又舍不得分手。病人自觉要强、能干，与人打交道开朗、善于沟通。半年前和男友争执后，无意看到女儿在和社会青年交往，并有抽烟情况。次日病人上班时突觉得两下肢乏力，独自站立和行走困难，遂去当地医院检查，诊断不明确，治疗效果不佳，神经内科医生转精神科评估。

精神检查：病人衣着整齐，态度友善合作，思路流畅。就诊过程中对自己两下肢乏力症状很少主动问及，反而对自己近年来生活状况和自己的感受与评价倾诉很多。问及当下发病情况和起病过程，往往仅抱怨几句，并不关心具体诊断，对双下肢恢复持悲观态度。

诊断：转换性障碍（功能性神经症状障碍）伴抽搐病史。

治疗经过：住院数天，病情进展不明显，也未见加重，有时鼓励其康复训练并联合经颅磁刺激治疗，似有改善。不久，病人以家里事业需要打理为由而自动出院，门诊随访一次变化不大，以后也未再见到病人就诊。

（郁缪宇）

学习小结

　　本章介绍了神经症性障碍的概念、共同特征、病因与发病机制、常见临床表现、诊断及治疗原则等；具体介绍了神经症性障碍主要亚型，包括广泛性焦虑障碍、惊恐障碍、强迫障碍、恐惧障碍、躯体形式障碍、神经衰弱以及分离性（转换性）障碍的临床表现、诊断与鉴别诊断以及治疗等知识。

　　通过本章的学习，我们应掌握神经症性障碍及主要亚型的临床特征以及诊断要点，熟悉神经症性障碍的相关概念、分类和共同特征以及治疗原则，了解神经症性障碍概念的变迁和病因。神经症性障碍作为内涵丰富、不断变革的临床概念，非常富有挑战性。保留其核心并注意该领域临床进展将进一步澄清这类疾病的临床实质，提高临床处理效果，增进人类心理健康。随着神经科学的发展和心理治疗理论与技术的不断丰富深入，对本组疾病的认识将会不断地被深化，需要不断加强学习。

复习参考题

一、选择题

1. 神经症性障碍的4P因素不包括
   A. 素质因素
   B. 诱发因素
   C. 维持因素
   D. 保护因素
   E. 家庭因素

2. 神经症性障碍的情绪症状不包括
   A. 焦虑
   B. 惊恐发作
   C. 抑郁
   D. 易激惹
   E. 心烦

3. 惊恐发作通常起病急骤，一般历时
   A. 5~20分钟
   B. 1小时
   C. 1~2分钟
   D. 2小时
   E. 数天

4. 强迫的基本症状不包括
   A. 强迫观念
   B. 强迫情绪
   C. 强迫意向
   D. 强迫行为
   E. 强迫与反强迫

5. 分离性（转换性）障碍与诈病的鉴别点包括
   A. 分离性障碍的症状具有夸张或表演色彩
   B. 分离性障碍的症状一旦发作，病人本人的主观意志无法控制
   C. 诈病者常有明确的目的
   D. 诈病的症状受意志控制，无一定的疾病过程与规律
   E. 以上都是

　　答案：1. E　2. E　3. A　4. E　5. E

二、简答题

1. 神经症性障碍的共同特征是什么?

2. 神经症性障碍的病因类型包括哪些?

3. 神经症性障碍的常见类型有哪些?

4. 如何鉴别正常与病理性焦虑?

5. 强迫障碍诊断与鉴别诊断要点是什么?

6. 试述神经症性障碍治疗原则。

第十七章　人格障碍、品行障碍与性心理障碍

　　人格（personality）或称个性（character），是一个人固定的行为模式及在日常活动中待人处事的习惯方式，是构成一个人的思想、情感和行为的独特模式，这个独特模式包含了一个人区别于他人的稳定而统一的心理品质。人格障碍（personality disorder）是指明显偏离正常且根深蒂固的行为方式，具有适应不良的性质，其人格在内容上、性质上或整个人格方面异常，由于这个原因，病人遭受痛苦和/或使他人遭受痛苦，或给个人或社会带来不良影响。尽管在人格障碍的治疗上已取得一些进步，找到部分有效改变的方法，但对人格障碍的处理仍然是根据人格障碍者的不同特点，帮助其寻求减少冲突的生活道路。

　　品行障碍（conduct disorder）是指儿童、青少年期出现反复的、持续性的攻击性和反社会性行为，这些行为违反了与其年龄相应的社会行为规范和道德准则，侵犯了他人或公共的利益，影响儿童青少年自身的学习和社会功能。

　　性心理障碍（psychosexual disorder）是指以两性性心理和性行为明显偏离正常，并以此作为引起性兴奋、达到性满足的主要或唯一方式为主要特征的一组精神障碍。病人用异常行为部分或全部取代了正常性生活，其正常的异性恋受到全部或者某种程度的破坏、干扰或影响，病人一般精神活动并无其他明显异常。

第一节　人格障碍

一、概述

人格障碍是指个体持久的心理、行为模式和社会适应不良，突出表现在情感、情绪反应、本能欲望和行为方式等方面的异常。ICD-10中的描述性定义为：对广泛的人际或社会处境产生固定的反应，他们与在特定的文化背景中一般人的感知、思维、情感，特别是待人处事方式上，有极为突出或明显的偏离。这些行为模式相对稳定，对行为及心理功能的多个重要环节均有影响。他们常常（但并非总是）伴有不同程度的主观的苦恼及社会功能与行为方面的问题。DSM-5指出：人格障碍是一种与个体文化背景明显不符的内心体验和行为的持久模式，该模式使个体感到痛苦或导致个体功能损害，泛化到个体各个方面并且缺乏弹性。严重躯体疾病、伤残、脑器质性疾病、精神障碍或灾难性经历之后发生的人格特征偏离，应列入相应疾病的人格改变。儿童少年期的行为异常或成年后的人格特征偏离尚不影响其社会功能时，暂不诊断为人格障碍。

国家卫生健康委员会《精神障碍诊疗规范》（2020年版）指出，人格障碍患病率的调查结果因评定方法和调查地区的不同而有很大的差异，最低为0.1%，最高为13.0%。人格障碍的危险因素包括父母过度保护、否认拒绝型养育方式、父母关系不良、单亲家庭、被虐待。

本节内容根据ICD-10和DSM-5对人格障碍进行描述，两个诊断分类系统基本条目和内容相近，但两者在措辞上略有差异。ICD-10缺乏对边缘型人格障碍的具体描述，并且没有给出自恋型人格障碍的诊断标准，因此对这两种人格障碍依据DSM-5进行描述和诊断。

二、病因与发病机制

人格障碍形成的原因比较复杂。大量的研究资料和临床实践表明，生物、心理、社会环境等因素都会对人格的形成产生影响，进而出现人格障碍。

1. 生物遗传因素　遗传学研究证明，遗传因素与人格的形成和发展有密切相关性，根据DSM-5，边缘型人格障碍具有很强的遗传特征，如果个体的一级亲属患有边缘型人格障碍，个体的发病率比其他人高5倍。有学者对1 000名边缘型人格障碍病人进行全基因组关联分析表明，其与双相情感障碍、精神分裂症和抑郁障碍存在遗传重叠。根据对人格障碍者的家系调查、双生子调查以及染色体调查发现，遗传与人格障碍有关。人格障碍病人亲属中人格障碍的发生率与血缘关系的远近成正比，即：血缘关系越近，人格障碍的发生率越高。同卵双生子比异卵双生子发生人格障碍的一致率更高，人格障碍病人的子女被寄养后，人格障碍的发生率仍较高。

2. 神经系统发育因素　神经影像学研究显示，人格障碍病人的额叶、颞叶、顶叶存在结构异常，这些可能与围生期损伤、脑炎、颞叶癫痫及脑外伤等因素有关，如反社会型人格障碍病人的前额叶灰质减少、杏仁核体积减小，边缘型人格障碍病人的海马体和杏仁核体积减小。人格障碍病人皮肤电反应活动程度比非人格障碍者低，对静态和紧张刺激的自主反应程度也比正常人低。脑电图检查发现半数人格障碍病人常有慢波出现，与儿童脑电图近似，提示其大脑皮质发育成熟延迟。人格障碍病人还存在神经递质的代谢异常，如分裂型人格障碍病人的多巴胺功能与阳性症状呈正相关；边缘型人格障碍病人存在5-HT和多巴胺功能异常。以上研究均提示，人格障碍可能有神经系统发育的异常，但目前研究缺乏一致结论。

3. 家庭环境及社会因素 家庭环境对人格发育至关重要。婴幼儿时期母爱的剥夺、父母离婚、家庭感情破裂、长辈溺爱、不合理的教育等常是人格障碍形成的重要原因。有些家长酗酒、违法乱纪、道德败坏，常给儿童幼小心灵带来严重的影响，对人格发展带来巨大危害。儿童时期的不合理教养也可导致人格的病态发展。儿童大脑有很大的可塑性，一些不良倾向经过正常的教育可以消除，但如果家长听之任之、不加管教，发展下去就会出现行为障碍。父母对孩子的教育方式和态度直接对孩子产生影响。曾发现有的母亲无意识地放任孩子说谎、做坏事，导致孩子后来人格的不稳定和混乱。儿童时期不合理的教养方式（如早年分离、虐待、粗暴、溺爱或苛求等）和早期教育的质量除了影响大脑结构和功能外，可能还会影响基因表达，从而导致终生稳定的行为特征。

人格障碍在西方国家或战乱国家和地区较为多见，可能与下列因素有关：家庭结构不稳定，离婚率高、弃婴、私生子多，犯罪案件多，色情书刊及影视的影响等。社会混乱会影响社会规范的形成和稳定，让许多孩子无所适从。

三、共同特征

对于人格障碍者来说，无论是独处或者是在社交场合，这些异常均是恒定不变的，而且这些异常给本人、家人或他人带来伤害。归纳起来有以下特点：① 人格障碍开始于童年、青少年或成年早期，并一直持续到成年乃至终身。没有明确的起病时间，不具备疾病发生发展的一般过程。② 可能存在脑功能损害，但一般没有明显的神经系统形态学、病理变化。③ 人格显著地、持久地偏离了所在社会文化环境应有的范围，从而形成与众不同的行为模式。人格上有情绪不稳、自制力差、与人合作能力和自我超越能力差等特征。④ 人格障碍主要表现为情感和行为的异常，但其意识状态、智力均无明显缺陷。一般没有幻觉和妄想，可与精神病性障碍相鉴别。⑤ 人格障碍者对自身人格缺陷常无自知力，难以从失败中吸取教训，屡犯同样的错误，因而在人际交往、职业和感情生活中常常受挫，以致害人害己。⑥ 人格障碍者一般能应付日常工作和生活，能理解自己行为的后果，也能在一定程度上理解社会对其行为的评价，主观上往往感到痛苦。⑦ 各种治疗手段效果欠佳，医疗措施难以奏效，再教育效果亦有限。

四、临床类型与临床表现

（一）临床类型

由于人格结构的复杂性，缺乏明确划分人格的标准，所以至今没有人格障碍分类的一致意见。目前用于人格障碍分类研究的方法有两种：① 纯粹描述性的，如意志薄弱和攻击型；② 描述与病因结合，其目的不外乎是将不正常的人格的标记与部分类似的精神障碍加以联系，如分裂样人格障碍不仅表现为古怪和情绪淡漠等与精神分裂症相似，而且二者可能享有共同的病因。由于对人类的行为、情感、意志等心理活动无法进行精密测量，因此，不可能如其他疾病那样清楚地将人格障碍归纳到几种临床诊断之中。

近年来，精神医学界关于人格障碍的分型多遵循美国或WHO的分型，我国也是如此。DSM-5把人格障碍分为4类：

A类："古怪群"，即以思想、言行的古怪、不合时宜为特征，包括妄想型、分裂样人格障碍和分裂型人格障碍；B类："戏剧化群"，以情绪不稳定为主要特征，包括反社会型、边缘型、做作型和自恋型人格障碍；C类："焦虑型"，以内心的紧张不安和忧虑为特征；D类：其他人格障碍。

ICD-10将人格障碍划分为特异型人格障碍、混合型及其他人格障碍两大类；CCMD-3对人格障碍的分类与ICD-10系统相似，但去除了混合型人格障碍（表17-1、表17-2）。

▼ 表17-1　ICD-10与CCMD-3的人格障碍分类

ICD-10		CCMD-3	
诊断编码	诊断名称	诊断编码	诊断名称
F60.0	偏执型	60.1	偏执性
F60.1	分裂样	60.2	分裂样
F60.2	社交紊乱型	60.3	反社会性
F60.3	情绪不稳型	60.4	冲动性（攻击性）
60.30	冲动型	60.5	表演性（癔症性）
60.31	边缘型	60.6	强迫性
F60.4	表演型	60.7	焦虑性
F60.5	强迫型	60.8	依赖性
F60.6	焦虑（回避）型	60.9	其他或待定
F60.7	依赖型		
F60.8	其他		
F60.9	未特定		

▼ 表17-2　ICD-10与DSM-5人格障碍种类的异同

人格障碍种类	ICD-10	DSM-5
冲动型人格障碍	有	无
自恋型人格障碍	无	有
反社会型人格障碍	社交紊乱型人格障碍	反社会型人格障碍
焦虑型人格障碍	焦虑型人格障碍	回避型人格障碍
强迫型人格障碍	以 "anankastic" 命名	以 "obsessive compulsive" 指代
分裂型人格障碍	归入分裂型障碍（精神分裂症）	归为人格障碍

（二）临床表现

1. **偏执型人格障碍**（paranoid personality disorder，PPD） 以对别人的猜疑和对自己的偏执为特点，在社会生活中占有一定比例，始于成年早期，男性多于女性，以胆汁质或外向型性格的人居多。

偏执型人格障碍临床特征：① 自尊心强，对挫折与拒绝过分敏感，遇挫折或失败时，则埋怨、怪罪他人，推诿，客观强调自己有理，夸大对方缺点或失误，易与他人发生争辩、对抗，对于他人对自己的"忽视"深感耻辱，满怀怨恨，往往反应过度，有时产生牵连观念。② 容易长久地记仇，即不肯原谅侮辱、伤害或轻视，对自认为受到的轻视、不公平待遇等耿耿于怀，引起强烈的敌意和报复心。③ 猜疑，对周围的人或事物敏感、多疑、不信任，歪曲自己的体验，把他人无意的或友好的行为误解为敌意或轻蔑，总认为他人不怀好意，怀疑他人的真诚。④ 与现实环境不相称的好斗，顽固地维护个人的权利，容易与他人发生争辩、对抗，固执地追求不合理的利益或权利，意见多，常有抗议，单位领导常觉得这类人员难以安排。⑤ 常有病理性嫉妒观念，极易猜疑，怀疑恋人有新欢、毫无根据地怀疑配偶或性伴侣的忠诚，限制对方和异性的交往或表现出极大的不快。⑥ 自负、自我评价过高，对他人的过错不能宽容，得理不饶人；易感委屈，评价自己过高，自命不凡，总感自己怀才不遇、不被重视、受压制、被迫害，甚至上告、上访，不达目的不肯罢休，对他人的过错更不能宽容，固执地追求不合理的利益或权利。⑦ 将与自己直接有关的事件都解释为"阴谋"，无根据地先占观念，经常无端怀疑别人要伤害、欺骗或利用自己，或认为有针对自己的阴谋，对别人善意的举动作歪曲的理解。

病人生性固执、喜好争辩，在人际交往中常常是冷漠、寡合，不愿意交友，或对周围的人充满支配欲和嫉妒心。他们对环境改变易起疑心，成天提防他人欺骗自己或耍阴谋诡计，在别人平常的甚至是积极的行为中也可发现仇视和恶意动机。遇到有人提出新的建议，就小心翼翼，生怕会损害他的利益。偏执型人格的人，常有好诉倾向，有些甚至是沉溺于诉讼，并为此经年累月。然而他们不能正视自己在冲突中的角色，只是强烈地意识到自己的重要，自认为能力非凡，有突出才能，常抱定这样一种想法——所有的人都在千方百计地阻挠他的成功。当然，若能改变病人的处境，如有一个相对封闭的工作环境，他们可能会谨慎、诚恳而且效率很高。

残疾人因易产生被疏远的感觉，有演变为偏执倾向的可能。例如，长期耳聋的人可能错认别人正在议论或嘲笑自己。

典型案例　男，45岁，文艺工作者，大学文化，已婚，汉族。

个人成长史：求助者的气质类型是胆汁质，不善交际，但在熟人面前言语较多。在家排行最小，有两个哥哥两个姐姐，其二哥在一次工伤事故中不幸去世，其母曾受到巨大精神打击，精神一度失常，其舅舅也曾被医院诊断为偏执性精神病。求助者父母因子女多，家庭生活困难，很少关注孩子的心理成长，通常解决问题的方式是以暴制暴。求助者结婚后育有一女，经常怀疑妻子外遇，不许妻子有私交，同性亦不可，夫妻感情破裂。婚后不久突发疾病，医院诊断为胆管结石，切除了胆囊，恢复后身体亦不如前。由于性格原因，很难交下知心朋友，与妻子、女儿感情不好，同事关系也不融洽，长时间下来自觉孤独、自卑、不幸。经常怀疑身边的人会背叛伤害自己。

精神状态：意识清醒，思维正常，情绪焦虑易激动，自控能力差，人格极端化。

身体状态：情绪暴发时伴随腹部疼痛。

社会功能：人际关系比较紧张，家庭不和谐，工作考勤状况良好。

主述：求助者青少年起就因为人格偏离正常采取许多极端的方式与人相处，对父母兄弟姐妹也是如此。结婚后一直怀疑妻子对自己不忠，对女儿结交异性朋友非常反感，总认为别人背着他在做什么不可告人的事，因为自己的猜忌，与家庭成员和同事朋友经常产生不愉快，身边的人逐渐离他越来越远，求助者害怕变成孤家寡人。

个人陈述：我是一个直肠子，一根筋，为什么别人不能对我真心相待？我总怀疑妻子有外遇，虽然她一再否认，身边的亲人也都说没有，但我就是怀疑她会背叛我，如果她敢背叛我，我一定不会让她好过。我觉得很多事情不是我的错，都是他们不好，谁让他们……我觉得我可能有问题，脾气上来什么都不顾了，我也知道对不起妻子、孩子和身边的人，但我就是不知道我的问题出在哪里。这个社会的人太复杂，一不小心就掉进陷阱里，把你卖了你还得替人家数钱。

妻子诉述：我与他结婚20年，也被他猜忌了20年，要不是因为女儿，我也许早和他离婚了。这20年我没有一个交心的朋友，因为只要我一提朋友，他就紧张，激动时还会摔东西发泄，我心里委屈。不过他人其实不坏，有时对朋友掏心挖肺的，但他似乎认为身边的人不是人，而是他的所有品，包括我和女儿，我们生活得极没有安全感。

咨询师了解及观察到的情况：求助者对别人要求很高，对自己则比较宽容，一旦别人有什么事不顺自己的心，下次遇到问题就怀疑是那人从中作梗，给自己找事。对家人有一种病态的占有和嫉妒，沟通能力差（也可能是家人拒绝沟通），也因此而痛苦，但没有意识到自己的人格缺陷，总是从他人身上找借口。

评估：根据对临床资料的收集，该求助者智力水平正常，个性偏执，社会适应能力不良，敏感，易受暗示，情绪易激惹，人际关系差。病程很长，从青少年开始。

诊断：偏执型人格障碍。

2. 分裂样人格障碍（schizoid personality disorder，SPD） 以观念、行为、外貌装饰的奇特，情感冷漠，人际关系明显缺陷为特点，比较常见。约占所有类型人格障碍的近1/3，男性略多于女性。

分裂样人格障碍临床特征：① 几乎没有可体验到愉快的活动；② 情绪冷淡、隔膜或平淡，对人冷漠，缺乏热情和幽默感；③ 对他人表达温情、体贴或愤怒情绪的能力有限；④ 对于批评或表扬都无动于衷，对别人对他的看法等漠不关心，缺乏情感体验，甚至不通人情；⑤ 在精力充沛的成熟年龄阶段，对与他人发生性接触毫无兴趣；⑥ 几乎总是偏爱单独行动，回避社交，离群独处，我行我素而自得其乐；⑦ 过分沉湎于幻想和内省；⑧ 没有或只有一位亲密朋友，不能与人建立相互信任的关系，也不想建立这种关系；⑨ 明显地无视公认的社会常规及习俗。常不修边幅、服饰奇特、行为怪异，其行为不合时宜，不符合当时当地风俗习惯或目的不明确。

病人表现为内向、孤独、被动、退缩、冷漠和疏离感。他们多半沉湎于自己的思想和感情之中，害怕与人亲近，与家庭和社会疏远，常是独来独往，除生活或工作中必须接触的人外，基本不与他人主动交往，缺少知心朋友。言语结构松散、离题，用词不妥，模棱两可，繁简失当，但非智力障碍，或由文化程度受限所致。爱幻想，别出心裁，脱离现实，有奇异信念（如相信心灵感应、特异功能、第六感觉等）；可有牵连、猜疑、偏执观念及奇异感知体验，如一过性错觉或幻觉等。因此，常被人称为怪人。

3. 社交紊乱型人格障碍（dissocial personality disorder） 常因其行为与公认的社会规范有显著差别而引人注目，包括反社会型人格障碍（antisocial personality disorder）、非社交型人格障碍、精神病态与社会病态型人格障碍等，但并非品行障碍；男性多于女性。

社交紊乱型人格障碍临床特征：① 对他人感受漠不关心，往往缺乏正常的人间友爱、骨肉亲情，对家庭亲属缺乏爱和责任心，待人冷酷无情；② 全面、持久地缺乏责任感，无视社会规范与义务，经常违法乱纪；③ 尽管建立人际关系并无困难，却不能长久地保持；④ 对挫折的耐受力极低，微小刺激便可引起攻击，甚至暴力行为；⑤ 无内疚感，不能从经历中特别是从惩罚中吸取教训；⑥ 很容易责怪他人，或者当他们与社会相冲突时对行为做似是而非的"合理化"解释；⑦ 伴随的特征中还有持续的易激惹。

社交紊乱型人格障碍病人往往在童年或少年期（18岁前）就出现品行问题：① 经常说谎、逃学、吸烟、酗酒、外宿不归、欺侮弱小；② 经常偷窃、斗殴、赌博；③ 故意破坏他人或公共财物，无视家教、校规、社会道德礼仪，甚至出现性犯罪行为。成年后（指18岁后）习性不改，主要表现行为不符合社会规范，甚至违法乱纪，如经常旷课、旷工；对家庭、亲属缺乏爱和责任心，待人冷酷无情；经常撒谎、欺骗，以此获私利或取乐；易激惹，冲动，并有攻击行为；缺少道德观念、对善恶是非缺乏正确判断，且不吸取教训；极端自私与自我为中心，以恶作剧为乐，故使其家庭、亲友、同事、邻居感到痛苦或憎恨。尽管并非总是存在，如果有上述表现则进一步支持该类障碍的诊断。

- -

典型案例 张某，男，37岁，已婚，汉族，初中毕业。父亲性格暴躁，且有饮酒嗜好，酒后即撒酒疯、打骂妻子和孩子。张某上小学后不好好学习，常打架、欺侮小同学。10岁即表现恶作剧多、虐待小动物。一次上课前将1只被肢解的青蛙放在粉笔盒内，当女老师取粉笔时，触到死青蛙，吓得失声大叫起来。张某因此受到停课处罚。张某有偷拿别人东西习惯，有时偷同学文具，有时到邻居家中，看到喜欢的东西就顺手拿走，为此多次被父亲打，但毫不悔改。上中学后开始吸烟，为了买烟常偷家里的钱或编造谎言称学校要交××费，将钱骗走买烟抽。初中二年级时因多次斗殴违反校规被开除。17岁时去一家工厂当学徒工，工作不久自己觉得活累、挣钱少，即开始旷工并到处游荡。一次外出漫游半个月，返家时衣衫褴褛、面容憔悴。此后数年间频频更换工作，生孩子后生活很困难，但张某根本不管家，致使妻子携子离去。不久，张某私自非法开一小煤窑并雇用3个外地民工。张某用极简单的工具逼工人干活，仅给以很少报酬，自己却每日饮酒闲荡，不如意则打骂工人。一次夜间张某拿1瓶酒强迫1名工人喝，被拒绝，张某大怒，骂之余又用棍追打之，该工人被打倒在地求饶，他仍不肯住手。由于不堪忍受，该工人当夜自杀身亡。当地有关部门经调查，认为张某无证私开煤窑，令其立即关闭，并对工人死亡事件进行调查。调查中，张某大吵大闹反而要求赔偿其停业损失，并到处告状，声称不达目的誓不罢休。

诊断：反社会型人格障碍。

4. 情绪不稳定型人格障碍　突出的倾向是行为冲动，不计后果，伴有情感不稳定。实现、进行计划的能力很差，强烈的愤怒暴发常导致暴力或行为障碍。当冲动被人批评或阻止时，极易诱发上述表现。其特定的亚型为：边缘型人格障碍（borderline personality disorder，BPD）和冲动型人格障碍（impulsive personality disorder，IPD）。

边缘型人格障碍是DSM-5的诊断名称，是一种以情感、人际关系、自我意象不稳定及冲动行为为特征的复杂而严重的人格障碍，以反复无常的心境和不稳定的行为为主要表现。CCMD-3没有边缘型人格障碍诊断名称，这影响了我国精神科医生对该类障碍的认识，在临床工作中，这类病人常被诊断为精神分裂症、情感障碍或神经症。在ICD-10中，其被称为"情绪不稳定型人格障碍"，包括"冲动型"和"边缘型"两个亚型。而ICD-11疾病分类中则使用了"人格障碍及相关特质"，其中包含"边缘模式"。边缘型人格障碍起病于成年早期，具有自杀率高、社会负担重、共病率高的特点。国外调查显示，边缘型人格障碍占普通人群的0.5%~5.9%。边缘型人格障碍常共病其他精神障碍，其中常见的有情感性精神障碍、焦虑障碍和物质滥用，共病的病人治疗难度更大。

边缘型人格障碍的临床特征包括4个方面。① 强烈和不稳定的人际关系：病人人际界限不清，在过度介入和退缩两极间波动，与人关系极好或极坏，几乎没有持久的朋友。② 情绪不稳定：可出现抑郁、焦虑、易激惹，容易愤怒，甚至引发肢体冲突；尤其是当病人感到失去别人的关心时，心境会发生戏剧性改变，往往表现出不适当的、强烈的愤怒。③ 自我认知异常：病人自我形象、目的及内心的偏好（包括性偏好）常常是模糊不清或者扭曲的，低自尊，缺乏持久的自我认同感，常有持续的空虚感；在应激情况下可出现偏执和分离性症状。④ 行为症状：可能伴有一连串的自杀威胁或自伤行为（这些表现也可能在没有明显促发因素的情况下发生），病人行为不计后果，计划能力差，容易冲动。

冲动型人格障碍又称攻击型人格障碍，以情绪不稳定及缺乏冲动控制为特征，伴有暴力或威胁性行为的暴发，男性发病率明显高于女性。表现为：① 常可因为较小的事件而暴发强烈的愤怒并产生攻击性行为；② 情绪不稳，易激惹，易与他人发生争执和冲突，难以自控，事前难以预测，发作后对自己的行为虽懊悔，但不能防止再发，间歇期正常；③ 人际关系强烈而不稳定，待人常走极端，几乎没有长久的朋友；④ 在激情发作时，不但对他人可做出攻击行为，而且还可致自伤甚至自杀行为；⑤ 在日常生活和工作中同样表现出冲动性，缺乏目的性，缺乏计划和安排，做事虎头蛇尾，很难坚持，需长时间才能完成的某一件事。

典型案例　女，21岁，大三学生。病人在家排行第二，有一个姐姐与弟弟，在家总感觉受到不公平待遇，认为妈妈重男轻女，更喜欢弟弟，觉得在家里没有得到应有的尊重，经常觉得被排挤。从小到大与同学关系疏远，没有知心朋友，平时不愿与人交往，不信任别人，病人承认自己脾气不好，遇事情绪易失控，总和妈妈吵架，觉得妈妈言语侮辱人，常以家长命令的语气让其感到不舒服，且争吵后病人内心特别生气，会大喊大叫，很长时间情绪才能平复下来。觉得妈妈很严厉，生怕自己做错事被她发现，上高中时觉得活着没意思，与人交往不愉快，交往感觉不顺畅，别人刺激自己时动不动就发火，觉得同学总是找茬，捉弄自己。在学校只跟个别人关系好，喜欢性格温和、可靠的人，觉得对方安全才走近。病人认为与别人相处内心有距离感，对一些人会有戒备心。不愿与人亲近，觉得近了不自然，认为别人不接纳、理解自己，和别人有矛盾时也无法沟通，因此自己经常生闷气。情绪出来就很难平复，有时会摔东西，甚至多次出现情绪失控，用刀划自己的腕部进行情绪宣泄。

3日前与同学争吵后出现用美工刀划腕自残行为。同学反映病人平时情绪不稳定，易激惹，与人相处容易发火；平时相处中大家都不跟病人计较，但仍感觉无法与其深交。辅导员担心出现意外带来就诊。

诊断：边缘型人格障碍。

5. 表演型人格障碍（histrionic personality disorder，HPD）　以过分的感情用事、夸张的言行吸引他人的注意为特点，病人情绪不稳定，暗示性、依赖性强，女性多见。临床特征：① 自我戏剧化，做作、夸张的情绪表达，表情丰富但矫揉造作；② 暗示性强，易受他人或环境影响；③ 情感体验较肤浅，情感反应强烈易变，常感情用事，喜怒哀乐皆形于色，爱发脾气；④ 不停地追求刺激、为他人赞赏及以自己为注意中心的活动，如过分地参加各种社交活动，爱表现自己；⑤ 外表及行为显出不恰当的挑逗性，行为夸张、做作，渴望别人注意；⑥ 对自己外观外貌过分计较，病人十分注重外表、行事夸张做作，其引人注意的动机非常明显；⑦ 自我为中心，自我放任，感情易受伤害，为满足自己的需要常常不择手段。

典型案例　男，26岁，工人，姐弟3人，与2个姐姐为同母异父，父母对其特别溺爱，性格娇惯任性，不让人，听不得批评意见。中学时，无原因逐渐表现爱模仿戏装演员的动作，打扮自己，同时容易发脾气，自己的愿望如不能得到满足，就烦躁，甚至打人。变得非常自私，并常紧锁门户，防止他人进入。爱听表扬的话，与人谈话时，总想让别人谈及自己，如果别人谈及别的话题，病人常常千方百计地将话题转向自己，而对别人的讲话内容则心不在焉。因此病人常与家庭地位、经济情况、个人外貌等不如他的人交往，而对强于他的人常常无端诋毁。病人常常感情用事，以自己高兴与否判断事物的对错和人的好坏，对别人善意的批评，即使很婉转，也不能虚心接受，不但不感激，还仇视别人，迫使别人不得不远离他。与别人争论问题时，总要占上风，即使自己理亏，也要编造谎言，设法说服别人。病人常常到火车站站口或公共汽车上帮助检票、售票。有时对人过分热情，但若别人稍违背于他，就与别人吵架，从而导致关系破裂，几乎无亲密朋友。近几年来，与人发生纠纷次数有所增加，给家庭带来许多麻烦。

诊断：表演型人格障碍。

6. 强迫型人格障碍（obsessive-compulsive personality disorder，OCPD） 以过分的谨小慎微、严格要求与完美主义及内心的不安全感为特征。在强迫症中，约70%的病人在病前具有强迫型人格障碍。强迫型人格障碍临床特征：① 过分疑虑及谨慎，常有不安全感，往往穷思竭虑，对实施的计划反复检查、核对，唯恐疏忽或差错；② 对细节、规则、条目、秩序、组织或表格过分关注，常拘泥于细节，犹豫不决，往往逃避作出决定，否则感到焦虑不安；③ 完美主义，对任何事物都要求过高，以致影响了工作的完成；④ 道德感过强，谨小慎微，过分看重工作成效，过分沉溺于职责、义务与道德规范，责任感过强，过分投入工作，业余爱好较少，缺少社交友谊往来；⑤ 过于迂腐，拘泥于社会习俗，缺乏创新和冒险精神；⑥ 刻板、固执，不合情理地坚持要求他人严格按自己的方式行事，或即使他人行事也极不情愿；⑦ 有强加的、令人讨厌的思想或冲动闯入；⑧ 常过分节俭，甚至吝啬；⑨ 工作后常缺乏愉快和满足的内心体验，相反常有悔恨和内疚。

大多数强迫型人格障碍表现具有适应性，只要症状不是特别明显，病人常能取得很大成绩，特别是在需要秩序、完美、锲而不舍的科学和其他领域。但对于自己不能主宰、必须依靠他人的处境或者难以预料的情感和人际关系境况，强迫型人格障碍病人常会感到不适。

相关链接 | **完美主义人格小测验**

请勾选以下内容中符合描述你的性格特征：

☐ 我专注于细节和规则。

☐ 我坚持要别人按我的方式做事，如果他们不按我的方式做事，我会生气或非常沮丧。

☐ 我的完美主义妨碍我把事情做好。

☐ 我很难和别人分享我的东西。

☐ 我对工作和工作效率过于投入。

☐ 人们常说我固执或不灵活。

☐ 在伦理和道德方面，我可能非常认真和严格。

---

7. 自恋型人格障碍（narcissistic personality disorder，NPD） 自恋是人类的普遍特征，也是健康人格的主要构成部分。自恋能帮助个体对批评和失败进行防护，甚至成为个人成就动机的一种体现。自恋型人格障碍有对自恋的过度要求，病人的基本特征是对自我价值感的过度夸大和缺乏对他人的共情。自相矛盾的是，在这种自大之下，自恋者往往长期体验着一种脆弱的低自尊，只是他们的自大总是无处不在，常表现为浮夸、渴望赞美、缺乏同情心、拥有特权感、妄自尊大、嫉妒、人际关系的疏远和回避；有些病人表现内心不安全感、脆弱、敏感、羞耻倾向（俗称薄脸皮自恋）。ICD-10诊断分类中将自恋型人格障碍归入了其他特异型人格障碍中，DSM-5则将其单独归类，并和反社会型、边缘型和表演型人格障碍统称B组人格障碍。流行病学研究显示，在普通人群中，自恋型人格障碍的患病率不足1%；在住院病人中，其患病率为2%~6%。男性更易患

病。在青少年中自恋的问题比较常见，但是大多数青少年能够以此成长而不出现症状，只有极少数的自恋型行为会持续到成年，最终成为自恋型人格障碍病人。自恋型人格障碍具有相当广泛的基本病理心理特征，临床诊断为双相情感障碍、抑郁障碍、物质成瘾等疾病的病人均可见自恋型人格障碍的特点。自恋型人格障碍也常伴有边缘型、反社会型、偏执型、表演型和强迫型人格障碍的特点。

自恋型人格障碍病人的临床特征：① 不切实际的自大感（例如夸大自己的成就和才能、在没有相应成就时却盼望被认为是优胜者）；② 幻想无限成功、权利、才华、美丽或理想爱情的先占观念；③ 认为自己是"特殊"的、独特的，并且只能被其他特殊的或地位高的人（或机构）所理解；④ 要求过度的赞美；⑤ 特权感（即不合理地期望特殊的优待或他人自动顺从）；⑥ 人际剥削（例如利用别人达到自己的目的）；⑦ 缺乏共情，不愿意了解或认识他人的感受和需求；⑧ 常常妒忌他人，或认为他人妒忌自己；⑨ 傲慢、自大的行为或态度。许多高成就个体都具有一些自恋型人格障碍的特质，但只有当这些特质变得固着、适应不良以及持续存在，并导致明显的社会功能损伤或主观的痛苦时，才考虑诊断自恋型人格障碍。

病人有一种不切实际的自大感，他们夸大自己的才能、成就等，并要求别人把他们当作特殊人物对待。但这种夸大并没有达到妄想的程度，与病人的实际情况有部分相符。病人对他人缺乏基本的共情能力。他们往往只能体会和理解自己的感受，但却无法理解、关心他人。在人际关系中他们更倾向于成为一个情感上的剥削者，他人往往成为病人满足自身病理性自恋的工具。这使病人很难与他人建立起基于相互依赖的长期稳定的人际关系。病人对批评过分敏感，若不能获得自认为的认可，或面对无法抗拒的现实时会表现出脆弱性，易出现自恋创伤，临床表现为抑郁心境，或者表现出不合理的愤怒或不能谅解的报复欲望。

典型案例　　女，35岁，中专文化，从事服务性工作。病人自诉对自己的工作不感兴趣，经常逢人就说不喜欢做伺候人的事。工作态度较差，不愿参加值夜班，常请假，特别是在节日请假。平常显得较高傲，希望得到别人的赞赏，常要求别人为自己做一些琐碎的事，却很少对别人的困境表示关注。因人际关系不好、工作态度差，常受到批评，遂来咨询。病人自觉自己的一些优点没有得到充分发挥，自己的长处得不到别人的赏识，感到自己比别人优越，但讲不出具体的长处。生活要求高，买东西尽量买名牌，认为自己的问题特殊，只有特殊的人才能理解。在咨询时，曾对医生表示轻蔑，当得知医生学历、职称较高时，又对医生表示过高的期望。认为自己的生活不应受到任何怠慢和障碍，对于别人的指责十分恼怒，承认自己常表现出傲慢的态度。

诊断：自恋型人格障碍。

8. 依赖型人格障碍（dependent personality disorder，DPD）　以过分依赖，害怕被抛弃和决定能力低下为特征。临床特征：① 请求他人为自己生活中大多数重要事情做决定；② 将自己的需求附属于所依赖的人，过分顺从他人的意志；③ 不愿意对所依赖的人提出合理的要求；④ 在独处时总感到不舒服或无助；⑤ 沉陷于被关系亲密的人所抛弃的恐惧之中；⑥ 在没有别人的建议和保证时作出日常决定的能力非常有限；⑦ 总认为自己无依无靠、无能为力。

依赖型人格障碍病人缺乏主动性，遇事缺乏进取精神，精力不足，自感能力欠缺。

五、诊断与鉴别诊断

（一）诊断

在现实生活中，尽善尽美的人格是不存在的，几乎每个人都在人格或性格心理方面存在不足。但只有当人格缺损影响其适应社会生活，造成周围人无法与之共处的程度时，方可归类于人格障碍。人格障碍之人格的僵化不变通是人格障碍与正常人格的关键区分点，临床工作中，更应注重"其人格特点使病人本人及他人深受影响，并倍感痛苦"这一简单而实用的社会标准。应对引起痛苦和社会功能损害的反复出现的行为进行观察，在此基础上作出诊断，对病人是否有自我认识或者抗拒改变的事实则无须多虑。为此，在作出人格障碍的诊断前应充分收集相关的病史资料，包括：① 病人本人对其自身人格特征的描述；② 病人与医生接触时所表现出的行为；③ 病人对他既往在不同场合下的行为表现所作的解释；④ 病人亲属、朋友对他的评价。

1. ICD-10关于人格障碍的诊断标准

（1）在情感体验、冲动控制、认知方式、人际交往等多个方面表现出显著不协调的态度或行为。

（2）异常的行为模式长期、稳定地存在，而且不限于精神障碍的发病期。

（3）异常的行为模式是普遍的，导致病人广泛性的适应不良。

（4）上述表现通常开始于童年或青少年期，并持续至成年。

（5）人格障碍使病人感到痛苦，但可能仅在晚期才较明显。

（6）人格障碍通常但未必一定造成职业或社交上的严重问题。

ICD-10还特别指出，诊断人格障碍要考虑到不同的文化背景对行为常模的影响，同时要排除物质滥用、器质性疾病引起的人格改变。

2. CCMD-3所规定的人格障碍的诊断标准

（1）症状标准：个人的内心体验与行为特征（不限于精神障碍发作期）在整体上与其文化所期望的和所接受的范围明显偏离，这种偏离是广泛、稳定和长期的，起始于儿童期或青少年期，并至少有下列1项：

1）认知（感知及解释人和事物，由此形成对自我及他人的态度和行为的方式）的异常偏离。

2）情感（范围、强度及适当的情感唤起和反应）的异常偏离。

3）控制冲动及满足个人需要的异常偏离。

（2）严重程度标准：特殊行为模式的异常偏离，使病人或其他人（如家属）感到痛苦或社会适应不良。

（3）病程标准：开始于童年、青少年期，现年18岁以上，至少已持续2年。

（4）排除标准：人格特征的异常偏离并非躯体疾病或精神障碍的表现或后果。

（二）鉴别诊断

诊断人格障碍时应特别注意与两类情况相鉴别：

1. 各种疾病所致的人格改变　如躯体疾病（诸如脑病、脑外伤、一氧化碳中毒、慢性酒精中毒等）、精神障碍导致的人格特征偏离正常，此种情况应视为原发疾病的症状之一，确切的临床诊断是"人格改变"，而非人格障碍。鉴别要点：需掌握病情演变与症状出现的先后次序，即任何人格改变只发生于某种精神疾病和躯体疾病之后，病前并不存在人格障碍的重要特征。

2. 与某些精神疾病鉴别　正确区分分裂样人格障碍与单纯型精神分裂症、偏执型人格障碍与精神分裂症偏执型。鉴别要点在于充分把握各类人格障碍与精神疾病的临床特征，充分挖掘病人的典型与特征性临床症状，综合性地评估其主流症状（症状群），整体看待具体临床表现的内在本质与综合因素。

目前一般认为人格障碍与精神疾病间的关系为：人格特征可成为精神疾病的易感因素或诱因；某些人格特征是精神疾病的潜隐或残留表现；人格障碍和临床综合征可有共同的素质与环境背景，两者可共存，但不一定有病因联系。

另外，精神疾病病人病前可能出现某些性格或行为的变化，类似于人格障碍表现，如强迫性神经症与强迫型人格障碍、精神分裂症与分裂型人格障碍等，有时对二者进行区别是困难的。下面简单介绍精神疾病中常见的神经症、双相情感障碍及精神分裂症所致人格改变与人格障碍的区别。

（1）神经症：大多数神经症是在人格已形成后发展起来的；而人格障碍一般从早年开始，恒定顽固，难以改变，在强烈的精神刺激下可以发生相应的神经症。神经症病人能体验到自己的痛苦，而人格障碍者常对其人格偏离正常缺乏自知。神经症病人环境适应能力尚可，而人格障碍者一般社会适应不良。

（2）双相情感障碍：轻型或不典型躁狂症可以主要表现为易激动、好挑剔、惹是生非、无理取闹、攻击或侵犯他人等行为异常，如果既往情况不详，往往误诊为人格障碍。但仔细观察还可发现情感高涨、言语动作增多、兴奋性增强等基本症状，同时结合病史及病人以前的性格特征不难区别。

（3）精神分裂症：精神分裂症早期可表现为人格和行为的改变，如劳动纪律松懈、情绪不稳、态度恶劣、学习工作效率下降、越轨行为等，易与人格障碍混淆。但精神分裂症还同时伴有不适当的情感反应以及思维活动的异常，且精神分裂症发病以前，一般没有明显的社会适应不良。

精神分裂症缓解不全可遗留人格缺陷，但除人格改变外，情感、思维、意志方面也有障碍，他们往往缺乏自发性和自然性，这是人格障碍所不具备的。

轻型或处于静止状态的偏执型精神分裂症，可误诊为偏执型人格障碍，但后者主要表现在过分敏感的基础上对日常事务和人际关系的误解，从而产生一定的牵连，不脱离现实，一般不发生幻觉、妄想，可与精神分裂症进行区别。

六、治疗

人格障碍是从儿童期发展起来的人格缺陷或人格发展的内在不协调，其形成原因源于特定的生物遗传因素和后天不良的社会生活环境。由于人格一旦形成便难以改变，因此对人格障碍的治疗和矫正现今还有较大困难，无法根除，应该强调预防为主的原则。心理治疗是矫正人格障碍的主要手段。

1. **药物治疗** 在临床实践中，是否应对人格障碍病人进行药物治疗目前尚存在争议。一般情况，药物治疗难以改变人格结构，但在出现异常应激和情绪反应时小剂量用药仍有帮助。药物治疗只有临时对症的效果，镇静药、抗焦虑药、抗抑郁药和抗精神病药等均可对症适量选用，如情绪不稳定者少量应用抗精神病药物；具有攻击行为者给予少量碳酸锂，亦可酌情试用其他心境稳定剂；有焦虑表现者给予少量苯二氮䓬类药或其他抗焦虑药，因远期效果难以肯定，一般不主张长期应用和常规使用。有研究报道，具有潜在抗冲动作用的选择性5-HT再摄取抑制剂氟西汀对分裂样人格障碍和边缘型人格障碍有效。

2. **心理治疗** 对大多数人格障碍病人来说，心理治疗并不适用，但在某些方面，心理治疗可能会发挥作用，诸如帮助病人树立自信心，调整和改善人际关系，以此使其接受教诲，确立生活目标，发挥特长等。但是治疗需要较长时间与耐心，同时要防止病人的依赖和纠缠。人格障碍者一般不会主动求医，常常是在和环境及社会发生冲突而感到痛苦或出现情绪睡眠方面的症状时，非常"无奈"地到医院就诊。医生与病人通过深入接触，与他们建立良好的关系，帮助其认识人格缺陷之所在，鼓励他们改变自己的行为模式并对其出现的积极变化予以鼓励和强化。

人格障碍治疗的目的之一就是帮助病人建立良好的行为模式，矫正不良习惯。直接改变病人的行为相当困难，但可以让病人尽可能避免暴露在诱发不良行为的处境之中。如强迫性人格具有"完美主义"倾向，可以让其从事紧张程度不高、环境比较宽松的工作。此外，要避免不成功的暗示，提供更多地发展正常人格的机会。集体治疗方式被证明比个别心理治疗有效，实际上是通过一种生活和学习环境，参加多种集体活动以控制和改善他们的偏离行为。病人之间相互交往，探索新型的较适合的康复方法。

辩证行为疗法（dialectical behavior therapy，DBT）通过正念、情绪调节、痛苦承受、人际效能四个模块的技能训练，达到帮助病人稳定情绪、建立更好的人际关系、恢复社会功能等目的，最初主要应用于有非自杀性自伤和自杀的个体，现已被认为是一种循证的治疗边缘型人格障碍的有效治疗方法。

3. **教育和训练** 人格障碍特别是反社会型人格障碍病人往往有一些程度不等的危害社会的行为，收容于工读学校、心理咨询机构对其行为矫正有一定帮助。

正常人格随年龄的增长会有一定的变化，有些人格障碍随年龄的增长也可能逐步缓和。如反社会型人格障碍在中年以后尽管仍存在人际关系冲突，但攻击行为大大减少，通过积极引导可进一步朝好的方向转化。但总体而言，人格障碍治疗效果有限，预后欠佳，因此在幼年时期培养健全的人格尤为重要。

第二节　品行障碍

一、概述

　　品行障碍（conduct disorder，CD）指18岁以下儿童青少年期出现的持久性反社会性行为、攻击性行为和对立违抗行为。这些异常行为严重违反了相应年龄的道德准则或社会规范，与正常儿童的调皮和青少年的逆反行为相比更为严重，常影响病人本身的学业和社会功能，损害他人或公共利益。

　　根据美国流行病学资料，男性患病率为6%~16%，女性为2%~9%；我国的研究报道7~16岁少年的总患病率为1.45%，其中男性2.48%，女性0.28%。本病男性发病率高于女性，通常起病于儿童晚期和青春前期，患病高峰年龄为13岁，16岁以后发病者较少，但有证据表明女性进入青春期后发病率呈上升趋势。

二、病因

　　品行障碍的病因尚不能完全明确，目前主流观点倾向于是生物学因素与社会因素、家庭因素等交互作用的结果。

　　1. 生物学因素　　对双生子的研究发现反社会行为在单卵双生子中的同病率高于双卵双生子，寄养子研究发现若亲生父母有违法或犯罪，孩子寄养到社会经济地位低下家庭或由自己抚养，孩子反社会性行为出现率高。若亲生父母之一有犯罪史，被寄养孩子的犯罪危险性是其他人群的1.9倍。也有研究表明，睾酮水平高的男性儿童容易表现出攻击和破坏行为；中枢神经系统5-HT

功能降低与攻击行为有关，临床研究发现具有攻击行为者脑脊液中5-HIAA（5-HT的代谢物）浓度降低。此外，品行障碍儿童有围生期损害、颅脑外伤、慢性躯体疾病（尤其是影响到中枢神经系统的慢性躯体疾病）、脑电图异常等的比例均明显高于正常儿童。

2. **家庭因素** 家庭中的不良因素与该障碍的形成密切相关，这些因素包括：家庭严重不和睦，缺乏关爱；亲子关系恶劣，双亲对孩子缺少监督或监督无效；不恰当的教养方式，溺爱和迁就，或过分严格、粗暴或虐待，或家长在教育中态度不一致；家庭成员有犯罪史、酗酒或反社会行为；家庭经济贫困等。

3. **社会因素** 社会中的不良因素，如追求高消费、经常接触暴力或黄色文化、不良的社会交往（如同伴有敲诈、欺骗、偷窃等行为）、接受不正确的道德观和价值观等，均对该障碍的形成起着重要作用。

4. **其他因素** 学业成绩低、学习困难、注意障碍和多动等，均与该障碍的形成有关。

三、临床表现

1. **攻击性行为** 品行障碍儿童常常通过躯体攻击或言语攻击侵犯他人，打架斗殴、恃强凌弱、敲诈勒索，也常有品行障碍病人残忍地虐待动物，破坏他人的或公共财物；当自己情绪不佳时常常以攻击性方式来发泄自己的不满。男性多表现为躯体性攻击，女性以言语性攻击为多。

2. **反社会行为** 主要是一些严重违背道德规范和社会准则的行为，可表现为：说谎，开始时一般是为了逃避惩罚而说谎，渐发展为有意说谎，即使父母也难辨真假；盗窃，开始时多是偷拿家里的东西，渐发展为外出行窃，甚至团伙盗窃，有的少年以此为乐，把偷来的东西作为战利品保存和炫耀；逃学，经常旷课，在外游荡，结伙而行，夜不归宿；出于报复或寻求刺激的目的而纵火；吸毒，性攻击、性犯罪，女性则可能表现为卖淫或淫乱行为。

3. **对立违抗性行为** 指对成人，特别是对家长所采取的明显不服从、违抗或挑衅行为，多见于10岁以下儿童。表现为经常暴怒，好发脾气；常怨恨他人，怀恨在心，或心存报复；常拒绝或不理睬成人的要求或规定，长期严重的不服从；常因自己的过失或不当行为而责怪他人；常与成人争吵，常与父母或老师对抗；经常故意干扰别人；违反校规或集体纪律；不接受批评等。

4. **伴随问题** 品行障碍者人格特征表现一般为以自我为中心、自我评价低，好指责或支配他人，故意引起他人注意，自私自利，缺乏同情心。病人常合并有注意力不集中、多动等症状，易出现焦虑、抑郁、情绪不稳定及易激惹等情绪问题。也有部分病人伴有发育障碍，如言语表达和理解能力差、阅读困难、运动不协调及智商偏低等。

四、诊断与鉴别诊断

1. **诊断** 根据病人存在攻击性行为、反社会性行为和对立违抗性行为，达到症状标准持续超过6个月，日常生活和社会功能（如社交、学习或职业功能）明显受损，排除人格障碍、躁狂发作、抑郁发作、广泛性发育障碍或注意缺陷多动障碍后可以明确诊断。

2. **临床分类** 我国的分类与诊断标准中将品行障碍分为局限于家庭内的品行障碍、反社会规范的品行障碍、对社会规范的局限性品行障碍和对立违抗性障碍。

3. 鉴别诊断

（1）注意缺陷多动障碍：病人由于多动和冲动可能与同伴发生打斗或纠纷、不遵守学校纪律等问题，也可能因受挫折而出现反抗和攻击性言行。但注意缺陷多动障碍病人同时还具有明显的注意缺陷，经过中枢兴奋剂治疗和其他治疗以后病情能够改善，据此与品行障碍相鉴别。若注意缺陷多动障碍病人合并品行障碍的临床表现，则应当同时作出两种诊断。

（2）情绪障碍：儿童期焦虑症和抑郁症都可以伴有烦躁、激惹性增高、攻击性和破坏性行为等表现，躁狂发作也常表现为易激惹和攻击性行为，但情绪障碍多呈发作性病程，以情绪问题为首发和主要临床表现，经抗焦虑、抗抑郁或心境稳定剂治疗后行为问题也可得到改善。对于品行障碍和情绪问题共同存在且均较明显的病人可以诊断为品行与情绪混合障碍。

（3）抽动障碍：抽动障碍的儿童具有强迫性或冲动性骂人、秽语，也可能有攻击性行为，常容易与品行障碍混淆。但抽动障碍主要表现为多发性的运动和发声抽动，阿立哌唑、利培酮等药物治疗后，症状改善，因此不难与品行障碍鉴别。

（4）智力发育障碍：由于智力低下，儿童思维判断力低，语言和情感表达和自我控制力差，也容易出现攻击性行为；或在其他人引诱下偷窃或攻击他人。但根据智力低下和社会能力差等特点容易与品行障碍区分。

（5）精神分裂症：病人可能表现违法、攻击或对抗行为，但这些行为问题仅仅是临床表现的一部分，病人还有精神分裂症的核心症状，如幻觉、妄想和其他思维障碍，经抗精神病药物治疗，包括行为问题在内的各种症状都会减轻，甚至完全消失。但是，品行障碍病人无精神病性症状，抗精神病药物对品行障碍的行为症状无效，据此将两者相鉴别。

五、治疗

部分品行障碍的病人随年龄增长或得到恰当的教育与治疗，逐渐恢复正常，部分病人的异常行为会持续至成年期，进而进展为反社会型人格障碍。目前尚缺乏单一有效地治疗品行障碍的方法，以心理治疗为主，辅之以药物治疗，需要早期发现、早期干预，并从生物、心理、社会等多方面采取长期的综合干预措施。

1. 认知疗法　行为矫正治疗较为常用，基于操作性条件反射原理，采用正性强化疗法和惩罚疗法，逐渐减少病人的不良行为，促进其社会适应行为的发展。认知疗法认为品行障碍儿童在交流技巧、解决问题、冲动控制方面存在认知缺陷，通过帮助儿童理解问题、制订计划并实施，从而建立恰当的认知模式和解决问题的方法，以降低反社会行为、增加社会适应性行为。

2. 家庭治疗　需要父母的积极参与，治疗成败与家庭成员的合作程度有关。家庭治疗围绕以下内容进行：协调家庭成员之间，特别是亲子间的关系；纠正父母对子女不良行为采用的熟视无睹或严厉惩罚处理方式；训练父母学习用适当的方法与子女进行交流，用讨论和协商的方法、正面行为强化辅以轻度惩罚的方法对子女进行教育；减少家庭内的负性生活事件及父母自己的不良行为。家庭功能治疗和父母管理训练是两种有代表性的干预方法。

3. 药物治疗 目前尚无针对品行障碍的有效药物，药物治疗主要用来处理可能出现的伴随症状。氟哌啶醇、卡马西平等药物可抑制攻击性行为和暴怒发作，对于症状严重者可作为辅助用药。合并注意缺陷多动障碍者可应用中枢兴奋剂；合并情绪问题者可使用抗抑郁或抗焦虑药物。

第三节 性心理障碍

一、概述

性心理障碍（psychosexual disorder）指性心理和行为明显偏离正常，并以此作为性兴奋或性满足的主要或唯一方式的一组心理障碍。病人常表现为存在识别自己性身份的异常，或者性欲的唤起、性对象的选择以及满足性欲的方式有别于常人。性心理障碍不包括单纯的性欲减退或亢进及性功能障碍。

性心理障碍病人触犯社会规范，不应一概认为他们道德败坏、流氓成性或性欲亢进。其实，大多数病人性欲低下，甚至不能进行正常的性生活，家庭关系往往不和谐，甚至破裂。他们具备正常人的道德伦理观念，对寻求性欲满足的异常行为方式有充分的辨认能力。事后多有愧疚之心，但往往难以控制自己。各类型性心理障碍病人往往具有下述性格特征：内向、怕羞、安静少动、不喜交往；或孤僻、温和、具有女性气质。另有相当数量的男性病人当自尊心受损时易对女性产生偏见，从而激起强烈的仇恨和报复心。

性心理障碍的判定标准：

ICD-10列举的性心理障碍的3个主要类别：性身份障碍、性偏好障碍与性发育和性取向有关的心理及行为障碍。

DSM-5将"性身份障碍"及相关临床现象从性心理障碍中取出，作为独立的一类精神障碍，单独列出，称作"性别焦虑障碍（性别烦躁）"。因此，在DSM-5的"性欲倒错障碍"分类中，包括如下常见类型：窥阴癖、露阴癖、摩擦癖、性受虐癖、性施虐癖、恋童癖、恋物癖、异装癖、其他。

现代社会认为，个体是独特的，个体之间存在着性行为的差异性。尊重个体的性权利，尊重性活动中的个体差异，认为人类在性活动中，表现为"性多元"。在性行为方面，强调尊重个体之间存在差异，做到人人平等、男女平等。

性心理障碍不能等同于性犯罪。性犯罪是司法概念，当然其中包含性心理障碍的违法行为，但它所包含的范围更广，如侮辱妇女、强奸、乱伦、卖淫、嫖娼等。当然，性行为障碍者如果将其歪曲的冲动予以实施，干扰社会秩序时，应予追究责任。

二、病因与发病机制

性心理障碍的病因复杂多样，个体差异极大，目前并无一致结论。研究者们试图从生物学、心理学因素及家庭社会环境因素探讨性心理障碍形成的原因。

（一）生物学因素

1. 遗传学说　遗传因素是生物学原因中一个重要的方面。有研究报道，相对于其他精神病病人的家族成员，性心理障碍病人的家庭成员中性心理障碍的患病率明显增高（分别为3%和18.5%），而且以恋童症最为明显。

2. 内分泌学说　目前，大多数人认为性激素影响脑性分化及个体性倾向的可能机制与性激素对神经元的作用相关。有实验表明多巴胺（DA）与雄鼠的性动机有关，而且5-HT水平下降也会引起细胞外DA的释放增加，进而影响性倾向的形成。由此猜测DA与脑的性分化及性倾向的形成有关。虽然神经递质在大脑性分化及个体性倾向形成中有一定的作用，但具体的机制、与性激素之间的相互关系以及各递质间相互的影响须进一步探索。

3. 神经解剖结构和功能学说　某些患有神经精神疾病的病人可以同时伴有各种性心理障碍，例如颞叶癫痫病人可以表现出恋物症、露阴症等行为。神经影像学研究发现，恋童症病人右侧杏仁核以及相关的间脑结构体积较对应的同性恋或易性恋对照组明显小。

（二）心理学因素

心理学因素可能在性心理障碍的病因学中占主导地位。

1. 心理动力学理论　心理动力学理论认为，性心理发育障碍是性心理发育的过程中异性恋的发展遭受失败，导致心理冲突，表现出各种焦虑，退行到儿童早期幼稚的性心理发展阶段。性心理发育障碍的性行为表现为一种幼稚的不成熟的儿童性取乐行为，如玩弄生殖器、暴露阴茎、手淫或摩擦阴部、偷看异性洗澡等。该理论解释露阴癖是对抗女性（特质）的一种表现，男性则只能通过露阴来显示其不是女性；性施虐症的攻击是对早年受到异性处罚、耻笑而产生的仇恨报复心理；易性症和异装症则是早年对异性的认同；恋物症则是由于性冲动通过置换作用转移到不适当的异性象征性物上，如胸罩、女性内裤等。

上述心理动力学理论的某些解释较难使人信服，但运用心理分析法寻找性心理障碍的童年起因，为心理治疗提供线索是有实用价值的。儿童在发育过程中未能解决的阉割焦虑和分离焦虑在无意识中持续发生作用，幼儿性活动的各个阶段都可停滞不前。当病人因为外界因素在解决两性问题上发生困难或受挫折时，为了缓解此种焦虑而获得心理的宁静，其性心理状态便退行到儿童时期的幼稚阶段，其性行为固结为一种不成熟的心理行为模式，其固结处多是性欲得到满足、感到快乐的阶段。

2. 行为主义学派理论　条件反射理论认为一些无关刺激通过某种偶然的机会与性兴奋相结合，由于性快感的强烈体验，使其主动回忆当时情景时仍会出现性快感，如此通过对性快感情景的回忆和性幻想强化了无关刺激，因而形成了条件联系。这些无关刺激往往是早期生活中首次性经验，也可能是对别人性偏离行为的模拟及早年的性游戏或性虐待。国外有学者提出了"单个经验学习"理论，该理论认为性心理障碍行为是具有易损伤性的人格素质的人对周围环境中某种事物或情境的一种反应，这些事物或情境偶然与高度性兴奋和性满足相结合，从而形成特定的行为模式。他们通过实验性条件反射，证明恋物症形成的过程：给一男性志愿者面前反复显现一种女靴的形象图片，紧接着显现一种易于引起性兴奋的女性图片，配对重复数次后，只出现女靴图像也产生性兴奋，这就是经典的条件反射；如同时有手淫行为或施虐和受虐行为时则形成了牢固的病理性操作条件反射。国外临床案例研究证明性心理障碍中79%具有偏离性想象，有明显性想象露阴症的厌恶性治疗较没有性想象的对照组需用更多场次的治疗（约比对照组多6倍）才能达到同样效果，并表明性想象和伴有手淫时间越长者治疗效果越差。由于不断性活动的快感改变了原有的认知信念，从而认为异常的性行为是合情合理的。同时，这也说明心理治疗通常要与厌恶治疗配合使用才能取得较好的效果。

3. 人格特征 对同性恋者的MMPI显示，女性化分或男性化分明显高于正常人，其他一些性心理障碍者大多数出现抑郁分、精神病态分增高，部分人出现癔症分的增高。

（三）家庭社会环境因素

从小生活在单亲家庭，缺乏良好教育，接触黄色书籍，偷窥异性身体，幼年时受到家庭环境中性刺激、性兴奋经验的影响，儿童少年早期即有特殊的性兴趣、性偏好等，均可能导致成年后形成各种类型的性心理障碍。

影响儿童性欲和性心理发育的后天因素中尤以家庭环境的影响最大。儿童性欲和性心理各时期的发育，主要是在家庭环境中完成。我国多数家庭是相对封闭的独立生活单元，家庭的各项环境要素，尤其是文化结构、家庭成员（特别是父母）的观念、角色行为、养育态度、养育方式和养育条件，对孩子的性生理和性欲、性心理发育、性观念的形成影响很大。父母的性观念、有意或无意的性举止会在儿童心理上留下痕迹，影响到成年时代。由于父母不正确的性期待和性行为的示范作用对孩子性心理定势形成的影响，会引起儿童性别认同异性化，他们对异性的趋力下降，容易发生异性症，如易装症和恋物症。多数在儿童或少年早期开始，在日后的漫长过程中没有得到正确的环境和教育影响，使其得到反复操作的机会，便逐渐培养成一种兴趣和嗜好，实际上是一种操作条件反射。

除了家庭因素外，社会环境因素对儿童的性心理发育也有很大影响，社会环境提供不适宜的性刺激会导致儿童性心理发育偏差，进而可能促进性心理障碍的发生。例如性刺激过度，会使儿童性欲发展过度，容易增加青少年有关性方面的错误行为发生，但如果社会的性压抑过强，儿童最初的性欲过分压抑，则可能使性欲发泄改变方向，从而促进异常性行为方式的出现。此外，不正确的性别教育导向、片面的性健康教育、不同价值体系社会的性伦理道德和性社会学知识引导，也可能促成各种性心理障碍的出现。

三、临床类型

（一）性身份障碍

性身份障碍（gender identity disorder），DSM-5称之为性别烦躁（gender dysphoria），是指个体所体验或行为表现出来的性别与其生物性别不一致，导致该个体的主观痛苦，并希望通过使用激素或变性手术的手段得到自己渴望的另外一种性别。

成年男性的患病率为0.05‰~0.14‰，女性为0.02‰~0.03‰。研究显示，在15岁以上的人群中，各国的患病率：德国2.25/100 000，澳大利亚2.38/100 000，芬兰4.72/100 000，苏格兰8.18/100 000，其中约3/4为男性转变为女性。有研究表明，儿童自3岁开始就可以表现出性身份障碍的症状，但是这些儿童中仅有16%会在成年期存在持续的性身份障碍症状。

性身份障碍临床上可以分为性别改变症（易性症）、双重异装症和童年性身份障碍。

1. 易性症　病人渴望像异性一样生活，被异性接受为其中一员，通常伴有对自己的解剖性别的苦恼感及不相称感，希望通过激素治疗和外科手术以使自己的身体尽可能地与所偏爱的性别一致。病人厌恶自己的性器官，要求进行阉割手术的愿望是持续性的，求助无门时甚至自行阉割造成严重后果，有的病人易性愿望不能得到满足便企图自杀，往往伴有抑郁症状。

2. 双重异装症　个体在生活中某一时刻穿着异性服装以暂时享受作为异性成员的体验，但并无永久改变性别的愿望，也不打算以外科手术改变性别。双重异装症包括青春期或成年期性身份障碍，非易性型，不含恋物性异装症。

3. 童年性身份障碍　通常最早发生于童年早期（一般在青春期前已充分表现），其特征为对本身性别有持续的、强烈的痛苦感，同时渴望成为异性（或坚持本人就是异性）。持续地专注于异性的服装和/或活动，而对本人的性别予以否认。典型情况下，在学龄前就首次出现。

（二）性偏好障碍

性偏好障碍又称性欲倒错障碍（paraphilic disorder）是指以明显异常的性行为方式满足性欲。特征：对无生命物体长期而专注的性唤起幻想、要求或行为，在实际生活或想象中折磨或羞辱个体自身或性伴侣，或者与不恰当的性伴侣发生性活动，同时伴有临床上显著的痛苦或自觉无能为力。性偏好障碍包括恋物症、异装症、露阴症、窥阴症、摩擦症、性施虐症、性受虐症等。

1. 恋物症（fetishism）　在强烈的性欲望和性兴奋的驱使下反复收集异性所使用的物品，所恋物品均为直接与异性身体接触的东西。抚摸、嗅闻这类物品伴手淫，或在性交时由自己或由性对象手持此物可以获得满足，即所恋物体成为性刺激的重要来源或获得性满足的基本条件。

该病初发于青少年性成熟期，个别起源于儿童期。多见于男性，有相当部分是单身或孤独的男人。正常人对心上人所用之物偶尔也有闻一闻、看一看、摸一摸等念头和想法，不能视为恋物症。如果有人把所迷恋的物品作为获得超出正常方式性兴奋的一种手段不能视为恋物症。只有当所迷恋的物体成为性刺激的重要来源或达到满意的性反应的必备条件，或作为激发性欲的惯用和偏爱的方式，方可诊断为恋物症。

恋物症病人所眷恋的女性用品常有胸罩、内衣、内裤、手套、手绢、鞋袜、饰物等。恋物症病人接触所偏爱的物体时可导致性兴奋甚至达到性高潮，体验到性的快乐。因此，他们采取各种手段甚至不惜冒险偷窃妇女用品并收藏起来，作为性兴奋的激发物。一般说来，他们对未曾使用过的物品兴趣不大，往往喜欢用过的甚至是脏的东西，且一般并不试图接近物品的主人，对异性本身并无特殊的兴趣，一般不会出现攻击行为。有些恋物症病人表现为对女性身体的某一部分如手指、脚趾、头发、指甲等迷恋。有的在拥挤的公共场所抚摸女人的头发，甚至将头发剪下收藏作为性刺激物。

2. 异装症（transvestism）　是恋物症的一种特殊形式，表现为对异性衣着特别喜爱，反复出现穿戴异性服饰的强烈欲望并付诸行动，从而由此引起性兴奋。当这种行为受到抑制时，可引起明显的不安情绪。异装症病人并不要求改变自身性别的解剖生理特征，对自身性别的认同并无障碍。大多数人有正常的异性恋关系，性爱指向是正常的。

3. 露阴症（exhibitionism） 指反复向没有防备的异性陌生人暴露生殖器以获得性兴奋的举动。有的病人在暴露之后继以手淫，但无进一步性侵犯行为施加于对方。该症几乎仅见于男性，如在中老年首次出现，应怀疑有器质性原因。病人人格多内向，露阴之前有逐渐增强的焦虑紧张体验。发生时间多在傍晚，并与对方保持安全距离，以便逃脱。当对方感到震惊、恐惧或耻笑辱骂时感到性的满足。情景越惊险紧张，他们越感到刺激，性的满足也越强烈。露阴行为的受害者一般为16岁以上的女性。有些年纪大的女性对露阴者的露阴行为表现出冷淡或无动于衷，反倒令露阴者大为扫兴。

露阴症起病年龄多在25岁左右，极少数人首次发病是在青春期前期或中年。露阴症常由女性受害者报警而发现。女性害怕露阴行为之后遭强奸，其实强奸并不多见，大部分露阴症者性功能低下或缺乏正常性功能，有的明确表示对性交不感兴趣。

露阴症的诊断依据：① 具有反复或持续地向陌生人（通常是异性）暴露自己生殖器的倾向，几乎均伴有性唤起及手淫；② 没有与"暴露对象"性交的意愿或要求；③ 此倾向至少已存在6个月。

典型案例 男，26岁，高中毕业，未婚。童年时想参加小朋友的性游戏，被拒绝后一度自卑，以为小朋友认为自己"小鸡鸡"不好才排斥自己。12岁开始经常性自慰，偶尔听到大一些的男孩子谈论"手淫伤害身体"后感到更加自卑和恐惧，试图戒断又难以自制。中学时一次春游，在厕所小便时隔墙向外张望，恰巧和一女生对视，看到该女生面红耳赤、害羞地慌忙离开时产生快感并伴随阴茎勃起，当时心里就产生了希望自己的阴茎被女性看到的欲望。一次外出看黄色录像后天色已晚，在一个僻静的胡同内迎面走来一年轻女性，病人突然产生向对方显露生殖器的冲动，当即解开裤扣露出阴茎。看到对方惊慌而逃，阴茎迅速勃起，随后手淫，体验到从未有过的强烈快感。两次恋爱，虽然和女友之间相互抚摸生殖器，但心理的满足感远远不及在陌生女性面前暴露阴茎强烈。之后，露阴行为经常发生，曾因此被路人殴打，也曾被扭送派出所，苦恼之余病人依旧不能自拔。

诊断：露阴症。

4. 窥阴症（voyeurism） 指通过反复多次地窥视没有防范的他人性活动或亲昵行为或异性裸体作为自己性兴奋的偏爱方式。有的病人在窥视当时手淫，或在事后通过回忆而手淫，达到性的满足。窥阴症以男性多见，且其异性恋活动并不充分，多不愿与异性交往，有的甚至害怕女人、害怕性交，与性伴侣的活动难以获得成功，有些病人伴有勃起功能障碍。他们往往非常小心，以防窥视行为被发现，常常通过厕所、浴室、卧室的窗户孔隙进行偷窥活动。有的病人长时间潜伏于厕所等肮脏场所，蚊虫叮咬、臭气熏天，但病人控制不住冲动，依然铤而走险；有的病人借助反光镜或望远镜等工具窥视。大部分窥阴症者不是被受害人报告而是被过路人发现。

窥阴症常始于青春期或成年早期。其基本特征是病人花费大量时间反复寻找窥阴机会。病情最严重者其所有的性活动均伴有窥阴。病人一般在窥阴时或窥阴后通过手淫达到性高潮。窥阴者并不寻求与被偷窥者的性接触。该障碍应与正常青少年之间的性好奇相鉴别。

窥阴症的诊断依据：① 反复窥视异性下身、裸体，或他人性活动，伴有性兴奋或手淫；② 没有暴露自己的意向；③ 没有同受窥者发生性关系的愿望，除了窥视行为本身之外，一般不会有进一步的攻击和伤害行为。

很多人都有童年偷看异性上厕所的经历，但随着年龄的增长会自然消失。有的人由于偶然的机会偷看异性洗澡、上厕所不属于此症；有的人爱看色情影片、录像、画册，同时伴有性兴奋或作为增强正常性活动的一种手段，也不能诊断为窥阴症。

5. 摩擦症（frotteurism） 指男性在拥挤的场合或乘对方不备，伺机以身体的某一部分（常为阴茎）摩擦或触摸女性身体的某一部分，以达到性兴奋之目的。有的病人则是用手抚摸女性的其他部位，以获得性快感，甚至引起射精。

由于病人反复出现这种行为，担心被抓而又无法戒除，从而会产生痛苦和烦恼，由于骚扰他人而构成对治安的危害，病人常受到处分，但惩罚本身不能戒除摩擦行为，必须依靠治疗。

摩擦症的诊断依据：① 反复地通过靠拢陌生人（常为异性），紧密接触和摩擦自己的生殖器；② 没有与所摩擦对象性交的要求；③ 没有暴露自己生殖器的愿望；④ 这种行为至少已存在6个月。

有的男性青年在公共汽车、电影院或其他人多拥挤的地方，特别在夏天无意中触摸到女性的臀部自发阴茎勃起甚至射精，不能诊断为摩擦症；有进一步的性侵犯动作甚至企图强奸对方，亦不能诊断为摩擦症。

6. 性施虐症（sadism）与性受虐症（masochism） 性施虐症又称性虐待或色情性施虐，指以对性伴侣施加肉体或精神折磨（羞辱、恐惧）来激发性兴奋和性高潮。性受虐症指个体有意接受异性的羞辱、殴打、捆绑，即被虐待，以体验性兴奋，获得性满足。男性多见，国外报道较多。

性施虐症通常始于成年早期，但施虐幻想常出现在儿童期。病人通常有坚定而持久的性幻想，确信折磨性伴侣可产生性兴奋。无论性伴侣是否自愿，均可确诊。病人常有鞭打、绳勒、撕割对方躯体等行为，在对方的痛苦之中感受性的快乐，甚至于施虐成为满足性欲所必需的方式。有些人童年曾有虐待动物的历史，成年后在性生活中不断虐待对方甚至造成对方死亡。

动物行为学家研究发现性行为和攻击行为可有重叠。在正常性活动中可能表现出一些攻击倾向。夫妻之间在性活动中挤压、撕咬或给对方施以一定的痛苦，偶尔为之，大多没有"攻击"本意，主要作为一种调情的方式。而性施虐与正常性生活中轻微的攻击性表现不同，性施虐行为达到极致时，病人可残忍地强奸或拷打受害者。更严重的是性谋杀，病人通过使受害者丧生产生性兴奋。

（三）性指向障碍

性指向障碍（sexual orientation disorder）是指与各种性发育和性定向有关的心理及行为问题，其性爱本身不一定异常。

1. 恋童症（pedophilia） 病人常以性发育未成熟的同性或异性儿童作为性行为的对象以获取性的满足。大多数恋童症个体是受到女童吸引的异性恋男性，一般多在30岁以上发病。

2. 恋尸癖（necrophilia） 指与异性尸体发生性行为以取得性满足。此类病人罕见，文献报道均为男性，少见于智力发育障碍者。

3. 恋兽癖（zoophilia） 指与动物发生性行为以取得性满足。此类病人亦罕见，只有反复发生（半年以上），并将其作为唯一满足性欲手段者才能诊断为恋兽癖。

四、诊断

目前，关于性心理障碍的诊断主要依据详细的病史、生活经历和临床表现。但在诊断某一类型的性心理障碍之前需排除躯体器质性病变，检查有关性激素及有无染色体畸变。

（一）性心理障碍的共同特征

依照当前对性心理障碍的认识，性心理障碍具有如下共同特征：① 与正常人不同，即性冲动行为表现为性对象选择或性行为方式的明显异常，这种行为较固定和不易纠正；② 行为的后果对个人及社会可能带来损害，但不能自我控制；③ 病人本人具有对行为的辨认能力，自知行为不符合一般社会规范，但常常难以自控而明知故犯，因此感到痛苦，部分病人迫于法律及舆论的压力，可出现回避行为；④ 病人往往缺乏器质性病变的依据；⑤ 病人一般无智能障碍。

（二）性心理障碍的判断标准

要评价个体的性行为正常与否，并无绝对的、简单的评判标准，必须从生物学、心理学和社会学的角度，结合变态心理学的普遍规律，用相对的标准对性心理障碍的特殊性作出恰当的评价。

1. 生物学标准 凡是以已经发育成熟的异性为对象、以性器官活动为核心、符合个体的生物学需要与特征的性行为，为正常性行为。反之则为异常或变态性行为。

2. 社会适应标准 凡是符合特定历史条件下的社会性文化、性道德、性规范以及性法律的性行为，为正常性行为。反之则为异常或变态性行为。

3. 对社会或对他人的影响为标准 凡是使性对象受到伤害，并使其在性行为中感到痛苦，该种性行为可能是异常或变态的。

4. 内省标准 个体如在性行为中感到痛苦或受到伤害，该种性行为可能是异常的或变态的。在性行为中受到的伤害既可以是身体上的也可以是心理上的，如名誉、身份、地位受到影响，或因内心的冲动与伦理道德之间的剧烈冲突而感到焦虑、悔恨或抑郁。

性心理障碍并不包括因有心理障碍或生理障碍时的性功能障碍（如性冷淡、勃起功能障碍等），也不包括因特殊境遇所形成的暂时性的替代性行为（如使用自慰器具）。继发于某些神经系统病变或精神疾病而出现的继发的性心理障碍，不可诊断为性心理障碍。

五、治疗

性心理障碍治疗较为困难，病人自身及其家人往往感到非常痛苦，但对症支持治疗仍有帮助。对因为性心理障碍行为在短期内反复出现，病人抑郁、焦虑、自责心境明显的，可给予适量的抗焦虑或抗抑郁药等。

（一）心理治疗

性心理障碍的治疗方法主要是心理治疗。

1. 精神分析治疗　心理动力学理论（精神分析理论）认为，性心理障碍的原因在于儿童期即发展并逐渐形成的性心理冲突。这种冲突存在于病人的潜意识中并无意识地影响着病人的性欲与性行为。根据这一理论，通过引导病人认识其潜意识中的性心理冲突，即让潜意识的内容意识化，有望从根本上"治愈"病人的性心理障碍。

2. 行为疗法　行为疗法的治疗目标包括两个方面：① 纠正或消除偏离常态的性行为；② 塑造或建立正常、健康的性行为。目前大部分行为疗法的目标为纠正或消除偏离常态的性行为，其中最常用的方法为厌恶疗法。厌恶疗法的治疗原则是当病人出现病态性意识或性行为时施予足以引起病人不愉快、厌恶、痛苦的刺激，从而建立起条件反射，利用这种不愉快、令其厌恶的体验来替代异常性行为引起的快感，从而消除或减轻病人的变态性行为。

厌恶疗法对多种形式的性心理障碍等可迅速取得明显效果。临床应用想象性内隐致敏法，即想象达到兴奋高潮、病态性渴求体验场景，结合厌恶疗法可获得更好疗效。请病人应用想象性内隐致敏法，想象某种具体病态性渴求的高度兴奋状态场景时，利用电兴奋治疗机，电极连接病人的一侧腕部内关穴、外关穴上固定好，然后在医生指导下开始治疗。首先请病人按照上法想象回忆达到性想象的兴奋高潮时，病人用手示意已达到高潮。医生即在此时给20~70mA交流电刺激（电量调节适度），每次治疗约1分钟，此时即打断了病态性兴奋渴求，休息片刻后再重复做一次，每次治疗可重复做3次，以10~15次为一疗程。通过这种厌恶疗法条件化结合内隐致敏法，即可增强消除性心理障碍行为的效果，达到治疗目的。

3. 认知疗法　认知理论认为，性心理障碍病人均存在不同程度的"认知扭曲"，表现为一些错误的或不合理的想法，这些想法用来为自己的变态性行为辩护，试图使自己的异常性行为合理化、正当化，并努力对自己的性行为产生的后果的严重性进行否认或最小化。治疗的具体方法就是通过一系列干预技术让病人回顾自身的心理发展过程，理解在何时、何阶段、由哪些因素导致走向歧途，帮助病人逐渐认识到自己认知体系里的不合理成分，使病人正确理解和领悟，并进行"认知重建"，以达到自我心理纠正。

（二）药物治疗

1. 雌性激素　主要用来降低体内睾酮水平或使用直接抑制睾酮作用的药物均有可能降低病人的行为水平，又称"化学去势疗法"。常用药物：孕激素，包括甲羟孕酮和醋酸环丙氯地孕酮；促性腺激素释放激素激动剂，如曲普瑞林和醋酸亮丙瑞林。

2. 选择性5-HT再摄取抑制剂　能有效减少性偏好障碍病人总的性欲宣泄次数，以及减少每日花费在不寻常性行为上的时间，对性偏好障碍尤其是对所谓的"袖手旁观"式性犯罪病人的疗效尤为明显。

（三）手术

对于坚持要求以手术方式改变自己生殖器官成为异性的形态、坚持要求使用异性激素改变自己的第二性征的易性症病人，手术和药物并不能彻底改变病人的形态与功能特征，相反还有一些副作用，应尽量避免使用。

易性症者多要求通过手术改变其性别，但变性手术太复杂，难度较大，费用较高，特别是亲友往往坚决反对，有些病人出现心因性抑郁及自杀。手术效果不肯定，且手术后激素替代治疗有诸多不良反应。从心理学方面来讲，手术前病人自己不能接受自己，手术后社会又难以接纳他们，有些人手术后不得不隐姓埋名在异地生活。因此，手术应慎重，并履行相应的法律手续。

（王昕）

学习小结

本章介绍了有关人格障碍、品行障碍和性心理障碍的发病原因与发病机制，临床类型和临床表现、诊断与鉴别诊断、治疗和预防等内容。

通过本章的学习，我们掌握了人格障碍、品行障碍和性心理障碍的相关内容，为在今后的医学实践中促进病人人格健康、矫治品行障碍及性心理障碍提供了基本知识和基本技能。

复习参考题

一、选择题

1. 以下关于个性的叙述不正确的是
   A. 个性的形成与先天的遗传因素和后天的环境因素都有关系
   B. 个性是个体心理特征和个性心理倾向的总和
   C. "江山易改，本性难移" 说明个性一旦形成就不会改变
   D. 童年生活经历对个性的形成有重要作用
   E. 个性心理倾向是一个人固定的行为模式以及在日常活动中待人处世的习惯方式

2. 人格障碍通常开始形成的时期是
   A. 童年，青少年或成年早期
   B. 儿童时期
   C. 青少年时期
   D. 成年以后
   E. 中年时期

3. 分裂样人格障碍的特点是
   A. 多疑、敏感、固执、偏执
   B. 观念、行为怪异、情感冷漠及人际关系明显缺陷
   C. 行为不符合社会伦理道德规范、经常违法乱纪、屡教不改
   D. 情感暴发，易激惹，伴明显行为冲动
   E. 以上都不是

4. 人格障碍的共同特征中，不正确的是
   A. 常伴有明显意识障碍及智力障碍
   B. 一般没有幻觉、妄想等精神病性症状
   C. 个性上有情绪不稳、自制力差、自我中心、多疑等特征
   D. 主要表现为情感和行为的异常
   E. 一般没有明显的神经系统形态学

病理变化

5. 易性症是指

A. 具有自己变成了异性的妄想，认为自己在解剖生理上的有异性性别特征

B. 对自身性别的认定与解剖生理上的性别特征呈持续厌恶的态度，并有改变本身性别的解剖生理特征以达到转换性别的强

烈愿望

C. 在强烈的性欲望和性兴奋的驱使下反复收集异性所使用的物品

D. 对同性感兴趣，有爱慕之心而对异性则否

E. 指自己对性的看法存在强烈的差异，不愿意和别人保持一致的性观念或性行为

答案：1. C　2. A　3. B　4. A　5. B

二、简答题

1. 试述强迫型人格障碍的临床特征，并比较其与强迫障碍的区别和联系。

2. 性偏好障碍的常见临床类型有哪些？

第十八章　神经发育障碍

学习目标

知识目标	掌握　常见的神经发育障碍的临床特征，以及评估、诊断、治疗等。
	熟悉　神经发育障碍的病因学及鉴别诊断。
	了解　神经发育障碍的预后。
能力目标	1. 初步掌握常见的神经发育障碍的诊断与治疗。
	2. 了解神经发育障碍的病因学。
素质目标	1. 强化儿童青少年领域的医学人文素养。
	2. 培养关于儿童青少年的共情能力。

　　神经发育障碍是一类涉及大脑发育过程的复杂疾病，它们对个体的行为、学习能力以及社交技巧等各方面造成影响，主要包括智力发育障碍、注意缺陷多动障碍、抽动障碍、孤独症谱系障碍等。这些神经发育障碍的共同特点是脑发育的异常，导致某些脑功能受损。例如，智力发育障碍的特点是智力功能的明显低下，注意缺陷多动障碍的特征为过度活跃、冲动以及持续的注意力不集中，孤独症谱系障碍主要表现为社交互动和沟通方面的障碍，以及重复和有限的行为、兴趣或活动。抽动障碍（包括Tourette综合征等），主要表现为不自主的、快速的、重复的运动或声音。理解神经发育障碍的复杂性和多样性，有助于为患儿、成人患者及其家庭提供有效的支持和干预。

第一节　智力发育障碍

一、概述

　　智力发育障碍（intellectual developmental disorder，IDD）（又称精神发育迟滞）是一种以广泛性智力缺陷和适应功能受损为特征的神经发育障碍，该症状在个体的发展时期（通常指18岁以前）出现。IDD的诊断依据是智力测验的分数低于70（两个标准偏差以下），以及严重的适应行为缺陷。IDD的评估通常涉及两个主要方面：智力测验和适应行为评估。智力测验，如韦氏智力量表或斯坦福－比奈智力测验，用于评估一个人的智力水平。适应行为评估，指评估个体的日常生活技能，包括沟通、自我照顾、家庭生活、社交技巧、社区使用、自我指导、健康和安全、功能性技能、休闲和工作。诊断IDD的过程需要进行全面且详细的病史采集，以及对上述测试结果的深入分析。诊断者需要考虑多种可能的因素，包括遗传因素、围生期并发症、环境因素和营养问题等。

对IDD的干预方案通常需要综合多种手段，包括药物治疗、教育干预、行为疗法、社会技能培训和职业训练等。有效的干预需要针对个体的特定需求和能力进行个体化设计。例如，对于学习能力有困难的个体，可能需要实施特殊教育和学习策略；对于有行为问题的个体，可能需要进行行为疗法和社会技能训练。预后的评估需要考虑多种因素，包括IDD的严重程度、存在的并发症、接受的干预方案及其有效性、家庭和社区的支持等。虽然IDD是一种终身的疾病，但通过适当的干预和支持，许多病人通过专业支持仍可充分发展能力，实现个人价值并享有充实人生。总的来说，对智力发育障碍的理解和管理需要多学科的合作，包括医生、心理学家、教育工作者和社工等。在全面理解个体的需求和能力的基础上，可以设计和实施有效的支持和干预策略，以帮助他们提高生活质量和独立生活的能力。

其中，药物治疗在IDD的管理中并非首选，但在一些情况下，例如伴随有精神疾病（如抑郁症或焦虑症）的IDD病人，药物治疗可以提供额外的帮助。然而，需要强调的是，对患有IDD的个体进行药物管理时需要谨慎，确保药物的副作用不会对他们的生活和健康造成不良影响。教育干预是IDD病人治疗的重要组成部分。这通常涉及特殊教育计划，包括个性化教学，旨在满足病人的学习需求和能力。教育专业人员需要与家庭成员、医生和其他相关人员紧密合作，以制订和执行有效的教育干预计划。行为疗法，包括应用行为分析（applied behavior analysis，ABA），也是IDD干预中的重要组成部分。这种干预方法通过正面强化来改变或改善特定行为，帮助个体提高适应行为能力、增强学习技能、改善社会交往等。对于成年的IDD病人，职业训练和生活技能训练可能会有帮助。这些干预旨在帮助他们提高自我照顾能力、增强职业技能，以提高他们的独立性和社会适应性。

智力发育障碍是一种复杂的疾病，需要在生命全程进行多学科的合作和综合干预。理解这种障碍的特性，以及有效的评估、诊断和干预方法，对于提高病人的生活质量，提高他们的独立性和社会参与性至关重要。

二、病因及发病机制

智力发育障碍的病因多元且复杂，包括遗传、生化免疫、影像学等多个维度。

遗传学研究显示，遗传因素在许多IDD中起着重要的作用。特定的基因突变如唐氏综合征等，都已被证实可以导致IDD。此外，近年来的研究也发现，一些尚未完全了解的微小突变和基因剪接异常也可能在IDD的发生中起着作用。

在生化免疫的角度，IDD也可能与某些生化异常或免疫反应有关。例如，母亲在妊娠期间接触到的某些感染病原体，如风疹病毒、巨细胞病毒，也可能触发免疫反应，进一步影响胎儿大脑的发育，导致IDD。

影像学研究为深入了解IDD提供了重要的手段。例如，通过结构磁共振成像或功能磁共振成像可以发现脑部结构的异常或功能连通性的改变。一些IDD病人的大脑结构可能会表现为部分脑区的体积缩小、灰质和白质的分布异常等特点。功能磁共振成像则可以揭示大脑在进行特定任务时的活动模式（例如前额叶皮质等），帮助更好地理解IDD病人的大脑功能与正常人群有何不同。

环境因素的影响在IDD的病因研究中越来越被重视。研究发现，孕妇接触到的某些环境毒素，例如铅、汞、空气污染物等，可能对胎儿大脑的发育造成影响，增加IDD的风险。此外，孕妇的不良生活习惯，如吸烟、酗酒，以及缺乏必要的营养素，也被认为是影响胎儿发展成为IDD的重要环境因素。

微生物组研究也为IDD的病因学提供了新的视角。近年来的研究发现，人体的肠道微生物组与大脑的发育和功能有着密切的联系，称为"肠-脑轴"。一些初步的研究提示，IDD病人的肠道微生物组可能与正常人群存在显著差异，可能对IDD的发生和进展有一定的影响。

表观遗传学是另一个近年来快速发展的研究领域。表观遗传学研究环境因素如何影响基因的表达，而并非改变基因本身的序列。一些研究发现，孕妇在妊娠期间的压力、营养状态等环境因素，可能通过改变胎儿的基因表达，即表观遗传标记，从而影响大脑的发育，增加IDD的风险。

总的来说，IDD的病因涉及多个层面，包括遗传、生化免疫、影像学等，需要从多学科和多角度进行深入研究。通过对这些病因的深入理解，不仅可以更好地识别和诊断IDD，还可能为未来的干预和治疗提供新的思路和方法。

三、临床表现

（一）早期症状

智力发育障碍患儿早期即表现出一些非特异性症状，常有如下表现：① 喂养困难，患儿可表现出吸奶能力差、咀嚼动作出现晚、吞咽困难及呕吐等；② 睡眠过多，且往往不易唤醒，从而表现得很乖，不爱哭闹；③ 哭声异常，可表现为尖叫或哭声无力；④ 3~4个月后才会笑，表情呆滞，对周围环境刺激漠不关心；⑤ 注视手或玩手动作在6个月后仍持续存在；⑥ 对周围事物没有兴趣或者兴趣短暂，无目的的动作较多，不喜欢与人交往，反应迟钝，注意力不集中；⑦ 精细动作较正常儿童落后2~3个月；⑧ 语言发育迟缓，发音不清；⑨ 特殊外貌，如眼距宽。

（二）主要临床表现

智力发育障碍的主要临床症状是智力低下，社会适应能力差，可伴有其他精神症状和躯体疾病。但是，不同原因引起的智力发育障碍在临床表现上存在一定差异。通常按照标准的智力测评方法测出的智商（IQ）值来判断智力水平，IQ低于70为智力低下。临床上一般根据智力水平及适应能力、缺陷程度、训练后达到的水平，将智力发育障碍分为轻度、中度、重度、极重度四级。

1. 轻度　IQ在50~69之间，成年以后可达到9~12岁的心理年龄，约占智力发育障碍的85%。临床表现为语言发育和社会适应能力获得迟缓，但日常语言交流基本无障碍，能维持相对较好的生活能力。关键是学习能力差，运算困难，难以达到小学毕业程度。

病人在幼儿期即可表现出智力发育较同龄儿童迟缓，如语言发育延迟，词汇不丰富，理解能力和分析能力差，抽象思维不发达。就读小学以后学习困难，学习成绩经常不及格或者留级，最终勉强完成小学的学业。一般是在上小学以后教师发现病人学习困难，建议到精神科就诊而被确诊。病人能进行日常的语言交流，但对语言的理解和使用能力差。通过特殊教育可以使病人在不需要学术知识的背景下适应良好，学会一定谋生技能和家务劳动，但积极性、主动性以及对不良环境刺激的适应能力较差。

2. **中度**　IQ在35~49之间，成年以后可达到6~9岁的心理年龄，约占智力发育障碍的10%。主要表现为言语理解及使用能力发育明显迟缓，最终达到的水平也很有限，不能完整地表达意思。

病人从幼年开始智力和运动发育都明显比正常儿童迟缓，语言、生活自理能力和运动技能的发育明显迟缓，患儿最终语言水平很有限，难以完整表达意思，社会适应能力差，部分病人需要终身监护，情绪不容易稳定，易冲动。学习能力差，词汇贫乏，理解力低下，能完成10以内的简单计算。经过特殊训练可以学会简单的人际交往，基本的个人卫生和安全习惯，从事简单的非技术工作。

3. **重度**　IQ在20~34之间，成年以后可达到3~6岁的心理年龄，占智力发育障碍总数的3%~4%。普遍合并器质性疾病，运动功能受损明显。病人在出生后即可出现明显的发育延迟，经过训练最终能学会极简单语句，但不能进行有效语言交流。不会计数，不能学习，不会劳动，不能自理生活，需人照料，无社会行为能力，可同时伴随显著的运动功能损害或脑部损害。

4. **极重度**　IQ在20以下，成年以后可达到3岁以下的心理年龄，仅占智力发育障碍总数的1%~2%。大多数患儿因生存能力低或严重疾病而夭折。病人的理解和遵从指令的能力严重受损，没有语言能力，对危险不会躲避，不认识亲人，仅有原始情绪反应，时常哭闹、尖叫，易冲动，大多数运动能力严重受限，生活全部需要他人照料。特殊训练也仅能使其获得极有限的自助能力。

（三）其他症状

智力发育障碍患儿常伴发躯体发育异常，如头颅畸形、面部畸形、唇腭裂、肢体或生殖器畸形、先天性心脏病等。许多患儿存在躯体功能障碍，常见视听觉障碍和运动障碍，且往往与疾病严重程度相关。部分智力发育障碍患儿可能伴随一些其他的精神症状，如注意缺陷、情绪易激动、冲动行为、刻板行为或强迫行为。80%~90%患儿可能有癫痫发作。

此外，有研究表明，几乎所有精神障碍均可发生于智力发育障碍的人群，常见疾病包括精神分裂症、情感障碍、广泛焦虑障碍、恐惧症、强迫症等。

（四）智力发育障碍患儿的心理活动特征

1. **感知觉方面**　感受缓慢、肤浅，范围狭窄，很难区分相似的物体。

2. **言语和思维方面**　语言发育迟缓，领悟力迟钝，缺乏抽象概括、推理判断和思维能力。

3. **注意力和记忆力方面**　注意力不集中、不持久，注意广度狭窄；记忆力差，识记速度慢，再认不准确。

4. **情感方面**　幼稚、不成熟，情感体验简单肤浅，易兴奋、激动，自控力差，有的表现胆小、孤僻、害羞、退缩。

5. 运动和行为方面 动作笨拙或过度活动，有的可伴自伤行为、刻板动作。

6. 个性方面 多依赖、自信心不足、忍耐性差、不成熟、易受暗示等。

典型案例 男，19岁，无业，小学文化，未婚，因"自幼愚劣，自语自笑，随地便溺6年"入院。

病人自幼体弱多病，讲话、走路均较同龄人迟，3岁时仍需扶墙走路，4岁才学会说话。反应迟钝，学习困难，行动笨拙，对识字、看图画不感兴趣，8岁还不会系鞋带，简单的玩具、家电经反复指导仍不会操作，穿衣、吃饭也要家人帮忙，如厕需要别人擦屁股。8岁进培智学校读书，成绩差，不善与人交流。至今识字不到80个，不会做两位数的加减运算。6年前开始渐出现注意力不集中，爱惹是生非，常与同学发生争执，大喊大叫，甚至动手打人。在家里随地大小便，自言自语，独自发笑，3年前首次住院，诊断为"智力发育障碍伴行为障碍"，给予奥氮平、卡马西平、碳酸锂等治疗，冲动行为减少，个人生活能力部分恢复。出院后一直时好时坏，行为幼稚，常纠缠父母，无故喊叫。2日前病人又出现吵闹不安，行为冲动，随地大小便，被家人送至医院。既往有"先天性心脏病，室间隔缺损"病史，6岁时行修补术。病人为第一胎，母孕期正常，足月难产，有窒息史。否认两系三代精神疾病家族史，父母非近亲结婚。

精神检查：衣着不整，不修边幅，接触被动，检查不合作，注意力不集中，大喊大叫，行为紊乱，姿态怪异。韦氏智力量表：IQ 45。

诊断：智力发育障碍

（五）特殊类型的智力发育障碍

智力发育障碍并非单一疾病，其中一些类型病因明确，且有着较特异的症状。例如，唐氏综合征是21-三体型染色体异常，其特征包括头围小、眼裂向外上斜、舌宽厚及关节韧带松弛等。脆性X综合征是一种X连锁的家族遗传病，其特点是智力低下、高前额、脸长、语言发育迟缓等；尽管叶酸治疗可以改善某些症状，但其安全性仍需进一步观察。苯丙酮尿症是一种由于苯丙氨酸代谢障碍引起的疾病，病人出生时常无异常，但若无有效干预，病情可逐渐发展为重度智力发育障碍。地方性克汀病是由于碘缺乏引起的甲状腺功能障碍，导致身材矮小、性器官发育不良等症状，此类疾病强调了足量碘摄入的重要性。除了以上疾病，还有许多其他疾病，如半乳糖血症、猫叫综合征、18-三体综合征、性染色体畸变等，都可能导致智力发育障碍。这些疾病各有其特异的临床表现和病因，有的疾病可以通过特殊的诊断方法进行识别，有的疾病则需要对其症状进行综合评估。这些疾病提示，在对IDD进行研究和治疗时，必须注意个体差异，并根据不同的病因和症状选择合适的干预措施。

四、诊断与鉴别诊断

（一）诊断

对于智力发育障碍患儿需要全面采集病史、孕产史、发育史、家族史，完善体格检查及精神检查，其中详细的生长发育史特别重要，据此可以对儿童生长发育情况作出全面的临床评估。同时，根据年龄和智力损害的程度选择适用于病人的标准化发育量表或智力测验辅助诊断。可采用标准化的IQ测定量表评定其智能水平，目前国内常用的IQ测定工具为韦氏智力量表，采用儿童社会适应行为量表来评估其社会适应能力。

根据18岁以前出现智力低下和社会适应困难的临床表现，IQ测定结果低于70可明确诊断。根据IQ和社会适应能力可以作出严重程度分级。IQ在70~90被列为智力正常与异常之间的边缘状态。对于确诊为智力发育障碍的病人，结合其病史，精神检查，体格检查，以及遗传学、内分泌和代谢等实验室检查结果尽量寻找病因，作出病因学诊断，有利于治疗和康复，也为病人家庭的优生、优育提供有用的资料和指导。有学者主张对于病因不明者常规做染色体检查，进行核型分析。根据ICD-10对智力发育障碍的定义，该障碍的特征是智力发育和适应行为的全面性延迟或不足，而且这种状态从儿童期开始就存在。以下是详细的诊断标准：

症状表现：在一般智力功能和适应行为（社会技能、日常生活技能和个人自理技能）方面有显著的障碍。

年龄期限：在发展期（通常是在18岁之前）开始出现。

评估方法：通常使用标准化的智力测试进行评估。在大多数情况下，IQ得分低于70即可作为智力障碍的诊断依据。

根据IQ的程度，智力发育障碍可分为以下四个等级。

轻度智力发育障碍：IQ在50~69。这些人在生活技能上可能需要一些支持，但通常可以在成人生活中独立生活。

中度智力发育障碍：IQ在35~49。这些人通常需要更多的支持和帮助，但有能力完成一些基本的生活技能和简单的工作任务。

重度智力发育障碍：IQ在20~34。这些人可能需要显著的支持和帮助，可能只能完成一些基本的自我护理和日常生活活动。

极重度智力发育障碍（ICD-10编码：F73）：IQ在20以下。这些人通常需要全天候的护理和支持。注意在评估和诊断智力发育障碍时，除了智商得分外，还需要考虑个体的适应行为水平和社会功能，因为这些因素会影响个体在日常生活中的功能水平。

（二）鉴别诊断

1. 痴呆　痴呆与智力发育障碍均以智能损害为突出表现，两者最明显的区别在于发病年龄，成年后出现的智力低下，无论什么原因引起，均归属于痴呆范畴，而不诊断为智力发育障碍。

2. 暂时性发育迟缓　各种心理或躯体因素，如营养不良、慢性躯体疾病、学习条件不良或缺乏，视觉、听觉障碍等都可能影响儿童心理发育，包括智力的正常发育，使儿童的智力发育延迟。当这些原因去除或纠正以后，心理发育速度在短期内加速，赶上同龄儿童的智力水平，据此与智力发育障碍鉴别。

3. 特殊发育障碍　特殊发育障碍儿童也常有学习困难、社会适应能力低，易被误认为智力问题。但这一类儿童除了某些特定的技能（如言语、学习和运动等）存在障碍外，智能的其他方面发育正常且在不涉及这些特定技能的时候，可以顺利完成学习任务。

4. 儿童精神分裂症　一般病前无躯体和智力发育障碍，发病后主要症状是感知觉、思维、情感与行为的不协调，可伴有智能损害。根据这些特点可以与智力发育障碍相鉴别。

5. 孤独症谱系障碍　此类患儿突出特点是人际交往困难，对非生命物体特殊依恋，可有某些能力的超常发展；约3/4的患儿伴有智力低下，此类病人可做共病诊断。对于智力发育正常孤独症患儿，IQ测定结果有助于明确诊断。

6. 注意缺陷多动障碍　伴有学习困难的注意缺陷多动障碍患儿较易被误诊为智力低下，但这些患儿智力检查结果为正常或边缘智力水平，经教育训练和药物治疗使其注意力改善后，学习成绩可显著提高。

五、治疗及预防

智力发育障碍一旦发生，难以逆转，因此预防非常重要。除了少数病因引起的智力发育障碍可以通过早期发现、早期干预得到较好的预后外，绝大多数病人无法得到有效的治疗。智力发育障碍的治疗需要做到早期发现、早期诊断、早期干预，并根据患儿的实际情况采用药物治疗、心理干预、教育训练等多种方法的综合治疗，监测遗传性疾病、做好围生期保健、避免围生期并发症、防止和尽早治疗中枢神经系统疾病是预防智力发育障碍的重要措施。一些国家依据专门的法律对所有新生儿实施一些常见遗传代谢性疾病的血液生化筛查，能有效预防智力发育障碍的发生，也为早期治疗提供了病因学治疗的依据。智力发育障碍的治疗原则是以教育训练为主、药物治疗为辅。

（一）医学干预

对于某些病因明确者，针对病因治疗可以阻断疾病发展，能有效控制智力损害进一步加重。例如，苯丙酮尿症和半乳糖血症病人给予相应的饮食治疗，地方性克汀病病人给予甲状腺素替代治疗，先天颅脑畸形病人及早进行相应的外科干预等。对于病因未明或尽管病因明确却无法解除者，可给予对症治疗。伴有精神病性症状者可给予抗精神病药，建议选用非典型抗精神病药物，如利培酮、喹硫平、奥氮平等；对于伴有注意缺陷多动障碍的病人可给予中枢兴奋剂哌甲酯；伴有癫痫发作者可给予抗癫痫药。促进大脑代谢的药物，如茴拉西坦、银杏叶制剂等对智力发育可能有一定效果，但尚需进一步临床研究证实。

（二）特殊教育、技能训练和心理治疗

最好由学校教师、家长、临床心理治疗师以及职业治疗师相互配合进行特殊教育、技能训练和心理治疗。教师和家长的任务是使病人能够学习掌握与其智力水平相当的文化知识、日常生活技能和社会适应技能。临床心理治疗师针对病人的异常情绪和行为采用相应的心理治疗，常用的方法是采用行为疗法来矫正病人的异常行为。目前国内还缺乏专业的职业治疗师为智力发育障碍病人提供服务。

在对病人进行教育训练时，要根据病人的智力水平因材施教。

1. 轻度智力发育障碍　此类病人一般能够接受小学低年级到中年级的文化教育，最好在普通小学接受教育，但如果病人不能适应普通小学的学习，也可以到特殊教育学校就读。目前国内绝大多数城市已开设了特殊学校，或者在普通小学设立了特殊教育班。教师和家长在教育过程中应采用形象、生动、直观的方法，同一内容反复强化，促使其学习掌握。培养和训练的内容主要是日常生活能力和社会适应能力的提高，包括学会辨认钱币、购物、打电话、到医院看病、乘坐公共交通工具、基本的劳动技能、回避危险和处理紧急事件等。当病人成长到少年期以后，开始对他们进行职业训练，使其成年后具有独立生活、自食其力的能力。

2. 中度智力发育障碍 此类病人着重训练其生活自理能力和社会适应能力，如洗漱、换衣，与人交往中的行为举止和礼貌，正确表达自己的要求和愿望等内容，同时给予一定的语言能力训练。

3. 重度智力发育障碍 此类病人主要训练其与照料者、护理者之间的协调配合，以及简单的生活能力和自卫能力，如进餐，定点如厕，简单语言交流以表达饥饱、冷暖，避免受外伤等。可采用将每一种技能分解成几个步骤，再逐步反复强化训练的方法。

4. 极重度智力发育障碍 此类病人几乎无法实施任何教育训练。

（三）预后

智力发育障碍的预后研究在近十年来有了显著的进步。

1. 早期干预 研究表明，早期干预可以显著提高IDD病人的预后。尽早对儿童进行结构化、强度适中的干预，可以改善他们的认知能力、语言和社交技能，甚至学习情况和学校成绩。早期干预也可以帮助家长和教师更好地理解和应对孩子的需要，从而提高他们的护理效果。

2. 教育支持 教育对于IDD病人的预后至关重要。根据IDD病人的具体能力和需求，提供个性化、包容性的教育环境和策略，可以帮助他们更好地学习和适应社会。

3. 心理社会支持 IDD病人常常面临社交困难和心理问题，如自尊心低落、焦虑、抑郁等。提供心理社会支持，如情绪管理训练、社会技能训练和一对一的心理咨询，可以帮助他们应对这些问题，提高他们的生活满意度和社会适应能力。

4. 职业训练 对于成年的IDD病人，职业训练和就业支持可以显著提高他们的预后。通过职业训练，IDD病人可以学习和提高必要的工作技能，增加他们的就业机会和独立生活的能力。

5. 生活质量 生活质量是评估IDD预后的重要指标。近年来的研究开始更多关注IDD病人的生活质量，包括他们的身体健康、心理状态、独立性、社会关系和环境适应等。

近十年来对IDD预后的研究使人们认识到，预后并不仅仅是生物医学的结果，而是多元因素的综合影响。通过早期干预、教育支持、心理社会支持、职业训练以及对生活质量的关注，可以显著改善IDD病人的预后，帮助他们发现自身潜能，提高生活质量，并积极地参与社会生活。尽管预后在很大程度上依赖于IDD的严重程度和类型，但上述这些策略为改善IDD病人的预后提供了可能。近十年来的研究发现，预后是由多种因素共同决定的，包括生物、心理、社会、教育等各个层面。这些研究帮助我们更全面、更深入地理解IDD病人的预后，同时也指明了改善预后、提高IDD病人生活质量的多种可能路径。

第二节　孤独症谱系障碍

一、概述

孤独症谱系障碍（autism spectrum disorder，ASD）是一种神经发育障碍，特征包括社交沟通障碍与互动缺陷，受限的、重复的行为模式或兴趣。根据疾病控制和预防中心的数据，美国每59个儿童中就有1个患有ASD，显示了其较高的发病率。ASD的评估是一个复杂的过程，涉及许多不同的观察和测验。专业人员通常会进行详细的发展史采集和直接观察，以评估儿童的社交互动、沟通技巧和行为模式，包括使用标准化的评估工具，如儿童孤独症评级量表（childhood autism rating scale，CARS）和孤独症诊断观察量表（autism diagnostic observation schedule，ADOS）。诊断ASD需要深入地临床判断和综合多方面的信息。ASD的症状有时可能与其他障碍的症状重叠，除了评估儿童的行为和发展状况，诊断者还需要考虑其他可能的情况，如学习障碍、语言障碍、注意缺陷多动障碍（ADHD）等，并排除这些可能的诊断。

对ASD的干预涉及许多不同的领域，包括行为疗法、社交技能训练、语言和沟通治疗、教育干预等。其中，应用行为分析（ABA）是当前最为广泛接受并具有研究证据支持的ASD干预手段。此外，也可根据病人的需要进行职业疗法和感觉整合疗法。ASD是一种终身的状况，但许多病人可以通过适当的支持和干预达到其潜能。

预后的评估取决于多种因素，如ASD的严重程度、病人的智力水平、受教育程度以及接受干预的早晚等。总的来说，对ASD的理解和管理需要多学科的合作，包括医生、心理学家、教育工作者和语言病理学家等。在全面理解ASD的特性、评估和诊断方法以及有效的干预策略的基础上，可以帮助病人及其家庭更好地应对，以及实现其最大的潜力和生活质量。

在ASD的治疗中，一个重要的概念是"早期干预"。研究表明，尽早开始结构化、强度适中的干预，可以改善孩子的发展轨迹，包括社交和沟通技能，甚至学习和认知能力。因此，对于可能存在ASD迹象的儿童，医疗和教育专业人员需要尽快进行评估和干预。在实际的干预过程中，ABA已经在ASD领域得到了广泛的应用。ABA是一种数据驱动的治疗方法，主要通过强化积极行为，减少问题行为，从而改善ASD病人的社交、沟通和学习能力。然而，仅依靠ABA可能并不足以满足ASD病人的所有需求。因此，通常还需要结合其他的干预方法，例如：语言和沟通疗法可以帮助提高ASD病人的表达和理解能力；职业疗法和感觉整合疗法可以帮助他们改善日常生活技能和处理感觉过敏等问题；社交技能训练则可以帮助他们更好地理解和适应社会环境。

总之，孤独症谱系障碍是一种复杂的发育障碍，需要全方位、个性化的干预和支持。通过对其进行深入理解和科学管理，可以帮助ASD病人及其家庭应对挑战，提高生活质量，并积极参与社会生活。

二、病因及发病机制

过去十年，各类组学的研究对ASD的病因有了更深入的了解。下面我们将分别从遗传学、表观遗传学、转录组学、蛋白质组学、微生物组学和影像学方面进行讨论。

（一）遗传学

近年来的遗传学研究已经确定了许多与ASD相关的基因，包括*FMR1*、*MECP2*、*SHANK3*等。同时，全基因组关联分析（GWAS）和全外显子组测序进一步扩大了对ASD遗传背景的了解。许多研究表明，ASD往往伴随着大量的稀有变异，这些变异涉及神经发育和突触功能等关键过程。

（二）表观遗传学

表观遗传学研究环境因素如何影响基因的表达。近年来，有许多研究表明，ASD病人的DNA甲基化模式与正常人群存在显著差异。研究提示，环境因素可能通过改变基因的表达，从而影响大脑的发育和功能，进而影响ASD的发病。

（三）转录组学

转录组学研究基因的表达模式。一些研究发现，ASD病人的大脑中，许多与神经发育和突触功能相关的基因的表达发生了改变。这些研究进一步确认了基因表达变化在ASD发病中的重要作用。

（四）蛋白质组学

蛋白质组学研究蛋白质的表达和功能。研究发现，一些与ASD相关的基因编码的蛋白质，在ASD病人大脑中的表达和功能可能发生了改变。这些蛋白质主要涉及神经发育、突触形成和信号转导等过程。

（五）微生物组学

近年来，微生物组学研究表明，肠道微生物可能与ASD的发病有关。一些初步的研究提示，ASD病人的肠道微生物组成与正常人群存在差异，通过改变肠道微生物的组成，可以在动物模型中影响ASD相关的行为。尽管这个领域的研究还处于初级阶段，但这些发现为我们提供了全新的视角来理解和治疗ASD。

（六）影像学

通过磁共振成像等影像技术，能够观察到ASD病人的大脑结构和功能的变化。这些研究发现，ASD病人的大脑中的许多区域，如前额叶、颞叶、扣带回等，存在明显的结构和功能的差异。这些差异可能与ASD的核心症状，如社交困难和重复行为有关。电生理学的相关研究发现，通过脑电图和功能性近红外光谱等技术，研究者可以观察ASD病人的大脑活动和网络的变化。这些研究发现，ASD病人的大脑在处理社交和情感信息时，可能存在一些特异的模式。

三、临床表现

孤独症谱系障碍儿童以社会交往障碍、语言沟通障碍、兴趣狭窄、动作行为刻板为主要特征，还可伴有智力发育障碍、感觉刺激过度反应或反应不足及其他共症症状。

（一）社会交往障碍

患儿无法与别人建立正常的人际交往，大部分孤独症患儿在婴幼儿期就表现出对人缺乏兴趣，母亲将其抱着喂奶时，他们不会将身体与母亲贴近，不会表现出期待或拒绝父母的拥抱和爱抚的表情或姿势。6~7个月时还分不清亲人和陌生人，不会像正常小儿一样咿呀学语，只是哭叫或显得特别安静。1~2岁的患儿即使出现饥饿、疼痛或不舒服，也不会跑到父母身边寻求食物或安慰，只是拉着父母的手去取东西，而不会以言语或姿势来表示。这种患儿往往对父母离开或返回无动于衷，即使父母站在身边也不会与之交往，更不会与父母对视，显得极其孤独。病人与同龄儿童之间也难以建立正常的伙伴关系，表现为不与周围小朋友交往，没有观看其他儿童游戏的兴趣，也缺乏投入其中的愿望，不愿意主动接近别人，更不可能建立友谊。

（二）语言沟通障碍

包括非语言和语言交流障碍，患儿的语言发育明显落后于同龄儿童，这也是多数家长寻求医生帮助的原因。具体表现有以下几方面：

1. 非语言交流障碍 孤独症患儿常以哭或尖叫表示他们的不舒适或需要。稍大的患儿可能会拉着大人的手走向他们想要的东西，但不能以言语或指示动作来表示。缺乏相应的面部表情，常显得表情漠然，很少用点头、摇头、摆手等以表示他们的意愿。

2. 语言发育延迟或不发育 患儿常常表现为语言发育较同龄儿童晚，有些甚至不发育。有报道认为患儿中约有一半终身保持缄默，仅以手势或其他形式表达自己的要求。也有些患儿2~3岁前出现语言功能，之后又逐渐减少甚至完全丧失。

3. 语言内容、形式的异常 孤独症患儿语言功能即使存在，也同样有许多问题。患儿往往不会主动与别人交谈，不会维持或提出话题，或者只会反复纠缠同一话题，而对别人的反应毫不在意，好像在自言自语。他们常常是在"对"人说话，而不是"与"人交谈，语言交流十分困难。患儿可能突然讲出一些语句，内容与当时所处环境、与别人正在谈论的主题完全不相关，自己也毫不在意别人是否在听自己讲话。在讲话时语句单调平淡，缺乏抑扬顿挫和感情，很少注视对方的目光。不会主动地找人交谈，也不会向他人提出问题。刻板重复性语言及模仿性语言也较多见，和患儿谈话时，常只会重复他人的讲话。也有患儿会在当时或隔一段时间后模仿电视、收音机或别人说过的话。有些患儿表现为自言自语或哼哼唧唧，自得其乐。另外，孤独症患儿还可能存在语音、语调、语速、节律及重音等方面的异常，讲出的话怪声怪气或平平淡淡，没有感情色彩。部分患儿无法正确使用人称代词，把"你"说成"我"，或把"我"说成"他"等。

（三）兴趣狭窄、动作行为刻板

孤独症患儿对一般儿童所喜爱的玩具和游戏缺乏兴趣，尤其不会玩想象力的游戏，却喜欢玩耍一些非玩具性物品，如一段废铁丝、一个瓶盖、车轮等圆的可旋转的东西，可以持续数分钟，甚至数小时地观察这些物品而不知疲倦。有些患儿还对塑料瓶、木棍等非生命物体产生依恋行为。他们常对物体的独有特点不感兴趣，却十分关注某一非主要特性，如喜欢反复摸光滑的地面、抱着木棍睡觉等。孤独症患儿日常生活习惯固执地要求一成不变，一旦发生变化就会焦虑不安。如有些患儿只吃固定的食物，有些吃饭时要求坐固定位置，有的还喜欢把玩具或物品排列成行，如被搞乱，就显得痛苦或大发脾气。他们对环境常常也要求如此，如上学走同一路线、在同一个地方大小便等。几乎所有的孤独症儿童都拒绝学习或从事新的活动。常见患儿反复在扭曲或弹弄手指、捶胸、转圈、踩脚、拍手等。部分患儿会持续关注于记忆天气预报、国家首都及亲属生日等特定领域信息，稍大的患儿常反复问同一个问题。

（四）智力发育障碍

80%的ASD儿童伴有智力发育障碍。智能损害具有发展不平衡的特点，进行标准化IQ测定时操作IQ高于言语IQ，在智力测验时运用机械记忆和空间视觉能力来完成的题目所得成绩较好，而依靠把握意义的能力来完成的题目所得成绩相对较差。由于代偿作用，某些病人的机械记忆、空间视觉能力发育非常良好。他们的最佳能力与最差能力之间的差距非常大，但多数病人的最佳能力仍然低于同龄儿童的相应水平。根据孤独症病人的智能发育水平，可划分为智力水平正常或接近正常的高智能型以及伴有明显智能损害的低智能型孤独症。高智能型ASD患儿往往被认为是脾气古怪，而不作为病态到医院就诊。

（五）感觉刺激过度反应或反应不足

例如，一个突然的声响会引起正常儿童惊跳，而孤独症患儿则若无其事。跟他们讲话时，他们像耳聋一样没反应，很多父母因为怀疑小儿"耳聋"而初次就诊。当患儿面前站个人，患儿好像没有看见，或只注意看对方的一双手或其他某一部位。患儿常以摩擦、拍打、撞头、咬硬东西、摇晃或旋转身体等动作以引起自身感觉，常出现旋转而不头晕，因而孤独症儿童的自伤行为较多见。有些患儿对某些特定刺激又特别敏感，尤其是汽笛声、狗吠声和光线的突然变化等，患儿常会烦躁不安或惊恐。

（六）其他共病症状

约20%病人伴有抽动症状。病人可有恐惧，甚至惊恐发作以及幻觉等症状。语言能力较好、智商较高、年龄较长的病人常伴有强迫症状，自伤、冲动、攻击、破坏、违拗等行为也常见，少数有性自慰及拔毛发行为，部分病人还常有偏食、拒食、反刍及异食等进食问题，或有睡眠障碍。约1/3病人脑电图异常，12%~20%病人有癫痫发作，以大发作类型居多，低智能型病人发生率更高。

四、诊断与鉴别诊断

（一）诊断

根据ICD-10，孤独症等相关诊断被分类在"弥漫性发育障碍"下，具体编码为F84。在ICD-10中，"心理发育障碍"下的"弥漫性发育障碍（F84）"中包括童年孤独症（F84-0）、不典型孤独症（F84-1）、Rett综合征（F84-2）、其他童年瓦解性障碍（F84-3）、多动障碍伴发智力发育障碍与刻板动作（F84-4）、阿斯伯格综合征（F84-5）、其他弥漫性发育障碍（F84-8），以及未确定的弥漫性发育障碍（F84-9）。

而在ICD-11中，孤独症谱系障碍（6A02）属于神经发育障碍，下设的子类有：没有智力障碍、有或没有轻微功能性语言障碍的孤独症谱系障碍（6A02.0）；有智力障碍、有或没有轻微功能性语言障碍的孤独症谱系障碍（6A02.1）；没有智力障碍、有功能性语言障碍的孤独症谱系障碍（6A02.2）；有智力障碍、有功能性语言障碍的孤独症谱系障碍（6A02.3）；没有智力障碍、无功能性语言的孤独症谱系障碍（6A02.4）；有智力障碍、无功能性语言的孤独症谱系障碍（6A02.5）；其他孤独症谱系障碍（6A02.Y）；未确定的孤独症谱系障碍（6A02.Z）。

ASD的诊断条目主要包括以下内容：

A. 在社会交往和社会互动的多个层面上有持续缺陷，暂时或既往曾体现为以下情况（举例，非全部）。a.在社交及情感的相互作用方面的缺陷。范围包括，如从不正常的社交方法和无法开展正常交流，到兴趣、情绪或情感的分享减少，到无法主动开始或回应社交互动。b.用于社交互动的非语言交流表现有缺陷。范围包括，如从语言及非言语交流的整合能力差，到眼神对视或身体语言的异常，或对身体语言应用的理解力差，到完全缺乏面部表情和非语言交流。c.在发展、维持和理解社会关系上有缺陷。范围包括，如从不会根据不同社交情境而调整自我行为，到合作想象性游戏或交朋友的困难，到对同龄人无兴趣。

B. 受限、重复的行为方式、兴趣、活动，表现为暂时或曾经有至少下面两项（举例，非全部）。a.刻板或重复的动作、物体使用或语言（如简单的刻板动作，将玩具排列成行或拍击物品，自言自语，特殊用语）。b.对同一性的坚持，对常规的固执，或语言/非语言行为的仪式化形式（如对微小改变的极端痛苦，过渡转换困难，僵化的思维方式，打招呼的仪式化程序，每日需要行走同样路线或进食相同食物）。c.高度受限、固定的兴趣，在强度或注意点上不同寻常（如对特别事物的强烈依恋或全神贯注，过度局限或执着的兴趣）。d.对感觉输入的高反应性或低反应性，或对环境在感觉方面有异常兴趣（如对痛觉/温觉的明显不在意，对特定声音或质地的不良反应，过多地嗅或触摸物品，对光线或运动物体的视觉着迷）。

C. 以上症状必须在早期发育阶段就出现（但可能不会完全表现出来，直至社交需求超过其有限的能力，或可能在晚期阶段被习得的应对策略所掩盖）。

D. 以上症状已经在社交、职业或其他重要功能方面引起明显的临床损害。

E. 这些症状不能更好地被智力障碍（智力发育障碍）或广泛性发育障碍所解释。

智力障碍经常和孤独症谱系障碍同时发生；作出智力障碍及孤独症谱系障碍的共患诊断时，其社会交往能力必须低于预期的一般发育水平。

需要注意的是，每个病人的表现可能会有所不同。因此，诊断时需要进行全面的评估，并考虑个体的整体发展情况和环境因素。由于孤独症谱系障碍是一种谱系障碍，其严重程度和表现形式在不同个体之间可能有所差异。

对于孤独症谱系障碍的评估和诊断的工具有很多。以下是一些常用工具：

（1）孤独症行为评定量表（autism behavior checklist，ABC）：这是一个针对孤独症的行为评定量表，包含了58个项目，覆盖了语言、感觉、关系、自我、体感五个方面。这个量表可以帮助评估孤独症谱系障碍的临床表现和严重程度。

（2）孤独症谱系障碍评定量表（childhood autism rating scale，CARS）：CARS是一个评估儿童孤独症症状严重程度的评定工具，包含了15个项目，如人际关系、身体动作的使用、对环境反应、听觉反应、视觉反应等。

（3）克氏行为量表（Clancy behavior scale，CBRS）：CBRS是一个评估行为问题的量表，包含了多个领域，如情绪、社交、学校行为、家庭行为等。

（4）修订版孤独症诊断访谈（autism diagnostic interview–revised，ADI–R）：ADI–R是一个

半结构化的家长访谈量表，主要用于诊断孤独症和其他广泛性发育障碍，主要包括了语言/交流、社交互动、典型行为等方面。

（5）孤独症诊断观察量表（autism diagnostic observation schedule，ADOS）：ADOS是一个观察儿童行为的量表，用于评估和诊断孤独症谱系障碍和其他发展障碍。它包含了一系列的活动，设计用来观察儿童的社交互动、交流能力和想象力。这些量表都对孤独症的诊断和评估起到了重要作用，但是在实际应用中，需要结合具体个案情况和专业人员的判断，才能得出准确的结论。

（二）鉴别诊断

1. 儿童精神分裂症　孤独症病人可伴有一些精神病性症状，两者容易混淆。其鉴别要点在于孤独症是幼年期以前起病，也可能出生以后就显示出心理发育迟滞，以社会交往、语言等方面发育问题为主要临床表现，药物治疗对这些症状效果不明显。精神分裂症病人起病年龄多在学龄期以后，主要表现为幻觉、思维破裂、词的杂拌及妄想等精神分裂症的核心症状，语言和智力发育正常，抗精神病药物可以有效改善临床症状。

2. 智力发育障碍　有三方面原因导致孤独症与智力发育障碍的鉴别困难。首先，孤独症临床上主要表现为社会交往障碍和语言发育障碍，若不仔细询问，很容易将这些症状误认为智力发育障碍的临床表现。其次，多数孤独症病人伴有智力低下，临床上可能只发现了智力低下的临床表现，而忽略了孤独症的症状，将这些孤独症误诊为智力发育障碍。最后，虽然孤独症病人的智力障碍具有其特征，但临床上有时很难与智力发育障碍的临床表现相区别。对于第一种情况只要仔细地询问病史和做精神检查，便可将两者相区别。若病人除智力障碍以外，还有与智力发育水平不相称的突出的语言发育障碍、明显的社会交往问题，则应诊断为孤独症合并智力发育障碍。孤独症的智力障碍与智力发育障碍的区别在于孤独症智力的各方面发展不平衡，智力测验各个分量表的得分高低不一，而智力发育障碍则是智力的全面发育低下，智力测验各个分量表的得分都普遍性低下。

五、治疗及预后

（一）心理行为干预

1. 教育和训练　这是最有效、最主要的治疗方法。目标是促进病人的语言发育，提高社会交往能力，掌握基本生活技能和学习技能。孤独症病人在学龄前一般不能适应普通幼儿园的环境，应当在特殊教育学校、医疗机构中接受教育和训练。学龄期以后病人的语言能力和社交能力会有所提高，部分病人可以到普通小学与同龄儿童一起接受教育，还有部分病人仍然需要特殊教育。

2. 心理治疗　采用行为疗法较多。主要目的是强化已经形成的良好行为，对干扰接受教育训练、影响社会交往和危害自身的异常行为，如刻板行为、攻击性行为、自伤或自残行为等予以矫正。认知疗法适用于智力损害不重、年龄较长的病人，目的是帮助病人认识自己与同龄人的差异，自身存在的问题，激发自身的潜力，发展有效的社会技能。家庭治疗可以使病人的父母了解病人存在的问题，与治疗人员相互支持和协作，全力参与治疗。

（二）药物干预

药物治疗无法改变孤独症的病程，也缺乏治疗孤独症的核心症状的特异性药物。但药物可以消除病人的精神病性症状、情绪不稳、注意缺陷和多动、冲动行为、攻击行为、自伤和自杀行为、抽动、强迫症状等问题，有利于保护病人自身或他人安全，顺利实施教育训练及心理治疗。常用药物如下：

1. 中枢兴奋药物　适用于合并注意缺陷和多动症状者。常用药物是哌甲酯或苯异妥因。

2. 抗精神病药物　小剂量、短期使用，在使用过程中要注意药物副作用，特别是锥体外系反应。文献报道"利培酮"和"奥氮平"能够改善病人伴随的精神病性症状，改善兴趣范围狭窄和刻板重复的行为方式，减少攻击行为，但还需要进一步证实。

3. 抗抑郁药物　能减轻重复刻板行为、强迫症状，改善情绪问题，提高社会交往技能，对于使用多巴胺受体拮抗剂后出现的运动障碍，如退缩、迟发性运动障碍、抽动等，也有一定效果。

4. 其他　苯巴比妥、硝西泮、卡马西平等抗癫痫药物用于合并癫痫发作者，对惊恐发作、情绪激动者可短期选用抗焦虑药物。

（三）预后

ASD的预后可以从多个方面进行考虑，包括语言和认知能力的发展、社会功能、自理能力、教育和职业成果以及生活满意度等。① 早期干预对ASD的预后有着重要影响：一些研究发现，早在幼儿时期开始的干预，如行为疗法、语言疗法和社交技能训练，可以显著改善ASD病人的社交、语言和认知能力的发展。② 教育支持也是影响ASD预后的重要因素：个性化的教育计划，以及适应ASD病人的特殊教育需求的教学策略，如结构化教学、视觉支持和社交故事等，可以帮助ASD病人在学校和社区中更好地适应和发展。③ ASD病人的自理能力和生活满意度也是评估预后的重要指标：一些研究发现，通过生活技能训练和社会技能训练，ASD病人的自理能力和生活满意度可以得到显著改善。这些训练可以帮助ASD病人更好地参与社会活动、建立和保持社会关系以及应对日常生活的挑战。④ ASD病人的就业和教育成果也是预后的重要方面：一些研究发现，通过职业技能训练和就业支持，ASD病人可以获得更好的就业机会和职业满意度。⑤ 一些新的研究开始关注ASD病人的心身健康问题：例如，一些研究发现，ASD病人的睡眠问题、精神健康问题和身体健康问题可能影响他们的生活质量和预后。总的来说，ASD的预后是多因素决定的，包括早期干预、教育支持、生活技能训练、职业支持以及心身健康的维护等。

第三节　注意缺陷多动障碍

一、概述

注意缺陷多动障碍（attention deficit hyperactivity disorder，ADHD）是一种起病于儿童期的神经发育障碍，核心症状包括持续性注意力不集中、冲动和多动行为，其严重程度明显超出同龄孩子发育水平。全球的患病率大约为5%，其中男性的患病率高于女性。

二、病因及发病机制

本病发病机制不明，目前认为可能与下列因素相关：

1. **ADHD具有显著的遗传成分** 遗传度在65%~90%之间，体现出明显的家族聚集现象。研究发现，DA转运体、5-HT、DA-β-羟化酶、儿茶酚-O-甲基转移酶等基因的多态性表达可能与ADHD的发生有关。基因关联性研究已经在遗传学领域取得了重要突破，揭示了多个可能与ADHD相关的基因位点。例如，近期的一项研究发现，涉及脑发育和信号传递的基因在ADHD病人中频繁出现突变。此外，全基因组关联分析还发现ADHD病人中存在多个罕见的基因变异，表明ADHD可能有多种遗传类型。

2. **神经递质** 通过正电子发射体层成像（PET）和磁共振波谱（MRS）等技术，研究者对ADHD病人的脑神经递质活动有了更深入的认识。例如，一些研究发现ADHD病人的多巴胺系统活性降低，这可能与病人的多动和注意力缺失有关。

3. **神经解剖学** 通过高分辨率的神经影像学技术，发现ADHD病人大脑皮质的某些区域在发育过程中存在异常，特别是前额叶和小脑，这些与注意力控制、行为抑制等功能密切相关的区域。

4. **轻微脑损伤** 对母婴健康的大数据分析揭示了许多与ADHD风险增加相关的围生期因素，如早产、低出生体重、烟草和酒精暴露等。

5. **家庭和社会心理因素** 一些横向和纵向研究发现，贫困、家庭破裂、暴力环境和不良的教养方式等因素会增加ADHD的风险。一些心理干预研究也表明，改善这些环境因素可以有效地改善ADHD症状。

6. **其他因素** 营养因素如锌和铁的缺乏也被发现与ADHD风险增加有关。此外，最近的一些研究也提出了肠道微生物与ADHD的关联性，但这一领域还需要进一步的研究。

三、临床表现

ADHD的主要核心症状是注意缺陷、多动与冲动。

1. **注意缺陷** 是本病的最主要症状。患儿往往难以注意细节、粗心大意，无法持续集中注意力在较枯燥重复的内容，因此学龄期患儿学习时容易分心，听见任何外界声音都要去探望；上课不专心听讲，常东张西望或发呆；做作业拖拉，边做边玩，作业又脏又乱，常少做或做错；不注意细节，在做作业或其他活动中常常出现粗心大意的错误；丢失或特别不爱惜东西（如常把衣服、书本等弄得很脏很乱）；难以始终遵守指令、完成家庭作业或家务劳动等；做事难以持久，常常一件事没做完，又去干别的事；与他说话时，常常心不在焉，似听非听；在日常活动中常常丢三落四。

2. **多动与冲动** 需要静坐的场合难以静坐或在座位上扭来扭去；上课时常有小动作，或玩东西，或与同学讲悄悄话；话多，好插嘴，别人问话未完就抢着回答；十分喧闹，不能安静地玩耍；难以遵守集体活动的秩序和纪律，如游戏时抢着上场，不能等待；干扰他人的活动；好与小朋友打斗，易与同学发生纠纷，不受同伴欢迎；容易兴奋和冲动，有一些过火的行为；在不适当的场合奔跑或登高爬梯，好冒险，易出事故；ADHD 的患儿在采取行动前缺乏思考、不顾后果，有攻击行为；情绪不稳定，容易兴奋，受挫后又表现的消沉或哭闹发脾气。

由于上述核心症状的存在，病人的听课效果、完成作业速度和质量均受到影响，学习困难，因此 ADHD 患儿的成绩波动较大，常低于其智力水平所能达到的学业成绩。

四、诊断与鉴别诊断

（一）诊断

1. 诊断　起病于 7 岁之前（多在 3 岁左右），同时具有特征性的注意障碍、多动与冲动症状且持续 6 个月以上，对社会功能（如学业成绩、人际关系等）产生不良影响，在排除智力发育障碍、广泛发育障碍、情绪障碍后可作出 ADHD 的诊断。学习困难、神经和精神发育异常等临床表现不是诊断依据，但有助于明确诊断。如果病人同时伴有品行障碍的临床表现，且达到诊断品行障碍的程度，则诊断为注意缺陷多动障碍合并品行障碍。临床评定量表既有助于诊断，也可了解病情严重程度以及评估治疗效果。常用的工具有 Conners 儿童行为量表，包括父母问卷、教师用评定量表和简明症状问卷三种形式。

2. 临床分型　我国的诊断与分类标准及 ICD-10 均要求同时具有两大类核心症状才能作出诊断，而 DSM-5 标准相对宽泛，即同时具有两大类核心症状者则诊断为混合型，若症状标准只符合注意缺陷或多动/冲动症状群之一者则诊断为注意缺陷型或多动/冲动型。

（二）鉴别诊断

1. 智力发育障碍　轻度智力发育障碍患儿入学后学习困难也相当突出，因此易与 ADHD 相混淆，且两种疾病共病的情况较常见。但追溯病史，可发现智力发育障碍者自幼生长发育较同龄正常儿童迟缓，社会适应能力差，还常常有语言和运动功能发育迟滞；而 ADHD 患儿治疗后注意力改善，学习成绩能够提高，达到与智力相当的水平。

2. 孤独症谱系障碍　虽然该症患儿常存在多动、注意障碍，但患儿主要表现为社会交往障碍、语言沟通障碍、兴趣狭窄和动作行为刻板等核心症状，据此可与 ADHD 相区分。

3. 儿童情绪障碍　儿童在焦虑、抑郁或躁狂状态下可能出现活动过多、注意力不集中、学习困难等症状，但情绪障碍的儿童往往以情绪问题为首发及主要表现，且病程为发作性，随着情绪症状缓解其注意力不集中均可得到改善。ADHD 患儿可合并焦虑、抑郁症状，但突出表现是持续的注意缺陷和多动，且核心症状并不会随情绪问题的变化而有明显波动。

4. 品行障碍　ADHD 病人由于多动和冲动行为可能发生攻击性行为，经中枢兴奋剂或其他治疗后可改善核心症状，可与品行障碍鉴别。

5. 儿童精神分裂症　精神分裂症在早期可出现注意力不集中、学习成绩下降，但随着病情的发展，会逐渐出现感知觉障碍、思维障碍、情感淡漠和行为怪异、意向缺乏等特征性症状，据此可与 ADHD 相鉴别。

6. 抽动障碍　病人主要表现为头面部、四肢或躯干肌群不自主的快速、短暂、不规则的抽动，如挤眉弄眼、耸肩、歪颈、挥手、蹬足和扭动等，也可以伴有不自主的发声抽动，易被误认为多动或顽皮。通过仔细的精神检查容易发现抽动症状的特点，与注意缺陷多动障碍相鉴别。但需要注意抽动障碍病人约20%合并注意缺陷多动障碍。

五、治疗及预后

（一）早期防控

对导致ADHD病因中的环境因素进行早期的产前识别和必要的实验室检查，进行相应的预防和治疗。对幼儿园和小学儿童进行ADHD的早期筛查和干预，如避免儿童接触铅污染的物品，加强ADHD儿童的膳食干预，注意合理营养，养成良好的饮食习惯，不偏食、不挑食，从而增加儿童膳食中锌、镁的含量等。

在社区和学校对重点人群加强ADHD相关知识的宣传和培训工作，提高家长、老师、基层保健医生对ADHD症状的早期识别水平，及早建议病人诊治，减少疾病对自身、家庭和社会的危害。

治疗上，大量证据证实ADHD的治疗需要药物治疗与行为疗法配合才能达到较好的疗效，药物可以短期缓解部分症状，而疾病带来的一系列家庭和社会心理问题则需要行为疗法解决。根据病人及其家庭的特点制订综合性干预方案必不可少。

（二）药物干预

对于ADHD确诊病人，建议酌情使用药物。药物治疗能够改善注意缺陷，减少活动，从而提高学习成绩并改善人际关系。需根据病人的个体情况确定药物治疗的剂量与疗程。目前临床常用药物如下。

1. 中枢兴奋剂　一线治疗药物，目前国内主要是哌甲酯及其控释片。该制剂在国际市场上使用已有半个多世纪。本药作用于突触前神经末梢结节，促进DA和NE的释放并抑制其重吸收。大量研究表明，哌甲酯能够明显减少多动、冲动，改善注意力，有效率达75%~80%。初始剂量每日5mg，最大用量不超过每日40mg，一般在用药45分钟后显效。哌甲酯仅限于6岁以上病人使用，常见的不良反应为食欲下降、焦虑、失眠等。此外，中枢兴奋剂可诱发或加重抽动症状，这需要引起临床医生的关注，对于合并抽动秽语综合征的病人可采用中枢兴奋剂联合抗精神病药的方案。

临床使用的中枢兴奋剂还有苯丙胺和苯异妥因等。苯异妥因，又名匹莫林（pemoline），有效率为65%~70%；但药物起效较慢，少数患儿服用后可出现肝功能改变，在治疗前和治疗中需定期监测肝功能。苯丙胺，又名安非他命，有效率70%~75%；小剂量开始，每隔1~2周逐渐加量至最佳剂量；半衰期较哌甲酯长。

中枢兴奋剂仅限于6岁以上病人使用。药物于每日早晨上学前口服，剂量增加后分2次于早晨和中午口服，下午4时以后禁止使用。本类药物可能影响生长发育，因此每周六、日及节假日停用。其他药物副作用有食欲下降、失眠、头痛、烦躁和易怒等，一般在用药4周到6个月内消失。疗程据病情而定，可间断用药数月至数年。

使用中枢兴奋剂治疗注意缺陷多动障碍时，常可能诱发或加重抽动症状，但停药后抽动症状可以消失。若抽动症状轻或仅在病人情绪紧张时出现，可以继续使用中枢兴奋剂，若抽动症状较重则换用其他药物，如可乐定或三环类抗抑郁药；当抽动症状非常严重或合并抽动秽语综合征时，应采用中枢兴奋剂与抗精神病药物合用的方式。在使用中枢兴奋剂时还必须考虑到物质滥用的问题。使用大剂量中枢兴奋剂，特别是苯丙胺和哌甲酯，会产生强烈的兴奋和欣快，若长期大剂量使用，病人对药物的耐受性有所增加，因此有物质依赖和物质滥用的潜在可能。有资料显示注意缺陷多动障碍病人若合并品行障碍，物质滥用的危险性高于单个疾病。通过严格的药物管理、适当掌握使用剂量、间断用药、相关知识的教育等能够避免产生物质滥用。

2. 去甲肾上腺素再摄取抑制剂 代表药物托莫西汀，托莫西汀疗效与哌甲酯相当，且不良反应少，耐受性好，已被列为 ADHD 的一线治疗药物。特点：每日给药 1 次，疗效可持续 24 小时；长期服用，无成瘾性；该药起效时间比中枢兴奋剂缓慢，一般要在开始用药 1~2 周后才能出现疗效，不适用于需要急性治疗的 ADHD 病人。最常见的不良反应是胃肠道反应，需餐后服药。

3. 三环类抗抑郁药 丙米嗪、地普帕明、氯米帕明或阿米替林。一般不作为首选药物，只有当中枢兴奋剂无效，或合并抑郁症、品行障碍或抽动障碍时选用。

4. α_2 受体激动剂 代表药物可乐定，能够作用于突触前膜，降低 NE 的再摄取，被用于消除兴奋剂入睡困难的副作用，以及一些有明显攻击行为的 ADHD 病人。用量应从小剂量开始，2~4 周内逐渐增加至适宜剂量。

（三）行为干预

1. 行为疗法与认知行为疗法 通过行为强化技术和采用注意力集中仪、分配仪对患儿进行注意力训练，以改善患儿的注意缺陷。此外，病人常缺乏恰当的社会交往技能，如不知如何去发起、维持和结束人与人之间的交流过程，同伴关系不良，对别人有攻击性语言和行为，自我控制能力差等。行为疗法利用操作性条件反射的原理，及时对病人的行为予以正性或负性强化，使病人学会适当的社交技能，用新的有效的行为来替代不适当的行为模式。认知行为疗法主要解决病人的冲动性问题，主要内容包括：让病人学习如何去解决问题，预先估计自己的行为所带来的后果，克制自己的冲动行为，识别自己的行为是否恰当，选择恰当的行为方式。心理治疗形式有个别治疗或小组治疗，小组治疗的环境对病人学会适当的社交技能更有益。

2. 家庭教育 需要针对患儿父母开展个别和小组形式的培训和教育，让他们学习了解 ADHD 的成因和可能出现的行为问题，了解孩子并非故意或不用心，而是无法控制自己的行为，避免歧视、体罚或其他粗暴的教育方法，恰当运用表扬和鼓励的方式提高病人的自信心和自觉性。同时，家长要了解孩子需要必要的治疗，并了解治疗过程与方式，学会如何配合。

3. 学校教育 病人应当被列入特殊教育的对象。在学校由任课老师或辅导员根据行为疗法的原理来干预患儿的不恰当行为、促进学业进步。应避免歧视、惩罚或其他粗暴的方法，恰当运用表扬和鼓励，提高病人自信心。

（四）预后

早期研究认为 ADHD 的核心症状随着年龄增长会得到缓解，但近年的随访研究提示：3 个核心症状中的多动症状在青春前期会逐渐改善，冲动症状在青春期略有改善，但注意缺陷症状会持续至成人期，而且随压力加重而凸显。40%~50%病人成年后仍有临床症状，他们普遍觉得自我成就不高，做事没有规划，无法完成预定计划，社交场合也常常受挫。20%~30%病人不仅有临床症状，且合并反社会行为、物质依赖、酒精依赖等问题。导致预后不良的因素有合并品行障碍、阅读困难、情绪障碍，不良的家庭和社会心理因素，智力偏低者等。

对于ADHD的预后，需要注意以下内容：ADHD的预后并非一成不变，而是呈现出广泛的个体差异。许多病人在接受了适当的治疗后，症状可以得到明显改善，有的甚至可以完全恢复正常。然而，也有一部分病人的症状会持续到成人期，甚至终生。这部分病人在日常生活、学习和工作中可能会遇到持续性的困难。对于症状持续到成人期的ADHD病人，他们可能面临一系列的挑战。研究显示，这些病人在学业成绩、职业发展和社会功能方面，往往较同龄人表现出下降。此外，他们还可能面临更多的心理健康问题，包括情绪障碍（如焦虑和抑郁）、物质滥用，甚至自杀风险。值得注意的是，早期诊断和适当的治疗可以改善ADHD的预后。多种治疗方式，包括药物治疗、行为疗法以及家庭和学校的环境干预等，都已经被证明可以显著改善ADHD病人的症状，提高他们的学习和社会功能。另外，为病人及其家庭提供教育和支持，也是改善预后的重要组成部分。然而，预后的改善并不意味着问题的完全解决。ADHD病人在成年后可能仍然需要继续接受治疗和支持，以维持症状的控制，并应对可能出现的新的生活和工作挑战，需要医生、病人及其家庭共同努力，制订并执行长期的管理计划。

第四节　抽动障碍

一、概述

抽动障碍（tic disorder）是一种以不自主的肌肉抽动为主要表现的神经发育障碍，这种抽动通常反复出现，快速且突然。这类疾病通常起病于儿童和青少年发育阶段，根据其起病年龄、病程和临床表现，抽动障碍主要被分为三种临床类型：短暂性抽动障碍、慢性运动或发声抽动障碍以及抽动秽语综合征。各种类型的抽动障碍具有自身的发病特征：短暂性抽动障碍通常发生在3~8岁的儿童中，有10%~24%的儿童曾经有过短暂性的抽动症状。慢性运动或发声抽动障碍多见于成年人，发病率为1%~2%，部分病人在童年期就已经出现抽动症状。抽动秽语综合征则多在儿童期发病，发病率在0.1%~1%之间。关于发病率，近十年的研究表明，这些数值可能会因多种因素而有所变化，如9~11岁的人群发病率最高，男性的发病风险高于女性，冬季的患病率高于春季。

二、病因及发病机制

本病的发病机制尚未完全阐明，然而，现在普遍认为抽动秽语综合征、慢性运动或发声抽动障碍主要与生物学因素（尤其是遗传因素）有关。而短暂性抽动障碍的发病可能与生物学因素和社会心理因素都有关系。

1. 遗传因素 抽动障碍的发病具有家族聚集性，病人家族中抽动障碍的出现较为常见。同卵双胞胎的抽动秽语综合征患病率高于异卵双胞胎，这进一步证明了遗传因素的重要性。尽管全基因组关联分析已经发现了多个可能的易感染色体区域，但具体的致病基因仍待明确。此外，研究还发现抽动秽语综合征病人的亲属中，患有慢性抽动障碍、强迫症、注意缺陷多动障碍的比例明显升高，这可能暗示了这些疾病之间的遗传关联。

2. 神经生物学因素 神经影像学和神经化学的研究表明，皮质-纹状体-丘脑皮质通路是参与抽动秽语综合征发病的重要神经通路，这个通路上的DA能神经元活性增强可能是抽动秽语综合征的一个关键病理机制。另外，其他单胺能神经元的活动异常也可能参与到疾病的发展中。

3. 神经免疫因素 有一部分抽动秽语综合征病人的症状可能与感染后的自身免疫反应有关。其中，A组乙型溶血性链球菌感染被认为可能与部分病例的发病有关。有研究显示抽动秽语综合征的外周血促炎因子水平升高。

4. 心理因素 心理应激可能诱发或加重部分病人的抽动症状。父母离异、家庭不和、亲人去世、学习负担过重等社会心理因素都可能有影响。此外，一些研究者发现母亲在孕期受到严重压力或在妊娠前3个月妊娠反应剧烈，可能增加儿童发生抽动障碍的风险。

5. 环境和其他因素 有些研究显示，围生期损伤（如产伤、窒息）可能与抽动障碍的发病有关。而药物的影响，如长期服用中枢兴奋剂或抗精神病药物，也可能导致抽动样的副作用，这一点应引起临床医生的注意。

6. 微生物组学 近年来的一些研究开始探讨肠道微生物组与抽动障碍之间的关系。虽然这个领域的研究还处于初级阶段，但有一些证据提示肠道微生物组的改变可能与抽动障碍的发病有关。具体的机制尚待研究明确。

7. 表观遗传学因素 近年来的研究还关注到表观遗传学在抽动障碍中的作用。DNA甲基化、组蛋白修饰和非编码RNA等表观遗传学机制可能参与调节抽动障碍相关基因的表达，影响疾病的发病和进程。

总的来说，抽动障碍的发病机制涉及多种因素的相互作用，包括遗传、神经生物学、免疫反应、心理应激、药物影响、环境因素等，而最近的研究还将注意力转向了肠道微生物组和表观遗传学。这些复杂的相互作用使抽动障碍的病因学研究成为一个充满挑战的领域。

三、临床表现

1. 一般症状 抽动是一种不随意的突发、快速、重复、非节律性、刻板的单一或多部位肌肉运动或发声。运动和发声性抽动均可根据复杂程度分为简单和复杂两种类型。

（1）运动性抽动：简单运动性抽动是指突然发生的迅速、单一而无意义的动作，如挤眉弄眼、张口、斜颈、耸肩等；复杂性运动性抽动表现为突然的、似有目的的复杂行动，如蹦、跳、扭动肢体、打自己等。

（2）发声性抽动：简单发声性抽动表现为反复发出不自主的、无意义的、单调的声音，如清喉声、吼叫、吸鼻或发出"嗯""啊"等；复杂性发声性抽动指反复发出类似有意义的词语声，如重复言语、模仿言语、秽语等。

抽动障碍多发生于儿童时期，少数可持续至成年。各种形式的抽动均可在短时间受意志控制，在应激下加重，在睡眠时减轻或消失。

2. 临床类型

（1）短暂性抽动障碍（transient tic disorder）：又称抽动症（tics），为最常见类型。主要表现为简单的运动抽动症状。多首发于头面部，如眨眼、耸鼻、皱额、张口、侧视、摇头、斜颈和耸肩等。少数表现为简单的发声抽动症状，如清嗓、咳嗽、吼叫、嗤鼻、犬叫或"啊""呀"等单调的声音。也可见多个部位的复杂运动抽动，如蹦跳、跑跳和拍打自己等。部分病人的抽动始终固定于某一部位，另一些病人的抽动部位则变化不定，从一种表现形式转变为另一种。例如，开始为眨眼，持续1~2个月后眨眼消失，继之以斜颈。还有部分病人可能表现为多个部位的运动抽动症状，如有皱额、斜颈和上肢抽动等。这类抽动障碍起病于学龄早期，4~7岁儿童最常见，男性为多。抽动症状在一天内多次发生，至少持续2周，但不超过1年。

（2）慢性运动或发声抽动障碍（chronic motor or vocal tic disorder）：多数病人表现为简单或复杂的运动抽动，少数病人表现为简单或复杂的发声抽动，一般不会同时存在运动抽动和发声抽动。除头面部、颈部和肩部肌群外，抽动部位也常为上下肢或躯干肌群，且症状表现形式一般持久不变。某些病人的运动抽动和发声抽动在病程中交替出现。例如，首发症状为简单的皱额和踢腿，持续半年后这些症状消退，继之以清嗓声的发声抽动。抽动的频率可能每日发生，也可能断续出现，但发作的间隙期不会超过2个月。慢性抽动障碍病程持续，往往超过1年。

（3）抽动秽语综合征：以进行性发展的多部位运动、发声抽动为主要症状。通常从眼、面部开始抽动，逐步向肢体、躯干发展，进而涉及全身多部位肌肉抽动，从简单性抽动发展为复杂性抽动，形式多变，运动性和发声性抽动可同时存在。典型表现为多发性抽动、不自主发声、言语及行为障碍。部分病人在抽动症状发作前体验到一种冲动或焦虑感，抽动出现后缓解。多数病人每日均有症状，少数成间歇性，病程迁延，且易合并强迫障碍、ADHD以及其他情绪问题，对病人社会功能影响较大。抽动秽语综合征有家族遗传倾向，发病年龄2~18岁，多在4~12岁起病。

四、诊断与鉴别诊断

（一）诊断

1. 短暂性抽动障碍　① 有单个或多个运动抽动或发声抽动，常表现为眨眼、扮鬼脸或头部抽动等简单抽动；② 抽动天天发生，1日多次，至少已持续2周，但不超过12个月，某些患儿的抽动只有单次发作，另一些可在数月内交替发作；③ 18岁前起病，以4~7岁儿童最常见；④ 不是由于抽动秽语综合征、小舞蹈病、药物或神经系统其他疾病所致。

2. 慢性运动或发声抽动障碍　① 不自主运动抽动或发声，可以不同时存在，常1日发生多次，可每日或间断出现；② 在1年中没有持续2个月以上的缓解期；③ 18岁前起病，至少已持续1年；④ 不是由于抽动秽语综合征、小舞蹈病、药物或神经系统其他疾病所致。

3. 抽动秽语综合征 18岁前起病，症状可延续至成年，抽动几乎天天发生，1日多次，至少已持续1年；或间断发生，且1年中症状缓解不超过2个月。表现为多种运动抽动和一种或多种发声抽动，多为复杂性抽动，两者多同时出现。抽动可在短时间内受意志控制，在应激下加剧，睡眠时消失。症状不能用其他疾病解释者可以作出诊断。

（二）鉴别诊断

1. 小舞蹈病 本病为风湿性感染所致，好发于儿童青少年，以舞蹈样运动、肌张力减低和风湿热为主要临床表现，实验室检查可见血沉增快、抗链球菌溶血素O及黏蛋白增高，本病多为自限性，抗风湿治疗有效。

2. 亨廷顿病 高发年龄为30~50岁，儿童偶发，为常染色体显性遗传病，以进行性不自主运动和认知损害为主要临床表现，头颅CT扫描可见尾状核萎缩。

3. 肝豆状核变性 本病由铜代谢障碍引起，临床表现为肝损害、锥体外系体征和精神障碍。实验室检查可发现血铜蓝蛋白减低等特征性变化。

4. 肌阵挛性癫痫 为癫痫的一种发作形式，持续时间短暂，常有意识丧失，脑电图可见癫痫波，抗癫痫治疗能够控制发作。

5. 强迫障碍 病人的强迫性动作与抽动障碍的运动抽动相似。但是，强迫症状是有意识的动作，病人主观上知道自己的动作无意义、不必要，有克服的愿望，由于这种自我强迫和反强迫的同时存在使病人感到焦虑和痛苦，部分强迫性动作继发于强迫性怀疑等强迫性思维。抽动障碍则缺乏这些特点，据此相鉴别。

6. 分离障碍 儿童癔症发作时可表现为抽动样或痉挛样的行为异常，但癔症病人有确切的、强烈的心理因素作为病因，症状变化与心理因素有关，去除心理因素，经过相应的心理治疗以后症状可完全缓解。抽动障碍虽然在应激的情况下症状加重，但在没有心理因素的情况下同样有抽动症状发生。

7. 急性肌张力障碍 为抗精神病药物的副反应，表现为突发的局部肌群的张力增高，持续一段时间后暂时缓解，以颈面部为多，也可发生在肢体，有肯定的抗精神病用药史。抽动障碍的表现形式与急性肌张力障碍不一样，抽动是快速、重复、刻板的肌肉抽动，受意志控制在短时间内可以暂不发生，根据两者的特点容易作出鉴别。但是，当抽动障碍病人在使用氟哌啶醇治疗过程中出现急性肌张力障碍的药物副作用时，需要仔细检查和鉴别，以免将药物所致的急性肌张力障碍误认为抽动症状的加重而增加药物剂量，导致更严重的药物副作用。

五、治疗及预后

抽动障碍常见的三种类型的临床症状和病程各有其特征，治疗上也有所不同。一般而言，由于短暂性抽动障碍大多可自行好转，症状轻、干扰损害少者无须药物治疗，重点在于寻找可能的躯体或社会心理因素并给予正确的处理，一方面要让病人避免疲劳紧张及其他过重的精神应激，另一方面帮助病人及家人理解和接纳其症状，减轻病耻感。慢性运动或发声抽动障碍一般也无须特殊治疗，很多病人已经习惯了症状，若症状影响生活与工作可给予药物治疗与心理治疗。

抽动秽语综合征病人治疗前需要详细评估其抽动形式、共病情况、严重程度和损害程度等，根据病人的特点制订治疗方案，主要治疗措施包括药物治疗和心理行为疗法。

（一）心理行为疗法

习惯逆转训练（HRT）及其延伸的综合行为干预（CBIT）在近十年内已经成为治疗抽动障碍的主要非药物干预手段，其效果已经得到了广泛的科学验证。HRT的核心策略是帮助病人意识到抽动的先兆冲动，然后在抽动发作之前实施与抽动拮抗的竞争行为，从而中断抽动的发生。HRT不仅能减轻抽动的频率和严重程度，还能改善病人的生活质量。CBIT是对HRT的进一步拓展，加入了更为全面的行为疗法技术。CBIT的核心内容包括HRT、放松训练和功能分析干预。其中，放松训练能帮助病人降低紧张情绪，避免因为紧张情绪加剧抽动；而功能分析干预则通过改变环境中抽动的强化和惩罚因素，以减轻抽动的频率和强度。近年的研究已经证实了CBIT的有效性和安全性，无论是在短期还是长期的跟踪研究中，CBIT都显示出了优于对照组的效果。

（二）药物治疗

1. **阿立哌唑**　是一种第二代抗精神病药物，在对抽动障碍的治疗中，该药物的有效性和安全性已得到了广泛研究。起始剂量和治疗剂量：阿立哌唑的起始剂量通常为2.5~5mg/d，这主要取决于病人的年龄和体重。随着治疗的进行，剂量可以根据个人的反应和耐受性进行调整。一般来说，治疗剂量通常在5~20mg/d之间。疗效：关于阿立哌唑对抽动障碍的疗效，许多研究都表明了其明显的效果。在许多研究中，大多数病人的抽动症状在使用阿立哌唑治疗后有显著改善，有些人甚至可以完全控制症状。此外，一些研究还发现，阿立哌唑不仅可以缓解抽动症状，还可以改善与抽动障碍相关的精神病性症状，如焦虑和抑郁。副作用：尽管阿立哌唑的疗效被广泛认可，但其副作用也不能忽视。常见的副作用包括嗜睡、头晕、恶心、体重增加，以及锥体外系症状（如肌肉僵硬、震颤、运动不协调等）。虽然这些副作用通常是轻度的，并且随着剂量的调整或药物的停用而消失，但对于某些人来说，这些副作用可能会对生活质量产生重大影响。

2. **硫必利**　是一种选择性的多巴胺D_2受体拮抗剂，用于治疗精神疾病，如精神分裂症、抑郁症、ADHD等。起始剂量和治疗剂量：硫必利的起始剂量通常为50~100mg/d，根据病人的反应和耐受性，可以逐渐增加剂量。治疗剂量通常在200~600mg/d之间。硫必利已被证明对于抽动障碍（包括抽动秽语综合征）有一定的治疗效果。许多研究显示，硫必利可以显著减少抽动的频率和强度，改善病人的生活质量。另外，一些研究也发现硫必利可以缓解抽动秽语综合征病人的伴随症状，如注意力不集中、冲动控制困难等。常见的副作用包括困倦、恶心、体重增加，以及锥体外系反应，如肌肉僵硬、震颤、不自主运动等。在一些罕见的情况下，可能会出现更严重的副作用，如恶性综合征，这需要立即停药并寻求医疗救治。

3. **氟哌啶醇**　通常从小剂量开始，起始日剂量0.25~0.5mg，根据治疗效果与不良反应，每3~4日增量1次，最大可用至每日12mg，分2~3次使用。研究表明，氟哌啶醇的临床有效率达78%~91%，但对可能合并的ADHD和强迫症状效果不明显。本药主要不良反应为镇静与锥体外系反应。许多病人因不能耐受副作用而终止治疗。

4. 可乐定 口服起始日剂量为0.025~0.05mg，根据疗效和耐受性逐渐增加至有效剂量，每日总剂量一般不超过0.4mg。本药有效率为22%~70%，但需要4~6周方能起效。由于本药作用于中枢DA和NE神经元，除控制抽动外，尚可改善注意力、减少多动症状，对合并ADHD的抽动障碍病人为首选用药。主要副作用为嗜睡、头晕、低血压、加重心律失常等。

5. 其他 抗精神病药如利培酮、喹硫平等药物均能有效减少抽动症状。氯硝西泮对于发生抽动有一定的疗效。抽动障碍合并情绪问题者可联合使用抗抑郁药。氟西汀能减少自伤行为，合并自伤行为的抽动障碍者可以选用。

（三）预后

抽动障碍的预后差异较大，且在很大程度上依赖于疾病的类型、严重程度，以及是否存在其他共发精神疾病。对于短暂性抽动障碍，大多数病人在1年内症状就能自然缓解或完全消失。然而，也有一部分病人可能会发展为慢性运动或发声抽动障碍。近十年的研究已经对这个问题进行了探讨，但仍然无法确切地预测哪些因素可能使病症加重或持续。早期识别和疗法的选择对这类病人的预后影响极大，特别是一些生物学和环境因素，如病人的心理应对策略和家庭环境。慢性运动或发声抽动障碍病人，病程通常是长期的，症状表现可能会随着时间的推移而波动。尽管这种抽动障碍可能不会对个体的学习和生活产生重大影响，但是对生活质量的影响仍然不容忽视。为了改善病人的生活质量，越来越多的研究开始关注如何减轻抽动障碍病人的症状，包括药物治疗和心理治疗。

抽动秽语综合征是最严重的抽动障碍类型，它的症状明显，病程持久，往往需要长期药物治疗。此外，该病的复发率较高，停药后症状容易再次出现。抽动秽语综合征病人往往伴有其他精神疾病，如注意缺陷多动障碍、焦虑障碍、行为障碍、抑郁症和学习障碍等，这些共病会导致病人基本生活功能、教育发展及社会适应能力的显著受损。研究也发现，多数抽动秽语综合征病人在成年后症状会有所减轻，尽管有些病人的病情可能会持续到成年期，甚至终生。

（李瑛）

学习小结

本章深入探讨了神经发育障碍这一重要领域，重点关注了几种常见的疾病，即智力发育障碍、注意缺陷多动障碍、抽动障碍和孤独症谱系障碍。通过本章的学习，我们掌握了这些神经发育障碍常见的临床特征、诊断标准与治疗方案；掌握了神经发育障碍的临床特征及诊治方面的知识；熟悉了常见神经发育障碍的病因学；了解了这些疾病之间的关联性与差异性。

复习参考题

一、选择题

1. 抽动障碍最主要的表现是
   - A. 反复出现的快速、突然、非节律性的运动或发声抽动
   - B. 社交交往困难
   - C. 多动和注意力不集中
   - D. 强迫症状
   - E. 持续的抑郁情绪

2. 对特定的领域，如数学、地理或历史，最可能展现出强烈兴趣的病人类型是
   - A. 注意缺陷多动障碍
   - B. 孤独症谱系障碍
   - C. 抽动障碍
   - D. 焦虑障碍
   - E. 抑郁症

3. 患有抽动障碍的孩子在学校可能受到同伴嘲笑的原因是
   - A. 社交障碍
   - B. 不断地重复特定的声音或动作
   - C. 无法集中注意力
   - D. 总是过于兴奋和活跃
   - E. 常常遗忘物品或做事马虎

4. 孤独症谱系障碍的一个典型症状是
   - A. 迅速地反复眨眼
   - B. 持续地日常抑郁
   - C. 困难理解或解释他人的情感
   - D. 经常遗忘事情
   - E. 极度社交恐惧

5. 与孤独症谱系障碍病人的日常行为最为符合的症状是
   - A. 频繁地自言自语
   - B. 偏好单独玩耍，避免与同龄人交互
   - C. 突然的、无刺激下的抽动或声音
   - D. 持续的强烈抑郁情绪
   - E. 常常做出危险的冲动行为

   答案：1. A   2. B   3. B   4. C   5. B

二、简答题

1. 请列出注意缺陷多动障碍、孤独症谱系障碍及抽动障碍在临床表现方面的核心特征。

2. 孤独症谱系障碍的治疗手段有哪些？

3. 国内抽动障碍主要的药物治疗有哪些？

	学习目标
知识目标	掌握　心理评估的概念与方法；标准化心理测验具备的主要技术指标。 熟悉　标准化心理测验的基本条件；常用心理测验量表的分值与临床意义。 了解　心理评估的历史，心理测验的种类。
能力目标	运用所学知识，选择合适的心理测验工具对病人心理现象进行科学地评估、解释。
素质目标	正确理解心理测验的有效性和局限性，以正确的态度看待心理测验。

　　心理评估（psychological assessment）是医学、心理学和社会学研究与临床实践的重要方法之一，在疾病的诊疗以及科研中发挥越来越重要的作用。心理评估也是精神障碍的辅助诊断技术，由于目前对精神障碍的诊断大多基于临床精神病理现象的描述，即主要依据症状学、病情严重程度、功能损害、病程等指标进行诊断，而心理评估能够评估个体或团体的情感反应、行为、认知能力、人格特征，有利于更全面、准确地把握这些信息，提高精神障碍诊断的准确率。

第一节　心理评估概述

一、概述

　　心理评估是指由具备相应资格的相关专业人员，运用心理学的方法收集当事人或病人（个体或团体）的某种心理功能的有关信息，并进行综合分析、鉴定和客观描述的过程。这些方法包括调查法、观察法、晤谈法和心理测验法等（调查法、观察法和晤谈法在第一章中已详细介绍，本章主要介绍心理测验法），通过这些方法对当事人的心理功能、人格特征和心理健康水平作出相应判断。另外，数字化心理评估通过可穿戴设备与移动端平台实时采集生态化行为数据，结合机器学习模型可预测抑郁风险。

　　（一）心理评估的重要部分

　　1. 行为样本　　心理评估选取的受试者群体被称为行为样本。受施测条件的限制，任何一种心理测验都不可能也没有必要对某个心理现象或某种行为进行全体人群的评估，而只能选取部分有代表性的样本进行测查，通过部分评估的结果推测全体。

2. 施测情境　在评估时，应在相同的环境下，选择同样的刺激，评估所有受试者的反应，参考统一的评分标准进行评分和解释。

3. 结果描述　需要对心理评估的结果进行描述，必要时需要以通俗的方式向受试者提供评估结果的解释。结果描述的方式分为数量化和划分范畴两类。例如，抑郁分数为数量化描述，正常、可疑或异常为划分范畴。必要时可以结合数量化和划分范畴两种方式进行结果描述。

4. 心理评估工具　心理评估一般都会有标准化的、成套的心理评估工具或器材，包括测验材料和使用手册。测验材料就是测验的内容，使用手册则是介绍如何施测、如何记分和描述结果，通常用于测验实施者的培训。

（二）心理评估的特点

1. 间接性　所要评定的心理特性无法直接度量，只能间接地测量当事人或病人的心理状态。因此在对这些资料进行分析时必须全面，不能以偏概全，在解释时需持慎重态度。

2. 相对性　由于受到生物、心理和社会等多重因素的影响，人的心理活动和疾病的临床表现错综复杂，评定人员只能追求相对精确，无法保证测验的绝对正确。

3. 互动性　由于心理测验的对象是人，评估员的态度和语言都可能会影响被评估者的后续表现，同样地，评估者也可能会受到被评估者某些举动的影响。评估过程中的互动性会影响评估的结果。

在医学心理学中有时用"心理诊断（psychological diagnosis）"的概念，心理诊断与医学临床诊断是有区别的。心理诊断是对当事人的人格特征、心理功能的完整度与损伤程度加以评估，了解心理异常的程度和性质；医学临床诊断是指归于某种或某类疾病分类单元。心理诊断与医学临床诊断在实践中互为补充，心理诊断为医学临床诊断提供认知行为证据，医学临床诊断则指导心理干预优先级。此外，心理评估作为更广泛的系统性过程，涵盖心理诊断并扩展至筛查、预后预测及康复监测。心理评估是全局性框架，心理诊断是其核心环节。两者在方法学上高度重叠，但目标与范围不同：心理评估回答"个体的心理功能全貌如何"；心理诊断回答"是否存在特定心理异常及其机制"。临床实践中需避免混淆，既要利用其协同性，也要警惕过度简化（如以单一量表得分替代综合诊断）。

（三）心理评估的历史

心理评估的理念和应用由来已久。我国早在春秋战国时期，就有关于评定人格、能力等心理品质的详细记载。《论语》中提出"性相近，习相远"，这是对人格差异的认识。《孟子》中写道"权，然后知轻重；度，然后知长短。物皆然，心为甚"，指出了心理特征的可知性和可预测性。西周时期已有选拔人才的考试雏形，而七巧板（"益智图"）、九连环等智力训练工具的使用也历史悠久。这些论述和方法表明，中国古代在心理评估方面积累了丰富经验，因此有学者认为心理测验的"故乡"在中国。

真正意义上的心理评估是以1879年冯特在德国莱比锡大学建立世界上第一个心理学实验室为标志开始逐步发展起来的。心理测验这个名词，是美国心理学家卡特尔（Cattell RB）最早提出的。国外开展心理测验工作已经有100多年的历史。开现代心理统计和教育心理测量之先河者是英国的高尔顿（Galton F），高尔顿首创了相关性分析的技术，这是分析评估分数时普遍使用的方法之一。1905年，法国的比奈与西蒙成功编制了比奈－西蒙量表，这是世界上第一个真正意义上的测量智力的工具。后来又陆续出现了韦克斯勒系列智力量表、罗夏测验、明尼苏达多相人格问卷、艾森克人格问卷、十六种人格因素问卷以及一系列神经心理测验等。1917年，第一个团体施测的智力测验诞生。

我国近代心理测验的发展几乎与西方同步，1924年陆志韦将"比奈－西蒙测验（1916年版本）"修订成中文本，适用于江浙地区儿童；1936年又与吴天敏合作进行第二次修订，用于北方地区儿童。改革开放以来，我国的心理测验工作像其他心理学分支一样也得到了蓬勃发展，先后引进和修订了一系列智力、人格、神经心理等方面的量表，并编制了许多具有自主知识产权的心理测验。龚耀先、张厚璨等老一辈心理学家们对于推动我国心理测验事业的快速发展作出了重大贡献。

（四）心理评估的目的

心理评估广泛应用于教育、心理学、医学、人力资源、军事、司法等领域，用于临床医学时称作临床心理评估。在我国，临床心理评估主要应用于病人心理资料的收集、心理或医学诊断、心理障碍防治措施的制订、疗效判断等方面。根据当事人的情况，心理评估主要有以下目的：① 进行医学和心理学研究；② 进行临床干预前为医生和临床心理学家提供基础信息；③ 单独或协同作出心理方面的评估（一般由医生、临床心理学家或当事人本人提出）；④ 预测当事人未来的成就；⑤ 对当事人的责任能力作出鉴定或司法鉴定等。

（五）心理评估者的条件与任务

由于心理评估的对象是具有复杂心理活动的人，因此要做好心理评估，对心理评估者的业务素质、心理素质与职业道德的要求都比较高。

1. 业务素质的要求　掌握评估目标（如智力、记忆、情绪、人格等）的规律和表现形式，及其与疾病和健康的关系等知识；熟练掌握心理评估的理论和施测技术；掌握与不同年龄、教育水平、职业性质、社会地位的人以及不同病人交往的经验与技巧。

2. 心理素质与职业道德的要求　人格健全，善于交往，乐于助人，尊重当事人，耐心细致，有接纳和共情的能力；具备相应的沟通技巧，能与当事人建立良好的协调关系，使心理评估能够顺利实施；善于管理心理评估工具；严肃认真、客观慎重地对待心理评估工作，确保其科学性与公正性；保护被评估者的利益，尊重其人格，保护其隐私（如果对其自身或第三者构成危害时，应采取适当措施加以干预），杜绝因其他不必要的原因增加病人或当事人的痛苦和损失；确保受试者知情同意（书面签署），数据存储采用去标识化加密技术。

在实施心理测验过程中，心理评估者需要严格遵循相关施测要求，对心理测验进行合理、专业的使用：

（1）在测验前后保证测验材料的完整性。

（2）避免根据单一测验分数对个体情况进行解释。

（3）严格遵守著作权法，在任何情况下都不得复印或复制答题纸、测验书籍或手册。

（4）正确按照手册施测和计分。

（5）按照标准的测验解释规则，并仅向当事人或其法定监护人公布测验结果。

二、常用心理测验

（一）心理测验的种类

心理测验的数目很多，据统计已经出版的心理测验达5 000余种，而且还在不断增加。根据不同的标准，心理测验有不同的分类方法，大致可从理论和临床角度分类。

1. 从理论角度分类

（1）按测验材料的性质可分为文字测验和非文字测验。① 文字测验：要求受试者具有一定的言语能力，所用测验材料是文字或语言，受试者用文字或语言回答。此种测验实施方便，大多数心理测验都属于此类，如抑郁自评量表等。其优点是施测方便，缺点是易受受试者文化程度的影响。② 非文字测验：所用测验材料是图画或图案，受试者用手势或操作来答题，如罗夏测验。尤其适用于有言语功能障碍或对测验的语言材料不熟悉的受试者。其优点是不受受试者文化程度的影响，缺点是只能个别操作，费时不经济。

（2）按测验材料的意义是否清晰和回答有无限制，可分为常规测验和投射测验。① 常规测验：测验材料完整，意义明确，回答有一定的范围，有一致的评分标准和可供解释的常模。其优点是测验的操作技术容易掌握，测验结果容易分析；其缺点是测验的目的明确，受试者在回答涉及社会评价的问题时，可能因掩饰而失真。② 投射测验：测验材料意义含糊，如墨迹、无结构的图片等，可有多种理解，回答无限制，无严格的评分标准。其优点是测验目的隐蔽，回答难以掩饰，结果较真实；缺点是测验结果分析起来比较困难，主试要有丰富的使用该测验的经验。

（3）按施测方式，可分为团体测验和个别测验。① 团体测验：在同一时间内由一位主试对多个受试者施测，如学校和临床中的认知测验。其优点是可用于大样本的研究，在短时间内收集到大量资料，省时经济。缺点是受试者的行为不易控制，易产生误差。② 个别测验：一个主试对一个受试者面对面地进行施测，大多数心理测验采用此种方式，有的个别测验也可作为团体测验使用。个别测验的优点在于主试对受试者的行为有较多观察与控制的机会。缺点是测验手续复杂，无法在短时间内收集到大量资料，费时不经济，要求主试接受过专业训练并具备较高水平的素养。

（4）按受试者的年龄特点，可分为婴幼儿测验、成人测验、老年测验。① 婴幼儿测验：着重于不同年龄阶段发展趋势的比较，如贝利婴儿发展量表；② 成人测验：主要测验人的能力、成就及人格等，使用时应根据测验目的（选拔、安置、鉴定、诊断）来选用；③ 老年测验：较注重衰老的指标、各种能力的减退及人格的变化，如蒙特利尔认知评估量表。

（5）按测验的用途，可分为临床测验、职业测验和教育测验。临床测验用于医学部门；职业测验用于人员选拔；教育测验在教育领域中应用最广泛。

2. 从临床角度分类　目前在临床工作中常用的心理测验100余种，按测验的目的和功能可分为能力测验、人格测验、神经心理测验、临床评定量表和职业咨询测验等。

（1）能力测验：这是心理测验中的一大类别，又称认知测验，是指对一个人或某一团体的某种能力作出评价。这种能力可以是当前所具有的实际能力，或者是将来可能有的潜在能力；可以是一般的普通能力，或者是某种特殊的能力，如音乐、美术、体育等方面的特殊能力。能力测验包括智力测验、心理发展量表、适应行为量表及特殊能力测验等。

（2）人格测验：此类测验数量众多，主要用于测量自我概念、气质、性格、兴趣、态度等人格特点。有的测验包括了人格特点的几个或全部内容。有的测验只针对某一人格特点进行测量，如自我概念测验、气质测验、兴趣测验等。有的用于测查一般人群的人格特征，如艾森克人格问卷、十六种人格因素问卷等。有的用于测验个体的病理性人格特点，如MMPI等。

（3）神经心理测验：神经心理测验评估的心理或行为的范围很广，包括感觉、知觉、运动、言语、注意、记忆和思维，涉及脑功能的各个方面，用于评估正常人和脑损伤病人的脑功能状态，在脑功能的诊断和脑损伤的康复与疗效评估方面发挥着重要作用。如霍尔斯特德-瑞坦神经心理成套测验、蒙特利尔认知评估量表。

（4）临床评定量表：是对自己的主观感受和他人行为的客观观察进行量化描述的方法。最常用的一种等级评定量表是利克特量表。此类测验的种类和数目繁多，最早始于精神科临床，之后推广到其他临床和研究领域。

（5）职业咨询测验：常用的有性向测验、职业兴趣问卷和特殊能力测验等，这些测验常与智力和人格测验联用，使评估结果更为全面。

（二）心理测验的用途

1. 临床应用

（1）心理咨询：在心理咨询门诊中，心理咨询师/心理治疗师多采用心理测验来了解就诊对象的某些心理特点及潜在的心理困扰，以便提供一些有针对性的指导。

（2）临床辅助诊断：应用于精神疾病临床及脑功能障碍方面，如婴幼儿发育是否迟缓、老年人功能衰退的情况等，均可采用心理测验协助诊断；同时可以通过心理测验结果的变化，反映临床治疗的效果和进展。

（3）安置和选拔人才：通过心理测验的方式识别、选拔和安置人才，提高人才选拔的效率，节约大量时间及经济上的成本。

（4）心理普查筛查：用于评估、筛查某一大群体成员的心理健康状况。如为学校心理健康教育的开展提供信息与服务，侧重于调查学生心理发展的现有状况，筛查存在异常心理状态的学生，可为实际的学校管理工作提供有力的参考材料。注意遵循伦理准则，确保匿名性、结果保密性，并提供后续心理咨询资源，避免"只筛不干预"。

2. 理论研究

主要用于搜集资料，建立或检验假说。心理学中的许多理论都是建立在测验资料的基础上，并且通过测验来进行检验的。如卡特尔提出的十六种人格因素、吉尔福特的智力结构理论等，都是靠心理测验得到充实与发展的。

心理测验在丰富了心理学的研究方法的同时，还推动了心理学理论的发展，使心理学能更好地为临床服务。

（三）心理测验的标准化

标准化是心理测验最基本的要求。然而，并非所有的心理测验都是标准化测验。只有通过一套标准程序确立测验内容、制订评分标准、固定实施方法和结果解释，且具备主要的心理测量学技术指标并达到了国际上公认的水平，才能称之为标准化心理测验。

标准化心理测验应具备以下主要技术指标：

1. **样本**（sample） 即标准化常模样本。为了保证常模样本的代表性，一般而言，取样时要考虑到影响测验结果的各种主要因素，如样本的年龄范围、性别、受教育程度、民族、地区、职业等，再根据人口资料中这些因素的构成比状况，采用随机抽样的方式获得常模样本。如果样本是代表全国的，可制订全国常模；如果样本是代表某一地区的，则制订区域性常模。区域性常模虽然适用范围有限，但对相同区域受试者比全国常模更准确。如果是临床评定量表，在常模样本取样时还应考虑疾病诊断、病程及治疗等情况。

2. **常模**（norm） 是指某种心理测验在某一人群中测查结果的标准量数，即可以用来做比较的标准。常模是解释测验分数的依据，受试者心理测验的结果只有与这一标准相比较，才能确定其测验结果的实际意义。而这一结果是否准确，则在很大程度上取决于常模样本的代表性。只有在代表性好的样本基础上才能制订出有效的常模。

常模的形式有多种，定量的有均数（包括标准差）常模、标准分常模（如T分、IQ）等；定性的有划界分常模，此外，还有百分位常模。按常模样本的代表性来分，有全国常模和区域性常模，还有年龄常模、年级常模等。

3. **信度**（reliability） 是指一个测验或量表的测量结果的可靠性或一致性。这里的一致性既包括在时间上的一致性，也包括内容、不同评分者之间的一致性。一致性越高，说明该测验的信度越高。信度的高低取决于测验或量表的条目用语是否表达明确；指导语是否讲明了方法但并未给予回答者正性或负性的暗示；记分标准是否明确，不致误判等。能达到上述要求的测验信度就高。一般来说，一个测验在标准化时样本数较大，只要其信度系数在80%以上，就可认为该测验是一个相当可靠的测验。通常智力测验的信度要求在80%以上，人格测验的信度要求在70%以上。信度主要有以下几种：

（1）重测信度：对同一组受试者间隔一段时间进行同一套测验，将两次测验的结果进行相关性分析。

（2）复本信度：编制时制作测验的一套副本，对同一组受试者进行施测，将两套测验的结果进行相关性分析。

（3）分半信度：将一套测验的各项目进行排序，并分为难度相当的两部分，将每一部分的测验结果进行相关性分析。

（4）评分者信度：将不同评分者的评分做相关性分析，用于评价不同评分者所产生的评分误差。

4. **效度**（validity） 是指一个测验能够准确反映所要测量的对象品质的程度，即该测验结果的有效性和正确性。如智力测验，其测验结果是否真正代表了所测个体的智力水平。效度高时信度也高，但信度高时效度不一定高。效度主要有以下几种：

（1）效标效度：测验结果与外部效标（即独立存在的客观标准）的关联程度。

（2）内容效度：是指测验题目对有关内容或行为取样的准确程度，包括专家判断法、统计分析法和经验推测法。

（3）结构效度：指测验反映了测验编制前理论上的构想的准确程度，主要是涉及心理学的理论和概念。

三、标准化心理测验的基本条件

实施心理测验，要具备一定的条件，才能得到有效的测验结果。这些条件包括测验前的准备、施测场所的布置、心理测验实施的一般原则等。

（一）测验前的准备

1. 选择合适的测验工具　根据测验目的选择合适的测验工具。测验前应对测验工具进行检查和测试，以保证测验工具的良好工作状态。如果是团体测验，应事先检查好测验题目纸、答题纸、测试仪器等，以免施测时忙中出错。

2. 熟悉测验的程序　主试要熟悉测验的指导语，充分掌握测验方法，熟悉测验的实施步骤等，以保证测验有序进行。主试还要负责向受试者解释其不能准确理解或存在疑问的条目，以确保受试者能够在理解的基础上作出选择，获得更准确的测验结果。

（二）施测场所布置

1. 施测场所　一般是心理测验室、医院治疗室。团体测验则在专门的团体测验室、教室或会议室进行。

2. 布置要求　施测场所最重要的是不要有外界干扰，尽可能地使受试者感到舒适及安全，室内采光、通风、室温等都适宜。施测场所的设施和布置应简洁明了，正式测验时，放在测验台上的物品只有受试者当次使用的材料，测验器材放在测验者能随手拿得到的地方，不应让受试者翻阅或玩弄非当次使用的测验材料，以免分散其注意力。

（三）心理测验实施的一般原则

1. 在施测过程中要自始至终尊重受试者，平等对待受试者，绝对不能有损受试者的自尊心。

2. 尽快与受试者建立协调合作关系，保持友好的测验情境。注意稳定受试者的情绪，必要时主试应给予恰当的鼓励，使受试者感到有兴趣、有意义。

3. 严格按照测验的操作规定实施测验，包括正确地安排测验材料，给予指导语和提问，记录回答和记分，并及时观察受试者在实施中的行为，准确地、有针对性地书写测验报告等。

四、心理测验的选择原则与合理利用

（一）心理测验的选择原则

面对种类繁多的心理测验，临床工作者在选用时应遵循如下原则：

1. 根据评估的目的，如心理诊断、协助疾病诊断、疗效比较、预后评价、心理能力鉴定等，选择相应的测验种类，或组合多种测验来达到不同的心理评估目的。

2. 选择常模样本能代表受试者情况的测验，如受试者的年龄、受教育程度、心理特点、居住区域等必须符合该测验常模样本的要求。还要注意心理测验常模的"近时性"问题。一般而言，每隔5年常模就会失去可比性。

3. 优先选用公认的、标准化程度高的，并经过多年探索与修订后趋于成熟和完善的测验。

4. 选用主试熟悉和具有使用经验的测验，主试充分了解测验的理论基础、性质和功能。

5. 选用信度和效度较高的测验。

6. 选用国外引进的测验时，应尽可能选择经过我国修订和再标准化的测验。

（二）心理测验的合理利用

为了使心理测验在应用中发挥最大的效用，合理使用心理测验应注意如下几点：

1. 应防止滥用心理测验。心理测验的方法至今尚未达到完美的程度，只有在临床诊断、治疗或作出决策方面有需要时，才可进行心理测验。

2. 选择好实施测验的时机。在尚未建立良好协调的关系时，暂时不宜进行测查。

3. 相关人员应加强心理测验方面的理论学习。阅读心理测验报告的临床工作者也应学习一些心理学和心理测验知识，以提高自身综合分析受试者有关资料的能力，从而对心理测验结果作出符合实际情况的判断。

4. 应保证良好的测验过程。测验环境会对受试者的回答产生一定的影响，需要布置或选择良好的测验环境，如控制光线、温度、噪声以及环境的布置等方面。另外，他评量表需要考虑评分者的主观性对测验效度的影响。

5. 控制测验误差。任何与测验目的无关的因素都可能会产生测验误差，在测验过程中应当注意控制误差因素，保证测验数据更加真实有效。可能产生误差的受试者因素有应试动机、测试焦虑、测试技巧、练习效应、受试者的身体状况等。

🔔 问题与思考

如何看待心理测验和测验结果？

心理测验的产生和广泛应用，极大地推动了对心理特征和个体心理差异的客观研究。尤其在临床心理学领域，心理测验对心理特征的客观定量评估作用至今尚无一种方法能完全替代。但是在肯定心理测验的积极作用的同时，我们也应看到它的局限性。

试分析心理测验有哪些局限性，我们应如何正确看待心理测验和测验结果？

第二节　智力测验

一、概述

智力测验（intelligence test）是评估个人一般能力的方法，根据有关智力的概念和理论经标准化过程编制而成。智力测验在临床上用途广泛，不仅用于研究智力水平，而且在研究其他病理情况（如神经心理）时也是必不可少的工具。临床上多采用个别智力测验，教育界和某些研究也用团体智力测验。

在智力测验中常用智商（intelligence quotient，IQ）作为衡量智力水平的尺度。IQ 是智力测验结果的量化单位，是用于衡量个体智力发展水平的一种指标。IQ又分为比率智商和离差智商。

1. 比率智商　比率智商最初由特尔曼（Terman LM）提出。计算公式：$IQ = MA/CA \times 100$。公式中 MA 为智龄（mental age），指智力所达到的年龄水平，即在智力测验上取得的成绩；CA 为实龄（chronological age），指测验时受试者的实际年龄。设定 MA 与 CA 相等时 IQ 为 100。例如，某儿童智力测验的 MA 为 6，而他的 CA 为 5，那么他的 IQ 为 120，说明该儿童比同龄儿童的平均 IQ 高。如果 MA 为 9，CA 为 10，那么 IQ 为 90，说明该儿童比同龄儿童的平均 IQ 低。

比率智商有一定的局限性，它建立在智力水平与年龄成正比的基础上，所以只适用于一定的年龄范围。实际上智力发展到一定年龄后就稳定在一定水平上，呈平台状态，此后随着年龄增加，智力还会逐渐下降。因此，比率智商适用的最高实际年龄限制在 15 岁或 16 岁。

2. 离差智商　为解决上述问题，韦克斯勒（Wechsler D）提出了离差智商，他用统计学的标准分概念来计算 IQ，表示受试者的成绩偏离同年龄组平均成绩的距离（以标准差为单位），每个年龄组 IQ 均值为 100，标准差为 15。计算公式：$IQ = 100 + 15(X - \bar{x})/s$。公式中 $\bar{x}$ 为样本成绩的均数，X 为受试者的成绩，s 为样本成绩的标准差，$(X - \bar{x})/s$ 是标准分（Z）的计算公式。离差智商实际上不是一个商数，当受试者的 IQ 为 100 时，表示他的智力水平恰好处于平均位置。如 IQ 为 115，则高于平均智力一个标准差，为中上智力水平；如 IQ 是 85，则表示低于平均智力一个标准差，为中下智力水平。

离差智商克服了比率智商计算受年龄限制的缺点，现已成为通用的 IQ 计算方法。

3. 智力分类和分级　目前主要采用国际常用的 IQ 分级方法。基于韦氏智力量表和斯坦福-比奈智力量表的 IQ 与智力等级的关系见表 19-1。

▼ 表19-1　基于韦氏智力量表和斯坦福-比奈智力量表的IQ与智力等级的关系

智力等级	韦氏智力量表（s=15）	斯坦福–比奈智力量表（s=16）
极优秀	130以上	132以上
优秀	120~129	123~131
中上	110~119	111~122
中等（平常）	90~109	90~110
中下	80~89	79~89
边缘（临界）	70~79	68~78
轻度智力缺损	55~69	52~67
中度智力缺损	40~54	36~51
重度智力缺损	25~39	20~35
极重度智力缺损	<25	<20

二、常用的智力测验与发展量表

评估智力水平多采用智力测验和发展量表，一般0~3岁采用发展量表，4岁以后采用智力测验和适应行为量表。这是因为4岁前婴幼儿智力的发展与生理发展分化尚不完全，测验方法难以清晰地区分。另有研究表明，3岁以上受试者的IQ才与成年后的IQ有较高相关性。

智力测验的形式多种多样，有的采用单一测验形式，测查某一智力功能，其结果不能用IQ表示，如绘人测验、瑞文测验等；有的则采用成套测验形式，测查多种智力功能，结果用IQ表示，称为IQ测验，目前这类智力测验使用得较多，国际通用的有韦氏智力量表、斯坦福–比奈智力量表（S–B）和考夫曼儿童成套评价测验（K–ABC）等。在临床中使用最多的是韦氏智力量表。

（一）韦氏智力量表

韦氏智力量表包括三个年龄版本。最早是由韦克斯勒于1939年编制的W–B，以后逐步发展成为韦氏成人智力量表（Wechsler adult intelligence scale，WAIS）、韦氏儿童智力量表（Wechsler intelligence scale for children，WISC）和韦氏学前儿童智力量表（Wechsler preschool and primary scale of intelligence，WPPSI）。WAIS于1997年做了再次修订，称为WAIS–Ⅲ。我国已修订的韦氏智力量表有WAIS（龚耀先等，1981）、WISC（林传鼎等，1986；龚耀先、蔡太生等，1993）和WPPSI（龚耀先等，1986），根据我国国情分别制订了城市和农村两套常模。城市和农村两式的测验项目相同，记分标准也一样，但各分测验项目的难易排列顺序、计算量表分与智商的标准不同。韦氏成人智力量表最新版本为WAIS–Ⅳ（2008年），我国于2012年完成标准化修订（城市、农村常模），新增工作记忆指数（WMI）与加工速度指数（PSI）。

1. 量表组成　以下以我国修订的韦氏成人智力量表（WAIS-RC）为例加以说明。

WAIS-RC全量表包含11个分测验，可分为言语量表和操作量表两部分。其中前者包含6个分测验，后者包含5个分测验。各分测验及其功能如下：

言语量表的分测验及其主要功能：

（1）知识：由一些常识组成，测量知识广度和长时记忆。

（2）领悟力：由一些有关社会价值观念、社会习俗和法规等问题组成，测量社会适应和道德判断能力。

（3）算术：由一些心算题组成。测量基本的数理知识、数学思维能力以及解决问题的能力。

（4）相似性：找出两物（名词）的共同性。测量抽象概括能力。

（5）背数：分顺序和倒背两种。即听到读数后立即照样背出来（顺背）或按原来数字顺序的相反顺序背出来（倒背）。测量短时记忆和注意力。

（6）词汇：给一些词下定义，测量词语理解和表达能力。

操作量表的分测验及其主要功能：

（7）数字符号：90个数字，每个数字下面有一个规定的符号。要求受试者按此规定填写数字下面所缺的符号。测量手眼协调、注意力和操作速度。

（8）填图：一系列图片，每图缺一个不可少的部件，要求受试者说出所缺部件名称和指出所缺部位。测量视觉辨别力，对构成物体要素的认识能力以及细节注意的能力。

（9）积木图案：用红白两色的立方体复制平面图案。测量空间知觉、视觉综合分析能力。

（10）图片排列：将打乱顺序的图片调整成有意义的系列。测量逻辑联想、分析综合能力以及思维灵活性。

（11）拼物：将一个物体的碎片复原。测量想象力、思维力以及手眼协调能力。

根据测验结果，按常模换算出三种IQ，即全量表IQ（full IQ，FIQ）、言语IQ（verbal IQ，VIQ）和操作IQ（performance IQ，PIQ）。其中FIQ可代表受试者的总体水平，VIQ代表言语智力水平，PIQ代表操作智力水平。因素分析的结果表明，这些分测验负荷三种主要的智力因素，即A（言语理解）因素、B（知觉组织）因素和C（记忆/注意）因素。对受试者的智力进行分析时，不仅要看三种IQ的水平，还要比较VIQ与PIQ的关系，以及分析各分测验成绩分布的剖面图形等。

2. 施测注意事项

（1）一定要按本量表的标准程序进行。这些程序在手册中均有规定，所以采用此量表的人员，一定要阅读手册。除非在临床应用时，因某些特殊情况，在不得已的情况下可进行适当变动。

（2）主试者必须受过个别和团体测验的训练，掌握本量表的测量技术（提问技术），以及鼓励回答的技巧、书写回答格式、计分方法、计分标准、原始分（粗分）换算标准分（量表分）的方法、计算智商的方法、对结果作解释等。

（3）测验材料有组织地摆放，以方便测验时取用，能得心应手，不致紊乱，不影响进行测验的时间。

（4）测验时间要选择恰当，这是与受试者建立良好协调关系所必需的。受试者应在精力充沛、身体舒适、时间宽裕时接受测验。

（5）主试者应努力取得受试者的合作，尽量使他们保持对测验的兴趣，用如下一些鼓励语言往往是有效的，如"很好""这不会花费你太多的时间"。

3. 测验实施的具体要求

（1）一般正常三年级以上的儿童与65岁以下成人均可团体施测，幼儿、智力低下者和不能自行书写的老年人则可个别施测。

（2）测验开始时先发给记录纸，要求受试者填好姓名、性别、年龄等项。然后发下测验图册。参照图册，施测者选择合适的指导语引导受试者按步骤完成测验项目。在进行成人测验时，一般按先言语测验后操作测验的顺序进行，但在特殊情况下可适当改变，如遇发育障碍或情绪紧张、怕失面子的受试者，可以先做一两个操作测验，或从比较容易做好的项目开始。

（3）测验通常都是一次做完，对于容易疲劳或动作缓慢的受试者也可分次完成。

（二）斯坦福－比奈智力量表

斯坦福－比奈智力量表（Stanford-Binet intelligence scale，S-B）是法国心理学家比奈（Binet A）和医生西蒙（Simon T）合作，于1905年编制的世界上第一套智力测验，用来测量儿童的智力水平。该量表后来分别于1908年和1911年进行了修订，将所测项目由32项扩展为54项，扩大了适用范围。1916年，美国的特尔曼（Terman LM）对S-B做了较大的修改和发展，首次提出了IQ的概念及计算方法（比率智商计算法）。后来又做了4次修订，1960年将比率智商计算法改为离差智商计算法。修改后的S-B共有15个分测验，组成四个领域，即词语推理、数量推理、抽象/视觉推理和短时记忆。

该量表在教育领域使用较多，临床上则很少使用，因为该量表最初是为预测儿童的学习能力而编制的。我国陆志韦曾于1937年修订过S-B的1916年版本，吴天敏等于20世纪70年代末—80年代初多次根据陆志韦的修订本《中国比奈－西蒙智力测验》作了修订，改为《中国比奈测验》，部分项目见表19-2。

S-B以个体方式进行测验，通常幼儿不超过30~40分钟，成人不多于90分钟。测验程序是以稍低于受试者实际年龄组开始，如果在这组内有任何一个项目未通过则降到低一级的年龄组继续进行，直至某组的全部项目都通过，这一年龄组就作为该受试者智龄分数的"基础年龄"；然后再依次实施较大的各年龄组，直至某组的项目全部失败为止，此年龄组作为该受试者的"上限年龄"。

▼ 表19-2　中国比奈测验项目举例

题号	内容	题号	内容	题号	内容
1	比圆形	16	指出缺点	31	时间计算
3	比长短线	18	找寻数目	33	盒子计算
5	辨别图形	20	对比	35	方形计算（二）
7	问手指数	22	正确答案	37	说出共同点

（三）考夫曼儿童成套评价测验

考夫曼儿童成套评价测验（Kaufman assessment battery for children，K-ABC）由考夫曼夫妇根据鲁利亚信息处理理论和斯佩里大脑特异性功能理论于1983年编制而成，主要用于评价2.5~12.5岁正常儿童及特殊儿童的智力和学业成就水平。K-ABC中对所评估的智力界定为：个体解决问题及信息加工处理方式的过程，重视各种信息加工处理的技巧层次。

K-ABC是目前国外比较新颖的儿童智力量表，在临床、教育评估及心理学基础研究领域都具有一定的应用价值。

K-ABC的编制目的：① 从认知心理学及神经心理学理论与研究基础上测量智力；② 区分既得的事实知识与解决新问题的能力；③ 转换所得分数，以便于教育上的特殊安排。

K-ABC可具体运用在以下方面：心理和临床的评量、学习障碍和其他特殊儿童的教育心理诊断、教育的计划和安置、学前及学龄儿童的评量、神经心理的评量及研究儿童发展水平等。例如及早发现儿童各项心理功能是否正常发展，了解一般儿童的能力水准，诊断特殊儿童的智力及适应行为，提供特殊儿童及一般儿童适宜的教学策略及长期的追踪研究的有关参考信息。

K-ABC现存第一版（1983）、K-ABC-Ⅱ（2004）、K-ABC-Ⅲ（2020），中国修订版（2015）

调整文化敏感项目（如货币计算场景），常模覆盖城乡儿童，信效度指标优良。第一版K-ABC将认知能力划分为继时加工与同时加工两大核心维度，包含16个分测验，分为智力量表（10项）与成就量表（6项），具体如下：

1. 智力量表

（1）动作模仿：受试者看完主试的示范之后，被要求按照同样的顺序作出一系列的手部动作。该分测验主要是以视动协调的方式来评估儿童能否准确地按照同样顺序作出一系列主试先前示范过的手部动作。

（2）数字背诵：受试者根据主试的指导语，按同样的顺序重复念出主试念过的一系列数字。该分测验用以评估儿童复述数字广度的能力。

（3）系列记忆：受试者在听完主试说出一系列普通物件名称后，要求他按同样顺序逐一指出相对的图画。该分测验用以评估儿童记忆一系列普通物件的名称，并依序逐一指出图画的能力。

（4）图形辨认：受试者经由一个窄小裂缝看到一幅连续转动的图案后说出其名称。该分测验以视觉信息连续呈现的复杂结合方式，评估大脑半球的整合能力。

（5）人物辨认：要求受试者从一张一群人的图片上，指出在前一页纸上呈现过的人物。该分测验用以评估儿童对人物面部的辨认和短时记忆。

（6）完形测验：要求受试者看着部分完成的墨渍图后，说出其名称。该分测验用以评估儿童从分散的信息中作整体性辨认的能力。

（7）图形组合：要求受试者利用三角拼板排出指定的图案。该分测验用以评估儿童在组合图形之前分析、综合及同时加工处理信息的能力，同时也可评估视动协调。

（8）图形类推：要求受试者按已呈现的三幅图案，找出第四幅图案以完成其中的推理概念。该分测验用以评估推理概念的能力。

（9）位置记忆：要求受试者在一张空白的格子纸上，指出在前一页纸上出现过的图案的相对位置。该分测验用以评估同时加工处理信息时的短时记忆能力。

（10）照片系列：要求受试者将一组相关的照片，按发生时间的顺序排出来。该分测验用以评估对照片之间次序的观察及对单一照片在整体中位置的辨认能力。

2. 成就量表

（1）语汇表达：要求受试者说出照片中物件的名称。该分测验用以评估再认的记忆能力和语言表达。

（2）人地辨认：要求受试者逐一辨认出照片中的人物或地点。该分测验用以评估儿童在环境中各层面实际所学习的知识。

（3）数字运用：要求受试者要有辨认数字和计算数字的能力。该分测验用以评估儿童对数字辨认、计算和运算中对概念推演了解的能力。

（4）物件猜谜：要求受试者根据主试的口语信息推断出该项概念的名称。该分测验用以评估传统测验中的普通成绩和语文能力。

（5）阅读发音：要求受试者逐一念出主试者所呈现的字词。该分测验用以评估儿童对字词的辨认和诵读能力。

（6）阅读理解：要求受试者自行看完指导语后依照要求表演动作和作出表情。该分测验用以评估大脑功能对阅读（左大脑功能）及动作姿势（右大脑功能）整合的能力。

K-ABC的16个分测验，按受试者的年龄选用7~13个分测验施测，每一受试者最多只需接受13个分测验，测验时间需35~80分钟。对于较幼小的儿童所测分测验较少并且全部的施测时间较短。

K-ABC智力量表中各分测验的原始分数，可按年龄组换算成单位相等的量表分数（平均数10、标准差3）；成就量表中各分测验的原始分数，按年龄组换算成单位相等的标准分数（平均数100、标准差15）；并且依分测验之性质，可将其量表分数之和，依常态化程序转换成平均数为100、标准差为15的继时加工量表、同时加工量表、智力量表、成就量表、非语言量表等5个量表的标准分数。

（四）儿童发展量表

儿童发展量表主要包括身体生长和心理发展两大内容，其中心理发展又以适应行为为主。婴幼儿时期所观察到的主要是一些本能、动作以及一些初级的智力活动，虽与以后的智力水平相关程度不高，但临床也需要了解这一时期的智力发展水平，因此，发展量表具有一定的应用价值。常用的发展量表有贝利婴儿发展量表（Bayley scales of infant development，BSD）（受试者年龄为2~30个月）、丹佛发育筛查测验（Denver development screen test，DDST）（受试者年龄为2周~6岁）和格塞尔发育量表（Gesell developmental schedule，GDS）（受试者年龄为2.5岁~6岁），国内有以上量表各相应的修订本。

BSD是美国心理学家贝利等人于1933年发表，1969年出版修订本。本量表有三个分量表：① 智能量表，包括感知-运动项目，如辨别形状、搭积木、放置形状板等共163个项目；② 运动量表，包括大运动和精细动作项目，如俯卧抬头、坐、站、走、翻身、跑等共81项；③ 社会行为记录表，主要记录每个月龄儿童的个性特征，如做测验时的情绪反应和合作行为。前两个分量表是主要的，后一部分仅供参考。BSD分量表及其施测内容见表19-3。

▼ 表19-3　贝利婴儿发展量表分量表及其施测内容

分量表	施测内容
智能量表	知觉、记忆、学习、问题解决、发音、初步的语言交流、初步的抽象思维等活动
运动量表	坐、站、走、爬楼等大动作能力，以及双手和手指的操作技能
社会行为量表	评价儿童个性发展的各个方面，如情绪、社会行为、注意广度及目标定向等

BSD施测时间约为45分钟。每个婴儿在智能量表和运动量表上的分数按年龄组转换成平均数为100、标准差为16的标准分数，从而计算出心理发展指数（mental development index）和心理运动发展指数（psycho motor development index）。

从测验编制技术的角度看，贝利婴儿发展量表被公认为最好的婴儿测验，它具有科学的可靠性和有效性。在心理学实验上，常用它作智力前后变化的对比。然而，该量表应该主要用来测量当时的发展状况，而不是预测将来的能力水平，即用婴儿的测验分数作出长远的预测价值较小。

（五）适应行为量表

适应行为又称社会适应能力，是指个人独立处理日常生活与承担社会责任的能力达到他年龄和所处社会文化条件所期望的程度，即个体适应自然和环境的有效性。从人生的早期到成人至老年，在不同年龄阶段有不同的适应行为特点，所以有各种适应行为量表。适应行为主要是个体在后天环境下的获得性行为技能，适应行为量表则用于评估个体适应行为的发展水平和特征，广泛应用于智力低下的诊断、分类、训练及特殊教育等领域。对于一些婴幼儿、老年人、智力障碍者和重症病人，进行适应行为评定有时具有特殊的重要意义。早期有杜尔（Doll EA）编制的文兰社会成熟量表（Vineland social maturity scale，VSMS），随后有美国智力低下协会（American Association on Mental Deficiency，AAMD）的适应行为量表（1969—1981），以及其他一些适用于不同年龄的适应行为量表。我国有姚树桥、龚耀先1991年编制的儿童适应行为量表（表19-4），适用于3~12岁智力正常或低下儿童的适应行为发展水平和特征的评估，该量表用适应能力商数（adaptive quotient，ADQ）表示儿童适应行为发展的总体水平，为智力低下儿童的诊断性工具之一。龚耀先等编制的成人智力残疾评定量表，对成年智力残疾者的生活自理能力、学习与工作能力、社会交往能力以及定向能力进行了评定和程度的划分。

▼ 表19-4　儿童适应行为量表的基本内容介绍

施测类别	分量表	项目数	测试内容
独立功能	感觉运动	6	视、听、坐、站、走、跑、身体平衡等技能
	生活自理	10	饮食、大小便、穿戴、洗漱等技能
	劳动技能	7	日常家务劳动和职业劳动技能
	经济活动	4	钱的概念、购物技能及计划用钱的能力
认知功能	语言发展	9	词的数量及复杂性、数的概念、书写与阅读、社会沟通言语等技能
	时空定向	4	时间概念、空间定向及利用交通工具方面的技能
社会/自制	个人取向	10	注意力、主动性、行为控制能力、日常爱好以及个人习惯等反映个人动力方面的内容
	社会责任	9	遵守社会规范及社会交往有关的行为技能

（六）斯腾伯格智力三元测验

美国心理学家斯腾伯格提出了智力三元论，即一个完备的智力理论必须说明智力的内在成分、这些智力成分与经验的关系，以及智力成分的外部作用，即智力成分亚理论、智力经验亚理论、智力情境亚理论，并依此编制了斯腾伯格智力三元测验（Sternberg triarchic abilities test，

STAT）。斯腾伯格等人针对STAT进行了实证检验，抽取不同国家受试者，采用不同分析方法，结果表明其具有良好的结构效度和较好的预测效度。2007年我国学者蒋京川翻译并修订该量表，主要用于中学生的智力测验。

STAT包括选择题和短文题两种测验形式，其中选择题由分析性智力（对事物进行分析、比较或评价时所表现出来的能力）、实践性智力（用新颖的方法思考和解决问题，产生新的思想或产品时所表现出来的能力）和创造性智力（运用所学知识在实际生活中解决现实问题所表现出来的能力）三个分测验组成，每个分测验又分别包括言语、数量、图形三种题型，每种题型包括4个题目，共有9个部分，合计36个选择题。短文题由分析性–短文、创造性–短文和实践性–短文3个题目组成。

STAT可以单独测试选择题或者只测试其中的一个分测验（如实践性智力分测验）。36个选择题均为单选题，答对一题得1分，答错或漏答得0分，超过3题漏答视为无效答卷。整份答卷可得到1个总的智力分数，也可以得到三个分量表的分数。1~12题总分为分析性智力分数，13~24题总分为实践性智力分数，25~36题总分为创造性智力分数。

（七）瑞文标准推理测验

瑞文标准推理测验（Raven standard progressive matrices，SPM）简称"瑞文测验"，由英国心理学家瑞文于1938年创制，在世界各国沿用至今，用以测验一个人的观察力及清晰思维的能力。SPM含60题，分5组渐进式难度，适用于6岁以上儿童、成人；彩色版（CPM）与高级版（APM）分别针对低龄和认知障碍人群、高智力人群选拔。SPM是一种纯粹的非文字智力测验，所以广泛应用于无国界的智力/推理能力测试，属于渐进性矩阵图。我国由张厚粲及全国17个单位的人员组成的协作组完成了对瑞文测验的修订，即中文标准推理测验中国城市修订版；1989年，李丹、王栋等分别完成了彩色型、标准型和联合型瑞文测验中国修订版的城市、成人和农村三个版本的编定工作，覆盖5~75岁群体，分设城市、农村常模；1996年，王栋修订了联合型瑞文测验，优化了题目呈现与常模适用性。

瑞文测验的优点：① 适用年龄范围宽，不同的职业、国家、文化背景的人都可以用，甚至聋哑人及丧失某种语言功能的病人，以及具有某些心理障碍的人也可以用。② 适合团体施测，也可单独施测。

整个测验一共由60个题目组成，按逐步增加难度的顺序分成A、B、C、D、E五组，每一组包含12道题目，也按逐渐增加难度的方式排列，分别编号为A_1、A_2……A_n；B_1、B_2……B_n等。每个题目由一幅缺少一小部分的大图案和作为选项的6~8个小图案组成（A组和B组有6个，C组以后有8个），小图案分别编号为1、2……8。测验要求受试者根据大图案内图形的某种关系去思考、去发现，看哪一个小图案填入大图案中缺失的部分最合适，使整个图案形成一个合理、完整的整体。瑞文测验的图例见图19-1。

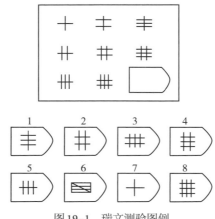

图19-1　瑞文测验图例

测验没有时间限制，一般在40分钟左右完成，最后将答对的总分转化为百分等级。在个别测验时，如果记录下测试所用时间，并分析其错误的特性，还可以有助于了解受试者的气质、性格和情绪等方面的特点。

A：反映知觉辨别能力（共12题）

B：反映类同比较能力（共12题）

C：反映比较推理能力（共12题）

D：反映系列关系能力（共12题）

E：反映抽象推理能力（共12题）

通过分析五个方面得分的结构，一定程度上有助于了解被测者智力结构。

对分数作解释时注意，由于瑞文测验强调推理方面的能力，并非完全的智力，目前仅用于智力方面的筛选，不能进行绝对化的解释。

第三节　人格测验

一、概述

人格最突出地体现了人与人之间心理的差异。每一种人格理论都假定个体差异的存在，并假定这些差异是可以测量的。最常用的人格测验方法为自陈量表和投射测验。最常用的人格自陈量表有明尼苏达多相人格问卷、艾森克人格问卷、十六种人格因素问卷等。常见的人格投射测验有罗夏测验等。有心理学家认为投射测验和自陈量表反映了人的两个完全不同的动机系统：前者是潜意识的，后者是意识的、自我归因的。

人格测验广泛应用于临床辅助诊断、职业适配评估及司法心理状态分析，但其结果需结合行为观察、神经影像等多模态数据，避免孤立解读；需注意文化适应性与伦理规范，未来将聚焦动态追踪技术与跨理论整合以更精准、包容地解析人类心理多样性。

二、明尼苏达多相人格问卷

明尼苏达多相人格问卷（Minnesota multiphasic personality inventory，MMPI）由哈萨威（Hathaway SR）和麦金利（McKinley JC）等于20世纪40年代初期编制。最初他们只是想编制一套对精神疾病有鉴别作用的辅助量表，后来发展为人格测验。该量表自问世以来，应用非常广泛。1980年初我国宋维真等完成了MMPI中文版的修订工作，并制订了全国常模。1989年，布契尔（Butcher JN）等完成了MMPI的修订工作，称MMPI-2，1991年已引入我国。

MMPI适用于16岁以上，至少有6年教育经历者；MMPI-2提供了成人和青少年常模，可用于13岁以上青少年和成人。该量表既可个别施测，也可团体测查。

MMPI共有566个自我陈述形式的题目，其中1~399题是与临床有关的，其他属于一些研究量表，题目内容范围很广，包括身体各方面的情况、精神状态、家庭、婚姻、宗教、政治、法律、社会等方面的态度和看法。受试者根据自己的实际情况对每个题目做出"是"与"否"的回答，若的确无法判定则不作答。根据受试者的回答情况进行量化分析，也可做人格剖面图。除手工分析方法以外，目前还可应用多种计算机辅助分析和解释系统进行分析。

在临床工作中，MMPI常用4个效度量表和10个临床量表。首先观察4个效度量表，评价本次测试是否能真实反映被检者的情况，如果其中一些量表得分过高，则整个测查结果就不可信。

（一）效度量表

1. 疑问（question，Q）量表　　没有回答的题数和对"是"和"否"都做反应的题数，或称"无回答"的，得分。高得分者表示逃避现实。通常情况下，漏答和回答自相矛盾的题很少超过5个。若在566题目的版本中"无回答"原始分超过30分、在399题目的版本中超过22分，则提示临床量表的结果不可信。

2. 说谎（lie，L）量表　　由15个与社会认可有密切关系的题目所组成，涉及一些所有人都可能存在的细小缺点或弱点，而那些想让别人把自己看得理想化的受试者，往往追求尽善尽美的回答。L量表原始分超过10分时，则测验无效。高L量表得分提示被试对症状汇报不真实，因而使测验的效度不可靠。在选择受试者时，L量表得分在6分以上者，最好避免选用。

3. 诈病（validity，F）量表　　共64个题目，多为一些比较古怪或荒唐的题目，目的是发现那些"离题"的反应或"胡来"的做法。如果测验有效，F量表是精神病程度的良好指标，其得分越高暗示着精神病程度越重。正常人如分数高则表示受试者不认真、理解错误，表现出一组互相无关的症状，或在伪装疾病。

4. 校正分（correction，K）量表　　又称修正量表，共30个题目，这一量表与"说谎"和"诈病"分数有关，是对测验态度的一种衡量。其目的有两个：一是为了判别受试者接受测验的态度是不是隐瞒，或是防卫的；二是根据这个量表修正临床量表的得分，即在几个临床量表上分别加上一定比例的K量表得分。高分表明受试者可能努力掩饰自己的不健康情况，低分则可能表现为一种诈病倾向。

（二）临床量表

1. 疑病（hypochondriasis，Hs）量表　　测量受试者对身体功能的异常关心。得分高者即使身体无病，也总是觉得身体欠佳，表现为疑病倾向。Hs得分高的精神科病人，往往有疑病症、神经衰弱、抑郁等临床诊断。

2. 抑郁（depression，D）量表　　测量受试者的情绪低落问题。高分表示受试者情绪低落，缺乏自信，无望，有自杀观念。得分高者常被诊断为抑郁性神经症和抑郁症。

3. 癔症（Hysteria，Hy）量表　　测量受试者对心身症状的关注以及敏感、自我中心等特点。得分高反映受试者自我中心、自私、期待更多的爱抚和注意，与人的关系肤浅、幼稚。若是精神科病人，往往被诊断为癔症。

4. 精神病态性偏倚（psychopathic deviation，Pd）量表　　测量受试者的社会行为偏离特征。高分反映受试者脱离一般的社会道德规范，蔑视社会习俗，社会适应不良，常有复仇攻击观念，并不能从惩罚中吸取教训。在精神科的病人中，多诊断为人格异常，包括反社会人格和被动攻击性人格。

5. 男子气或女子气（masculinity femininity，Mf）量表　　测量男子女性化、女子男性化的倾向。男性高分反映受试者敏感、爱美、被动等女性倾向。女性高分则反映粗鲁、好攻击、自信、缺乏情感、不敏感等男性化倾向。在极端的高分情况下，则应考虑有同性恋倾向和同性恋行为。

6. 妄想（paranoia，Pa）量表　测量受试者是否具有病理性思维。高分提示受试者具有多疑、孤独、烦恼及过分敏感等性格特征。如T分超过70分则可能存在偏执妄想，尤其是合并F、Sc量表分数升高者，极端的高分者极可能被诊断为精神分裂症偏执型和偏执性精神病。

7. 精神衰弱（psychasthenia，Pt）量表　测量受试者精神衰弱、强迫、恐怖或焦虑等神经症特征。高分提示受试者有高度紧张、严重焦虑、强迫观念、恐怖以及内疚感等反应。Pt量表与D量表、Hs量表同时升高则是一个神经症剖析图。

8. 精神分裂症（schizophrenia，Sc）量表　测量受试者思维异常和行为古怪等精神分裂症的一些临床特点。高分提示受试者思维怪异，行为退缩，可能存在幻觉妄想，情感不稳。极高的分数（T>80分）者可表现妄想、幻觉、人格解体等精神症状及行为异常。几乎所有的精神分裂症病人T分都在80~90分之间，如只有Sc量表高分，而无F量表T分升高，常提示为类分裂性人格。

9. 躁狂症（mania，Ma）量表　测量受试者情绪激动、过度兴奋、易激惹等轻躁狂症的特征。高分反映受试者联想过多过快、活动过多、精力过分充沛、乐观、无拘束、观念飘忽、夸大而情绪高昂、情感多变等特点。极高的分数者，可能表现情绪紊乱、反复无常、行为冲动，也可能有妄想。Ma量表得分极高（T>90分）可考虑为躁郁症的躁狂相。

10. 社会内向（social introversion，Si）量表　测量受试者社会化倾向。高分提示受试者性格内向、胆小、退缩、不善交际、过分自我控制等。低分反映受试者性格外向、爱交际、健谈、冲动、不受拘束等。

各量表结果均采用T分形式，可在MMPI剖析图上标出。一般某量表T分高于70分（美国常模）便视为可能存在该量表所反映的精神病理表现，如D量表≥70分就可认为受试者存在抑郁症状。但在具体分析时不能只看某一个T分，而应综合各量表T分高低情况来解释。例如，精神疾病病人往往是D、Pd、Pa和Sc量表得分高，在MMPI剖析图上呈现出"右高左低"模式；神经症病人往往是Hs、D、Hy和Pt量表得分高，在MMPI剖析图上呈现出"左高右低"模式。

为了表达方便，在结果判定时常常根据两点编码进行分析，即按剖析图上临床量表顺序从左到右依次用1~10数字编号，如Hs为1，D为2，依此类推。在10个临床量表中选择超过60分（中国常模）以上的两个最高分数组成两点编码，然后，依据两点编码组合来分析其临床意义。如13/31两点编码多见于神经症的疑病症，68/86两点编码则多见于偏执型人格、分裂型人格和精神分裂症。

MMPI是病理心理筛查的重要工具，但其价值体现在多维度整合分析中，在精神医学、司法鉴定等领域具有参考意义，但需严格规避过度解读，始终将其定位于综合评估的组成部分，而非独立诊断或决策依据。使用时应注重版本适配性、文化敏感性及伦理规范，以提升评估的科学性与实践价值。

三、艾森克人格问卷

艾森克人格问卷（Eysenck personality questionnaire，EPQ）是由英国艾森克（Eysenck HJ）

根据其人格三维度理论，于1975年在其1952年和1964年两个版本基础上增加而成，在国际上被广泛应用。EPQ成人问卷适用于测查16岁以上的成人，儿童问卷适用于7~15岁儿童。英文原版的EPQ儿童问卷有97个项目，成人问卷有101个项目。我国龚耀先的修订本成人问卷和儿童问卷均由88个项目组成，陈仲庚修订本成人问卷由85个项目组成。

每种形式的EPQ都包括4个分量表，其中一个为效度量表，其他三个分别代表艾森克人格结构中的三个维度。

1. 神经质（N） 该维度测查情绪的稳定性。高分反映易焦虑、抑郁和较强烈的情绪反应倾向等特征，低分则反映情绪稳定、性情温和、善于自我控制。

2. 内外向（E） 该维度测查内向和外向人格特征。高分反映人格外向，具有好交际、爱冒险、热情、冲动等特征，低分则反映人格内向，具有好静、稳重、不善言谈等特征。

3. 精神质（P） 该维度测查与精神病理有关的一些人格特征。高分可能具有孤独、缺乏同情心、感觉迟钝、难以适应外部环境、不近人情、好攻击、与他人不友好等特征，也可能具有极其与众不同的人格特征；低分者能与人相处，较好地适应环境、态度温和、善从人意。

4. 掩饰（L） 该维度测查朴实、遵从社会习俗及道德规范等特征，以识别受试者回答问题时的诚实程度。在国外，高分表明掩饰、隐瞒，但在我国L分高的意义仍未十分明晰。

EPQ结果采用标准T分表示，根据各维度T分的高低来判断人格倾向和特征。艾森克还将N维度和E维度组合，进一步分出外向稳定（多血质）、外向不稳定（胆汁质）、内向稳定（黏液质）、内向不稳定（抑郁质）四种典型气质。这四种典型气质的主要特征如下：

多血质：善于领导，无忧虑，活泼，悠闲，易共鸣，健谈，开朗，善交际。

胆汁质：主动，乐观，冲动，易变，易激动，好斗，不安定，易怒。

黏液质：镇静，性格平和，可信赖，有节制，平静，沉思，谨慎，被动。

抑郁质：文静，不善交际，缄默，悲观，严肃，刻板，焦虑，忧郁。

EPQ的优势为条目精简、施测高效、可团体实施，适用于大规模心理健康筛查及基础人格研究。EPQ也存在显著局限性：① 维度覆盖狭窄，未纳入开放性、宜人性等现代人格模型的关键维度，难以全面解析复杂人格结构；② 信息颗粒度粗糙；③ 诊断功能受限，高精神质分数与精神疾病的关联缺乏特异性，需联合临床访谈及其他工具排除误判；④ 文化适应性有争议，部分条目（如涉及破坏行为）易受社会赞许性影响，需依托本土化常模谨慎解释。综上，EPQ适合作为快速筛查工具或研究中的分类参考，需避免单独用于临床诊断或深入人格评估，其价值更多体现在与其他多维评估工具的互补中。

四、十六种人格因素问卷

十六种人格因素问卷（sixteen personality factor questionnaire，16PF）是美国伊利诺伊州大学卡特尔（Cattell RB）教授根据人格特质学说，采用因素分析法编制而成的一套精确可靠的人格测验。卡特尔认为16个根源特质（A乐群性、B聪慧性、C稳定性、E恃强性、F兴奋性、G有恒性、H敢为性、I敏感性、L怀疑性、M幻想性、N世故性、O忧虑性、Q1实验性、Q2独立性、Q3自律性和

Q4紧张性等）是构成人格的内在基础因素，测量某人的16个根源特质就可了解其人格特征。

16PF有A、B、C、D、E式五种复本。其中A、B为全版本，各有187项；C、D为缩减本，各有105项。前四种复本适用于16岁以上并有小学以上文化程度者；E式为128项，专为阅读水平低的人而设计。16PF主要用于确定和测量正常人的基本人格特征，并进一步评估某些次级人格因素。16PF属于团体施测的量表，但也可以个别施测。我国已有相关的修订本及全国常模。

A、B、C、D式均有三种答案可供选择：A.是的；B.介于A与C之间；C.不是的。凡答案与记分标准相符记2分，相反记0分，中间记1分；E式是从两个答案中选择一个。16PF结果采用标准10分制。通常认为<4分为低分（1~3分），>7分为高分（8~10分）。高、低分结果均有相应的人格特征说明。根据受试者在各因素上的得分，即可了解受试者的人格特征。

十六种人格因素及其意义如下：

因素A：乐群性，高分者外向、热情、乐群；低分者缄默、孤独、冷淡。

因素B：聪慧性，高分者聪明、富有才识、善于抽象思维；低分者迟钝、学识浅薄、抽象思维能力弱。

因素C：稳定性，高分者情绪稳定而成熟，能面对现实；低分者情绪激动，易烦恼。

因素E：恃强性，高分者好强固执、独立积极；低分者谦虚、顺从、通融、恭顺。

因素F：兴奋性，高分者轻松兴奋、随遇而安；低分者严肃审慎、冷静寡言。

因素G：有恒性，高分者有恒负责、做事尽职；低分者权宜敷衍、原则性差。

因素H：敢为性，高分者冒险敢为，少有顾忌，主动性强；低分者害羞、畏缩退却、缺乏自信心。

因素I：敏感性，高分者细心、敏感、好感情用事；低分者粗心、理智、着重实际。

因素L：怀疑性，高分者怀疑、刚愎、固执己见；低分者信赖随和、易与人相处。

因素M：幻想性，高分者富于想象、豪放不羁；低分者现实、脚踏实地、合乎成规。

因素N：世故性，高分者精明、圆滑、世故、人情练达、善于处世；低分者坦诚、直率、天真。

因素O：忧虑性，高分者忧虑抑郁、沮丧悲观、自责、缺乏自信；低分者安详沉着、有自信心。

因素Q1：实验性，高分者自由开放、批评激进；低分者保守、循规蹈矩、尊重传统。

因素Q2：独立性，高分者自主、当机立断；低分者依赖、随群附众。

因素Q3：自律性，高分者知己知彼、自律谨严；低分者矛盾冲突、不顾大体。

因素Q4：紧张性，高分者紧张困扰、激动挣扎；低分者心平气和、闲散宁静。

16PF的优势在于结构化计分流程，可减少操作偏差，但结果解释需由专业人员结合受试者背景及常模数据综合分析，避免机械化解读。16PF主要用于人格剖面分析、职业评估辅助和行为研究。16PF不适用于临床诊断，且存在理论争议和文化依赖性；在人才选拔和心理咨询中，16PF可作为参考，但建议结合其他评估方法以增强结论的准确性。

五、罗夏测验

罗夏测验（Rorschach test）由瑞士精神病学家赫尔曼·罗夏（Hermann Rorschach）于1921年设计，是基于模糊墨迹图的经典投射工具，由10张结构模棱两可的墨迹图组成，包括5张黑色墨迹图、2张黑色和灰色外加红色墨迹图、3张彩色墨迹图。罗夏测验的核心目标为探索个体潜意识的认知–情感模式（如防御机制、人际互动倾向），而非直接诊断精神疾病。龚耀先团队1990年完成我国常模修订，但应用时需注意文化适应性局限（如红色墨迹的象征意义差异、低教育群体倾向具体化联想）及伦理风险（避免单独用于精神分裂症或自杀风险评估）。现代临床实践中，其使用频率因信效度争议而下降，更多作为深度心理评估的辅助参考。

施测过程：

1. 联想阶段　将10张图片按顺序一张一张地交给受试者，要求其说出在图中看到了什么，不限时间，也不限制回答数目，尽可能多地说出来，一直到受试者停止回答时再换另一张图片，每张均如此进行。

2. 询问阶段　看完10张图之后，主试再从头对每一回答进行询问，问受试者看到的是整个图还是图中的一部分，并问为什么说这些部位像他所说的内容，将所指部位和回答的原因一一记录下来。

3. 结果分析和评分　美国心理学家埃克斯纳（Exner J）于1974年建立了罗夏测验结果综合分析系统，目前常用于正常和病理人格的理论和临床研究。罗夏测验记分和解释方法都较复杂，经验性成分较多，主试需要经过长期的训练和经验积累才能逐渐掌握。

罗夏测验聚焦于人格结构分析（如现实检验能力、情感调节方式）及心理治疗中的动态线索挖掘，其病理指数（如抑郁指数、自杀指数）仅提示潜在心理冲突或异常认知风格，不可替代临床诊断工具，需联合结构化量表、行为观察及病史资料交叉验证。

第四节　神经心理学测验

一、概述

神经心理学测验是在现代心理测验的基础上发展起来的，用于脑功能评估的一类心理测验方法，是神经心理学研究与临床实践的重要手段之一。神经心理学测验评估的心理或行为的范围极广，涉及脑功能的各个方面，包括感觉、知觉、运动、言语、注意、记忆、思维、情绪和人格等。神经心理学测验可用于正常人，更常用于脑损伤病人的临床诊断和严重程度评估。

神经心理学测验具有以下作用：

1. 功能评估　通过特定任务（如连线测试、记忆再认）揭示认知缺损模式（如执行功能下降、记忆编码障碍），辅助推断脑功能异常的可能范围（如额叶或海马区功能障碍），但需结合神经影像学实现精准定位。

2. 疾病预测　有助于预测心理功能可能改善的程度和质量。

3. 神经康复　为制订脑损伤病人的治疗和康复计划提供参考。

4. 疗效评定　能较敏感地测出脑损伤病人神经心理功能的变化。

5. 认知神经科学研究　可用于研究正常人脑与行为之间的关系，以及各种脑损伤对人的心理或行为的影响。

此外，应注意其局限性：神经心理学测验无法独立诊断脑损伤或精神疾病，结果解释需综合年龄、教育水平及文化背景，且实验室任务的生态效度也可能影响结论外推。

二、常用的神经心理学测验

神经心理学测验按测验形式分为单项测验和成套测验两种。单项测验只有一种项目形式，测量一种神经心理功能，如本德视觉动作格式塔测验仅测验个体的空间能力，常用于神经心理筛选；成套测验项目形式多样，能比较全面地测量神经心理功能，如霍尔斯特德－瑞坦神经心理成套测验。临床上，常把神经心理测验分为神经心理筛选测验和成套神经心理测验。

（一）神经心理筛选测验

该类测验用于筛查病人有无神经病学问题，并初步判断病人的行为或心理问题是器质性的还是功能性的，以决定病人是否要进行更全面的神经心理功能和神经病学检查。

1. 本德视觉动作格式塔测验　简称本德格式塔测验（Bender Gestalt test），由本德（Bender L）于1938年编制，主要测查空间能力。要求受试者临摹一张纸上的9个几何图形，根据临摹错误的多少和错误的特征判断测验结果。目前此测验常作为简单、快捷的空间能力测查和有无脑损伤的初步筛查工具。我国目前已有该测验的较大样本常模。

施测过程：

（1）复制阶段：即要求受试者依据主试呈现的标准刺激图形复制一个相同的图形。

（2）精细化阶段：即将受试者复制的结果同标准刺激同时呈现给受试者，要求他们根据标准刺激图，看自己复制的图形哪里存在不完善之处，对其进行修改，使复制的图形达到"更好"。

（3）联想阶段：让受试者看标准刺激图和自己修改后的复制图，告诉主试他首先想到了什么。对受试者反应结果的评定主要根据复制图形和联想结果。该测验的核心用途为儿童发展性协调障碍筛查、脑损伤的初步评估，以及为精神疾病病人的知觉－运动功能异常提供辅助参考，但不可直接用于诊断精神疾病、焦虑或学习障碍，需结合神经影像学、病史及其他心理测验综合判断。测查者需接受神经心理学专项培训并掌握标准化计分系统，解释结果时应考虑受试者年龄、教育水平及文化背景。该工具虽在我国拥有较大样本常模，但需谨慎用于跨文化群体，避免脱离临床背景单独解读。

2. 威斯康星卡片分类测验（Wisconsin card sorting test，WCST）　该测验所测查的是抽象思维能力，即根据以往经验进行分类、概括、工作记忆和认知转移的能力。检查工具由4张模板和128张卡片构成。4张模板上分别为1个红三角形、2个绿五角星、3个黄十字形和4个蓝圆。卡片上有不同形状（三角形、五角星、十字形、圆形）、不同颜色（红、黄、绿、蓝）、不同数量（1、2、3、4）的图形。要求受试者根据4张模板对128张卡片进行分类，测试时不告诉受试者分类的原则，只说出每次测验是否正确。该测验已在我国广泛应用。

3. 本顿视觉保持测验（Benton visual retention test，BVRT）　由本顿（Benton AL）于1955年编制，主要用于脑损伤后视知觉、视觉记忆、视觉空间结构能力的评估。标准版BVRT包含A、B、C、D、E五套平行测验图（中国修订版采用C、D、E三式，并替换西方文化符号为汉字部件），适用年龄为8岁至成人；儿童版（BVRT-C）则适用于5~7岁。测验要求受试者在被呈现几何图形10秒后凭记忆默画，通过分析错误类型（如遗漏、变形、旋转）与错误数量量化功能损伤。中国修订版（唐秋萍、龚耀先，1991）优化了文化适应性并建立城乡分层常模。

有一部分受试者，对电脑系统中播放的指导语理解不足，因而测查者常需对指导语进行补充，但必须注意以下原则：

（1）对测查的颜色、形状、数量三个概念不能有任何提示。

（2）只能介绍操作的方法，不能介绍操作原则。

（3）测查没有时间限制，但受试者单题反应时间超过同类人群平均值2个标准差（如儿童>15秒），可能影响其注意力或忘记已形成的操作原则，从而影响结果，应给予提醒。

（4）对刺激卡及应答卡对应位置应给予明确解释，需使用标准化提示语说明界面布局，禁止使用手势或工具辅助定位。

（5）提示正确的点击位置及鼠标的使用方法，或让受试者使用数字键"1、2、3、4"。

（6）测查者对受试者的操作结果不得作任何指导语以外的评论或暗示，只能提示"正确"与"错误"。

（7）若受试者连续错误≥3次或出现拒绝行为，暂停测验并启动"合作度提升协议"（如简短休息或动机激励）。

4. 快速神经学甄别测验（quick neurological screening test，QNST） 为马蒂（Mutti M）等编制，主要用于测量与学习有关的综合神经功能，如运动发展、控制粗大与精细肌肉运动的技巧、运动和计划的顺序性、速度和节奏感、空间组织、视知觉和听觉技巧、平衡和小脑前庭功能、学习相关功能等。程灶火、姚树桥于1994年初步应用该测验结果表明，QNST对学习困难儿童具有较好的鉴别作用。

5. 皮肤电反应（galvanic skin response，GSR） 测量的是皮肤的电活动变化。皮肤电反应是评估自主神经系统活动的有效指标，尤其反映交感神经系统的兴奋性。交感神经兴奋会增强汗腺分泌，导致皮肤表面电导率升高，这一微弱变化可通过手掌或指尖的电极精确检测。皮肤电反应被广泛应用于心理学与神经科学研究，如情绪研究、测谎技术等。

6. 斯特鲁普试验（Stroop test，ST） 斯特鲁普试验通过呈现颜色词（如"红""蓝"），要求受试者快速命名字体颜色（而非阅读词义），评估抑制无关信息干扰的能力。测验分为三阶段：一致条件（颜色词与字体颜色相同，如红色的"红"字）、中性条件（非颜色词，仅命名颜色）、不一致条件（颜色词与字体颜色冲突，如蓝色的"红"字），通过计算不一致条件与中性条件的反应时差量化认知控制效能。试验过程中，命名颜色所用时间比阅读所用时间长，该效应称斯特鲁普效应（Stroop effect），是斯特鲁普（Stroop JR）于1935年阐述的，它表明大脑接收到矛盾的信息时，信息间的相互干扰会影响信息处理的速度。对此效应产生的原因，有两种解释：① 信息处理速度理论，认为大脑阅读单词的速度比命名颜色的速度要快；② 注意选择理论，认为命名色彩比阅读单词需要更多的注意力投入。影像学检查表明，斯特鲁普试验中，前扣带回区域处于激活状态。该测验常用于注意缺陷多动障碍、阿尔茨海默病等的粗略筛选。

7. 线段中分试验（line bisection test，LBT） 要求受试者在没有尺子、不把纸对折的条件下，画出A4纸上数条水平线段的中点，往某侧的偏移往往指示存在对侧空间的相对忽视。临床研究证实，在某些特殊情况下，单侧大脑病变病人会持续地犯某种方向特异性的错误。如右顶叶病变病人存在对左侧空间的忽视，在试验时会把中点标在实际位置的右侧。因此，该试验能区分大脑右侧病变、左侧病变、双侧弥漫性病变病人及健康对照，还可作为对疾病预后的评估手段，如急性脑卒中。在此试验中，受试者的性别、年龄、文化背景、实验时目测的方向（从左向右或相反）、所用的手为利手或非利手等因素都会影响对中点的判断。

（二）成套神经心理测验

成套神经心理测验一般含有多个分测验，每个分测验的形式不同，分别测量一种或多种神经心理功能，从而可以对神经心理功能作较全面的评估。成套神经心理测验的品种较多，常用的有霍尔斯特德－瑞坦神经心理成套测验等。

霍尔斯特德－瑞坦神经心理成套测验是由美国心理学家霍尔斯特德（Halsted WC）于1947年在研究脑与行为关系的基础上编制而成的一套综合性神经心理测验，后来又由他的学生瑞坦（Reitan RM）于1955年进行了修订。它包括三套测验，即成人式（15岁以上）、儿童式（9~14岁）和幼儿式（5~8岁）。每套测验都包含10个分测验，用于测查多方面的心理功能或能力状况，包括感知觉、运动能力、记忆力、注意力、抽象思维和概念的形成能力、言语能力等。该测验从简单的感觉运动测验，到复杂的抽象思维测验，较全面地测评了各方面的心理能力。对大脑损伤的定侧、定位诊断敏感可靠，而且测验经过标准化，记分客观、定量，有正常值作对照，目前被广泛地应用于临床。缺点是完成整套测验耗时太长，需要5~10小时，有些病人如上肢偏瘫者难以适用。龚耀先等根据我国的文化和社会实际情况，分别于1986年、1988年和1991年对此测验的三式（成人式、儿童式和幼儿式）进行了修订，并建立了常模；通过文化适配新增2项，删除1项，最终为11项。以下介绍我国修订的霍尔斯特德－瑞坦神经心理成套测验成人式。

1. 范畴测验（the category test，TCT） 要求受试者通过尝试错误，发现一系列图片（156张）中隐含的数字规律，并在反应仪上作出应答，测查受试者分析、概括、推理等能力，此测验有助于反映额叶功能。

2. 触摸操作测验（the tactual performance test，TTPT） 要求受试者在蒙着双眼的情况下，凭感知觉将不同形状的形块放入相应的木槽中。分利手、非利手、双手三次操作，最后使之回忆这些形块的形状和位置。此测验测查受试者触知觉、运动觉、记忆能力，手的协同与灵活性，而左右侧操作成绩比较有助于反映左右半球功能差异。

3. 节律测验（the rhythm test，TRT） 要求受试者听30对音乐节律录音，辨别每对节律是否相同，测查注意力、瞬间记忆力和节律辨别能力。此测验有助于了解右半球功能。

4. 手指敲击测验（the finger tapping test，TFTT） 要求受试者分别用左右手示指快速敲击计算器的按键，测查精细运动能力。比较左右手敲击快慢的差异有助于反映左右半球粗细运动控制功能的差异。

5. Halsted–Wepman失语甄别测验（Halsted–Wepman aphasia screening test，HWAST） 要求受试者回答问题，复述问题，临摹图形，执行简单命令，测查言语接受和表达功能，以及有无失语。

6. 汉字语音知觉测验 是一种用于评估个体对汉字语音识别和理解能力的测试方法。该测验通过呈现一系列汉字，要求受试者准确快速地读出或辨认出这些汉字的发音，从而考察其对汉字语音特征的敏感度和处理能力。该测验广泛应用于语言学研究、教育评估、临床心理学等多个领域，为研究人员和教育工作者提供了重要的评估工具，有助于深入了解个体的语言发展水平和潜在的语音处理障碍。

7. 侧性优势检查（the test of lateral dominance，TTLD） 通过对受试者写字、投球、拿东西等动作的询问和观察，判断其利手或利侧，进一步判断言语优势半球。

8. 握力测验 要求受试者分别用左右手紧握握力计，尽其最大力量，测查运动功能。左右握力比较有助于反映左右半球功能和运动功能差异。

9. 连线测验（trail making test，TMT） 此测验分甲、乙两式，甲式要求受试者将一张16开纸上散在的25个阿拉伯数字按顺序连接；乙式除数字系列外，还有英文字母系列，要求受试者按顺序交替连接阿拉伯数字和英文字母。测查空间知觉、手眼协调、思维灵活性等能力。

10. 感知觉障碍测验（test of sensory perceptual disturbance，TSPD） 此测验包括听觉检查、视野检测、脸手触觉辨认、手指符号辨认和形状辨认等，测查有无周边视野缺损、听觉障碍、触觉和知觉障碍，以及了解大脑两半球功能的差别。每一分测验有不同的划界分常模，即区分有无病理的临界分。根据划入病理范围的分测验数可计算出损伤指数（impairment index），即属病理的测验数除以总测验数，临床上依据损伤指数的大小来协助判断脑损伤的严重程度。

11. 汉字记忆测验 是中国修订版霍尔斯特德-瑞坦神经心理成套测验的核心分测验，通过短时记忆汉字序列评估语言工作记忆能力，专为汉语认知特点设计。测验采用三级难度，以正确率及错误类型量化记忆功能，关联左颞叶与额叶损伤。临床用于筛查阿尔茨海默病及额叶损伤，敏感度达77%，需结合教育水平解读结果。

（三）蒙特利尔认知评估量表

蒙特利尔认知评估量表（Montreal cognitive assessment，MoCA）是由 Nasreddine 教授于2004年研究编制，可用于轻度认知障碍（mild cognitive impairment，MCI）快速筛查的评估工具，评定的认知领域包括注意与集中、执行功能、记忆、语言、视知觉、抽象思维以及计算和定向力。量表总分30分，测试时间约10分钟，标准分界值为 ≥26 分（受教育 ≥12 年者），低教育人群（≤6 年）阈值调整为 ≥24 分。其敏感性显著高于 MMSE，但特异性较低，需结合临床病史与其他检查（如 MRI）综合判断。中国修订版（中文 MoCA）优化文化适应性（如替换动物命名项），并建立城乡分层常模。

相关链接 | **神经心理测验与当代脑科学的发展**

神经心理测验的出现和发展与临床的实际需要和当代脑科学研究密切相关。

神经心理学是研究脑与行为（心理）关系的学科，神经心理测验是重要的研究手段之一。脑损害的定位诊断开始主要靠神经系统体格检查，随后出现了神经心理测验，后来被 CT、MRI 替代。20世纪90年代被称为"脑的十年"，随着事件相关电位（ERP）、fMRI 等的发展，人们对脑结构与心理行为的关系有了许多全新的认识。这些结果不仅证实了神经心理测验的可行性、科学性和有效性，而且所产生的新的神经心理学理论，必将进一步推动神经心理测验的发展，更好地为临床服务。

第五节　评定量表

一、概述

评定量表（rating scale）是当前国内临床心理卫生领域中较为普遍使用的心理测评工具，与心理测验相比，偏重观察、晤谈这样的临床方法。量表的数量和类别多样，其功能主要用于临床辅助诊断、症状程度评定和心理健康影响因素的测查，对个体心理健康状态做质和量的描述，为心理健康水平和特征诊断提供依据，但不能仅凭评定结果进行心理障碍或医学疾病的诊断。评定量表应按规定的使用方法进行评定。评定量表具有数量化、客观、可比较和简便易用等特点，具有一定信度和效度，但也存在一定的误差。

目前，我国常用的评定量表有心理症状综合量表、单项症状量表、社会支持量表、应对方式量表、生活事件量表、生活质量量表及儿童和青少年的心理健康量表等种类，每类量表的功能、适用对象、操作方法及特点都不同。

评定量表可分自评量表和他评量表，在使用这些量表时应充分了解量表的性能和使用要求。使用中还应注意两点：第一，根据病人实际情况，选择恰当、合适的评定量表，操作过程遵循标准化原则。第二，对结果进行解释时，要结合个人的临床表现、社会文化背景，以及晤谈、行为观察和精神状况检查结果等资料进行综合分析和解释。特别要注意避免只看测验分数，单纯根据测验分数给受试者贴标签的做法。

二、常用的评定量表

多数评定量表属于自评量表，自评量表是指受试者对照量表的各项陈述选择符合自己情况的答案并作出程度判断的评定量表。自评量表实施方便，可作为团体测评，但要求受试者有一定的阅读和理解能力。

（一）症状自评量表

症状自评量表（symptom check-list-90，SCL-90）由迪洛格底斯（Derogatis LR）于1975年编制，具有容量大、反映症状丰富、能准确刻画病人的自觉症状特征等优点，尤其在分类诊断神经症中，能反映各类神经症的特点，可作为神经症的常规检测工具，是目前最常用的自评量表，广泛应用于心理咨询门诊及各科临床中，也常作为生物反馈疗效判断的指标之一。现已有计算机软件，使用非常方便。

1. 量表内容及评定方法　SCL-90共有90个项目（表19-5），涵盖了较广泛的精神疾病症状学内容，如感觉、思维、意识、情感、行为、人际关系、生活习惯等方面的异常表现。国内常用于测查个体或人群的心理健康状况，并已建立了常模。该量表有9个因子。

（1）躯体化：包括1、4、12、27、40、42、48、49、52、53、56、58共12项。反映主观的躯体不适感，包括心血管、呼吸道、胃肠道系统主诉的不适，以及头痛、背痛、肌肉酸痛和焦虑等躯体症状。

（2）强迫症状：包括3、9、10、28、38、45、46、51、55、65共10项。主要反映强迫思维和行为，主要指那些明知没有必要，但又无法摆脱的无意义的思想、冲动和行为。

（3）人际关系敏感：包括6、21、34、36、37、41、61、69、73共9项。主要反映某些个人的自卑感和与他人交往的不自在感，以及对人际关系的评估。

（4）抑郁：包括5、14、15、20、22、26、29、30、31、32、54、71、79共13项。反映与抑郁有关的心境和认知障碍，包括对生活的兴趣减退、缺乏动力、丧失活力，以及失望、悲观、与抑郁有关的感知和躯体方面的问题。

（5）焦虑：包括2、17、23、33、39、57、72、78、80、86共10项。反映与焦虑有关的精神和躯体性焦虑，包括烦躁、坐立不安、神经过敏、紧张，以及由此产生的躯体症状，如震颤等。

（6）敌对：包括11、24、63、67、74、81共6项。主要从敌意观念、敌意心境及敌意行为3个方面来反映病人的敌对表现，包括厌烦的感觉、摔物、争论不休，直至不可抑制地冲动暴发等。

（7）恐怖：包括13、25、47、50、70、75、82共7项。反映与恐怖有关的症状，恐惧的对象包括出门旅行、空旷场地、人群、公共场所、交通工具以及社交恐惧等。

（8）偏执：包括8、18、43、68、76、83共6项。反映偏执性思维的基本特征，包括投射性思维、敌对、猜疑、牵连观念、被害妄想及夸大等。

（9）精神病性：包括7、16、35、62、77、84、85、87、88、90共10项。反映各式各样的精神分裂症症状，包括幻听、思维播散、被控制感、思维被插入等内容。

其他：包括19、44、59、60、64、66、89共7项，未归入任何因子，作为第10个因子来处理。主要反映睡眠及饮食情况。

SCL-90评定时间范围为"现在"或是"最近一周"。每一个项目按1~5分五级评分，1分：无症状，2分：轻度，3分：中度，4分：相当重，5分：严重。尚无等级具体定义，由受试者自己体会。一次评定一般需20分钟。

2. 结果分析 SCL-90主要统计指标为总分和因子分。

（1）总分：是指90个项目的各单项分之和。总均分 = 总分/90。阳性项目数：表示受试者有"症状（≥2分）"的项目数。阴性项目数：表示受试者无"症状"的项目数。阳性症状均分 =（总分–阴性项目数）/阳性项目数，这一指标反映了该病人自觉不适的程度介于哪个范围。

（2）因子分：因子分 = 组成某一因子的各项目总分/组成某一因子的项目数。因子分着重反映了受试者某一方面症状的痛苦情况，通过因子分可了解其症状分布的特点。

▼ 表19-5 症状自评量表（SCL-90）条目内容

题序	内容
1	头痛
2	神经过敏，心中不踏实

题序	内容
3	反复出现无法从心中排除掉的不必要的思想、词句、念头
4	头昏眼花或昏倒
5	性欲或性的快感丧失
6	感到别人都对你有意见
7	感到有人能控制你的思想
8	感到自己所遭遇到的麻烦，多半应由别人负责
9	因为总在回忆一些事情而感到苦恼
10	总怕自己不清洁或不小心
11	感到自己容易生气或被激怒
12	心前区或胸部疼痛
13	在开阔的地方或街上感到恐惧
14	感到精力不足或比以前差多了
15	想结束自己的生命
16	听到他人听不到的声音
17	发抖
18	觉得大多数人都不可信任
19	食欲差
20	容易哭
21	与异性相处感到羞怯或不自然
22	感到上当受骗，落入了别人的圈套
23	有时突然恐慌
24	容易大发脾气而自己不能控制
25	害怕单独外出
26	为一些事情责备自己
27	腰背酸胀痛
28	在做事情时，总有不顺利、被阻的感觉

题序	内容
29	感到寂寞孤独
30	感到忧郁
31	感到事事都没有兴趣
32	对事情过分担心
33	无缘无故感到害怕
34	容易伤感情
35	他人知道你的内心思想
36	感到他人不理解或不同情你
37	感到人们对你不友好或不喜欢你
38	为了保证精确，做事必须非常缓慢
39	心脏乱跳或过速
40	恶心或胃口不好
41	感到自己不如他人
42	肌肉疼痛
43	感到周围的人注视或议论自己
44	入睡困难
45	做事情必须核对或反复核对
46	难以作出决定
47	乘公共汽车、地铁或火车旅行时感到害怕
48	感到呼吸困难
49	感到身体一阵阵发冷或一阵阵发热
50	因为害怕不敢做某些事情、参加某些活动或某些地方不敢去
51	觉得脑子里很空虚
52	身体某些部位麻木或刺痛
53	在喉头内好像有梗塞的感觉
54	对未来感到没有希望

题序	内容
55	不能集中注意
56	感到身体某些部位软弱无力
57	感到紧张或被激惹
58	感到手臂或腿沉重
59	想到死或想到将要死
60	吃得过多
61	当人们注意你或谈论你时感到不自在
62	头脑里存在着的不是你的思想
63	有想打别人、伤害别人的冲动
64	早醒
65	必须重复相同的动作，如触摸、计算、洗涤
66	睡眠不安宁
67	有要打破东西的冲动
68	有别人所没有的想法和信念
69	自以为和别人在一起感到不自在
70	在人多的地方（如商店、电影院）感到不轻松、不自在
71	感到事事都很费力
72	一阵阵惊慌失措
73	在众人前面吃东西感觉不舒服
74	变得越来越容易与人争吵
75	当独处时感到神经紧张
76	对于自己的成绩，别人没有给予适当的荣誉
77	即使与人们在一起你也感到孤独
78	感到非常不安，以至于不能安静坐下
79	感到自己是不中用的
80	对熟悉的事物感到新奇或不真实
81	喊叫或摔东西
82	害怕在公共场所发生昏厥

题序	内容
83	感到如果忍让别人，别人就会占你的便宜
84	因为经常考虑性方面的问题而苦恼
85	感到自己有罪，应该受到惩罚
86	感到事情做不完
87	感到自己的身体出了严重的毛病
88	从未感到和其他人很亲近
89	自己感到有罪
90	感到自己的精神方面出了些毛病

（3）结果的解释

根据中国常模研究，SCL-90总分≥160分或任一因子分≥2分可视为筛查阳性（敏感性82%，特异性76%）。需要注意的是，筛选阳性只说明受试者可能有心理问题，但并不能说明一定患有心理疾病。如果要作出诊断，则必须进行面谈并参照相应的疾病诊断标准来进行。

（二）抑郁自评量表

抑郁自评量表（self-rating depression scale，SDS）是由Zung于1965年编制的，用于衡量抑郁状态的轻重程度及其在治疗中的变化。评定时间跨度为最近1周。SDS由20个条目组成（表19-6），每个条目相当于一个有关症状，按1~4级评分，评定症状出现的频度：① 无或偶尔；② 有时；③ 经常；④ 总是如此。SDS反映抑郁状态的四组特异性症状：① 精神性情感症状，包括抑郁心境和哭泣；② 躯体性障碍，包括情绪的日间差异、睡眠障碍、食欲减退、性欲减退、体重减轻、便秘、心动过速和易疲劳；③ 精神运动性障碍，包括精神运动性迟滞和激越；④ 抑郁的心理障碍，包括思维混乱、无望感、易激惹、犹豫不决、自我贬低、空虚感、反复思考自杀和不满足。

▼ 表19-6 抑郁自评量表（SDS）内容

题序	内容
1	我觉得闷闷不乐，情绪低沉
2	我觉得一天之中早晨最好
3	我一阵阵哭出来或觉得想哭
4	我晚上睡眠不好
5	我吃得跟平常一样多
6	我与异性密切接触时和以往一样感到愉快

题序	内容
7	我发觉我的体重在下降
8	我有便秘的苦恼
9	我心跳比平时快
10	我无缘无故地感到疲乏
11	我的头脑像平常一样清楚
12	我觉得经常做的事情并没有困难
13	我觉得不安而平静不下来
14	我对将来抱有希望
15	我比平常容易生气激动
16	我觉得作出决定是容易的
17	我觉得自己是个有用的人，有人需要我
18	我的生活过得很有意思
19	我认为我死了别人会生活得好些
20	平常感兴趣的事我仍然感兴趣

20个条目中有10项按上述1~4级顺序计分，另外10个项目（2、5、6、11、12、14、16、17、18、20）为反向计分（即"无或偶尔"记4分、"有时"3分、"经常"2分、"总是如此"1分）。

结果分析：各条目相加得到总分（粗分），然后转换成标准分，用粗分乘以1.25以后取整数部分，就得到标准分。正常划界值为53分，大于53分提示存在抑郁症状。分值越高，反映抑郁程度越严重。

SDS的结果评定也可通过抑郁严重度指数（各条目累积分/80）来判断，范围为0.25~1.0，指数在0.5以下为无抑郁；0.50~0.59为轻微至轻度抑郁；0.60~0.69为中至重度抑郁；0.70以上为极重度抑郁。国内外研究表明，SDS具有较好的信度和判别功能。SDS评定10分钟内即可完成，操作方便，易于掌握，能有效地反映抑郁状态的有关症状及其严重程度的变化，特别适用于发现抑郁症病人，也可用于流行病学调查。

（三）焦虑自评量表

焦虑自评量表（self-rating anxiety scale，SAS）由Zung于1971年编制，从量表结构到具体评定方法，都与其编制的SDS十分相似，能有效地反映焦虑病人的主观感受。近年来SAS在心理咨询门诊中被广泛应用，既可作为了解焦虑症状的一种自评工具，也可采用SAS总分变化来判断心理治疗和药物治疗的效果。适用于具有焦虑症状的成年人。主要用于疗效评估，也可用于流行病学调查，但不能用于诊断。

量表内容和评定方法：与SDS一样，SAS也有20个项目（表19-7），包括焦虑、害怕、惊恐、手足颤抖等与焦虑情绪密切相关的问题。大多数项目为负性提问，只有5、9、13、17、19这5个项目为正性提问，注意正性提问项目应反向计分。

▼ 表19-7　焦虑自评量表（SAS）内容

题序	内容
1	我感到比往常更加神经过敏和焦虑
2	我无缘无故感到担心
3	我容易心烦意乱或感到恐慌
4	我感到我的身体好像被分成几块，支离破碎
5	我感到事事都很顺利，不会有倒霉的事情发生
6	我的四肢抖动和震颤
7	我因头痛、颈痛和背痛而烦恼
8	我感到无力且容易疲劳
9	我感到很平静，能安静地坐下来
10	我感到我的心跳较快
11	我因阵阵的眩晕而不舒服
12	我有阵阵要昏倒的感觉
13	我呼吸时吸气和出气都不费力
14	我的手指和脚趾感到麻木和刺痛
15	我因胃痛和消化不良而苦恼
16	我必须时常排尿
17	我的手总是温暖而干燥
18	我觉得脸发热、发红
19	我容易入睡，晚上休息得很好
20	我做噩梦

结果分析：各条目相加得到总分（粗分），然后转换成标准分，用粗分乘以1.25以后取整数

部分，就得到标准分。正常划界值为50分，大于50分提示存在焦虑症状。分值越高，反映焦虑程度越严重。

（四）A型行为模式类型评定量表

A型行为模式类型的评定工作是从对冠心病病人的性格或行为表现进行系统和科学的观察与研究开始的。目前A型行为模式类型评定量表有很多。国内在张伯源的主持下，已修订一个适合我国的A型行为模式类型评定量表，量表采用问卷形式，由60个题目组成。包括三部分：① "TH"，有25题，反映时间匆忙感、紧迫感和做事快等特征；② "CH"，有25题，反映争强好胜、弥漫性敌意和缺乏耐性等特征；③ "L"，有10题，为测谎题。由受试者根据自己的实际情况进行回答，符合时答"是"，不符合时答"否"。

计分及评估方法：在"TH"25个问题中，第2，3，6，7，10，11，19，21，26，29，34，38，40，42，44，46，50，53，55，58题的回答为"是"，第14，16，30，54题的回答为"否"，每题各得1分。在"CH"25个问题中，第1，5，9，12，15，17，23，25，27，28，31，32，35，39，41，47，57，59，60题回答"是"，第4，18，36，45，49，51题回答"否"，每题各得1分。在"L"10个问题中，第8，20，24，43，56题的回答为"是"，第13，33，37，48，52题回答"否"，每题各得1分。在评估时首先应注意用以考验受试者回答真实性的"L"量表得分是否过高，若L≥7分则反映回答不真实，问卷无效。至于A型行为模式类型的评定则是根据行为总分（即"TH"加"CH"的得分）计算的。以常人得分的平均分数（27分）为极端中间型，36分以上者为典型A型，18分以下者为典型B型，28~35分者为中间偏A型，19~26分者为中间偏B型。

（五）社会生活事件量表

国内外有多种社会生活事件量表，国内应用较多的是由杨德森、张亚林编制的生活事件量表（life events scale，LES），由48条较常见的生活事件组成，包括3个方面的问题。

1. 家庭生活方面　包括恋爱或订婚、恋爱失败、破裂、结婚、自己（爱人）怀孕、自己（爱人）流产、与爱人或父母不和等生活方面28条问题。

2. 工作学习方面　包括待业、无业、开始就业、高考失败、扣发奖金或罚款、对现职工作不满意、与上级关系紧张等13条问题。

3. 社交及其他方面　包括好友重病或重伤、死亡，被人诬告，发生意外事故、自然灾害等7条问题。

空白2条项目，受试者可填写自己经历过而表中并未列出的某些事件。

生活事件量表是自评量表，可用于对精神刺激进行定性和定量的评估，适用于16岁以上的正常人、神经症、心身疾病、各种躯体疾病及自知力已恢复的重度精神疾病病人。施测时由填写者根据自身的实际感受而不是按常理或伦理观念去判断那些经历过的事件对本人来说是好事或是坏事，影响程度如何，影响持续的时间有多久。一次性的事件（如流产、失窃等）要记录发生次数，长期性事件（如住房拥挤、夫妻分居等）不到半年记录为1次，超过半年记录为2次。影响程度分为5级，从毫无影响到影响极重分别计0、1、2、3、4分。影响持续时间分3个月内、半年内、1年内、1年以上共4个等级，分别计1、2、3、4分。

统计指标为生活事件刺激量，计算方法如下：

单项事件刺激量 = 该事件影响程度分 × 该事件持续时间分 × 该事件发生次数

正性事件刺激量 = 全部好事刺激量之和

负性事件刺激量 = 全部坏事刺激量之和

生活事件总刺激量 = 正性事件刺激量 + 负性事件刺激量

生活事件刺激量越高反映个体承受的精神压力越大。95%的正常人1年内的LES总分不超过20分，99%的不超过32分。负性事件刺激量的分值越高对心身健康的影响越大，正性事件的意义尚待进一步的研究。

（六）社会支持评定量表

70年代初，精神病学文献中引入社会支持（social support）的概念，社会学和医学用定量评定的方法，对社会支持与心身健康的关系进行大量的研究。多数学者认为，良好的社会支持有利于健康，而劣性社会关系的存在则损害心身健康。社会支持一方面对应激状态下的个体提供保护，即对应激起缓冲作用，另一方面对维持一般的良好情绪体验具有重要意义。

为了提供评定社会支持的工具，肖水源于1986年设计了一个10个条目的社会支持评定量表（social support rating scale，SSRS），并在小范围内试用，1990年又根据使用情况进行了小规模修订。SSRS适用于14岁以上各类人群（尤其是普通人群）的健康测量。本测验结果还可以作为影响因素引入心理障碍、疾病的成因研究中。

该量表共有10个条目（表19-8），用于测量个体的社会支持度，包括客观支持、主观支持和对社会支持的利用度三个维度。量表采用4级计分方法，具体计分方法如下：

第1~4条和第8~10条：每条只选一项，选择"A、B、C、D"项分别计1、2、3、4分。第5条：分为"A、B、C、D、E"五项，每项从"无"到"全力支持"分别计1~4分。第6~7条：如回答"无任何来源"则计0分，回答"下列来源"者，有几个来源就计几分。量表的总分是10个条目评分之和，得分越高表示获得的社会支持程度越高。

（1）客观支持分：第2、6、7条评分之和。

（2）主观支持分：第1、3、4、5条评分之和。

（3）对支持的利用度：第8、9、10条评分之和。

注意事项：评定的时间范围应考虑每个条目的具体要求，一般应根据受检者本人惯用的方式和情况进行评定。

▼ 表19-8　社会支持评定量表内容

社会支持项目	解释
1. 您有多少关系密切、可以得到支持和帮助的朋友	一个也没有
	1~2个
	3~5个
	6个及以上

社会支持项目	解释
2. 近1年来您	远离家人，且独居一室
	住处经常变动，多数时间和陌生人住在一起
	和同学、同事或朋友住在一起
	和家人住在一起
3. 您与邻居	相互之间从不关心，只是点头之交
	遇到困难会给予稍微关心
	有些邻居很关心您
	大多数邻居都很关心您
4. 您与同事	相互之间从不关心，只是点头之交
	遇到困难会给予稍微关心
	有些同事很关心您
	大多数同事都很关心您
5. 从家庭成员可以得到的支持和照顾情况	夫妻（无/极少/一般/全力支持，1分/2分/3分/4分）
	父母（无/极少/一般/全力支持，1分/2分/3分/4分）
	儿女（无/极少/一般/全力支持，1分/2分/3分/4分）
	兄弟姐妹（无/极少/一般/全力支持，1分/2分/3分/4分）
	其他成员（如嫂子）（无/极少/一般/全力支持，1分/2分/3分/4分）
6. 过去，在您遇到急难情况时，得到的经济支持和解决实际问题的帮助的来源有（如选择无任何来源，就不要再选其他选项）	（1）无任何来源 （2）有下列来源（可选多项）：① 配偶；② 其他家人；③ 朋友；④ 亲戚；⑤ 同事；⑥ 工作单位；⑦ 党团、工会等官方或半官方组织；⑧ 宗教、社会团体等非官方组织；⑨ 其他（请列出）
7. 在遇到急难情况时，得到的安慰和关心的来源是（如选择无任何来源，就不要再选其他选项）	（1）无任何来源 （2）有下列来源（可选多项）：① 配偶；② 其他家人；③ 朋友；④ 亲戚；⑤ 同事；⑥ 工作单位；⑦ 党团、工会等官方或半官方组织；⑧ 宗教、社会团体等非官方组织；⑨ 其他（请列出）
8. 您遇到烦恼时的倾诉方式	从不向任何人倾诉
	只向关系极为密切的1~2个人倾诉
	如果朋友主动询问时您会说出来
	主动叙述自己的烦恼，以获得支持和帮助

社会支持项目	解释
9. 您遇到烦恼时的求助方式	只靠自己，不接受别人的帮助
	很少请求别人的帮助
	有时请求别人的帮助
	有困难时经常向家人、亲友、组织求援
10. 对于团体（如党团组织、宗教组织、工会、学生会等）组织活动，您	从不参加
	偶尔参加
	经常参加
	主动参加并积极活动

相关链接 | **他评量表：以汉密尔顿抑郁量表为例**

他评量表是由评估者根据对被评估者的行为观察或访谈所进行的量化评估，一般对使用者的专科知识以及量表使用的经验等要求较高。他评量表方式在情绪和外显行为定量评估中广泛应用，如汉密尔顿抑郁量表（Hamilton depression scale, HAMD）是临床上评定抑郁状态时应用最普遍的量表。该量表由汉密尔顿（Hamilton）于1960年编制，有17项、21项和24项等3种版本。做一次评定需15~20分钟。大部分项目采用0~4分的5级评分法，少数项目采用0~2分的3级评分法。其总分能较好反映病情严重程度，病情越轻总分越低，反之越高。治疗前后总分的变化情况还可以用来评估病人病情的变化情况。一般的划界评分，HAMD 17项分别为24分、17分和7分。

HAMD评定方法简便，标准明确，便于掌握，可用于抑郁症、躁郁症、神经症等多种疾病的抑郁症状的评定。使用时应注意以下事项：① 适用于具有抑郁症状的成年病人。② 应由经过培训的两名评定者对病人进行联合检查。③ 一般采用交谈和观察的方式。检查结束后，两名评定者分别独立评分。④ 评定的时间范围：入组时，评定当时或入组前1周的情况；治疗后2~6周，以同样方式，对入组病人再次评定，比较治疗前后症状和病情的变化。⑤ HAMD中有的项目依据对病人的观察进行评定，有的项目则根据病人自己的口头叙述评分，尚需向病人家属或病房工作人员收集资料。

（钱丽菊）

学习小结

本章介绍了心理评估的相关知识；介绍了智力测验、人格测验、神经心理学测验以及评定量表等各种常用的心理评估方法。

通过本章的学习，我们掌握了心理评估的概念与方法、标准化心理测验具备的主要技术指标；熟悉了标准化心理测验的基本条件、常用心理测验量表的分值与临床意义；了解了心理评估的历史、心理测验的种类；理解了心理测验的有效性和局限性，学习了如何正确地看待心理测验；能够选择合适的心理测验工具对病人进行科学地评估、解释。

复习参考题

一、选择题

1. 由具备相应资格的相关专业人员，运用心理学的方法收集当事人或病人（个体或团体）的某种心理现象的有关信息，并进行综合分析、鉴定和客观描述的过程被称为
   A. 心理诊断
   B. 心理测量
   C. 心理测验
   D. 心理调查
   E. 心理评估

2. 不属于心理测验常见分类的是
   A. 能力测验
   B. 人格测验
   C. 团体测验
   D. 神经心理测验
   E. 临床评定量表

3. 心理测验选择的原则不包括
   A. 符合评估的目的
   B. 常模样本符合受试条件
   C. 标准化程度较高
   D. 可以直接翻译使用国外的测验工具
   E. 选择自己有使用经验的测验工具

4. 反映标准化心理测验可靠性的技术指标是
   A. 样本量
   B. 常模
   C. 标准差
   D. 信度
   E. 效度

5. SCL-90的症状维度不包括
   A. 躯体化
   B. 强迫症状
   C. 抑郁
   D. 精神病性
   E. 失眠

   答案：1. E 2. C 3. D 4. D 5. E

二、简答题

1. 韦氏智力量表包含哪几个年龄段？其施测注意事项有哪些？

2. 心理测验的选择标准有哪些？

3. 常见的神经心理测验有哪些？

第二十章　心理咨询与治疗

学习目标

知识目标	掌握　心理治疗的原则、适应证和基本技术。
	熟悉　常用的心理治疗方法。
	了解　心理干预与心理治疗，心理咨询的概念、意义及发展史。
能力目标	1. 初步了解各种心理治疗的原理及适应证。
	2. 了解各种常用心理治疗方法并能在临床中适当使用。
素质目标	1. 通过本章学习，对心理咨询及治疗产生兴趣和学习热情。
	2. 学习心理治疗及心理咨询相关技术，为解决各种临床问题拓展思路，找到更优化的解决方法。

　　心理健康作为"生物-心理-社会"医学模式中的中间维度，是连接身体健康和社会关系健康的重要环节，促进心理健康的重要手段之一就是心理咨询与治疗。对于医学生而言，了解和掌握一些心理咨询与治疗的技能，有助于认识和解决临床医学实践中的诸多问题。

第一节　心理治疗概述

一、心理干预及心理治疗的概念

　　心理干预（psychological intervention）是指在心理学原理和有关理论指导下有计划、按步骤地对一定对象的心理活动、个性特征或行为问题施加影响，使之发生指向预期目标变化的过程。

　　心理治疗（psychotherapy）是心理治疗师对来访者的心理与行为问题进行干预的过程。具体而言，心理治疗是指在治疗师与来访者建立良好关系的基础上，由经过专业训练的心理治疗师运用专业的心理治疗的相关理论和技术，通过言语或非言语交流技术激发和调动来访者改善现状的动机和潜能，以消除或缓解来访者所面对的心理困难，影响或改变来访者感受、认知、情绪及行为，调整个体与环境之间的平衡并促进来访者人格的成熟和发展。心理治疗是心理干预的核心内容，属于狭义范畴，但更具专业性和规范性。

二、心理治疗的基本要素

不同理论流派的治疗师在进行心理治疗时存在一些差别，但归根到底所有的心理治疗都包含三个基本要素：治疗关系、治疗变化和干预方法。理解这三个要素的含义，对于每一个治疗师在面对具体案例时进行灵活变通很有意义。

1. 治疗关系　治疗关系是治疗师与来访者在心理治疗过程中产生的一种特殊的人际关系，这种关系是建立在对来访者进行帮助，且双方相互信任、相互尊重和平等的基础上，来访者通过这种关系中的支持性因素而发生改变，其实质是一种工作联盟。

几乎所有流派理论都会首先提到治疗关系的问题。治疗关系时刻发生在治疗师与来访者的治疗过程中，这种关系应该是给人以力量的、有共情的理解关系；最明显的例子是，催眠治疗师与来访者需要高度"合拍"才能使催眠取得良好效果；再例如，一些十分强调客观研究的行为治疗师也承认，虽然在进行心理治疗疗效研究时难以测量治疗关系这个变量，但它却实实在在地影响着治疗效果；此外，来访者中心疗法、精神分析治疗都将治疗关系置于首要地位，认为这是理解来访者现有心理问题的钥匙，也是制造治疗变化的始动力量；而家庭治疗作为研究家庭成员关系对精神病理影响的独立流派，更是一种"关系取向"的治疗。

心理治疗关系作为治疗过程展开的基础，不同于日常社会关系。除伦理学内涵外，它也是治疗技术的一个重要组成部分。伦理和技术是相辅相成的，心理治疗的关系规则以日常人际关系（包括普通的医患关系）的伦理为根基，但又超越了后者而成为一种专业性的治疗关系。关于治疗关系和心理治疗师的作用的问题，各种流派的看法不同。有的通过权威式的启发教导帮助来访者学习新的思维和行为，如认知行为疗法；有的通过对移情和反移情的理解和分析帮助来访者认识自己，如精神分析；有的发挥指导作用，如某些类型的催眠及心理教育方法；有的则强调中立或"多边结盟"，对被治疗成员中的谁是谁非问题不作评判，如系统家庭治疗。还有的治疗师很谦逊地定位自己的作用，只希望被别人当镜子或拐棍使用，而不是执行传统助人者的指导教化功能。这些不同的看法，反映了治疗师个人的伦理取向和社会文化现实。

不少来访者期待的是与专家、权威发展依赖的关系。这样的来访者如果遇到倾向自主自立价值观的治疗师，会感到无所适从，对是否继续治疗产生怀疑；如果遇上偏好权威主义的治疗师，会觉得如释重负，立刻就形成过高的依从性。其实，这两种情况对于长远的治疗效果都是不利的。在治疗开始阶段，治疗师就要洞察与来访者之间的价值观和期待的差异，并作出适当的调整。随着治疗过程的进展，可以根据某种流派的原则改变治疗关系的性质。改变治疗关系，很大程度上就是促进令人满意的治疗变化，这就是接下来要讨论的另一基本要素。

2. 治疗变化　各种流派的心理治疗共有的第二个要素是促进积极的变化。来访者前来就诊，与治疗师形成契约性的治疗关系，目的是改变不合理的心理体验、行为模式或人际环境，甚至要求改变性格。精神分析以发现、阐释潜意识冲突的方法使来访者从不必要的痛苦中解脱出来；艾利斯的理性情绪治疗着重矫正来访者的信念体系；体验性家庭治疗更重视激发家庭成员潜在的自发情感体验，而同属家庭治疗的行为家庭治疗则更关心靶症状在人际系统中的形成和消退问题。这些例子说明，每种治疗都有自己确定的主要变化目标。信念、思维方式、行为、压抑着的经历、当前的体验、面对外部世界所作出的反应和人际网络，都可以是变化的目标。由于心理活动的整体性、心身统一性以及人与环境的相互影响，在每一个目标上引起的变化都可能产生系统性的瀑布效应，这些目标是启动整体性变化的引子，殊途同归，无须计较目标的对错，重要的是在引起初始变化以后，如何扩大、加深变化，并使之成为持久的、全面的变化。

3. 干预方法　实施治疗干预是心理治疗的重要组成部分，实施恰当的干预要求治疗师具备专业训练背景。治疗师在实施治疗前通常都会有一个工作假设来指导治疗工作的具体实施。治疗师根据来访者的问题和心理特点评估何种干预方法可能有效、来访者对某种干预措施会有什么样的反应，进而确定最恰当的干预方法。此外，治疗师本身的治疗取向也会影响干预方法的选择。如认知行为取向的治疗师更可能使用认知行为的干预技术，但也可能使用其他更为适宜的干预方法。在治疗师实施干预的过程中涉及治疗师与来访者的匹配问题，应根据治疗师的专业背景和个人特点，结合来访者对干预的反应来选择某一种干预方法，并及时调整，必要时转诊其他治疗师。各种不同的心理治疗理论都有其适应证和适合人群，恰当的干预方法是心理治疗成功的重要因素。

三、心理治疗的基本技术

（一）倾听技术

倾听（listening）不只是单纯地听，还包括借助言语引导，令来访者说出事实、情感和观念。有时来访者不需要其他的帮助，只需要一位耐心的倾听者。因此，一位心理治疗师首先要成为一名优秀的倾听者。

1. 目光的接触　治疗师在治疗过程中的大部分时间应面向来访者，不时与来访者进行目光接触。治疗师的目光应带着亲切、自然、温暖、理解和希望，使来访者打开心灵的大门，以便治疗师可以从来访者的目光中读出对方当时的心情；双方目光应处于同一高度，避免居高临下和斜视，也不应过度盯着对方或目光在来访者身上乱扫，以防止来访者形成"被研究"的焦虑和不安，也不应与来访者完全没有目光接触，这样会使来访者感到治疗师没有注意倾听自己的述说。

2. 观察来访者的声音特征　治疗师应从来访者的音量、音调、语速和停顿的改变中，听出复杂的、细微的情绪和情感变化。音量放大可能表示警告或厌恶，音量减小往往表示不悦或失望；音调提高常表示强调或烦躁，音调降低可能表示亲近或怀疑；语速加快往往提示紧张、焦虑、急躁情绪或激昂、兴奋，语速减慢可能显示心平气和、深思熟虑、表达确切或产生了心理阻抗等；停顿可能表明希望引起治疗师注意或希望看到治疗师的反应以决定继续谈什么内容。在治疗过程中，治疗师要仔细留意来访者的声音特征，特别是声音特征突然改变时，因为此时最可能反映来访者的真实体验。

3. 观察其他非言语性行为　来访者的非言语性行为除目光和声音特征外，还包括其面部表情、身体语言、空间距离、衣着步态等。如眉毛的变化：眉毛上扬表示惊讶，眉毛上扬拧在一起表示害怕，眉毛下垂表示愤怒，眉毛内勾在一起表示悲伤。嘴的变化：嘴部微笑提示幸福和快乐，嘴唇紧闭表示敌意、愤怒、压力。头部的变化：点头显示确认和赞同、摇头暗示焦虑和愤怒。还有双臂抱在胸前表示防御等。

（二）提问技术

1. 开放式提问（open ended questioning） 是多数治疗师认为较合适的一种提问方式，它通常不能用一两个字作答，而能引出一段解释说明或补充资料。通常，以"什么"发问的问题往往引出一些事实资料；以"怎样"发问的问题往往引出一件事的次序、过程或情绪事件；以"为什么"发问的问题常涉及一些原因、理由及解释；以"能不能""愿不愿意"发问的问题则引起来访者作自我剖析。一般说来，治疗刚开始或转换话题时大都采用开放式提问，它能促使来访者主动、自由地讲出有关情况、想法、情绪等。注意应避免辩论式、进攻式或语气强硬地发问，或为了满足自己的好奇心或窥探隐私的欲望而询问。提出开放式问题后，应给来访者足够的时间作答，因为来访者可能没有现成的答案或为了使治疗师高兴而急于回答问题。

2. 封闭式提问（closed ended questioning） 常用于会谈内容较为深入、需要缩小讨论范围、进一步澄清事实或集中探讨某些特定问题的时候。封闭式问题通常以"是不是""有没有""要不要""对不对"开头，来访者多以"是""否"或其他简短语句作答。封闭式提问虽属必要，但由于它限制了来访者内心的自由表达，使来访者处于被动局面，因而不宜多用，否则会使来访者在会谈中处于被动回答的地位，对治疗关系有可能会产生破坏性影响。

3. 半开放式提问（half open ended questioning） 适用于在某些方面已经问清楚，只需提问其他方面的情况，例如"您的孩子除了学习方面，还有其他方面的问题吗"。

（三）表达技术

表达（expression）技术可分为内容表达技术和情感表达技术。内容表达技术常用于治疗师传递信息、进行反馈、提出建议、提供忠告、给予保证等。而情感表达是治疗师告知自己的情绪和情感活动情况，让来访者明了。情感表达能体现对求助者设身处地地感受，同时也可起到一定的示范作用，促进来访者的自我表达。

1. 鼓励与重复语句（encouragement and repetition） 是指治疗师直接、简明地重复来访者的话，尤其是最后一句话，因为至少来访者会认为他们的最后一句话说明了最重要的问题；或使用"好""接着说""别的情况如何"等过渡性短语来强化来访者的叙述内容，并鼓励其进一步讲下去。

2. 解释（interpretation） 是治疗师对来访者思想、情感、行为和事件之间的联系或因果关系的阐述。解释是从治疗师自己的参考体系出发，针对的是来访者隐含的那部分信息。治疗师要将来访者自身隐约感觉到的或没有感觉到的东西用自己的语言表述出来。解释是最重要的影响技术之一，能帮助来访者从另一个角度重新看待和更好地理解他们自身的问题，甚至改变认知。

3. 指导（guidance） 是指治疗师直接告诉来访者去做某件事以及如何做或以某种方式行动，是行为主义心理治疗通常采用的策略。很多治疗师认为，指导是对来访者最有影响力的一种技术，但也有一些流派的治疗师不赞成使用指导技术，认为这是操纵、控制和支配来访者。在使用指导技术时，治疗师可依据各种理论体系的模型和个人经验，灵活且富有创造性地加以运用，使之成为真正的指导。

4. 面质（confrontation） 是治疗师把来访者的想法、情感、行动中存在的明显差异、矛盾冲突和含糊信息描述出来，以增进来访者的自我意识，达到促进改变的目的。每个来访者的认识都有局限性，都有没有看到或不愿看到的部分，如果能对这部分进行挑战，意味着发生改变的可能性。需要注意的是，面质要带有一定的批判性，但不能进行无情的攻击，避免治疗师运用面质进行个人发泄。

面质常用的句式是"一方面你……另一方面你却……"。例如：

一位高中生来访者说："我知道学习对我来说很重要，但是网络游戏对我也很有吸引力，我不能自拔。"

治疗师说："一方面你说学习很重要，另一方面你却沉迷游戏，这似乎妨碍了你达到自己的目标。"

5. 概述（summarizing） 就是把来访者的口述、情感和行为进行分析综合，以整理过的形式向来访者表述出来。概述的主要作用是让来访者感到在探索思想、情感以及问题原因方面正取得进展，也让双方对前一段的会谈有一个重新审视的机会。

（四）其他

1. 共情（empathy） 是指从来访者的角度而不是从治疗师的角度去理解来访者，是尝试与来访者一起思考，而不是代替其思考。共情要求治疗师能体会到来访者的感受，理解来访者的精神世界，与其产生共鸣，而不是从外部世界去了解另一个人的内心世界。共情的基本过程：转变角度，换位思考——善于观察，投入倾听——充分理解，准确传达。

共情包含了以下几个层次的内容：① 治疗师首先要放下自己的主观参照标准，设身处地从来访者的角度去感受来访者的内心世界；② 共情的重点在于感受来访者的情绪和情感，而不只是从认知层面去理解来访者；③ 共情并未要求治疗师完全认同来访者的认识和感受。治疗师共情的产生和其他技术方法的运用，目的是促进来访者产生改变，如果治疗师完全认同来访者，就无法帮助来访者实现这种改变；④ 共情还包括治疗师能够通过语言把自己对来访者的感受有效地传达给对方。治疗师准确的语言表达，会使对方感到治疗师是一个真正能理解他的人。

2. 积极关注（positive regard） 是指把来访者看成一个有价值和尊严的人，并给予赞扬和尊重，表达治疗师愿意同来访者一起工作的愿望及对来访者的兴趣和接纳。积极关注有四个组成部分：承诺、理解、不批判和关怀。

积极关注是治疗师应具备的基本态度。治疗师如果想帮助自己的来访者，使之产生改变，就必须相信自己的来访者是能够改变的，而且他自身已具备了某些积极的因素。治疗师的工作就是将这些积极因素凸显出来，让他们逐步发展并成长壮大，从而减少消极因素对他们的影响。积极关注可以使来访者感到治疗师是一个能够看到自己优点的人，从而增进治疗关系。同时，也可以帮助来访者看到自己身上存在的积极方面，促进来访者向着改进自己的方向努力。

3. 真诚（genuineness） 是指治疗师要以真实的自我面貌出现，不带任何自卫式的伪装，开放自由地投入治疗工作之中。真诚包括两个方面的含义：① 要求治疗师以一个真正的人出现在治疗关系中，表现得开放、诚实，不是在扮演一个十全十美的治疗师的角色，而是表里一致，以真正的自己投入在一个真正的关系当中；② 治疗师真诚地对待自己的来访者，不应回避自己在治疗中出现的各种感受，甚至是负性的情绪，而应该直面它们，在治疗过程中调整，经由真实情感表达，建立信任的治疗关系。

真诚能提升信任感、安全感，带来更开放的交流；真诚提供的榜样作用也能产生一定的治疗效果。

4. 具体化（concreteness） 是治疗师为了使来访者清楚、准确地表述自己的观点、概念、情感以及事件，通常采用让来访者举例说明的方法澄清那些重要、具体的事实。

5. 即时化（instant feedback） 是治疗师描述此时此刻发生的事情的一种言语反应。即时化的目的是，公开表达治疗师对自己、对来访者或治疗关系的现实感觉，并帮助来访者进一步认识自己与他人的关系，如来访者一提到学习成绩就沉默不语，治疗师这时采用即时化技术，就会说："每当我提到学习成绩，你似乎就要回避，并感到很沮丧。我觉得你正在担心你的学习成绩。我猜测这是你目前的主要问题。是这样吗？"

第二节　心理治疗的原则和适应证

一、心理治疗实施者应具备的条件

被大多数从业人员公认的是，并非所有人都能从事心理治疗工作。心理治疗师不但要能用他的知识为来访者服务，还要能洞悉来访者的内心世界，帮助他们认识到心理困境的真正原因，并帮助他们改正不良行为，促进心理的成长。

（一）基本要求

1. 高尚的道德修养　心理治疗师应具有高尚的道德修养，不应利用自己工作之便做出不利于来访者的事。

2. 健康的心理　心理治疗师也生活在和大多数来访者相同的社会环境里，也会出现各种心理矛盾和冲突，但他可以保持相对的心理平衡，而且能恰当地解决自己的心理矛盾和冲突。一个合格的心理治疗师应当是一个愉快的、热爱生活、有良好适应能力的人。那些情绪不稳定的人，经常处于心理冲突状态而不能自我平衡的人，不能胜任心理治疗工作。

3. 认真负责的态度　心理治疗师只有做到耐心倾听来访者的叙述，精力集中、不分心，才能使来访者感到对他们的困难表示关心；只有诚恳坦率地与来访者谈心，才能使他们愿意暴露内心的隐私和秘密，获得他们的信任。

4. 乐于助人　只有乐于助人的人才能给来访者以温暖，才能创造一个安全、自由的气氛，才能接受来访者各种正性和负性的情绪，才能进入来访者的内心世界。

5. 保持中立　心理治疗师在治疗过程中必须保持客观中立的态度，不应批评、判断或偏袒任何人，应仅作客观分析，并启发来访者自己作出判断和选择。

（二）专业知识要求

1. 扎实的理论知识　心理治疗师不能仅靠良好的愿望、热情和一般常识来安慰、劝说、鼓励那些处于困境的求助者。心理治疗是科学工作，要用科学的助人知识来帮助求助者，使他们认识到困扰他们的真正原因，以便改正或放弃不良行为，促使心理成熟。因此，心理治疗师必须要有普通心理学、行为科学、社会心理学、心理治疗学、精神病学等方面的知识，才能理解求助者的心理不适，帮助来访者找到矛盾冲突的根源，以便进行专业的心理治疗。

2. 丰富的经验和熟练的技能　心理治疗是一门专业，除了它的理论、方法与技术外，应用部分也很重要。从事心理治疗工作的人，必须经过专门的培养与训练，取得合格证书后方能上岗工作。另外，心理治疗师必须潜心钻研心理治疗的相关理论，掌握心理治疗的方法和技术，积极参加心理治疗的实践活动，不断提高自己的业务水平，才能成为一名合格的心理治疗师。

（三）综合素质要求

1. 不断认识自我、分析自我、调整自我的能力　一方面，要能不断提高对自己作为一个人的认识。心理治疗师对自己个人认识的深化，有助于其对来访者提供更为有效的帮助，从而尽可能避免因治疗师的个人因素而导致阻力的产生。另一方面，要能不断提高对自己作为专业人员能力的认识。认清自己能力的界限，认清一个人很难做到在所有问题上都是一个良好的治疗师。然后在认识自我、分析自我的基础上，不断完善自己的人格特点、提升自己的个人能力、改善自己的工作方法，发展个人独特的治疗方式。

2. 敏锐地洞察心理的能力　敏锐的头脑可以使心理治疗师通过来访者的言语和表情洞察其内心世界，从细微的表现中发现一般人不易发现或容易忽略的内容。有的来访者对心理咨询的性质、原则等问题了解不多，所以开始阶段很容易对自己的真正问题有所掩饰，敏锐的咨询者能及时发现问题，将谈话引向深入。

3. 丰富的社会知识和阅历　在咨询与治疗中，会遇到不同文化、环境、经历、背景的人。许多人的问题有其独特性，背后都和其种种背景因素有关。想要和来访者一起分析，共同面对其问题，就需要心理治疗师了解其成长背景和生活文化。

二、心理治疗的原则

1. 来访者自立原则　心理治疗师要明确，心理治疗是为了促进来访者的心理成长，而不是使来访者对心理治疗师产生过分依赖。心理治疗师要避免扮演来访者的人生导师等不适当角色。

2. 客观中立原则　心理治疗师在治疗过程中必须保持客观中立的态度，不以治疗师自身的价值观评判来访者的心理和行为，不对来访者进行批评或指责。在心理治疗的过程中，时常会遇到来访者在其生活中与其他人形成对立关系，或意见相左的情况，这时心理治疗师不应批评、判断或偏袒任何一方，应仅作客观分析，并启发来访者自己作出判断和选择。

3. 尊重来访者原则　心理治疗师应平等对待每一位来访者，尊重他们作为人的权利和尊严，不能因任何方面的因素歧视来访者。

4. 保密原则　心理治疗师应尊重来访者的个人隐私，在未经来访者允许的情况下，不得将来访者叙述的内容透露给他人，更不能随意宣扬。即使在学术交流中，不得不详细介绍来访者的资料时，也应隐去其姓名。但在可能危害其自身或他人安全（如自伤或伤人）的情况下，必须采取必要的措施防止意外事件的发生。

5. 时间限定原则　心理治疗师在心理治疗过程中，应遵守时间规定，个体治疗通常每次45~50分钟，无特殊情况不宜随意延长或更改已经约定的会谈时间。

6. 关系限定原则　心理治疗师在心理治疗过程中，应按照专业的道德规范与来访者建立良好的、特定的咨访关系。不得利用来访者对自己的信赖谋取私利，不得与来访者发展治疗关系以外的社会关系。

三、心理治疗的适应证

心理治疗的适宜人群大致分为以下三种：

1. 轻型的精神障碍病人　主要包括各种神经症、分离性障碍、轻中度的心境障碍、应激相关障碍、心理因素相关的生理障碍、习惯与冲动控制障碍、某些类型的人格障碍（如冲动性、表演性、强迫性、焦虑性、依赖性）、各种表现形式的性心理障碍，以及儿童或青少年期的多动障碍、品行障碍、情绪障碍和社会功能障碍等。

2. 综合医院中各种躯体疾病伴发的情绪障碍　如伴发于原发性高血压、冠心病、过敏性结肠炎、胃十二指肠溃疡、支气管哮喘、心因性咳嗽、偏头痛、紧张性头痛、甲亢、糖尿病、神经性皮炎、更年期综合征和癌症等的明显焦虑、抑郁情绪或其他精神症状。

3. 普通人群中的各种心理问题　包括个人或群体遭遇到的突发事件、人际关系困难、婚姻恋爱、家庭、子女教育和个人职业发展问题等。严格来讲，这些应属于心理咨询工作的范畴，但当个体处理这些事件时出现了明显的困难时，就可能提示他的适应能力不足或人格发展有缺陷，这时专业的心理治疗可能是最佳的选择。

第三节　常用的心理治疗方法

各种不同的心理治疗方法是根据不同疾病病因的理论假设而形成的。与躯体疾病不同，关于精神障碍的病因还没有公认的理论，因此心理治疗的方法也多种多样，本节介绍最常见的几种方法。

一、精神分析治疗

（一）概述

精神分析治疗（classical psychoanalytic therapy）又称心理动力学治疗，是19世纪90年代由弗洛伊德创立的，是基于其创立的心智功能的原理，运用自由联想及释梦等技术，理解潜意识冲突，阐明来访者生活方式体现的性格问题，从而促进行为改变的目的。

（二）基本技术

1. 治疗联盟（therapeutic alliance） 又称工作联盟，是心理治疗重要的基本条件，指治疗师与来访者建立起积极的合作关系，它使来访者与治疗师联合起来，为达到治疗目的进行工作。其强调关系的相互性，治疗师必须使来访者感到安全，并使来访者充分信任治疗师，在感情上协调一致，达到共情。需要强调的是，尊重与信赖并不是原则的放弃和迁就，治疗师应避免一味地迎合和满足来访者的需求，这反而会影响治疗效果，阻碍来访者自身的成长。

2. 自由联想（free association） 是精神分析中最重要的技术。治疗师鼓励来访者尽量自由地、无拘束地把当前进入脑海的思想说出来，无所谓对错与逻辑性，甚至是那些他不想说或者不好意思说的内容，例如使来访者害怕的事情、不真实的事情或者使治疗师或所爱之人受伤的事情。自由联想使来访者潜意识的意念、冲突更容易进入意识，既能起到情绪宣泄的作用，更是治疗师收集线索进行分析的重要途径。

3. 释梦（dream interpretation） 梦是被压抑到潜意识的愿望的满足途径之一。梦可分为显梦和隐梦。显梦是梦的可感知部分，隐梦是潜意识的冲突和愿望。释梦就是要连接显梦和隐梦，即通过显梦分析其背后的隐意，分析其背后的潜意识冲突和愿望。

4. 阻抗（resistance） 是对分析的进展、治疗师和分析性方法及过程起反作用的反向力量，即阻碍来访者的自由联想、妨碍来访者试图回忆和达到对领悟的理解领会、针对来访者的合理化自我及想改变的愿望起反作用的力量。阻抗可以是意识、前意识和潜意识的，可以用情绪、态度、观念、冲动、想法、幻想或行动的方式得以表达。阻抗也可被理解为防御机制在治疗中的表现。从大的背景上说，一切妨碍治疗进行和损害治疗关系的言行都是阻抗。常见的阻抗有不遵守治疗设置、在治疗中过度沉默或过度健谈、爱上治疗师（移情性阻抗）等。阻抗的出现，往往是因为触及有意义的心理症结。治疗师的重要任务之一就是识别并帮助来访者克服阻抗，使来访者释放被压抑的冲突和情感，取得治疗效果。

5. 移情与反移情 移情（transference）是指来访者将自己对过去的重要他人的正性和负性情感甚至幻想，在无意识下转移到治疗师身上，将早期的某些对象与治疗师进行替换，过去的心理经历被唤醒，但它不属于过去，而是在现时反映至治疗师的身上。移情具有两个特点：对过去的重复、与现时的不相适宜。移情是在潜意识中将过去经历在现时中重现的结果，且移情为内在冲突投射和外化的结果，与自我理想化和超我有关。

反移情（countertransference）是治疗师对来访者本人所产生的潜意识反应及相关移情的总和，为在分析性治疗中的"治疗师的状态"，来访者和治疗师是这一结构的两个要素，构成在分析情境下的移情和反移情性人际关系。反移情包括了在治疗师的人格中可能影响治疗的一切因素，可被理解为对另一人的移情反应。反移情的意义：① 在自我体验中确认反移情以使治疗中的移情成分凸显得更加清楚；② 明确反移情相当于可以利用的曾经是潜意识的成分去探测来访者的潜意识成分；③ 反移情常带有情感的成分，作为潜意识的部分，它仍可为治疗师所利用来了解自己的潜意识。

6. 解释（interpretation） 是精神分析治疗过程中，治疗师对来访者的表达和行为的潜意识意义进行推断，是通过治疗师对来访者的解释说明，来增加来访者关于自己的认识，而这些认识是治疗师从来访者自己的思想、情感、言语和行为中提炼出来的。或者说，解释可以使潜意识的意义、资源、经历、模式和特定心理事件的原因变为意识，帮助来访者将潜意识层面的冲突上升到意识层面加以理解。

7. 修通（working through）　是来访者由领悟到产生思想、行为改变的过程。修通的过程包括：重复地解释，尤其是对移情性阻抗的重复解释；打破情感和冲动与经验的记忆之间的分隔；解释的延长、加深和加宽，发掘一个行为的各种决定性因素；重建过去，将来访者和环境中客体置于鲜活生动的背景下，重建来访者过去各个时期的自我形象；促进反应和行为的变化，使来访者在面对他曾经认为是危险的冲动和客体时，勇于尝试新的反应模式和情感模式。

（三）治疗过程

1. 治疗设置　在评估和诊断后，确认来访者适合应用精神分析治疗后，首先需向来访者明确治疗条件、基本原则、治疗时间和费用问题。一般每周进行1~2次治疗，每次50~60分钟，一般至少需要300~500次。治疗师需告知来访者，心理改变是渐进过程，通常需数月显现，那些偏离常态的思想行为不是短时间内形成的，不会很快去除。

2. 治疗开始　在传统的精神分析中，来访者半卧在舒适的躺椅上，治疗师坐在其头部后方，这样可以促进来访者深层次的思考，且避免来访者看到治疗师的面部情绪反应，因此引发带有投射性质的移情，还能够保证治疗师随时倾听和观察来访者。来访者身体放松，进行自由联想；治疗师认真倾听，必要时提出问题或作出解释。来访者无话可说时，治疗师可适当引导。治疗师在此阶段要仔细收集来访者信息，完成诊断和心理动力学评估，为以后的治疗做准备。

3. 治疗的深入　治疗的深入以阻抗和移情的出现为特点。治疗师跟随来访者的联想进入来访者的潜意识世界，努力发现阻抗的原因，对来访者的移情反应采取接纳和节制态度，并监测和处理好自己潜意识中的反移情，努力维护好治疗关系，从大量的自由联想和释梦过程中形成精神分析的诊断。

4. 治疗结束　治疗师在精神分析诊断的基础上，分析来访者的阻抗、移情和梦，形成干预思路，解释和修通来访者的阻抗和移情，最终促进行为的改变和人格的成长。

（四）短程动力学分析治疗

传统精神分析治疗耗时长，费用昂贵。为适应现代社会的需要，发展短程精神分析系统的治疗是一个趋势，短程动力学分析治疗就是其中的一种。与传统精神分析治疗不同的是，短程动力学分析治疗不是要解决人格问题，而是局限于解决来访者的一些特定问题，即焦点问题。它不太强调对早年经历的追溯，认为过去的经历实际上是不可能真正修复的，而比较关注现时存在的问题对疾病的影响。

（五）适应证和禁忌证

精神分析治疗的适应证主要有各种神经症、恶劣心境、心身疾病的某些症状及某些人格障碍。禁忌证是重性精神疾病，包括精神分裂症、严重抑郁障碍、双相障碍等。短程动力学分析治疗主要针对情绪和人际关系问题。

典型案例 男，40岁，银行职员，患有严重的焦虑障碍。他常因焦虑而失眠、坐立不安，或因恐惧而呼吸急促。有一次，他因为交通事故导致肩胛骨骨折，住进骨科病房。按照医嘱，他服下了催眠药。服药后感觉身体无力，无法入睡。随后，医生为他注射了地西泮，刚拔下针头，他就站在床上又蹦又跳，高喊着要从窗户跳下楼去。他家人惊慌失措，连骨科医生都没有预料到药物反应会如此强烈。当精神分析治疗师到达病房会诊时，病人已经镇静下来，正躺在床上，却对自己的所作所为一无所知。

原来，病人的焦虑源于他对死亡的恐惧。在之前的2~3个月中，他所居住的楼房单元里突然有两个人死亡，这两人都是银行职员，这令他胆战心惊。在这种紧张焦虑的状态下，他又遭遇了交通事故，还差点送了命。他把交通事故看成是自己死亡的预兆。

在精神分析治疗师向病人解释了他焦虑的原因后，病人获得了深刻的领悟，还遵医嘱于临睡前口服了一片氯硝西泮。第二天早上起床后，他非常安静、平和，像换了个人一样，诉入院后第一次睡得这么香甜，高兴地向治疗师问道："医生，您给我开的什么药？效果这么好啊！"

二、行为疗法

（一）概述

行为疗法（behavior therapy）是精神分析治疗后，在20世纪50年代创立的心理治疗方法。行为疗法是指以行为学习理论为指导，按一定的治疗程序来消除或纠正人的不良行为的一种心理治疗方法。行为疗法基于实验心理学的成果，通过帮助来访者消除不良行为和建立适应行为而达到治疗目的。其理论来源有三方面：经典条件反射理论、操作性条件反射理论、社会学习理论。代表人物有早期的巴甫洛夫、华生和斯金纳，以及后期的沃尔普和班杜拉。

（二）基本技术

1. 放松训练（relaxation training） 又称松弛训练，是行为疗法的基本技术，指按一定的练习程序，学习有意识地控制或调节自身的心理生理活动，以降低机体唤醒水平，调整那些因紧张刺激而紊乱了的功能。

最常用的是渐进性的肌肉放松训练。这是美国生理学家杰克伯逊（Jacobson E）于20世纪20年代根据在有意识地松弛肌肉时情绪亦感到轻松这一现象，创立的一种通过对肌肉反复地紧松循环练习，体验紧张状态与放松状态之间的差异，促进肌肉放松和大脑皮质唤醒水平下降的一种放松方法。具体措施如下：采取舒适的坐位或卧位，循着躯体从上到下的顺序，渐次对各部位的肌肉先收缩5~10秒，同时深吸气和体验紧张的感觉；再迅速地完全松弛30~40秒，同时深呼气和体验松弛的感觉，同时想象快乐的想法和画面。如此反复进行，也可只进行某一部位或是全身肌肉一致的紧松练习。练习时间通常在25分钟之内，可根据训练肌群范围灵活运用。该方法通过让来访者体会什么是紧张、什么是放松，从而使他们学会有意识地控制或调节自身的心理生理活动，最终在日常生活中也可随意放松，以缓解紧张焦虑的情绪。

放松训练适用于治疗焦虑障碍、恐惧障碍等疾病，也适用于高血压、偏头痛、失眠等压力相关的心身疾病，无绝对的禁忌证。

2. 系统脱敏疗法（systematic desensitization） 是吸收了免疫学中的"脱敏"思想而形成。沃尔普用猫做了一系列的实验，他发现，一个不良反应通常由某种不良刺激引发，如果用这一刺激又诱发出了一个正常反应，那么原来的不良反应就会被抑制，称"交互抑制"。他结合放松技术和想象暴露的方法，建立了系统脱敏疗法。其基本思想是：一个可以引起不良反应的刺激，暴露在处于放松状态的来访者面前，就会逐渐失去引起来访者不良反应的作用。一般脱敏过程需要8~10次，每日1次或隔日1次，每次30~40分钟。

以恐怖为例，系统脱敏的治疗程序是：首先，建立一个恐惧事件的层级，从引起来访者最少恐怖到最多恐惧的情景事件；其次，进行放松训练，使全身肌肉进入松弛状态；最后，按恐怖情景的等级次序依次进行脱敏训练，包括想象脱敏训练和现实脱敏训练，直到对一个情景产生的焦虑大大降低时，即可进入高一级的情景，直至通过所有情景。

系统脱敏疗法适用于治疗恐惧障碍、焦虑障碍、创伤后应激障碍等。

3. 冲击疗法（flooding implosive therapy） 又称满灌疗法，与系统脱敏法均属于暴露疗法的一种，其基本原理为让来访者持久地暴露在引起他不良反应的情景中，不良反应终究会自行耗尽。治疗师让来访者一开始就暴露在不良反应等级最高的情境中，来访者会表现出极度的恐惧和焦虑，但即使没有放松过程，只要持续地让来访者暴露在该情景中，不良反应就会逐渐减轻并消失。一旦成功，来访者的不良情绪就会迅速减轻。虽然这种方法快捷有效，但由于治疗过程中来访者的体验很不舒服，因此治疗师在治疗前应如实告知来访者该疗法的原理和过程，并做必要的知情同意签字和体检。

冲击疗法的适应证是焦虑障碍、强迫症、创伤后应激障碍、广场恐惧等。禁忌证是严重的心脑血管疾病、癫痫、妊娠期妇女和心理素质过于脆弱的来访者。

4. 厌恶疗法（aversion therapy） 是最早出现的行为疗法之一，最初用于治疗酒精依赖。它通过轻微的惩罚来消除适应不良行为，当不良行为出现或即将出现时，立即给予一种痛苦刺激，如轻微电击、针刺或催吐剂，使来访者产生厌恶或不适的体验。经过反复地实施，适应不良行为就会与厌恶反应形成条件反射的联系，为避免厌恶体验，来访者就会终止或放弃原有的适应不良行为。

这种治疗基本上是采用消除法，即依据"负性条件"消除目标行为。所谓负性条件的范围很广，包括治疗师的皱眉、摇头、口头的训诫、皮肤上的刺痛、给电的刺激等。负性的条件不能太伤害来访者，且事先要取得来访者及其家属的同意。例如对酒精依赖的来访者的治疗可使用阿扑吗啡，这是一种催吐剂，通常在注射后几分钟便能引起强烈的恶心呕吐体验。治疗时先注射阿扑吗啡，几分钟后让来访者饮酒，几乎在饮酒的同时来访者便会恶心呕吐。反复几次后饮酒行为与恶心呕吐形成了条件联系，于是只要饮酒就会恶心呕吐。为了避免恶心呕吐，只好弃酒不饮了。

厌恶疗法的适应证是酒精依赖、药物成瘾、恋物症和窥阴症、强迫症、冲动控制障碍等。但由于惩罚有一定危险性，并可能与医学伦理学规范相冲突，目前业界对厌恶疗法有一定争议，已不常用。

5. 正性强化法（positive reinforcement procedure） 基本原理：一种行为得以持续，一定是被它的结果所强化，因此要保持某种行为，就要强化它的结果；要改变某种行为，就要改变它的结果。

正性强化法的治疗步骤：首先，确定希望改变的是什么行为，并有专人随时记录这一行为发生的频度、程度；其次，确定这一行为的直接后果是什么；再次，设计一个新的结果取代原来的结果；最后，强化实施，如实记录来访者的行为表现，在其出现正常行为时立即给以强化物，不应拖延。强化物可以是钱物、代币，或来访者喜爱的某种活动、权利或赞扬。

正性强化法的适应证有慢性精神分裂症、儿童孤独症、分离障碍、神经性厌食症和神经性贪食症。

6. 消极练习法（negative practice therapy） 基本原理产生于对华生"频因论"的异议：即多次重复一个动作后会引起积累性抑制。

例如，一位强迫性洗手的来访者，每日洗手十几次，每次要洗几分钟，欲罢不能，十分痛苦。治疗师安排来访者使用消极练习法治疗，每日洗十几次手，每次洗手时间延长到15分钟，来访者开始十分乐意，但不久就觉得洗手时间过长，非洗不可的愿望逐渐减弱，最终对洗手产生厌烦。

消极练习法的适应证有习惯性肌肉抽动、口吃、强迫症、某些神经性厌食和性心理障碍。

7. 自我控制法（self-control therapy） 即鼓励来访者学会控制自己的感情和行为。自我控制法没有一个特定的治疗模式，常用的治疗方式有操作性条件反射方法和自我奖励法，大体上为两个步骤：自我监督和自我强化。在自我监督阶段，来访者应详细记录自己的不良行为，并记录不良行为发生的心理因素。通过一段时间的记录，使来访者逐渐正视自己的不良行为并意识到问题的严重性。在自我强化阶段，来访者在自我控制成功时，可对自己进行奖励，奖励的额度要与成功的大小成正比。在自我控制法中，来访者本人起关键作用，治疗者只是提出一些建议。

自我控制法主要用于消除各种不良行为。

8. 示范法（modeling therapy） 是主要针对儿童的行为疗法，它认为儿童的许多行为并非通过直接实践或受到强化而形成的，而是通过观察学习产生共鸣，从而增加良好行为或减少不良行为。如对动物、黑暗等一些事物的恐惧，先由示范者作出表率，之后由儿童模仿，逐渐消除恐惧。

示范法适用于儿童恐怖症、社会退缩、智力发育障碍与孤独症儿童的行为问题等。

9. 角色扮演（role play） 指实际地去扮演自己所希望发生的行为，经过实际地扮演与练习而形成新的行为。只是在角色扮演时多加了一个层次，就是要认识以怎样的"角色"来表现其行为，与他人互动。例如，跟自己孩子讲话时要扮演怎样的父母角色，跟上级领导相处时要以何种上下级关系相处等。角色扮演有时要扮演相反的角色，如让父亲扮演儿子，让儿子扮演父亲，以便增加对彼此的了解，以表现对方所希望发生的行为。

角色扮演在夫妻治疗或家庭治疗时常被采用，也用于人际关系训练。

相关链接 |

放 松 训 练

当前社会的压力越来越大，人们时常会有焦虑的情绪。焦虑的同时不可避免地会伴有躯体紧张的情况。请在老师的指导下，进行一次放松训练。闭目，缓慢均匀地呼吸，并按照从头到脚的顺序，依次默念身体部位的名称并进行放松。如不容易直接放松，可通过紧张放松的步骤逐步体会，达到全身放松。在肌肉放松的同时体会心情的舒畅。

三、认知疗法

（一）概述

认知疗法（cognitive therapy）是20世纪60—70年代继精神分析和行为疗法之后发展起来的一种治疗体系。认知疗法有很多种类，其中由美国心理学家亚伦·贝克创立的贝克认知疗法，根据认知过程能影响情感和行为的理论假设，通过认知和行为干预技术，从改变来访者不合理想法和观念入手，改变认知结构，逐步达到缓解症状的目的。

（二）基本技术

1. **识别负性自动化思维**（identifying negative automatic thought） 治疗时可采用提问、指导来访者想象或角色扮演等方式，尤其是在来访者愤怒、悲伤和焦虑等情绪时，发觉和识别并记录来访者的负性自动化思维，即介于外部事件与个体对事件的不良情绪反应之间的那些思想，大多数来访者不能意识到在不愉快情绪之前会存在着这些想法，但这些想法已构成他们思考方式的一部分。

2. **识别认知偏差**（identifying cognitive error） 焦虑和抑郁来访者往往采用消极的方式来看待和处理一切事务，他们的观点往往与现实大相径庭，并带有悲观色彩。一般来说，焦虑和抑郁来访者特别容易犯概念或抽象性错误，基本的认知错误有任意推断、选择性概括、过度引申、夸大或缩小、全或无思想等。学会识别自动性想法一般比较容易，但要他们识别认知偏差却相当困难，因为有些认知偏差相当难评价。因此，为了识别认知偏差，治疗师应该听取和记下来访者诉说的自动性想法以及不同的情景和问题，然后要求其归纳出一般规律，找出其共性。

3. **真实性检验**（reality testing） 认知疗法不采取说服的方法改变来访者的负性自动化思维和认知偏差，而是采取协同检验的方法，把来访者的想法当成一种假设，经过盘问、采取行动等方式进行真实性检验。当来访者的负性自动化思维和认知偏差没有证据支持或推出相反证据时，来访者的负性想法和错误认知就会得到改变。

采用行动来检验负性自动化思维的真实性，是促进来访者改变核心信念的最有效的方法之一。首先要明确什么是需要检验的想法，寻找支持与反对的证据，然后共同设计一种行为作业，并鼓励来访者实施。

典型案例　这是一位怀疑丈夫不爱自己的带有抑郁情绪的女性来访者。

来访者：近几个月他对我不太好，他好像不再爱我了。

治疗师：你为这件事感到很难过，是什么理由让你觉得他不再爱你了？

来访者：他晚上一回家就看电视，也不和我说话，然后他就上床睡觉。

治疗师：那么有没有证据可以说明，他做过的一些事跟你现在认为的"他不爱你"的想法相反呢？

来访者：我想不出，哦……两周前我过生日时他送了我一件礼物，一条很精致的项链。

治疗师：好，现在你怎样把这件事和他不爱你的想法调和起来呢？

来访者：我猜他送礼物不是真心的，不然，他晚上为什么会那样呢？

治疗师：你的想法是一种可能，有没有其他可能的理由呢？

来访者：最近他工作很忙，大多数晚上回家很晚，他很累，我想可能也是一个理由。

治疗师：这很有可能，不是吗？如果真的是这样，你又觉得如何呢？

来访者：我可以问问他累不累，工作进行得怎么样，但我没有这样做，就是觉得很生气。

治疗师：听起来你的这个主意不错，你把它作为这周的家庭作业，如何？

4. 识别和挑战功能失调性假设（identifying and challenging dysfunctional assumptions）　目的是从更深层次上改变来访者负性认知产生的基础，以减少复发的危险。治疗师可以通过认知概念化、盘问追根、行为试验等方法帮助来访者识别和挑战功能失调性假设。

盘问时常用下列问题：① 假设在什么方面是不合理的？例如，要求生活绝对公正的假设是不合理的，因为事实并非如此。② 假设在什么方面是无用的？一种观念可能存在有利的和不利的两方面，要保留有利的一面，放弃不利的一面。③ 假设从何而来？假设如果是来访者在过去经历中形成的，通过盘问发现它们是过时的，则可使来访者远离假设，这样有利于进行改变。④ 什么是比较合适的替代？即寻找比较积极和现实的替代想法。功能失调性假设常采取一种极端的表达形式，例如，常用"应该""必须""绝对""自始至终"等词。

典型案例　一位患抑郁障碍的教师，因为一次上课准备不足，讲得比较凌乱，就觉得太糟了，出现抑郁自责。注意，治疗师反复采用"假如那是真的，对你意味着什么"的问题，去追溯想法背后的信念。

来访者：这次课上的太糟了，以前从没有过。

治疗师：假设真的没有讲好，对你意味着什么呢？

来访者：学生就不能学到知识。

治疗师：假设他们真的没有学到知识，对你意味着什么呢？

来访者：我的工作做得不好。

治疗师：假设你的工作没有做好，对你又怎么样呢？

来访者：我是一个不称职的教师。

治疗师：假使你是不称职的，又怎么样呢？

来访者：迟早会被人发觉的。

治疗师：发觉是什么意思？

来访者：大家都知道我不行，会看不起我，说明我现在的优秀教师是假的。如果我是优秀的，应当把每一项教学工作都做得很出色。

根据上述盘问追根，可以了解到来访者认为优秀教师必须全面优秀，不能有一点过失。这种假设导致来访者对自己期望过高，对过失和缺点过于敏感，这成为对自己形成负性评价的基础。

5. 去中心化（decentralization） 大多数抑郁和焦虑来访者都认为自己是人们注意的中心，他们的一言一行都受到他人的"评头品足"。因此他们一致认为自己是脆弱的、无力的。如某位来访者认为他的服装式样稍有改变，就会引起周围每一个人的注意或评论。治疗师让他衣冠不整地出去散步、跑步，并要求他记录周围人对他的不良反应的次数。结果他发现很少有人会注意他的言行，达到去中心化。

6. 监测苦闷或焦虑水平（monitoring distress or anxiety level） 是指当来访者认识到自己的焦虑水平有高峰和低谷，呈波动性变化时，他就更容易控制焦虑情绪。因此，鼓励来访者进行焦虑水平自测，增强其抵抗焦虑的信心，是认知疗法的一项常用方法。

7. 认知自控法（self-control of cognition） 指导或教会来访者在焦虑紧张或恐惧时对自己讲"SWAP"，即"停下来（stop，S）"，"等一下（wait，W）"，"专心注意（absorb，A）"于周围环境，当感到比较舒服后再慢慢"向前继续（proceed，P）"。

（三）治疗过程

认知疗法一般需要4~14次，开始时每周1~2次，中期可改为每2周1次，后期可延长至每月1次甚至更长，直至治疗结束。

1. 治疗早期 这一阶段的主要任务是了解来访者的基本情况，进行临床评估，并与来访者建立起良好的治疗关系。具体地说，在前2~3次会谈中，治疗师应找出来访者存在的主要问题，尽可能收集来访者的病史、心理状况和生活境遇等方面的资料，确定主要的治疗策略，制订一份治疗日程表；同时与来访者建立真诚信任的咨询关系，对来访者耐心解释治疗目标、方法和程序，消除来访者的疑虑；选择一个主要问题开始进行治疗，了解来访者负性自动想法的特点，并可适当布置家庭作业，促进来访者认识到认知与情绪间的密切关系。

2. 治疗中期 在这个阶段，治疗师应侧重解决比较复杂的问题，包括功能失调性假设和关于来访者负性自动化思维的核心信念，并在现实生活中加以检验、评估和修正。治疗师需帮助来访者掌握和使用新学习的概念，反复练习使用合理的思维方式，取代功能失调性假设。此外，治疗师还应帮助来访者系统地阐述他的理想治疗目标，并教给来访者达到这一目标所缺少而必需的技术。

3. 治疗后期 进一步挖掘与其负性自动化思维有关的功能失调性假设，替换能适应环境的思维方式，并在实践中加以巩固。当来访者的抑郁焦虑症状开始减轻时，治疗师应将注意力从来访者的特殊问题转移到其对普遍规律的假设上来。认知疗法的最终目标就是拮抗适应不良性假设的作用，并用新的、更接近现实的认知来取代。当来访者逐步好转，能现实、客观地面对生活应激时，认知治疗的会谈次数将逐步减少，最终结束疗程。

（四）适应证

认知疗法最初的主要适应证为抑郁障碍，与行为疗法结合后发展成认知行为疗法，应用范围扩大，还可用于神经症、进食障碍、睡眠障碍、人格障碍、缓解期或者残留期精神分裂症、成瘾行为、心身疾病、性心理障碍、婚姻家庭问题、儿童品行及情绪障碍等。认知行为疗法是目前应用范围最广的心理治疗方法。

四、来访者中心疗法

（一）概述

来访者中心疗法（client center therapy），又称咨客中心疗法，是基于人本主义理论形成的非指导性心理疗法，由罗杰斯创立。罗杰斯认为，人有追求美好、不断提升自我的本性，当环境提供了个体成长的养分——真诚、尊重和共情时，人的潜能就能充分发挥出来，达到自我实现。该疗法弱化对心理病理的关注，认为心理障碍是成长过程受阻碍的结果，因此，其心理治疗对象被称为"来访者（咨客）"而非"病人"，治疗师为来访者营造安全的、易于探索的治疗氛围，提供改变的机会。

（二）基本技术

1. 真诚（genuineness）　指治疗师以"真实的我"出现，在治疗过程中的表现应与其在现实生活中的表现一样坦率，不以专家的角色高高在上，而是和来访者平等、坦诚地相处，任其随着自身内部的感受和态度开诚布公地表达和流露，使来访者感受到治疗师对自己的真诚态度，不怀疑治疗师有任何保留，使来访者发生内在的改变，并向建设性方向转化。

2. 无条件地积极关注（unconditional positive regards）　指治疗师不加评判地接纳和尊重来访者。无论来访者的思想、情感、行为、价值观等与治疗师有多么不同，治疗师都应该积极关注和尊重，且无条件地接纳与关怀，由此创造一种有利于来访者转变气氛，不代替来访者作出决定，也不替来访者承担责任，相信他们有改变和成长的能力。

3. 共情（empathy）　指治疗师站在来访者角度，准确而敏感地理解他们的感受和体验及其意义，并反馈给对方。目的是使来访者感到被接纳和理解，鼓励来访者与治疗师沟通，深入了解自己，并认识和解决自身不协调之处。

（三）治疗过程

罗杰斯认为，来访者中心疗法的治疗变化需要经历七个阶段。

第一个阶段：来访者不认为自己有什么问题，即使是因为某种原因前来寻求帮助，他们也只认为这些问题是外在因素引起的。他们认为亲密的人际关系是危险的，个人建构非常刻板僵化，拒绝改变自己。

第二个阶段：来访者的刻板和僵化状态有所松动，可以谈论一些自我以外的问题。可能触及一些自我感受，但来访者将其描述为过去存在的客体；或许会承认一些问题，但他们认为自己对问题没有责任。

第三个阶段：来访者开始自由地表达客观的自我，能意识到但很少承认当前的感受，对自己的感受也不接纳，会反复谈论过去的事件及别人如何看待自己。

第四个阶段：来访者开始自由地表达个人情感，但对表达当前情感还有顾虑。他们开始质疑自己观点的正确性，意识到自己对某些问题负有责任，承认自我与经验之间存在不协调。

第五个阶段：来访者能够表达当时的个人情感，接受自己的感受，认识到自我内部的不协调，与内部自我的交流越来越畅通，能够面对内心的冲突和不一致性，希望了解"真实的自我"。来访者在此阶段出现明显的改变和成长。

第六个阶段：来访者身上发生了重大的变化和成长。来访者不再以问题的方式看世界，能更加真诚和诚恳地面对问题，更加深入和充分地体验到当前的感情，关注自己的体验并表达出自己的感受。来访者的生理功能也随之明显改善。

第七个阶段：来访者几乎可以不再需要治疗师的帮助。来访者能即刻感受到新体验并开放地面对它们，能够区分过去体验和当前体验，对自己有了基本的信任感，能比较准确地作出对现实的反应和决策。

（四）适应证

除了无法进行口语沟通的人，来访者中心疗法原则上适用于其他所有人；还可用于危机干预，也被广泛应用到治疗以外的领域，如以人为中心的教学、亲子关系、人际关系培训及国际关系的研究等。不过很少有人做纯粹的来访者中心疗法，一般都与认知行为疗法相结合。

典型案例 治疗师温和、无条件地积极关注一个年轻的抑郁障碍来访者，在会谈结束的时候，治疗师询问来访者下周二是否想再见他，来访者没有回答，治疗师便给出了如下建议：

治疗师：我打算和你定一下下次见面的时间，我希望再跟你谈谈。（写出约会的便条，沉默50秒）

治疗师：还有一件事，如果事情仍然令你难受，别犹豫，打电话告诉我。如果你决定结束治疗，我也非常尊重你的决定。如果你打电话告诉我，就像我刚认识你时那样，那当然更好，我正好想去见见你。

来访者：今天我可能会走，我不知道要去哪儿，但我不在乎这些。

治疗师：你只是决定要走，而不打算去任何地方。你只是……只是打算结束治疗，是吗？（沉默53秒）

来访者：（沮丧地咕哝）那就是为什么我要走，因为我并不关心会发生什么事情。

治疗师：嗯？

来访者：那正是我为什么想走，因为我并不关心会发生什么事。

治疗师：那就是你为什么要走，因为你真的不关心自己，你不关心会发生什么。但我想，我正要说，我关心你，而且我关心将要发生什么。（沉默30秒，来访者突然流泪了，并令人难以理解地哭泣着）

治疗师：（温和地）这就好了，把所有感情都发泄出来。（沉默32秒）

治疗师：你这样哭，我明白你感到很难受。（来访者继续抽泣，然后吸着鼻子，喘息着）

治疗师：我知道你心里很不好受。（来访者把头靠在桌子边，突然又猛地哽咽起来）

治疗师：我想你已经把压抑了几天的感情都哭出来了。（来访者沉默32秒，然后继续抽泣）

治疗师：我这里有些纸巾，如果你需要的话。（同情地）你似乎感到心被揉碎了。

治疗师对来访者的关心和给他的温暖是明显的。治疗师的声音、措辞必须让来访者觉得是受到了关注。在这个案例中，治疗师通过表达自己对来访者的接受和关心，使来访者觉得他在努力减少彼此间的隔阂。

五、森田疗法

（一）概述

森田疗法（Morita therapy）是森田根据其对神经症的解释创立的一种以东方文化为背景的心理治疗方法。森田疗法遵循"顺其自然、为所当为"的原理，帮助来访者按照事物本身的规律行事，任症状存在，带着症状积极生活，并学会不去控制那些不可控制之事，控制那些可控制之事，让疾病自然恢复。

森田疗法的主要理论概念如下：

1. 神经质　森田认为"神经质"是一种人格方面的异常或倾向，神经症来访者中适合这一治疗方法的可称为"神经质"，表现为内省、敏感、认真、追求完美、谨慎、做事按部就班等特点。

2. 疑病性素质基调　即害怕疾病是人类生存欲望的表现。如果程度过强，则易将注意力转向自己心身一些细微的变化上，这是形成"神经质"的基础。

3. 生的欲望和死的恐怖　这是一个问题的两个方面。生的欲望是人类共有的向上不断发展自己的意愿，但只要有生存，来自肉体的、心理的对死亡的恐怖就一直存在；疑病性素质很容易陷入"死的恐怖"中去，是因为生的欲望过于强烈，相应死的恐怖也越来越强。

4. 思想矛盾　即神经质往往用"必须这样""应该如此"这样一种求全的理性优势来试图解决感觉到的心身变化，但是情绪的、非理性的问题是不能通过主观愿望来克服的。

5. 精神交互作用　森田认为，所谓焦虑、烦恼、躯体不适感是人类普遍存在的心身现象，但具有神经质倾向的人会从他的"疑病性基调"出发，把这种心身现象看成是异常并从理智上去极力防卫，形成"思想矛盾"。在注意力集中于不适感上时，会使这种感觉更加敏感，形成所谓"精神交互作用"，从而使症状发展并固定下来。

6. 顺应自然、为所当为　症状的存在并不是通过自己人为的意志能马上克服的。只有坦然地面对和接受，不管情绪是好是坏，以行动为准则，在症状存在的同时以建设性的态度去追求自己的生活目标，才能打破"思想矛盾"、阻断"精神交互作用"的发生。这种行为准则，森田称之为"顺应自然、为所当为"，这也是森田疗法的治疗原则。

（二）基本技术

1. 不问过去，注重现在　森田疗法认为，神经症发病的原因是有神经质倾向的人在现实生活中遇到某种偶然的诱因而形成的。治疗采用"现实原则"，不去追究过去的生活经历，而是引导来访者把注意力放在当前，鼓励从现在开始，让现实生活充满活力。

2. 不问症状，重视行动　森田疗法认为，神经症的症状不过是情绪变化的一种表现形式，是主观性的感受。治疗注重引导来访者积极地去行动，"行动转变性格""像健康人那样行动，就能成为健康人"。

3. 生活中指导，生活中改变　森田疗法不使用任何器具，也不需要特殊设施，主张在实际生活中像正常人一样生活，同时改变不良的行为模式和认知。在生活中治疗，在生活中改变。

4. 陶冶性格、扬长避短　森田疗法认为，性格不是固定不变的，也不是随着主观意志而改变的。无论什么性格都有积极面和消极面。神经质性格特征亦如此。神经质性格有许多长处，如反省强、做事认真、责任感强；但也有许多不足，如过于细心谨慎、自卑、夸大自己的弱点等。应该通过积极的社会生活磨炼，发挥性格中的优点，抑制性格中的缺点。

（三）治疗过程

森田疗法分住院和门诊两种形式，住院治疗适合症状较重的来访者，门诊治疗适合症状较轻的来访者。门诊治疗强调言语指导的作用，要求来访者原封不动地接受自己自然浮现的思想和情感，体验其苦恼，排除纯思想、纯感情的生活，走向现实生活。

实施门诊治疗时，一次交谈时间在30分钟左右，主要通过治疗师与来访者一对一交谈的方式进行，每周1次，3~5个月为一个疗程。经治疗后，来访者达到领悟的治疗效果，即可终止治疗。

森田病房的环境与一般医院不同，要求单人单间，需要布置得像家庭一样。住院期通常60~120日，也可短至45日。

1. 治疗导入　先选择具有神经质性格特点的来访者作为治疗对象，用森田疗法的原理对来访者的症状作出解释，建立起良好的治疗关系，必要时签订协议，以保证来访者能遵守治疗设置，坚持完成治疗。

2. 治疗经过

（1）绝对卧床期（1周）：要求来访者在病房内除吃饭、洗漱和大小便外，其余时间均安静卧床；禁止看书、听音乐、进行娱乐活动或外界接触；仅可考虑问题或睡眠。治疗师每日仅短暂地查房一次，每次约5分钟，不过多询问症状，只是鼓励来访者坚持下去。

（2）轻作业期（约1周）：让来访者带着症状参加一些轻体力工作，如扫地、收拾室内卫生等；仍然禁止交谈和外出等过多的活动；晚上须写日记，临睡前可以阅读一些枯燥的书。

（3）重作业期（约2周）：来访者可以参加一些较重的体力活动，如动物护理、园艺、烹饪等与生活相关的各种工作，并可阅读内容轻松一些的书籍，继续写日记；但仍然禁止交际、游戏、无目的散步等活动。来访者在不知不觉中养成对工作的持久耐力，有了信心，同时反复体验工作成功的乐趣，不再与焦虑做强迫性的斗争。

（4）社会康复期（1~2周）：允许外出进行一些有目的的活动，如去商店、读书或做其他工作；继续写日记；但40日内不允许来访者见亲友，也不允许通电话。每周1~2次与来访者交谈，针对现实的治疗目标及存在的问题进一步深化体验，鼓励继续行动。

在住院期间，来访者不可避免地会诉说症状及询问如何治疗等，医务工作者只需让他生活在现实中，对症状和治疗问题不作任何回答。这样来访者就会逐渐不注意自己的症状而专心于工作活动，称"无回答疗法"。来访者只要能够参加必要的日常生活和工作，即使有些焦虑症状，也可以出院。据统计，有83%的来访者能达到这一水平。

（四）适应证和禁忌证

森田疗法主要适用于神经症，如焦虑障碍、恐惧障碍、强迫症、躯体形式障碍和自主神经功能紊乱等。不适用于分离障碍、精神分裂症和严重的抑郁障碍。

六、家庭治疗

（一）概述

家庭治疗（family therapy）是20世纪50年代随着系统论、控制论的诞生而发展起来的以家庭为单位的治疗。该疗法不仅关注来访者与家庭之间的关系，而且将家庭本身视为治疗对象，促进家庭功能的平衡与协调。

相关链接 | **系 统 论**

系统论的核心思想是系统的整体观念。贝塔朗菲（Bertalanffy LV）是美籍奥地利生物学家、一般系统论和理论生物学创始人。他强调，任何系统都是一个有机的整体，它不是各个部分的机械组合或简单相加，系统的整体功能是各成分在孤立状态下所没有的。他用亚里士多德的"整体大于部分之和"的名言来说明系统的整体性，反对那种认为成分性能好，整体性能一定好，以局部说明整体的机械论的观点。同时认为，系统中各成分不是孤立地存在着，每个成分在系统中都处于一定的位置上，起着特定的作用。成分之间相互关联，构成了一个不可分割的整体。成分是整体中的成分，如果将成分从系统整体中割离出来，它将失去成分的作用。就像手在人体上是劳动的器官，一旦手离开人体，它将不再是劳动的器官了一样。

（二）基本技术

1. **家庭生活周期与谱系图** 从时间的维度上来看家庭的一生，它也同生活在其中的个体一样，表现出既有连贯性、又有阶段性的周期性特点，称为家庭生活周期。哈利首先将"家庭生活周期"的概念引入家庭治疗领域，他认为所谓"问题"常出在家庭生活周期发生变化或中断之时，它常常意味着家庭在克服某一阶段中的问题时遇到了麻烦。根据卡特尔和麦高狄的见解，家庭生活周期可以细分为六个阶段。每个阶段又对应着一个"情感过渡的过程"及"关键原则"。

（1）独立成人阶段：关键原则是个体要接受亲子的分离，即家庭中有成员从原来的家庭关系之中逐渐分化出来，分化出独立的自我，在家庭外发展起较为亲密的伙伴和朋友关系，并且开始在工作中建设起自我形象。

（2）新婚成家阶段：关键原则是家庭成员要建立起对新的系统（即家庭）的责任和义务。通过夫妻间的互动，建立起新的婚姻和家庭系统，并且调整与原来的家庭、朋友和同伴的关系。

（3）养育新人阶段：关键原则是接受家庭从两人对偶关系到三人之间的关系，即要调整婚姻关系，给家庭新成员留出空间。夫妻开始勇敢地承担起父母的角色，再次调整与原来家庭所形成的三代关系。

（4）子女成长阶段：关键原则是父母要允许家庭内部或家庭与外界环境间的可变性加大，即亲子关系要逐渐发生变化，让孩子渐渐独立。同时，重新注意调整夫妻关系和各自的事业发展，并开始为长辈操劳。

（5）家庭空巢阶段：关键原则是接受子女的家庭，以及可能有新成员进入家庭。此阶段随着子女的长大离家，父母要与子女们建立起成人间的人际关系。同时夫妻不可避免地又回到两人对偶的婚姻状态，常常又开始着手解决原来未能解决的冲突。

（6）晚景夕阳阶段：关键原则是家庭中的个体要接受代际角色的转换，即尽可能地保持自我，保持婚姻的功能与情趣。要留出空间，以家庭的中间一代为核心，并尽可能地支持和照顾上一代。家庭成员还要开始面对和处理配偶、家人和朋友的丧亡问题，并开始回顾与诠释自己的一生。

不同的社会状况、民族与文化、经济发展水平，对家庭生活周期都有一定的影响，并由此形成一些不同的特征。随着社会变迁，不同的家庭也呈现出多种多样的家庭生活周期状态，不一定按次序走完此六个过程。

谱系图又称家谱图或代际图，它是一种用图示的技巧来表现家庭有关信息的方法。在家庭治疗中，常采用家庭中三代的关系系统的结构示意图，也是很好的家庭关系路线图。在了解家庭现状、评价家庭模式时，谱系图可以从生物、心理和社会三方面提供有用的信息。同时，治疗师也可以用它来建立良好的治疗关系、规划治疗方法以及评价治疗效果等。除了家庭治疗以外，谱系图在家庭医学、社会工作和其他领域中，都有较广泛的应用。

2. 体验式家庭治疗　此模式认为，家庭中发生的问题是由非言语信息的表达方式导致家庭交流中存在障碍造成的。它表现了家庭系统中的交流混乱、家庭规则不灵活和无韧性等特点。治疗就是要鼓励家庭成员直接地相互交流，随时从交流取得的点滴经验中不断加以总结，促进个人和家庭的成长。治疗的目标是使家庭更加开放、自然，更有自主性、更能体会到自己和他人的情感。

对于求治的家庭，体验式家庭治疗认为：① 来求治时，人们所描述的具体问题可能不一，但都是因为家庭成员的情感受到了压制或否认，相互逃避或自我保护；② 家庭中原来正常的相互交往已被负性的情感所阻抑，导致了人际互动时可变性（韧性）和活力的丧失；③ 在家庭气氛中常常缺乏热情，成员彼此之间较为冷淡，有一种情感消亡的氛围；④ 家庭成员只知道尽力寻求安全感而不是满足感，表现为过分地自我保护和自我封闭，同时又因为害怕失败而不敢竞争。

体验式家庭治疗是个人化的，它强调开放、自发性和创造性。认为促进个人和家庭成长的最好方式，是用强力来解放情感和冲动，用情感体验的方式来打破情感冻结的状态。

3. **策略式家庭治疗** 这种治疗方式就是要对家庭问题的本质有动态了解，了解事情的来龙去脉，并建立一套有程序的治疗策略，以更改家庭成员认知上的基本问题，从而有层次地改变家庭问题。在治疗时，治疗师主要关注的是家庭中特定的相互关系格局内的交流方式，治疗师还注重解决当前存在的问题，如给客观存在的行为重新下定义，打破引起局限的反馈环路，进一步明确家庭内部的等级界限等。

4. **结构式家庭治疗** 结构式家庭治疗把重点放在家庭的组织、关系、角色与权力的结构上。家庭结构失衡表现在家庭成员之间的角色扮演不当、家庭中等级地位或边界混乱以及家庭对发展和环境变化适应不良等。家庭治疗的主要目标是重建家庭结构、改变家庭成员间的作用方式、打破功能障碍的格局；建立起家庭成员间更为清晰、灵活的边界，以产生更为有效的、新的结构格局。

结构式家庭治疗有三个基本概念，即结构、亚系统和边界。结构是指家庭中持续起作用的、对系统进行调控的、家庭成员间的互动行为模式；亚系统指在家庭系统中，以一定的方式建立起来的角色与功能的子系统，它常常表现为一种结盟的关系；边界指的是家庭中一种看不到的半透性屏障，它存在于个体与亚系统的周围，以此来分隔它们。

家庭功能失调时，其问题常常出在不良的家庭结构上，即有一种越来越僵化的、没有韧性、不能根据变化而调整的互动行为模式。此时需要通过治疗师的努力，使家庭结构恢复，使它变得有足够的稳定性，以保持家庭的连续性。同时又有足够的韧性，可以通过改变家庭结构，来适应变化了的外界情况。

5. **系统式家庭治疗** 该治疗方式认为，家庭中每个成员都有自己特定的认知模式，称为内在构想。它决定了人一贯的行为模式，反过来又受其行为效果的作用，形成环形反馈。家庭中每个成员的内在构想和外在行为，既影响家中其他人，又受他人影响。无论是正常或是病态行为，都是此循环反馈层层作用的结果。

系统式家庭治疗的特点：治疗只是作为一种"扰动"，只是对家庭中正在起作用的模式的一种干扰。治疗师仅仅是"游戏的破坏者"，而不是指导者或命令者。在家庭治疗的时候，通过改变游戏规则或信念系统，可使家庭自己生发出新的观念或做法，来改变原来的、病态的反馈环路。

（三）一般治疗程序

1. **评估家庭背景** 即评估来访者个人的症状与家庭之间的相互关系。

2. **规划治疗目标和任务** 一般包括打破恶性循环、重建家庭结构系统、引发家庭中可见的行为变化、提高解决问题及应对挑战的能力等。

3. **治疗实施阶段** 每次一般1~2小时，开始时4~6日1次，以后可延长至1个月或数月1次，总次数一般为6~12次。治疗以各家庭成员轮流回答问题的方式开展，几轮提问后，治疗师勾画出家庭内的关系格局及其对不正常行为的影响。治疗师将发现的问题细化，化整为零，要求家庭成员一件一件地去开展解决行动。每次治疗结束前，治疗师应布置家庭作业，让家庭成员共同完成。

4. 治疗结束阶段　通过一系列治疗后，家庭建立起合适的结构，维持异常动态平衡的问题已被打破，即可结束家庭治疗。

5. 随访阶段　家庭治疗时间一般为6~8个月。如果仅以解决症状为主，可缩短疗程。如希望重新塑造家庭系统，则需继续跟踪随访。

（四）适应证和禁忌证

家庭治疗对儿童、青少年的各种情绪和行为问题效果较好，也适用于夫妻与婚姻冲突、各种心身疾病、躯体疾病的调适及精神病性障碍的恢复。重性精神疾病发作期、偏执型人格障碍和性虐待等，一般不选择家庭治疗，或家庭治疗仅作为辅助手段。

七、催眠疗法

（一）概述

催眠疗法（hypnotherapy）是催眠治疗师通过某种催眠技术使来访者进入催眠状态，并通过暗示作用达到治疗目的的一种治疗方法。催眠状态是一种类似于睡眠，但对外界刺激还保持某些反应的特殊心理状态。催眠状态下，大脑活动介于清醒和睡眠之间，大脑皮质只是部分区域呈现抑制，而不是睡眠状态下的整个大脑皮质的抑制过程。来访者过去占优势的心理活动被抑制住了，此时给予恰当的暗示，就可以在其大脑中形成新的兴奋灶，通过一定次数的治疗，可以消除来访者的某些病态心理。

（二）基本技术

1. 想象　想象是能像来访者体验真实世界一样产生真实感受的一种状态。应该尽量多地运用感官信息（视觉、听觉、嗅觉、触觉、味觉和运动觉共六种感觉）去构建内心世界，以使想象更真实，无论从内容上还是感觉上都可以和真实世界媲美。

2. 非直接暗示　体现了因人而异的治疗风格，即来访者的个体性最重要。治疗师应接受来访者所选择的真实世界并使其变得有用。也许治疗师并不认为其选择的是"好的"或者"合适的"，但治疗师应承认并尊重来访者提出的这种真实，以加强治疗关系。

3. 阻抗　阻抗也是治疗师应该利用的资源。这里的阻抗不是指精神分析式的阻抗，而是一种来访者对自己现有系统的自我保护或一种无意识的检验治疗师和治疗关系的措施。如"难缠的"来访者，其既来做治疗，又敌视治疗师，且抗拒治疗，治疗师应坦然地接受，并意识到这正是其问题的一部分。

4. 跟和领技术　跟是来访者所有表达的反射和写照，既有言语方面，也有非言语方面。目的在于加强治疗关系，通过治疗师对来访者的每一个表达作出反馈来实现，通过这一来一往的互动逐渐形成治疗师和来访者的同步运动，然后再逐渐演变成领。领是指治疗师对沟通的引导，以极小的步伐进行，以免伤害治疗关系。治疗师根据需要慢慢注入新的成分，来改变这种旋律和强调重点。领也分为言语和非言语层面，其中一个形式是非直接的暗示。

5. 呼吸跟随　治疗师的呼吸应与来访者的呼吸同步。这可以在无意识层面促进治疗关系，也可以在来访者特别兴奋的情况下运用，用以调整其状态，控制节奏。

6. **重构行为和情境的解释** 方式不止一种，但来访者常常只能用一种去解释。治疗师的任务就是引导他换一个角度去看问题。治疗师常把症状赋予新的、积极的意义。

7. **不经意性** 目的在于提高治疗中的不合逻辑、不理智的成分，把主要内容不经意地或者以象征的方式说出来，这些话看上去不经意，但会被来访者不经意地吸收。

（三）治疗过程

在实施催眠治疗前要对来访者进行深入的接触和全面的了解，向来访者说明催眠治疗的特点，求得合作。并且还要了解来访者对催眠疗法的信任程度和受暗示性情况，以便催眠治疗顺利进行。

催眠治疗一般在安静、昏暗的室内进行，催眠师最好有助手在场。来访者平静而舒适地躺在床上，安静和放松一段时间后，催眠师开始使用暗示性语言并结合相应的较弱的感觉刺激来诱导来访者逐渐进入催眠状态。暗示的语言必须坚定有力、简单明确、清晰。催眠师的声音可以由高到低、语气逐渐缓慢、拉长、低沉。在进行语言暗示的同时，还可伴有其他单调的声音刺激或使用轻微的皮肤感觉刺激来加强诱导作用。当来访者进入催眠状态时，给予事先制订好的心理暗示治疗方案，有针对性地进行治疗。

（四）适应证和禁忌证

催眠疗法更多是一种治疗技术而不是治疗方法，在许多其他心理治疗方法中都有所使用，如行为疗法、认知疗法、精神分析治疗、家庭治疗等。

主要适应证为分离障碍、单纯恐怖障碍、疑病症、急性焦虑状态、应激相关障碍、不良生活习惯及各种心身疾病。不宜用于重性精神疾病、边缘型人格障碍和重度抑郁。

八、团体心理治疗

（一）概述

团体心理治疗（group psychotherapy）是在团体情景中提供心理帮助的一种心理治疗形式。它通过团体内人际交互作用，促进个体在互动中观察、学习、体验，从而认识自我、探讨自我、接纳自我。美国内科医生普拉特于1905年最早尝试将团体治疗形式用于肺病病人，成员彼此探讨交流，互相支持鼓励，改变对疾病的态度，增强战胜疾病的勇气。1910年前后，欧美的一些研究者开始将团体心理治疗用于精神疾病病人。

（二）基本技术

1. **团体心理治疗中治疗师的作用**

（1）调动成员参与的积极性：激发成员开放自我，大胆表达，引起大家对讨论的兴趣。

（2）适度参与并引导：在团体形成初期，成员之间尚不了解，没有形成集体观念，这时，治疗师可以以成员的身份参与到活动当中，为其他成员作出榜样，鼓励不善表达的成员，适当制止过分活跃的成员的言行，保证治疗活动顺利进行。

（3）提供恰当的解释：当成员对某些现象难以把握或因互相之间分歧过大影响治疗进行时，治疗师需提供意见，给予解释，解释的时机和方式因情况不同而不同。

（4）创造融洽的气氛：治疗过程中，治疗师要创造集体的气氛，使成员间互相关心和尊重，使团体内充满温暖、安全、同情和理解的气氛。

2. 准备技术

（1）确定团体心理治疗的时间、频率和场所：一般认为活动次数8~15次为宜，每周1~2次，每次时间为1.5~2小时。具体安排视治疗对象而定。活动场所应安静，避免成员分心，还要有安全感，并且有足够的活动空间，环境要舒适，交通应比较便利。

（2）选择参加团体心理治疗的成员：参加团体心理治疗的成员应具备以下条件。① 自愿参加，并有改变发展自我的强烈愿望；② 愿意与他人交流，并拥有与他人交流的能力；③ 能按规定参加团体心理治疗的全过程。

3. 团体心理治疗实施的技术

（1）与个别心理治疗相似的技巧：如倾听、共情、解释、面质、提问等。

（2）促进团体心理治疗的技巧：如阻止、聚焦、引话、观察等。

（3）讨论的技术

① 菲利普六六讨论法：6人一组，每人1分钟，因为团体较小，互相能听得更清楚，且能更有效地互动和执行工作。特点是主题明确，交流充分，人人参与，体现平等和尊重。② 耳语聚会：与菲利普六六讨论法唯一不同的是两人一组进行讨论，两人一组"私语"更容易实施。③ 头脑风暴法：为6~12人一组，在很短的时间里为团体提供许多独特的、创新的思想和方法。一般先有一个开放性的问题，然后自由发表意见。原则是不批评、不指责，鼓励自由和创意，人人参与，强调数量，优化整合。④ 问题揭示法：是在团体讨论过程中，治疗师将成员要讨论的问题尽可能——列出，写在黑板上，特点是一目了然，方便讨论。

4. 评估技术

（1）行为计量法：要求团体组员自己观察某些行为出现的次数并作出记录，或者请组员之间与组员有关的人观察及记录组员的行为，以评估组员的行为是否有所改善。行为计量法除了可以用来记录外显行为外，也可以记录组员的情绪和思维。记录形式可以是表格或图示、录音、录像等。

（2）标准化的心理测验：在团体心理治疗评估中，运用信度和效度较高的心理测试量表，比较参加治疗前后相关指标的变化，可以反映团体组员行为、情绪的变化，以评估团体心理治疗的效果。

（3）调查问卷：治疗师设计一系列有针对性的问题让团体组员填写，以搜集团体组员对团体心理治疗过程、内容、组员关系、团体气氛、团体目标的达成、治疗师的态度及工作方式等方面的意见。问卷内的问题可以是开放式的，也可以是封闭式的。自行设计的问卷不一定科学化，但它的好处在于能让组员自由发表他的想法和感受，因此能搜集到一些其他方法难以获得的宝贵的第一手资料。

除以上三种方法外，还可以通过组员日记、自我报告、治疗师工作日志、观察记录、录像录音等方法来评估集体的发展和效果。

（三）适应证和禁忌证

团体心理治疗适用于焦虑障碍、强迫症、恐惧障碍、疑病症等；不适用于酒精与药物依赖者、急性期抑郁病人、有频繁的自杀企图者，以及冲动控制障碍者等。

九、新兴的心理疗法

（一）焦点解决短期治疗

焦点解决短期治疗（solution focused brief therapy，SFBT）是指以寻找解决问题的方法为核心的短程心理治疗技术，由20世纪80年代初期由沙泽尔（Shazer S）和妻子金（Kim IB）创立。该疗法强调如何解决问题，而不是找到问题的原因，也强调以正向的、朝向未来的、朝向目标的积极态度促使改变的发生，焦点解决短期治疗是一种建构解决之道的治疗。

焦点解决短期治疗的流程与步骤清晰明了，整个治疗的咨询次数可为1次或者多次（平均5次），每次咨询时间60分钟，大致可以分为三个阶段：

1. 建构解决的对话阶段（40分钟） 治疗师以倾听、接纳、同理的态度收集来访者的抱怨，协助来访者发展出具体可行的目标，并使来访者探索自身资源，达到所求目标。

2. 休息阶段（10分钟） 治疗师独自回顾对话历程并加以整理，或与协同小组进行讨论，并于休息阶段结束后提供给来访者反馈。

3. 正向反馈阶段（10分钟） 治疗师给予来访者一些回馈。内容包含：给予赞美和肯定、提供讯息及布置家庭作业，其中提供的讯息可能是专家的观点理论，也可能是来访者自己有效的行动和想法，目的是将问题一般化或提供不同的意义和观点。

（二）叙事疗法

叙事疗法是由怀特（White M）和爱普斯顿（Epston D）提出的一种心理治疗理论和方法，是治疗师倾听来访者叙述的生命故事，帮助当事人找出问题叙事，通过问题外化、解构寻找其中遗漏的故事，用这些遗漏故事与来访者一起重构一个更为积极的故事，以唤起来访者改变内在力量的过程。叙事疗法的理论基础是后现代主义社会建构理论，认为心理问题是内化了与自身经验不符的知识、经验等，当这些知识、经验与现实冲突时，便将问题归因为自身，导致所关注的都是自身的问题和消极事件，自身的优点和积极事件则会被遗漏。而导致问题产生的知识、经验是由语言建构出来的，便可以在语言中解构。

操作当中，来访者在选择和述说其生命故事时会维持故事主要的信息，但往往会遗漏一些片段，为了找出这些遗漏的片段，治疗师会帮助来访者发展出双重故事。例如，有学生在叙事治疗中谈到他的问题故事，而治疗师会引导他说出另一段他自己不曾察觉的部分，进而帮助他自行找出问题的解决之道，而不是治疗师直接给予建议。在叙事心理治疗中，治疗师最常问的一句话是"你是怎么办到的"，随后，会将焦点放在来访者曾努力过的，或他内在的知识和力量上，引导他走出自己的困境。

（三）辩证行为疗法

辩证行为疗法（dialectical behavior therapy，DBT）是由玛莎·莱茵汉（Marsha Linehan）创

立的一种心理治疗方法，它强调确认和接受，而不是治疗来访者的问题，治疗的核心在于使来访者能够容忍生活压力，以及学会自我接受。通过理解正念及练习正念，培养来访者的觉察性和接受性，使他们学会识别内心的不同状态。

辩证行为疗法的四种技巧：

1. 痛苦承受 建立良好的心理弹性以更好地应对痛苦的事情，缓和消极环境因素影响。

2. 正念 强调不应将注意力放在过去的痛苦经历和未来可能发生的不确定性事件，应当把注意力放在当下，充分地体验当前的经历。

3. 情绪调节 更清楚地认识自己的感受，体察每一种情绪而非被其左右。用非对抗的、非破坏性的方式来调整感觉。

4. 人际效能 用新的方式来表达信念和需求，设定原则，协商解决问题的方法，其前提是维护社会关系和尊重他人。

（四）接纳与承诺疗法

接纳与承诺疗法（acceptance and commitment therapy，ACT）是由史蒂文·C·海斯（Hayes SC）于1982年创设的一种新型的、有科学依据的心理治疗方法，通过正念、接纳、认知解离、以自我为背景、明确价值和承诺行动等过程以及灵活多样的治疗技术，帮助来访者增强心理灵活性，投入有价值、有意义的生活。

ACT被证明能够减轻个体的心理压力，增强行动力，并减少由心理健康问题（如创伤后应激障碍、焦虑、抑郁、工作压力等）导致的适应不良的症状。

（五）正念认知疗法

正念认知疗法（mindfulness based cognitive therapy，MBCT）是由J.泰斯德（Teasdale J）等人融合了认知疗法与正念减压疗法而发展的一种心理治疗方法，该疗法应用正念增强来访者对消极思维的觉察，应用认知疗法的技术处理消极情绪。在正念练习过程中，要求来访者面对潜在的困难，而不是逃避，培养一种开放接受的态度应对当前出现的想法和情绪，要集中注意力，察觉自己的身体与情绪状态，做到顺其自然，不作评判。正念认知疗法主张带着痛苦与紧张的情绪而生活。

第四节　心理咨询

一、心理咨询的概念及意义

心理咨询（psychological counseling）是由心理咨询师运用心理学的原理和方法，帮助求助者解决心理问题的过程。在这个过程中，心理咨询师对来访者进行启发和辅导，挖掘来访者潜在的能力，帮助来访者认识自己的经历，改变原有的认知结构和行为模式，以提高其对生活的适应性，并获得更强的自助能力。

随着现代医学的发展，以往以生物医学模式为主导的医疗模式，逐渐转变为生物-心理-社会多因素的综合治疗医学模式，在此过程中，医学心理咨询起到了理解病因、舒缓情绪、控制症状、预防复发和促进康复等作用，其意义主要体现在以下几个方面：

1. 帮助理解和消除由心理社会因素引起的躯体不适感。部分就医病人的症状可能由心理社会因素引起，通过医学心理咨询可以澄清病感的性质，采取适当的心理社会调整措施，从而帮助消除这些由心理社会因素引起的躯体不适感。

2. 帮助缓解躯体疾病所致的心理反应。临床躯体疾病病人往往有各种心理应激反应，不但增加了临床复杂性，不利于诊断和治疗，还可能促使病情恶化或导致意外危险。医学心理咨询可以帮助缓解这些由躯体疾病所致的心理反应。

3. 有利于心身疾病的预防和治疗。临床心理咨询不仅关注生理健康，更关注心理健康，通过心理干预帮助病人心理压力，改善情绪和睡眠质量，从而有利于心身疾病的预防和治疗。

4. 加强了普通医学、心理学、社会学、精神病学之间的学科联系，有利于各学科在医疗、科研工作中互相渗透、互相补充，既促进医学研究的发展，也有利于行为科学本身的发展。

心理咨询与治疗在一定程度上相互重叠和相通，两者所采用的基本理论及方法基本相同，所强调的工作目标常常是相似的，且都强调帮助来访者成长和心理改变，注重与来访者建立良好的人际关系，通过与来访者的互动，达到使来访者改变和成长的目的。区别在于服务的对象侧重不同，心理咨询的服务对象大多数是正常人或即将康复的病人，心理治疗的服务对象有可能是有心理障碍和精神疾病的病人。心理咨询主要处理正常人所遇到的困惑，如人际关系、职业、教育、婚姻家庭等问题；心理治疗则更可能针对心理障碍、行为障碍、心身疾病、某些神经症、性心理障碍、康复中的精神疾病等。

二、心理咨询的历史与发展

心理咨询的历史可以追溯到19世纪末期，1879年，德国心理学家冯特在莱比锡大学建立了世界上第一个心理学实验室，标志着现代心理学的诞生，临床心理咨询的概念也开始逐渐形成。同一时期，随着西方文化的传入，心理学的概念开始在中国出现，一些中国的学者和医生开始尝试将西方的心理学理论和方法引入中国，开始了中国临床心理学的起步阶段。然而，由于当时中国社会对心理学的认识较为有限，这一阶段的发展较为缓慢。

进入20世纪，心理咨询开始逐渐受到重视。1955年，美国心理学会开始正式颁发心理咨询执照，标志着心理咨询师作为一种职业得到了正式认可，此后心理咨询行业得到了快速的发展。20世纪中叶，随着中国的现代化进程加速，临床心理学和咨询心理学在中国的发展得到了推动。更多的学者和医生开始心理学的应用和实践，心理学的专业机构也开始出现。此外，中国的教育、工业和军事等领域也开始重视心理学的应用，心理咨询和治疗得到了广泛的应用和发展。

近几十年以来，心理学界百家争鸣，百花齐放，产生了上百种的心理学流派和上千种的心理学咨询技术。临床心理咨询在中国的发展经历了起步阶段、发展阶段，目前已经进入了快速发展的阶段，为人们提供了更多有效的心理咨询与治疗方法。

三、心理咨询的对象、内容和方式

1. 心理咨询的对象　可分为三类。

（1）精神正常，但遇到了与心理有关的现实问题并请求帮助的人群。

（2）精神正常，但心理健康出现问题并请求帮助的人群。

（3）特殊对象，即临床治愈的精神疾病病人。

其中，心理咨询最一般、最主要的对象是健康人群或存在心理问题的亚健康人群，而不是人们常误会的"病态人群"。

2. 心理咨询的内容丰富，范围广泛　① 轻度焦虑、抑郁、恐惧、悲观等方面的分析指导；② 有关工作、学习、家庭生活、恋爱、婚姻中遇到的医学心理问题的答疑与指导；③ 介绍各种心理卫生知识；④ 对长期慢性躯体性疾病、各种疾病康复期的来访者进行心理疏导；⑤ 开展各种心理测验等。这些都是心理咨询的内容。总的来说，心理咨询处理的是正常人在日常生活中可能遇到的各种问题。

3. 心理咨询的方式

（1）从咨询对象角度分类：可分为个别心理咨询和集体心理咨询。个别心理咨询是由单个咨询人员对单个咨询对象进行解答、劝导和帮助；集体心理咨询是同时对多个咨询对象进行咨询。

（2）从咨询途径角度分类：可分为门诊咨询、院内咨询或会诊、信件咨询与专栏咨询、电话咨询、访问咨询以及网上咨询等。门诊咨询是由综合性医院或医学心理门诊开设的咨询；院内咨询或会诊是住院来访者出现心理问题时，可请院内设立的心理学部门进行咨询；信件咨询与专栏咨询是在报纸、期刊上开设专栏，集中选择来信者有典型意义的心理问题进行答复，有些来信也可给予个别答复；电话咨询是开设热线电话提供咨询服务的形式；访问咨询是咨询医生到学校、工厂等做现场调查，为不同职业群体提供心理卫生建议的一种形式；网上咨询是通过网络交流进行的咨询活动。

（张小芊）

学习小结

本章介绍了心理咨询与治疗的基本概念、技术和方法。重点介绍了心理治疗的基本原则、适应证、禁忌证和基本技术，各种心理治疗方法的一般要求，以及心理咨询与治疗的异同和各种心理治疗方法的操作过程。

通过本章的学习，我们掌握了心理干预这一医学心理学的重要手段，熟悉了常见的心理干预方法，可根据一定的科学原理，制订特定的心理干预程序，帮助人们消除或缓解各种心理困扰、心理问题和心理障碍。

一、选择题

1. 心理治疗的三个要素中，被称为心理治疗过程展开的基础的是
    A. 治疗关系
    B. 治疗变化
    C. 干预手段
    D. 治疗计划
    E. 治疗目的

2. 在精神分析治疗中，来访者对治疗师产生的情感依赖被称为
    A. 自由联想
    B. 移情
    C. 阻抗
    D. 反移情
    E. 解释

3. 不属于系统脱敏法步骤之一的是
    A. 建立恐怖的等级层次，将能使来访者感到恐怖的事件按等级程度从弱到强排序
    B. 其次进行放松训练，使全身肌肉进入松弛状态
    C. 按恐怖情景的等级次序依次进行脱敏训练

    D. 一开始就暴露在不良反应等级最高的情境中
    E. 对一个情景产生的焦虑大大降低时，即可进入高一级的情景，直至通过所有情景

4. 来访者中心疗法的创建者是
    A. 华生
    B. 弗洛伊德
    C. 罗杰斯
    D. 贝克
    E. 森田

5. 关于心理咨询的意义错误的是
    A. 帮助理解和消除由心理社会因素引起的躯体不适感
    B. 帮助缓解躯体疾病所致的心理反应
    C. 替代药物治疗方案
    D. 加强普通医学、心理学、社会学、精神病学之间的学科联系
    E. 有利于心身疾病的预防和治疗

    答案：1. A 2. B 3. D 4. C 5. C

二、简答题

1. 心理治疗的基本原则有哪些？

2. 试述行为疗法的主要技术。

精神障碍的治疗

学习目标

知识目标	掌握	精神药物的分类；常用抗精神病药物、抗抑郁药物、心境稳定剂和抗焦虑药物的种类、适应证和禁忌证、常见副作用及相应处理；电休克治疗的概念、适应证和禁忌证。
	熟悉	抗精神病药物、抗抑郁药物的药理机制；常用精神药物的用法和剂量。
	了解	常用精神药物的药代动力学特征；电休克治疗的方法；重复经颅磁刺激、电针治疗和深部脑刺激。
能力目标		1. 在临床工作中，拥有运用所学知识为不同的病人选择合适的药物治疗及物理治疗的能力。
		2. 具有初步判断病人用药过程中出现的常见药物不良反应并及时处理的能力。
素质目标		1. 通过本章的学习，培养精神障碍的治疗过程中科学、严谨、细致、认真的态度。
		2. 培养运用所学知识为病人选择合适的治疗方案，减轻病人负担，提高疗效的责任意识。

精神障碍的治疗包括躯体治疗（somatotherapy）和心理治疗（psychotherapy）两大部分。心理治疗在第二十章已论述，本章主要介绍精神障碍的躯体治疗。

第一节 躯体治疗概述

精神障碍的躯体治疗是指采用生物医学的技术和方法来影响病人的病态思维、情感和行为，其方法主要包括药物治疗和物理治疗。药物治疗是治疗精神障碍最主要的方法，近年来物理治疗得到了快速的发展，尤其是电休克治疗和经颅磁刺激治疗，成为治疗精神障碍的重要方法。

精神药物治疗是以化学药物为手段，对紊乱的大脑神经化学过程进行调整，达到控制精神症状，改善和矫正病理性思维、心境和行为，预防疾病复发，促进病人走向社会并提高生活质量的目的。精神疾病的治疗经历了漫长的发展过程，20世纪50年代氯丙嗪的问世，使精神疾病的治疗迈入现代科学发展道路。20世纪60年代以来，心境稳定剂或抗躁狂药物、抗抑郁药物、抗焦虑药物等精神药物不断研发，逐步形成了一门新的学科——精神药理学（psychopharmacology），这是精神卫生领域发展最为迅速的分支学科之一。

精神药物（psychotropic drug）广义上包括精神活性药物（psychoactive drug）和精神障碍治疗药物（psychotherapeutic drug），狭义上指精神障碍治疗药物，本章主要指其狭义概念。

精神药物种类繁多，虽有不同的分类系统，目前仍以"临床应用为主，化学结构或药理作用为辅"为原则。目前，由于对大脑以及各类精神障碍的神经机制的了解有限，精神障碍的药物治疗仍然是对症性的、经验性的。所以，传统上精神药物按临床作用特点分为四大类：① 抗精神病药物（antipsychotics），主要用于治疗精神分裂症或其他重性精神疾病者，如氯丙嗪、奋乃静、氟哌啶醇、利培酮、奥氮平、喹硫平、阿立哌唑、齐拉西酮等；② 抗抑郁药物（antidepressants），主要用于治疗各种抑郁状态，如阿米替林、氯米帕明、帕罗西汀、氟西汀、舍曲林、艾司西酞普兰、度洛西汀等；③ 心境稳定剂（mood stabilizer），既往称为抗躁狂药物（antimanic drug），主要用于治疗躁狂发作，如锂盐、卡马西平和丙戊酸盐等；④ 抗焦虑药物（antianxiety drug），主要用于缓解焦虑紧张，如地西泮、坦度螺酮、丁螺环酮等。但这些划分是人为的和相对的，不同种类之间有重叠和交叉。例如，很多抗抑郁药物同时有抗焦虑作用，一些新型抗精神病药物也具有心境稳定作用，有些强效抗焦虑药物也可用作抗精神病药物的辅助药，以迅速控制极度兴奋躁动的病人。以上四种治疗药物是精神障碍的主要治疗用药。此外，还有用于儿童注意缺陷多动障碍的精神振奋药和改善脑循环及改善神经细胞代谢的脑代谢药等。

物理治疗（physical therapy）包括电休克治疗、经颅磁刺激（TMS）、深部脑刺激（DBS）、磁痉挛治疗（MST）、经颅直流电刺激（tDCS）、精神外科治疗和电针治疗等，应用较多的是电休克治疗和经颅磁刺激治疗。

相关链接 | **氯丙嗪的发现**

1949年4月，法国海军外科医生莱伯利特在研究防止外科休克药时发现，异丙嗪还可对中枢神经系统起作用。这一发现使生产异丙嗪的斯潘西亚实验室产生了兴趣。他们在前期研究基础上合成了普马嗪的氯化衍生物，药理实验表明其低毒而有显著活性。于是他们把这一样品送到了莱伯利特那里，莱伯利特认为该药很理想，就全面进行动物实验，后又在外科手术病人身上试用。结果发现，由于该药的抗休克作用，病人手术后不仅食欲恢复情况好，而且术前紧张情绪也消失了。莱伯利特想，这种抗休克药是否也能抗精神病呢？他便请同事在精神疾病病人身上做试验。

1952年1月，精神科主任哈蒙与其他医生用该药对一名躁狂症病人进行治疗后，病人狂躁不安的症状很快消失，作用持续了几小时。此后，不仅这名病人继续服用该药，数以千计的这种病人也服用了莱伯利特送来的药物。法国精神病专家德莱（Delay J）便进一步将其应用于精神分裂症等多种精神疾病的治疗，被证明也有效，从此开始了精神药物治疗精神疾病的新纪元。同时，对药物的脑内作用机制研究也极大地促进了精神疾病病理机制的研究。

　　研究者发现，氯丙嗪的抗精神病作用机制主要是药物的多巴胺受体拮抗作用。在此基础上陆续开发了其他吩噻嗪类药物，如奋乃静、氟奋乃静。以后，又有多种化学结构的抗精神病药物被研发，其共同机制就是多巴胺受体的拮抗作用。

第二节　抗精神病药物

一、定义与分类

　　抗精神病药物是指主要用于治疗和预防精神分裂症和其他具有精神病性症状的精神障碍的精神药物。自1952年氯丙嗪应用于治疗精神病人获得成功后，吩噻嗪类、硫杂蒽类、丁酰苯类药物相继合成，被称为第一代抗精神病药物（first generation antipsychotics，FGA），其主要机制为减弱DA中脑-边缘通路的活动，可以改善精神分裂症的阳性症状。但药物对DA黑质-纹状体通路的阻断会引起锥体外系反应，对DA结节-漏斗通路的阻断会影响催乳素的分泌。而氯氮平等新型作用机制的抗精神病药物，除对DA受体阻断外，还阻断5-HT受体，引起锥体外系反应较少，被称为第二代抗精神病药物（second generation antipsychotics，SGA）。

（一）第一代抗精神病药物

　　第一代抗精神病药物又称典型抗精神病药、神经阻滞剂、DA受体拮抗剂、传统抗精神病药。其主要药理作用为阻断中枢DA D_2受体，对幻觉、妄想、怪异言行等精神病性症状疗效明显，锥体外系反应和催乳素水平升高等副作用常见，代表药物为氯丙嗪、奋乃静、氟哌啶醇等。这类药物按临床作用特点又可分为低效价药物和高效价药物两类。低效价类有吩噻嗪类的氯丙嗪和硫利哒嗪，硫杂蒽类的氯普噻吨，其有效治疗剂量高，镇静作用强，对心血管和肝脏毒性较大，锥体外系反应相对较小。高效价类包括吩噻嗪类的奋乃静、氟奋乃静和三氟拉嗪，丁酰苯类的氟哌啶醇。其有效治疗剂量较小，镇静作用较弱，对心血管和肝脏等脏器毒性小，锥体外系反应较显著。

（二）第二代抗精神病药物

　　第二代抗精神病药物又称非典型抗精神病药、非传统抗精神病药、新型抗精神病药。这类药物在治疗剂量时，通常较少或不产生锥体外系反应，也较少导致催乳素水平升高。按药理作用分为四类：

　　1. 5-HT和DA受体拮抗剂（serotonin-dopamine antagonists，SDA）　如利培酮、齐拉西酮、帕利哌酮、哌罗匹隆、鲁拉西酮。

　　2. 多受体作用药（multi-acting receptor targeted agents，MARTA）　如氯氮平、奥氮平、喹硫平、左替平。

　　3. 选择性D_2/D_3受体拮抗剂　如氨磺必利、瑞莫必利。

　　4. DA受体部分激动剂　如阿立哌唑。

另外，根据化学结构，还可将抗精神病药物分为：① 吩噻嗪类（phenothiazines），代表药为氯丙嗪；② 硫杂蒽类（thioxanthenes），代表药为氯普噻吨；③ 丁酰苯类（butyrophenones），代表药为氟哌啶醇；④ 苯甲酰胺类（benzamides），代表药为舒必利；⑤ 二苯二氮䓬类（dibenzo-diazepines），代表药为氯氮平；⑥ 其他。抗精神病药物的化学结构分类对药物开发和临床应用均有意义。如果某个抗精神病药物在充足剂量、充足疗程下效果不佳，则可以换用不同化学结构的药物。具体分类见表21-1。

▼ 表21-1 常用抗精神病药物的分类、主要副作用特点及剂量范围

分类及药名	锥体外系反应	催乳素升高	自主神经反应	体重增加	等效剂量[①]/mg	剂量范围
第一代抗精神病药物						
吩噻嗪类						
氯丙嗪	中	中	中	中	100	200~600mg/d
硫利哒嗪	低	低	高	中	100	200~600mg/d
奋乃静	中	中	低	低	10	16~48mg/d
三氟拉嗪	高	中	低	低	5	10~30mg/d
氟奋乃静	高	中	低	低	2	5~20mg/d
氟奋乃静癸酸酯	高	中	低	低	–	12.5~50/2 周
硫杂蒽类						
氯普噻吨	低	低	中	中	50	50~400mg/d
替沃噻吨	高	中	低	低	5	5~30mg/d
丁酰苯类						
氟哌啶醇	高	中	无	低	2	5~20mg/d
氟哌啶醇癸酸酯	高	中	无	低	–	50~200mg/4 周
五氟利多	高	中	低	低	–	20~100mg/周
苯甲酰胺类						
舒必利	低	高	低	中	200	600~1 200mg/d
二苯氧氮平类						
洛沙平	高	中	中	低	10	20~100mg/d
第二代抗精神病药物						
苯异噁唑类						
利培酮	中	高	中	低	1	2~6mg/d

分类及药名	锥体外系反应	催乳素升高	自主神经反应	体重增加	等效剂量[1]/mg	剂量范围
利培酮微球注射剂	中	高	中	低	–	20~50mg/2周
帕利哌酮	中	高	中	低	1.5	3~12mg/d
苯异硫唑类						
齐拉西酮	低	低	无	无	40	80~160mg/d
二苯二氮䓬类						
氯氮平	无	无	高	高	50	150~450mg/d
奥氮平	低	低	低	高	5	10~20mg/d
阿塞那平	低	低	低	低	–	10mg/d
二苯硫氮䓬类						
喹硫平	无	无	中	中	100	300~750mg/d
喹诺酮类						
阿立哌唑	低	无	无	无	5	10~30mg/d
苯甲酰胺类						
氨磺必利	低	高	低	低	200	200~1 200mg/d

注：①相当于氯丙嗪100mg的等效剂量。

　　抗精神病药物多为短效药物，每日服用。部分药物为注射剂，如氟哌啶醇注射液、氯丙嗪注射液、齐拉西酮注射液等，肌内注射后能快速起效，有效控制病情，一般短期使用。为了方便慢性精神分裂症的维持治疗，增加拒绝服药或依从性差的病人的服药依从性，20世纪60年代对抗精神病药物的剂型进行了改进，研发了长效抗精神病药物。目前常用的长效抗精神病药物有口服制剂和注射制剂两种。五氟利多是最常用的口服长效抗精神病药物，起效时间2~4周。注射长效制剂多为酯化物油剂，注射后在体内缓慢释放，使血药浓度长期保持较高水平，如氟哌啶醇癸酸酯、氟奋乃静癸酸酯、氟奋乃静庚酸酯、哌泊噻嗪棕榈酸酯、氟噻吨癸酸酯、利培酮微球、棕榈酸帕利哌酮注射液和阿立哌唑注射液等。通常，长效制剂的疗效、副作用与母药类似，但镇静作用较弱，锥体外系反应在注射后1周最重，首次应用剂量宜偏小。为了满足更多病人的需求，如不配合治疗、吞咽困难等病人，目前又研发了一些新的剂型，如口崩片、口溶膜等，目前应用于临床的包括利培酮口崩片、奥氮平口崩片、阿立哌唑口崩片、奥氮平口溶膜、阿立哌唑口溶膜等。

二、药效及药代学特征

　　1. 第一代抗精神病药物　　主要有4种受体阻断作用，包括DA受体、肾上腺素受体、胆碱受体和组胺受体。① DA受体（主要为D_2受体）阻断作用：脑内DA能系统有四条投射通路，第一代抗精神病药物对四条通路均可以有阻断作用：中脑边缘系统通路的阻断与抗幻觉、妄想等精神病性症状的抗精神病作用有关；中脑皮质通路的阻断与药源性阴性症状和抑郁有关；黑质纹状体通路的阻断与锥体外系反应有关；下丘脑至垂体的结节漏斗通路的阻断与药源性催乳素水平升高有关。② 肾上腺素受体（主要为α_1受体）阻断作用：与镇静作用、直立性低血压、心动过速、性功能减退、射精延迟等副作用有关。③ 胆碱受体（主要为M_1受体）阻断作用：与口干、便秘、排尿困难、视物模糊、记忆障碍等多种抗胆碱能副作用有关。④ 组胺受体（主要为H_1受体）阻断作用：与过度镇静和体重增加的副作用有关。

2. 第二代抗精神病药物　除了能阻断DA D_2受体，还可阻断脑内5-HT受体（主要是$5\text{-}HT_{2A}$受体）。5-HT阻滞剂具有潜在的抗精神病作用，$5\text{-}HT_{2A}/D_2$受体阻断比值高者，锥体外系反应发生率低，并可改善阴性症状。

精神障碍病人对抗精神病药物的吸收良好，主要通过胃肠吸收。除了氨磺必利以原药的形式经肾脏排泄之外，抗精神病药在肝脏内被大量代谢。抗精神病药物脂溶性较高，广泛分布于脂肪、肺和脑等组织中。脑内药物浓度往往高于血浆药物浓度，但血浆和脑浓度可达动态平衡，可以通过测量血浆药物浓度估测脑内浓度。大多数抗精神病药物血浆蛋白结合率较高，与其他高血浆蛋白竞争药物联用，可能会因为蛋白竞争影响药物血浆中的游离药物浓度。年龄、躯体状态、酶诱导剂、酶抑制剂等是影响抗精神病药物的常见因素，在临床应用时应充分考虑到这些因素对血药浓度的影响。

三、临床应用

（一）一般原则

1. 适应证　抗精神病药物主要用于控制幻觉、妄想和精神运动性兴奋等各种精神病性症状。适应证包括：① 精神分裂症；② 分裂情感性精神病；③ 躁狂发作（特别是伴精神病性症状的躁狂）和伴精神病性症状的抑郁发作；④ 偏执性精神病、短暂性精神病和其他非典型精神病；⑤ 脑器质性病变伴发精神障碍、躯体疾病伴发精神障碍或精神活性物质所致精神障碍等。可用于这些疾病的治疗和预防复发。

2. 禁忌证　伴有以下躯体疾病时应慎用或禁用抗精神病药物：① 严重过敏史；② 严重心血管疾病；③ 严重肝/肾功能损伤；④ 造血功能障碍；⑤ 已发生中枢神经抑制；⑥ 青光眼；⑦ 前列腺增生；⑧ 尿潴留；⑨ 震颤性麻痹；⑩ 严重呼吸系统疾病。

3. 药物选择　选择药物时，应该熟悉各种药物的药理学特点、常见副作用，同时应注意个体差异、躯体状况、病程长短、既往用药情况。第一代抗精神病药物总的疗效大致相当，但兴奋躁动者宜选用镇静作用强的药物或采用注射制剂治疗。阴性症状为主要临床相者宜选用舒必利或第二代抗精神病药物。病人伴有躯体疾病时，药物副作用是首先要考虑的因素。如心脏、肝脏疾病病人，一般选用第二代抗精神病药物，若使用第一代抗精神病药物，不宜用氯丙嗪，可选用奋乃静、氟哌啶醇。有癫痫病史者，应避免使用氯氮平。既往治疗的效应，是药物选择的重要参考，如既往治疗药物的疗效好、副作用小，宜继续沿用原药。目前一般推荐第二代抗精神病药物作为一线药物，第一代抗精神病药物和第二代抗精神病药物的氯氮平作为二线药物。

4. 剂量选择 使用抗精神病药物，要从低剂量开始，根据疗效和耐受性，逐渐调整到适宜剂量，剂量滴定可在 1~2 周内完成。在疾病的急性期、巩固期和维持期不同的治疗阶段，治疗剂量需要作相应调整。以精神分裂症为例，如果病人耐受性好，巩固期延续急性治疗期的剂量，在维持期，第一代抗精神病药物可逐渐减量至治疗期的 1/2，第二代抗精神病药物（氯氮平除外）可采用略低于急性期的剂量。

5. 单一用药还是联合用药 治疗精神分裂症应尽可能单一用药，治疗要个体化，疗效不满意可换用化学结构或作用机制不同的其他抗精神病药物。1~2 次换药后效果仍不好，可考虑联合用药。此时，应选择作用机制不同的药物，且两种药物的剂量分别减低。

6. 疗程 精神分裂症的治疗分为急性期治疗、巩固期治疗和维持期治疗，具体治疗见本书第十二章。用于治疗其他疾病伴发的精神障碍时以小量、短程使用为妥。

（二）常用抗精神病药物

目前，不同国家和地区不同药物的使用率有所区别，下列是我国较常用的抗精神病药物。

1. 氯丙嗪 多口服给药，也有注射剂，均易吸收。对幻觉、妄想等阳性症状效果好，镇静作用强，可用于快速有效地控制病人的兴奋和急性精神病性症状。急性期有效治疗剂量为 200~600mg/d，常用有效剂量为 400mg/d，巩固期保持原有效治疗剂量，维持期可酌情减少剂量至 200mg/d。较易发生直立性低血压、锥体外系反应、抗胆碱能反应（如便秘、口干、心动过速）、催乳素水平升高和皮疹。

2. 奋乃静 口服易吸收。对幻觉、妄想等阳性症状效果较好，适用于老年或伴有躯体（如心脏、肝脏、肾脏和肺）疾病病人。起始剂量 4~6mg/d，常用有效剂量为 20~60mg/d。自主神经和内脏副作用相对较少，镇静作用较弱，对血压的影响较小，但要注意锥体外系反应。

3. 氟哌啶醇 口服易吸收，对幻觉、妄想等阳性症状效果较好，而且镇静作用相对较强，常用于兴奋躁动的急诊病人，也适用于老年或伴有躯体疾病的兴奋躁动病人。常用有效剂量为 6~20mg/d，维持治疗剂量为 2~6mg/d。自主神经和内脏副作用相对较少，锥体外系反应较明显。

4. 五氟利多 口服长效制剂，每周给药 1 次，适用于自知力不完全、治疗依从性差的病人。常用治疗剂量为每周 20~80mg，主要副作用为锥体外系反应，少数病人可发生迟发性运动障碍和抑郁。

5. 舒必利 口服吸收较慢，对紧张性症状和精神分裂症的阴性症状较有效。低剂量（200~600mg/d）具有一定的抗焦虑抑郁作用，高于 1 000mg/d 可以治疗阳性症状。内分泌方面副作用明显，如催乳素水平升高（闭经、泌乳、性功能障碍）。

6. 氯氮平 主要用于难治性、伴自杀或无法耐受锥体外系反应的精神分裂症。对幻觉、妄想等精神病性症状的疗效强，对阴性症状也有一定疗效。易发生过度镇静、直立性低血压，所以起始剂量宜小。体重增加、心动过速、便秘、流涎等副作用多见。限制氯氮平广泛临床应用的副作用主要是粒细胞缺乏症。此外，此药也可引起癫痫发作。

7. 利培酮　目前有口服普通片剂、口崩片、水剂和长效注射剂。对幻觉、妄想等阳性精神病性症状效果较好。常用治疗剂量为2~6mg/d，主要副作用为催乳素水升高（闭经、泌乳、性功能障碍）、锥体外系反应。

8. 奥氮平　为氯氮平的衍生物，化学结构及药理作用与氯氮平相似，但对白细胞无明显影响；有普通片剂、口崩片和口溶膜，对阳性症状和阴性症状效果好。常用治疗剂量为5~20mg/d，主要副作用为食欲增加、体重增加、血脂和血糖升高等代谢紊乱。

9. 喹硫平　有普通片剂和缓释片，对阳性症状的治疗作用相对较弱，对情感症状也有一定疗效。治疗精神分裂症的有效剂量范围较宽，常用治疗剂量为300~750mg/d，锥体外系反应不明显。主要副作用是直立性低血压和过度镇静。

10. 齐拉西酮　有口服和速效注射剂，对阴性症状和伴发抑郁的疗效可能略有优势。常用治疗剂量为80~160mg/d，引起体重增加较轻微，对糖脂代谢和体重几乎无影响。

11. 阿立哌唑　有普通片剂、口崩片和长效注射剂，对阴性症状可能有优势。治疗剂量为10~30mg/d，对糖、脂代谢和体重几乎无影响，可改善其他抗精神病药物引起的催乳素升高相关副反应。

12. 氨磺必利　为舒必利的衍生物，对阳性症状和阴性症状均有效。低剂量时（100~300mg/d）对阴性症状反应好，高剂量时（600~1 200mg/d）对阳性症状反应明显。锥体外系反应、心电图QTc间期延长和高催乳素血症副作用较常见。

13. 帕利哌酮　为利培酮的活性代谢产物9-羟利培酮，对阳性症状、情感症状和认知症状有效。治疗剂量3~12mg/d，常见不良反应为锥体外系反应和高催乳素血症。

14. 哌罗匹隆　对阳性症状和阴性症状均有效，不良反应有锥体外系反应、失眠、困倦等。

15. 鲁拉西酮　可改善精神分裂症的阳性症状、阴性症状、情感症状、认知症状。治疗剂量40~120mg/d，心脏QT间期延长相对少见，对糖脂代谢指标、催乳素影响小。

16. 布南色林　治疗精神分裂症的阳性及阴性症状，治疗剂量8~24mg/d，可发生锥体外系反应，以静坐不能和类帕金森病多见。

17. 阿塞那平　改善精神病性阳性及阴性症状，躁狂及双相障碍混合发作。不良反应有过度镇静和头晕。

18. 伊潘立酮　改善精神分裂症的阳性症状、阴性症状及认知缺陷。治疗剂量6~12mg/d，其锥体外系反应、代谢异常等不良反应发生率低，不良反应常见有直立性低血压。

四、不良反应和处理

抗精神病药物的临床选择重要依据之一是其不良反应，不同的抗精神病药物不良反应特征明显不同。第一代抗精神病药物毒副作用十分广泛，几乎涉及全身各个系统，临床表现复杂多样。第二代抗精神病药物的不良反应作用相对少见，但对代谢的影响较第一代抗精神病药物更加明显。

（一）锥体外系反应

锥体外系反应与抗精神病药物对DA黑质纹状体通路的阻断有关，是第一代抗精神病药物治疗最常见的神经系统副作用，在第二代抗精神病药物中相对较轻。临床上常见以下四种表现。

1. 急性肌张力障碍（acute dystonia） 是出现最早的一种锥体外系反应，老人和儿童更常见。病变由个别或部分肌群不自主的、持久的痉挛引起，通常表现为眼上翻、斜颈、颈后倾、面部怪相和扭曲、吐舌、张口困难、角弓反张和脊柱侧弯等。喉部肌肉受累可引起吞咽困难和言语障碍。常在用药后当天或一周内发生，多求助于急诊，易误诊为破伤风、癫痫、分离性（转换性）障碍等，根据抗精神病药物服用史及临床表现，诊断很易明确。处理：一般采用肌内注射东莨菪碱0.3~0.6mg或异丙嗪25~50mg，多数可立即缓解；之后可考虑抗胆碱能药物盐酸苯海索与抗精神病药物合并使用，剂量范围是2~10mg，每日1~3次，如效果不佳，需换用锥体外系反应较少的抗精神病药物。

2. 静坐不能（akathisia） 多在治疗1~2周后出现，发生率约为20%。表现为无法控制的激越不安、不能静坐、反复走动或原地踏步，双腿无法安静，病人自诉有明显的焦虑、烦躁等痛苦体验，重者可表现为激惹症状，易误诊为精神病性激越或精神病加剧，如错误地增加抗精神病药剂量，可致症状进一步恶化。处理：使用苯二氮䓬类药或β受体阻滞剂（如普萘洛尔等），有时抗胆碱能药亦有效；严重时需减量或停用原来的抗精神病药，改换其他锥体外系反应低的药物。

3. 类帕金森病（parkinsonism） 是最为常见的一种锥体外系反应，多发生于治疗最初的1~2月，发生率可高达56%。老年人、女性病人常见，老年人常因合并淡漠、抑郁、痴呆等症状而被误诊。临床表现主要有肌张力高、运动不能、震颤和自主神经功能紊乱等。较早出现的症状是运动迟缓、手足震颤和肌张力增高，严重者有协调运动的丧失、僵硬、佝偻姿势、慌张步态、面具脸、粗大震颤、流涎等。处理：服用抗胆碱能药物。初始用药时缓慢加量或使用最低有效剂量可有效减少此类副作用的发生率。

4. 迟发性运动障碍（tardive dyskinesia，TD） 多出现于持续使用抗精神病药几年后，极少数可能在几个月后发生。用药时间越长，发生率越高。老年和脑器质性疾病病人中多见。主要表现：以不自主的、有节律的刻板式运动为特征，常见的是口-舌-颊三联征，表现为舌或口唇周围的轻微震颤或抽动，其严重程度波动不定，睡眠时消失、情绪激动时加重。目前尚无有效治疗药物，即使停药，也难以使症状消失，关键在于预防，使用最低有效剂量或换用锥体外系反应少的药物。早发现、早处理有可能逆转TD。抗胆碱能药物会促进和加重TD，应避免使用。有建议使用自由基清除剂如维生素E等。另外，氘丁苯那嗪被美国食品药品监督管理局批准用于TD的治疗。

（二）其他神经系统不良反应

1. 恶性综合征（malignant syndrome） 是一种少见但严重的不良反应。临床特征为意识障碍、肌肉强直、高热和自主神经功能紊乱症状（如大汗、流涎、血压不稳、心动过速等）。实验室检查可有肌酸激酶（CK）浓度升高，但不是确诊的指标。最常见于氟哌啶醇、氯丙嗪和氟奋乃静等药物治疗时。药物加量过快、用量过高、脱水、营养不足、合并躯体疾病以及气候炎热等因素，可能与恶性综合征的发生、发展有关。处理：停用抗精神病药物，给予支持性治疗，补充液体、纠正酸碱平衡和电解质紊乱、物理降温、预防感染，可以使用肌肉松弛剂（如丹曲林）和促进中枢DA功能药物（如溴隐亭）治疗。

2. 癫痫发作　属严重不良反应。抗精神病药物可降低癫痫发作阈值，以氯氮平最常见，其他低效价抗精神病药物也可诱发，氟哌啶醇和氟奋乃静等高效价抗精神病药物在治疗伴有癫痫的精神病病人时相对较安全。临床工作中需监测脑电图，发现异常脑电活动及时减量原药或加用抗癫痫药物，可预防癫痫的发生。如果发生癫痫发作，除了上述处理外，必要时考虑换药。

（三）自主神经系统副作用

药物的抗胆碱能作用常表现为：口干、便秘、排尿困难、视物模糊等，严重时可发生尿潴留、麻痹性肠梗阻。应及时发现，及时对症处理或减药。α受体阻滞作用常表现为直立性低血压、心动过速、射精延迟。对于心动过速严重者，可予β受体阻滞剂，如普萘洛尔。直立性低血压在治疗的前几天最为常见，氯丙嗪注射时最易出现，表现为：由坐位突然站立或起床时出现晕厥无力、摔倒或跌伤。对于接受易出现直立性低血压的药物治疗的病人，或者已经主诉头晕的病人，平时嘱其起床或站立时动作要慢。一旦发生，让病人取头低脚高卧位，严重者应补充液体并给予去甲肾上腺素或间羟胺等升压，禁用肾上腺素。

（四）精神方面的副作用

临床常用抗精神病药物均可引起过度镇静，其中以氯氮平、氯丙嗪、喹硫平、奥氮平等最为显著，表现为嗜睡、乏力、头昏、迟钝等。轻者不用处理，通常易被耐受。严重者可出现意识障碍，多见于高龄、器质性疾病病人。处理：应减药或停药。抗精神病药物还可诱发抑郁，伴有明显锥体外系反应的病人常有焦虑、易激惹，甚至轻生观念，以第一代抗精神病药物多见。应及时发现，及时处理，严防自杀，必要时减药、换药或合并抗抑郁药物。部分病人用药后出现兴奋、躁动、敌意、冲动和攻击行为，应及时减量。

（五）内分泌代谢系统副作用

最常见的是高催乳素血症，女性病人表现为泌乳、闭经和性快感受损，男性病人表现为勃起和射精障碍，也有泌乳现象。常见于第一代抗精神病药物，第二代抗精神病药物中利培酮、氨磺必利、帕利哌酮常见，其次为奥氮平、鲁拉西酮和齐拉西酮，阿立哌唑、喹硫平、氯氮平影响最小。有研究显示，小剂量阿立哌唑可以降低催乳素水平。

体重增加、血糖升高和血脂升高是第二代抗精神病药物突出的副作用，为代谢综合征症状，主要与食欲增加和活动减少有关，以氯氮平、奥氮平多见，阿立哌唑和齐拉西酮少见，第一代抗精神病药物中的氟哌啶醇和奋乃静也少见。临床用药前评估代谢综合征发生的风险，用药过程中应定期监测体重、血糖和血脂变化。对于体重增加者，可进行生活方式干预如饮食控制和加强锻炼，研究显示二甲双胍治疗在一定程度上可以减轻抗精神病药引起的体重增加和胰岛素抵抗。

（六）血液系统副作用

粒细胞减少或缺乏是抗精神病药物的罕见副作用，氯氮平发生率高，氯丙嗪、喹硫平和硫利达嗪也有报道。如果白细胞计数低，应慎用这类药物。应用这些药物时，应定期监测血常规，一旦发生白细胞减少（<3 000/mm^3）或缺乏（<500/mm^3），应立即停药，尽快使用升白细胞药。有少数病人可出现三系细胞减少。

（七）其他副作用

抗精神病药物可引起肝功能受损，多表现为丙氨酸转氨酶和天冬氨酸转氨酶升高。接受抗精神病药物治疗的病人应常规监测肝功能。轻度肝损者可合并护肝治疗，严重或出现黄疸者应立即停药，加强护肝治疗。

某些抗精神病药物可导致心电图的QT间期延长等，罕见的严重者可出现尖端扭转性心律失常，引起猝死。接受抗精神病药物治疗者应常规监测心电图QT间期变化、及时发现和纠正低钾血症，给予对应处理，严重者减药或换药。

某些抗精神病药物会引起过敏性皮疹，罕见的严重者可出现剥脱性皮炎。一旦发生过敏，应换药并对症处理。

此外，某些药物还可引起水肿、伴发热的哮喘、关节炎、淋巴结病和色素沉着。

（八）过量中毒

抗精神病药物过量使用的最早征象是激越或意识混浊、肌张力障碍，重者可有癫痫发作、严重低血压、心律失常、低体温等。脑电图显示突出的慢波。临床处理包括洗胃、静脉输液、对症治疗等。由于药物的抗胆碱能作用可使胃排空延迟，即使过量使用24小时后也应洗胃；由于多数抗精神病药物蛋白结合率较高，血液透析作用有限，大量输液有助于药物排泄。可使用抗癫痫药物控制癫痫发作，使用毒扁豆碱解除抗胆碱能副作用。如有血压降低时可用间羟胺和NE等升压，禁用肾上腺素。同时，还需注意维持正常体温。抗精神病药物需要严格保存，病情不稳定的精神病人不宜自己保管药物。

第三节　抗抑郁药物

抗抑郁药物（antidepressants）是一类主要用于治疗和预防各种抑郁障碍的药物，也用于强迫症、惊恐障碍、恐惧症、广泛性焦虑和创伤后应激障碍等疾病的治疗，有些药物还可用于睡眠障碍、慢性疼痛等，主要作用机制可能是提高神经元突触间隙单胺类神经递质的浓度。抗抑郁药不是兴奋剂，不能提高正常人的情绪。

根据药物作用机制，目前抗抑郁药物大体分为以下几类：① 三环类抗抑郁药（TCA），如丙米嗪、氯米帕明、多塞平和阿米替林，还包括在此基础上研发的杂环和四环类抗抑郁药，如马普替林；② 单胺氧化酶抑制剂（MAOI），如吗氯贝胺；③ 选择性5-HT再摄取抑制剂（SSRI），如氟西汀、帕罗西汀、舍曲林、氟伏沙明、西酞普兰和艾司西酞普兰；④ 其他新型抗抑郁药，包括5-HT和NE再摄取抑制剂（SNRI）如文拉法新、度洛西汀和米那普仑，NE和DA再摄取抑制剂（NDRI）如安非他酮，选择性NE再摄取抑制剂（NRI）如瑞波西汀，5-HT阻滞和再摄取抑制剂（SARI）如曲唑酮、伏硫西汀，NE能和特异性5-HT能抗抑郁药（NaSSA）如米氮平，褪黑素受体激动剂如阿戈美拉汀等。三环类抗抑郁药和单胺氧化酶抑制剂属传统抗抑郁药物，后两类为新型抗抑郁药物。目前新型抗抑郁药物为一线抗抑郁药，TCA和MAOI只作为二线药物。此外，抗抑郁药物还有中药和中成药。

一、三环类抗抑郁药

自从20世纪50年代后，TCA成为临床上治疗抑郁症的首选药之一，由于不良反应问题，以及新型抗抑郁药物的不断研发上市，目前多作为二线用药。

（一）药效及药代学特征

早期研究认为，TCA主要通过阻断突触前NE、5-HT的再摄取，增加突触间隙NE、5-HT的浓度而改善抑郁症状。进一步研究发现，TCA首先增加胞体部位突触间隙内5-HT等单胺递质浓度，下调突触前胞体膜上的$5-HT_{1A}$受体，增加末梢释放5-HT，进而下调突触后膜受体，最终达到抗抑郁作用。这与抗抑郁药物临床效应的滞后相一致。此外，TCA还具有胆碱能M_1受体、NE能α_1受体和组胺能H_1受体阻断作用，从而导致口干、便秘、视物模糊、头晕、直立性低血压、过度镇静、嗜睡和体重增加等副作用。

TCA口服吸收快，主要分布于脑、心、肝等组织，血浆蛋白结合率高，急性中毒时透析不易清除，多数代谢产物具生物活性，与其他药物合用时相互影响甚多。

（二）临床应用

1. **适应证** TCA的临床适用范围较宽，可用于治疗各类抑郁症状，包括抑郁症、双相障碍抑郁相、恶劣心境、反应性抑郁、器质性抑郁、神经性厌食等；还可以用于治疗广泛性焦虑症、惊恐发作、恐惧症、强迫症和创伤后应激障碍等疾病；小剂量丙米嗪可用于治疗儿童遗尿症；有些药低剂量时也用于失眠症。

2. **禁忌证** 严重心脏、肝脏、肾脏疾患，青光眼、前列腺增生、妊娠前3个月者、粒细胞减少，应禁用TCA，癫痫和老年病人则慎用。

3. **药物的选择** 迟滞、激越、焦虑、躯体化症状和失眠等临床表现可作为药物选择的参考。丙米嗪镇静作用弱，适用于迟滞性抑郁以及儿童遗尿症，也可用于发作性睡病病人。氯米帕明既能改善抑郁，也是目前治疗强迫症首选的药物。阿米替林镇静和抗焦虑作用较强，适用于伴失眠或激越症状的抑郁。多塞平抗抑郁作用相对较弱，但镇静和抗焦虑作用较强，常用于治疗恶劣心境障碍和慢性疼痛。

4. **剂量的选择** 小剂量开始，1~2周的时间逐渐增加到最大有效剂量。剂量范围见表21-2，每日分2~3次服用。部分TCA半衰期长，可选择每晚睡前一次给药的方式，可以避免白天病人的过度镇静和抗胆碱能副作用。在抑郁症维持治疗阶段，维持剂量通常低于有效治疗剂量。停用抗抑郁药物时需缓慢减量，以免引起撤药症状。

分类	药名	剂量范围 / (mg · d^{-1})
TCA	丙米嗪	150~250
	氯米帕明	150~250
	阿米替林	150~250
	多塞平	150~250
	马普替林	100~250
单胺氧化酶抑制剂	吗氯贝胺	300~600
SSRI	氟西汀	20~60
	帕罗西汀	20~50
	舍曲林	50~200
	氟伏沙明	100~300
	西酞普兰	20~60
	艾司西酞普兰	10~30
其他递质机制的新型抗抑郁药		
5-HT和NE再摄取抑制剂	文拉法辛	75~375
	度洛西汀	40~80
	米那普仑	50~100
5-HT阻滞和再摄取抑制剂	曲唑酮	100~300
	伏硫西汀	5~20
NE和DA再摄取抑制剂	安非他酮	300~450
选择性NE再摄取抑制剂	瑞波西汀	8~12
NE能和特异性5-HT能抗抑郁药	米安色林	30~90
	米氮平	15~45
褪黑素受体激动剂	阿戈美拉汀	25~50

注：TCA，三环类抗抑郁药；SSRI，选择性5-HT再摄取抑制剂；5-HT，5-羟色胺；NE，去甲肾上腺素；DA，多巴胺。

（三）不良反应及处理

与抗精神病药物类似，TCA的副作用也较广泛，发生的频度及严重程度与剂量和血药浓度密切相关，与躯体状况亦有关。临床常见以下几个方面：

1. 抗胆碱能副作用 是TCA最常见的副作用，在药物治疗效果出现以前既已出现，与M_1受体阻断有关。主要表现为口干、便秘、视物模糊等。轻者随着治疗的延续多数病人可耐受，症状将会逐渐减轻，对便秘可对症处理。严重者可出现尿潴留、肠麻痹，一旦出现，原则上应减少抗抑郁药物的剂量，必要时予以胆碱能药。

2. 心血管副作用 是TCA最主要的不良反应，与α受体阻断有关。可表现为直立性低血压、心动过速、头晕等。心电图可有PR间期和QRS时间延长，二度和三度传导阻滞，因而TCA禁用于严重心脏传导阻滞的病人。心电图还可见QT间期延长，心律失常。临床工作中建议定期查心电图，慎用于老年人和心脏病病人，一旦发生要对症治疗、减量或换用其他抗抑郁药物。

3. 中枢神经系统副作用　多数TCA具有镇静作用，与H₁受体阻断有关。镇静作用有时恰能改善病人的失眠，且镇静作用多在1周后能被病人逐步适应，如不能适应则应减少或换用其他药物。震颤是TCA另一常见中枢神经系统副作用，发生时可减量或换药处理，β受体阻滞剂有时有效。罕见药源性意识模糊或谵妄，需减少剂量或换用抗抑郁药物。对于"转躁"或诱发精神病性症状者，则应立即停用。

4. 性功能方面的副作用　TCA引起的性功能障碍包括性兴趣降低、性快感缺乏、勃起功能障碍和射精障碍。病人如果认为对生活影响显著可减少药量或换药。

5. 体重增加　可能与组胺受体阻断有关。另外，有些病人出现外周性水肿，此时应限制盐的摄入。

6. 过敏反应　如出现药疹，应尽量换药并对症处理。应避免应用于对此药已发生过敏的病人。

7. 过量中毒　超量服用或误服可发生严重的毒性反应，死亡率高。临床表现为昏迷、癫痫发作、心律失常三联征，还可有高热、低血压、肠麻痹、瞳孔扩大、呼吸抑制、心搏骤停。处理原则：洗胃、静脉清洗和对症处理（如控制心律不齐、癫痫、物理降温）。由于三环类抗抑郁药的抗胆碱能作用使胃内容物排空延迟，即使过量服入后数小时，仍应采取洗胃措施。可试用毒扁豆碱缓解抗胆碱能作用。

二、单胺氧化酶抑制剂

MAOI是20世纪50年代发现的一类抗抑郁药，目前作为二线用药，主要用于一线抗抑郁药物无效的抑郁症，对伴有睡眠过多、食欲和体重增加的非典型抑郁、轻度抑郁以及焦虑抑郁混合状态效果较好。MAOI可能通过抑制单胺氧化酶的活性，进而阻止中枢儿茶酚胺和5-HT的氧化和羟化，减少单胺类的降解而使突触间隙单胺递质水平升高而发挥治疗作用。

MAOI主要分为两大类型。一类称为不可逆性MAOI，即以肼类化合物及反苯环丙胺为代表的老一代MAOI，因副作用大，禁忌较多，临床上已基本不用。另一类为可逆性MAOI，代表药为吗氯贝胺，其副作用较老一代MAOI明显减少。常用剂量为150~450mg/d，分2~3次服用，最大剂量可达到600mg/d。与其他药物合用时要特别慎重，易增加其他药物浓度，增加其他药物的副作用。

三、选择性5-HT再摄取抑制剂

SSRI是20世纪80年代开发并试用于临床的一类新型抗抑郁药物，主要通过选择性抑制突触前膜对5-HT的回吸收而具有抗抑郁作用，是当今各国治疗抑郁症的一线用药。

（一）临床应用

1. 适应证　包括各种类型的抑郁障碍（如重度抑郁，单、双相抑郁，焦虑性抑郁，心因性抑郁，老年期抑郁，产后抑郁，心境障碍，躯体疾病伴发的抑郁等）、焦虑症、强迫症、恐惧症、疑病症、躯体化障碍、经前期恶劣心境和贪食症等。

2. **禁忌证** 儿童、老年人，严重心、肝、肾病应慎用。禁止与MAOI、色氨酸联用。孕期前3个月避免使用，服用期间不宜哺乳。

3. **副作用** SSRI副作用少，耐受性好。常见副作用有：

（1）神经系统：震颤、乏力、镇静、静坐不能、多梦、头痛在少数病人中可出现。镇静作用明显者可在临睡前给药，有助于睡眠。静坐不能或失眠者可联用苯二氮䓬类药物。震颤明显者可从小量开始，加量要缓慢。

（2）胃肠道症状：是SSRI最常见的副作用，如恶心、呕吐、厌食、腹泻或便秘。可在饭后服用或减量。

（3）性功能障碍：常见性欲减退、勃起功能障碍、性快感缺失、射精延迟。发生时可减量或换用不引起性功能障碍的安非他酮、米氮平或萘法唑酮。一般停药后很快逆转，有时可对症处理。

（4）5-HT综合征：SSRI有时导致5-HT能系统过度兴奋，出现中枢5-HT综合征，可见于单药治疗，但更多见于联合用药。初期主要表现为恶心、呕吐、腹痛、颜面潮红、多汗、心动过速、烦躁不安、激越、震颤、腱反射亢进和肌张力增高；可进一步发展为高热、呼吸困难、抽搐、酸中毒性横纹肌溶解、继发性蛋白尿、肾衰竭、心血管休克和死亡。症状和恶性综合征类似。一旦发现，应马上停药和紧急对症处理。

（5）过敏反应：少数可出现过敏性皮疹，罕见引起发热和呼吸困难，应及时停药。

（6）停药反应：突然停药，1/3病人可能会出现停药反应，常见的有失眠、震颤、焦虑、激越、活动过多、注意力不集中、感觉异常、精神紊乱，少数严重者可出现意识障碍和抽搐。故停药宜缓。

（二）常用药物

1. **氟西汀** 母药及其活性代谢产物半衰期较长。有一定的振奋作用，对抑郁症的迟滞作用较理想，有报道对精神分裂症的意志缺乏也有一定的疗效。最理想的剂量是20mg/d，随着剂量增加副作用也有所增加。在强迫症和贪食症的治疗中，剂量相对较大。

2. **帕罗西汀** 对焦虑症状效果明显，对伴焦虑的抑郁症更有优势。初始剂量为20mg/d，根据情况每次加10mg，间隔时间应不少于1周。停药太快可出现停药反应，因此要求缓慢撤药。

3. **舍曲林** 适用于各种抑郁症病人，尤其是在儿童病人中也得到临床试验的支持。抗抑郁的开始剂量为50mg/d，可酌情加量。舍曲林对肝脏细胞色素P450酶抑制作用弱，故很少与其他药物发生配伍禁忌。

4. **氟伏沙明** 适应证和副作用与其他SSRI类似，有一定的镇静作用，日剂量大于100mg时可分为2次服用。

5. **西酞普兰和艾司西酞普兰** 适应证与其他SSRI类似，后者为外旋西酞普兰的左旋对映体，作用可能更强。常用剂量西酞普兰为20mg/d，艾司西酞普兰为10mg/d。两药对肝脏细胞色素P450酶的影响在SSRI中最小，因此药物配伍禁忌很少，安全性较高。

四、其他递质机制的新型抗抑郁药物

（一）5-HT和NE再摄取抑制剂

文拉法新低剂量时主要抑制5-HT的再摄取，中高剂量时同时抑制5-HT和NE的再摄取，被称为5-HT和NE再摄取抑制剂（SNRI）。该类药物起效快，作用强，对严重抑郁和难治性抑郁有其优越性。与SSRI作用类似，文拉法新可用于非典型抑郁，副作用主要有恶心、激越、失眠和性功能障碍。

度洛西汀是另一种SNRI，除适用于抑郁障碍外，还能改善慢性疼痛。主要副作用有胃部不适、口干、头痛、睡眠障碍、多汗、便秘、尿急和性功能障碍。米那普仑是一种新型SNRI，对5-HT和NE的抑制作用相当，主要是通过升高突触间隙5-HT和NE浓度，增强神经元之间的信号转导发挥抗抑郁作用。米那普仑治疗抑郁障碍疗效肯定且不良反应较少，与其他药物联合应用时较少发生相互作用。

（二）NE能和特异性5-HT能抗抑郁药

米氮平抗抑郁的作用机制独特，它不抑制单胺递质的再摄取，而是通过抑制突触前NE神经元 α_2- 自受体和5-HT神经元 α_2- 异受体，最终导致NE和5-HT水平升高。由于米氮平对突触后5-HT$_2$和5-HT$_3$具有强抑制作用，因而仅激活5-HT$_1$，因此被归为NE能和特异性5-HT能抗抑郁药（NaSSA），主要适用于抑郁症。此外，米氮平是新型抗抑郁药中仅有的一个对H$_1$受体强拮抗作用的药物，有助于增强睡眠和食欲。常见副作用是嗜睡、食欲增加和体重增加、口干、便秘和头昏等。有效剂量15~45mg/d。

米安色林属于NaSSA，通过阻断去甲肾上腺素 α_2 自受体和异受体，选择性阻断5-HT$_2$型受体和5-HT$_3$型受体，同时阻断H$_1$受体来发挥其抗抑郁、抗焦虑促睡眠的作用。米安色林还具有强效的 α_1 受体拮抗作用， α_1 受体拮抗作用联合H$_1$受体拮抗作用，有效阻断脑内唤醒系统，镇静作用更为明显。

（三）NE和DA再摄取抑制剂

安非他酮通过抑制NE和DA摄取而发挥作用，称为NE和DA再摄取抑制剂（NDRI），它是唯一的与5-HT系统无关的抗抑郁药，适用于对SSRI不能耐受或无效者，还可用于双相抑郁。常见副作用是激越，还有兴奋、激动、失眠及恶心等，无性功能障碍。

（四）5-HT阻滞和再摄取抑制剂

曲唑酮通过阻滞5-HT受体和选择性抑制5-HT再摄取发挥作用，主要适用于伴焦虑、失眠、性功能障碍的抑郁病人。不良反应主要为困倦和乏力，过量服用时有嗜睡、共济失调、恶心和呕吐。

伏硫西汀为多模式新型抗抑郁药，通过抑制5-HT转运体的再摄取和调节5-HT受体发挥作用，调节作用包括拮抗5-HT$_3$、5-HT$_7$、5-HT$_{1D}$ 受体，部分激动 5-HT$_{1A}$、5-HT$_{1B}$ 受体，可以改善抑郁症状，对认知症状也有一定的改善作用。

（五）选择性NE再摄取抑制剂

瑞波西汀主要通过抑制突触前膜NE再摄取、增强中枢NE功能发挥抗抑郁作用，属于选择性NE再摄取抑制剂（NRI）。对重症抑郁、其他抗抑郁药治疗无效的病人疗效较好。瑞波西汀除了有效阻滞NE的再摄取外，几乎没有其他药理活性，故耐受性良好，不良反应极少。

（六）褪黑素受体激动剂

阿戈美拉汀为褪黑素能M_1和M_2受体的激动剂以及$5\text{-}HT_{2C}$受体的阻滞剂，通过阻断$5\text{-}HT_{2C}$受体，增加前额叶皮质NE和DA的释放。适用于成人抑郁症或严重抑郁的病人，同时对生物节律紊乱的改善效果明显，改善睡眠质量和日间功能。没有撤药反应，不影响性功能、体重、心率或血压。禁用于肝功能损害或与$CYP1A_2$酶强抑制剂的联用。常见不良反应为头痛、头晕、思睡或失眠、胃肠反应和转氨酶升高。

（七）5-HT摄取促进剂

噻奈普汀的作用机制是通过增强5-HT的再摄取而发挥抗抑郁作用，与传统TCA和SSRI不同。适应证包括抑郁症、酒精依赖以及性功能障碍。主要不良反应为失眠、头昏、头痛和消化道症状，如口干、恶心、腹痛、腹泻等。

五、中药治疗

中药治疗原则是理气开郁，调畅气机。常用治疗方法：① 疏肝解郁、理气畅中法，适用于肝气郁结证；② 清热化痰、宁心安神法，适用于痰热扰神证；③ 健脾养心、补益气血法，适用于心脾两虚证；④ 益气镇惊、安神定志法，适用于心胆气虚证。

目前研究证据较多的中成药包括逍遥丸、解郁丸、舒肝颗粒、舒肝解郁胶囊、养血清脑颗粒、龙胆泻肝丸、归脾丸、巴戟天寡糖胶囊、安神定志丸等。

🔔 **问题与思考**

5-HT在抑郁症发病机制中的作用

多数5-HT作用机制的抗抑郁药物是通过抑制5-HT的再摄取而发挥抗抑郁作用，如氟西汀、帕罗西汀、舍曲林等，为什么噻奈普汀增强了5-HT的再摄取还有抗抑郁作用？

这对你理解抑郁症的发病机制有什么启发？

第四节　心境稳定剂

心境稳定剂除治疗躁狂发作外，还可以预防双相情感障碍的复发，故又称情感稳定剂，主要包括锂盐和一些抗癫痫药（如卡马西平、丙戊酸盐等）。部分第一代抗精神病药物（如氯丙嗪、氟哌啶醇等）可用于躁狂发作急性期治疗，但可能诱发抑郁。第二代抗精神病药物如奥氮平、利培酮和喹硫平等，也可用于躁狂或双相障碍的急性期治疗和维持期治疗，诱发抑郁的报告罕见。本节介绍锂盐和抗癫痫药。

一、锂盐

碳酸锂是最经典、疗效最可靠的一种心境稳定剂，是目前抗躁狂的首选药物，总有效率70%。

（一）作用机制

目前尚未阐明。研究主要有以下发现：① 锂盐能抑制脑内NE、DA和乙酰胆碱（ACh）的合成和释放，并增加突触前膜对NE和5-HT的再摄入。锂盐还能促进5-HT的合成和释放。② 锂盐能抑制腺苷酸环化酶，使第二信使环腺苷酸（cAMP）生成减少，降低靶细胞生理效应。③ 锂盐能置换细胞内钠离子，降低细胞的兴奋性，还能与钾、钙和镁离子相互作用，改变其细胞内外分布，取代这些离子的某些生理功能。

锂在肠道吸收快，标准制剂1~1.5小时达峰值，迅速分布全身，但不易透过血脑屏障，因此锂中毒恢复较慢。锂不与血浆蛋白结合，不参与代谢，无代谢产物。小部分经粪便、乳汁和汗液排出，绝大部分由尿排出。约80%从肾小球滤出的锂在近曲小管和钠竞争重吸收，当缺钠、肾小球滤出减少或使用排钠利尿药时，易致锂中毒。

（二）临床应用

1. 适应证和禁忌证　碳酸锂的主要适应证是双相情感障碍躁狂发作，还用于双相情感障碍躁狂发作或抑郁发作的治疗和预防，也用于分裂情感性精神病或其他精神障碍伴有兴奋躁动、冲动攻击行为者。

碳酸锂的主要禁忌证包括肾功能不全、严重心血管疾病、重症肌无力、妊娠前3个月、哺乳期妇女、缺钠或低盐饮食病人。帕金森病、癫痫、甲状腺功能减退、神经性皮炎、老年性白内障、糖尿病病人慎用。

2. 用法和剂量　饭后口服给药，一般开始每次给250mg，每日2~3次，逐渐增加剂量；急性躁狂的门诊治疗量为750~1 500mg/d，住院治疗量为1 250~2 000mg/d。锂盐的治疗指数低，中毒剂量与治疗剂量接近，尽量监测血锂浓度。急性治疗阶段，最佳血锂浓度为0.8~1.2mmol/L，维持期为0.4~0.8mmol/L，1.4mmol/L为有效浓度上限，超过此值易中毒。

3. 副作用　锂盐副作用的大小与其血液浓度呈正相关。治疗早期可能因钠的排出，可有轻度多尿；此外，还有手颤、口干、口有金属味、疲乏感和肌无力；有时会诱发或加重甲状腺功能减退。长期服用可引起肾损害。

4. 锂中毒及处理　锂中毒往往有一些先兆，如出现反复呕吐和腹泻，手细颤变为粗颤、极度无力、困倦、烦躁不安和轻度意识障碍等。典型中毒表现为急性器质性脑病综合征，出现不同程度的意识障碍、构音困难、反射亢进、共济失调、粗颤、肌阵挛、抽搐。病情进一步发展可出现昏迷、血压下降、心律失常、蛋白尿、少尿或无尿。锂中毒无特殊解毒剂，处理措施包括停药、清除体内的锂盐（洗胃、大量给予生理盐水或高渗钠盐等），严重者进行血液透析。

二、抗癫痫药

部分抗癫痫药可以作为心境稳定剂，其中丙戊酸盐、卡马西平和奥卡西平疗效比较肯定，临床应用比较广泛。近年开发的一些新型抗癫痫药，如拉莫三嗪、托吡酯和加巴喷丁也被认为具有稳定情感的作用，用于心境障碍的治疗。

（一）丙戊酸盐

丙戊酸盐对躁狂症的疗效与锂盐相当，主要用于急性躁狂和双相障碍的治疗和预防，对混合型躁狂、快速循环型双相障碍以及锂盐治疗无效者可能疗效更好。丙戊酸盐一般耐受性好，不良反应发生率低。常见副作用为胃肠刺激症状（如恶心、胃痉挛、呕吐、腹泻）、良性氨基转氨酶升高、脱发和神经系统症状（如镇静、共济失调、震颤等）。大多数治疗早期出现，减量或继续治疗可减轻或消失。应注意，少数病人可有肝功能衰竭、粒细胞下降或缺乏、胰腺炎，可致死。此外，和剂量无关的体重增加也多见。对本药过敏、严重肝病、肾病、血液病和胰腺疾病者慎用，孕妇禁用。常用的有丙戊酸钠和丙戊酸镁。初始剂量200~400mg/d，分2~3次服用，每隔3~5日增加200mg，剂量范围800~1 800mg/d，治疗血浆浓度应达50~120mg/L。

（二）卡马西平

卡马西平对急性躁狂的治疗和躁狂发作的预防均有明显作用，但治疗起效较慢，多适用于锂盐治疗无效或不能耐受锂盐副作用者，对心境障碍快速循环型效果也较好。卡马西平的体重增加、脱发和震颤等副作用较丙戊酸盐少见。常见副作用有过敏性皮疹、药物性肝炎、白细胞减少、低钠血症、房室传导阻滞、窦性心动过缓或阿-斯综合征，以及一些抗胆碱能症状（如视物模糊、口干、便秘等）。青光眼、前列腺增生、糖尿病、酒精依赖者以及老年人慎用，白细胞减少、血小板减少、肝功能异常、心脏病病人以及孕妇禁用。初始剂量400mg/d，分2次口服，每3~5日增加200mg，剂量范围400~1 600mg/d，血浆水平应达4~12mg/L。

（三）奥卡西平

奥卡西平是卡马西平结构变化的产物，比卡马西平不良反应少，耐受性好。奥卡西平无肝酶诱导作用，生物利用度高（96%），蛋白结合率低（40%），临床疗效显著，不良反应少。常见的不良反应有血管神经性水肿、多器官过敏（可表现为皮疹、发热、淋巴结病、肝功能异常、嗜酸性粒细胞增多症和关节痛）等。

（四）拉莫三嗪

拉莫三嗪是唯一对双相抑郁比对躁狂或轻躁狂相更为有效的心境稳定剂，特别是对双相抑郁、快速循环、混合发作等疗效较好，可有效预防双相抑郁的复发。推荐剂量为前2周25mg/d，之后2周50mg/d，再增加到75~100mg/d，目标剂量为200mg/d，分1~2次服用。不良反应可见眩晕、头痛、复视、恶心和共济失调。5%~10%拉莫三嗪治疗的病人出现药疹，包括剥脱性皮炎（史-约综合征）和中毒性表皮坏死，合用丙戊酸盐或者加药速度过快时，药疹的风险可能增加。

第五节 抗焦虑药物

抗焦虑药物是一类主要用于消除或减轻焦虑、紧张和恐惧情绪的药物，也有明显的镇静催眠作用。20世纪60年代，焦虑障碍的治疗药物为苯二氮䓬类药物，一直延续至今，80年代以后一些传统的抗抑郁药物以及5-HT部分激动剂丁螺环酮用于治疗某些亚型的焦虑障碍，90年代以来

SSRI和其他抗抑郁药逐渐替代传统抗焦虑药物而成为治疗焦虑障碍的一线用药。本节主要介绍苯二氮䓬类药物和5-HT部分激动剂丁螺环酮、坦度螺酮。

一、苯二氮䓬类药物

苯二氮䓬类药物（benzodiazepines，BDZ）的衍生物甚多，国内常用的只有十余种（表21-3），为最常用的抗焦虑药，也用于镇静催眠。

▼ 表21-3　常用苯二氮䓬类药物

药物	剂量等效价比	半衰期/h	适应证	常用成人剂量/（mg·d^{-1}）
氯硝西泮	0.5	长效（>20）	抗癫痫、抗躁狂、催眠	2~8
地西泮	5	长效（>20）	抗焦虑、催眠、抗癫痫、酒精替代治疗	5~15
氯氮䓬	5	长效（>20）	催眠、抗癫痫	5~10
硝西泮	5	长效（>20）	催眠、抗癫痫	5~10
阿普唑仑	0.25	中效（6~20）	抗焦虑、抗抑郁、催眠	0.8~2.4
劳拉西泮	1	中效（6~20）	抗焦虑、抗躁狂、催眠	1~6
奥沙西泮	15	中效（6~20）	抗焦虑、催眠	30~90
艾司唑仑	0.33	中效（6~20）	抗焦虑、催眠、抗癫痫	2~6
氟西泮	5	短效（<6）	催眠	15~30
咪达唑仑	5	短效（<6）	快速催眠、诱导麻醉	15~30

（一）药效及药代学特征

主要作用于γ-氨基丁酸（GABA）受体和苯二氮䓬受体，通过增强GABA的活性，进一步开放氯离子通道，使氯离子大量进入细胞内，引起神经细胞超极化，从而起到中枢抑制作用。具体表现为四类药理作用：① 抗焦虑作用，是BDZ的主要作用，可以减轻或消除病人的焦虑、紧张、恐惧情绪等；② 镇静催眠作用，对睡眠的各期都有不同程度的影响；③ 抗惊厥作用，可以抑制癫痫病灶的放电不向外围扩散，但不能消除癫痫病灶的异常放电；④ 松弛骨骼肌作用，是抑制脊髓和脊髓上的运动反射所致。

BDZ口服吸收快而完全，血浆蛋白结合率高（70%~99%）。除奥沙西泮外，BDZ脂溶性高，能迅速入脑。半衰期长短不等，长作用类主要由肝氧化酶降解，对肝肾影响较大；短作用类主要与葡糖醛酸结合，肝肾功能异常者或老年人使用相对安全。

（二）临床应用

1. 适应证和禁忌证　临床应用广泛，用于治疗各型神经症、各种失眠，以及各种躯体疾病伴随出现的焦虑、紧张、失眠、自主神经系统紊乱等症状，也可用于各类伴焦虑、紧张、恐惧、失眠、激越的其他精神障碍的辅助治疗，还可用于癫痫治疗和酒精急性戒断症状的替代治疗。

凡有阻塞性呼吸系统疾病、严重心血管疾病、肾病、药物过敏、药物依赖、妊娠前3个月、青光眼、重症肌无力、酒精及中枢抑制剂使用时，应禁用，老年、儿童、孕妇慎用。

2. 药物的选择 病人有持续性焦虑症状，以半衰期较长的药物为宜，如地西泮；如病人焦虑呈波动形式，应选择半衰期较短的药物，如奥沙西泮、劳拉西泮等。阿普唑仑也有抗抑郁作用，伴抑郁症状者可选用；睡眠障碍可用氟西泮、硝西泮、艾司唑仑、氯硝西泮、咪达唑仑等；氯硝西泮对癫痫有较好的效果；戒酒时，可用地西泮替代；缓解肌肉紧张可用劳拉西泮、地西泮、硝西泮。由于这类药有成瘾和交叉成瘾性倾向，应尽量避免大量、长期、合并使用。

3. 用法和剂量 多数苯二氮䓬类的半衰期较长，所以无须每日3次给药，每日1次即可；或因病情需要，开始可以每日2~3次，病情改善后，可改为每日1次。BDZ治疗开始时可用小剂量，3~4日加量到治疗量。急性期病人开始时剂量可稍大些，或静脉给药，以控制症状。

4. 疗程 神经症病人的病情受心理社会因素影响较大，症状时轻时重，长期应用BDZ不能预防疾病的复发而且容易导致依赖，所以在控制急性期症状后，不宜长期应用。撤药应缓慢进行，防止戒断反应和病情波动。

（三）副作用

一般说来，BDZ副作用较少，耐受性好，但剂量大或敏感病人可出现以下副作用：

1. 神经系统 主要表现为嗜睡、过度镇静、头晕、智力活动受影响、记忆力受损、运动的协调性减低、肌张力降低等，常见于老年或有肝脏疾病者。大剂量可引起共济失调、口齿不清和意识障碍，严重者导致昏迷。少数病人出现脱抑制作用（反常反应），如失眠、噩梦、焦虑、激越、恐惧、愤怒和敌意。长期服用可引起记忆力减退。

2. 心血管和呼吸系统 BDZ对心脏和呼吸功能的作用取决于剂量和给药途径，大剂量或静脉给药可能引起血压降低、心率加快、脑血流量减少和心肺功能抑制或心脏停搏。慢性阻塞性肺疾病或睡眠呼吸暂停病人，即使用小的治疗剂量，也可引起呼吸困难、呼吸暂停发作频率增多。

3. 胃肠系统 少数病人服BDZ后可有腹痛、腹泻、恶心或呕吐。饭后服用上述不适可减轻或消失。

4. 泌尿系统 可引起老年人尿失禁或加重原有的尿失禁。也可引起性欲减退、勃起功能障碍或性快感缺失等性功能障碍。

5. 耐受性与依赖性 BDZ最大的缺点是易产生耐受性，长期应用后可产生依赖性，包括躯体依赖和精神依赖。各种苯二氮䓬类之间、与酒精和巴比妥之间均可发生交叉依赖。躯体依赖症状多发生在持续3个月以上者，药物半衰期越短越易产生依赖。骤然停药可引起戒断症状，多表现为失眠、焦虑、激越、易激惹、震颤、头痛、眩晕、多汗、烦躁不安、耳鸣、人格解体，以及胃肠症状如恶心、呕吐、厌食、腹泻、便秘等。严重者可出现癫痫样发作，此现象罕见但可导致死亡。因此，BDZ在临床应用中要避免长期应用。停药宜逐步缓慢进行。

6. 其他 一些病人可出现肌无力、中性粒细胞减少、皮疹等副作用。

7. 药物过量　BDZ过量常见，严重者少见，除非联用其他药物和酒精。一般情况下，BDZ的毒性作用较小，单独服药过量者常表现嗜睡，可被唤醒，血压略下降，多在24~48小时后转醒。重者可有昏迷、呼吸抑制现象，此时重点要支持呼吸和循环系统。一般处理包括洗胃、输液等综合措施。氟马西尼是BDZ选择性拮抗剂，可作为BDZ过量的有效解毒剂。

二、阿扎哌隆类

阿扎哌隆类是近年研发的新一类抗焦虑药物，代表药物为丁螺环酮，临床常用的还有其衍生物坦度螺酮。丁螺环酮最初是作为一种弱DA拮抗药，可能作为抗精神病药物而研发，后来发现其有明显的抗焦虑作用，作用机制主要与其对5-HT$_{1A}$的激动有关。坦度螺酮无DA拮抗作用，但5-HT能作用较丁螺环酮更强。

阿扎哌隆类目前主要适用于广泛性焦虑症，还可用于强迫症、酒精依赖、冲动攻击行为、抑郁症等伴有焦虑症状者。但抗焦虑效果没有苯二氮䓬类强，起效较慢，通常要7周才起效。优点是通常剂量下没有明显的镇静、催眠、肌肉松弛作用，也无依赖性报道；与其他镇静药物、酒精没有相互作用，也不影响病人的机械操作和车辆驾驶。

第六节　精神障碍的物理治疗

精神障碍的躯体治疗除了药物治疗外，还有一些物理治疗，包括电休克治疗、改良电休克治疗、重复经颅磁刺激、电针治疗和深部脑刺激等。

一、电休克治疗

电休克治疗（electric shock therapy）是以一定量的电流通过大脑，引起意识丧失和痉挛发作，从而达到治疗目的的一种方法。电休克治疗起效快、疗效可靠、经济省时，自1938年应用于精神科一直沿用至今，但目前逐渐被改进后的改良电休克治疗技术替代。电休克治疗的作用机制尚不明确，动物实验显示电休克治疗后大脑单胺类通路发生一些变化，增加伏隔核DA D$_2$受体的表达，引起脑源性神经营养因子、单胺类神经递质等的变化，可能与情绪和动机行为的改善有关。

二、改良电休克治疗

改良电休克治疗（modified electro-convulsive therapy，MECT）是在通电治疗前，先注射适量的肌肉松弛剂，然后利用一定量的电流刺激大脑，引起病人意识丧失，从而达到无抽搐发作而治疗精神病的一种方法。这是对传统电休克治疗方法的改良，应用肌肉松弛药（如氯琥珀胆碱），减轻了肌肉强直、抽搐，避免了关节脱位、骨折等并发症的发生。MECT的适应证与传统电休克治疗相同，禁忌证则较传统电休克治疗相对少，如可用于有骨折史或老年病人。目前已在临床推广使用。

（一）适应证和禁忌证

1. 适应证 ① 重度抑郁，有强烈自伤、自杀企图或行为者，或明显自责、自罪者；② 极度兴奋躁动冲动伤人者；③ 拒食、违拗和紧张性木僵者；④ 精神药物治疗无效或对药物治疗不能耐受者。

2. 禁忌证 ① 脑器质性疾病：颅内占位性病变、脑血管疾病、中枢神经系统炎症和外伤；其中脑肿瘤或脑动脉瘤尤应注意，因为当抽搐发作时，颅内压会突然增加，易引起脑出血、脑组织损伤或脑疝。② 心血管疾病：冠心病、心肌梗死、高血压、心律失常、主动脉瘤及心功能不全者。③ 骨关节疾病：尤其新近发生者。④ 出血或不稳定的动脉瘤畸形。⑤ 有视网膜脱落潜在危险的疾病，如青光眼。⑥ 急性的全身感染、发热。⑦ 严重的呼吸系统疾病，严重的肝、肾疾病。⑧ 利血平治疗者。

（二）治疗方法

1. 治疗前准备 ① 全面了解病情，特别是既往疾病史和近期服药史，如禁忌证中包括的疾病和药物。此外，服用MAOI的病人，停药10~14日后再给予MECT治疗。所有可能提高痉挛阈值的药物，建议提前减量或停药。如服用苯二氮䓬类、抗痉挛药的病人，建议在减量或停药后，再经2个药物半衰期后再给予MECT治疗，以免影响疗效。治疗期间应用的抗精神病药、抗抑郁药或锂盐，应采用较低剂量。治疗中尽量避免使用β受体阻滞剂（如美托洛尔、普萘洛尔），以免导致心动过缓。使用氟哌啶醇需谨慎，其可能导致病人心脏功能恶化，尤其对于老年病人。② 全面的体格检查和必要的实验室等辅助检查，如血常规、血生化、心电图、脑电图、胸部和脊柱X线片。③ 获得书面知情同意。④ 禁食、禁水4小时以上，以避免误吸。⑤ 准备好各种急救药品和器械。⑥ 治疗前测体温、脉搏、血压，如体温在37.5℃以上，脉搏120次/min以上或低于50次/min，血压超过150/100mmHg或低于90/50mmHg，应禁用。⑦ 通常于治疗前15~30分钟皮下注射阿托品0.5~1.0mg，防止迷走神经过度兴奋，减少分泌物。如第一次治疗呼吸恢复不好，可以在以后每次治疗前15~30分钟皮下注射洛贝林3.0~6.0mg。⑧ 排空大小便，取出活动义齿，解开衣带、领扣，取下发卡等。

2. 操作方法 治疗应在专门的治疗室进行，治疗室要有吸氧、吸痰及急救药品和器械。病人仰卧于治疗台上，四肢保持自然伸直姿势，在两肩胛间相当于胸椎中段处垫一沙枕，使脊柱前凸。为防咬伤，应用缠有纱布的压舌板放置在病人一侧上下臼齿间或用专用牙垫放置两侧上下臼齿间。用手紧托下颌，防止下颌脱位。另由助手保护病人的肩肘、髋膝关节及四肢。具体实施方法如下：

（1）开放静脉通道，连接心电监护，吸氧，清洁局部皮肤。

（2）在麻醉师参与下，治疗前肌内注射阿托品0.5mg。

（3）MECT电极涂导电胶，通常为双侧或单侧放置，紧贴病人相应部位，按照MECT仪器的要求进行电压、电流、时间、刺激能量等参数设置，并测试电阻。

（4）按病人年龄、体重给予1%硫喷妥钠1.0~2.5mg/kg或其他静脉麻醉药，待病人出现哈欠、角膜反射迟钝时，给予0.2%氯化琥珀酰胆碱0.5~1.5mg/kg静脉注射，观察肌肉松弛程度。当腱反射减弱或消失，面部或全身出现肌纤维震颤、呼吸变浅、全身肌肉放松（一般约为给药后2分钟）时，即可通电2~3秒。

（5）观察口角、眼周、手指、足趾的轻微抽动，持续30~40秒，为一次有效的治疗。使用麻醉药和肌肉松弛药时，要面罩加压给氧，密切注意病人血氧饱和度变化，使血氧饱和度尽量保持100%。

（6）专人护理观察至少30分钟，防止跌倒，待病人生命体征平稳后返回病房，门诊病人建议观察2小时后评估符合标准后方可离开。

3. 疗程 一般每日1次过渡到隔日1次或者一开始就隔日1次，6~12次为一个疗程。一般躁狂状态6次左右即可，幻觉、妄想症状则需要8~12次；抑郁状态的疗程介于两者之间。

（三）不良反应和处理

电休克治疗常见的并发症有头痛、恶心、呕吐、全身肌肉酸痛等，无须特殊处理。记忆减退多在停止治疗后6个月内恢复，也不需要特殊处理。由于肌肉的突然剧烈收缩，关节脱位和骨折也是较常见的并发症，脱位以下颌关节脱位多见，发生后应立即复位；骨折以第4~8胸椎压缩性骨折多见，应请专科对症处理。年龄大、治疗期间使用抗胆碱能药物者，较易出现意识障碍（程度较轻、昼轻夜重、持续定向障碍、可有幻视）和认知功能受损（思维及反应迟钝、记忆和理解力下降）。此时，应停用电休克治疗。电休克引起死亡极为罕见，个案报道死亡多与潜在躯体疾病有关。

MECT骨折、关节脱位等并发症的发生率较传统电休克治疗低，而且程度较轻。但可出现麻醉意外、延迟性窒息、严重心律不齐等，应给予高度重视。

三、重复经颅磁刺激

经颅磁刺激（transcranial magnetic stimulation，TMS）是一种在脑的特定部位给予磁刺激以影响神经细胞功能的新技术。在某一特定皮质部位给予重复刺激的过程，称作重复经颅磁刺激（repeated transcranial magnetic stimulation，rTMS）。

（一）适应证和禁忌证

1. 适应证 目前rTMS用于治疗的精神障碍主要包括抑郁症和精神分裂症。

2. 禁忌证 ① 癫痫发作史和强阳性癫痫家族史，特别是需要高频rTMS治疗时；② 严重躯体疾病病人；③ 严重酒精滥用者；④ 有颅脑手术史者，颅内有金属植入术者；⑤ 植入心脏起搏器者；⑥ 孕期妇女。

（二）治疗方法

rTMS在门诊即可进行，操作容易，安全性高。操作过程如下：

1. 刺激强度旋钮旋至最小。

2. 将线圈与高频磁刺激器连接，要保证连上线圈后才能打开治疗仪。

3. 打开激发器，然后在测试选择项目下，选择其中运动诱发的磁刺激项目。

4. 打开开关。

5. 确定刺激强度。

6. 检查危险物品，接受 rTMS 者不能携带心脏起搏器、金属物品、金属植入物、耳蜗植入物、听力辅助装置、手表、计算器、信用卡、计算机软盘或磁带等物品。

7. rTMS 接受者取坐姿，背对仪器，也可以选择卧姿，线圈放在所选择的颅骨某部位上。

8. 在激发器上选定刺激频率。

9. 通过设定每次的平均数及步骤数来设定刺激次数。

10. 按下"激发"按钮。如果准备灯亮，当激发器触发刺激时，就会产生一次刺激。如果激发器处于重复的模式，高频磁刺激器就会在特定频率或最大频率触发。

11. 调整刺激强度，直至在激发器的屏幕上看到合适的反应。

（三）不良反应和处理

1. 头痛　性质类似于紧张性头痛，由于头皮肌肉反复受刺激收缩所致，发生率为 10%~30%。持续时间多短暂，多可自行缓解。若持续时间较长或难以忍受时，可服用阿司匹林等解热镇痛药对症处理。

2. 癫痫发作　与治疗频率过高、强度过大有关。

四、电针治疗

电针治疗是在中医针灸治疗的基础上，通过电流刺激代替针灸的提、插、捻、转，根据电流的大小来调节针刺的强度，结合西医诊断与中医的辨证分型，依据精神障碍而选用不同穴位来进行治疗的方法。

在整体观念的指导下，中医认为精神情志因素不仅在疾病过程中发挥作用，而且与疾病的表现有关。内伤七情、外感六淫导致机体脏腑经络阴阳失调以及气血痰火等方面的病理改变；气机逆乱、郁滞不通，引起气滞、痰阻、血瘀，进而伤及脏腑经络，损伤经血，这就是精神障碍发病的重要病机；其中，心、肝、脾脏腑失调为多；针灸治疗就是基于这些改变来针刺辨治的。电生理研究认为，电针治疗就是通过电脉冲来刺激穴位附近的神经，使神经纤维产生动作电位，动作电位沿着神经纤维向中枢神经系统传递，中枢再通过传出通路作用于效应器官，达到治疗作用。研究发现，针刺疼痛主要与提高脑内阿片样物质和单胺类神经递质有关。

目前，电针治疗在精神科主要应用于抑郁症和精神分裂症，在分离性（转换性）障碍中也有一定的应用。

五、深部脑刺激

深部脑刺激（deep brain stimulation，DBS）治疗是利用立体定向的技术准确定位，在大脑特定区域植入电极，连续不断地传送刺激脉冲到深部脑组织的特定区域以达到治疗的目的。DBS 治疗精神疾病处于起步和探索阶段，其作用机制可能与大脑边缘系统的功能失调有关，如皮质–纹状体–丘脑–皮质环路或皮质–纹状体–苍白球–丘脑–皮质环路。DBS 手术中，靶点的定位和触点的选择是决定临床治疗效果的重要因素。常用靶点有内囊前肢、丘脑底核、伏隔核、腹侧内囊/

腹侧纹状体、丘脑下角等核团。

对严重、慢性难治性抑郁病人进行深部脑刺激治疗，可持续且显著改善病人症状。DBS治疗抑郁症的靶点包括胼胝体扣带回、丘脑下角、腹侧内囊/腹侧纹状体、伏隔核。

1999年，Nuttin等首次应用DBS刺激内囊前肢治疗难治性强迫症病人，2009年，FDA批准DBS作为强迫症的辅助治疗手段。目前，DBS治疗精神疾病的范围逐渐扩大，已应用于抽动秽语综合征、神经性厌食症、药物成瘾、创伤后应激障碍、迟发性运动障碍、精神分裂症等疾病的治疗。

六、其他

目前精神障碍的物理治疗还包括迷走神经刺激、磁痉挛治疗和经颅直流电刺激等。迷走神经刺激（vagus nerve stimulation，VNS）包括传统的迷走神经刺激和经皮迷走神经刺激两种。传统的迷走神经刺激为侵入性刺激，已经获得FDA批准用于难治性抑郁症和难治性癫痫的治疗。经皮迷走神经刺激是一种较新的物理治疗方法，包括经皮颈迷走神经刺激和经皮耳迷走神经刺激，前者被FDA批准用于治疗偏头痛和丛集性头痛，后者被欧盟认证用于治疗抑郁症、焦虑症、慢性疼痛和癫痫。磁痉挛治疗（MST）具有与ECT相当的疗效，不良反应显著小于ECT，具有临床应用价值，但目前仍处于试验阶段，线圈类型、刺激剂量、最佳刺激位置、作用机制和病人的选择仍需研究。经颅直流电刺激（tDCS）是一种非侵入性脑刺激技术，在国外已经研究多年；主要用于焦虑抑郁和精神分裂症谱系的研究，在某些方面取得一定进展，但是仍然存在很多不确定性。

（陈敏）

学习小结

本章重点介绍了常用精神药物的种类、各类药物和电休克治疗的适应证和禁忌证、常用精神药物的副作用及相应处理。

通过本章的学习，我们掌握了常用抗精神病药物、抗抑郁药物、心境稳定剂和抗焦虑药物的种类、适应证和禁忌证、常见副作用及相应处理，抗精神病药物、抗抑郁药物的药理机制，常用精神药物的用法和剂量；了解了各种精神药物及物理治疗的具体方法；初步掌握精神障碍药物治疗和物理治疗的治疗原则，减少药物不良反应的发生，提高病人药物治疗依从性。

复习参考题

一、选择题

1. 与第一代抗精神病药物相比，第二代抗精神病药物增加的作用受体是
   A. DA受体
   B. 肾上腺素受体
   C. 胆碱受体
   D. 组胺受体
   E. 5-HT受体

2. 常见的锥体外系反应不包括
   A. 急性肌张力障碍
   B. 静坐不能
   C. 类帕金森病
   D. 恶性综合征
   E. 迟发性运动障碍

3. 常用的SSRI药物不包括
   A. 氟西汀
   B. 帕罗西汀
   C. 舍曲林
   D. 度洛西汀
   E. 西酞普兰

4. 急性治疗阶段，最佳血锂浓度为
   A. 0.4~0.8mmol/L
   B. 0.6~1.0mmol/L
   C. 0.8~1.2mmol/L
   D. 0.8~1.4mmol/L
   E. 1.0~1.4mmol/L

5. 改良电休克治疗的禁忌证不包括
   A. 脑器质性疾病
   B. 心血管疾病
   C. 骨关节疾病
   D. 重度抑郁，有强烈自伤、自杀企图或行为者
   E. 严重的呼吸系统疾病

   答案：1. E 2. D 3. D 4. C 5. D

二、简答题

1. 简述精神药物的种类及其适应证和禁忌证。
2. 简述抗精神病药物的常见副作用及处理。
3. 简述抗抑郁药物的常见副作用及处理。
4. 第一代和第二代抗精神病药物的作用机制及临床特点有何不同？
5. 简述改良电休克治疗的适应证和禁忌证。

第二十二章　　**精神科急诊与危机干预**

学习目标

知识目标	掌握	掌握自杀、攻击行为、危机、危机干预的概念，攻击行为评估内容、注意事项；自杀的线索、如何预防自杀；掌握危机干预的基本原则。
	熟悉	熟悉自杀的动机、冲动攻击行为的相关因素以及危机干预的基本过程和技术。
	了解	自杀相关因素、冲动攻击行为的评估方式；危机干预的适应人群。
能力目标		1. 能初步运用自杀、攻击行为的评估方法及预防措施解决临床问题。 2. 了解危机干预的原则和基本技术并在临床上适当运用。
素质目标		1. 通过学习本章能够树立正确的人生观、价值观，珍爱生命、热爱生活。 2. 在临床工作中认识到攻击行为及自杀行为对病人及其家人的危害，能够树立治病救人、救死扶伤的理想信念。

　　精神科急诊（psychiatric emergency）又称急诊精神病学（emergency psychiatry），是临床精神病学的一个分支，也是急诊医学的一个分支，其主要任务是针对精神障碍病人突然发病或精神疾病突然加重、危及自身或他人安全时，医护人员所采取的紧急医护措施。当人们处于心理危机时，为了防止受害者出现精神崩溃或意外，及时提供危机干预也属于精神科急诊的范畴。精神科急诊范围包括各种急性精神病性症状、自杀、冲动暴力行为、精神科药物中毒，以及各种心理危机问题等。危机干预是对处在心理失衡状态的个体进行简短而有效的帮助，使其恢复心理生理和社会功能的水平。目的是使其尽快渡过心理危机，恢复正常工作和生活秩序。

第一节　自杀行为

　　自杀（suicide）是一种以故意自我结束生命为特征表现的行为，它是一种个体行为，常与生物、心理、社会、经济、文化等多方面的因素有关。如果个体是故意采取自我伤害行为，但无意结束自我生命，则不属于自杀，DSM-5称其为非自杀性自伤（non-suicidal self-injury）。

一、自杀的相关因素

自杀是一种复杂的现象，其发生是多种因素共同作用的结果，常常是生物学因素、心理社会因素等的综合作用。

（一）生物学因素

与自杀有关的生物学因素较多，但目前尚未找到有效预测自杀的生物学标记。

1. 遗传因素 自杀具有家族聚集现象，自杀者的家族成员中自杀行为和精神疾病的发生率显著高于一般人群。双生子和寄养子研究也证实自杀具有遗传性。遗传一方面与精神障碍有关，如心境障碍、精神分裂症等，自杀可能通过这些疾病进行代际传递；另一方面，自杀还可能存在独立的遗传因素，即独立于精神疾病之外的自身传递。另外，环境因素可能与遗传因素共同发挥作用。

2. 神经递质改变 神经生化因素也是自杀的重要因素之一，单胺类神经递质可能参与自杀的发生。5-HT、多巴胺、去甲肾上腺素可能相互影响发挥作用。

3. 精神障碍 约90%的自杀者患有精神障碍，60%为心境障碍。急性精神障碍病人自杀的危险性是一般人群的7~10倍。抑郁和焦虑共病是高危因素。老年人的精神障碍则较多合并躯体疾病或继发于躯体疾病，年轻人更多合并人格障碍。与女性自杀者相比，男性更多伴有精神活性物质滥用。

4. 躯体疾病 躯体疾病病人自杀率明显高于一般人群，也是自杀行为的重要危险因素。可能的原因有：无法忍受疾病导致的疼痛、严重毁容或毁形，疾病相关的社会歧视，对疾病的恐惧及疾病伴发的负性情绪、人格改变和精神症状，疾病导致的经济压力和社会隔离、社会支持系统无力等。

（二）心理社会因素

1. 负性生活事件 是促发自杀行为的关键因素。婚姻矛盾、家庭纠纷、躯体疾病、经济困难、人际关系紧张等都是常见的负性生活事件。

2. 社会支持 具有自杀未遂史的人通常是不会向别人寻求帮助的，出现自杀意念时不会告诉任何人自己的想法。极少参加社会团体活动，缺少朋友，人际关系差，最后导致与社会隔绝，出现自杀行为。自杀未遂者与无自杀行为的个体相比，社会支持通常较差。社会网络是自杀的保护性因素，应加强。

3. 人格特征　自杀未遂者的认知方式和人格具有以下特征：较高的冲动性、极端的思维、认知僵化、绝望、对未来的判断存在偏见等，具有上述特征的人，在面临应激或危机时容易发生自杀行为。

4. 心理特征　自杀未遂者常有某些共同的心理特征。① 认知方式："非此即彼"的极端不良认知模式，在挫折和困难面前不能作出客观正确的评价；② 情感：自杀者通常有各种痛苦、焦虑、抑郁、愤怒、厌倦和内疚的负性情绪，他们对这些负性情绪难以接受；③ 意志行为：具有冲动性和盲目性、不顾后果等特点，常缺乏持久而广泛的人际交往，适应性差，可具有一定的攻击性。

5. 社会因素　宗教信仰、社会习俗等社会文化因素对自杀有一定的影响。不同国家和地区、不同人群间自杀行为有很大差异，另一个可能影响自杀率的社会因素是媒体对自杀的报道，在播放描写自杀的虚构电视和电影后，自杀率和自杀未遂率升高，有时过去引起社区关注的或者报纸和电视上披露的自杀事件的细节会影响现在自杀的方式和时机。

6. 性别和年龄　与男性相比，女性非致命性自杀行为发生率较高，男性自杀成功率高，男性采用的自杀方式往往更为致命、更为极端。自杀发生率随年龄增加而增高，国内资料显示老年人自杀率明显高于青年人，尤其是老年男性。

7. 自杀方式　在不同国家和时期，自杀方式不相同。英国常用方式为自缢、汽车尾气；美国男性枪击最常见，女性过量服药最常见，但以镇痛药和镇静药为主。我国最常见的方式为服农药、自缢、溺水。

二、自杀预测

（一）自杀的危险性评估

对相关个体进行自杀危险性评估是预防自杀的重要环节，尽管制订了自杀的定量评定工具，但危险因素只能用于鉴别高危人群，对预防个体自杀行为意义不大，临床工作者对自杀知识的掌握、对自杀危险性的高度重视、密切地观察，才是有效发现和预防自杀的主要手段。

国外学者提出了13项自杀的高危因素：① 年龄≥45岁；② 酒精依赖；③ 易激惹、愤怒、暴力倾向；④ 既往自杀行为；⑤ 男性；⑥ 不愿意接受帮助；⑦ 抑郁发作时间超过一般情况；⑧ 曾因精神障碍住院；⑨ 近期人际关系受损或社会隔离；⑩ 抑郁；⑪ 丧失躯体健康；⑫ 被解雇或退休；⑬ 单身、丧偶或离婚、分离独居。

其他因素：人格偏离正常者，情绪易激惹、思想固执；个人资源缺乏，事业没有成就感、认知功能偏差、缺乏洞察分析处理问题的能力、人际关系不良、社会隔离、家庭关系不良等；既往有频繁、强烈而持续的自杀意念，多次发生自杀未遂等，再次发生自杀的可能性非常大。

（二）自杀的基本线索

有以下情况之一者，在近期内有发生自杀的可能性。

1. 近期内出现过自伤或自杀未遂行为　此类病人再次出现自杀、自杀死亡的可能性比没有类似病史的个体高几十倍甚至上百倍。既往自杀行为是将来再次出现自杀的最强预测因子。有些自我伤害或自杀未遂者死亡的意愿虽然不强烈，但采取行动后问题没有得到解决，病人采取进一步自杀行为的可能性就会大大增加。

2. 向他人透露悲观情绪或自杀意念　流露死亡的意愿是一个非常重要的自杀危险信号，虽然并非所有表露自杀意愿的人都会自杀，但在自杀死亡者中，约80%在行动前以各种形式表露过自杀念头。

3. 不愿意与别人讨论自杀问题　有的病人，家人或医务工作者已经发现其自杀意念或行为，但是病人掩盖自杀观念，拒绝与他人讨论这个问题，再次自杀的可能性较大，是一个重要的危险信号。

4. 不愿接受医疗照顾　有的病人不愿意接受医生的意见，不愿意住院治疗，并说"我没事，你们别管我"，这种情况自杀的可能性极高。

5. 关注自杀问题　有的病人不明原因地收集与自杀有关的资料，或者与别人讨论自杀的方法，问别人"人怎么死才不痛苦"等，或准备自杀用品，或关注高楼、煤气、电源等与自杀有关的物品。

6. 抑郁情绪的突然恶化或好转　有抑郁情绪的病人情绪突然恶化，自杀的可能性会增加；相反，有明显抑郁情绪的病人情绪突然"好转"，也应警惕自杀的可能性。为了麻痹别人，面带笑容，家人认为病人自杀危险已经消失，因而放松警惕，病人可能趁机自杀。

7. 精神障碍　抑郁症、精神分裂症、酒精/药物依赖等病人，在急性发作或症状丰富期自杀可能性较大，是公认的自杀高危人群。抑郁情绪、自责、自罪、被害妄想、命令性幻听均大大增加自杀的可能。疾病康复期受"病耻感"的影响仍可能出现自杀行为。

三、自杀预防

（一）一般措施

研究自杀的目的在于预防，世界各个国家和地区在自杀预防方面尚未取得实质性进展。各类精神疾病病人的自杀发生率也未因治疗手段和精神药物的发展而降低，自杀预防任重而道远。

1. 一般性预防　又称普遍性预防，是以全人群作为目标人群的预防，目的在于提高一般人群的心理健康水平，降低与自杀相关的心理问题、精神障碍和行为问题的发生率，从而降低自杀发生率。

主要措施：采取多种方式，通过多种渠道普及心理卫生知识和自杀相关知识，提高人们应对心理应激的能力，遇到问题能够采取积极正确的应对方式。对自杀未遂者应采取同情的态度，而不是歧视。全社会积极减少酒精和物质滥用、网络过度使用、赌博等不良行为的发生。国家加强枪支、农药和危险场所的管理，控制自杀案例的媒体报道，特别应禁止对自杀方法的报道。对从事自杀预防服务的人员进行相关知识和干预技能的培训。医学院校应开展危机干预和自杀预防的相关课程。

2. 选择性预防　是以高危人群作为目标人群的预防，目的在于为他们提供自杀预防服务，降低自杀风险。重点高危人群包括精神疾病病人、酒精和物质滥用人员、监狱犯人、家庭破裂人员、既往自杀未遂者、家族自杀史阳性人员、独居人员、空巢或丧偶人员、人际关系差或社会隔离人员、躯体疾病人员、失业人员、情绪低落或不稳定人员、年龄 ≥ 45 岁人员等。

主要措施：加强精神卫生网络建设，建立从国家到省、县、乡镇、村的精神卫生服务网，从不同的层面提供精神卫生服务；建立精神障碍病人信息互联网，为普通人群建立精神健康档案；建立社区心理咨询和心理保健体系；建立心理危机干预机构；开通心理咨询和危机干预热线。

3. 针对性预防 是以高危个体为目标的自杀预防。

主要措施：① 积极筛查和发现高危个体，对他们进行自杀的风险评估，发现自杀高危个体。② 对在选择性预防中列举的其他高危人群进行筛查和评估，发现高危个体。③ 对发现的高危个体进行专业地评估和诊断，了解自杀相关因素，有针对性地采取措施，必要时进行监护，或住院治疗和干预，如精神障碍病人积极治疗精神疾病，对处于心理危机的个体进行强化心理干预。

（二）精神疾病病人的自杀预防

精神疾病病人是自杀的主要高危人群，应重点防范。精神疾病病人自杀的原因很多：受精神症状的支配，严重的、难以忍受的药物不良反应，精神疾病的"病耻感"，自知力缺乏，否认有病，强制住院等，这些因素很可能导致病人以自伤或自杀行为进行对抗，故应采取综合措施进行预防。

1. 了解和掌握病情，及时发现自杀风险，针对性防范 医务工作者必须充分掌握病人的病情、主要精神症状、躯体状况、诊治情况等；掌握病人是否存在自杀观念、自杀风险。严密观察，及时发现可能导致自杀的因素，为自杀预防提供依据。

2. 采取及时有效的治疗措施 存在强烈自杀观念的病人单纯靠护理人员或家人看护管理困难，最根本的方法是采取积极有效的治疗措施，消除病人的自杀观念。

3. 加强医患沟通，建立良好的医患关系 医务工作者要尊重病人的人格，同情和理解病人的痛苦，尽可能满足病人的合理要求，获取病人的信任，与病人建立起良好的、值得信赖的医患关系，使病人感到医务工作者值得信赖，他们才主动倾诉内心想法，便于及时发现病人的自杀意念，并将自杀意念消灭在萌芽状态。

4. 加强安全管理 制订完善的安全管理制度，并认真落实。强化医务工作者和家人的安全意识，充分认识到精神疾病的危害性，加强危险品的收集和管理。严格执行清点人数等工作制度，对存在自杀观念或自杀行为的病人要做到24小时不离视线，不给病人自杀的任何机会。

5. 加强心理治疗，消除病耻感 心理治疗对消除病人的自杀观念有很大帮助，应根据个体实际情况、自杀动机等进行针对性心理治疗。对恢复期的病人绝不能掉以轻心，仍要加强心理治疗，消除病耻感和自杀风险。

6. 开展安全防范宣传活动 积极采取有效措施，利用病人家属探视、病区健康教育讲座、病人座谈会等渠道和形式，对病人及其家属进行有关安全防范常识的宣传和教育，争取其理解、支持和配合，确保病人安全。

第二节　攻击行为

攻击行为（aggressive behavior）是指伤害或试图伤害另一个体的心理、躯体状态或破坏其他目标（如物体）的行为。其极端表现为暴力行为（violent behavior）。在临床中可将攻击行为分为不同的类别：一种是表达情感、反应性、防御性、冲动的不可控的行为，又称冲动性攻击，它是对感知到的压力或威胁的反应；另一种是掠夺性的、激进的、借助其他手段的、进攻性的可控制的行为，又称预谋性攻击，通常与挫折和即刻的威胁无关，是由目标导向的行为。

攻击行为的研究已成为犯罪学、心理学、精神病学、流行病学、社会学等领域的活跃课题，此处仅讨论在医学领域内的攻击行为的危险因素、评估及处置原则。

一、攻击行为危险因素

攻击行为从手段上，可分为语言攻击和躯体攻击；从攻击目标上，可划分为自我攻击、攻击他人和攻击物品；从形式上，可划分为使用肢体或借助于工具的攻击及语言攻击。

关于攻击行为危险因素的研究，可以归纳为以下几个方面：

（一）生物学因素

1. **遗传学因素**　家族连锁分析发现单胺氧化酶A基因的C–T突变导致了病人的行为异常，使得攻击性增强；染色体超雄结构的异常是攻击行为的易感因素；儿茶酚–O–甲基转移酶（COMT）可以使儿茶酚胺失活，位于 COMT 基因158号密码子的多态性，导致缬氨酸（val）替代甲硫氨酸（met），其突变后纯合子的活性较低，对冲动攻击行为可能具有保护作用。

2. **内分泌相关因素**　睾酮、血糖、内源性阿片肽、类固醇和促肾上腺皮质激素水平的变化可能会影响冲动攻击行为。

3. **神经生化因素**　神经生化研究资料表明，攻击行为与脑内5–HT能系统功能低下、乙酰胆碱能与去甲肾上腺素能系统功能亢进有关。

4. **电生理学因素**　有冲动性、攻击性、破坏性行为史的人群中异常脑电波增加，特别是颞叶的慢波与正相尖波；另外，左半球的功能损伤会增加暴力行为的倾向。

5. **神经影像学因素**　眶额叶皮质、腹侧前额叶皮质、背侧前额叶皮质、杏仁核、前扣带回皮质是情绪控制环路的重要脑区，这些重要区域的结构或功能异常以及它们之间的联系异常可能是攻击行为发生的病理结构及功能基础。

（二）心理社会因素

1. **人格特征**　攻击者的人格特征历来是心理学的研究重点。一般认为攻击者大多具有多疑、固执、缺乏同情心和社会责任感、情绪不稳定、喜欢寻求刺激、缺乏自信与自尊、应对应激与人际交往能力差的不良个性特征。

2. **人口学因素**　年轻、未婚、男性、社会经济地位低、低文化阶层、居住环境差的精神疾病病人攻击行为的发生率高。

3. **病理性精神症状**　伴有精神病性症状的人群，如幻觉、妄想、精神活性物质滥用或戒断者、双相情感障碍者，较一般人群更易发生攻击行为，其他精神病性障碍、神经认知障碍、神经发育障碍（智力发育障碍、注意缺陷多动障碍）者也常伴有攻击行为；除此之外，焦虑性障碍、抑郁障碍、反社会型人格障碍等都有出现冲动攻击行为的可能性。

4. 社会学因素　早年家庭环境的影响，特别是童年期受虐待的个体易于发生反社会性的攻击行为；婚姻稳定性差、缺少社会支持等也是发生攻击行为的易感因素；媒体对暴力信息的不当宣传、不当的社会舆论会对攻击行为产生诱导作用，特别是对暴力行为方式的报道；其他包括社交困难、被误解、被歧视、被排挤等都与冲动与攻击行为的易感性相关。

二、攻击行为的评估

（一）注意事项

遇到有潜在暴力风险的病人，首先考虑安全问题；必须对病人和环境进行控制，以防止病人对工作人员和评估者造成伤害；没有适当的安全措施，就不可能进行充分的评估。有潜在精神病性症状或其他医学情况的诊断会为评估者进行安全控制提供依据，根据诊断对治疗提供具体的方案。如果经过评估后可以排除医学或精神科诊断的问题，可能更需要司法机关介入。必要时应用药物进行镇静催眠或保护性约束措施，对于确保病人和工作人员的安全、帮助专业人员进行评估是有帮助的。

（二）评估方式

根据发展时间，对攻击行为的风险评估大致分为经验性评估、统计性评估和结构化临床评估三种方式。

1. 经验性评估　是指临床医护人员从专业角度出发，依靠自身知识和临床经验，通过观察，综合考虑病人的临床表现和各种环境因素，对病人可能发生的攻击行为作出预测的过程。其显著优势是它的灵活性，评估者可以从具体情境出发综合考虑各种因素，及时评估病人攻击行为的发生风险。该评估方法的缺点：① 评定者之间一致性低，不同的评估者对同一病人可能会出现截然不同的评定结果；② 评估者通常不能准确地说明他们作出这种判断的原因以及如何作出这种判断的。由于存在较大的评定者偏倚、主观性强、一致性差等问题，经验性评估的准确度较低，从而限制了其在临床的应用。

2. 统计性评估　是指评估者根据一系列已知的、明确的危险因素，如病人的人口学资料、诊断类型等对病人攻击行为的发生风险进行评估的方式。与经验性评估相比，这种评估方法对预测攻击行为的准确性显著提高。统计性评估的缺点：① 这种评估只纳入了那些已验证的、有限的危险因素，并未考虑那些对病人攻击行为产生影响而尚未被验证的危险因素。② 一些因素，如病人的年龄、性别、攻击行为史、诊断分型等，大多是静态的、无法改变的，无法对病人进行动态评估。③ 此外，还有研究显示这种评估方法对特定人群某段时间内攻击行为发生风险的预测效果较好，但在不同环境中，其预测效果仍有待探讨。

3. 结构化临床评估　是对以上两种评估方法的结合，这种评估方式认为，对病人攻击行为的风险评估是动态、连续性的过程，需要根据环境的改变而改变，同时强调对高危病人及时、有效地干预，以降低攻击行为的发生风险。评估时，根据工具中列出的影响因素进行具体分析，以确定各个因素是否会对病人的攻击行为产生影响及影响大小，最后从专业角度对病人的攻击风险作出总体评价。

（三）评估内容

1. **攻击行为倾向者的线索**　访谈者应密切注意病人的行为，以发现即刻的危险倾向。这些行为包括口头威胁或威胁的手势、躯体姿势（如快速走动、踱步、敲击家具、摔门）、肌肉紧张（如下颌或拳头紧握）和私闯他人空间。如果出现这些行为，访谈者应指导病人恢复自我控制。如果访谈者改变病人行为的干预措施没有使病人冷静下来，也没有提高其自控水平，则保护性约束和隔离措施就是必要的，以重新获得对病人的控制和确保环境安全。

2. **评估的主要内容**　一旦建立了安全的环境，就开始评估，评估冲动与攻击行为的病人包括两个不同但又互相关联的步骤，即诊断评估和攻击风险评估。

（1）诊断史：在访谈的初始阶段就必须获得诊断方面的资料，以明确和治疗导致病人攻击行为的可能危及生命的医学原因，如可能导致谵妄的所有医学问题。一旦导致攻击行为的、威胁生命的医学原因被排除了，临床医生就应评估病人的其他医学原因，如神经系统问题、精神活性物质相关问题、主要的精神疾病诊断，这些都可以增加病人攻击行为的风险，同时可以指导治疗。

（2）既往攻击行为史：攻击行为史是预测未来攻击行为的最佳指标，因此寻找病人的攻击行为史是访谈工作的一个组成部分；其他包括存在难以应对的应激事件、反社会特点与缺乏社会支持等易感性。

（3）人口学因素：男性、年轻人（15~24岁）、经济地位低下、受教育程度低、社会支持少、事先缺乏刺激诱因，事后缺乏后悔、易冲动、不能接受批评和挫折、自我中心和为人轻浮等。

（4）临床特征：命令性幻听、现患物质滥用、偏执状态、有冲动控制问题、自知力差、智商低下。研究证实精神活性物质的使用是相关性最高的危险因素，而处于精神障碍急性期、躁狂状态、偏执状态发生攻击行为的危险性较大。

（5）心理学因素：对挫折的耐受性和人际关系亲密度低、低自尊、投射和外倾、愤怒、社交困难、缺乏支持。

三、攻击行为的干预

攻击行为与个体的生物学特征、社会、心理和环境等多层次因素密切关联，攻击行为的干预也应多层次开展，干预的目标是防止危机的进一步发展，帮助其学会新的应对技巧，使其心理恢复到危机前的功能水平。精神科急诊干预主要包括四个方面：环境支持、心理支持、药物干预、约束和隔离。

1. **环境支持**　对于伴有冲动与攻击行为的病人来说，安静、清洁的就诊场所是基本的环境支持，医生与其他工作人员需同时在场，配备安全设备对于维护病人与医生的安全是非常重要的；同时需要注意病人的基本需求，提供舒适的衣物、饮料与食物，这些能够保证病人配合诊疗。

2. **心理支持**　开放式与封闭式相结合的问诊有助于形成良好的治疗同盟，开放式提问可以帮助病人获得被倾听的感觉，但是这对于伴有冲动与攻击行为的病人来说是非常困难的，因此，精神状态的评估需要以更多的封闭式问题来筛查一些严重的精神障碍，此时，精神科医生可以提供一些保证，诸如问题不是无法解决的或是能够获得帮助等。肯定病人的无助感受，澄清和处理病人和家属无法表达的希望和担忧也是一种治疗干预。

3. 药物干预 对于伴有冲动与攻击行为的精神疾病病人，应用精神类药物干预常常是首选的治疗方案，药物干预可以减轻焦虑和偏执症状，改善行为和思维紊乱症状，并且有助于改善躁狂病人的兴奋躁动，且药物治疗应考虑在评估阶段尽早应用，以尽快控制症状。精神疾病病人如果伴有明显的冲动攻击行为，尽可能选用镇静作用强的精神类药物，常用的药物包括苯二氮䓬类药物，抗精神病药物中的奥氮平、氟哌啶醇等，最常用的联合治疗方案是口服或肌内注射氟哌啶醇（必要时可联合氢溴酸东莨菪碱或苯海拉明）、地西泮等，必要时联合改良电休克治疗。对伴有激越或混合发作的抑郁症病人，可在抗抑郁药物的基础上联用喹硫平或心境稳定剂治疗。脑电图有改变者可使用抗癫痫药物，普萘洛尔等β受体阻滞剂对治疗脑器质性损伤导致额叶功能障碍引起的攻击行为有效。老年病人、智力发育障碍病人、头部有创伤史的病人常常对抗胆碱能药物副作用敏感，或对苯二氮䓬类药物易出现不典型（矛盾）反应（如激越、敌意、过度运动、话多、精神病性症状）。因此，对上述病人，用药物治疗时应遵循小剂量开始，逐渐缓慢加量的原则。

4. 约束和隔离 是在病人出现紧急危及自身或他人安全的情况下实施的最后一种方法，在精神科，应当最低限度地使用约束，当然，这个原则必须在综合评估危险性的基础上进行。所有参加约束和隔离的工作人员需要进行严格培训以防范可能出现的危险行为，约束和隔离使用的时机非常重要，一般情况下，在进行约束和隔离前。首先，应使用安抚劝慰的言语技巧来降低病人冲动和攻击的风险；其次，药物应尽早使用；如果上述方法无效，病人仍然存在危及自身或他人的风险，可以考虑隔离措施，如果病人仍然存在攻击、激越等现象，保护性约束是最后采用的保护病人和他人的方法。

对有攻击行为的精神疾病病人，需要定期评估其攻击行为发生的风险，以便评估原发疾病治疗效果，预防攻击行为再发生。处于隔离和保护性约束中的病人必须时刻受到监护，约束的时间越少越好，应尝试尽早解除约束，几乎所有需要约束和隔离的病人都可以通过药物减轻冲动和激越的症状。

第三节 危机与危机干预

一、危机

目前关于危机（crisis）的定义较多，较完整的概念应包括生活事件、个体的反应以及中间环节等方面。单纯强调某一方面而忽视其他方面都是不全面的。一般来说，确定危机应从以下三方面考虑：① 存在具有重大影响的生活事件；② 个体用通常的解决问题的方法和手段不能有效应对；③ 引起个体情绪、认知、行为改变或躯体方面的异常，但尚不符合任何精神疾病的诊断标准。

（一）危机的种类

根据不同的分类标准，危机有很多种，鲍德温（Baldwin JM）提出的分类系统更有利于危机的评估和干预。

1. 倾向性危机　是由外部因素引起的、急性发作的短暂反应，如失恋后的情绪反应。

2. 过渡期危机　是由预期的生活变化导致的危机，如"退离休综合征""空巢综合征"等。

3. 创伤性危机　是由较强大的、突如其来的、出人意料的事件引起的危机，如地震、亲人突然亡故等。

4. 发育危机　是个体在生长发育过程中出现的危机。

5. 精神病理危机　是由内在精神病理机制导致的危机，如幻觉引起的自杀。

6. 精神科急症　是由精神病引起的危机，如精神分裂症病人在被害妄想支配下出现的伤人行为。

另外，还有人把危机分为处境性危机、发展性危机和文化/社会结构性危机三类。处境性危机包括物质或环境性、人际危机、个人或躯体危机。发展性危机是指从受孕到死亡的不同生命阶段所面临的必须解决的新挑战，如果处理不好，就会转变成危机。文化/社会结构性危机指文化价值和社会结构所导致的危机，包括失业（种族歧视、性别和年龄歧视等）、践踏社会规范的行为等。

（二）危机的分期

1. 危机前期　人处于平衡状态，能够应对日常生活中的应激事件。

2. 冲击期或休克期　高强度生活事件发生后几小时，表现为不能合理思考，焦虑、惊恐，个别人出现意识不清。

3. 危机期或防御退缩期　冲击后的表现持续下来，表现为不能解决面临的困难，退缩，或否认问题的存在，或合理化，或不适当投射。

4. 解决期或适应期　用积极的办法接受现实，成功地解决问题，焦虑减轻，自我评价上升，社会功能恢复。

5. 危机后期　有效地应对和渡过危机，获得经验和成长。

（三）危机的结局

个体对危机的反应形式和结局各不相同，可以归纳为以下几种：

1. 个体能有效地应对并顺利地渡过危机，从中获得经验，学会处理和应对危机的方法和策略，发展和完善了自我，对个体产生积极的影响，心理健康水平提高。

2. 个体虽然能够渡过危机，但并没有真正将危机造成的影响解决好，留下了心理创伤，产生认知、行为、人格问题等，对今后的社会适应能力产生不良影响，在一定条件下可能再次浮现。

3. 未能顺利渡过危机而出现各种各样的心理障碍，如果不及时提供有效的干预和支持，可能出现自伤、自杀、伤人等严重后果。

对于上述危机的结局，后两种情况均属于危机干预的对象。

二、危机干预

（一）危机干预的概念

危机干预（crisis intervention）就是对处于心理危机状态的个体进行简短而有效的关怀和帮助，使他们顺利地渡过心理危机，恢复正常的生理和心理状态，达到原有的社会功能水平。危机干预本质上属于支持性心理治疗的范畴，是紧急的、短程的、简便有效、经济实用的心理治疗，以问题解决为中心。危机干预的时机以急性期最为适宜，干预过程包括通过倾听和关怀，弄清问题实质，鼓励个体发挥自己的潜能，重建信心，积极应对和处理面临的问题，恢复心理平衡。

（二）危机干预的目的

1. 帮助处于危机状态的个体缓解不良情绪减轻情感压力。

2. 改变处于危机状态的个体对危机事件的认知态度和应对方式。

3. 帮助处于危机状态的个体充分利用社会和环境资源加强社会支持系统的作用。

4. 帮助处于危机状态的个体获得或加强自主控制生活的能力建立自信和正确的自我评价，顺利地渡过危机，使问题得到解决。

5. 预防发生更严重和持久的心理创伤，防止出现过激行为，恢复正常的心理状态，使其更加成熟。

（三）危机干预的适应人群

危机干预的适应人群范围较广，存在心理危机的人大多需要危机干预，前述危机的结局中除了第一种结局外，其他结局的个体均需要进行危机干预。经历创伤危机的个体更需要危机干预。需要危机干预的个体具体包括：

1. 由某种特定应激性生活事件导致的处于心理失衡状态的个体。

2. 存在严重的、急性焦虑、抑郁、恐惧等负性情绪的个体。

3. 存在自杀危险的个体。

4. 近期丧失解决问题能力的个体。

5. 求治动机明确，具有潜在改善能力的个体。

6. 适应不良的个体。

7. 处于创伤性危机的人群。一般可分为四级：第一级，亲历灾难的幸存者、伤员；第二级，灾难现场的目击者，如目击灾难发生的人群、现场指挥、救援人员等；第三级，与第一级、第二级人群有关联的人，如幸存者和目击者的亲人等；第四级，灾难发生后在灾区开展服务的人员或志愿者、后方救援人员等。还要根据心理健康状况，把他们分为普通人群和重点人群分别进行干预。

（四）危机干预的模式

目前常用的危机干预模式包括三种：平衡模式、认知模式和心理社会模式。

1. **平衡模式** 危机是一种心理失衡状态，危机干预的目的和策略是使个体恢复到原来的心理平衡状态，这就是平衡模式。

2. **认知模式** 认知危机的产生就是对现实生活中的困难和创伤产生错误或非理性的认知，通过改变认知方式，特别是一些非理性的认知或自我否定，就能够正确认识和处理这些危机。认知疗法就属于认知模式。

3. 心理社会模式　人是先天遗传和后天学习以及环境交互作用的产物，危机的产生也是由心理、社会、环境因素引起的，危机应对和干预应从这三个方面寻求解决方法。

（五）危机干预的基本原则

1. 迅速确定干预对象和需要干预的问题，以解决目前的问题为主，兼顾预防其他问题。

2. 干预对象确定后，立即采取有效措施。

3. 对于需要危机干预的当事人，建议家人共同参与。

4. 重点鼓励个体建立自信，避免产生依赖心理，干预过程中应把危机作为心理问题而不是作为疾病来对待和处理。

5. 注意干预的针对性、系统性。个体或人群不同、阅历不同、性别和年龄不同，均需要不同的干预方案和策略，应有针对性和选择性。一旦干预对象和干预方案确定，要系统地按计划进行。

6. 注意语言艺术，采用温和的、干预对象易于接受的、通俗的语言进行交流。

7. 保密原则，即被干预对象的各种信息、隐私等必须保密。

（六）危机干预的形式

1. 面对面危机干预　处于危机状态的个体到危机干预机构寻求帮助，或危机干预人员到现场干预，与求助者进行面对面会晤的一种危机干预方式，如咨询门诊、家庭和社会干预等。优点是能够详细、全面、快速、准确地了解求助者的情况，并作出快速、有效的干预。

2. 电话危机干预　处于严重危机状态的个体，通过电话向危机干预人员求助，危机干预人员通过电话进行的危机干预。优点是快速、方便、经济、实用、保密性好等。

3. 信函危机指导　是通过信函向求助者提供帮助的方法。适用于交通不便、不愿意暴露身份或有难言之隐的求助者。

4. 网络危机干预　是通过网络向求助者提供帮助的方法。网络危机干预同时具备电话危机干预和信函危机指导的优点，既能文字交流，又能语音或视频交流，同时具备快捷、方便等特点，是一种新型的干预方式。

（七）危机干预的基本过程

危机干预一般分四个阶段。

1. 危机评估阶段　干预者应尽快与当事人建立良好的关系，取得当事人的信任，介绍干预的目的和过程，在此基础上进行危机评估。评估的内容主要包括：发生了什么事件（what），谁卷入了危机（who），危机的严重程度（how），引发危机的核心问题是什么（why），当事人的状态和表现，除心理干预外是否需要其他处理，确定需要紧急处理的问题，同时遵循不评判当事人的对错、尊重当事人、确保当事人的安全并提供必要的保证和支持的原则。另外，还要评估危机是境遇性还是发展性，判断危机是处于急性阶段、功能恢复前阶段还是慢性化阶段；并考察社会资源，家庭、团体等环境资源和家庭功能，明确哪些资源能够及时得到，这些背景与危机的发生和解决均有联系。

危机干预者在干预初期，必须全面了解和评估求助者出现危机的原因和诱因、寻求心理帮助的动机，考虑用什么样的方式可以减轻危机的影响，用什么方法和技术能够在最短时间内达到最佳的干预效果。如果求助者有严重的自杀或伤人倾向，可考虑精神科会诊，加强监护，必要时住院治疗。

2. 制订危机干预计划　对危机进行客观、全面、准确地评估后，根据评估情况，迅速制订危机干预计划。危机干预的重点在于帮助求助者恢复心理健康，保持心理平衡，并不在于人格的塑造。这一阶段应在全面评估的基础上，制订即刻有效的、个体化的干预方案，要考虑到当前的危机是以前类似事件引起的还是当前孤立的事件引起的，采取什么样的方法解决当前危机、阻止危机的进一步恶化，哪些资源和支持对干预有利或对干预措施有强化作用。制订计划一定由当事人积极参与其中，绝不可由医生包办，应发挥当事人的控制性和自主性。干预目标的制订要针对求助者需要立刻解决的具体问题以及求助者的功能水平和心理需求，同时考虑其社会文化背景、家庭环境、个人阅历、生活习俗等。

3. 治疗性干预　危机干预计划制订后应马上付诸实施，进行治疗性干预，这是处理危机的最主要的阶段。危机干预是否成功、效果如何，受很多因素的影响，如干预者的技术水平、经验、责任心、使用的干预方法、求助者的状态、合作程度、反应速度等。基本干预方法和内容包括帮助求助者正确认识自己所处的危机状态，面对现实，并认识到当前的危机与生活事件之间的联系，帮助求助者释放压力，宣泄情绪，减轻痛苦，给予全面的关爱和支持，帮助求助者学会有效的应对技巧，建立良好的人际关系。帮助求助者学会应对逆境和挫折的技巧和方法，减轻逆境对其心理的影响，学会使用积极的、建设性的思维方式，建立正性思维方式，提高心理健康水平。

4. 危机的解决和随访阶段　经过一定时间的危机干预后，求助者的危机得到解决或缓解，此时进入结束阶段，对整个干预过程进行总结，解除治疗关系，防止求助者产生依赖。该阶段的重点仍是让求助者学会各种应对方法和技巧，当遇到挫折或身处逆境时能够有效利用社会支持系统解决问题，避免或减少危机的发生。

（八）危机干预的技术

1. 良好的沟通技术和建立治疗关系的技术　危机干预者必须具备良好的沟通技术，通过沟通与求助者建立良好的、互相信任的人际关系，为危机干预奠定良好的基础。

2. 支持技术　主要给求助者以精神支持，帮助求助者解决情感危机，使情绪得以稳定；同时给予共情、解释、保证、指导、说服等。

3. 干预技术　即解决问题的技术。危机干预的目标之一就是提高求助者的适应水平，掌握应对困难和挫折的一般方法。

4. 危机干预的六步法　危机具有普遍性和特殊性，危机干预也具有普遍性和特殊性，大体方法步骤基本相似，对每个人的干预一定各有不同。推崇注重实效和以环境为基础，不提倡方法学的生搬硬套。

下面以对尝试自杀者进行干预为例进行介绍。

（1）确定问题：通过良好的沟通技术，建立良好的关系，能够确定求助者存在的问题和问题的严重程度，以便为制订干预计划奠定基础。确定危机问题时，要使用倾听技术，即共情、理解、真诚、接纳和尊重。

（2）保证求助者安全：在危机未解决之前求助者可能存在各种安全隐患，一定及时发现，并采取措施积极应对，将对自我和对他人的生理和心理危险性降到最小。对有自杀倾向者进行严密监护，确保生命安全，并注意危机干预者的安全。保证自杀者的生命安全是危机干预的首要和核心任务。

（3）给予支持：强调与求助者沟通与交流，注意多倾听、多肯定，使其尽可能多地将烦恼和困惑得以宣泄，使求助者知道工作人员是能够给予其关心和帮助的人。不要去评价求助者的经历与感受是否值得称赞，或是不是心甘情愿的，而是应该提供这样一种机会，让求助者相信"这里有一个人确实很关心你，有一个环境确实让你充满安全和归属感"。工作人员必须无条件地以积极的方式接纳所有的求助者，不在乎报答，也就是学会接纳无人接纳者，表扬无人关注者。

（4）提出并验证可变通的应对方式：实际上，有许多适当的方法或途径可供求助者选择，但多数情况下，求助者处于思维不灵活或僵化的状态，不能恰当地判断什么是最佳的选择，甚至认为所有的一切已经结束。在给予自杀者一些支持和帮助的基础上，帮助自杀者调整思路，从多种不同途径思考变通的方式：① 环境支持，这是提供支持的最佳资源，让求助者明白哪些人现在或过去能关心自己；② 应对机制，让求助者明白哪些是可以用来战胜目前危机的行动、行为或环境资源；③ 鼓励积极的、建设性的思维方式，用来改变求助者对问题的看法并减轻应激与焦虑水平。

（5）制订计划：① 确定有哪些个人、组织团体和有关机构现在能够提供及时的支持。② 和求助者讨论和选择可以采用的、积极的应对机制。目前的危机是以前发生的类似事件所引发的吗？什么方法可以用来阻止目前危机的进一步恶化？什么方法可以用来解决目前的危机？哪些支持可用来强化解决问题的方法？让求助者感觉到所有的计划都是在他人的帮助下需要自己去完成的任务，让他感到自己还有选择的权利、有独立性和自尊。有些求助者往往过分地关注自己的危机，而可能不会反对帮助者决定他们应该做什么。使其相信自己的能力，战胜危机，让求助者将计划付诸实施，目的是恢复他们的自制能力和保证不过分依赖于支持者，包括危机干预工作者。

（6）得到承诺：通过进一步沟通，要明确求助者是否已经同意按照计划进行的协议，得到自杀者不再自杀的承诺，必要时把自杀者托付给家人，结束危机干预。

相关链接 | **约束和隔离**

《中华人民共和国精神卫生法》规定：精神障碍病人在医疗机构内发生或者将要发生伤害自身、危害他人安全、扰乱医疗秩序的行为，医疗机构及其医务人员在没有其他可替代措施的情况下，可以实施约束、隔离等保护性医疗措施。约束和隔离是在病人出现危及自身或他人安全的情况下实施的最后一种方法，必须在综合评估危险性的基础上，最低限度地使用约束和隔离。实施保护性医疗措施应当遵循诊断标准和治疗规范，并在实施后告知病人的监护人。禁止利用约束、隔离等保护性医疗措施惩罚精神障碍病人。

使用保护性约束的适应证：伴有严重消极自杀意念及行为者；极度兴奋躁动及严重行为紊乱者；有强烈的出走意图并有行动者；需要进行各种治疗而不合作者；有严重的躯体疾患并伴意识不清者；突发冲动、自伤、伤人、毁物者。

约束和隔离的目的是保护病室中其他病人的人身安全，保护病人本人的安全，保障病人得到及时有效的治疗、早日康复，保护工作人员的安全，维护正常的医疗秩序。

处于隔离和约束中的病人必须时刻受到监护，以免受到伤害，对实施的保护性约束做好记录，包括约束的原因和时间、约束带的数量、约束部位、开始和解除约束的时间、执行人等，并严格交接班。病人被约束是有时间限制的，应尽早结束约束。几乎所有的需要约束和隔离的病人都可以通过药物减轻精神症状。

（乔娟）

学习小结

本章介绍了自杀行为、攻击行为、危机与危机干预等概念；自杀与攻击行为的相关因素；自杀与攻击行为的预测和防治；危机干预的目标、形式、基本原则、过程和相关技术等内容。

通过本章的系统学习，我们掌握了自杀行为、攻击行为、危机、危机干预的概念；如何预测和预防自杀，攻击行为的相关因素，以及危机干预的基本原则；自杀的动机和相关因素以及危机干预的基本过程和技术；攻击行为的评估注意事项、评估内容与预防。攻击行为与自杀行为是急诊精神病学主要处理的情况，对这两种行为的了解和处理可以帮助病人尽快恢复，增加病人依从性，减轻住院负担。开展风险评估和危机干预是精神科急诊处理的主要手段，通过本章学习，了解危机干预的原则、程序、技术有助于我们及时、准确地处理突发重大的公共卫生事件。

复习参考题

一、选择题

1. 精神科急诊属于哪个学科的分支学科
   A. 临床医学
   B. 司法精神病学
   C. 儿童精神病学
   D. 行为医学
   E. 精神病学
2. 以下不属于自杀高危因素的是
   A. 家族成员中有自杀行为史者
   B. 患有癌症晚期者
   C. 有抑郁症病史者
   D. 有离异史者或近期有家人去世者
   E. 性格开朗、乐观者
3. 以下情况不能提示自杀危险线索的是
   A. 3 日前割腕自杀，近期内可能会再次出现自杀行为

B. 患有抑郁症的病人住院2日后病情突然好转，提示自杀风险较高

C. 丈夫去世后一直无法接受，近期突然给家人交代后事

D. 近期常无故流泪，和家人吵架后反复在阳台逗留

E. 病人既往诊断双相情感障碍，近期突然出现兴奋、话多、无节制花钱

4. 冲动行为干预中，以下说法正确的是

A. 精神分裂症病人不可能出现冲动行为

B. 抑郁症病人不可能出现冲动行为

C. 存在冲动行为者都伴有精神症状

D. 有人格障碍者发生冲动行为的可能性较大

E. 失眠、焦虑病人发生冲动行为的可能性最大

5. 对攻击行为的风险评估，以下说法正确的是

A. 经验性评估是所有评估方式中可靠性最高的，它依赖于评估者的资历

B. 评估前需要保证环境安静，需要独立环境，不能有其他人在场，以免泄露病人个人隐私

C. 评估时如发现病人存在高危冲动行为，首先需要有经验的医师给予安抚，尽量使被评估者配合，必要时需要隔离和约束

D. 存在物质成瘾的人冲动行为危险性不高

E. 评估时的量表应用在结合实际情况后，同时应用经验性评估，以提高评估的准确性

答案：1. A 2. E 3. E 4. D 5. C

二、简答题

1. 什么是自杀？自杀的高危因素有哪些？

2. 如何早期预测病人的攻击行为？

3. 面对日益复杂的社会环境，以及间或发生的重大公共卫生事件，作为新时代的精神科医师，请谈一谈如何更好地利用自己的专业知识解决各种精神科急诊问题？

第二十三章 精神障碍的预防、康复和社会心理服务

学习目标

知识目标	掌握	精神障碍的三级预防概念，精神残疾、精神康复、社会心理服务的基本概念。
	熟悉	精神障碍的医院康复、精神障碍的社区康复。
	了解	精神障碍的三级预防、社会心理服务。
能力目标		1. 学会医院康复和社区康复技术。
		2. 能够熟练掌握精神障碍预防措施。
素质目标		1. 重在预防、科普优先。
		2. 甘当社会心理服务志愿者。

随着社会的发展，人民群众的健康理念也发生了变化，对健康的追求已经从治疗疾病为主转变为预防为主。社会心理服务是典型的以预防为主的健康新举措，早康复、全面康复也是近些年来提出的新理念。精神障碍的预防、治疗和康复是疾病系统管理和全程服务三个不可分割的组成部分。本章重点叙述精神障碍的预防和康复，同时呈现社会心理服务工作。

第一节　精神障碍的预防

精神障碍病人常因患病而不能进行正常工作、学习和生活，即社会功能严重受损，甚至还会因社会歧视而丧失工作、学习机会。而精神障碍病人对家庭的影响除了治疗、照顾的负担，还有家庭成员的精神付出、重新适应和忍受社会歧视，产生严重的"病耻感"等。

通常评估疾病对健康的影响主要通过疾病的发病率和死亡率等指标，但这些指标主要适合于一些急性疾病，对于慢性病，尤其是精神疾病的评估，一般以伤残调整生命年（DALY）来量化疾病负担。评估认为抑郁障碍所致的疾病负担与截瘫或失明相当，而精神分裂症发病期导致的疾病负担相当于全瘫。精神障碍不仅给社会带来了巨大的心理、社会和经济负担，而且增加罹患躯

体疾病的危险性。精神障碍的预防工作日益受到精神病学家们的密切关注，随着社会的进步和经济的发展，我国精神障碍的预防工作将会得到进一步改善、发展及突破。目前精神障碍的预防以三级预防体系为主。

一、一级预防

一级预防（primary prevention）即病因预防，是通过消除或减少病因或致病因素来防止或减少精神障碍的发生，并最终消灭此类疾病的发生，是最积极、最主动的预防措施。社会心理服务体系建设是一级预防的最好体现。

目前多数精神障碍的病因未明，实施一级预防难度较大，但随着精神疾病病因学的研究不断进展，一级预防工作在今后逐渐会得到改善。一级预防主要包括：

1. 精神障碍的病因与发病机制的研究，是从根本上预防精神障碍发生的基础。随着科学技术水平的进一步提高，对精神障碍的病因与发病机制研究已经广泛开展，尤其近年来对孤独症、抑郁症、老年痴呆等病因的探索

2. 积极开展遗传咨询和宣传教育工作，做好围生期保健检查等以降低精神障碍的发生率。提倡优生优育，重视家庭教育，培养健全的人格，防止及减少病态人格形成。

3. 各级人民政府和有关部门应当采取措施，加强心理健康促进和精神障碍预防工作，提高公众心理健康水平，并对精神障碍预防义务的实施情况进行督促和指导。有关部门应制订突发事件应急预案，包括心理援助的内容。发生突发事件，应当积极组织开展心理援助工作。各级各类学校、用人单位、特殊工作环境（如煤矿开采、海上作业，监狱、看守所、拘留所、强制隔离戒毒所等场所），均应对相应人群进行精神卫生知识教育，关注其心理健康状况，配备或者聘请心理健康教育教师、辅导人员，并可以设立心理健康辅导室。

4. 鼓励和支持新闻媒体、社会组织开展精神卫生的公益性宣传，普及精神卫生知识，引导公众关注心理健康，预防精神障碍的发生；开展社区心理健康指导、精神卫生知识宣传教育活动，创建有益于居民心身健康的社区环境；创造良好、和睦的家庭环境，提高精神障碍预防意识；发现家庭成员可能患有精神障碍的，应当帮助其及时就诊，照顾其生活，做好看护管理。

5. 对某些易患精神障碍的高危人群，如具有特殊心理素质者和从事高心理压力职业者，以及对处于职业发展特定时期或者在特殊岗位工作的职工，应当有针对性地开展心理健康教育，采取特殊的心理干预措施，及时提供正确的心理咨询服务，从而预防和减少精神障碍的发生。

6. 定期进行精神障碍的流行病学调查，研究精神障碍在人群中的发病率、发病规律、严重程度、影响因素以及分布情况，结合各地区人口构成的变化，为相关职能部门制订规划提供可靠的参考依据，对未来精神卫生需要进行预测及合理部署。

7. 卫生行政部门应建立精神卫生监测网络，实施精神卫生工作信息共享机制，实现信息互联互通、交流共享，实行严重精神障碍发病报告制度，组织开展精神障碍发生状况、发展趋势等的监测和专题调查工作。

二、二级预防

二级预防（secondary prevention）的目标是精神障碍的早期发现、早期诊断、早期治疗，并争取在疾病缓解后有良好的预后，防止其复发。

早期发现精神障碍并早期诊断、早期治疗对精神障碍的病程转归及预后起到良好作用，是精神障碍防治工作中极为重要的环节。由于很多精神障碍呈亚急性或慢性起病，症状隐匿，临床表现缺乏明确特征性，容易错过及时干预、处理等二级预防机会。如能及早诊断和治疗，则不致延误病情。主要措施包括：

1. 积极、深入、有计划地向广大群众宣传精神障碍的有关知识，提高早期识别精神障碍的能力，改善对精神障碍病人的不正确看法，消除社会偏见，早期诊治，将疾病控制在初发期或者萌芽状态。

2. 对已明确的精神障碍病人，尤其首次发病病人，应该做到系统、规范，足量、足疗程、单一用药、个体化用药，给予充分、有效的治疗，使疾病达到完全缓解。加强巩固治疗，减少复发。对可疑的精神障碍病人，应该指导病人及家属及时就医，明确诊断，以便于接受合理、有效、系统的治疗。

3. 对病情已经好转的病人，应进行多种形式的心理治疗和康复训练，使病人正确认识疾病，同时正确认识自己，锻炼性格，从而更好地应对重返现实生活中的各种心理社会应激，避免及减少各种引发复发的不利因素。

4. 做好恢复期病人定期随访工作，建立长期随访制度。使病人能经常接受医疗指导，及时了解各种心理卫生、精神障碍方面新动态，能够及时发现病情变化、坚持巩固治疗，从而减少复发机会。

5. 在综合性医院中，对医务工作者推广普及精神医学知识，并设立精神科、心理咨询门诊，做好多学科联络会诊工作。针对不同对象定期举行各种培训班，系统介绍精神疾病的主要症状、常见精神障碍的诊断要点、常用治疗方法、精神药物使用原则等精神医学知识，不断提高精神障碍的防治水平，使分散在各科就诊的精神障碍病人得到早期诊断及合理的治疗。

三、三级预防

三级预防（tertiary prevention）的重点是做好精神残疾者的康复训练，最大限度促进病人社会功能恢复，减少精神残疾的发生，延缓疾病衰退的进程，并将这项工作深入到卫生保健体系中。主要措施包括：

1. 住院治疗是精神障碍康复的第一步。在住院期间积极开展对病人生活自理能力、人际交往能力和职业工作能力的康复训练，促使病人在行为、技能上较顺利地从医院环境过渡到社区以及社会环境。保持病人与家庭接触、与社会交往，住院时间不宜过长，以避免社会隔离。

2. 建立精神障碍防治康复体系。积极谋求各级政府及相关部门对精神障碍病人的重视和对防治工作的支持，建立各级政府、各部门（包括卫生、残联、民政、妇联、公安、居委会、村委会等）、多系统协作的精神障碍防治康复体系。建立能够适合不同病人、不同需求的精神障碍防治、康复机构，提供因病制宜、个性化的有效服务，如康复会所、工疗站、网格员制度、家庭病床等多种形式。病人通过参加适当的劳动、开展一定的文体活动、接受相应的医疗康复措施等一系列方法，以巩固治疗效果、减少精神疾病复发和精神残疾、提高生活质量和健康水平，对再就业及真正的社会康复起到积极的作用。

3. 做好出院病人的定期随访工作，调整出院病人的生活环境，努力解决病人日常生活中的实际困难，重视、动员家庭成员支持和参与精神障碍病人的康复活动。可采用精神障碍病人家属联谊会等方式，定期对家属们进行系统的精神、心理卫生知识教育，教会家属如何正确对待病人，使病人能接受及时和有针对性地医疗指导和服务。指导家庭成员为病人制订特殊的生活计划、康复锻炼措施，以期巩固治疗效果、减少疾病复发。

4. 康复措施的最终目标是使病人的社会功能不同程度地恢复，如履行家庭成员职责、重新回到学校学习、恢复工作能力等，所以，妥善解决精神障碍病人以及精神残疾者恢复学习、工作能力或重新就业问题，使之投身于社会大环境接受锻炼，对病人的预后有着相当重要的作用。通常情况下，病残者的职业安置本来就比健全人困难得多，应该制订有针对性、保护性的政策和法规。

虽然应该对精神障碍采取预防、治疗和康复的"全程治疗"的策略实施，但现阶段三级预防模式仍未能得到有效整合。目前国际上对于整合的概念为：预防仅用于精神障碍发生前的干预，二级与三级预防被分别替换为治疗和康复，从而使三者成为连续的统一体。

第二节 精神康复

一、精神康复概述

（一）精神康复的概念

现代康复医学已被世界上的许多国家，特别是发达国家，视为医学发展到一个较高层次的标志。作为康复医学事业的一部分，精神康复（mental rehabilitation）工作日益受到重视，取得了一定的进步。

康复从其原文字义来看，是指恢复原来的良好状态、重新获得能力等。在现代医学的概念中，是指躯体功能、心理功能和社会活动能力（包括职业能力）的恢复。WHO在1969年提出：康复是指综合地和协调地应用医学、社会、教育、职业和其他措施，对残疾者进行反复训练，减轻致残因素造成的后果，以尽量提高其活动功能，改善生活自理能力，重新参加社会活动。

精神康复医学是康复医学（rehabilitation medicine）的一个学科分支，即运用可能采取的手段，尽量纠正病态的精神障碍，最大限度恢复适应社会生活的精神功能。康复的领域包括医疗康复、教育康复、职业康复和社会康复。

许多精神障碍通过治疗与康复措施可以达到治愈的目的。而康复工作能否顺利进行关键在于病人的家庭成员、朋友、社会人士及医务工作者能否密切配合。要求康复对象本人、家庭及所在社区，均参与康复服务计划。措施制定及实施应贯彻在院内外的全部医疗过程中。

（二）精神残疾的概念

康复是针对残疾（disability）而言的。精神残疾（mental disability）是指各类精神障碍持续1年以上未痊愈，存在认知、情感和行为障碍，影响日常生活和活动参与的状况。在精神残疾中，精神分裂症所占比例最大。目前国际上还没有具体明确的、通用的精神残疾判定标准。

二、精神康复的对象、基本原则及任务

（一）精神康复的对象

精神康复的主要对象包括两大类。① 各类精神障碍的残疾者：在躯体、心理治疗之后，辅以集体治疗、特殊行为疗法、互助小组、职业训练等康复措施，让病人更好地回归社会；② 物质依赖病人：通过各种康复措施达到恢复躯体、心理健康和社会功能的最佳状态。各类慢性精神病病人是精神残疾者主要来源，是精神康复工作的主要对象。

（二）精神康复的基本原则

1. 功能训练　功能评估和技能训练是精神康复的核心，是利用各种康复的方法和手段，对精神障碍病人进行各种功能活动，包括心理活动、躯体活动、语言交流、日常生活、职业活动、社会活动等方面能力的训练。

2. 全面康复　是精神康复的准则和方针，使病人在心理上、生理上和社会活动上实现全面、整体的康复，又称整体康复或综合康复。

3. 重返社会　是精神康复的目标和方向，只有这样才能促进康复对象力争成为独立自主和实现自身价值的人，达到平等参与社会生活的目的。

（三）精神康复的任务

1. 生活技能训练和社会功能康复训练　提升病人的生活、工作和学习等方面技能，辅以适当的维持药物，使精神残疾者最大限度地适应社会生活，恢复社会功能。精神康复宜尽早实施，可分为医院内和社区康复两大阶段。

2. 药物自我管理能力及求助医生的技能训练　使病人了解药物对预防和治疗的重要意义，自觉接受药物治疗，学习有关精神药物的知识，学会识别药物的常见不良反应并能进行简单处理。需要的时候，病人能够自觉寻求医生的帮助。

3. 实施有效的心理社会康复干预技术　在实施康复措施的同时，始终结合有效的心理治疗，贯彻支持性心理治疗，解决残疾者在来自各方面压力下产生的心理问题，改善其非适应行为，努力促进心理康复。常用的心理社会康复干预技术有行为矫正治疗、社会交往技能训练、职业康复、家庭干预、社会独立生活技能训练等。

4. 实行家庭及社会干预　动员家庭成员和社会各方面力量，尽量争取社会支持，进一步建立较完善的社会防治康复网络，实施各种干预措施，改善生活环境条件，以减少易感因素对疾病复发的影响，最终使精神残疾者回归社会。

三、精神障碍的医院康复

目前我国大多数精神障碍病人基本住在各种精神病医院或精神病疗养院内进行治疗和康复。原因在于：首先，由于治疗手段和科学发展的限制，难以对所有精神障碍进行有效且彻底的治疗；其次，不少精神障碍患者存在病情迁延和反复发作倾向，精神症状往往存在残留现象；最后，由于对精神障碍的偏见和歧视，一些家庭和单位不愿意残留有某些精神症状的病人住在家里或者由单位照看。以上因素造成精神障碍病人住院时间延长、长时间脱离社会环境，造成社会生活功能明显减退，尤其在缺乏康复措施的情况下，病人的衰退倾向更加严重，并出现继发残疾。因此，精神病院加强医院康复措施，采用多种技能训练和康复治疗手段，具有不容忽视的价值和意义。精神障碍病人可在病房、工疗站、日间医院、家庭等多种场合进行康复。

（一）医院康复的内容

1. 训练病人行为技能，包括生活、学习、工作能力等。

2. 实行开放式或者半开放式的病人管理模式，尽可能为病人提供宽松的生活和人际交往环境，训练和保持病人的社会功能。

3. 设立工娱治疗场所，合理安排病人工娱治疗项目，促进和保持病人的工作能力和健康心理状态。

4. 努力改善医务工作者的服务质量和态度，建立良好的医患关系，努力培养病人自主与独立能力。

5. 设立康复科和健身场所，努力减少长期住院病人因为缺乏活动或者长期服药等因素导致的躯体功能和疾病抵抗能力下降。

（二）医院康复的训练措施

医院内康复训练或治疗是为病人重返社会做准备。精神障碍病人从医院内到医院外，均需按不同要求接受各种康复训练，在行为技能上争取顺利地从医院环境过渡到社区环境。

1. 生活行为康复训练 训练目的是使病人逐步地掌握其生活环境的行为技能，包括维护日常生活活动能力，即生活自理能力、社会交往能力及文体娱乐活动能力。

（1）生活自理能力训练：针对病期较长的慢性衰退病人，由于他们行为退缩、活动较少、经常衣着不整，应重点培训个人卫生与生活自理能力，注意个人卫生、衣着、饮食、排便等方面的活动训练。一般通过2~3周的训练，大多数病人可学会照料自己生活，但需要不断强化。

（2）社会交往能力训练：长期住院与社会隔绝导致精神障碍病人社会交往能力严重下降，应重点训练病人如何表达自己感受，学习不同场合社交礼仪；通过语言、书信等方式表达自己愿望、想法，与家庭成员保持情感联系。可尝试用电话、短信及网络等方式，让病人与家庭成员经常联系，促进病人的亲情交流、与外界保持接触及了解外部信息。

（3）文体娱乐活动能力训练：对各类精神障碍病人，都可进行社交娱乐方面的技能训练。重点培养病人的社会活动能力，让病人能够积极参与群体活动，扩大社会交往，提高情绪和兴趣，促进心身健康。训练内容和措施可根据病人的不同情况，包括病情程度、兴趣爱好、受教育程度、躯体健康状态等，选择适当的文体娱乐内容。训练内容通常包含两方面：① 一般性娱乐和观赏活动，如游玩、观赏活动、听音乐、看电视等；② 带有学习和竞技性的参与性活动，如唱歌、跳舞、书法、绘画、体育项目等。

2. 学习行为的技能训练 着重于训练精神障碍病人学会处理、应对各种实际问题的能力。该训练适用于所有精神疾病病人，其中对于长期不能回归社会者尤为重要，又称"教育疗法"。训练的内容分为一般性教育活动和家庭生活技能训练。

（1）一般性教育活动：常见有两类形式。① 普遍开展的各类教育性活动，如卫生常识教育、时事形势教育、科普知识教育等，避免病人过分脱离社会现实，学习内容多选择趣味性强的知识。通过这种系统教育，提高病人常识水平，并可以培养病人学习新知识的兴趣和习惯。② 集中部分病人定期举办针对性强的短期培训班，如对趋于衰退病人，可传授简单的数学、语文知识等，宜缓慢进行，不宜过快，以免造成病人过度紧张不安。

（2）家庭生活技能训练：是为了使多数病人回归家庭而掌握一定的常用技能，如家庭清洁工作、家庭的布置、物品的采购、烹饪、钱财管理等，只有掌握这些基本生活技能，才能改善其家庭职能、家庭关系及家庭支持，促进病人的心理社会康复，提高其社会适应能力。

3. 就业行为技能训练 主要训练胜任职业和工作的能力，因此又称工疗。其目的是使精神障碍病人具有一定的就业技能，为重新回归社会做好准备，对精神障碍病人全面康复具有重要意义。

（三）开放式管理与医院环境

目前，根据精神病院设施完善程度、管理理念等不同可以将病人的管理分为封闭式、半开放式及开放式的管理。

相关链接 | **精神障碍病人管理模式的演变**

精神障碍病人曾在较长一段历史时期内被安置在与社会隔离的收容性机构中。19世纪前，精神障碍病人常因狂乱行为被关入"疯人院"，遭到非人道的长期禁锢。后来随着人道主义思想的兴起和精神卫生事业的发展，病人的居住条件和医疗处理得到改善，但主要还是传统的封闭式管理模式。住院病人的活动范围仅限于病室内，一律不得随意外出，病室有各种设备防止病人逃跑，病人的一切生活受到严格监护，一切活动由医务工作者安排，家属只能在规定时间探视，平时不能与病人接触。这种模式对于发作期的重型精神障碍病人而言，防止意外及危险行为是必要的，但对于稳定期、恢复期的精神障碍病人，则不利于病人心理社会功能恢复，也不能适应社会发展要求。

进入20世纪50年代末期，由于多种抗精神病药物相继问世，不少精神病院开始逐步实施半开放式管理，扩大了病人的自由度，尽可能恢复病人的人身权利，如允许病人穿着自己的服装，允许病人管理自己的生活物品，允许病人在院内开放性环境中活动，周末可在家属陪同下回家等。

而新的开放式管理则允许各种精神障碍病人同住一个病区，大部分时间可以自由活动，允许家属每日前来探视。病人可选择自己喜欢的活动，如文体活动、手工、听音乐、看电视、绘画、烹饪学习等，以提高病人与周围环境的接触和社会交往能力。这种模式体现出对病人的人格尊重，更有利于病人恢复。但开放式管理模式管理难度大、增加了意外及危险行为发生的可能性。

采取什么样的管理模式，不仅与管理理念和指导思想有关，还与医院的保障设施、外围环境、医务工作者的素质等多种因素有关。改进医院设施、改善医院环境条件，对选择合适的管理模式起到促进和关键的作用。

1. 建设开放式生活环境 其实施方针是采取有力措施将基本封闭性环境设施转变为适度开放的生活环境，同时必须结合开放式康复管理。开放式生活环境为住院病人提供了较宽容的活动空间及接近现实生活的设备，有利于促进社会生活能力的条件。而在准备环境条件中，最重要的是制订开放管理的常规制度，以保证各项措施得以顺利进行。

2. 改善病室条件 是调整环境的一个重要方面。现在一些精神病院的病室设备已开始趋向于家庭化、社会化，生活环境尽可能适应心理社会功能障碍的康复。

3. 改善环境气氛 环境气氛是指精神病院内的医务工作者与病人、病人之间的人际关系气氛，其中以前者尤为重要。医务工作者的服务态度不良是旧式封闭式管理的一个通病。环境气氛应作为衡量医院康复工作优劣的一个重要标志。精神病院应重视建立医务工作者与病人的人际关系，坚持良好的服务态度，才能真正将精神康复工作落到实处。

在新的"生物-心理-社会"医学模式指导下，建立"建筑园林化、生活家庭化、管理开放化、治疗综合化"的开放式精神病院是时代发展的需求、社会进步的体现，对病人的全面康复至关重要。

四、精神障碍的社区康复

WHO在1974年提出的社区定义表述为：社区是指一固定的地理区域范围内的社会团体，其成员有着共同的兴趣，彼此认识且互相来往，行使社会功能，创造社会规范，形成特有的价值体系和社会福利事业。每个成员均经由家庭、近邻、社区而融入更大的社区。它至少包括以下特征：有一定的地理区域，一定数量的人口，居民之间有共同的意识和利益，并有着较密切的社会交往。如家庭、街道小区、村庄、公司、机关、团体，都是大小不一的社区。

社区康复是指以社区为基地开展康复工作。它是一种康复方式和制度，与过去一向实行的医院康复完全不同。1994年，联合国教科文组织、WHO、国际劳工组织联合发表了一份关于社区康复的意见书，对社区康复工作了以下解释："社区康复是属于社区发展范畴内的一项战略性计划，它的目的是促进所有残疾人得到康复，享受均等的机会，成为社会的平等的一员。社区康复的实施，要依靠残疾人自己和他们的家属、所在社区，以及相应的卫生部门、教育部门、劳动就业部门和社会服务部门等的共同努力。"以上解释清楚地说明了社区康复的性质、目的和依靠力量。

社区精神障碍康复是应用社会精神病学与其他行为科学的理论和技术，对一定地域人口中的精神疾病进行预防、治疗、康复和社会适应的统筹安排和管理，是社区卫生工作重点之一。应该做到"个体化、整体化、长期化"。《中华人民共和国精神卫生法》第六十条指出：县级以上人民政府卫生行政部门应当会同有关部门依据国民经济和社会发展规划的要求，制订精神卫生工作规划并组织实施。第五十四条指出：社区康复机构应当为需要康复的精神障碍患者提供场所和条件，对患者进行生活自理能力和社会适应能力等方面的康复训练。使精神障碍社区康复的实施有了法律的保障。

（一）社区康复的内容和目的

社区精神卫生服务作为康复医学的一部分，其历史较短。国际上在20世纪60年代对精神疾病的管理模式相继改革后，社区精神卫生服务才真正发展起来。精神障碍病人病程长，治愈率低，复发率高。从精神疾病的整个治疗过程来看，住院治疗也仅仅是一个短暂的阶段。更为重要的是，精神疾病的治疗不只是控制精神症状，更关键的是让病人恢复社会功能、重新回归社会。实践证明，病人在急性期症状控制后，在坚持适量药物维持的基础上，回到社区生活中，并得到相应的康复服务，可以适应正常生活，参加适当的生产劳动，逐步达到全面康复、回归社会的目的。因此，社区康复的内容和目的是：

1. 预防精神残疾的发生　早发现、早诊断、早治疗，给予病人及时、有效、合理、充分的治疗及全面的康复措施，争取最好的治疗效果，尽可能地使病人完全缓解或治愈。缓解期加强巩固治疗，预防复发。

2. 尽可能减少精神障碍残疾程度　难以治愈的病人，尽可能防止精神残疾及社会功能衰退；已经出现精神残疾者，逐步提高生活自理能力，减轻残疾程度，以减少家庭及社会负担。

3. 提高精神残疾者社会适应能力　是康复工作重点之一，也是康复终极目标。

4. 恢复劳动能力　通过各种康复措施和训练手段，尽可能让病人恢复和维持生活和工作技能，充分发挥病人保留的各项能力。

此外，社区康复机构还担负开展精神疾病流行病学调查、培训基层精神卫生保健人员和精神卫生宣传的任务。

相关链接 | **我国社区精神卫生工作发展沿革与展望**

我国社区精神卫生工作大致经历4个阶段。① 新中国成立初期阶段：我国的社区精神卫生工作，起于1958年全国第一次精神病防治工作会议（南京）。会议制订了"积极防治、就地管理、重点收容、开放治疗"的工作方针。这一时期属于基础阶段，对了解重性精神疾病的分布、推动精神卫生机构的建设起到重要作用。② 20世纪70年代后期社区精神卫生工作的复苏：20世纪70年代后期，建立了由卫生、民政、公安部门联合组成的精神疾病防治领导小组，社区精神疾病防治工作逐渐得以复苏，部分地区逐步形成社区精神障碍病人三级管理的早期雏形。③ 20世纪80年代社区精神卫生工作的兴起：1980年和1986年的两次全国性会议，有力地推进了社区精神疾病防治和康复工作的发展，全国各地社区精神卫生服务逐渐全面展开。④ 20世纪90年代后社区精神卫生工作的发展：《中国残疾人事业"八五"计划纲要（1991年—1995年）》《中国残疾人事业"九五"计划纲要（1996年—2000年）》及其实施方案，进一步拓宽了社区精神卫生工作范围。2001年，第三次全国精神卫生工作会议的召开预示中国精神卫生工作加速。2004年9月，精神卫生作为唯一的非传染病项目正式进入国家公共卫生行业，获得"中央补助地方卫生经费重性精神疾病管理治疗项目"（又称"686"项目），由中国疾病预防控制中心精神卫生中心负责，旨在建立重型精神障碍社区防治、康复管理工作机制和网络。

《中华人民共和国精神卫生法》于2012年10月26日第十一届全国人民代表大会常务委员会第二十九次会议通过，2013年5月1日起正式实施。党的二十大报告中提出要"重视心理健康和精神卫生"，这预示我国精神卫生工作将开启崭新的一页。我国的社区精神医学，正向着解除精神残疾者的痛苦、有利于国家经济建设和发展的方向前进。

（二）社区精神卫生服务

社区精神卫生工作是一项科学性和社会性很强的工作，它需应用普通精神病学、社会医学、公共卫生管理学、社会心理学、流行病学等多种理论技术和方法，需要政府及相关部门、社会各界的密切配合，是当代精神病学历史发展的必然趋势。

1. 社区精神卫生服务的特点　纵观不同国家及地区社区精神卫生服务的模式，大都具有以下特点。

（1）划分责任地段：基于公共卫生理念，面向全社区人群，在一定范围内落实社区服务计划，实现全面精神卫生服务。

（2）提供综合性、连续性服务：社区精神卫生保健对每个病人可以做到综合性服务，如早期发现精神疾病病人可给予门诊治疗，疾病严重时可住院或设立家庭病床开展系统药物治疗，急性期症状控制后继续在社区门诊维持治疗，缓解后病人可到工疗站进行社会劳动康复。连续性服务指在责任地段内各部门之间的服务是可协调的、持续的，能轻易将病人从一个部门转到另一个部门。

（3）就近治疗：精神卫生保健机构设置应选择人口集中、交通便利的地方，便于病人诊治。

（4）预防：包括促进社区人群整体精神卫生健康水平、预防精神障碍发生、积极治疗现患疾病及减少精神残疾。可以通过三级预防体系实施。

（5）研究、培训：包括研究精神障碍流行病学调查、预防、新疗法应用、考察组织机构、实施计划、工作发展情况，组织、协调、培训多部门的协调工作。

（6）监管、评估、反馈与修订：动员社会各界力量做好社区精神卫生工作，争取公安、民政、教育、经委、计委等部门的支持，形成致密的网络，有严格的监管、评估系统，而计划者和决策者要根据项目实施的反馈意见来修订、调整计划，使有限的人力和资源发挥最大的效益。

2. 国内的社区精神卫生服务形式

（1）社区精神卫生服务工作领导体系与政策发展：我国自20世纪80年代起建立由卫生、民政、公安、残联等多部门参与的各级精神卫生工作领导机构，统筹规划、协调推进社区防治与康复工作。2004年，国家启动"686"项目，以政府为主导，依托公共卫生体系，重点加强精神卫生服务能力建设。2015年10月，党的十八届五中全会将健康中国战略纳入"十三五"规划，明确提出"健全社会心理服务体系和危机干预机制"。《"十四五"国民健康规划》进一步设定目标：到2025年，有效遏制心理相关疾病增长趋势，控制严重精神障碍发病率，并将规范管理率提升至90%以上。

（2）单位或者社区保健机构：在精神卫生工作领导办公室的领导下，社区医院及行政机关，对社区管辖人群提供精神卫生服务。基层的医务工作者，经过短期专业培训，成为专职或兼职的基层精神科医生，在基层开展精神疾病防治工作。

（3）社区精神卫生工疗站以及福利工场：是目前国内普遍采用的一种形式，是一类通过职业康复进行综合康复的组织。工疗站及福利工场一般由地区的民政部门主办，吸收闲散在社会中有一定劳动能力的精神障碍病人及智力障碍者参加，根据病人的精神状况，一边维持治疗，一边把作业治疗和娱乐治疗结合起来。病人通过作业治疗，职业功能得到康复；站内的娱乐活动和社会交往，有助于病人社交能力的改善；病人获得了一定的劳动成果，有利于他们自信心及自尊心的恢复；同时减轻家庭和社会负担，解决了社区集中管理的难题。这是受病人、病人家属及社会各界欢迎的防治康复形式。

（4）精神病专科医院：可以提供门诊、急诊、咨询和会诊服务，同时承担对下级精神卫生服务机构的指导和人员培训工作。

（5）综合医院精神卫生相关科室：主要提供门诊、急诊、会诊联络、住院、心理咨询与治疗、病人家属教育以及培训下级医院人员。

（6）社区精神障碍病人看护网：家庭看护小组和由之形成的群众性看护网，是一种社会性支持系统、群众性自助组织，由社区委员会干部、基层医务工作者、邻居及家属等组成。其主要职责是：① 定期探访，观察病情，及时与医务工作者联系；② 督促病人按时按量服药，保证治疗顺利进行；③ 关心病人生活，帮助解决具体问题，提高病人自我解决问题的能力；④ 指导家属对病人进行护理和照顾；⑤ 对周围群众进行宣传教育，让病人得到社会理解和支持；⑥ 对重点病人进行监护，防止和减少病人可能产生的自我伤害或对社会的危害。

目前可供选择的社区康复服务形式多种多样，在实施中应结合本地区具体情况，动员社会和群众的力量，将社区精神卫生服务全面、深入地开展起来。

理论与实践　　　　　**精神科社区服务个案管理技术**

个案管理（case management，CM）技术最早始于20世纪60年代，是现代精神疾病康复中划时代的成果，是一种新的服务设计，是社区精神卫生服务运作的核心技术，包括对病人的筛查、评估、制订个体化服务计划（individual service plan，ISP），负责计划的实施、监测、效果评估及保证服务在社区中的长期性和持续性。

一般来说，个案管理需要完成六项核心任务：① 确定需要被帮助的病人；② 评估病人情况；③ 根据病人情况制订ISP；④ 联络与协调所需要的服务部门；⑤ 检测服务的实施和效果；⑥ 宣传与倡导精神卫生知识。

个案管理者是病人接触的关键人物，相当于病人的经纪人，给病人提供和帮助病人得到各种精神卫生服务，以及解决其他问题（包括不同服务部门之间转诊、转治）。个案管理者通常由精神科护士、社会工作者、心理治疗师及职业治疗师担当。个案管理者与病人、病人家庭成员及其他服务机构是一种合作的关系。

ISP的制订：① 每个病人都有ISP，由治疗小组与病人一起制订；② ISP至少每6个月回顾总结一次；③ 总结目前情况、目标、处理策略，完成每一目标的日期。ISP制订时需要考虑包括病人以下情况：情绪及心理情况、处理应激能力、对疾病的反应、自身安全及对他人的安全、朋友及社会关系、工作教育情况、家庭对疾病反应、经济状况、住房条件、躯体健康情况以及相关法律权利、义务等。

一个完整的ISP包括七个步骤，是一个完整的、封闭的环：① 现况评估；② 明确问题；③ 确定改进目标；④ 确定成功的指标；⑤ 确定达到目标的策略；⑥ 各环节中病人、家属和个案管理员的责任；⑦ 进展检查的时间表。然后循环往复。

目前，一些发达国家如美国、英国、法国、澳大利亚等，个案管理技术已趋于成熟化。我国的"686"项目也引进了此项技术，通过重性精神疾病病人个案管理制度的培训，逐步建立个案管理者队伍，将医院服务延伸至社区，为医院、社区一体的系统治疗提供人力资源准备。

五、工娱治疗

工娱治疗（work and recreational therapy）是通过工作和娱乐的方式促使精神疾病病人康复，防止精神衰退，提高对环境的适应能力的一种辅助治疗方法。工娱治疗可在医院内实施，也可在社区进行。

（一）工娱治疗的作用

1. 工娱治疗可以陶冶病人的情操，提高机体对外界环境的应对、适应能力，调动主观能动性。

2. 改善精神障碍病人的认知功能，锻炼其意志和毅力，增强集体观念及竞争意识，结合相应的物质和精神鼓励，促进社会功能的全面恢复。

3. 帮助病人转移对疾病的过分关注，减轻病态体验，缓解抑郁、焦虑和恐惧等不良情绪。

4. 便于集中管理，及时观察病人病情的变化，有利于家庭成员安心工作，并能消除病人可能带来的社会安定方面的隐患。

5. 获得一定的物质报酬，既可以减轻家庭及社会的经济负担，又可以促进病人的自信心。

（二）工娱治疗的常见形式

1. 简单作业训练　是目前较为普遍采取的一种劳动训练，选择形式较单一、程序简单、技术要求不高，内容适合大多数病人的工作，可作为就业前准备或者过渡。应根据不同病人的病情、病前职业及文化水平特点，进行分组训练。如对文化水平较高的人，可以做一些抄写或管理文件等工作。

2. 工艺制作训练　又称"工艺疗法"，目的是训练病人的手工艺术操作，需要具备一定的技术性及艺术性，较适合精神障碍症状轻的病人，可激发创造力，增强才能，提高兴趣及稳定情绪等。可开展的工艺制作品种包括：① 编织；② 工艺美术品制作；③ 服装剪裁、缝制；④ 其他，如制作各种玩具、饰物、模型、书籍装订、园艺种植等。工艺制作训练对心理社会功能的康复起到了重要作用。同时，对躯体康复也很有价值，可以在工艺操作时加强肌肉力量和控制力，改善关节活动度及增进手的技巧性和操作正确性等。

3. 职业劳动训练 是为病人回归社会、重新就业或变换工作岗位进行的针对性训练，是较为理想的康复训练方法之一。实施条件：① 家属的支持；② 病人病情稳定，缓解良好；③ 病前具备一定知识、技能；④ 病人本身有重新工作的愿望，但缺乏相应技能。其劳动训练内容尽量与回归从事的职业相类同，但在实际上往往只能根据具体条件选择较接近的工种，即所谓的"替代工作"。

4. 音乐、舞蹈疗法 音乐、舞蹈可以帮助病人消除紧张、低落的情绪，促进认知功能的恢复，延缓精神衰退。但要注意尽可能选择柔和、节奏适中的音乐、舞蹈，才能达到稳定情绪波动的目的。

5. 体育活动 通过体育活动，既可以锻炼病人的身体功能，又能增强病人在集体活动中的团队协作精神和人际交往能力。

6. 阅读和影视治疗 可以丰富病人的生活内容，促进病人间接接触外部世界，避免与外界完全隔绝。

（三）工娱治疗的管理

工娱治疗常常涉及病人自身安全和社会交往安全问题，需要参与管理的人员有医生、护士、社区管理人员、社会工作者等。医生主要职能是制订合适的个体化工娱治疗医嘱，除考虑到病人各方面特点外，需要进行危险性、安全性评估，贯穿整个工娱治疗过程；护士则进行全面、仔细地观察、了解，并及时向主管医生汇报治疗情况，共同调整协商治疗计划。在工娱治疗中，尤其强调安全的管理，应该避免从事危险性的工娱治疗。

第三节　社会心理服务

一、社会心理服务概念

社会心理服务（psychosocial services）是指应用各种心理学理论及方法，对个人、家庭、团体或组织提供服务，促进个体心理健康和自我发展，促进家庭幸福，提升整个社会心理满意度与幸福感。

二、社会心理服务背景

随着国民经济的发展，人民对健康的需求不仅仅停留在身体健康上，心理健康同样成为人民关注的焦点。个体的心理健康重点在预防心理疾患，而社会心理服务在于培育自尊自信、理性平和、积极向上的社会心态，这也是新时代心理健康和精神卫生工作的明确要求。

三、社会心理服务实施

（一）基本条件

1. 统筹推动 社会心理服务需要调动社会各方面领导力量才能够构建成专业心理人才队伍、充沛物资支持、基本技术支撑、智能化数据平台、领导体系保障的"五位一体"的社会心理服务体系。

2. 组织架构 充分发挥政府的主导作用和卫生健康系统在心理健康服务方面的专业支撑作用。成立跨行业跨领域专家组，为社会心理服务工作提供政策支持和技术指导支持。

3. 坚持"全方位"联动 社会心理服务工作需要一支心理健康社会工作服务队伍，并且这支队伍需要形成社区、社会组织、社会工作者"三社联动"的工作机制，才能为人民群众开展有针对性的心理咨询疏导、关系调适、精神慰藉、救助帮扶等社会心理服务。

（二）技术支撑

1. 联通智能模块，激发治理合力 由基层精防人员、社区网格员通过"网格化信息系统"收集"社会心理数据"，根据不同情形做好"心理知识推送""基层心理干预""申报转诊救治"等基础工作。

2. 科学布局平台，力求方便可及 坚持平台建设标准化，按照"市、区（县）、乡镇（街道）、村（社区）"四级贯通、"综治中心"和"社会心理服务中心"同步建设思路，实行"互联网＋"远程心理服务模式。

3. 用活宣传媒体 营造良好氛围开展心理健康知识、心理体验进小区、进学校、进机关、进企业、进家庭、进单位"六进"等活动，加强心理健康知识的宣传。

（三）分类施策

1. 聚焦中小学生精准施策 针对未成年人心理成长建立各级指导中心，中小学心理辅导站点全覆盖，配备心理教师，将心理健康教育贯穿于课堂教学全过程。

2. 聚焦严重精神障碍病人精准施策 健全精神卫生三级防治网络体系，乡镇（街道）、村（社区）建立精神卫生综合管理小组、关爱帮扶小组。

3. 聚焦职业人群精准施策 开展职业人群心理健康讲座，对机关企事业职工、基层干部采取工作关心、生活帮助等措施，常态开展减压。分级分类提供心理评估、心理训练、健康课程等专项服务。

4. 聚焦特殊人群精准施策 针对妇女、老人、留守儿童、残疾人、失独家庭等不同人群心理健康服务需求，组织专家团队制订个性化心理疏导方案。针对不同人群、不同症状制订心理防护建议，并向社会推送，消除群众心理恐慌。

（四）保障体系

1. 建立多层次制度体系 一是建立动态筛查机制。在专业心理咨询师指导下，安排社区网格员、社区民警、调解员对辖区重点单位、人群和家庭等进行定期筛查、分析研判，分类建立工作台账，为跟踪服务和转介就诊提供依据。二是建立分析研判机制。定期对辖区内报告的重点人员信息进行综合研判并进行通报，主要分析存在问题的性质、特征、起因、规模以及可能引发的社会风险，及时发现、疏导和干预社会不良心态，防范和降低社会风险。三是建立转介服务机制。建立村（社区）、乡镇（街道）、区县转介服务机制，村（社区）对筛查出的心理问题人员进行初步评估疏导，对不能解决或者心理问题严重的人员逐级转介到乡镇（街道）心理咨询室、区县社会心理服务中心和市级社会心理服务中心开展心理服务，对严重心理问题或精神疾病病人及时转介到医疗机构治疗。

2. 培育多元化人才队伍　一是充分发挥精神专科医院、大学、心理学会等专业优势培育专业心理咨询队伍。二是系统化培训机关企事业单位职工、教师、医务人员和乡镇（街道）、村（社区）干部、社区网格员等，充实基层心理服务队伍，提高心理健康服务能力。三是建立社区、社会组织、社会工作者"三社联动"机制，发展心理健康领域社会工作专业队伍，为群众开展有针对性的心理咨询疏导、关系调适、精神慰藉、救助帮扶等服务。四是实施心理健康服务社会组织孵化培育工程。五是发展社会心理科研队伍。

（刘可智）

学习小结

本章主要介绍了精神障碍的预防、康复和社会心理服务的基本概念，精神障碍的医院康复、社区康复方式，精神障碍的三级预防体系。

通过本章的学习，我们掌握了精神障碍康复和预防的概念、技术和预防措施，树立起精神障碍重在预防、科普优先的理念，也鼓励同学们投身到社会心理服务工作中去。

复习参考题

一、选择题

1. 病人，女，16岁，近1个月来失眠，上课不能集中精力，每日都无缘无故哭泣，上课时总是想黑板掉下来有可能砸到老师，砸到老师就不上课了，然后自己就能离开教室。要对此病人作出精神障碍诊断，最重要的方法是
   A. 实验室检查
   B. 心理测验
   C. 检查性晤谈
   D. 病史采集
   E. 精神检查

2. 目前诊断功能性精神疾病最重要的是
   A. 精神症状
   B. 阳性体征
   C. 实验室检查阳性发现
   D. 社会功能
   E. 病情

3. 病人，男，18岁。半月前下午与同学打完篮球后，突然恐惧害怕，发现周围人总盯着自己看，而且感觉有人要伤害自己，当晚未眠，恐惧

害怕，半月后来门诊就诊。此病人
发病是

　　A. 急性发病

　　B. 亚急性发病

　　C. 慢性发病

　　D. 间歇性发病

　　E. 隐袭性发病

4. 个体行为适应性的基础是神经系
统的

　　A. 结构

　　B. 突触联系

　　C. 神经递质

D. 受体

E. 可塑性

5. 某男，22岁，因独来独往人际关系
欠佳来诊，EPQ显示精神质分量表
72分，此病人容易患

　　A. 焦虑症

　　B. 强迫症

　　C. 精神分裂症

　　D. 抑郁症

　　E. 躁狂症

答案：1. C　2. A　3. A　4. E　5. C

二、简答题

1. 精神障碍三级预防概念和特点是
什么？

2. 精神康复的主要任务是什么？

3. 为什么要全面开展社区精神卫生
服务？

4. 社会心理服务的意义是什么？

第二十四章　　**会诊联络精神病学**

学习目标

知识目标	掌握　会诊联络精神病学概念、意义与任务。
	熟悉　会诊联络精神病学工作者的职能、工作模式及需处理的常见问题。
	了解　会诊联络精神病学发展概况以及未来走向。
能力目标	1. 对临床工作中心身问题能进行一定的关联与整合。
	2. 对临床各科室所需的精神科会诊情境能熟练提出有待处理的问题。
素质目标	1. 接受躯体疾患与精神障碍同等重要性，消除对心理问题偏见和恐惧。
	2. 进一步培养心身整体医学观。

　　会诊联络精神病学（consultation liaison psychiatry，CLP）是临床精神病学的一个重要分支学科，亦称综合性医院精神病学。会诊联络精神病学指精神科医生在综合性医院和初级医疗卫生机构开展临床、教学和科研工作，研究心理社会因素、躯体疾病和精神障碍之间的关系，从心理、社会和生物医学等多方面为病人提供多维诊断和治疗，对相关医护人员精神科知识和技能进行再培训等。

　　会诊联络精神病学中，"会诊"方式指非精神科医生要求精神科医生对具体病人进行床边诊视，提出精神病学诊断、治疗和处理意见；"联络"方式则是指精神科医生更深入进入综合医院临床各科室，参与查房与病情讨论，在临床各科室门诊协同提供专业随访与评估，对涉及的精神科知识与技能适时予以讨论、教育和培训。会诊联络精神病学模式有助于减少病人对精神心理问题的抵触心理，同时减轻其病耻感；也有助于在临床各科普及与建立心身整合的医学理念，通过合作与相互学习提高整体的心身医学服务水平；也是减少医患冲突、防范医疗纠纷的重要手段。

第一节　会诊联络精神病学概述

一、会诊联络精神病学的任务

　　会诊联络精神病学任务主要涉及以下方面：① 对精神科或非精神科医护人员进行精神科知识和技能的再培训；② 对病人进行相关疾病知识的健康教育，提高病人的治疗依从性；③ 识别和治疗躯体疾病伴发的精神症状或共病的精神障碍；④ 研究心理社会因素在躯体疾病的发生、发展、治疗、康复过程中的影响，提高疾病的生物、心理和社会层面的综合治疗水平。

二、综合医院精神卫生工作

（一）综合医院会诊联络精神病学服务内容

在综合医院中，精神卫生问题涉及面非常广，遍布各科室的所有病人。主要包含下述情况：

1. 躯体疾病伴发的精神与行为症状 除了神经科疾病外，其他临床各科疾病均可因致病原经神经免疫内分泌等中介影响脑功能出现精神行为症状（如 HIV 感染等）；疾病发展过程中因功能失代偿致机体内稳态紊乱而影响脑功能不足或衰竭（如肝性脑病、肺性脑病等），或循解剖生理途径直接影响脑内结构与功能（如脑外肿瘤脑转移、自身免疫性疾病波及颅内）等。

2. 躯体疾病或治疗的精神科合并症 脑器质性病变因其脑实质损害直接效应或对相关神经网络与环路生理与生化机制直接影响而引起有关精神综合征；感染性病变因其致病原效应广泛，一些生物学效应在感染性疾病早期至恢复期均会引起某些精神障碍；某些高危人群（如老人，儿童等）经历较大手术或全身麻醉对脑功能影响后遗效应而出现急性脑功能障碍；一些治疗药物医疗性使用、不合理运用或多药联合使用在易感人群中也会引起精神方面的合并症。

3. 躯体疾病和治疗所致心理反应 肿瘤、危重或慢性疾病、躯体创伤及器官移植等均会对病人构成严重的心理应激甚至心理创伤性后果；手术或危重监护室中的心理问题；治疗环境、治疗方式及其不良反应和医患关系等在诊疗过程中引起的心理反应。

4. 心身疾病 心理社会因素有明确致病作用的心身疾病，如心血管系统的高血压、冠心病，消化系统的消化性溃疡、肠易激综合征，呼吸系统的哮喘，内分泌系统的甲状腺功能亢进，以及皮肤疾病中的神经性皮炎等。

5. 精神障碍的躯体表现 如抑郁障碍、广泛性焦虑障碍、惊恐障碍、躯体症状障碍以及转换性障碍等。

6. 精神障碍或治疗的躯体合并症 进食障碍和自杀自伤行为躯体合并症，抗精神病药和抗抑郁药引起的躯体合并症等。

7. 躯体疾病与精神障碍共病 同时患有某种躯体疾病而就诊于综合医院的精神障碍病人往往需要躯体和精神疾病同时治疗。

8. 不良生活方式与行为 如酒精、烟草、缺乏运动、不健康饮食、嗜赌行为、性放纵行为导致的相关疾病，如代谢综合征、糖尿病、高血压、慢性酒精性精神障碍及酒精性肝硬化、慢性胃炎、艾滋病等。

心身医学（psychosomatic medicine）主要探讨心（精神-心理、社会等）与身（躯体各器官系统的结构与功能）之间的相互关系在人整体健康状态的保持、增进，以及精神、躯体疾病发生、发展、康复中的作用。心身这一概念在1818年由亨罗斯提出，1922年Deutsch采用心身医学一词。心身医学开始主要是精神分析家和心理生理学学者的研究兴趣领域。目前心身医学形成两类主要服务模式。在美国，心身医学为综合医院开展精神卫生服务提供理论支持，而1968年后Schwab、Lipowski等提出的会诊联络精神病学则是心身医学理论的实践运用。为了反映上述联系，原作为美国精神病学亚专业分支的心身医学2018年正式改名为心身医学/会诊联络精神病学。在德国，1949年精神分析学家Alexander Mitscherlich建立独立的心身医院，在此基础上逐步形成以医学心理治疗为基础综合照护模式的独立运营的心身医学医院和/或科，后者渐成为与精神病学和内外科学并驾齐驱的三大医疗模式。我国自20世纪80年代即开展心身医学服务，目前，精神科医生、其他各科医生在各自工作基础上形成多样化心身医学诊疗模式并积极推动心身整合医学发展。

（二）会诊联络精神病学服务模式

根据国内精神卫生服务设置和专业人员配置情况，会诊联络精神病学服务模式有以下几种：

1. **以非精神科医生为主的服务模式** 在未设置精神科的综合医院，由非精神科医生（如神经内科、消化内科或全科医生等）来承担会诊与联络服务。这些医生在接受精神卫生专业知识和技能培训的同时进行临床实践，使更多病人能够享受到精神卫生服务，促进精神卫生知识在综合医院普及。

2. **以综合医院精神科为主的服务模式** 如综合医院设置精神科或心身科等精神卫生服务的专业科室，则由精神科医生来承担会诊联络服务。

3. **以精神病专科医院为主的服务模式** 以精神病专科医院或精神卫生专门机构为主体，综合医院通过临床会诊、专题讨论、共同坐诊等方式让精神科医生加入综合医院临床科室日常诊断与治疗中，这样能够充分利用现有精神卫生人力资源，将精神卫生服务整合到综合医院的医疗工作中。

4. **会诊联络中心的服务模式** 由精神卫生专业人员及其他相关医学领域的专业人员（如神经科医生、心理咨询师等）等所组成的专业机构来执行会诊联络任务。各专业人员间可以直接交流，知识可以相互补充。

（三）会诊联络精神病学工作类型

根据会诊要求的重点、方法、步骤和工作范围的不同，综合医院会诊联络服务常分为以下三种类型：

1. **以病人为中心的会诊** 这是最常见的一种会诊类型。会诊要求达到以下目的：① 对病人的问题作出明确分析或诊断。② 回答请求会诊者提出的问题，如病人是否有精神疾病？病人的人格特征是否影响其病情？目前的疾病是否由应激或情绪因素所诱发？疾病可能给病人的人际关系及社会生活带来什么影响？会不会有精神方面的残留症状？病人是否需要进行精神科的特殊治疗等。③ 确定会诊者在治疗计划中担任什么角色，是指导邀请者还是会诊者按时随访？④ 实施治疗计划，必须在征得邀诊者或病人家属同意以及在病人能够接受的情况下进行。

2. 以邀诊医生为中心的会诊　当邀诊者与病人之间关系遭到破坏，病人不同意其疾病性质和程度的判断；病人的情感与行为反应危及医生；病人拒绝实施治疗或其他工作人员不同意对病人的处理时需要此类会诊。此时，会诊者是处于中间人的角色，必须了解双方的意见，分析矛盾发生和形成的原因。必要时还应邀请相关领导参加。在与双方交谈时应保持中间立场，尊重双方的意见，不要马上给予肯定或否定的答复。在处理上注意以下几点：① 了解双方交往的过程和形式、病人的诊断；② 会诊意见应包括整个情况，特别是病人的行为，第一次导致关系破坏的原因，最好对双方都提出意见；③ 会诊者角色为中间人；④ 实施治疗计划，会诊者要与双方接触、交谈，要委婉而恳切地提出解决办法，使双方建立新的关系。由此可知，这种会诊模式主要解决的不是具体的诊断治疗问题，而是疾病诊断治疗过程中的关系问题。

3. 以整个医疗小组为中心的会诊　这是一种以病人的诊疗护理团队为对象的会诊模式，因此，会诊医生的建议应考虑参与到病人治疗护理中所有成员的需要，此类会诊在监护病房中常见。

第二节　会诊联络精神病学工作者的职能及其基本工作技能

一、会诊联络精神病学基本职能划分

会诊联络精神病学逐渐成为临床精神病学的一个重要分支，其范围和复杂性不断扩大，所涉及的理论包括精神病学、心身医学和临床心理学等。有些国家会诊联络精神病学隶属于精神病学范畴（如美国），会诊联络精神病学医生大都由精神科医生培训而来；而在另外一些国家，会诊联络精神病学主要隶属于心身医学和医学心理学范畴，完全独立于精神病学之外（如德国）。根据我国现有的医疗工作模式，在会诊联络精神病学临床实践中，目前主要涉及精神科医生、非精神卫生专业医生及心理工作者的职能。

（一）精神科医生

精神科医生的主要职能是对非精神病学专业的临床医生进行相关精神病学、医学心理学和心身医学知识的培训，特别是对常见精神症状识别和治疗的培训；对躯体疾病或中枢神经系统疾病伴发的精神症状进行会诊，提出诊断、评估、治疗和护理意见。

（二）非精神卫生专业医生

某些精神卫生服务资源缺乏的综合医院，承担会诊联络精神病学服务的内科医生们的主要职能是对躯体疾病进行诊治。他们在会诊联络精神病学实践中的主要职能是：① 初步评估病人的精神状态；② 识别病人存在的精神问题；③ 对病人进行初步治疗；④ 请精神科医生对较为复杂的精神症状或精神卫生问题进行会诊或及时转诊。

（三）心理工作者

在会诊联络精神病学实践中，心理工作者的职能包括：① 参与评估病人的心理状态；② 参与评估病人心理社会因素与躯体疾病的关系；③ 对病人的心理卫生问题进行心理干预和心理保健。

二、会诊联络精神病学基本工作技能

会诊联络精神病学医生的基本工作技能包括病例筛查技能，诊断与鉴别诊断技能，干预、治疗和沟通技能。

1. 病例筛查技能　要尽早发现病人是否有精神问题，会诊联络精神病学医生需要具备以下技能：① 良好的沟通技巧；② 全面、客观的病史采集；③ 客观、准确的躯体和精神状态检查；④ 熟练的神经心理学评估。

2. 诊断与鉴别诊断技能　精神科医生在会诊工作中，面临两方面的问题：一是多数病人躯体疾病与精神障碍并存，治疗上较为复杂棘手；二是情况紧急，必须快速、准确而有效地作出诊疗决策。这就要求会诊医生既要熟悉本专业业务，又要了解各种躯体疾病可能发生的精神症状及各种药物及其相互作用对精神与行为方面可能的影响等。有些病人还要进行规范的心理测验，如痴呆筛查、人格评定和智力测验等来帮助诊断与鉴别诊断。此外，病人病前功能状况、个性特征以及家族健康史等信息，一些必要的辅助检查等也可作为诊断及鉴别诊断的参考。

临床实用的会诊步骤：① 直接与邀诊医生交流，明确其要求会诊的实际理由，面临的困难在哪，做过什么尝试，结果如何，病人对此反应怎样等；② 复习当前住院病历记录以及相关的既往就诊记录；③ 回顾病人药物治疗种类、剂量、目的、增减时序，以及效果和病人反应等；④ 向知情人收集进一步有关病人专科方面的信息；⑤ 与病人晤谈并进行体格检查与精神状态检查；⑥ 简练而系统地归纳病人的临床资料，形成诊断意见和有关病因学因素的分析，在此基础上提出治疗策略与方案；⑦ 书写会诊记录；⑧ 再次与邀诊者交流，简述诊断与治疗意见，征询其看法和其他需要额外注意事项；⑨ 告知定期随访途径与频率等。

3. 干预、治疗和沟通技能　会诊联络精神病学医生应根据病人具体病情作出恰当的处理建议，同时要考虑到邀请会诊科室的设施、管理条件等，决定是否需要转至精神科治疗。如对于有强烈自杀企图的病人或极度兴奋的病人，在躯体疾病无严重后果的状况下，则要建议转精神科治疗；如果病人躯体情况不允许转诊，可由会诊联络医护人员协助在原科室接受精神专科治疗；有时情况不甚明朗，会诊医生应根据诊疗等级次序权衡利弊妥善处理。在用药上注意以下几点：① 精神药物的应用要充分考虑与躯体疾病药物之间的相互作用；② 根据病人的躯体疾病特点，尽量选择对重要脏器毒副作用小的药物；③ 遵循小剂量短程的原则。由于会诊医生只是短时间接触病人，因此会诊后要与邀诊医生保持联系，观察治疗反应，随时调整治疗方案。目前国内心理干预的选择仍有很大提升空间，通常会诊医生只能提供时间有限的一次性心理干预或危机处理。有长期心理治疗指征的病人，则需要安排专职临床心理工作人员进行系统评估后再作安排。

第三节 会诊联络精神病学临床应用

在综合医院的临床诊疗过程中，有大量的病人需要精神科医生的会诊并有效开展联络服务。器质性精神障碍、神经症性障碍及各种精神病性障碍在本书相关章节已做介绍，现将临床较为常见的其他需要精神科医生会诊处理的情况作一介绍。

一、识别和处理精神症状

1. 谵妄 综合医院的常见症状，病因非特异性，凡可引起大脑缺血缺氧，或引起大脑功能障碍的原因都可引起谵妄。住院病人谵妄的发生率一般在10%~30%之间。在外科全身麻醉手术后，其发生率可达50%。儿童、老年人、免疫力低下者、有脑损伤史和酒精依赖者等易引起谵妄。心理社会应激如亲人亡故或居住环境改变也可诱发谵妄的发生。

谵妄通常起病急，症状变化快，常持续数小时至数天。主要表现为波动性意识障碍，如清晰度降低，时间、地点、人物的定向障碍，神志恍惚等。意识障碍常呈现昼轻夜重的特点，可有感觉过敏、错觉和幻觉等感知障碍，可有继发的片段妄想、不协调性精神运动性兴奋，也可有记忆障碍、注意力不集中等认知功能损害和定向障碍。

谵妄的治疗重点是病因治疗和支持治疗。精神科会诊的主要目的是控制病人的兴奋躁动症状。应用精神药物时应充分考虑病人的原发疾病、目前重要脏器的功能、医疗环境和技术的支持能力、病人用药的历史和目前的药物使用情况。在权衡利弊，并尽可能与病人家属有良好沟通的情况下，选择安全、有效、作用迅速、半衰期短、方便的精神药物，如氟哌啶醇与齐拉西酮注射剂可肠外给药，合作的病人也可给予易吸收、高效价的利培酮口服液、阿立哌唑口崩片以及奥氮平贴剂等，按最低有效剂量、短期的原则用药，有时可联合苯二氮䓬类药物增强镇静效果。单独使用苯二氮䓬类药物控制谵妄性躁动，有时可因其对脑功能普遍抑制效应而加剧其躁动表现。

2. 焦虑 是综合医院病人最常见的情绪问题之一。其中惊恐发作最常见于急诊室、心脏科、手术或重大的有创检查前、严重身体创伤或烧伤导致肢体功能残障等情况下。慢性焦虑则表现为各种躯体症状，多见于神经内科、消化科、泌尿科、中医科等临床科室。

临床医生对于焦虑的症状识别并不困难，但常常将慢性焦虑看作是病人太紧张而不给予适当的临床干预。或者因为综合医院病人的焦虑常表现为躯体症状，导致医生仅仅从生物学角度进行处理，而没有给予心理学或精神医学的干预。任何对惊恐和焦虑的治疗均为对症治疗。如果惊恐和焦虑是躯体或其他精神疾病的症状时，应及时对原发疾病进行治疗，同时辅助以抗焦虑药物或心理治疗。对偶尔发生的惊恐发作，肠外给予地西泮等苯二氮䓬类药物或口服适当剂量的高效价苯二氮䓬类药物（如阿普唑仑、劳拉西泮或氯硝西泮）等均可迅速缓解症状；如发作频繁则需在精神科医生指导下循证使用SSRI类抗抑郁药和/或苯二氮䓬类药物等进行系统规范处理。有条件可同时配合系统的心理治疗。

3. 抑郁 躯体疾病常诱发抑郁障碍。当抑郁与躯体疾病共病时，常难以判断其因果关系，更多的是躯体疾病与抑郁交互作用，故需要会诊联络精神病学医生针对不同病人的病情进行综合判断。医生在诊断躯体疾病伴发抑郁时，常常会遇到困难，如严重的躯体症状可能掩盖病人的抑郁，或将抑郁误认为躯体症状；病人、家属因害怕精神科的诊断和治疗，或对精神科的诊断有耻辱感，可能否认抑郁；或将抑郁理解为对躯体疾病的反应而不给予相应的关注等。

非精神科医生治疗抑郁时存在以下三种问题：治疗使用的抗抑郁药物剂量不足，病人的治疗没有很快显效而过早停药，在治疗显效后未能巩固疗效而引起病情波动。会诊联络精神病学医生在诊疗躯体疾病合并抑郁障碍时应特别关注：① 病人的症状是否达到抑郁的诊断标准；② 既往是否有抑郁发作；③ 抑郁是否为躯体疾病的伴发或继发表现；④ 躯体疾病性质、治疗过程及预后对病人精神状态、日常生活和社会功能的影响；⑤ 治疗躯体疾病的药物是否会导致抑郁，抗抑郁药与治疗躯体疾病的药物的相互作用，抗抑郁药对原发躯体疾病的影响，药物使用是否规范；⑥ 评估病人自杀风险；⑦ 药物治疗同时关注心理治疗。

4. 躯体形式障碍　躯体形式障碍病人常辗转于综合医院的各个科室之间，各种医学检查的阴性结果和医生的解释保证均不能打消他们的疑虑；否认症状的发生和存在与心理冲突和个性特点密切相关，不愿就诊于精神科；常伴随焦虑或抑郁症状。在临床诊疗过程中，既要避免漏诊可能存在的躯体疾病，又要避免过多的检查以加重病人躯体疾病的先占观念和症状。

这些病人对以言语为交流媒介的心理治疗反应较差，因而难以用这种方式去建立良好的医患关系。如有可能，建议病人开始一些生活、工作和人际关系的新尝试。使用精神药物对缓解抑郁、焦虑、紧张、疼痛、失眠和自主神经功能亢进等症状是有效的。鉴于躯体症状障碍病人的个性特征和抗焦虑药物的药理特点，不宜长期使用苯二氮䓬类抗焦虑药物；可选用SSRI、心境稳定剂和小剂量第二代抗精神病药物进行治疗。

5. 精神病性症状　躯体疾病病人同时存在精神病性症状大体上有两种可能性，一是原本存在精神疾病，目前病人有躯体疾病；二是当前的躯体疾病引发了精神病性症状。对躯体疾病伴有精神病性症状要进行认真评价，具体包括：病人既往是否有精神病发作史、近期是否经历重大生活事件、近期的精神药物及精神活性物质使用情况、目前躯体疾病性质、严重程度及其对精神状态和脑功能的影响、详细的查体、实验室检查、脑电及影像学检查。在上述资料的基础上明确病人精神病性症状的原因，考虑是否为躯体或神经系统疾病所致的精神障碍、精神活性物质或者治疗躯体疾病的药物所导致的精神障碍、生活事件导致的应激障碍等。针对精神病性症状可采用抗精神病药对症治疗，药物选择上既要考虑是否会加重器质性疾病症状表现，又要考虑与躯体疾病治疗药物间的相互作用等。

6. 睡眠障碍　是综合医院中最常见的精神科问题之一，导致睡眠障碍的原因很复杂。综合医院呼吸科、耳鼻喉科和神经内科均有相应睡眠相关障碍及诊治途径。当需要会诊联络精神病学医生处理睡眠障碍时，重点在于诊断上需要确定睡眠障碍的性质与原因、是否与精神疾病有关以及相关的精神科处理。无论原因如何，当睡眠障碍已经影响到病人的生活质量时，必须进行治疗。改变生活方式、促进睡眠卫生是睡眠障碍治疗的基础，有条件进行行为或认知行为干预比较安全有效，在药物治疗的选择上要考虑到病人的原发疾病及其对治疗的依从性。许多病人和医生对药物成瘾性特别关注而影响了对睡眠障碍的治疗，故会诊联络精神病学医生必须与病人及其医生在应用促睡眠药物方面进行讨论，包括药物选择、需要服药的时间、疗程、药物的合并使用、药物的停用等，以消除疑虑、提高病人的依从性。

7. 冲动行为　控制冲动行为在综合医院中很常见，既可能是患病后的疾病表现，也可能是对疾病的心理反应，往往急剧发生，常带有破坏性。儿童的冲动行为带有一定的攻击倾向，常有显著的情绪色彩，多表现为情绪不稳定，可伴随品行问题。需要考虑是否存在注意缺陷多动障碍、品行障碍、对立违抗障碍、抽动秽语综合征、精神分裂症、情绪障碍、器质性精神障碍等诊断。对儿童冲动行为的干预包括言语安抚、改变养育方式、改变环境、进行家庭系统干预以及心理治疗（认知训练、松弛训练、愤怒控制训练和发泄训练等）等。成人出现冲动行为的常见精神障碍有精神分裂症、心境障碍、酒或毒品滥用、癫痫、人格障碍、冲动控制障碍、躯体疾病所导致的谵妄等。针对有冲动行为的病人，先需要医生或治疗师能与病人建立起基本的言语与情感沟通关系，然后才可能采取后续的干预措施。对冲动行为的评估包括：明确病人的既往病史或生活史，寻找器质性病变的证据；评估目前的精神状况；评估冲动乃至暴力行为可能导致的危害。最后，根据病人的状态采取言语安抚，进行保护性约束，加强对危险物品的管理，对症性的精神药物治疗。

相关链接 | ## 双 心 医 学

双心医学又称心理心脏病学、精神心脏病学或行为心脏病学，1995年由胡大一教授提出，主要研究和处理与心脏疾病相关的情绪、社会环境及行为问题的科学。双心医学的目的是将"精神心理因素"作为"心脏病整体防治体系"的组成部分，立足于心血管疾病的学科体系，对心血管疾病受到来自心理因素的干扰或表现为类似心脏症状的单纯精神心理问题进行必要、恰当的识别和心理、行为干预。

典型案例　病人，男，57岁，因频发心房颤动行射频消融术后仍反复心悸伴睡眠差1月余，心内科邀请精神科协同诊治。病人术后仍觉心律不齐或自觉有漏跳，顾虑多，有时整夜难眠。心内科反复检查未见明确异常，但病人坚持要求各种检查及邀请外地专家会诊。病人既往任职多年公务员，平素工作认真仔细，遇事易因思虑多而入睡难，间断服用苯二氮䓬类药物助眠。精神检查：接触交谈主动合作，思路清晰。自诉担心操作不成功，检查会有遗漏，对自己心脏问题疑虑甚多。有时也会认为过度焦虑，但的确放心不下。否认持续或长时间情绪低落，兴趣确有减退，不愿见亲友和交流，书也读不进，有时烦躁不安。希望精神科医生能帮助自己减轻焦虑。根据上述情况精神科会诊意见为：非特定的焦虑障碍。

建议：

1. 加用一种SNRI抗焦虑治疗。

2. 调整睡前苯二氮䓬类药物改善睡眠，辅助抗焦虑。

3. 正念为基础的减压训练与认知行为干预。

4. 监测血压与心律，协同心内科随访。

二、其他需要会诊联络精神病学服务的情形

1. **外科手术前后的心理反应** 手术前主要是对麻醉剂的恐惧、手术的痛苦、手术失败的可能性、手术后遗症等的不安和担心，从而要求精神科医生干预。手术后机体状况改变如疲劳、衰竭、术中失血、缺氧、水及电解质平衡失调等；手术麻醉药对脑的影响及术后强烈的疼痛刺激；术后并发症，如感染、发热、贫血等；术前的病人心理紧张、恐惧、顾虑重重，对术后生理与心理康复的负面影响；环境因素，如医护人员不断往来处理各种危急病人，病人自己佩戴的各种抢救用具，病人目睹其他病人的死亡等，这些因素容易引起病人失眠、紧张、以及不同程度的精神困扰。所以，术后除要注意处理手术对身体的各种影响、改善躯体营养状况以及避免手术并发症等；还要做好心理咨询工作，解除病人的心理压力，消除术后环境因素造成的心理负担等。

2. **监护室综合征** 指收治在监护室（ICU、CCU）内的病人出现精神异常。当病人被送入监护病房时，大部分病人有极大的焦虑情绪。对监护病房的陌生感、其他危重病友的不良影响、医护人员的忙碌、紧张的医疗措施、单调的器械声，各种导管装置、行动与饮食的限制、难以与人交流等因素都给病人带来极大的压力和不快感。对于一位意识清楚的病人，面对上述种种情景，可产生一系列强烈反应。另外，死亡威胁带来的恐惧，极度的焦虑、抑郁、急性梦样状态等，常常需要精神科会诊。

3. **人工透析及脏器移植** 由于肾功能不全而进行人工透析的病人，由于长期不能恢复工作，治疗时间长，依赖器械生存并时刻面临死亡的威胁，普遍存在心理问题，甚至发生精神障碍。器官移植问题也是当今的焦点之一。器官提供者的家属，接受器官移植的病人都有较大的心理负担，有时有严重的情绪反应，需要精神科医生对器官提供者及接受者的心理危机有所评估及处理。

4. **慢性疼痛** 慢性疼痛是人群中常见的症状，典型的综合征有慢性头痛、持续的腰背酸痛、不典型面痛、病因不明的腹痛或盆腔痛等。慢性疼痛病因复杂，其特征如下：可由躯体疾病或精神疾病引起；疼痛常与其基础病变不相符或没有可解释的器质性病变；其发生、发展、持续或加重与心理因素如焦虑、抑郁、情绪应激等密切相关；病人可出现异常的疾病行为，如过度关注躯体变化、反复求医、过多使用药物、药物滥用或成瘾、过度使用医疗资源、社会功能及家庭关系损害等。

5. **癌症病人** 随着诊疗技术的进步，癌症病人的存活期有所延长，但病人的长期精神压力并未缓解，医务工作者对病人的情感支持也需要延长。精神科会诊的重点是病人与严重威胁生命的疾病争斗过程中所承受的痛苦、压力。这些磨难不仅影响病人，也波及家属。对大多数癌症病人而言，诊断之后最初的反应往往是震惊，将信将疑，心情矛盾，接着是拒绝接受事实，随后可能是愤怒和忧郁。有时病人认为死亡不可避免，治不治都是一样从而拒绝治疗；还有一些病人寄希望于"特效治疗"。如果病人能得到家人及医护人员强有力支持，往往能安然度过诊断、手术、放射治疗、化学治疗等阶段。另外，一些癌症病人在病情显著好转之后再度恶化，此时病人会有焦虑、抑郁、烦躁、失眠等，他们可能怀疑过去及未来的治疗是否有效，预感到死亡的来临，也可能变得多疑，不再信任医务工作者。会诊联络精神病学医生在上述情况下往往被邀以评价病人

心身状态，结合具体心理与行为问题，及时给予必要的心理干预，减轻所承受的痛苦、压力，以提高其生活质量，增强其信心。

6. 自杀危机干预　自杀对家庭及其成员带来的心理影响是无法估量的，每1名自杀者至少严重影响到6名亲友，相当比例的家庭成员会一直生活在负性心理影响中，部分还会患抑郁症甚至自杀死亡。绝大多数抑郁症及自杀病人首先求治于综合医院的内、外各科和急诊科。国外许多国家已将急诊抢救自杀病人时请精神科会诊作为临床常规。在我国的综合医院中，会诊联络精神病学医生应介入到自杀危机干预中，评价自杀未遂者的心理社会因素，识别其精神症状，进行心理和药物的干预，预防再次发生自杀；在出院前进行正规的心理评估并制订出相应的治疗计划；尽可能地对自杀死亡和自杀未遂者的亲属进行危机干预和心理评估也至关重要。

7. 重病儿童的心理发展　年长儿童已经开始关注自己的生长发育及未来，慢性病或致命性疾病对他们的生活是一种巨大的威胁。他们已经开始对疾病的严重性与后果有初步的认识，自然会导致其情绪改变，影响其学习技能而出现学习困难，进而影响其自我评价甚至导致行为问题。患儿的角色变化是一个困难的过程。进入医疗过程后儿童必须逐渐适应医院环境，幼儿常把治疗手段看作是一种惩罚。到了少年期，患儿既像儿童一样仍处于发展时期，又要像成人一样去应对一些生存与生活问题。在这样一个变动时期，慢性病对患儿是一种折磨。另外，患儿通常不能上学，不能和小伙伴保持正常来往。不少儿童会知道精神心理问题对其躯体健康的影响（如可能影响其预期生命，削弱活力，增加罹患躯体疾病机会等），并对此产生恐惧感。会诊联络精神病学医生此时应该做到以下几点：① 对父母进行培训，理解儿童生长发育过程及心理变化的特点；嘱咐父母尽可能陪伴孩子并细心观察，适时回应孩子情感方面需求；通过示范和共同阅读故事等方式培养与提高患儿的自尊。② 帮助患儿适应患病角色，提供必要的鼓励与心理支持，提高患儿对疾病好转的信心与希望。

8. 帮助病人及其家人接纳病情实况　当病人身体面临部分或全部功能的丧失甚至面临生命的丧失时，告知坏消息成为医生的日常工作。病情告知的伦理问题经历了曲折的发展历程。以肿瘤为例，早先人们一度回避使用"癌症"，而说死于一种长期疾病。医生也是如此，仿佛不这样会造成心理灾难。然而到了20世纪70年代，医生开始痴迷于"告知实情"。

随着会诊联络精神病学的发展，对于病人的治疗和病情告知形成了灵活的策略，如澄清什么样的病人想要知道什么样的信息，以其能理解的方式告知病人。告知是一个动态的过程，不是一种"事实倾销"。这样的过程需要时间和技巧。一个繁忙的医生或许觉得他没有这些时间，但它适合于病人的需求，可能最大程度地提高病人的生活质量。医患互动中如何传达坏消息成为医生训练中重要的组成部分，这要求医生灵活、文雅、真诚、慈悲和用心去处理此类问题。

传达坏消息的原则是在揭开坏消息之前评价病人的心理状态并制订计划，如病人心理脆弱，则应提供适当的支持。用简单的术语提供有关疾病的信息，允许病人有时间去吸收信息，列出帮助病人与疾病做斗争的方法。然而，如何告知病人坏消息并没有统一的模式。沟通技巧可以弥补一些坏消息对病人造成的不愉快，如耐心、专心和关心地倾听并有适当的反应是最基本的一项技术。要肯定病人感受的真实性，不要听而不闻，更不可妄加否定。对病人的不适感和担心表示理解，最好不要用医生的推断否定病人的感受。当病人及其家属面临困难时，医生去安慰并准备与病人共度艰难的时光，使病人感到没有被放弃，使家属感到医生尽了全力，使所有参与者感受到医生对生命的尊重。这样的医生总是受到病人的欢迎。

9. 临床精神药理学工作　在综合医院中，许多情形下需要使用精神药物。临床医生在使用精神药物过程中通常遇到的问题包括：① 对精神药物的药理特性了解有限，可能出现药物选择困难；② 药物使用剂量不够、疗程不够；③ 过于担心精神药物的成瘾性；④ 不熟悉精神药物与其他药物之间的相互作用等。因此，当综合医院的病人出现精神症状需要精神科治疗时，会诊联络精神病学医生应该和其他专业临床医生一起来讨论制订病人的治疗计划，并指导用药。

10. 对医护人员的支持　在综合医院中，当面临突发公共卫生事件，如重大传染性疾病、重大灾难以及繁重的医疗任务、重大的医患纠纷等，医护人员面临巨大的压力，医护人员心身疲惫、精神紧张、常常处于耗竭的边缘。此时会诊联络精神病学医生应根据当事人的生理和心理状态提供支持乃至治疗；同时，也应将这些状态提供给相关部门作为决策依据，帮助这些部门在应对危机时采取正确的行为，保护当事人不受到进一步的伤害。

🔔 **问题与思考**

《中华人民共和国精神卫生法》第二十九条规定：精神障碍的诊断应当由精神科执业医师作出。在精神卫生资源缺乏的综合医院里，其他内科医生代行精神科会诊联络服务或在其科室进行心身医学实践，有时需要开具某些精神科治疗药物（抗抑郁药、抗焦虑药等）。如何实践才能不违背法律规定？

我国许多地区精神卫生服务底子薄、资源缺乏，而目前综合医院中精神卫生需求日益突出。国家层面，国家卫生健康委要求县级以上综合医院开设精神卫生相关门诊，要求有条件的医学院校开设精神医学专业加强专业人才的培养；一些内科住院医师规范化培训中设置精神科轮转的要求。地方层面，有些地区定期组织有关科室进行精神科临床知识与技能培训，在学术会议等继续教育项目中提高精神卫生专业技能内容的比例；某些综合医院心身医学实践组织和开展较好，内科专业注重症状层面的识别和对症处理，需要更专业的诊疗时能寻求精神科专业人员会诊或联络服务。这些方式极大地推动了精神卫生服务的普及和发展，有助于心身整合医疗理念形成。

（郁缪宇）

学习小结

本章介绍了会诊联络精神病学作为临床精神病学的一个重要分支，在综合性医院和初级医疗卫生机构如何开展临床、教学和科研工作，如何研究心理社会因素、躯体疾病和精神障碍之间的关系；从心理、社会和生物医学等多方面来多维诊断和处理病人；对相关医护人员精神科知识和技能进行再培训等。

通过本章学习，我们掌握了会诊联络精神病学的基本概念和有关实践知识，在今后医疗实践中根据自己所在科室和岗位积极开展会诊联络服务，推进心身整合医疗，对躯体疾病和精神障碍之间的关系建立基本的关系框架和合理的工作流程，提高整体心身医学服务水平，为促进病人健康服务。

复习参考题

一、选择题

1. 有关会诊联络精神病学，以下说法错误的是
   - A. 是临床精神病学的一个重要分支学科，亦称综合性医院精神病学
   - B. 会诊联络精神病学模式有助于减少病人的抵触心理
   - C. 从心理、社会和生物医学等多方面为病人提供多维诊断和治疗
   - D. 会诊联络精神病学模式主要在精神病专科医院进行
   - E. 会诊联络精神病学模式有助于减少医患冲突、防范医疗纠纷

2. 会诊联络精神病学的主要任务包括
   - A. 进行精神科知识和技能的培训
   - B. 给病人提供健康教育，提高依从性
   - C. 识别和治疗精神障碍（包括躯体疾病伴发的以及共病的）
   - D. 研究心理社会因素在躯体疾病的发生、发展、治疗、康复过程中的影响
   - E. 以上都是

3. 会诊联络精神病学工作类型中，综合医院会诊联络服务中最常见的一种会诊类型是
   - A. 以病人为中心的会诊
   - B. 以邀诊医生为中心的会诊
   - C. 以会诊医生为中心的会诊
   - D. 以整个医疗小组为中心的会诊
   - E. 以非精神科医生为中心的会诊

4. 在会诊联络精神病学实践中，心理工作者的职能不包括
   - A. 参与评估病人的心理状态
   - B. 参与评估病人心理社会因素与躯体疾病的关系
   - C. 对病人的心理卫生问题进行心理干预
   - D. 参与病人的诊断及整体治疗方案的制订
   - E. 心理保健

5. 会诊联络精神病学医生在临床实践中病例筛查时要掌握的技能包括
   - A. 良好的沟通技巧
   - B. 全面、客观的病史采集
   - C. 全面、客观的精神检查
   - D. 神经心理学评估
   - E. 依靠生物学检查结果进行诊断

   答案：1.D 2.E 3.A 4.D 5.E

二、简答题

1. 会诊联络精神病学的概念是什么？
2. 会诊联络精神病学的任务和意义是什么？
3. 躯体疾病的心理或精神方面的病因有哪些？
4. 躯体疾病可能产生哪些心理或精神方面后果？
5. 会诊服务完整的步骤包括哪些？为什么？

第二十五章　精神卫生相关法律与常见精神障碍鉴定

精神病学与法律和司法实践之间具有特殊的联系。精神障碍病人涉及刑事及民事责任的犯罪问题是司法精神病学长期关注的一个问题。学习了解我国精神卫生相关法律，掌握一定的司法精神病学及常见精神障碍的司法鉴定相关知识，不仅是司法精神病学专业的任务，也是临床和公共精神卫生领域面临的重要课题。

第一节　精神卫生相关法律简介

精神卫生问题既是公共卫生问题，也是重大的社会问题。改革开放后，我国精神卫生事业虽然有了很大发展，但一直到《中华人民共和国精神卫生法》颁布前，我国精神卫生事业总体上还比较落后，一方面患有各类精神障碍的人数不断上升，另一方面我国精神卫生资源严重不足，精神疾病预防不力、病人得不到及时有效的治疗、康复等问题比较突出。精神障碍病人属于社会上的弱势群体，既遭受心身的痛苦，有时还受到社会上一些人的歧视，对正常的工作、学习、生活等造成影响。为了发展我国精神卫生事业，规范精神卫生服务，维护精神障碍病人的合法权益，我国制订了专门的精神卫生法，并在很多法律法规中都体现了对精神障碍病人的权益维护，彰显了我国社会的文明和进步。

一、《中华人民共和国基本医疗卫生与健康促进法》

该法于2019年12月28日经十三届全国人大常委会第十五次会议表决通过，自2020年6月1

日起施行。这是我国卫生健康领域的第一部基础性、综合性法律，对完善基本医疗卫生与健康促进法治体系，引领和推动卫生健康事业改革发展，加快推进健康中国建设，保障公民享有基本医疗卫生服务，提升全民健康水平具有十分重大的意义。《中华人民共和国基本医疗卫生与健康促进法》对国家发展精神卫生事业作出规定：

第二十八条　国家发展精神卫生事业，建设完善精神卫生服务体系，维护和增进公民心理健康，预防、治疗精神障碍。

国家采取措施，加强心理健康服务体系和人才队伍建设，促进心理健康教育、心理评估、心理咨询与治疗服务的有效衔接，设立为公众提供公益服务的心理援助热线，加强未成年人、残疾人和老年人等重点人群心理健康服务。

二、《中华人民共和国精神卫生法》

该法于2012年10月26日经第十一届全国人民代表大会常务委员会第二十九次会议通过，自2013年5月1日起施行。

《中华人民共和国精神卫生法》共七章八十五条，对精神卫生工作的方针原则和管理机制、心理健康促进和精神障碍预防、精神障碍的诊断和治疗、精神障碍的康复、精神卫生工作的保障措施、维护精神障碍病人合法权益等作了规定。

（一）关于精神卫生工作的方针原则和管理机制

精神卫生工作实行预防为主的方针，坚持预防、治疗和康复相结合的原则，实行政府组织领导、部门各负其责、家庭和单位尽力尽责、全社会共同参与的综合管理机制。

（二）关于精神障碍的诊断和治疗

规定了医疗机构开展精神障碍诊断、治疗应当具备的条件和应当遵循的原则，完善了精神障碍诊断、治疗、住院、出院等程序，明确了医疗机构及其医务人员应当履行的义务，加强了卫生行政部门对医疗机构的监督，强化了对精神障碍病人权利的保护，规范了精神卫生服务。关于非自愿住院治疗，严格限定了非自愿住院治疗的条件和程序，明确是否患有精神障碍以及是否达到需要住院治疗的程度，是一个医学的专业判断，应当由精神科执业医师以就诊者的精神健康状况为依据，严格按照精神障碍诊断标准和治疗规范出具诊断结论。

（三）关于维护精神障碍病人合法权益

总则中宣示：病人的人格尊严、人身和财产安全不受侵犯；病人的教育、劳动、医疗以及从国家和社会获得物质帮助等方面的合法权益受法律保护；有关单位和个人应当对精神障碍病人的姓名、肖像、病历资料等信息予以保密；任何组织或者个人不得歧视、侮辱、虐待病人，不得非法限制精神障碍病人的人身自由。同时，《中华人民共和国精神卫生法》还对保障病人权利作了一些具体规定：一是保障病人获得救治、康复的权利。二是保障病人接受教育和就业的权利。三是保障病人知情同意等权利。医疗机构及其医务人员应当将病人在诊疗过程中享有的权利和治疗方案、方法、目的及可能产生的后果告知病人或者其监护人；实施导致人体器官丧失功能的外科手术等治疗措施，应当取得病人书面同意并经医疗机构伦理委员会批准；除在急性发病期或者为了避免妨碍治疗可以暂时性限制外，不得限制病人的通信和会见探访者等权利；自愿住院治疗的病人可以随时要求出院，医疗机构应当同意。四是保障病人申请救济的权利。对有危害他人安全行为或者危险的严重病人实施住院治疗，病人或者其监护人对需要住院治疗的诊断结论有异议的，可以要求再次诊断；对再次诊断结论有异议的，可以自主委托依法取得执业资质的鉴定机构进行精神障碍医学鉴定；病人或者其监护人、近亲属认为有关单位和个人侵害病人合法权益的，可以依法提起诉讼。

> **相关链接** | 《中华人民共和国精神卫生法》中关于诊断和鉴定的相关内容
>
> 第二十七条　精神障碍的诊断应当以精神健康状况为依据。
>
> 除法律另有规定外，不得违背本人意志进行确定其是否患有精神障碍的医学检查。
>
> 第二十八条　除个人自行到医疗机构进行精神障碍诊断外，疑似精神障碍病人的近亲属可以将其送往医疗机构进行精神障碍诊断。对查找不到近亲属的流浪乞讨疑似精神障碍病人，由当地民政等有关部门按照职责分工，帮助送往医疗机构进行精神障碍诊断。
>
> 疑似精神障碍病人发生伤害自身、危害他人安全的行为，或者有伤害自身、危害他人安全的危险的，其近亲属、所在单位、当地公安机关应当立即采取措施予以制止，并将其送往医疗机构进行精神障碍诊断。
>
> 医疗机构接到送诊的疑似精神障碍病人，不得拒绝为其作出诊断。
>
> 第二十九条　精神障碍的诊断应当由精神科执业医师作出。
>
> 医疗机构接到依照本法第二十八条第二款规定送诊的疑似精神障碍病人，应当将其留院，立即指派精神科执业医师进行诊断，并及时出具诊断结论。
>
> 第三十条　精神障碍的住院治疗实行自愿原则。
>
> 诊断结论、病情评估表明，就诊者为严重精神障碍病人并有下列情形之一的，应当对其实施住院治疗：
>
> （一）已经发生伤害自身的行为，或者有伤害自身的危险的；
>
> （二）已经发生危害他人安全的行为，或者有危害他人安全的危险的。
>
> 第三十二条　精神障碍病人有本法第三十条第二款第二项情形，病人或者其监护人对需要住院治疗的诊断结论有异议，不同意对病人实施住院治疗的，可以要求再次诊断和鉴定。
>
> 依照前款规定要求再次诊断的，应当自收到诊断结论之日起三日内向原医疗机构或者其他具有合法资质的医疗机构提出。承担再次诊断的医疗机构应当在接到再次诊断要求后指派二名初次诊断医师以外的精神科执业医师进行再次诊断，并及时出具再次诊断结论。承担再次诊断的执业医师应当到收治病人的医疗机构面见、询问病人，该医疗机构应当予以配合。
>
> 对再次诊断结论有异议的，可以自主委托依法取得执业资质的鉴定机构进行精神障碍医学鉴定；医疗机构应当公示经公告的鉴定机构名单和联系方式。接受委托的鉴定机构应当指定本机构具有该鉴定事项执业资格的二名以上鉴定人共同进行鉴定，并及时出具鉴定报告。
>
> 第三十三条　鉴定人应当到收治精神障碍病人的医疗机构面见、询问病人，该医疗机构应当予以配合。

鉴定人本人或者其近亲属与鉴定事项有利害关系，可能影响其独立、客观、公正进行鉴定的，应当回避。

第三十四条　鉴定机构、鉴定人应当遵守有关法律、法规、规章的规定，尊重科学，恪守职业道德，按照精神障碍鉴定的实施程序、技术方法和操作规范，依法独立进行鉴定，出具客观、公正的鉴定报告。

鉴定人应当对鉴定过程进行实时记录并签名。记录的内容应当真实、客观、准确、完整，记录的文本或者声像载体应当妥善保存。

第三十五条　再次诊断结论或者鉴定报告表明，不能确定就诊者为严重精神障碍病人，或者病人不需要住院治疗的，医疗机构不得对其实施住院治疗。

再次诊断结论或者鉴定报告表明，精神障碍病人有本法第三十条第二款第二项情形的，其监护人应当同意对病人实施住院治疗。监护人阻碍实施住院治疗或者病人擅自脱离住院治疗的，可以由公安机关协助医疗机构采取措施对病人实施住院治疗。

在相关机构出具再次诊断结论、鉴定报告前，收治精神障碍病人的医疗机构应当按照诊疗规范的要求对病人实施住院治疗。

第三十六条　诊断结论表明需要住院治疗的精神障碍病人，本人没有能力办理住院手续的，由其监护人办理住院手续；病人属于查找不到监护人的流浪乞讨人员的，由送诊的有关部门办理住院手续。

精神障碍病人有本法第三十条第二款第二项情形，其监护人不办理住院手续的，由病人所在单位、村民委员会或者居民委员会办理住院手续，并由医疗机构在病人病历中予以记录。

三、其他相关法律条文

（一）《中华人民共和国民法典》

第二十一条　不能辨认自己行为的成年人为无民事行为能力人，由其法定代理人代理实施民事法律行为。八周岁以上的未成年人不能辨认自己行为的，适用前款规定。

第二十二条　不能完全辨认自己行为的成年人为限制民事行为能力人，实施民事法律行为由其法定代理人代理或者经其法定代理人同意、追认；但是，可以独立实施纯获利益的民事法律行为或者与其智力、精神健康状况相适应的民事法律行为。

第二十四条　不能辨认或者不能完全辨认自己行为的成年人，其利害关系人或者有关组织，可以向人民法院申请认定该成年人为无民事行为能力人或者限制民事行为能力人。被人民法院认定为无民事行为能力人或者限制民事行为能力人的，经本人、利害关系人或者有关组织申请，人民法院可以根据其智力、精神健康恢复的状况，认定该成年人恢复为限制民事行为能力人或者完全民事行为能力人。

（二）《中华人民共和国刑法》

第十八条　精神病人在不能辨认或者不能控制自己行为的时候造成危害结果，经法定程序鉴定确认的，不负刑事责任，但是应当责令他的家属或者监护人严加看管和治疗；在必要的时候，由政府强制治疗。间歇性的精神病人在精神正常的时候犯罪，应当负刑事责任。尚未完全丧失辨认或者控制自己行为能力的精神病人犯罪的，应当负刑事责任，但是可以从轻或者减轻处罚。醉酒的人犯罪，应当负刑事责任。

（三）其他法律

还有一些法律法规，如《中华人民共和国残疾人保障法》《中华人民共和国母婴保健法》中，也有涉及精神疾病病人权益保护的相关条文。

第二节 司法精神病学概述

一、司法精神病学的概念

司法精神病学（forensic psychiatry）是建立在精神病学和法学两大学科基础上的交叉学科。它研究的对象是涉及刑事、民事和刑事诉讼、民事诉讼有关的精神障碍问题。在这方面最常见和最主要的工作和任务是司法精神病学鉴定。

司法精神病学鉴定是指对于涉及法律问题又有或怀疑有精神障碍的人，受司法部门的委托，鉴定人应用临床精神病学知识、技术和经验，对其进行精神状况的检查、分析、诊断以及判定其精神状态与法律的关系。这一过程是司法精神病学的核心内容和主要任务。与临床精神病学直接服务于病人不同，司法精神病学鉴定服务于法律，关注的是个体的法律能力。

鉴定的任务是：① 明确被鉴定人员有无精神障碍；② 为何种精神障碍；③ 疾病的严重程度；④ 实施触犯法律行为时的精神状态；⑤ 疾病和违法行为的关系；⑥ 有无刑事责任能力、民事行为能力；⑦ 与精神状态有关的其他各种法律能力；⑧ 医疗和监护建议。

二、精神障碍的相关法律能力

（一）刑事责任能力

刑事责任能力（criminal responsibility），又称责任能力，是指行为人能够正确辨认自己的行为性质、意义、作用和后果，并能依据这种认识而自觉地选择和控制自己的行为，从而对自己实施的刑法所禁止的危害社会行为承担刑事责任的能力。刑事责任能力分为三个等级，即完全责任能力、限定（部分或限制）责任能力与无责任能力，其评定要兼有医学标准（医学诊断）和法学标准（辨认能力和控制能力）两个要件，两者缺一不可。

刑事责任能力的评定具体如下：

1. 无责任能力的评定

（1）医学条件：临床上诊断患有某种严重的精神障碍，并且处于疾病的发作期。

（2）法学条件：具备以上医学条件的被鉴定人，在发生危害行为的当时由于某种精神病性症状，如严重意识障碍、智能障碍、病理性幻觉、妄想、思维障碍、急性躁狂状态，而使其辨认或控制能力丧失。

2. 限定责任能力的评定

（1）医学条件：精神障碍未愈、部分缓解或残余状态。

（2）法学条件：具备以上医学条件之一的被鉴定人，在发生危害行为的当时由于明显的精神障碍使其辨认或控制能力有所削弱，但尚未达到丧失或不能控制的程度。

3. 完全责任能力的评定

（1）医学条件：精神障碍已经痊愈，或者缓解处于间歇期；轻度或轻微的精神发育迟滞；无明显的精神障碍；诈病或无病；普通醉酒者。

（2）法学条件：被鉴定人具备以上医学条件之一，危害行为发生时，无客观证据可证明辨认能力或控制能力有明显削弱。

（二）民事行为能力

民事行为能力（civil responsibility）主要指个人处理日常事务的能力，它关系到相应阶段个人的权利和义务，如结婚、离婚、抚养子女、遗嘱、合同以及诉讼能力。有行为能力的自然人是指达到一定年龄的、精神健全的，在民事法律问题中能够正确表达自己意思并能理智地处理自己问题的人。我国民法把行为能力分为三级，即无行为能力、限制行为能力和有行为能力。

常见精神障碍的民事行为能力判定标准的大致原则是：

1. 严重的精神疾病如精神分裂症、心境障碍、老年性精神病病人等一般多是丧失或具有较弱的辨认或控制能力的，多数没有自知力，通常多判定为无民事行为能力。

2. 精神发育迟滞者（中度、轻度）病人多能较好地保留对周围环境的认识、批判能力，自知力多完整，一般评定为限制民事行为能力。

3. 大多数人格障碍者、焦虑障碍病人及处于精神障碍缓解期的病人，保留着很好的辨认或控制能力，属于完全民事行为能力。

责任能力属于刑事性质，是对被鉴定人在危害行为当时的精神状态鉴定而言的；而行为能力属于民事性质，主要指被鉴定人在一个维持较长时期内的法律相关事务的处理能力。像急性短暂性精神障碍者可无责任能力但是有行为能力。同样，无行为能力者也不一定完全无责任能力。

第三节　常见精神障碍的司法鉴定

当前，我国司法精神病学鉴定疾病诊断依据有两类，一是ICD-10，二是CCMD-3，二者诊断名称虽略有差异，但两者都属于精神科专业的行业标准，各鉴定机构根据具体案例选用合适的疾病分类和诊断标准。本节采用CCMD-3为疾病诊断依据进行讲解。

一、精神分裂症

在各类精神障碍中，精神分裂症是一种严重且常见的精神病，它与犯罪及违法行为关系最为密切，病人往往可以产生危害他人和扰乱社会治安的行为，造成严重后果。精神分裂症病人的作案常常动机不明；行为突然、缺乏预谋，公开，缺乏自我保护；其表现往往为攻击性或暴力性侵害行为；作案后病人坚信作案有理，并不认为自己犯罪。

（一）刑事责任能力的评定

发病期精神分裂症病人，要明确症状与行为、动机、危害对象等之间的关系。如案发时受幻觉、妄想、病理性或强制性冲动等支配或影响下作案，其作案动机、对象的选择、手段及心态与正常人均有所不同。要通过综合分析评定其辨认能力和控制能力是否削弱或丧失，进而评定其刑事责任能力。由于精神障碍的特殊性，对部分精神障碍病人还有非自愿治疗的问题。当病情严重到不能表达自己的意愿、对自己的言行缺乏自知能力和自制力、无法判断自己的行为可能产生的后果时，有必要采取强制治疗。《中华人民共和国精神卫生法》第三十条对病人实施强制性治疗作出明确规定。经完善的司法程序，由办案机关判定其为无刑事责任能力的精神障碍病人，应对其进行强制医疗。但这只是对病人权利的暂时性限制，在强制治疗的同时尽可能少地限制病人的自由。

但当缓解期精神分裂症经治疗后临床症状消失，且作案有现实动机，辨认和控制能力正常，应评定为完全责任能力，不能因患精神分裂症而逃避法律责任。一些残留期精神分裂症精神病性症状不明显或以阴性症状为主，病情相对稳定，无论有或无现实动机，但与正常人比较，其情绪不稳，作案时行为常系突发冲动，不计后果，缺乏严密的密谋过程，因此辨认能力显得不完整或行为控制能力削弱，不能有效地控制自己的行为，这类病人有违法行为时，一般评定为限定责任能力。

典型案例　　A某，男，56岁。某日犯罪嫌疑人A某因与受害人发生口角纠纷，持刀将受害人捅刺致死。调查材料反映，被鉴定人A某生长发育正常，性格多疑、暴躁。10年前工作时与受害人发生矛盾或积怨。6年前其与受害人成为邻居，认为受害人安装防盗网影响其"风水"，自感被受害人瞧不起；经常听到受害人无缘无故地砸防盗门。妻子反映其平时自言自语，敏感多疑，怀疑别人偷他东西，无故谩骂；易激惹，如欺负他，吓唬他、对其瞪眼，就觉得别人可能要揍他，会出现冲动攻击行为。周围人反映其暴躁、行为异常，有好几次拿着锤子砸单元楼的楼梯、门框，被警察制止；经常认为家里丢东西，把家里的门锁换了两三次，在家门口装监控。平时吃中药，效果不好。案发前从事网约车工作。鉴定时精神检查：意识清楚，有幻听，思维内容荒谬，存有关系妄想及被害妄想。

诊断：精神分裂症。

责任能力评定：被鉴定人A某作案时虽处于发病期，有幻觉、妄想，但其作案有一定的现实因素，由于受精神障碍的影响，使其对违法行为的辨认能力和控制能力削弱，故认为被鉴定人作案时为限定刑事责任能力。

（二）民事行为能力的评定

精神分裂症病人并非对所有事务都丧失了辨认能力和处理能力，还可以对一些事务保持正确的认识和判断能力，仍然能像正常人那样有能力进行相对合理的安排与处理。因此对精神分裂症病人民事行为能力的评定，仍只限于对有关的某项事务，而不应由此泛化到其他方面。一般来说，精神分裂症病人在缓解期或间歇期，具有完全民事行为能力。而急性发病期可根据情况定为部分或无民事行为能力。

典型案例　　B某，女，55岁。调查材料反映，被鉴定人B某自幼生长发育正常，精神状态良好。1999年受惊吓后渐出现行为异常，疑心重，自觉被窥视，遮窗帘，封窗户，绕床转圈，自言自语，睡眠差，孤僻懒散等。鉴定时精神检查：意识清；接触被动，表情呆滞；思维内容贫乏；情感反应不协调；意志活动减退，孤僻懒散；无自知力。

诊断：精神分裂症。

行为能力评定：被鉴定人B某目前处于慢性化状态，孤僻懒散，思维贫乏，认知功能严重受损，沟通交流困难，不能辨认自己的权利和义务，不能做出意思表示，不能有效地保护自己的合法权益，故认为其目前无民事行为能力。

二、心境障碍

心境障碍又称情感性精神障碍，包括躁狂发作、抑郁发作等，在司法鉴定中比较常见。

（一）躁狂发作

躁狂发作时由于情感高涨、思维奔逸、精神运动性兴奋，可出现一些违法行为，但后果大多不严重。比较多见的是猥亵、扰乱社会治安和轻伤害等。有些病人可以兴致极高，高谈阔论，任意抨击，甚至当众作报告或指挥，提出尖锐的意见；有些病人举止轻浮、行为放荡、性欲亢进等，从而出现猥亵或非正常行为。此时病人的辨认能力一般保持良好，而行为控制能力往往有明显削弱，因而常评定为限定责任能力。

轻躁狂者辨认能力往往保存较好，其控制力有一定削弱，评定为完全责任能力，少数为限定责任能力。急性或重性躁狂者由于自我评价过高，常常对自己真正的能力、财力等方面的估计或辨认有明显缺陷，因此可能挥霍浪费、滥行馈赠或与人乱签合同、登记结婚。在这时应评定他们在这一方面无行为能力。精神病性躁狂者，其精神运动性兴奋更加严重，而且行为明显紊乱，尤其谵妄者，存在明显的意识障碍就会出现强烈的冲动伤人毁物等破坏性行为。此时其辨认与控制能力均丧失，应评定为无责任能力。

典型案例　　C某，男，27岁。2020年X月X日C某无故破坏公共设施。调查材料反映，被鉴定人C某性格外向，从事个体经营，因抢劫罪被判有期徒刑2年。入监初期与人相处融洽，3个月后不明原因出现兴奋话多，滔滔不绝，无法打断，吹嘘夸大，称有隐形飞机要来救他出去，称美国总统是其老大，自己与联合国秘书长很熟，不时高歌，夜晚不睡，每日只睡2~3小时，仍精力充沛。曾到精神专科医院就诊，诊断为"躁狂发作"，服药后病情好转，间歇期生活如常。但停药后病情复发，表现兴奋话多，夸夸其谈或唱歌等表现。鉴定时精神检查：意识清楚，接触主动；思维奔逸，暴露夸大妄想；注意力欠集中；情绪高涨；意志活动病理性增强；自知力不全。

诊断：躁狂发作。

责任能力评定：被鉴定人C某作案时处于发病期，有夸大妄想，作案无明显现实动机，由于受精神障碍的影响，使其对违法行为的辨认能力和控制能力丧失，故认为被鉴定人作案时为无刑事责任能力。

（二）抑郁发作

抑郁发作时危害行为以凶杀多见。其凶杀行为与不同的病理性症状有关。此类病人由于持续的心境低落，自责自罪，容易产生自杀观念与行为。在决心自杀前，为怜悯、挂念死后其无生活能力的亲属的生活困境，不忍遗弃他们，从而先将他们杀死，然后再自杀，称为"扩大性自杀"，又称怜悯性自杀，多见于女性。歪曲的认知使其辨认、控制能力受损，在道义上存在实质性的错误，病人反而认为自己是在拯救亲人脱离苦难。此时病人在强烈自杀观念与病理性抑郁情绪支配下，丧失了辨认能力及控制能力，常被评定为无刑事责任能力，而应强制医疗。抑郁发作伴有精神病性症状者，受症状影响可出现一些危害行为，其辨认、控制能力丧失，可判定为无责任能力而不负法律责任。

典型案例　D某，女，31岁。2018年X月，D某突然在家先用刀捅孩子，又捅伤自己，被家人及时发现送医，其孩子经抢救无效死亡，D某经抢救脱险。调查材料反映，被鉴定人D某平素性格内向。自幼发育良好。刚结婚时夫妻感情好。分娩后渐出现情绪低，心烦，无故哭泣，少语少动，整天提心吊胆，时刻担心孩子出现意外，担心孩子将来受罪等，因此烦恼，失眠，多梦、自责，甚至多次流露轻生的念头。平时高兴不起来，无兴趣，感觉生活没有希望常有轻生念头。

诊断：抑郁发作。

责任能力评定：被鉴定人D某应为产后抑郁发作，案发时情绪低，觉得活着没意思，想自杀结束生命，担心孩子将来受苦，遂先捅死孩子，随后自杀以求解脱。由于受其情绪障碍的影响，使其对违法行为的辨认能力及控制能力丧失，故认为其作案时无刑事责任能力。

三、精神发育迟滞

精神发育迟滞是指生长发育阶段的儿童由遗传因素、环境因素或社会心理因素等原因引起的，以智能发育不全为特征，以智力低下、各种技能不同程度的损害和社会适应困难为主要临床表现的一组疾病，起病于18岁之前。通常以智商（IQ）表示，分为轻度、中度、重度、极重度及边缘智力。此类病人与违法行为关系密切，在司法精神病学鉴定中备受关注。由于其辨认和控制能力削弱，理解判断力较差，受教育程度低，法律观念淡薄，对违法的行为后果缺乏认识，且常伴有人格障碍或生理本能欲望亢进，思维幼稚，易受他人利用，出现危害行为，常见的有偷窃、纵火、破坏等。女性精神发育迟滞者则常由于其无法分辨性行为的目的及其后果，任由侵害者摆布，丧失性自我防卫能力，而遭受性侵害。

精神发育迟滞者责任能力的判定应根据智力缺陷程度、辨认与控制能力、犯罪类型、次数以及伴随的其他精神症状等情况综合考虑。一般而言，轻度精神发育迟滞（IQ：50~69）的违法行为往往动机明确，为了满足个人欲望而不计后果，多评定为完全责任能力或限定责任能力；中度精神发育迟滞者（IQ：35~49）可根据具体情况评定为限定或无责任能力；重度精神发育迟滞者（IQ：20~34）的辨认与控制能力丧失，可评为无责任能力；极重度精神发育迟滞者（IQ：20以下）的辨认与控制能力丧失，可评为无责任能力。具体如何判断定责任能力，并非根据IQ值作为评定唯一依据，要综合案发时精神状态、动机等多种因素客观评定。

典型案例　E某，女，15岁，无业。XXXX年X月X日，E某被无业游民诱骗发生性关系。调查材料反映，被鉴定人E某自幼智力低下，4岁时仍未学会走路，4~5岁才会讲话，7岁读书，成绩很差。平时在家只能干一些简单的家务，不会煮菜，来月经也不会自理，时有尿床，与比她小的孩子玩，常在街上游逛。鉴定时智力测验IQ为38分。鉴定时精神检查：意识清楚，接触被动，定向不良；口齿不清，思维贫乏。注意力不集中；记忆力、智能差；情感反应幼稚，思考与领悟能力较差，缺乏抽象、概括能力；对被强奸的事没有认识，没有害羞感。

诊断：中度精神发育迟滞。

行为能力评定：被鉴定人E某智力低下，社会适应能力较差，对被强奸的事没有认识，没有害羞感。由于受智力低下的影响，使其对性行为的性质、意义与后果实质性辨认能力丧失，故认为被鉴定人在本案中为无性防卫能力。

典型案例　F某，男，40岁。调查材料反映，被鉴定人F某自幼智力低下，未上学，几乎不与他人沟通，生活无法自理，依靠父亲维持生活。有智力残疾证。鉴定时精神检查：意识清楚，接触被动，记忆、智能差，情感反应幼稚。

诊断：中度精神发育迟滞。

行为能力评定：被鉴定人F某目前中度智力低下，认知功能严重受损，沟通交流困难，由于受智力低下的影响，不能辨认自己的权利和义务，不能做出正确的意思表示，不能有效地保护自己的合法权益，故认为被鉴定人无民事行为能力。

四、器质性精神障碍

在临床上有两种表现：

1. 急性脑病综合征　主要表现为意识障碍，丧失了对自身行为的辨认和控制能力，出现违法犯罪时，评定为无责任能力。

2. 慢性脑病综合征和精神病性症状　根据具体表现不同，判别有所差别：

（1）表现类精神分裂症、抑郁状态、类躁狂状态，达到精神病性程度，致辨认能力或控制能力丧失的，则评定为无责任能力；程度较轻的评定为限定责任能力。

（2）表现为伴精神病性症状的人格改变者，且控制能力明显削弱时，评定为限制责任能力；程度较轻者，可评定为完全责任能力。

（3）表现为智能障碍者参照精神发育迟滞评定责任能力。

　G某，女，65岁。2017年X月开始，G某多次砸楼上邻居的门、泼污水等。调查材料反映，被鉴定人G某脾气暴躁，易怒，容易冲动，有高血压，有头晕、耳鸣症状。从2017年X月开始，G某白天、晚上都听到楼上有机器、拖拉家具等声音，认为是楼上邻居制造的噪声，并报警，派出所调查与其叙述不符。其丈夫及邻居均没有听到噪声。此后，G某每日通过各种手段砸楼上邻居的防盗门。鉴定时精神检查：意识清楚，接触合作，有幻听、被害妄想。记忆力减退，好忘事，丢东西。头颅CT：双侧基底节区腔隙灶。中国修订韦氏成人智力量表：智商67。修订韦氏成人记忆测验：记忆商数65，记忆等级很差。

诊断：器质性精神障碍。

责任能力评定：被鉴定人G某目前存在幻听、被害妄想，智能、记忆下降，作案为病理性动机，由于受精神症状的影响，使其对违法行为的辨认能力和控制能力丧失，故认为被鉴定人在本案中无刑事责任能力。

五、精神活性物质所致精神障碍

精神活性物质是指来自体外、可影响精神活动并可导致成瘾的物质。常见形式为酒精所致精神障碍，我国《中华人民共和国刑法》第十八条第四款规定"醉酒的人犯罪，应当负刑事责任"。

1. 急性酒精中毒　由于出现意识障碍，辨认和控制能力均受到损害，容易出现违法犯罪行为，分为普通性醉酒、复杂性醉酒、病理性醉酒等。具体情况判定如下：

（1）普通醉酒状态又称单纯醉酒，评定为完全责任能力，因为在饮酒前被鉴定人就应预见酒后可能出现的后果。

（2）病理性醉酒表现为明显意识障碍伴有幻觉和片段妄想，首次出现违法行为的病人，事前难以预料，一般评定为无责任能力。

（3）复杂性醉酒是介于普通醉酒和病理性醉酒之间的急性酒中毒形式，一般评定为完全或限定责任能力。

2. 慢性酒精中毒所致精神障碍　指持续性酒精中毒所致精神障碍。

（1）酒精依赖：个体对酒有强烈的渴求心理，或饮酒行为失控，有戒断症状，涉及违法犯罪时，有责任能力。

（2）酒精所致精神障碍（包括幻觉、妄想等）以及震颤性谵妄时出现违法行为，属于精神病性障碍的范畴，通常评定为无责任能力。

典型案例　H某，男，45岁。XXXX年X月，H某大量饮酒后无故殴打路人。调查材料反映，被鉴定人H某平时不喝酒的时候，表现正常，能正常上班，生活能自理。喝酒后喜欢变酒疯，惹是生非，与人打架。不喝酒馋酒。鉴定时精神检查：意识清楚，接触合作；否认感知觉障碍；思维条理，否认妄想体验；注意力集中；记忆力、智能未见异常；情绪稳定。嗜酒。

诊断：酒精依赖。

责任能力评定：被鉴定人H某平时能正常上班，生活能自理，嗜酒，作案时处于普通醉酒状态，酒后出现异常行为，故认为被鉴定人作案时有完全刑事责任能力。

六、人格障碍和性心理障碍

（一）人格障碍

大多数学者认为，人格障碍者意识清楚，没有感知觉、思维及智力障碍，能辨认与控制自己的行为，因此发生违法犯罪行为时，应评定为完全责任能力，对其行为负责。但有时又与正常人犯罪有区别：正常人通常在明确动机和目的情况下有计划、有预谋地进行，手法隐蔽，案后逃避罪责或伪造现场；而人格障碍者则多受偶然动机、情感冲动或本能愿望的驱使下发生冲动行为，没有一个事先预谋过程，事后又有些后悔，控制能力有所削弱。符合这些特点的人格障碍可评定为限定责任能力，但应从严考虑。

典型案例　　J某，男，24岁。J某因多年前曾被受害人殴打怀恨在心，XXXX年X月，J某将受害人殴打致重伤。调查材料反映，被鉴定人J某自幼性情执拗，暴躁，对别人的眼神、动作等敏感，以致经常与同村人发生矛盾，不时大打出手，村中没人敢惹。如果有人欺负他就会发怒，一定要报仇。鉴定时精神检查：意识清楚，接触合作，否认感知觉障碍；思维条理，无妄想体验；注意力集中；记忆力、智能未见异常；情绪稳定。

诊断：人格障碍。

责任能力评定：被鉴定人J某自幼性情执拗，暴躁，在现实动机的支配下实施的报复性伤人行为，当时其对自己所实施行为的辨认能力完好，故认为被鉴定人在本案中有完全刑事责任能力。

（二）性心理障碍

一般现实检验能力并未受损，未丧失是非辨别能力，对自身的所作所为能够清楚地评价，一般评定为完全责任能力。对于后果严重或情形恶劣者包括性施虐症、恋童症者应评定为完全责任能力；对后果虽不严重但社会影响极坏者如摩擦症亦应评定为完全责任能力。

七、神经症

神经症病人因为疾病而发生肇事、违法行为者少见。由于神经症属于非精神病性精神障碍，存在现实检验能力。除强迫症外，各种其他焦虑障碍均有良好的辨认与控制能力，因此当出现违法行为时，一般应评定为完全责任能力与行为能力。强迫症可因强迫行为引起法律方面的麻烦，如因自己的强迫观念强迫骂人侵犯他人，而自动承认错误。这类病人的辨认能力良好，也因此感到痛苦，但控制能力削弱。此时应评定为限定责任能力。

癔症，在CCMD-3中已从神经症中独立出来，但它又属于非精神病性障碍，因此，只有在意识清晰度下降、意识范围缩窄、幻觉妄想等精神病理症状驱使下发生的违法行为，由于其辨认能力和控制能力削弱，才可考虑评为部分责任能力。由于其意识障碍的程度相对较轻，不宜评定为无责任能力。

（龚元东）

学习小结

本章介绍了司法精神病学及常见精神障碍的司法鉴定、我国精神卫生相关法律。

通过本章的学习，我们初步掌握了司法精神病学概念和精神障碍病人的相关法律能力，熟悉了常见精神障碍司法鉴定的相关知识，并通过大量案例加深理解，了解了我国精神卫生相关法律，以期在今后的工作和生活中顺应时代发展要求，不断提高法律素养，在明确精神障碍病人诊断的同时，作出正确的精神障碍司法鉴定，以保障精神障碍病人和社会大众的基本权益。

复习参考题

一、选择题

1. 我国卫生健康领域的第一部基础性、综合性法律是
   A.《中华人民共和国精神卫生法》
   B.《中华人民共和国基本医疗卫生与健康促进法》
   C.《中华人民共和国母婴保健法》
   D.《中华人民共和国医师法》
   E.《中华人民共和国民法典》

2. 以下犯罪可以不负刑事责任的是
   A. 精神病人在不能辨认或者不能控制自己行为的时候
   B. 间歇性的精神疾病病人在精神正常的时候
   C. 尚未完全丧失辨认或者控制自己行为能力的精神疾病病人
   D. 吸毒的人
   E. 醉酒的人

3. 限定责任能力的医学条件是
   A. 精神障碍未愈、部分缓解或残余状态
   B. 精神障碍已经痊愈
   C. 轻度的精神发育迟滞
   D. 轻微的精神发育迟滞
   E. 醉酒者

4.《中华人民共和国民法典》把行为能力分为三级，正确的是
   A. 无行为能力
   B. 限制行为能力
   C. 有行为能力
   D. 完全责任能力
   E. 限定责任能力

5. 抑郁症伴有妄想者出现的杀人行为，评定为
   A. 部分责任能力
   B. 无责任能力
   C. 视具体情况判定为无责任能力或部分责任能力
   D. 完全责任能力
   E. 无行为能力

   答案：1. B 2. A 3. A 4. ABC 5. C

二、简答题

1. 司法精神病学鉴定的任务有哪些?

2. 司法精神病学的概念是什么?

3. 什么是刑事责任能力?

4. 什么是民事责任能力?

索 引

A

阿尔茨海默病（Alzheimer disease，AD） 211
安慰剂（placebo） 145
安慰剂效应（placebo effect） 145

B

保持（retention） 028
本我（id） 081
辩证行为疗法（dialectical behavior therapy，
　　DBT） 462
表达（expression） 439
表情动作（emotional expression） 036
表演型人格障碍（histrionic personality disorder，
　　HPD） 352
病感（illness） 152
病理性象征性思维（pathologic symbolic
　　thinking） 031
病理性赘述（circumstantiality） 031
病人（patient） 152
病人角色（patient role） 153
勃起功能障碍（erectile dysfunction，ED） 313

C

操作条件反射（operant conditioning） 087
差别感受性（differential sensitivity） 026
产褥期精神障碍（puerperal mental disorder） 225
场所恐惧症（agoraphobia） 334
常模（norm） 402
超我（superego） 082
成瘾物质（addictive substance） 231

痴呆（dementia） 209
持续动作（perseveration） 045
冲击疗法（flooding implosive therapy） 447
抽动障碍（tic disorder） 390
抽样研究法（sampling study method） 009
创伤后应激障碍（post traumatic stress disorder，
　　PTSD） 303
催眠疗法（hypnotherapy） 459
挫折（frustration） 055
错构（paramnesia） 029
错觉（illusion） 027

D

第二代抗精神病药物（second generation
　　antipsychotics，SGA） 469
第一代抗精神病药物（first generation antipsychotics，
　　FGA） 469
电休克治疗（electric shock therapy） 488
调查法（survey method） 008
动机（motivation） 054
短暂性抽动障碍（transient tic disorder） 392
多重趋避冲突（double approach-avoidance
　　conflict） 161

E

恶性综合征（malignant syndrome） 475
二级预防（secondary prevention） 512

F

反向作用（reaction formation） 117

推荐阅读文献

［1］刘新民,杨甫德.变态心理学.3版.北京:人民卫生出版社,2018.

［2］刘协和,李涛.临床精神病理学.2版.北京:人民卫生出版社,2020.

［3］陆林.沈渔邨精神病学.6版.北京:人民卫生出版社,2018.

［4］陆林,李涛.精神病学.9版.北京:人民卫生出版社,2024.

［5］唐洪宇,方贻儒.精神病学.2版.北京:人民卫生出版社,2020.

［6］杨艳杰,朱熊兆.医学心理学.8版.北京:人民卫生出版社,2024.